实用颈腰肢痛诊疗手册

The Practical Manual to Diagnosis & Treatment of Cervicolumbodynia & Limbodynia

（第3版）

柳登顺　吴　军　徐继香　编著

河南科学技术出版社
·郑州·

内 容 提 要

本手册以实用为目的，对引起颈腰肢痛的各种疾病的诊断、鉴别诊断和各种治疗方法的技术操作，并发症的预防、识别和处理等，均进行了较全面的介绍，以期对从事此项工作的医务人员的诊疗规范化起到一定的作用。

本书内容丰富，图文并茂，学之能用，是广大医务工作者必备的工具书。

图书在版编目（CIP）数据

实用颈腰肢痛诊疗手册/柳登顺，吴军，徐继香编著. —3版. —郑州：河南科学技术出版社，2014.8（2019.9重印）
ISBN 978-7-5349-7212-6

Ⅰ.实… Ⅱ.①柳… Ⅲ.①颈肩痛-诊疗-手册②腰腿痛-诊疗-手册 Ⅳ.①R681.5-62

中国版本图书馆CIP数据核字（2014）第161970号

出版发行：河南科学技术出版社
地址：郑州市郑东新区祥盛街27号　　邮编：450016
电话：（0371）65737028
网址：www.hnstp.cn
策划编辑：马艳茹　刘　嘉
责任编辑：马艳茹　刘　嘉
责任校对：申卫娟
封面设计：张　伟
责任印制：朱　飞
印　　刷：河南瑞之光印刷股份有限公司
经　　销：全国新华书店
幅面尺寸：130mm×185mm　　印张：30.75　　字数：946千字
版　　次：2014年8月第3版　　2019年9月第12次印刷
定　　价：80.00元

前 言

人体软组织广泛分布于全身,因此软组织病发病率很高。颈腰肢痛只是软组织疾病的主要临床症状之一。软组织病学的崛起,也是以颈腰肢痛的研究作为突破口而发展起来的。实际上,除了颈腰肢痛症状外,软组织疾病还可引起其他许多症状,如上颈部软组织病可引起视力障碍、耳鸣、眩晕等症状,胸背部软组织病可引起胸闷、憋气、心慌等症状,腰骶部软组织病可引起呕吐、腹胀、腹痛、肠功能紊乱及尿频、尿急等症状。不同部位的软组织疾病除了可引起不同部位的疼痛外,还可引起不同的其他许多症状,如果忽略了这一点或这一点没被认识,就将会使许多软组织病被误诊为其他科疾病,使这些软组织疾病的病人混杂于其他各科中,成为长期难以治愈的疑难病。这些疑难病病人如果能有机会到软组织病科求诊,大多将会在较短时间内获得明显效果。这就是我和编委们撰写本书的初衷。本书原准备取名为《软组织病学》(Soft Tissue Disease),但是,由于软组织病在医学上尚是一门新的学科,要得到大家的共识,还需我们这代和下一代同道的艰辛努力。因此,经编委们再三研究和推敲,还是命名为《实用颈腰肢痛诊疗手册》(The Practical Manual to Diagnosis & Treatment of Cervicolumbodynia & Limbodynia)。因为颈腰肢痛毕竟还是大多数软组织病病人的一种主要征象;据统计,颈腰肢痛病人约85%是由软组织病所引起。因此,本书意在通过颈腰肢痛介绍软组织病。所以,软组织病引起的一些非疼痛性征象也在书中予以介绍,以引起读者的注意和重视。

本书以实用为主导,以手册形式撰写,理论性、学术探讨性内容不赘述,以求对从事颈腰肢痛诊疗工作的医务人员确实能起到参考作用。因为目前由软组织病引起的颈腰肢痛的诊断和治疗还比较混乱,不像内科、外科等学科的各种疾病,其发病机制大多已十分明确,诊断标准、治疗方

目　录

第一篇　总　论

第二篇 颈腰肢痛常用诊断技术

第三篇 颈腰肢痛疾病各论

第四篇　治　疗

第五篇　治疗中各种意外情况的识别与处理

第一篇

总　论

第一章　颈腰肢痛的发病率

对于中老年人来讲，不曾受颈腰肢痛折磨过者不多。同时，由于外伤或职业性体位关系，使一些年轻人也过早地加入了颈腰肢痛病人的行列。虽然，大多数人并没永久地丧失生活和劳动的能力，但是随着气候、活动强度和姿势的改变，病痛会随时“造访”，使人们不能永远摆脱颈腰肢痛的阴影。对一些颈腰肢痛病人来说，病痛逐渐减轻，与其说是由于治疗，倒不如说是由于剧烈疼痛本身限制了病人的活动，使病人被迫卧床休息而收到的效果。由于人们对疼痛具有一定的忍受性，加之由于“时间”、“经济”、“工作”等原因，大多数病人在尚未完全康复前，就带着可忍受的病痛开始了生活操劳。这剩余的“可忍”性疼痛，就被这些人当做生活中的一部分内容来默默承受。于是，生活中的“喜怒哀乐”又增加了“痛”的感受内容。由于病变并未完全康复，就为今后疼痛的突发或加重而提供了“窝点”，遇有劳累和气候变化等因素，剧烈疼痛就会再次降临。随着工作节奏的加快，生活压力的增大，新的病人又不断地涌现了出来。因此，颈腰肢痛成了人们的常见病、多发病。

根据美国 1984 年的统计，约有 5 000 万人患颈腰肢痛，即美国每四人中就有一人患颈腰肢痛。其治疗的花费及其不能工作所造成的损失达 70 亿美元。20 ~ 60 岁的病人，为治疗颈腰肢痛所花的钱，比治疗包括癌症和心脏病在内的所有病的费用还多。一个 5 500 万人口的英国，每年因颈腰肢痛的缺勤率高达1 000万个人日以上。因此，颈腰肢痛不仅已成为严重影响人类生活和生命质量的第一大杀手，也是当今世界影响人们健康和造成工作缺勤的主要原因之一。1978年，中华医学会河南省分会颈腰肢痛协作组，安排豫北医专、新密矿务局总医院、河南省纺织工业局医院等单位，对农民、煤矿工人、纺织工人等作了颈腰肢痛发病率的调查。总的来看，大约每五人中有一人患有颈腰肢痛，而且有的工种（如井下挖煤工人）发病率高达75%。1998年，张强等报道了对某常规训练中5 021名战士的调查，平均年龄才19.2岁，但有腰背痛经历的占60%～90%。如此高的发病率，必然会给人民健康和国家建设带来很大影响。因此，必须做好颈腰肢痛的防治工作。

引起颈腰肢痛的疾病大体上可分为四类：①脊柱骨关节的创伤和疾病，如骨折、脱位、结核、骨髓炎、肿瘤、风湿和类风湿等。②外源性颈腰肢痛，包括内脏疾病、感染性疾病（如上呼吸道感染引起头颈痛、周身痛及椎管内、外软组织本身的感染等）及精神因素所致的颈腰肢痛。其中内脏疾病引起的颈腰肢痛，尤要引起注意，在诊断中应排除内脏疾病如胸膜炎、肺炎、肺肿瘤、胆道疾病、泌尿系疾病、胰腺疾病、妇产科疾病等引起的牵扯痛或感应痛（referred pain）。③椎管内疾病，如椎管狭窄、椎间盘突出、椎管内肿瘤等。④颈肩背腰肢等部位的软组织病变。

对胸腹腔内脏器疾病引起的颈腰肢痛，在这里还要简单说几句：这些胸腹腔内脏器疾病引起的颈腰肢痛也有一定的规律性（图1－1）。胃溃疡病后壁穿孔及胃窦部肿瘤，可刺激腹后壁产生两肩胛骨之间的背痛；肝、胆囊疾病，可引起右侧肩部痛；心绞痛时，痛在左胸壁心前区，且疼痛常沿左臂的内侧放射（图1－2）；胸膜炎、肺结核常可致背痛、侧胸壁及同侧肩部疼痛；膈肌受到刺激，肩峰处可发生疼痛；肾结石，则可导致阴囊区疼痛等。肺肿瘤、纵隔肿瘤可引起肩、背部疼痛，而纵隔肿瘤除感应痛外，还可直接刺激肋间神经，表现为胸壁痛。其中肺尖部肿瘤，当与胸壁粘连时，可直接刺激T_1神经根，产生沿臂丛下干的放射痛，直达前臂尺侧，可有手内在肌萎缩；侵及星状神经节时，还可出现霍纳征，特称Pancoast瘤。此肿瘤在颈基部，检查时可见锁骨上窝饱满，胸透或照片可发现病灶，CT可明确肿瘤部位。这种源于内

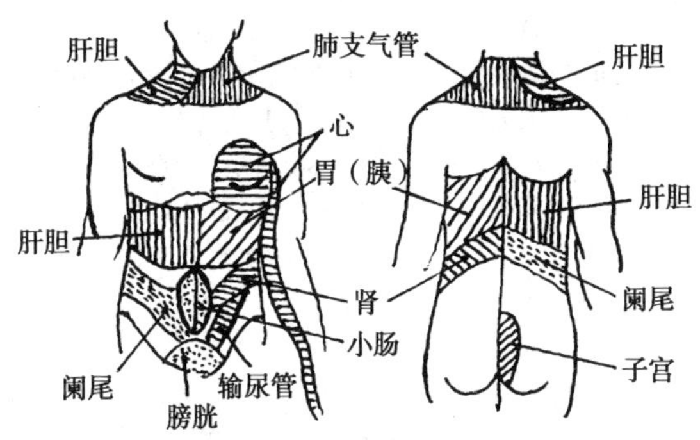

图1－1　内脏疾病的反射痛区

脏疾病而反映在一定体表区域的疼痛，又称 Head 区疼痛。每个内脏都有一定的体表感应性疼痛区（图1－1）。在该区内除有自发性疼痛外，疼痛的间歇期尚可显示痛觉过敏和压痛。关于反射区疼痛的发生机制，目前还不很明确。一般认为，可能是由于来自皮肤和内脏的痛觉传入纤维在脊髓的后角胶状质，以及多突触传递过程中发生交叉、会聚的结果。也有解释为内脏受到扩张、痉挛、化学及机械刺激后产生的痛觉，借内脏神经，主要是交感及部分由副交感传入纤维传向中枢，与一定皮肤区的传入纤维进入相同的脊髓节段，内脏传入刺激兴奋了皮肤的传入纤维，在中枢同样形成疼痛刺激所致。这与肌筋膜的激痛点能引起远隔区的感应痛相似。在感应痛的皮肌节段甚至也可出现轻压痛和肌痉挛。

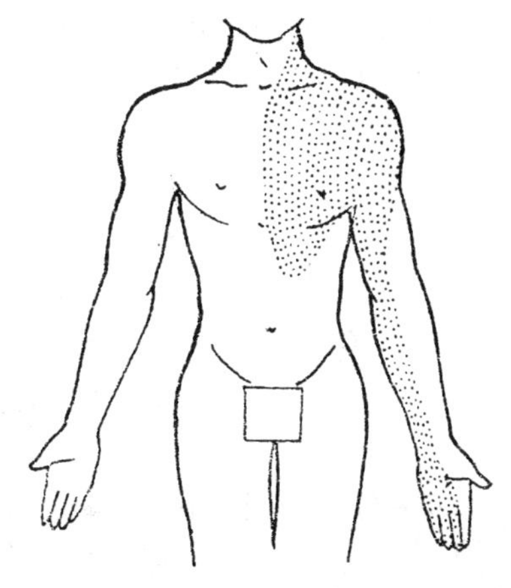

图1－2　冠心病引起的颈肩臂部感应痛区

有的脏器疾病可因炎症及粘连，侵犯相邻体神经而引起疼痛，如胸膜炎、肺尖肿瘤、纵隔肿瘤、胆囊炎、肝脓肿等。此种疼痛多较剧烈且区域明显。还有的脏器肿瘤可转移到颈部淋巴结，引起肿痛，如胃癌；此种病痛若偶尔发现颈部病变，应找其原发灶。

根据大量病例的临床分析，80%~85%的颈腰肢痛是由以上所述的四类疾病中的后两类所引起。在这后两类疾病中，有75%~80%的颈腰肢痛是由椎管外软组织病变所引起。这就是我们所提的双80%的发病率。由此可见，绝大多数的颈腰肢痛是由椎管外软组织病变所引起。由于这样，大量的颈腰肢痛病人才有可能通过按摩、理疗、中药透敷、中药熏蒸与雾化、针灸、病变部位局部药物注射、颈腰部硬膜外腔药物注射等对病变软组织的操作而使颈腰肢痛症状得以缓解。并且，久治不愈的严重颈腰肢痛病人通过椎管内、外软组织松解术可获满意的效果。椎管内软组织松解术所以要咬除部分椎板，主要还是要对椎管内软组织进行操作的缘故。咬除椎板只是为了手术的暴露，只是手术的一个必需步骤，而不是手术的目的。

第二章　颈腰肢痛病历记载和临床检查

病历是病史、临床检查、化验结果、诊断、治疗和病程的记录，它是医务人员在医疗过程中形成的文字、符号、图表、影像、切片等资料的总和，包括门（急）诊病历和住院病历。它也是病人随诊及继续治疗的依据。同时，病历也是总结临床经验，进行医学研究，使医学更好地为人民服务的宝贵资料。病历的内容既要详细、客观、真实、准确、完整，又要精练、简明，语句要通顺，文字力求整洁、清楚。病历的质量既反映医疗质量，也反映医疗作风，应认真做好这项临床工作。

第一节　一般项目及其临床意义

1. 性别　有些疾病男女发病率不同，例如，先天性髋脱位多见于女性，类风湿性关节炎女性多于男性，膝关节退行性骨性关节炎多见于肥胖的女性，血友病多发生于男性。

2. 年龄　要填写实足年龄，不能笼统地填成“儿童”、“成人”。年龄对诊断和治疗有重要意义，如先天性畸形在出生后和幼年即有表现，退行性骨性关节炎多见于40岁以后，股骨颈骨折多见于老年人，肩周炎多见于50岁左右处于更年期的人群。12岁以前宜做软组织手术而不宜做骨性手术。

3. 籍贯及长住地区　有些病发生率与地区有关，如东北吉林、黑龙江、辽宁及河南西部山区易患大骨节病，以林县为代表的太行山区是食管癌高发区。

4. 职业及工种　要记录具体职业、工种及工作情况，以了解工种与发病的关系。如搬运工、翻砂工易患腰扭伤、腰肌劳损、腰椎间盘突出征；司机长时间弯腰久坐，且道路颠簸，易患腰椎间盘突出征；运动员、杂技演员往往过早地引起骨关节的退变；纺织女工等多用手工操作者易患指屈肌腱鞘炎；低头俯案工作者易患颈椎病。

5. 地址　详细记录地址、单位、邮编、电话，以便长期随访。

第二节　病　　史

1. 询问病史的注意事项

（1）要直接向病人询问病史，病人自己对疾病的感觉与体会最为真实而深刻。如为小儿和意识不清的病人，可询问病人家长或亲友。

（2）询问病史要有耐心、同情心和责任心，态度和蔼，语言行为无不良刺激，以取得病人的信任与合作。

（3）采集病史要有一定的顺序，不可漫无边际，离题太远，也不可暗示，不可强迫引导，更不可态度生硬，加以“审问”。

（4）为病人保守秘密。

（5）病人自己叙述病情时所用的诊断疾病名称要冠以引号。

（6）病史记录要力求完整、系统、简洁、科学、真实。

2. 病史记载的内容

（1）主诉：用简洁的语言记录病人最痛苦的主要症状和最明显的体征及其性质与持续的时间，用一两句话能把整个疾病概括出来。

（2）现病史：自发病开始到就诊为止的整个阶段的病情发展变化过程。其中包括：①发病或受伤的情况、原因、急缓，早期症状的演变，此次就诊前的治疗及对治疗的反应。②疼痛的分析，疼痛与发病的关系，痛的部位，放射痛的区域，疼痛的性质，疼痛的时间。如腰椎间盘突出症有下腰痛，单侧或双侧下肢放射痛，$L_{4、5}$突出放射至小腿外侧、足背、踇趾；L_5、S_1突出放射至小腿后侧、足底、小趾，中央型突出可伴有会阴部麻木、大小便障碍。骨折、急性韧带损伤有锐痛，炎症有跳痛，根性神经痛有灼痛或刺痛；骨肿瘤夜晚痛重，髌下脂肪垫炎于上下楼时疼痛加重，关节内游离体可产生交锁疼痛。

（3）既往史：要询问记录：①过去的健康状况。②对先天性畸形病人，要问出生及发育成长情况，如先天性斜颈及新生儿臂丛损伤时，要问难产史、产伤史。③既往患病情况，做过什么手术。

（4）月经生育史：包括初潮年龄，周期，行经期，经量，闭经（末次月经）时间，妊娠、生育次数。

（5）个人史：①出生地与长期居住地。②生活情况与习惯、不良嗜好。③劳动与职业。④精神状态，有否精神创伤。

（6）家族史：父母、兄弟、姊妹健康状况，类风湿性关节炎有家族性，如有一类风湿病人，其父母、兄弟、姊妹、姑、舅、姨中有10余人患类风湿性关节炎。

第三节　临床检查概论

临床检查是为了发现客观体征以判断就医者有无疾病及其部位和性

质，故要认真仔细，要有整体观念，不可只注意局部或一侧肢体。

临床检查必须与正常的解剖和运动功能情况对比观察，通常采取与健侧对比的方法。检查局部要从病变以外的区域开始，先检查健肢或症状较轻的肢体。对小儿更应如此，以免病儿因疼痛而拒绝检查。

病史、临床检查、X线检查、化验及特殊检查是相互联系相互对照和引证的。前两项是基础，后几项一般是起证实作用的，但在少数情况下有时也是主导的。要把它们连贯起来，结合解剖生理知识，才能做出正确的诊断。X线检查、化验及特殊检查，实际上是临床检查的延伸和深入，孤立地依靠X线检查或化验检查进行诊断，往往是片面的，易造成误诊。

检查时要注意室内温度，应脱去长而厚的衣服，男病人一般只穿短裤，暴露身体的大部分，特别是受检部分。男医师检查女病人时应有护士或家属陪同。

检查后要及时记录。有些情况如畸形和肿瘤，用绘图比用文字描述更简明易懂，应尽量采用。如有条件，可拍摄照片。

临床检查应备的器械有卷尺、直尺、量角规、针及棉棒、叩诊锤、听诊器、皮肤标志笔，有时还需要冷热水试管、小圆球、木质小方块（手指触觉检查）、握力计、血压计、肛诊手套、凡士林、X线读片灯、放大镜等。

一、视诊

视诊主要指观察病人的发育、营养、身材、体形情况，以及坐、立、蹲、卧时肢体的静止姿态，日常动作，站立行走、上下楼梯的动态、速度、力量与障碍等。

常见病理步态如下：

1. 疼痛 如有疼痛性疾病存在，则可呈现为保护性跛行，患足着地后迅速更换健足起步，患肢迈步小，健肢迈步较大，步态急促不稳。

2. 下肢短缩 下肢短缩3cm以上，骨盆及躯干倾斜，行走时躯干左右摇摆。短缩长度越大，摇摆幅度也越大。

3. 关节僵直 一侧髋关节僵直时，需转动全骨盆，使患侧下肢向前迈步。膝关节僵直时，患侧骨盆升高或患肢向外绕弧形前行。

4. 足弓疾病 严重平足时，足呈外翻位拖步行走。

5. 大脑性瘫痪 呈剪刀步态。

6. 髋脱位 单侧髋脱位为摇摆步态，双侧髋脱位则出现鸭步。

7. 小儿麻痹后遗症 根据不同的肌群瘫痪，出现不同的病理步态。

二、触诊

1. 压痛 检查压痛部位、疼痛放射部位、痛的深浅轻重、过敏或迟钝。如肩周炎常在喙突、肩峰下、三角肌、三角肌止点、冈上肌、冈下肌、大小圆肌部位有压痛。腰神经后外侧支卡压综合征在 L_3 横突部位压痛，并向同侧臀部放射。

2. 皮肤表现 皮肤的弹性、硬度、温度，有无凹陷性水肿、瘢痕，以及与周围或深部组织的关系。

3. 肿块 注意肿块大小、硬度、数目、边界，有无波动、搏动、移动度，以及肿块有无压痛。

4. 摩擦感及弹动 髌骨软化症伸屈膝关节时可触及摩擦感，伸拇长肌与桡侧伸腕肌腱鞘炎可触及轧砾样摩擦感，膝关节半月板损伤可触及弹动，狭窄性腱鞘炎可触及扳机样弹动。

三、叩诊

在进行脊柱检查时，用叩诊锤叩诊以确定病变的深浅；深部骨关节病变压痛不明显而叩痛却较明显，浅层软组织损伤压痛明显而叩痛不一定明显。

四、听诊

1. 肢体的血流杂音 动脉瘤、动静脉瘘，以及血管丰富的肿瘤，可于局部听到血流杂音。

2. 关节活动的响声 关节内病变如半月板撕裂，盘状半月板、关节内游离体于关节伸屈时，有响声；关节周围病变的肌腱韧带滑动于骨的隆起部位，如病变的阔筋膜在股骨大粗隆前后滑动时，会引起弹响（弹响髋）。

3. 骨传导试验 以叩诊锤叩打两侧肢体末端骨凸部，以听筒放在肢体近端骨凸部，如上肢放在胸骨柄、下肢放在耻骨联合处，比较两侧骨传导声音，骨折和骨折不愈合的一侧可出现传导不良。

五、运动功能检查

关节运动分为自主运动和被动运动，被动运动范围大于自主运动。正常关节的运动方式及运动范围因部位而不同，一般有屈、伸、内收、外展、内旋、外旋等。正常人关节运动又因年龄、性别、生活方式及锻炼程度而不同，如儿童关节运动范围大，运动员及杂技演员的各关节运动范围增大。

检查关节运动时，先检查自主运动，后检查被动运动。关节僵直时，自主运动和被动运动均有障碍；肌肉麻痹不能自主运动者，被动运动良好或超过正常运动范围；关节僵直或畸形运动受限时，其测量以角度表示(图1－3～图1－7)。

六、测量

1. 角度测量 测量方法有3种，即目测法、量角规测量和X线照片测量。角度记录方式有2种：

（1）以中立位为0°计算（简称中立位0°法），如肘关节伸直时中立位为0°，完全屈曲时约为140°。

（2）邻肢成角法，如肘关节伸直时为180°，屈曲时为40°。

2. 长度测量（图1－8）

（1）躯干长：颅顶至尾骨末端。

（2）上肢长：肩峰至桡骨茎突（或中指指尖）。

（3）上臂长：肩峰至肱骨外上髁。

（4）前臂长：肱骨外上髁至桡骨茎突（或尺骨鹰嘴至尺骨茎突）。

（5）下肢长：髂前上棘至内踝尖。

（6）大腿长：髂前上棘至膝关节内缘。

（7）小腿长：膝关节内缘至内踝尖。

3. 周径测量 两侧肢体取对应的同一水平测量周径。

4. 体积和面积测量 如肿物大小为2cm×3cm×4cm，创面为2cm×3cm。

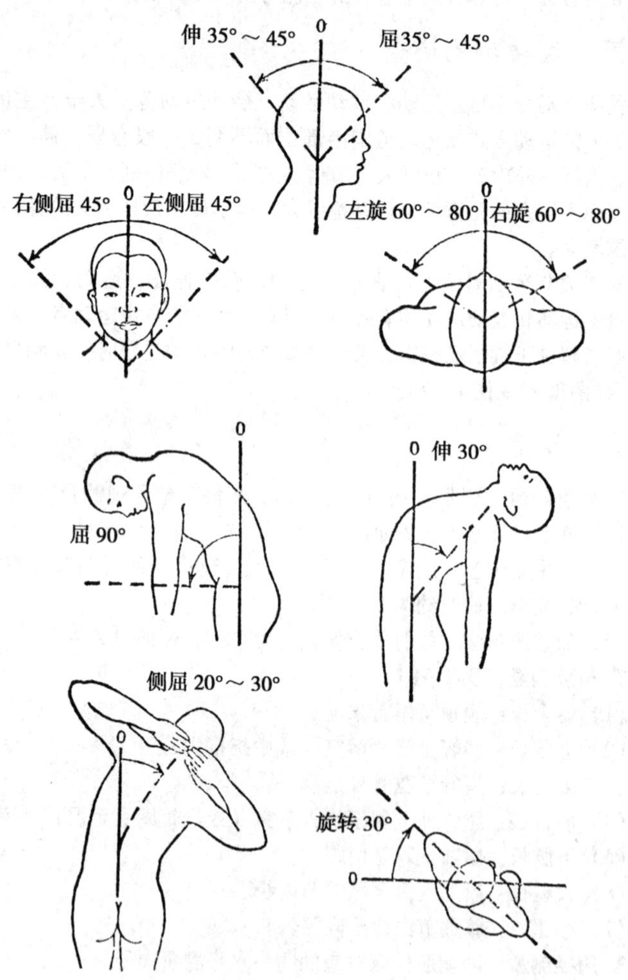

图 1－3　颈、胸、腰椎活动范围

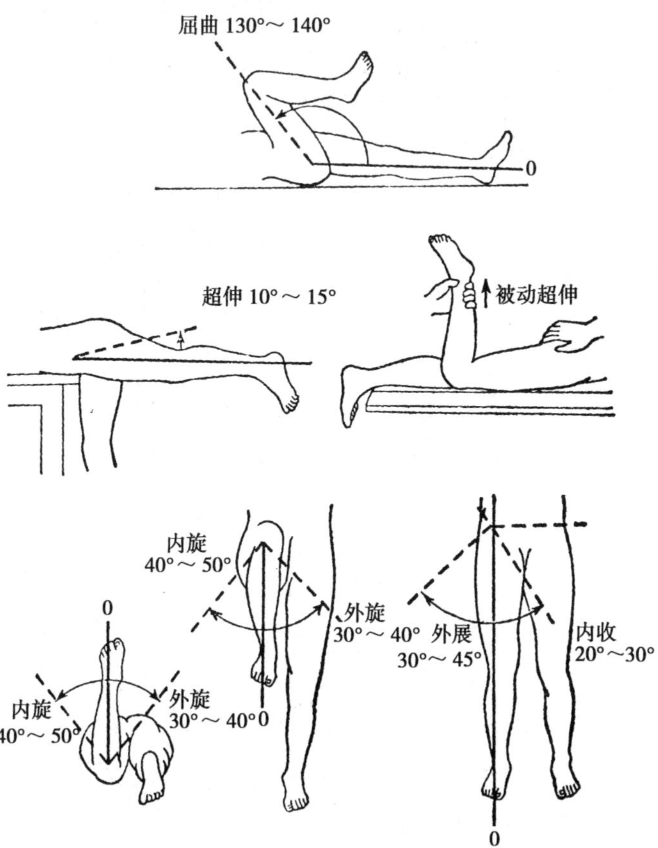
屈曲 130°～140°
0
超伸 10°～15°
被动超伸
内旋
40°～50°
外旋
30°～40°
0
外展
30°～45°
内收
20°～30°
0
内旋
40°～50°
外旋
30°～40°
0
0

图1-4 髋关节活动范围

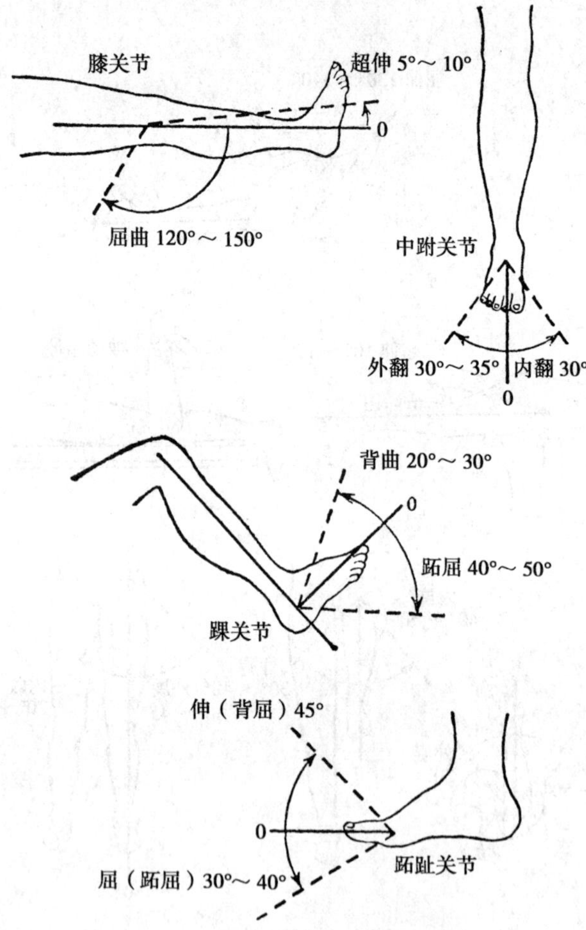

图 1－5　膝关节、踝关节及足活动范围

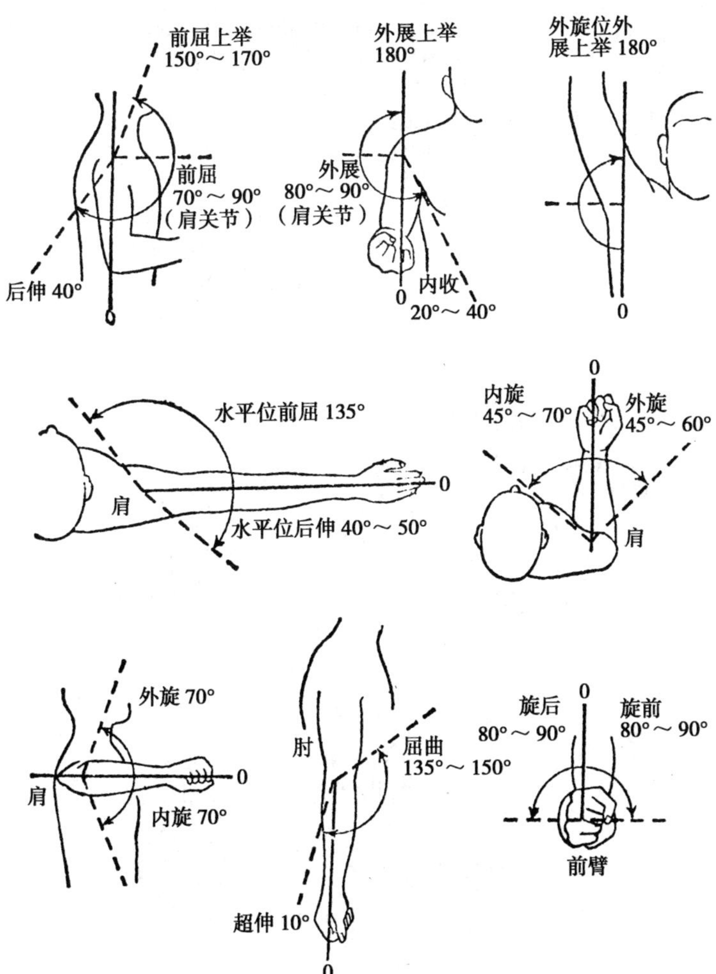

图 1－6　肩关节、肘关节及前臂活动范围

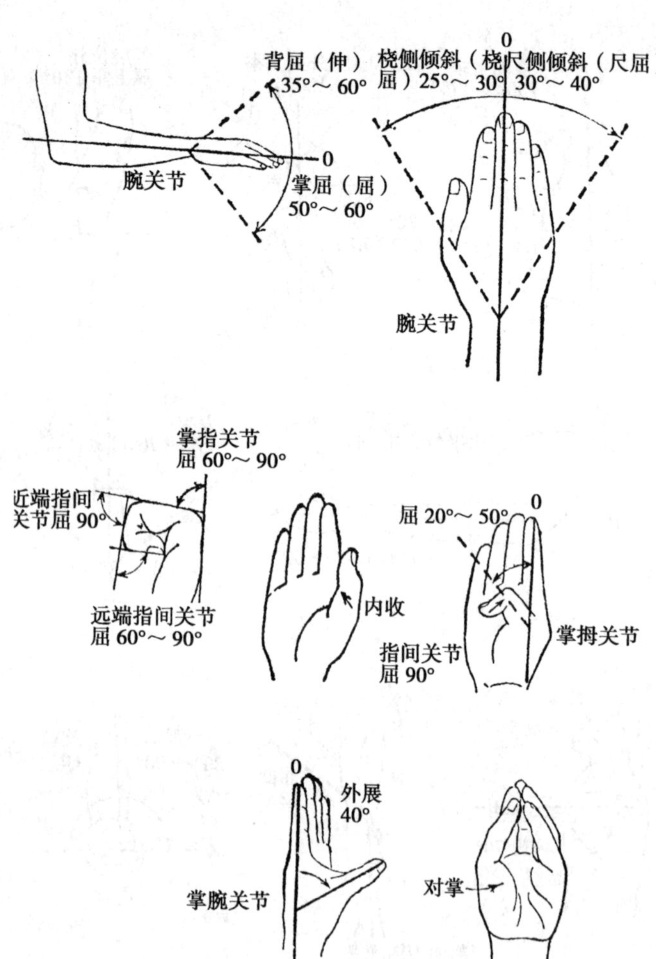

图 1－7　腕关节及手部各关节活动范围

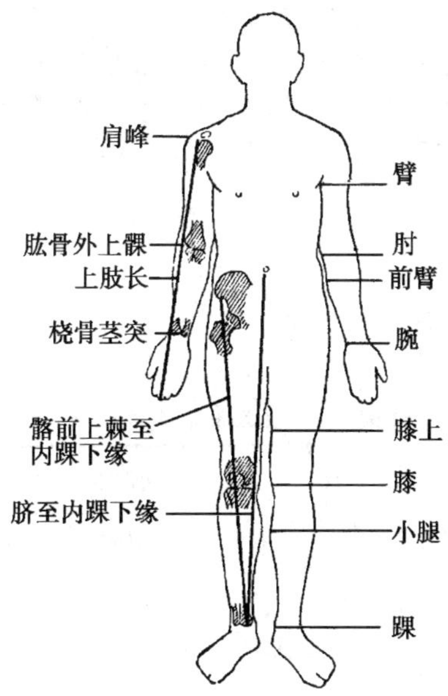

图1－8　四肢长度测量及周径测量

第四节　感觉、肌力与反射检查

人体的感觉分为浅感觉（触觉、痛觉、温度觉）和深感觉（位置运动觉与震动觉）。

用棉签检查触觉，用针尖检查痛觉，用0℃和45℃的冷热水管检查温度觉，将感觉过敏区、感觉减退区、感觉消失区用划线图表示。

检查深部位置运动觉时，轻捏病人的手指或足趾做伸屈运动，让病人闭目辨别是哪一指（趾）及运动方向。检查震动觉时，以音叉放在骨突部，正常人应能感觉音叉的震动与停止，否则为异常。

一、人体肌力分级

0级：肌力完全消失，无收缩功能。

1 级：肌肉有收缩，但不能移动关节。

2 级：肌肉有收缩，在不对抗地心引力状态下可移动肢体关节。

3 级：能对抗地心引力（肢体重力）移动关节，但不能对抗阻力。

4 级：能对抗阻力移动肢体关节，但力量较弱。

5 级：肌力正常。

二、反射检查

反射检查包括浅反射、深反射及病理反射，简明分析见表 1－1～表 1－3。

表 1－1　浅反射简明分析

反射	检查法	反应	肌肉	神经	节段定位
上腹壁反射	迅速轻划左右上腹部皮肤	上腹壁收缩	腹横肌	肋间神经	$T_{7\sim8}$
中腹壁反射	迅速轻划左右中腹部皮肤	中腹壁收缩	腹斜肌	肋间神经	$T_{9\sim10}$
下腹壁反射	迅速轻划左右下腹部皮肤	下腹壁收缩	腹直肌	肋间神经	$T_{11\sim12}$
提睾反射	轻划大腿内上侧皮肤	睾丸上提	提睾肌	生殖股神经	$L_{1\sim2}$
肛门反射	轻划肛门周围皮肤	外括约肌收缩	肛门括约肌	肛尾神经	$S_{4\sim5}$
正常跖反射	轻划足底外侧	足趾及足向跖面屈曲	屈趾肌等	坐骨神经	$S_{1\sim2}$

表1-2　深反射简明分析

反射	检查法	反应	肌肉	神经	节段定位
肱二头肌反射	叩击置于病人二头肌腱上的检查者的拇指	肘关节屈曲	肱二头肌	肌皮神经	$C_{5\sim6}$
肱三头肌反射	叩击鹰嘴上方的三头肌腱	肘关节伸展	肱三头肌	桡神经	$C_{6\sim7}$
膝反射	叩击髌骨下股四头肌腱	膝关节伸直	股四头肌	股神经	$L_{2\sim4}$
跟腱反射	叩击跟腱	足向跖面屈曲	腓肠肌	坐骨神经	$S_{1\sim2}$

表1-3　病理反射简明分析

反射	检查法	反应	节段定位
霍夫曼征（Hoffmann）	快速弹压病人被夹住的中指指甲	拇指及其他各指快速屈曲为阳性	锥体束
巴宾斯基征（Babinski）	以针在足底外缘自后向前划过	蹈趾背伸，其余各趾呈扇状散开为阳性	
髌阵挛	用力向下猛推髌骨上缘	股四头肌发生节律性收缩为阳性	
踝阵挛	一手托膝，一手提足，阵发性用力做足背屈动作	规律性足部抖动为阳性	

第五节　颈椎的检查

一、视诊

（1）有无颈椎后凸、侧弯或扭转畸形。后凸多见于颈椎结核或骨折脱位。走路时以手扶头，往往是颈椎有炎症或损伤。

（2）肩胛骨位置有无异常，颜面是否对称。

（3）颈部肌肉有无痉挛或缩短，上肢肌肉有无萎缩或肌力减退，双侧对比。

（4）有无肿块、瘢痕、窦道。

二、触诊

颈背部常见压痛点如图 1 –9 所示。

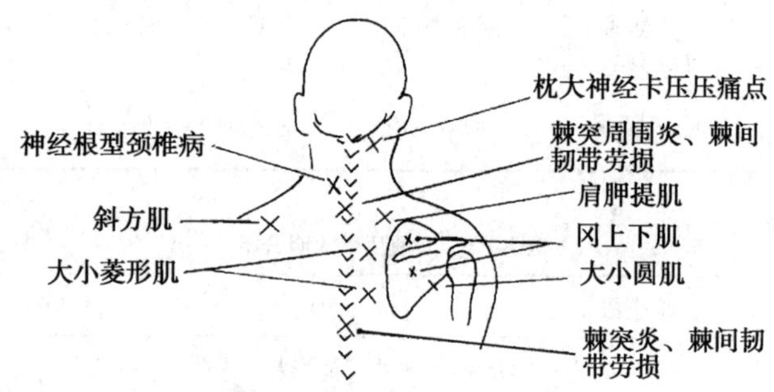

图 1 –9　颈背部常见压痛点

颈椎棘突间有硬结或条索，多为颈韧带钙化；落枕多在斜方肌部位有压痛；颈椎病多在下颈椎椎旁有压痛，伴上肢放射痛；斜角肌综合征在前斜角肌处有压痛；枕筋膜炎卡压枕大神经者，在枕大神经出口有压痛并向一侧头部放射。

三、颈椎运动检查

颈椎正常活动度：伸 30° ~45°/屈 30° ~45°，侧弯 45°，左右旋转 60° ~80°。

颈椎病、颈椎结核、颈部损伤、寰枢椎半脱位等，会使颈椎活动受限。

四、有关的神经检查

1. 一般检查　检查上肢的触、痛、温觉，二头肌、三头肌反射，霍夫曼（Hoffmann）征，进行两侧对比。

2. 侧屈位椎间孔挤压试验［司伯令（Spurling）试验］ 病人坐位，头稍后仰并向患侧屈曲，医生双手加于头顶挤压颈椎，引起颈痛并上肢放射痛者为阳性。C_6 神经根受压放射至拇指、手及前臂桡侧，C_7 神经根受压放射至食指、中指及手背，C_8 神经根受压放射至小指、环（无名）指及前臂尺侧。

3. 击顶试验 病人端坐，医生左手放病人头顶，以右手拳击左手，造成椎间孔突然缩小，神经根受刺激出现根性疼痛或麻木者，为阳性。

4. 颈神经根紧张试验 病人坐位，医生一手扶头，一手拉患侧上肢前臂，两手反向用力，推头拉臂，病人出现放射痛或麻木，为阳性。

5. 前斜角肌揉压试验 在锁骨上凹内1/3 与外 2/3 交界处揉压前斜角肌，引起上肢痛、胸前区放射痛或麻木者，为阳性。

五、有关的血循环检查

1. 深呼吸试验［阿德森（Adson）试验］ 用于检查前斜角肌综合征。病人坐位，两臂放在膝上，深呼气后屏住呼吸，仰头并将下颌转向患侧，同时下压患侧肩部，桡动脉减弱或消失，为阳性。此时疼痛亦增加。相反，抬高肩部，面向前转，则脉搏恢复，疼痛缓解。

2. 挺胸试验 用于检查肋锁综合征，即锁骨下动脉及臂丛在第一肋骨与锁骨间受压。病人立正挺胸，两臂后伸，桡动脉搏动减弱或消失，臂、手麻木或疼痛者，为阳性。

六、颈部常见的疾病

1. 斜颈 由胸锁乳突肌短缩而引起，可以是先天的或后天的。畸形特征是颈部侧弯旋转，下颌转向健侧，枕部转向患侧，常有面部不对称，患侧脸发育较小。婴幼儿时期患侧胸锁乳突肌常能触及硬结。

2. 颈肋及前斜角肌综合征 颈肋与 C_7 相连，单侧或双侧压迫臂丛，引起肩臂手的麻木和疼痛。

前斜角肌综合征病人由于臂丛及锁骨下动脉受到前斜角肌与第一肋的压迫，而产生血管神经症状，病人以女性为多。

第六节　胸腰骶椎的检查

一、姿势及步态

人在胚胎及幼儿时，脊柱只有一个向后方的弯曲，呈“C”形。随着生长发育、站立和行走，由原始的“C”形弯曲，产生两个继发性向前弯曲，即颈部和腰部前凸，胸部和骶部仍保持原始的向后弯曲。因此，从侧面看，脊柱不是直的，它具有 4 个正常的生理弯曲；从正面看，脊柱则是笔直的。

腰部损伤或腰椎结核病人，腰不能持重，常以双手扶腰行走，坐下时则以双手撑在椅子上帮助持重。腰椎间盘突出症有典型的腰椎侧弯和患侧跛行。

二、站立位检查

1. 背面观察

（1）脊柱：是否在正中，有无侧弯及前后凸畸形。弧形后凸，常见于姿势性后凸、青年性后凸（椎体骨骺炎）、类风湿性及强直性脊柱炎等。角状后凸，称为驼背，常见于脊柱结核、椎体压缩骨折等。前凸增加，常见于脊椎滑脱、水平骶骨、先天性髋脱位等。侧弯的原因很多，腰椎间盘突出多表现为单纯性侧弯；特发性脊柱侧弯有主弯曲和代偿性侧弯两种，并伴有脊柱旋转。

腰骶部有毛发，常提示脊柱裂存在。

（2）自主运动：自主运动范围为前屈 90°，后伸弯曲 30°，侧弯 30°，左右旋转 30°。

（3）拾物试验：腰椎有病变者，拾物时常屈膝屈髋，而保持腰部挺直。

2. 侧面观察　如图1－10 所示，主要观察脊柱的生理弯曲是否正常，骨盆倾斜度是否正常。髂前上棘与髂后上棘连线应与水平线成 5°～10°前倾角。

3. 前面观察　胸廓是否对称，有无鸡胸、肋软骨肿大和肋弓外翻等。

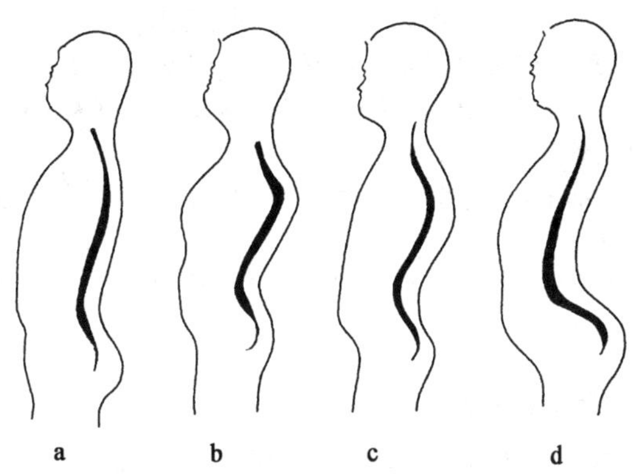

图 1－10　侧面观察

a. 正常　b. 驼背畸形　c. 圆背畸形　d. 前凸增加

三、仰卧位检查

1. 腹部触诊　除注意腹腔脏器病变外，还要注意有无肾下垂及腹膜后肿瘤引起的腰痛，注意髂窝部有无腰大肌寒性脓肿。

2. 直腿抬高试验　正常人可抬高80°～90°，不能达到正常高度且沿坐骨神经有放射痛者为阳性。

3. 拉塞格(Lasegue)试验　直腿抬高到疼痛时，再加足背屈，疼痛加重者为阳性。

4. 柯尼格(Kernig)征　仰卧位髋、膝屈曲 90°，再使膝关节伸直，如有阻力或引起疼痛，即为阳性。

5. 屈颈试验　仰卧位，检查者一手置病人胸前，一手置枕后，缓缓用力屈颈，发生腰背痛或下肢痛者为阳性。

6. 胫神经压迫试验　压迫腘窝之胫神经，如有腰到下肢的放射痛，为阳性。腰椎间盘突出者为阳性，腰部其他疾患为阴性。

7. 轴位牵引试验　病人仰卧，上半身固定，纵向牵引健侧下肢，同时抬高患侧下肢，抬高角度比牵引前增加者，说明是可复性椎间盘突出；不增加者，可能有粘连或固定性椎间盘突出。

8. 腰骶关节试验或称骨盆回旋试验　极度屈髋屈膝，使臀部离床，腰部被动前屈，如产生腰痛者，示有腰骶关节病变。

9. 床边试验［冈司林（Gaenslen）征］ 病人仰卧床边，一侧下肢屈髋屈膝，另一下肢垂于床边，按压悬垂的大腿，骶髂关节疼痛者为阳性，亦该侧骶髂关节病变。

10. 骨盆挤压和分离试验 疼痛者为阳性，示骶髂关节病变，骨盆骨折亦为阳性。

11. 踇背伸肌力试验 对比双侧踇背伸肌力，$L_{4、5}$椎间盘突出症，患侧踇背伸肌力减弱。

四、俯卧位检查

1. 肌痉挛 腰背肌痉挛或强直，说明腰椎有疼痛性疾病。

2. 畸形是否消失 代偿性侧弯或前凸于俯卧时畸形可以消失。

3. 股神经牵拉试验 病人俯卧，下肢伸直，有$L_{3、4}$椎间盘突出时，使患侧下肢向后过度伸展，可沿股神经有放射痛。

4. 腰背部常见压痛点 如图1－11 所示。

五、腰椎管内外病变引起腰腿痛的三个鉴别诊断试验

1. 脊柱侧弯试验

（1）检查方法：病人直立，足跟并拢，检查者位于病人后方，一手扶患侧髋，一手扶健侧肩，令病人脊柱向患侧极度弯曲。然后调换双手，向健侧极度弯曲，反复检查2次。

（2）临床意义：脊柱向患侧极度弯曲时，产生腰骶及下肢放射痛者，为阳性，提示为椎管内病变；向健侧弯曲时，放射痛消失。若向健侧弯曲时患侧腰腿痛加重，向患侧弯曲时腰腿痛症状减轻，则为椎管外病变。

2. 俯卧位胸腹垫枕试验

（1）检查方法：先俯卧位查椎旁压痛点，然后胸部垫枕，使腰椎过伸位，查椎旁压痛点。再将枕头移至腹部，使脊柱为屈曲位，查椎旁压痛点。

（2）临床意义：脊柱过伸位，椎旁压痛及下肢放射痛加重，而脊柱屈曲位，椎旁压痛点及放射痛消失者，为椎管内病变。过伸过屈位压痛

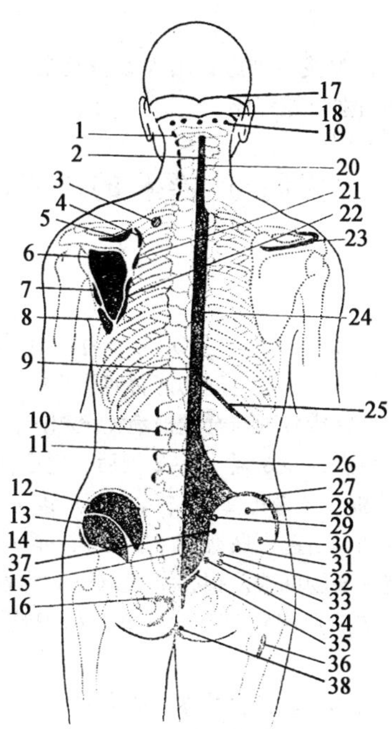

图 1－11　常见的椎管外软组织病变压痛点

1. C_1横突　2. C_3棘突　3. 前斜角肌　4. 肩胛提肌　5. 冈上肌　6. 冈下肌　7. 小圆肌　8. 大圆肌　9. T_{10}棘突　10. L_2 横突　11. L_2 棘突　12. 臀中肌　13. 臀小肌　14. 阔筋膜张肌　15. 骶中嵴　16. 股内收肌群　17. 上项线　18. 下项线　19. 颈枕（寰枕）间隙　20. 项部肌肉　21. 小菱形肌　22. 大菱形肌　23. 斜方肌　24. 背伸肌群(椎板部位)　25. 第十二肋骨下缘　26. 腰部深层肌　27. 髂嵴　28. 臀上皮神经　29. 髂后上棘　30. 髂胫束　31. 臀上神经　32. 坐骨大孔上缘　33. 坐骨神经梨状肌下缘出口处　34. 臀下神经　35. 骶尾骨下外缘　36. 股骨臀粗隆　37. 臀中皮神经　38. 臀下皮神经

无明显变化者，为椎管外病变。

3. 胫神经弹拨试验

（1）检查方法：病人俯卧，肌肉松弛，检查者弹拨患侧腘窝的胫神经。

（2）临床意义：弹拨胫神经，出现大腿及小腿的放射痛，提示为椎管内病变，否则为椎管外病变。

第七节　脊髓与神经根的损害与检查

一、脊髓损伤

1. 脊髓休克　脊髓的上行、下行神经的传导功能发生暂时性阻断，以致脊髓受伤平面以下的一切生理功能暂时陷于停顿。

脊髓休克的初期临床表现与脊髓横断完全相同，但脊髓休克在伤后数小时内，功能即可有轻微恢复，1～2周后，生理反射开始陆续恢复。

2. 脊髓完全横断　脊髓颈膨大（C_5～T_2）以上受伤，引起四肢瘫痪；颈膨大以下受伤，引起下肢瘫痪（截瘫）；瘫痪的初期表现为下肢弛缓性麻痹，膀胱和直肠麻痹。损伤节段以下对称性浅感觉（触、痛、温觉）和深感觉（腰、肌肉和关节的感觉及精细觉）丧失，以及全部反射消失。

脊髓完全横断的病人，在脊髓休克消失后，由于皮层抑制作用的消除，脊髓受伤平面以下出现脊髓反射，表现为：

（1）全反射。截瘫区域内局部的刺激可以激发截瘫区域发生强烈的抽动。

（2）腱反射增强。

（3）痉挛性麻痹。

（4）锥体束征阳性（Babinski征，Oppenheim征，Gordon征，Chaddock征）。

（5）球海绵体反射阳性。轻捏龟头，引起肛门收缩。

（6）肛门反射阳性。刺激肛门皮肤与黏膜交界处，肛门括约肌收缩。

3. 脊髓不完全损伤　半侧脊髓损害，表现同侧肢体痉挛性麻痹，同侧肌肉关节深感觉丧失，对侧痛、温觉消失。

4. 脊髓受压　常见原因有：

（1）脊椎结核。
（2）脊椎骨折脱位。
（3）脊髓肿瘤。
（4）椎间盘后突。

二、神经根损伤

神经根损伤及其波及的肌肉如表1－4所示。

表1－4　神经根损伤及其波及的肌肉

肌肉	神经根	神经
髋屈肌	$L_{1\sim3}$	
髋关节内收肌	$L_{2\sim4}$	闭孔神经
股四头肌	$L_{2\sim4}$	股神经
胫骨前肌	$L_{4、5}$	腓深神经
胫骨后肌	$L_{4、5}$	胫后神经
臀中肌	$L_{4、5}$，S_1	臀上神经
内侧腘绳肌	$L_{4、5}$，S_1	坐骨神经，胫神经一部
趾长伸肌	L_5，S_1	腓深神经
跗长伸肌	L_5，S_1	腓深神经
腓骨肌	L_5，$S_{1、2}$	腓浅神经
小腿三头肌	L_5，$S_{1、2}$	胫神经
外侧腘绳肌	L_5，$S_{1、2}$	坐骨神经、胫神经一部
臀大肌	L_5，$S_{1、2}$	臀下神经
跗长屈肌	$S_{1、2}$	胫神经
趾长屈肌	$S_{1、2}$	胫神经
趾内在肌	$S_{2、3}$	外侧、内侧足底神经
会阴部	$S_{2\sim4}$	

第八节　髋关节的检查

一、站立位检查

观察髋关节有无挛缩，大腿有无内收、外展、内外旋畸形，有无下肢短缩。两侧髂骨是否在同一水平线上。臀部是否向后方凸出。髋关节后脱位(图 1－12）时,有臀部后凸，代偿性腰椎前凸，双侧髋关节后脱位时还同时出现会阴部加宽。

髋关节承重试验[川德伦伯格（Trendelen burg）征]:如单独右下肢站立时，左侧臀皱襞及髂骨翼上提，为阴性；左侧臀皱襞及髂骨翼下降，为阳性（图 1－13)。阳性者见于髋关节脱位，臀中、小肌麻痹等疾病。

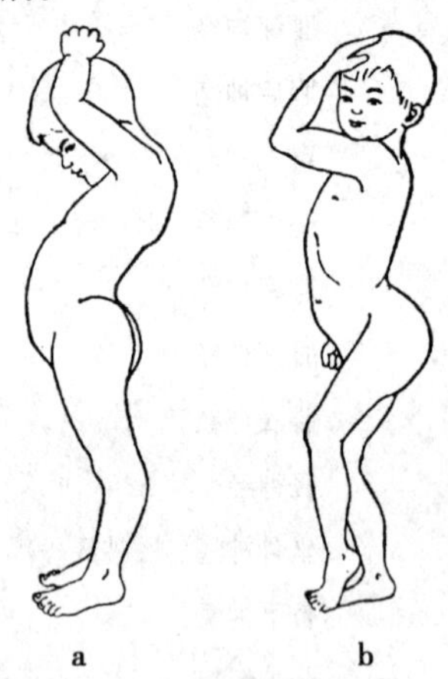

图 1－12　髋关节脱位检查

a. 双髋先天性脱位，臀部后凸，腰椎代偿前凸

b. 左髋后脱位或屈曲挛缩畸形，腰椎代偿性前凸

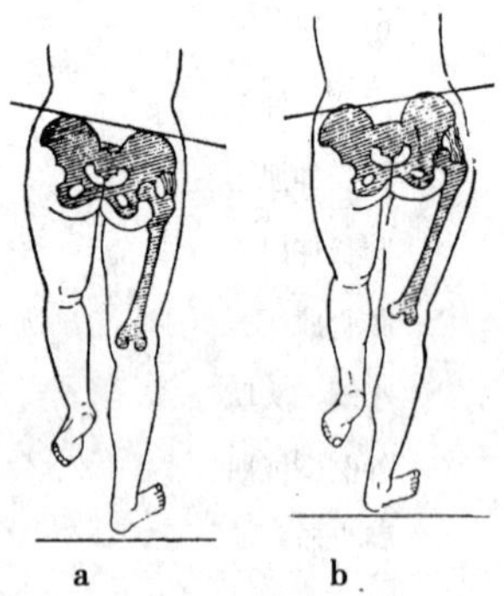

图 1－13　髋关节承重机能试验（右侧）

a. 阴性　b. 阳性

二、仰卧位检查

1. 畸形与压痛点 股骨颈骨折或粗隆间骨折时，下肢呈内收、外旋、屈曲、缩短畸形。髋关节后脱位（图 1－14）时，下肢呈内收、内旋、屈曲、缩短畸形。

腹股沟中点向外下 2.5cm 处，相当于髋关节前方，髋关节化脓性感染或结核时，髋关节前方有肿胀、饱满感及压痛。

2. 叩击痛 髋关节有骨折或炎症时，叩击大粗隆或下肢伸直位叩击足跟，可感觉髋关节疼痛。

3. 下肢长度及周径测量 髋关节骨折脱位，下肢长度缩短；髋关节病变，下肢可出现肌萎缩，周径变小。

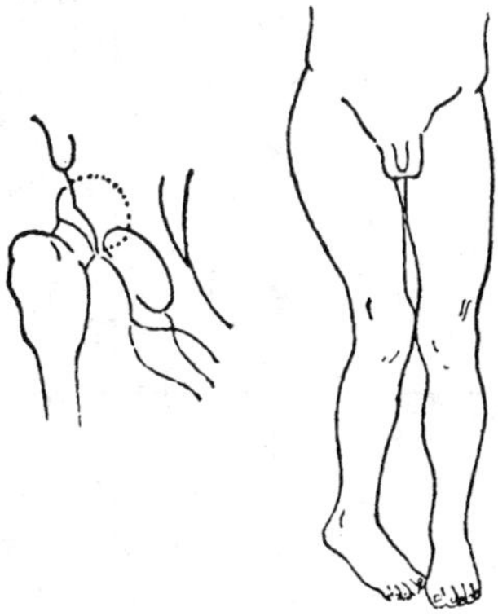

图 1－14 右髋关节后脱位

（下肢屈曲内收、内旋）

4. 股骨大粗隆位置的测量 髋关节病变如结核、后脱位、股骨颈骨折、髋内翻等引起下肢缩短，股骨大粗隆向上移位，可以进行以下测量。

（1）内拉通（Nelaton）线：从髂前上棘 *A* 到坐骨结节连一直线，正常大粗隆的顶点不高于此线，高于此线即为上移。

（2）布来安（Bryant）三角：病人仰卧，从髂前上棘向床面作一垂线 *AB*（图 1－15），再从髂前上棘向大粗隆作一斜线 *AX*，自大粗隆顶点向第一线作垂线 *CX*，构成三角形 *CAX*，*CX* 为三角形底边。两侧对比，*CX* 线缩短即表示大粗隆上移，见于髋关节脱位或股骨颈骨折。

5. 髋关节运动检查

（1）内旋和外旋：髋关节有病变，首先在旋转运动（特别是内旋）时表现异常，即旋转受限制及发生疼痛。内旋、外旋功能正常与否，有重要的临床意义。

1）单侧测量法：病人仰卧，下肢伸直，检查者用手握病人大腿做内外旋转动作。也可髋关节、膝关节各屈曲 90°，把小腿作为杠杆做内外旋动作检查。

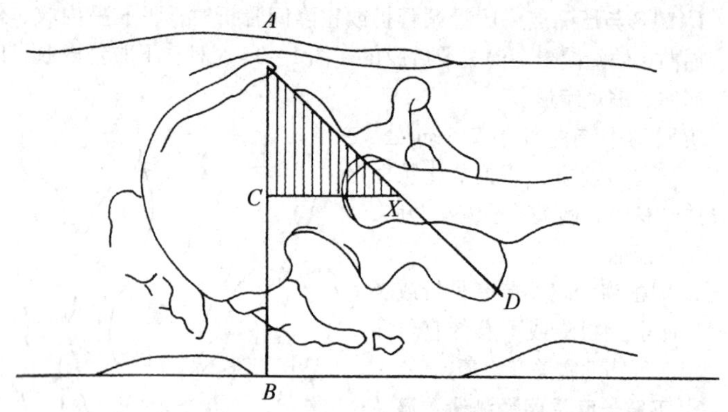

图 1-15　内拉通线及布来安三角

A. 髂前上棘　*D*. 坐骨结节　*X*. 股骨大粗隆

（*AB* 线垂直于床面　*CX* 线垂直于 *AB* 线）

2）双侧测量法：病人仰卧，双髋双膝屈曲，足跟并列，使两膝充分分离，观察外旋度。两膝并列，两足充分分离，观察内旋度（图 1-16）。

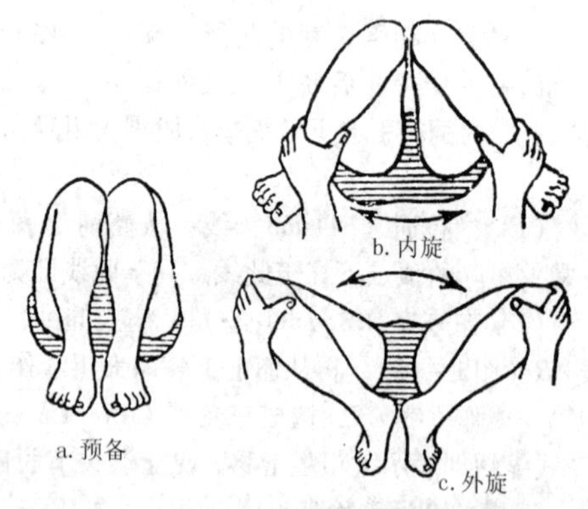

图 1-16　髋关节内旋、外旋，双侧同时测量法

髋关节结核、骨性关节炎、化脓性关节炎，类风湿性关节炎时，髋关节内外旋均受限制；先天性髋脱位时，内旋范围增大而外旋受限。

（2）内收与外展：

1）单侧测量：病人仰卧，医生一手按髂前上棘固定骨盆，另一手握病人踝部，做内外展检查。

2）双侧检查：病人仰卧，两下肢伸直，医生站立床尾，双手握病人双足，做内收、外展活动检查（图1-17）。

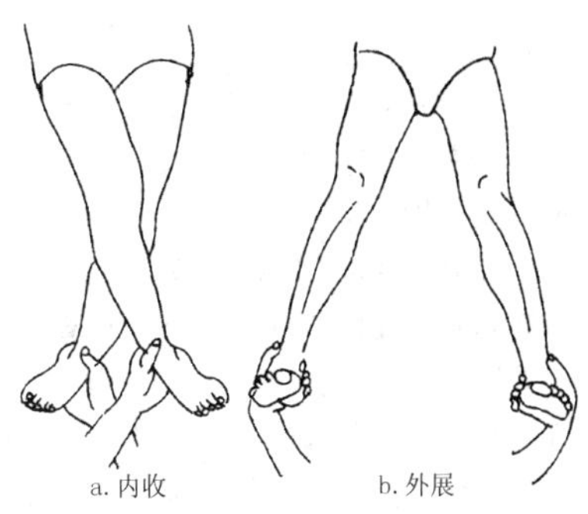

图 1-17　髋关节内收、外展，双侧同时测量法

髋内翻、髋关节后脱位及髋关节炎症者，外展受限。髂胫束挛缩者，髋内收受限。

（3）屈曲与伸展：仰卧位检查髋关节屈伸度及两髋屈伸度之差。侧卧位或俯卧位检查髋关节过伸度。

6. 特殊检查

（1）托马斯（Thomas）征：髋关节屈曲挛缩可由腰椎的前凸代偿。当平卧位而将健侧髋膝关节极度屈曲时，可使腰部平贴于床板上，于是患侧髋关节的屈曲畸形即可显示出来，是为托马斯征阳性(图1-18)。

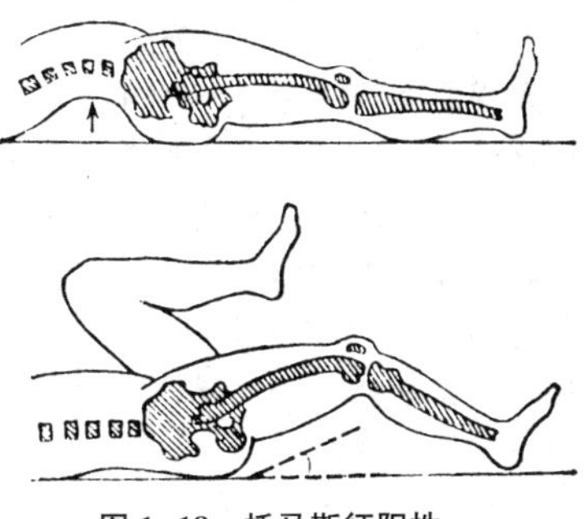
图 1-18　托马斯征阳性

（2）艾利斯（Allis）征：病人仰卧位，双髋膝关节屈曲并列，两足并齐平放床上，观察双膝的高度差，正常人双膝等高，不等高者为阳性；较低一侧有大腿小腿的缩短。

（3）奥托兰尼（Ortolani）征：用于新生儿先天性髋关节脱位的早期诊断。髋关节松弛或半脱位时有异常活动，做髋关节的脱位与复位动作时有弹响感。先天性髋脱位有弹响，是为奥托兰尼征阳性。

（4）推拉试验（Telescope test）：又称望远镜试验。病人仰卧，伸直下肢，医生一手固定骨盆，指端触及大粗隆，另一手握膝关节上部并反复上推下拉，如有髋关节脱位，则有过多的上下活动移位的感觉。

三、侧卧位检查

1. 髋外展试验 病人自动伸直上侧腿并做外展动作，臀中肌麻痹时不能外展。

2. 欧伯尔(Ober)试验 欧伯尔征指病人侧卧位（患侧在上）时，将健侧髋膝屈曲，抱于胸前。检查者站在病人背后，一手固定骨盆，另一手握住患肢踝关节上方，使膝关节屈曲90°，患髋先屈曲后外展再伸直。判断欧伯尔征的方法有两种。一是在这种姿势下，嘱病人内收大腿。正常时可触及床面。如有髂胫束挛缩，则大腿内收受限，膝部不能触及床面或大腿内收时引起腰椎向患侧突（图1－19）。另一种方法是患肢在髋关节外展伸直位，除去外力使其自由坠落；如有髂胫束挛缩，则患肢可被动地维持在外展位，并可在髂嵴与大粗隆之间摸到挛缩的髂胫束。

3. 俯卧位检查 髋关节屈曲挛缩时，不能完全俯卧。观察臀肌有无萎缩。做过伸检查时，医生一手固定骨盆，另一手握住踝部，屈膝向后提起下肢，正常髋关节可向后过伸10°～15°，髋关节挛缩或有炎症病变时，伸展受限。

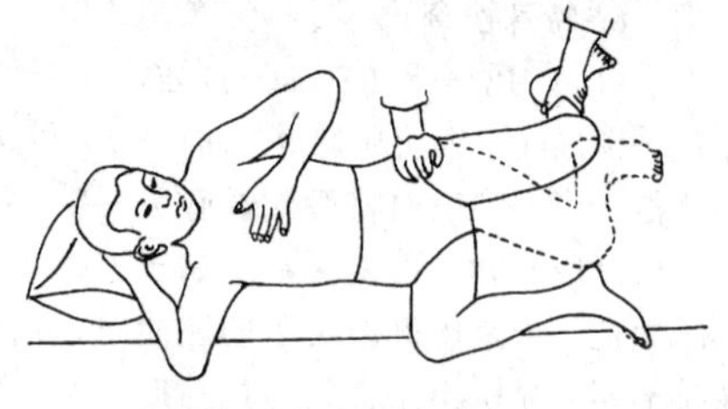

图1－19 欧伯尔试验

第九节 膝关节的检查

一、站立位检查

观察膝关节有无畸形。正常人下肢负重力线从髂前上棘经髌骨内侧到第一趾蹼间，两膝及内踝可以同时并拢。膝内翻时，两内踝并拢而膝关节分开，称“O”形腿（图1－20）；膝外翻时，两膝并拢而两内踝分开，称为“X”形腿（图1－21）；膝关节过度过伸时，称为膝反张（图1－22）。最后观察病人步态及下蹲、起立及运动情况。

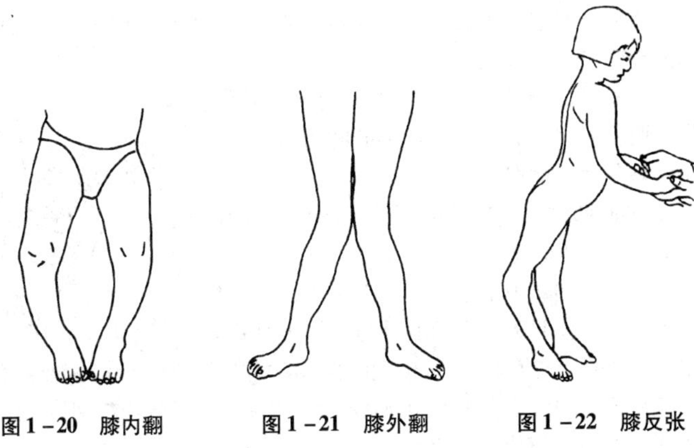

图1－20　膝内翻　　图1－21　膝外翻　　图1－22　膝反张

二、仰卧位检查

1. 两膝伸直位

（1）膝关节肿胀与肿物的检查：观察膝关节有无肿胀或肿物，两侧对比。骨肿瘤坚硬且不可移动，而关节内积液的肿胀有波动感。检查者一手压迫髌上囊，另一手手指反复压迫髌骨，有漂浮感（图1－23），称为浮髌试验阳性。髌前滑囊积液（图1－24）与关节腔不通，浮髌试验阴性。

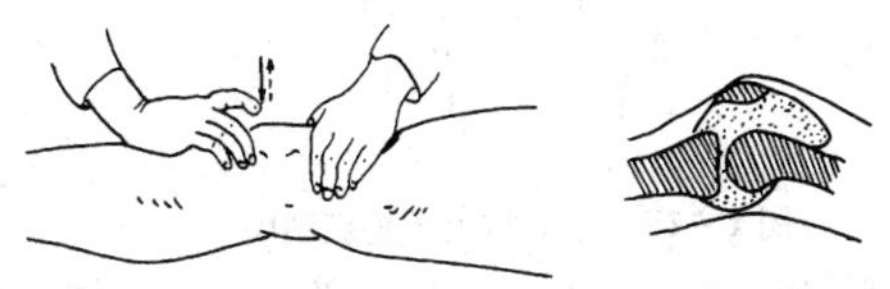

图1－23　浮髌试验

（膝关节囊积液造成浮髌）

（2）压痛点检查：检查侧副韧带有无压痛与损伤（图1－25、图1－26）。医生一手固定膝上部，另一手做内收、外展小腿动作，当小腿内收时，膝外侧副韧带疼痛，表示该韧带有损伤；如感膝关节外侧松动，则为韧带断裂。相反，当小腿外展时，膝关节内侧痛或松动，则表示内侧副韧带损伤或断裂。

（3）髌研磨试验：上下左右推动研磨髌骨，髌骨与股骨髁之间有摩擦音及疼痛时为阳性，见于髌骨软化症、髌股关节炎。

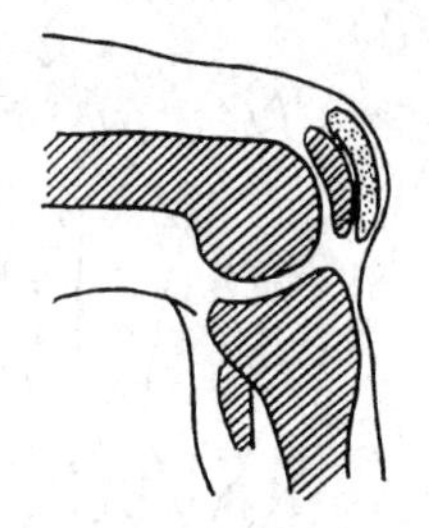

图 1－24　髌前黏液囊积液（阴）示意

2. 半屈膝位　髌韧带两侧的凹陷称为膝眼。膝眼消失、变平、膨隆，说明关节肿胀。

膝关节周围肌肉附着点大都有滑囊，常因损伤而积液。半膜肌下滑囊积液易与内侧半月板囊肿相混，髂胫束滑囊积液易与外侧半月板囊肿相混。半月板囊肿大多只在膝半屈位时突出明显，而滑囊积液都不随膝屈位变动。

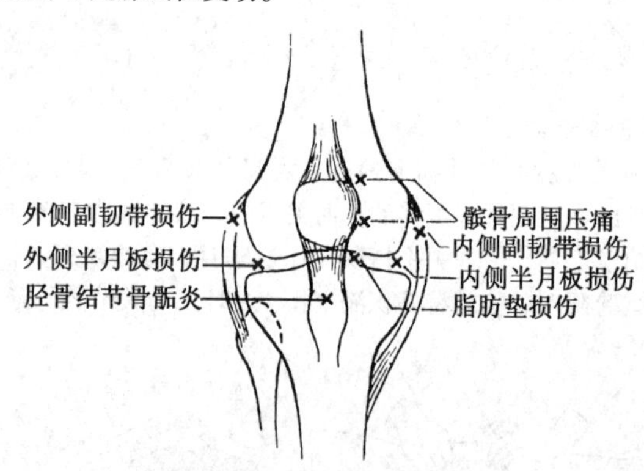

图 1－25　膝部常见压痛点图解

胫骨结节隆突压痛，表示有小儿（10～17 岁）胫骨结节骨骺炎。

3. 伸屈运动　正常屈膝范围120°～150°，后伸 5°～10°。注意伸屈活动中有无响声及疼痛，盘状半月板常有清脆的弹响；半月板撕裂的响声与之不同，且有疼痛。髌股关节炎、骨性关节炎时，伸屈有摩擦音。习惯性髌骨脱位者，屈膝时髌骨向膝外侧脱出。

4. 特殊检查

（1）抽屉试验：又称推拉试验。病人仰卧位屈膝 90°，足平放床上，医生以一肘压住病人足背固定之，两手握住小腿上端前后推拉，正常情况下可有轻度前后活动（0.5cm左右）。向前活动过大，说明有前十字韧带断裂或松弛；向后活动过大，则后十字韧带撕裂或松弛（图1－27）。

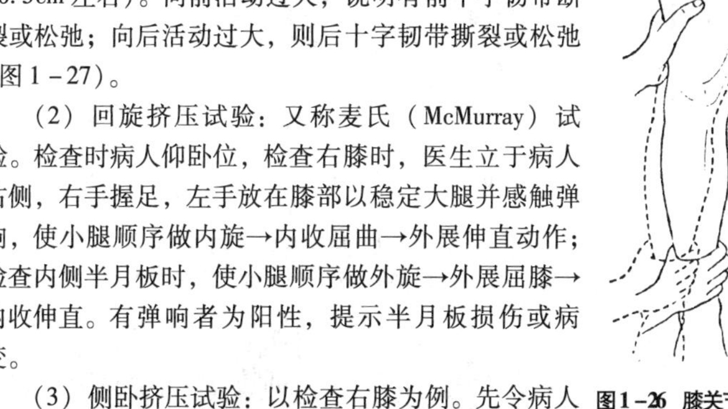

图1－26　膝关节内侧副韧带断裂分离试验

（2）回旋挤压试验：又称麦氏（McMurray）试验。检查时病人仰卧位，检查右膝时，医生立于病人右侧，右手握足，左手放在膝部以稳定大腿并感触弹响，使小腿顺序做内旋→内收屈曲→外展伸直动作；检查内侧半月板时，使小腿顺序做外旋→外展屈膝→内收伸直。有弹响者为阳性，提示半月板损伤或病变。

（3）侧卧挤压试验：以检查右膝为例。先令病人左侧卧位，平抬右腿自动伸屈右膝，此时内侧半月板受挤压，外侧副韧带受牵拉，如有膝外侧疼痛为外侧副韧带拉伤；膝内侧弹响痛为内侧半月板疾患。再令病人右侧卧位，左腿抬离床面自动伸屈活动，如内侧痛为内侧副韧带损伤，外侧痛为外侧半月板疾患。

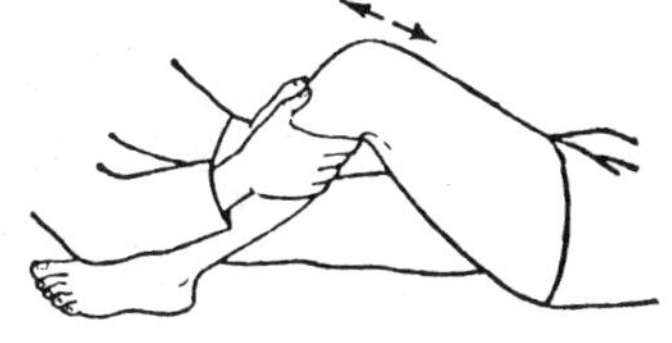

图1－27　膝十字韧带的检查法（抽屉试验）

三、俯卧位检查

注意腘窝有无压痛及肿物，并注意肿物的大小、硬度、活动度以及与周围组织的关系。

第十节　踝关节及足部检查

注意踝关节有无肿大（双踝对比），踝关节伸屈功能是否正常，踝关节积液时可有波动感。跟腱下滑囊炎时，患侧跟腱部肿胀压痛，行走困难；跟骨下脂肪垫炎时，跟骨结节跖面有压痛；跖腱膜炎时，于跟骨跖腱膜附着处有压痛；距骨窦劳损时，于距骨窦处有压痛。

足的正常结构有纵弓和横弓，足部负重点在跟骨、足的外侧及诸跖

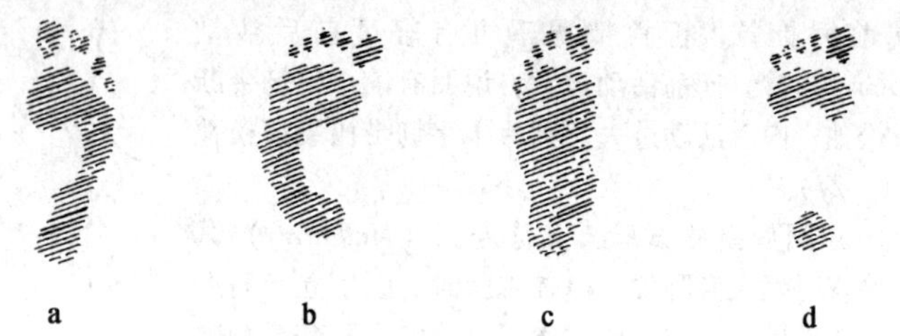

图1－28　脚印

a. 正常足　b. 内翻足　c. 平足　d. 弓足

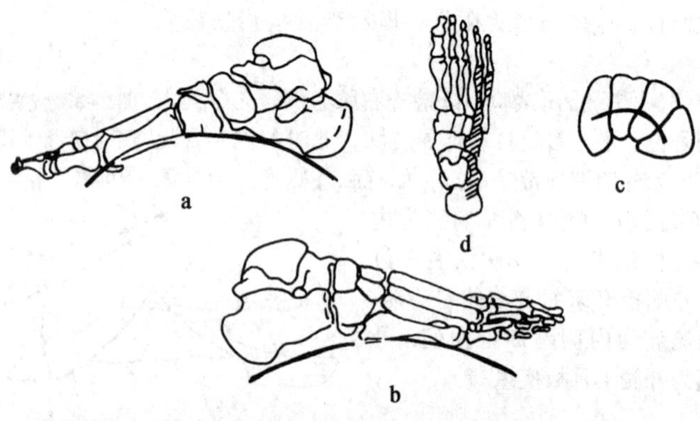

图1－29　正常足部骨结构和足弓

a. 内纵弓　b. 外纵弓　c. 横弓　d. 正常正位（跖底）

骨头。主要负重点有3个，即跟骨、第一跖骨头和第五跖骨头。正常结构的破坏，会出现各种畸形（图1－28～图1－30）。常见的畸形有：扁平足、马蹄足、内翻足、外翻足、仰趾足（又称跟行足、弓形足）、踇外翻、锤状趾。

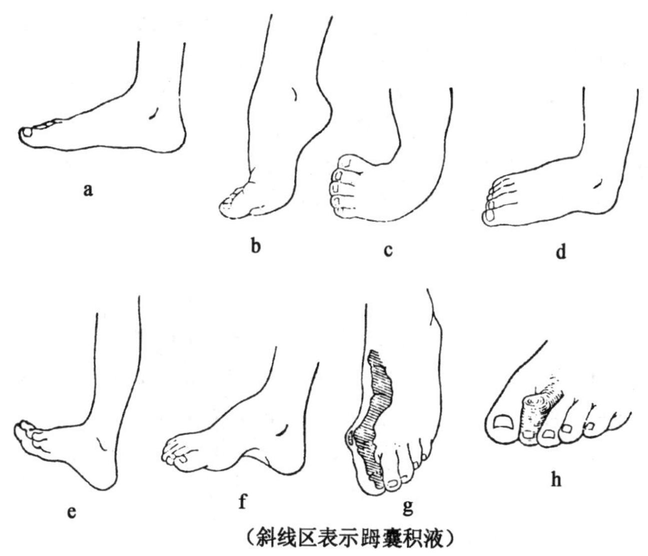

图 1－30　常见的足部畸形

a. 扁平足　b. 马蹄足　c. 内翻足　d. 外翻足

e. 仰趾足　f. 弓形足　g. 踇外翻　h. 锤状趾

第十一节　肩关节的检查

一、视诊

两肩是否对称，高低是否相同，有无畸形。斜方肌瘫痪表现平肩；前锯肌瘫痪表现为翼状肩胛，肩胛骨下部翘起离开胸壁如鸟翼状。三角肌瘫痪，肱骨因重力而下垂致肩关节半脱位；肩关节创伤性脱位，肩峰突出，呈方肩畸形；肩周炎粘连、病程长者，可有肩周肌群萎缩。

二、触诊

常见的压痛有肱二头肌长头腱鞘炎，压痛在肩关节前下方肱骨结节间沟部位。三角肌纤维退行性改变，常开始于该肌的前缘或后缘，受累的肌囊此愈彼起而产生多个压痛点。冈上肌腱撕裂多在附着点寻到压痛点，在肩峰之外下方肱骨大结节处有压痛。三角肌下滑囊炎压痛比较广泛，位于三角肌区。上胸椎的棘突与肩胛骨内缘之间，有时发现比较顽固的压痛点，大多是肋神经后支的浅支在穿出筋膜的小孔处受到卡压而引起。肩部受寒，表现在斜方肌上部边缘压痛。

三、运动检查

肩关节是全身活动性最大的关节，它的活动部分包括肩肱关节、肩锁关节、胸锁关节及肩胛胸壁关节（肩胛胸壁间不是一个真正的关节，只是一种活动的连接）。这四个部分中任何一个部分发生病变，都可影响整个的肩部运动。肩关节的主要活动包括前屈、后伸、上举、外展、内收、外旋、内旋。活动范围前屈90°，后伸40°，上举150°~170°，外展90°，内收30°~40°，外旋45°~60°，内旋45°~70°。

四、特殊检查

1. 杜加（Dugas）征 正常人将手放在对侧肩上，肘能贴胸壁。肩关节前脱位则内收受限，伤侧手放到对侧肩上，肘不能贴胸壁，即为杜加征阳性。脱位复位后此体征转为阴性。

2. 肱二头肌长头腱试验 又称叶加森（Yergason）征。病人屈肘至90°，检查者用力前旋病人前臂，令病人抗阻力后旋前臂，此时在肱骨结节间沟部有疼痛，即为此征阳性。表示有肱二头肌长头腱炎或腱鞘炎。

3. 肩胛胸壁关节的检查 嘱病人松弛肩部肌肉，医生一手顶推肩胛骨外缘，另一手手指自内缘隔皮插到肩胛胸壁间隙，检查肩胛骨活动度。如间隙有粘连则手指不能插到该处，并有压痛及活动限制。

五、常见肩关节疾患

各种肩关节疾患的疼痛与运动限制的表现有别。例如，冈上肌腱炎或不全撕裂及三角肌下滑囊炎，肩关节外展在60°~120°范围内有疼痛（称为痛弧），在此范围以外则无疼痛（图1-31）。

在肩关节外展时，需要冈上肌将肱骨头下压并稳定在肩盂内作为支点，三角肌才能发展外展作用。如冈上肌撕裂（或肩袖完全撕裂），当肩外展时，可看到三角肌用力收缩但不能外展举起上臂（图 1－32），越用力肩越高耸，而且只是在开始的30°～60°有困难。如果帮助病人外展到这个范围以外，三角肌便能完成外展动作。

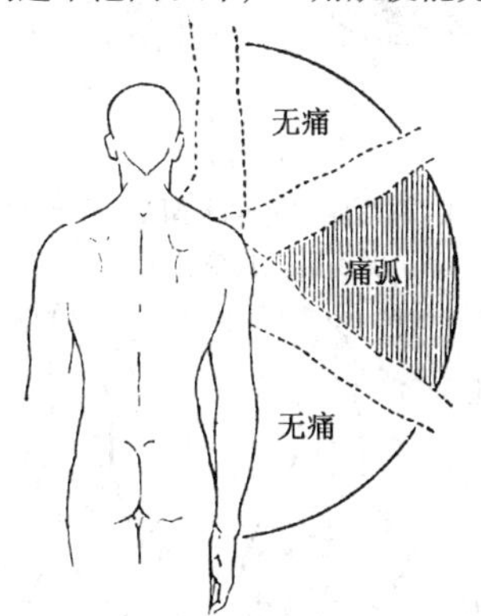

图 1－31　冈上肌腱病变引起的肩外展痛弧
（60°～120°）

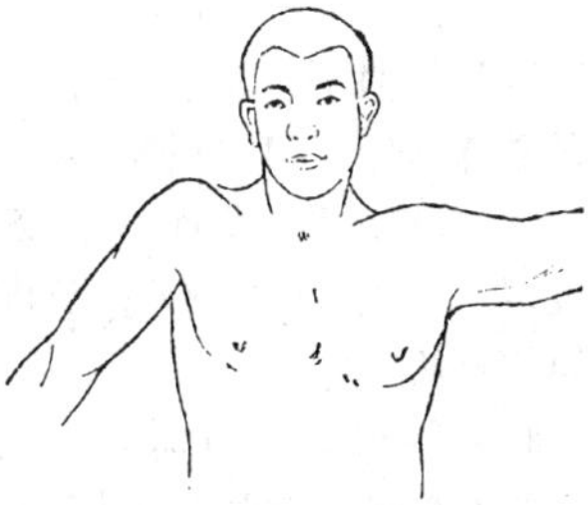

图 1－32　冈上肌撕裂肩外展时的姿态
（右肩有病变，左肩正常）

肩袖（冈上肌、冈下肌、小圆肌、肩胛下肌）及肱二头肌长头腱损伤或退行性病变长期处理不当，或肩关节长期固定在内收内旋位，引起粘连，肩关节各方向活动都受限制，超过限度的活动即引起疼痛，其中以外展、外旋及后伸限制最明显，在限度以内的活动不疼，这是与关节内病变鉴别之点。这一疾患称为肩关节周围炎。

肩关节化脓性、类风湿性或结核性关节炎，各方向的活动均受限制，并疼痛。

第十二节　肘关节的检查

一、视诊

观察肘关节外形有无改变。肘关节后脱位及伸直型肱骨髁上骨折可见鹰嘴部向后突出（图1－33）。正常的肘关节伸直时，肱骨内、外上髁与尺骨鹰嘴在一直线上，屈肘时此三点成一等腰三角形（图1－34）。肘关节后脱位，此解剖关系改变，三角形倒置，但髁上骨折，此三点关系不变。

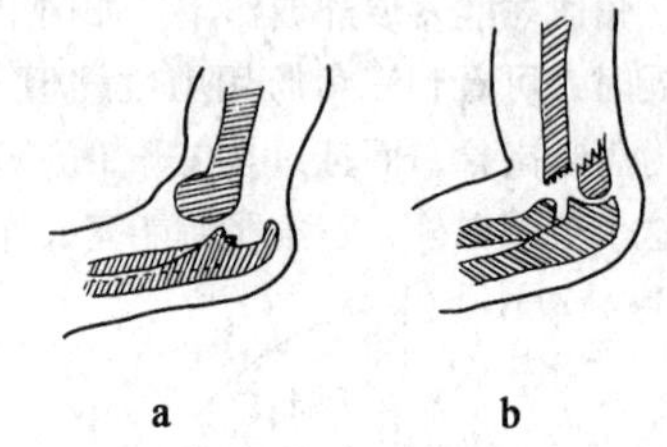

图1－33　肘后脱位及伸展型肱骨髁上骨折（鹰嘴部向后突出）

a. 肘后脱位　b. 伸展型肱骨髁上骨折

当肘伸直时，前臂与上臂的纵轴呈5°～15°的外翻角，称为携物角，女性一般较大。此角度增大，称为肘外翻；角度减小，称为肘内翻。

肘关节积液积血时，病人屈肘，自后方观察可见鹰嘴之上肱三头肌腱两侧胀满；类风湿性关节炎滑膜肥厚时，可触及如海绵状的肥厚滑膜，亦表现出三头肌腱两侧胀满。

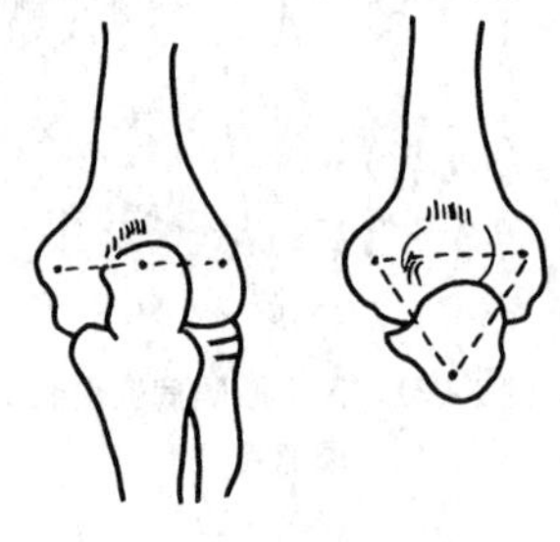

图1－34　肘后区的正常三点骨性标志

二、触诊

触诊时主要检查肘部压痛点（图1－35），肘部慢性劳损常见压痛部位在肘内、外上髁。外上髁为伸肌腱总起点，内上髁为屈肌腱总起点。

肱骨内髁后面有尺神经沟，尺神经受卡压时，尺神经沟有压痛。

三、关节运动检查

肘关节运动主要为伸屈动作。正常肘关节伸直位没有侧方活动；如有侧方活动，说明关节侧副韧带有损伤或断裂。肘关节

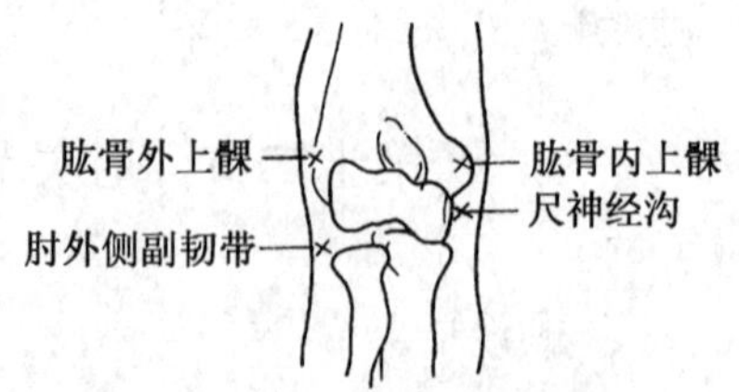

图1－35　肘部常见压痛点图解

脱位、创伤性关节炎、类风湿性关节炎、肘部骨化性肌炎等，会导致肘关节活动受限。

前臂旋前旋后功能主要由远近尺桡关节来完成。活动范围为：旋前 80°~90°，旋后 80°~90°；伸直为0°，屈曲可达135°~150°，可超伸10°。

第十三节　腕部及手的检查

一、腕部检查

正常腕关节背伸、掌屈均可达50°，桡倾达25°~30°，尺倾30°。

腕部常见病有以下几种：

（1）桡骨茎突部狭窄性腱鞘炎：拇长展肌和拇短伸肌通过桡骨茎突部的骨纤维管道，长期劳损导致腱鞘炎。

（2）腱鞘囊肿：多见于腕背侧，出自腱鞘者，可以活动；出自关节者，活动范围很小。

（3）轧砾性腱鞘炎：多发生于桡侧腕伸肌腱与拇长伸、拇短伸肌腱交叠处，局部肿痛，伸屈腕关节时局部有捻发音和摩擦感。

（4）腕舟骨骨折。

（5）月骨脱位。

（6）月骨无菌性坏死。

（7）腕管综合征。

（8）科雷（Colles）骨折。

（9）下尺桡关节损伤和分离。

（10）三角软骨损伤。

二、手部检查

1. 手的休息姿势　腕轻度背屈（约15°），拇指靠近食指，其余四指屈位，第二至第五指屈度逐渐增大，诸指尖指向舟状骨（图1-36）。

2. 手的功能位　腕背屈较多（约30°），并向尺侧倾斜约10°，拇指在外展对掌屈曲位，其余各指屈曲，如握一个小球（图1-37）。

3. 手部常见疾病

(1) 屈指肌腱狭窄性腱鞘炎：又称弹响指、扳机指，最多见于拇指，其余各指亦常发生。

(2) 腱鞘囊肿：在屈指肌腱上常发生的一种小型腱鞘囊肿，通常直径为2~3mm，位于手掌远侧横纹下，常易误认为是骨质突出，有压痛，但不影响手指活动。

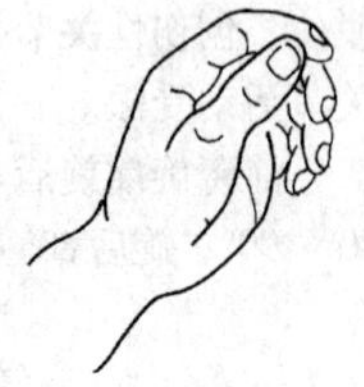

图1–36　手的休息位

(3) 肌腱损伤：锐器外伤切割致伸指、屈指肌腱损伤。

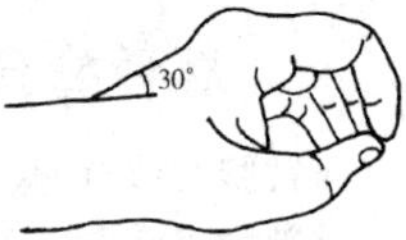

(4) 神经损伤：

1) 尺神经损伤，临床表现为手掌面偏尺侧一个半手指皮肤感觉缺失，小鱼际肌和骨间肌萎缩。掌指关节过伸而指间关节屈曲，成爪形手。第四、第五指不能伸直，手指不能向中指内收，小指不能外展。

图1–37　手的功能位

2) 正中神经损伤，指手掌部偏桡侧三个半手指皮肤麻木、大鱼际肌萎缩，拇指不能外展及对掌，成猿手畸形。

3) 桡神经损伤时，若损伤平面在腕部，只有第一、第二掌骨间背侧（虎口）麻木；若在肘以下损伤，则掌指关节不能伸直；若在肘关节以上损伤，则有腕下垂畸形。

(5) 手部烧伤瘢痕挛缩畸形，弗克曼（Volkmann）缺血性挛缩造成爪形手畸形。

(6) 手部的骨折脱位未经整复而发生的各种畸形和功能障碍。

第三章　疼痛概述

疼痛是机体的一种不愉快主观感受和情绪伤害，是临床上最常见的症状之一，也是软组织发生病变而产生的一种主要症状。对引起“痛”感受的“阈度”及对疼痛的忍受程度，人与人之间相差很大，可谓“因人而异”，并且显著地受到精神、情绪因素的影响。有的稍有疼痛就呻吟不已；有的病痛十分严重，仍默默无声地坚持生活和操劳。疼痛的生理意义在于保护生命安全，有了疼痛的感觉才会产生防御机制。世界上也有少数没有“痛觉”的病人，就是用刀子割他们的皮肤也毫无反应，因此常被弄得遍体鳞伤。这些人为没有“疼痛”的感受而苦恼。医务人员要为恢复这些人的痛觉而做出努力。但是，相反，过于强烈的疼痛会使人丧失工作能力和生活能力，严重者甚至可危及生命。

疼痛包括两个紧密联系的成分：痛觉和痛反应。痛觉是个体的主观感受，并且个体间有很大差异。痛觉含有丰富的情绪成分，它的感受有时在相当大程度上受到精神、情绪及生理因素的影响。例如，同一个人在不同的时间或不同的精神状态下，对同等量的疼痛刺激的感觉可有不同的感受等。痛反应是指机体对疼痛刺激的一系列反应，包括对伤害性刺激的反射活动和一系列的生理、生化反应。这种反应可以是局部的，也可是全身性的，如血液中某些化学成分的变化和血压升高、呼吸急促、肌肉收缩、反抗性或逃避性行为等。

对于疼痛的研究，近 40 年来国内外有了较大发展，1973 年成立了世界性疼痛研究会（International Association for the Study of Pain，简称 IASP）。出版了《疼痛（Pain）杂志》。对于疼痛的理论研究和寻找有效的治疗方法起了很大的推动作用。在我国，近 40 年来对软组织疼痛的研究也取得了很大发展，软组织病防治研究室，软组织病研究所等专门研究软组织疼痛的机构相继成立。1983 年 5 月在上海成立了“中国软组织疼痛研究会”，之后，全国性的及省级的颈腰痛研究会也相继成立。这标志着我国对软组织病痛的研究走向了新的阶段。

现代医学研究发现，疼痛的感受主要来自遍布于全身内外的“伤害感受器”，这些感受器主要是神经的无鞘纤维游离末梢。当它接受了外界的物理刺激如压力、温度、电流和化学（如钾离子增高、酸、碱）等刺激后，便向脊髓和脑传递这些神经冲动而产生了疼痛感觉。人体某一部分软组织发生劳损性病变后，常在病变局部形成无菌性炎症。由于病变部位无菌性炎症产生的化学、物理因素的变化，对软组织内部的伤害感受器产生刺激而出现疼痛感觉。疼痛反过来可使疼痛部位的肌肉痉挛，以致加重无菌性炎症的程度，因而也加重了伤害感受器周围的化学、物理等因素的变化，使疼痛感受加重。如此形成恶性循环。在这种情况下，一些小的刺激就可产生明显疼痛。因此，颈腰肢痛病人必须精神镇定，摒弃紧张情绪，尽早采取有效的治疗措施，中止疼痛的恶性循环。

关于疼痛的机制，早期的闸门学说已被证实有许多不合实际情况，而目前认为疼痛机制是化学致痛，即脑啡肽抑制学说。

机体的内外环境的变化因素都可作用于感受器而引起疼痛。如组织损伤、缺血、炎症等，使细胞破坏释放化学致痛物质 K^+、H^+、组胺、5－羟色胺（5－HT）、缓激肽（BK）、前列腺素 E（PGE）等，可刺激伤害感受器而产生疼痛感觉；又如外界环境的酸、碱性化学性刺激及冷、热、电流、压力等物理性刺激，也可引起伤害感受器的冲动传导而引起疼痛。英国有两位医生在研究烧伤水泡中液体成分时，用玻璃注射器吸出的液体，经过 10min 将此液再注入水泡中，人即感到剧烈的疼痛，但用硅橡胶制的注射器吸出后再注入水泡中，则完全不感到疼痛。化验这两种再注入水泡中的液体成分，发现玻璃注射器的液体中含有大量致痛物质 BK。这是水泡中液体和玻璃接触后的释放物质。

出血时聚集的血小板释放 5－HT，组织损伤破坏后释放的组胺都是致痛物质，遇到伤害感受器都可产生疼痛，伤害感受器接触到高浓度的 K^+ 时，也会产生剧烈疼痛。身体中钾的分布非常广泛，为什么不经常感觉疼痛呢？那是因为 98% 的 K^+ 分布在细胞内液中，细胞外液中仅含 2% 的 K^+。刀切破手指时，细胞破损溢出高浓度 K^+，接触到伤害感受器就会产生疼痛感觉。当细胞内糖原分解时，K^+ 由细胞内释放到细胞外；当细胞内进行糖原合成时，K^+ 从细胞外进入细胞内。严重创伤、组织破坏，感染或缺氧时，体内分解代谢增加，细胞就会释放出更多的 K^+，这时就有疼痛感。

遍布全身的伤害感受器（nociceptor）对痛觉的传导是由两类感觉神经纤维传入中枢的，在脊髓内由脊髓丘脑侧束上传到丘脑。其中一类是较粗的有髓鞘纤维（A－δ 纤维），传导速度较快，为 15～40m/s，兴奋阈值较低，受到刺激后的冲动频率为 20～30 次/s，主要传导由皮肤浅层和黏膜而来的锐痛（快痛）；另一类是细的无髓鞘 C 纤维，传导速度较慢，在 2m/s 以下，兴奋阈值较高，发放冲动频率小于 5 次/s，主要传导由皮肤深层、肌肉、骨膜、内脏或血管周围组织受刺激传来的钝痛（慢痛）。

内脏痛的传入神经主要是交感神经干内的传入纤维，它通过后根进入脊髓；但食管、气管的痛觉是通过迷走神经干内的传入纤维进入中枢而上传的；部分盆腔脏器如膀胱三角区，直肠、子宫颈、前列腺等的痛觉传入神经纤维是沿盆神经进入骶髓的。

伤害感受器将接受到的刺激转化为神经冲动后，沿脊神经传到脊髓后根神经节，更换第一级神经元，中枢突触进入脊髓后角，止于固有核，更换第二级神经元；发出纤维上升 2 ~ 3 节，经前连合交叉至对侧侧索继续上行，形成脊髓丘脑侧束，在延髓下部与脊髓丘脑前束合成脊髓丘脑系。

痛觉传入冲动也可在脊髓内弥散上行，抵达脑干网状结构、丘脑内侧部、边缘系统。这种由脊髓弥散上行的痛觉传导系统，称之为旁中央上行系统；因也见于低等动物，在种系发生上较早，故又称旧脊髓丘脑束。

新脊髓丘脑束上行的痛觉传入冲动，可引起有定位特征的痛觉，其传入的痛觉主要是快痛；由旧脊髓丘脑束上行的痛觉传入冲动，则引起痛的情绪反应，其传入的痛觉主要是慢痛。

人体没有恒定的局限的疼痛中枢，疼痛是中枢神经系统许多部位综合活动的结果。脑干的中线附近组织，如第三脑室周围皮质、中脑导水管周围灰质（PAG）、中缝核群和脑干网状结构等，可能是与疼痛有关的中枢结构，但感知疼痛的最高中枢是大脑皮层；与疼痛关系最密切的是顶上叶皮层；丘脑是疼痛刺激进入皮层时通过的中转站。

研究证明,人体疼痛的感知和中枢神经系统中的脑啡肽抑制有关。脑啡肽是内啡素的一种。内啡素是内源性吗啡样物质，它和 5 - 羟色胺都是与镇痛有关的两类重要神经递质。中枢神经系统通过下行纤维在脊髓内释放内啡素等物质来抑制脊髓背角细胞对疼痛信号的传递。吗啡受体阻断剂纳洛酮可阻断内啡素的这种镇痛作用。内啡素的种类很多，大致可分为 β - 内啡肽、脑啡肽和强啡肽三类，其中 β - 内啡肽主要在脑内起镇痛作用，强啡肽主要在脊髓中起镇痛作用，而脑啡肽则在脑和脊髓中都起作用。强啡肽的作用比脑啡肽强 700 倍。去大脑后针刺镇痛就不起作用，保留脑干就有针刺的镇痛作用，说明脑干在镇痛中起重要作用。电刺激脑干的正中线附近（如第三脑室周围灰质，中脑导水管周围灰质、中缝核群和脑干网状结构等），通过下行纤维就可在脊髓内释放内啡素和5-HT。最近发现，低频（2Hz）电针在脊髓中主要释放脑啡肽，高频（100Hz）电针主要释放强啡肽而发挥镇痛作用。内啡素和5-HT是逐渐产生和消失的，故针刺止痛有一定的诱导期和后效应期。反复针刺，镇痛作用逐渐下降，而4h后镇痛作用又逐渐恢复。去甲肾上腺素在脑中有对抗针刺镇痛的作用，而在脊髓中，去甲肾上腺素可提高针刺的镇痛作用。

针灸、推拿按摩等治疗方法作用于深部组织感受器和神经纤维，一方面通过兴奋脑干中缝核团等结构通过下行纤维抑制疼痛信号的传入，另一方面通过中等粗细的纤维传入脊髓后角，如闸门般抑制细神经纤维传来的痛信号，因而达到治疗目的。

正常神经受压产生的症状是麻而不是痛，但在慢性炎症的情况下，神经纤维有可能担负起感受器的作用。此时，神经所受的压力或化学刺激就可产生支配区的疼痛，同时，粗纤维则产生触电异常，细纤维则产生疼痛。

疼痛的机制如图 1-38 所示。

中枢神经系统没有一个局限的痛中枢,痛的感受是中枢很多部位共同活动的结果

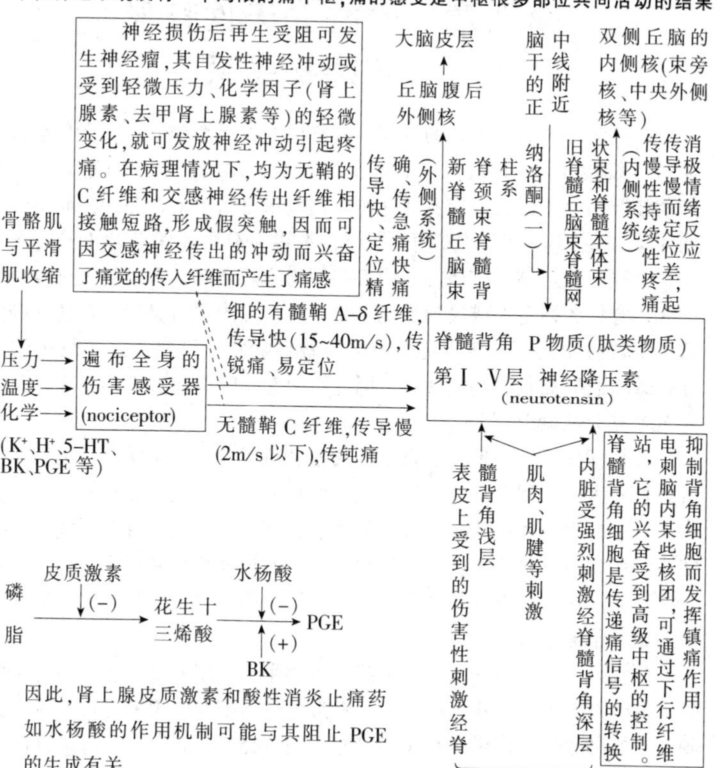

因此,肾上腺皮质激素和酸性消炎止痛药如水杨酸的作用机制可能与其阻止PGE的生成有关。

(式中"+"为促进,"−"为抑制)。

图1-38 疼痛机制示意

第四章 脊柱先天性畸形与疼痛关系

据统计，大约有 1/3 的人存在有脊柱的先天性畸形，大多是因其他病做 X 线检查时才发现。在临床实践中作者发现，脊柱的先天性畸形和颈腰肢痛大多没有直接关系。先天性畸形是从小就存在的，而颈腰肢痛症状大多 30 岁以后才发病。所以，不能一看到 X 线照片上有畸形存在，就轻率地把颈腰肢痛的原因都归罪于它。当然，有这些先天性畸形的人，脊柱的稳定性或灵活性比正常人差，在同样情况下，脊柱一侧的软组织较易发生劳损性病变而产生颈腰痛症状。只要治好了软组织病变，颈腰肢痛症状会随之改善。因此，引起颈腰肢痛的直接原因，并非完全是先天性畸形。

脊柱的先天性畸形大多发生在腰椎和骶椎。在发生学上，由于神经管在枕骨大孔处闭合最晚，故先天性发育畸形也易发生在寰枕部位。其中骨畸形包括颅底凹陷症、扁平颅底、寰枕融合、颈椎融合、枕骨大孔狭窄、齿状突发育不全及寰枢椎脱位等，而神经组织畸形则主要为小脑延髓下疝。这些畸形常几种合并存在，很少单独发生，其中尤以颅底凹陷症最具临床意义。

颈腰骶部的一些先天性畸形病人可终生不出现明显症状；而另一些先天性畸形病人随着年龄的增长，畸形部位周围软组织的退行性改变如硬膜、蛛网膜、黄韧带等组织的肥厚、关节突关节肥大等，以及日后畸形周围软组织的慢性劳损、外伤等因素，则在先天性畸形的基础上，对枕大孔区或腰骶部的神经、血管乃至脑脊液通路产生压迫而出现相应的临床症状。下面把在这些颈腰骶部先天性畸形基础上产生的临床症状、诊断、治疗方法等作简单介绍。必须指出的是，在治疗中有一些方法并不是针对畸形的，而是针对畸形周围软组织病变的。随着畸形周围软组织病变的恢复，尽管畸形依然存在，症状体征可随之消失。

第一节　寰枕部畸形

一、症状

寰枕部各类畸形所引起的临床表现大致相仿，主要为神经系统的症状，其中较常见的部位可概括为4个，即上颈神经根、尾组脑神经、颈髓延髓及小脑受损。在临床上，一般将此4个部位引起的症状统称为枕大孔区综合征。

1. 上部颈神经根症状　颈枕神经痛、局部压痛、头颈部活动受限及强迫头位。

2. 尾组颅神经症状　即舌咽神经、迷走神经、副神经和舌下神经障碍的症状，如吞咽困难、发音不清、软腭运动差、咽反射减弱或消失、舌肌萎缩和肌纤维震颤、胸锁乳突肌和斜方肌无力和萎缩等。

3. 颈髓延髓症状　锥体束征阳性，即四肢痉挛性轻瘫、腱反射亢进，有病理反射。传导束型感觉障碍多以后索受损为主，即肢体本体觉、位置觉、振动觉及实体觉减退或丧失，如手持物易脱落，手指精细动作不灵等；亦可有浅感觉损害，但多较轻。少数重病人尚可有直肠、膀胱括约肌功能障碍。

4. 小脑症状　常见眼球震颤、意向性震颤及小脑性共济失调，如走路不稳呈醉汉步态等。

此外，少数病人尚可出现椎-基底动脉供血不足或颅内压增高的症状，如眩晕、耳鸣、复视，或头痛、呕吐，以及由于眼底视乳头（视盘）水肿所致的视力障碍等。

本组畸形的起病形式通常较隐袭，但个别病人亦可在某种外伤后突然出现神经症状。病程大多呈缓慢进行性经过，偶有症状间歇缓解。此类病人常有后发际低、短颈或头形不正等外貌特征。某些病例在做腰穿检查时，可显示蛛网膜下腔梗阻。X线摄片检查对本组畸形的诊断具有重要价值，必要时行断层摄影以助确诊。

二、病理类型及诊断要点

1. 颅底凹陷症 颅底凹陷症是枕骨大孔周围的颅底骨质向上拱起而凹入颅腔，并使上颈椎与枢椎齿状突亦随之抬高的一种畸形。按其发生原因可分为原发性与继发性两种。原发性属先天发育异常，多合并有枕大孔区其他畸形，如枕骨大孔狭窄、寰枕融合、颈椎融合及小脑延髓下疝等。继发性少见，系由于某些可造成颅底骨质软化变形的疾病所致，如软骨病、成骨不全、甲状旁腺功能亢进、畸形性骨炎或类风湿性脊柱炎等。但颅底凹陷症这一名称，在临床上通常指原发性先天发育畸形。

诊断要点：①具有枕大孔区综合征的表现。②病人常有短颈、后发际低等外貌特征，并可合并有体内其他部位先天畸形。③X 线摄片检查可显示畸形改变，如枕骨大孔区骨质向上拱起而陷入颅腔、颈椎上端和枢椎齿状突升高，以及扁平颅底、寰枕融合等其他异常。

X 线检查对本症的诊断具有决定性意义。一般摄颅骨侧位（应包括上颈椎）及前后位平片，必要时加摄断层片。颅骨颈椎 X 线片除可直接显示枕骨大孔区骨质畸形外，尚可利用一些骨性标志之间连线以测量枢椎齿状突上移等情况，并据此而间接判断有无颅底凹陷症及其严重程度。常用的测量方法有下列几种：

（1）麦氏（Mc Gregor）线，又名基底线，系侧位片上硬腭后缘与枕骨鳞部外板最低下一点之间的连线（图 1-39）。正常情况齿状突当位于此线以下或稍偏上；若高出此线 6mm 以上者，则提示为颅底凹陷症。

（2）钱伯林（Chamberlain）线：又称腭枕线，乃颅骨侧位片上硬腭后缘与枕骨大孔后缘之间的连线（图 1-39）。齿突尖高出此线 3mm 以上，则为颅底凹陷症。但由于枕大孔后缘在 X 线片上不易识别，故目前少用，而多采用与之相似的麦氏线测量。

（3）克劳斯（Klaus）高度指数：在颅骨侧位片上，先自蝶鞍后床突至枕内粗隆连线，再由齿突尖向该线作一垂直线，此垂直线即代表后颅窝的深度（图 1-39）。在正常情况下，其长度在 35mm 以上（平均为 44～45mm）；若缩小至 30～34mm 则为Ⅰ度颅底凹陷，20～29mm 属Ⅱ度，而小于 20mm 者为Ⅲ度颅底凹陷症。

（4）二腹肌沟（Fischgold）线：系颅骨前后位片上两侧乳突内侧

面与颅底交接点之间的连线（图1-40）。在正常情况下，齿突尖应位于此线下方4mm余；如该距离缩小乃至齿突尖高出此线上方，则可诊为颅底凹陷症。另一方法是可作两侧乳突最低点之间的连线，倘若齿突尖高出此线12mm以上，则为颅底凹陷症。

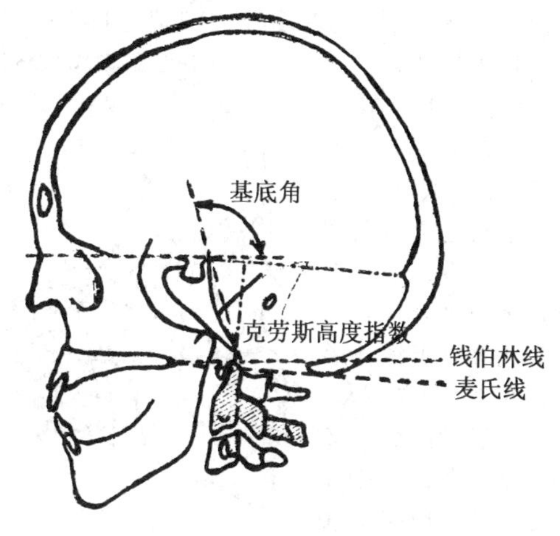

图1-39　诊断颅底凹陷症的常用X线侧位片测量线

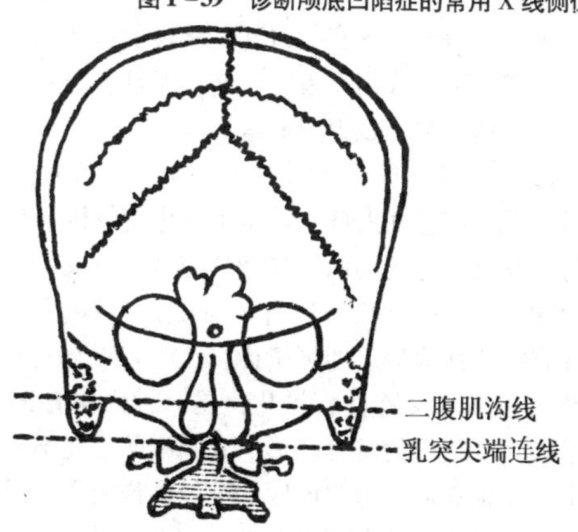

图1-40　诊断颅底凹陷症的X线正位片测量线

2. 扁平颅底　扁平颅底主要指因后颅窝底抬高以致由蝶骨和斜坡所构成的基底角增大，从而使整个颅底曲度变为较平坦的一种先天性畸形。基底角的大小可在颅骨X线侧位片上测出，即鼻根（鼻额缝）至蝶鞍后床突间连线与床突至枕骨大孔前缘间连线所形成的角度（图1-

39、图 1－41)。成人基底角的正常值为 120°～140°，若此角增至 145°，则可视为轻度扁平颅底，145°～160°属于中度，大于 160°者为重度扁平颅底。

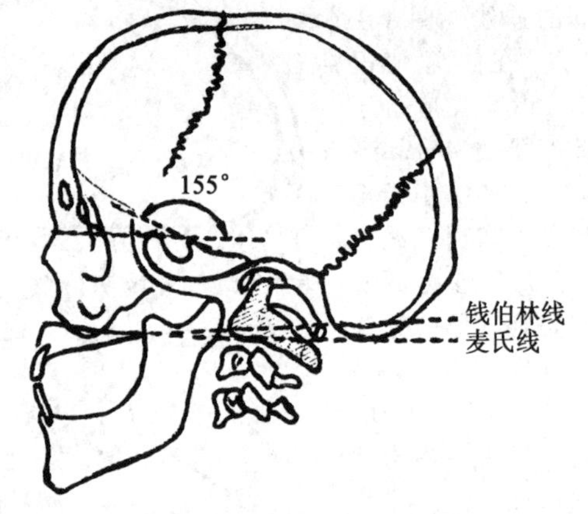

图 1－41　颅底凹陷与扁平颅底

本畸形常与颅底凹陷症并存，一般单独发生而不合并有其他骨或神经组织畸形者，其致病意义不大。

3. 寰枕融合　又称寰椎枕化，即枕骨与寰椎部分或完全融合，常与颅底凹陷症合并发生，病人大多为男性。多数情况是寰椎前弓和侧块与枕骨发生融合，使寰椎倾斜或旋转，颈椎及齿突升高，而且寰椎后弓常有弓裂并伴局部脑脊膜增厚、粘连和神经组织异常。

本病的就诊年龄多为青少年（12～25 岁），起病和病程发展均缓慢，但亦可因某种外伤急性发病，甚至可发生寰枢椎脱位或半脱位，以致齿突向上向后移位压迫延髓而造成骤然呼吸停止及死亡的情况。其临床表现主要为枕大孔区综合征，个别病人可伴有颅内压增高症状。X 线摄片检查发现有特征性改变，即可确诊。

4. 枕骨大孔狭窄　又称枕骨椎化，是一种因枕骨大孔边缘向内呈唇样突起而导致孔径狭窄的发育畸形。其狭窄的程度不一，严重者可比正常缩小一半。此种畸形常引起该区的神经结构受压变形，并产生相应的临床症状。颅骨 X 线汤氏位摄片检查，可显示枕骨大孔狭窄的改变。

5. 枢椎齿状突发育不全与寰枢椎脱位　枢椎齿状突由于发育障碍可出现多种畸形，如齿突与椎体未融合，或呈一小圆结节等，但多数并无症状，偶尔引起神经系统损害，主要是寰枢椎脱位所致。寰枢椎脱位多由于齿突或寰横韧带发育不全或齿突分离而引起，通常为寰椎向前而枢椎向后脱位，以致该处椎管腔狭窄。其临床表现常为发作性复视与眼震，这可能与椎动脉扭曲致使椎－基底动脉供血不足有关。神经组织受压症状和其他类寰枕部畸形相似，或阵发性出现，或呈持续性。颈部过伸或过屈运动常可诱发或加重症状。X 线摄片检查可确定本病的诊断。

6. 颈椎融合（Klippel－Feil 畸形） 颈椎融合是一种主要因椎间盘发育不全而致颈椎椎体以及椎弓或棘突间融合，并常合并有椎弓裂的先天性畸形。此畸形多位于上颈椎，尤其是 $C_{2、3}$，但也可数节乃至全部颈椎发生融合。

本病多见于男性，且常合并有寰枕融合及其他发育畸形。病人的外貌多较特殊，如耸肩缩颈，后发际低，有时尚有颜面不对称、胸脊柱侧弯等；头颈部活动，尤其是侧屈、旋转运动受限较显著。多数病人并无疼痛和神经症状，某些亦可由于外伤、颈椎继发性改变等原因而引起颈段脊髓及神经根受压的表现，如颈部根性痛、肩胛带或上肢肌无力、萎缩以及椎体束征阳性等。X 线摄片检查常显示部分颈椎椎体融合为单一骨块，但其间多见发育不全的椎间盘，而且也无骨质破坏，可资与脊柱结核相鉴别。

7. 小脑延髓下疝（Arnold－Chiari 畸形） 本病是一种中枢神经系统发育异常，常与颅底凹陷症或腰骶部脊柱裂等畸形合并发生。其病理主要为小脑扁桃体呈舌状向下延长，连同延髓下段一起伸出枕骨大孔而入椎管内，脑桥和小脑蚓部也往往随之向下移位，以致导水管和第四脑室变形、枕大池与椎管上端蛛网膜下腔狭窄等。由此即可逐渐引起小脑、延髓和尾组脑神经、上颈段神经根受压，以及内脑积水的临床症状。

诊断要点：①有枕大孔区综合征的症状，尤以小脑症状较突出。②常伴有内脑积水的表现，如头痛、眼底视乳头水肿、腰穿显示蛛网膜下腔梗阻等。③常合并有其他发育畸形，如颅底凹陷症、扁平颅底及脊柱裂等。④诊断有困难时，可借助于脑室造影或脊髓造影确定之。

三、治疗

1. 颈椎牵引 多采用头微仰位或垂直位牵引，以扩大颈椎管容积，减轻压迫症状。

2. 颈围 颈椎牵引后戴上颈围，以控制颈部的活动，有利于畸形部位周围软组织病变的恢复。

3. 热熨剂 于畸形相应部位的上颈部，敷用热熨剂后再戴上颈围，在控制颈活动的同时，对颈部畸形部位软组织的病变进行持续性治疗。

4. 营养神经的药物 如维生素 B_1、腺苷 B_{12}、甲钴胺（methycobal，弥可保)、脑活素等。

5. 脱水剂 急性期可适当应用脱水剂，如双氢克尿噻、速尿等，同时注意补钾。

6. 改善静脉回流 急性期可同时应用改善静脉回流药物，如强力脉痔灵（aescuven forte）等。

7. 扩血管药物 如氟桂嗪、复方丹参片等。

8. 注射疗法 颈部硬膜外腔注射疗法常可使一些拟行手术的病人获得明显疗效，因而避免了一次手术创伤。

9. 手术 以上非手术治疗无效的重症病人，可施行手术治疗。

本组畸形凡具有进行性神经系统症状者，均应行枕下减压手术治疗，以解除对寰枕部神经组织的压迫，恢复脑脊液循环。为此，需切除枕骨大孔后缘、寰枕后弓及 $C_{2、3}$ 椎板，并广泛切开硬膜。如遇有蛛网膜粘连，则予以适当分离。对枕下关节不稳定，尤其是寰枢椎脱位者，应加做枕骨颈椎融合术（一般采用自体骨移植，取髂骨嵴或肋骨)。若后颅窝蛛网膜下腔或第四脑室由于粘连、变形等原因严重梗阻，并伴有脑积水时，则尚需考虑行第三脑室造瘘或侧脑室－小脑延髓池引流术。

第二节 腰骶部先天性畸形

常见的腰骶部先天性畸形有如下几种。

一、隐性脊柱裂

隐性脊柱裂指仅有椎板缺损而无脊膜或脊髓等椎管内容物膨出的一种发育异常性椎管关闭不全。其发生率相当高，可见于10% ~12% 的人类脊柱中。此畸形好发于腰骶部，以 S_1 最常见，其次是 L_5 和 $S_{2、3}$，有时几个相邻的脊椎椎板都有裂隙。发生在脊柱其他部位者很少见。

1. 病理 在胚胎发育时期，神经沟的两侧壁逐渐向背侧相互接近而合拢，遂形成椎管。当发育不正常时，椎管不能完全闭合并使两侧椎板间遗有裂隙，形成脊柱裂；若无椎管内容物由此裂隙向外膨出者，即为隐性脊柱裂。

由于隐性脊柱裂是一种脊椎结构上的缺损，可使腰骶部软组织的附着点减弱或丧失，因而削弱了腰骶部的稳定性，易使畸形附近的软组织发生急、慢性损伤。有此种畸形的病人，往往在椎板缺损处可发现一些病理性组织，如横行束带状的坚硬纤维索、小软骨块、脂肪结缔组织增生以致形成团状的肿物等，当造成椎管狭窄、压迫脊髓或神经根时，就会产生相应症状。此外，硬膜腔内还常见蛛网膜增厚、粘连或形成囊肿，神经根变性或相互粘连等改变。

2. 症状与诊断　绝大多数的隐性脊柱裂并不引起明显的临床症状，往往因其他病进行脊椎 X 线检查时被偶然发现。但也有个别病人，由于继发性改变刺激或压迫马尾神经根而出现腰骶部根性痛等神经症状。其临床表现常有以下几个特点：

（1）幼年常有走路迟缓的历史。

（2）多在弯腰搬取重物、长途步行或体力活动后开始出现症状。

（3）早期症状多为下腰部疼痛，常位于 S_1 或 L_5 及其两侧的一横带区域内，以后可出现一侧或双侧的根性坐骨神经痛。

（4）常伴有轻度的小便失禁或夜间遗尿现象。

（5）病程多呈长期的慢性间歇性或进行性经过。

（6）相当于 S_1 或 L_5 椎骨棘突处常有明显的压痛及叩击痛，并似触电样沿坐骨神经径路向下肢放射。由弯腰姿势迅速将腰伸直时亦可诱发疼痛。

（7）有些病人的患区外表可呈现毛发过多、皮肤色素沉着、皮肤脐状陷窝或局部微隆起等改变。

（8）脊椎 X 线摄片检查，显示 S_1 或 L_5 等椎板有缺损阴影。

因此，对一些有幼年行走迟缓史、遗尿症及腰骶部外表某种改变的腰－坐骨神经痛病人，应考虑有患本病的可能性。腰骶椎 X 线摄片检查可帮助确诊。但如果临床症状不典型，纵然经 X 线检查证实有隐性脊柱裂者，仍须持慎重态度，只有在排除其他病变后，此种畸形性改变方有致病意义。

3. 治疗　首先应采用一般的非手术治疗，若效果不佳时可采用腰硬脊膜外腔注射疗法或骶管注射疗法，常可收到很好效果。效果不佳且疼痛症状严重或有进行性下肢运动及括约肌障碍者，则须考虑行椎板切除减压术。手术原则宜彻底切除横行纤维带、软骨块、脂肪瘤等病理性组织，必要时切开硬膜囊分离蛛网膜粘连，以达到充分解除对马尾神经根压迫的目的。术后一般不需要脊椎固定。

二、椎弓峡部不连与脊椎滑脱症

椎弓峡部不连与脊椎滑脱症最常发生在 L_5，有时也发生在 L_4。椎板与关节突之内的椎弓根在生长发育中没有长到一起，称椎弓峡不连。若两部分分离较远，椎体部分向前移位，称脊椎滑脱症。这种畸形早在婴儿时期就存在，但椎体向前移位可以慢慢发生或脊柱受伤以后才引起注意。

1. 病理　在胚胎发育时期，由于椎弓的峡部未能骨化融合而遗有裂隙并仅由纤维组织连接者，即为先天性椎弓峡不连。此种畸形的发生率很高，据统计占人类的4%～6%。其好发部位为 $L_{4、5}$，脊椎其他部位受累者少见。多数椎弓峡不连为双侧性，但亦可发生于单侧，另外约20%尚可合并有隐性脊柱裂。椎弓峡不连大多为单纯的畸形，并不产生明显的临床症状，可终生不被发现。仅有个别情况，如由于外伤、劳损等外界因素而使原有的椎弓峡不连处发生分离、滑动，以致病椎的椎体连同其上面的脊柱向前移位，形成脊椎滑脱。由此即可因椎间孔与椎管腔变窄及邻近的软组织发生反应性改变，致使马尾神经根受到刺激、牵拉或压迫，并出现相应的神经症状，绝大多数（约95%）的脊椎滑脱发生于 $L_{4、5}$，其中 L_5 尤为常见，占82%～90%，其他部位则罕见。

2. 症状与诊断　脊椎滑脱多于25～30岁以后开始显现，并且常有外伤或繁重劳动史。初起多先有慢性下腰部及两侧臀部钝痛，某种姿势或劳累时出现，呈间歇性。随病变进展，疼痛可渐向下肢放射而产生一侧或双侧的坐骨神经痛，个别重病人甚至可因马尾受压而出现排尿及下肢运动和感觉障碍。

体检时常见病人的姿势较特殊，腰椎前凸加深，腰椎棘突呈一阶梯状变形，即病椎（常为 L_5）的棘突高隆，而相邻的上一腰椎（L_4）棘突却内陷，季肋部与髂骨嵴相连，以致显得腰短而骶部长和臀部高耸。

这样，病人走路则甚为不便，类似鸭子而呈摇摆步态。此外，亦常见腰肌紧张、腰脊柱活动受限、L_5 棘突有显著压痛等。

本病的诊断主要依靠 X 光摄片检查。其特征改变为：在侧位片上可显示 L_5（偶为 L_4）椎体向前移位，轻重不等，临床上一般将滑脱的程度分为 4 度（将 S_1 椎体上缘分为 4 等份，并以 L_5 椎体后缘在 4 等份线上向前滑动的距离表明之，如移位未超过最后的 1/4 者为 Ⅰ 度，以此类推）。多数病者为 Ⅰ ～ Ⅱ 度滑脱；斜位片上易见椎弓峡不连的阴影，即在狼犬状的椎弓投影上，其颈部似围一项圈（单纯峡不连）或犬头在颈部断离（有滑脱）（图 2－3）。

3. 治疗 临床症状较轻者，可采用非手术治疗，如配带腰骶支架以减少脊柱的运动等。若滑脱程度较重，可采用腰硬脊膜外腔注射疗法或骶管注射疗法，常可收到很好效果。效果不佳且神经症状进行性加重者，则应考虑施行脊椎后（或前）融合术。对于年龄较小而且新发生的脊椎滑脱者，亦有人采取手法复位，然后行两侧石膏裤固定，但此法不易成功，而且可能反而使症状加重，故用者不多。

三、腰椎骶化

1. 病理 腰椎骶化为 L_5 的一侧或两侧的横突长且宽大，并和骶骨连在一起。一侧的腰椎骶化能使腰骶部两侧活动不一致而诱发腰痛。如果 L_5 和下面骶椎完全融合在一起，这时腰椎就剩下 4 节。在人体活动中，原来由 5 节腰椎完成的工作量，现在只有 4 节去完成，因此就增大了其他 4 节腰椎的负荷，就容易发生劳损性病变而产生腰痛。此外，过大的横突与骶骨或髂骨发生接触，形成假关节，甚至与骶骨发生骨性融合使该处的椎间孔变窄而造成对神经根的刺激或压迫，产生相应的临床症状。

2. 症状与诊断 临床症状常于某种外伤或紧张体力活动后突然开始，如年轻人大多在走远路、长跑、蹦跳或其他剧烈运动后出现；多先有间歇性腰骶部疼痛，继后出现一侧或双侧的坐骨神经痛。疼痛通常在久站、久坐或体力活动后增重，休息时减轻。体检时常见轻度的腰肌紧张和脊柱腰段生理前凸变直，侧屈和旋转运动受限较显著，L_5 棘突旁或骶髂关节上端有压痛，直腿抬高检查亦可呈阳性，但神经功能障碍多不明显。如嘱病人做双腿跳起并使足跟落地的动作，则往往使疼痛加剧。

腰骶椎X线片检查可提供诊断上的依据。但宜慎重对待此种X征象，必须结合临床表现作仔细分析，尤其对伴有根性坐骨神经痛症状者，首先要注意排除腰椎间盘突出症。后者的根性痛多较典型，脊柱腰段侧凸、生理前凸改变较显著，其活动受限主要是前屈、后伸，而侧屈（除向侧凸方向）和旋转运动受限却较轻。另外，直腿抬高等神经牵拉检查常为强阳性，可资鉴别。

3. 治疗 一般先非手术治疗，如适当休息、局部理疗，骶管硬膜外或椎旁神经根注射及腰围固定等。个别经非手术治疗无效，且神经症状较严重者，也可考虑手术。

四、骶椎腰化

1. 病理 正常人的5个骶椎是融合在一起的整体，上面通过椎间盘S_5相连，下面S_5椎间盘和尾骨相接。如果在发育过程中，S_1没能和其他4个骶椎融合在一起，而形成第六个腰椎，就叫骶椎腰化。这样骶椎的稳定性就受到影响。原无活动功能的S_1也有了一定的灵活性，因此其周围的软组织就易发生劳损性病变而产生症状。

2. 临床表现与诊断 主要表现为腰骶部的酸痛。久坐、久站及弯腰操劳时间稍长就症状增重，休息时减轻。检查时$S_{1、2}$棘突间及两侧有明显压痛。令病人做腰前屈动作时，腰骶部疼痛加重。因此，常弯腰活动受限。腰骶椎X线摄片可提供诊断依据。

3. 治疗

（1）急性期使用腰围以控制腰活动，以利病变的恢复。

（2）针灸、热熨剂、中频等局部治疗，常可收到一定效果。

（3）压痛点处采用常规配制的合剂局部注射，常可收到明显疗效。

（4）压痛处小针刀治疗，也常可收到很好效果。

五、棘突的变异

腰椎棘突常有宽窄、长短不同。有人棘突过窄、过短，因而发生不正常的腰过度后伸；有人棘突过宽过长，于直立时各个棘突就可互相接触，阻止了脊柱后伸运动。这些棘突之间可产生假关节。有时这些假关节之间因经常发生碰撞而产生骨性关节炎，形成慢性腰痛。

治疗时骨性假关节炎部位行常规配伍的合剂注射疗法，可收到很好疗效。经常反复发作并疼痛较重者可行手术，如做棘突部分切除术，常可收到满意效果。

由于脊柱先天性畸形本身不是直接的致病原因，上面作者只是介绍了几种颈腰骶部常见的畸形。畸形只是形态学上的改变，因此这些畸形的名称并不是疾病的诊断名称。除颅底凹陷症外，作者认为不宜直接以脊柱的先天性畸形的名称作为疾病诊断名称。因为不仅有这些先天性畸形的人不一定都会产生症状；就是产生了症状的那些人，其真正产生症状的原因也不在畸形本身而在畸形周围的软组织病变上。这些畸形的存在只不过是产生这些软组织病变的病理基础。因此，对这些有先天性畸形又有症状的病人，作者所采取的一些治疗措施，包括手术，也并不是完全针对畸形本身的。如隐性脊柱裂病人，由于病变节段的椎管后方主要为软组织块来充填。随着颈腰部频繁活动，这些软组织团块的肥厚、纤维化和钙化等可造成椎管容积的减少，产生对脊髓或神经根的压迫而产生症状。这时应诊断为“颈或腰椎管狭窄症”，而形成椎管狭窄的病理学基础才是“隐性脊柱裂”。在采取治疗这些症状的措施时，也不是针对“隐性脊柱裂”这个畸形本身的。

在非手术治疗中，颈、腰硬脊膜外腔注射疗法或骶管注射均可收到很好的治疗效果。对少数非手术治疗无效的病人，才考虑手术治疗，而实行手术的目的主要也是行椎管后侧软组织团块的剥离切除和硬膜囊、神经根周围纤维粘连组织的剔除松解术，不必行椎板裂口的修补术。手术疗效确切、满意。

再如，骶椎腰化的先天性畸形，本无活动的 S_1 现在有了一定活动度，而活动的启动主要是靠其周围的肌肉、韧带，这就增加了这些软组织的负荷。在频繁的腰活动或腰部不妥当扭动时就容易使这些周围软组织发生慢性或急性损伤，从而产生腰骶部疼痛症状。所以，产生症状的原因和诊断疾病的名称，应当是 S_1 周围的软组织劳损或急性损伤，骶椎腰化只是形成这些软组织病变的解剖学基础。在治疗这些症状时也不是针对畸形本身，而是采用针对 S_1 周围的软组织病变的一些治疗措施，如病变局部的针灸、中频治疗，以及病变部位的注射疗法、小针刀等，就能收到很好疗效。

具“椎弓峡不连”畸形的病人，因脊柱不稳定，椎体会发生滑脱移位，造成椎管呈阶梯状狭窄，当产生对脊髓压迫时，就可产生症状。这时应诊断为“腰椎管狭窄症”，而形成腰椎管狭窄的解剖学基础为脊椎的“椎弓峡不连”畸形。在治疗上，早期病情不严重时，可使用腰围或配带腰骶支架制动，防止椎体进一步滑脱移位，同时采用腰硬脊膜外腔注射疗法或骶管注射常可收到很好效果。对非手术治疗无效的严重滑脱病人，可考虑手术。手术也并不是修复“峡部不连”畸形本身，而是行椎板减压或（和）椎体的滑脱复位固定术。因此，对脊柱的先天性畸形，在一般情况下是不作为疾病的诊断名称来命名的。

第五章　一些基本概念

为了突出本书的特点，作者特把自已对诊断和治疗的一些概念性文章挑出来列成一章，以利读者阅读了解。

第一节　骨质增生不是疾病的诊断名称

医药广告以专治骨质增生者不乏。一些人认为，骨质增生必定会引起颈肩腰肢痛、麻等症状，因此当 X 线摄片上一旦发现个别脊椎部位或肢体骨上有骨质增生，病人便背上了思想包袱，认为是“不治之症”，四处寻医找药。于是给“祖传秘方”的行医者提供了“效益”市场。

国外许莫（Schmorl）和江海（Junhans）曾做了 4 253 例脊椎的尸体解剖，发现年龄 50 岁以上的男性和 60 岁以上的女性，约 90%都有骨质增生存在。国内柳登顺等于 1978 年报道了 888 足的足跟痛病因学调查。他们对附近的工作 5 年以上的邮局、银行、纺织厂职工，生产队农民和高中一个班共 444 人 888 足进行普查和拍摄跟骨侧位片进行观察研究发现：学生组中无 1 例产生足跟痛，而足跟痛在 31～40 岁组发病率最高，占 23. 36%；60 岁以后发病率明显下降，为 3. 33%。但是，跟骨骨刺发生率和年龄关系，在20岁以后呈弧线增长，60岁以后骨刺发生率最高，占82.35%，即60岁以上者，10人中有8人有跟骨骨刺发生。这些研究证实了骨质增生是人们衰老的一种自然现象。在一定意义上讲，骨质增生还是人体的一种适应性或保护性的生理反应，对维持人体力的平衡有一定的有利作用。30岁之后，随着年龄增长，椎体间的椎间盘逐渐脱水、退变，因而椎间隙就要变窄，脊柱就显得不够稳定。骨质增生的出现，就可使脊椎之间的接触面积增大，减少每一单位面积上所承受的应力，增强了脊柱的稳定性。所以，在大多情况下，骨质增生不是病，是人体表现在骨组织上的一种自然老化和退化现象，更不需要治疗。要解决这类骨质增生，需要等待“返老还童”时代的到来。

在临床上作者发现：一些颈腰肢痛病人，有的症状十分严重，X线片上并没有发现骨质增生；而那些有骨质增生者，并不一定都有疼痛症状；即使有疼痛症状同时又存在骨刺者，骨质增生的部位，并不一定都是疼痛的部位；即使有的病人在疼痛部位确实有骨质增生存在，大多数可以发现在对侧或其他部位也有骨质增生存在，并且可能会比疼痛部位的骨质增生更大、更明显。此外，骨质增生部位的疼痛症状，与其骨质增生的程度也并不成正比，疼痛可受气候、活动等因素的影响而时轻时重，甚至自愈；而骨质增生不可能在疼痛加重时增大，在症状减轻或消失时变小或消失。另外，采用对治疗颈腰肢痛、足跟痛有效的针灸、理疗、按摩、中西药物等治疗措施后，尽管症状得到明显改善，但摄片还会有骨质增生存在。这些也说明了骨质增生和颈腰肢痛、足跟痛并没有明显的直接关系。

当然，事物总是一分为二的，在极少数情况下，在脊椎后缘或椎间孔部位的显著的骨质增生，有时也会对脊髓或神经根产生刺激和压迫而产生痛、麻等症状。此时根据发病部位可诊断为“颈椎病”或“腰椎管狭窄症”，而骨质增生不能作为疾病的诊断名称。因脊椎创伤、结核性或化脓性炎症，肿瘤等病理情况下，在脊椎受到这些病理损害同时也会产生骨质增生，此时仍不能以“骨质增生”作为诊断名称，而应当以发生病损的原因诊断为脊椎骨折、脊柱结核、化脓性脊柱炎、脊椎肿瘤等，以利于对真正病因及时地采取有效的治疗手段。

第二节　不要做影像学检查的奴隶

先进的影像学检查仪器的检查的确可以大大提高疾病的诊断率，但过度的依赖仪器的检查，而不认真听取病史和对病人做详细体检，把仪器检查的发现，作为唯一的诊断依据，常会造成诊断上的错误而给病人治疗带来失误。下面的论述证实一个真理：再先进的检查仪器的检查绝不可能完全代替医生的详细检查和综合分析。

软组织广泛分布于身体内外，因此，软组织病是人体最常见的疾病之一，大约80%的软组织病病人的主诉症状为颈腰肢痛；大约80%的颈腰肢痛是由软组织病引起的；80%的软组织病病人可通过非手术治疗获愈。这就是软组织病的三个80%特征。在软组织病的诊断方面，如果过度依赖仪器检查，甚至把CT或MRI检查作为唯一的诊断依据，容易误诊。作者曾听到一位专家与病人的谈话："谁诊断你是腰间盘突出症，做过CT或MRI没有?"病人说："没有。"专家说："没做过这些检查，就能诊断椎间盘突出症?简直是胡来!"看来要诊断这类病是真的是离不开这些检查了。作者通过长期的临床观察发现，40岁以上的正常人群做MRI检查，大约1/4以上的人有椎间盘膨出或突出的征像存在。这些人如果以后产生腰骶痛或腿痛症状，如果真正的原因不是椎间盘突出，并且这时如果碰到的又是不重视收集病史，也不愿做详细体检的医生，就必然会把CT或MRI检查作为唯一的诊断依据。这样就会可能把腰椎小关节紊乱症、骶髂关节错位、骶结节韧带急慢性损伤，甚至把股骨头无菌性坏死、臀股部的带状疱疹等疾病，当作腰椎间盘突出症进行处理，有的甚至做了手术，其疗效当然不会好。有的大夫从入院到手术直至出院，没给病人做过一次认真体检，术后3年多以来患侧下肢仍有明显症状，MRI检查发现颈椎$C_{4,5}$节段椎间盘有轻度膨出，大夫仍没做任何认真体检，就凭一张MRI片子轻率地把病人的症状推到了"颈椎病"头上。但通过作者认真体检并不是如此，病人目前的症状是原手术定位错误所致。

另有一位38岁的女职工，因患严重的右侧腰臀痛，不能活动，并且翻身也痛，3d后急诊入住某医院，因CT检查有腰椎间盘突出征象，故诊断为"腰椎间盘突出症"，于是行中西医药物，牵引按摩等治疗。

因连续治疗 10d 无效，故劝其手术。由于病人对手术有顾虑而转到作者处。经作者认真听取病史和详细体检后，诊断为“右侧腰小关节紊乱症”，一次手法正复后症状顿消，下地行走。

毛某某，女，45 岁，左手中指与食指麻木疼痛半年余，手下垂时疼痛麻木加剧，影响患肢活动和睡眠，MRI 有颈椎间盘突出症征象，骨科大夫动员做颈椎手术。因惧怕手术辗转找到作者，追问病史发现有病前摔倒左手撑地的情况，体检没有颈椎间盘突出症体征存在，而在叩击患侧腕管部位时有向食指、中指传射的明显痛麻感。经体检并结合病史，被诊断为“左侧腕管综合征”。经间隔 5d 病变部位药物注射治疗 1 次，共 2 次治愈。

过度依赖仪器检查还会造成病变部位定位的错误，导致手术或介入疗法治疗的失败。还有一些医生不仅把 CT 或 MRI 当做唯一的诊断依据，甚至把“突出”的形态大小，作为病情轻重的依据。认为“大的”就必然是主要发病部位。事实上，在一些病例，常会发现，一侧腰腿痛病人，病痛侧没有发现“突出”或“突出”很小，而有不痛侧倒有突出或较大的突出。也会发现，在片子上，上、下 2 个节段均有突出，而突出大的不一定是引起症状的真正发病部位，突出小的倒可能是主要的发病部位。此时，就要依靠病史和体征来帮助定位。

由于过度依赖影像学检查，还会把“阴性”的检查结果当做“没病”或“没大病”进行处理，这样不仅会影响治疗效果，还会造成一些病人的精神负担。一位 31 岁的空军某干部，严重左下肢痛麻 2 个月，不能久站远行，就因 CT 检查没有发现异常，没予特殊处理，住院半个月病痛不减，因怕别人说装病，病人精神压力也很大。经作者认真听取病史，发现有外伤史。再详细体检，发现有明显的椎间盘突出症的体征存在。经病人要求，家属同意，予以手术。术中发现在左侧神经根的极外侧有较大的突出髓核存在，并紧紧地压迫着这侧的脊神经。手术后当日病人即感左下肢十分轻快，左下肢痛麻症状消失，术后未用止痛剂，恢复顺利，疗效佳。

因此，临床医生绝不能做影像学检查的奴隶。再先进仪器的检查结果，只能作为医生诊断疾病的参考，不能作为唯一的诊断依据。正确的诊断主要来自于病史、体检的综合分析。少数不典型病例才需要参考影像学的检查以获得明确诊断 。

第三节 容易混淆的概念

一、颈、腰椎管狭窄症与颈、腰椎间盘突出症

有的大夫头脑里似乎就没有“颈、腰椎管狭窄症”这个诊断名称的概念。只要病人有颈、腰腿症状，影像学检查的片子上有“突出”或“膨出”的影像，就必然诊断为“颈、腰椎间盘突出症”。由于在这些大夫的脑子里就没有“椎管狭窄症”的概念，因此就必然会把一些“颈、腰椎管狭窄症”误诊为“颈、腰椎间盘突出症”，也就必然会认为“椎间盘突出（髓核突出）”，就是病人产生病痛的主要原因。以这个思想作主导，在治疗上不论做常规手术，还是做“胶原酶溶核”治疗，或经皮髓核摘除术、关节镜髓核摘除术、椎间盘抽吸术等，都是把治疗重点只盯在“突出”或“膨出”的“髓核”上，这就是一些颈、腰椎管狭窄症病人疗效差的十分重要原因之一。因此，在下手治疗前，必须把诊断搞清楚才能收到好的治疗效果。

“颈、腰椎狭窄症”大多是由颈、腰椎管内多种组织退变所引起。因此以中老年人多见。椎间盘“突出”或“膨出”只是多种形成椎管狭窄的病理因素中的一种退化形式而已。椎管狭窄症病人大多同时存在有椎间盘“膨出”或“突出”，作者统计占 54.06%。因此，不要影像结果有椎间盘“膨出”或“突出”的征象就诊断为“椎间盘突出症”。还有一些“椎管狭窄症”病人并没有椎间盘“膨出”或“突出”影像存在。但没有椎间盘“膨出”或“突出”影像存在，不等于“颈、腰椎管狭窄症”就不能存在。如一些颈、腰椎管狭窄症病人就是由后纵韧带钙化所致，一部分颈、腰椎管狭窄症是由“小关节肥大”或“黄韧带肥厚”造成的。因此，颈、腰椎管狭窄症与颈、腰椎间盘突出症并不是一个概念，诊断上必须要予以鉴别。只有明确了诊断才能准确选择有效的治疗方法，提高治疗效果。

因此，腰椎管狭窄病人的 CT 或 MRI 结果是有椎间盘突出就诊断为椎间盘突出症，显然是不合适的。但两者同时存在时，究竟如何诊断是

经常困惑医生的问题。作者认为以下情况有利于鉴别：

（1）腰椎间盘突出症在20～40岁发病率较高，腰椎管狭窄症在40～60岁发病率高。两者同时存在时，40岁以上者腰椎管狭窄多为椎管内主要病理现象。

（2）病人仅有间歇性跛行症状，在久站、远行时才出现腰腿痛麻症状或使原症状加重者，多为腰椎管狭窄所致。

（3）病人出现的下肢痛麻症状，腰椎管狭窄病人很少会于咳嗽、打喷嚏等腹压增高时加重。

（4）有的病人症状很重，但检查时腰椎管狭窄症病人很少或查不出阳性体征，甚至直腿抬举试验也可为阴性。

（5）X线、CT、MRI或手术中发现虽有腰椎间盘膨出或突出，但同时又发现有椎管明显的骨性或（和）软组织性狭窄因素存在，此时腰间盘变化是脊椎诸多退变因素中的形式之一而已，腰椎间盘突出是在其他因素形成椎管狭窄基础上，使椎管容积进一步减少才产生对神经卡压而发生症状的。中老年椎管组织多有退变，在此基础上，椎间盘轻微膨出就可能使临界容积状态的椎管产生对神经压迫而产生症状。此时，椎间盘病变是次要因素，而椎管内其他组织的退变是产生症状的重要因素。因此，此时不能诊断为腰椎间盘突出症而应诊断为腰椎管狭窄症。

（6）腰椎管狭窄症较腰椎间盘突出症单根受压的症状较轻，神经根受激惹的症状较轻，休息后疼痛缓解，常无神经功能缺失体征，也不像腰椎间盘突出症那样常有急性损伤史。

（7）$L_{1\sim4}$神经根从硬膜囊分出后较水平地沿同序数的椎弓根内面下行，经椎间孔穿出，一般不经过椎间盘。因此，有$L_{1\sim4}$神经根受压症状时，多为狭窄所致。然而L_5神经根离开硬膜囊后向下向外呈45°下降，经侧隐窝从L_5椎弓根下缘穿出。S_1神经根向下向外方下降的倾角更大。因此，有L_5与S_1神经根受压症状时，才需要鉴别是腰椎间盘突出症还是腰椎管狭窄症。

二、“颈、腰椎间盘突出”与“颈、腰椎间盘突出症”

自1934年Mixter及Barr报道对腰椎间盘突出症病人采用手术摘除突出的髓核取得疗效以来，被国内、外骨科及神经科一直沿用，认为其手术疗效完全是因为“摘除了压迫脊髓或脊神经根的突出于椎管内的髓核所致”。但是通过国内外大量临床观察发现，有不少术前确诊为椎间盘突出症的病人，手术摘除了突出于椎管内的髓核，效果并不好；有的打开了椎管并没有发现“突出”的髓核。于是，有的医生对“椎间盘突出症”这个病名是否存在提出了质疑，有的医生甚至放弃了“髓核摘除术”。于是在世界上进行这种手术的数量猛然下降至最低谷。随着对椎间盘突出症的诊断技术不断提高及手术操作的改进、提高，椎间盘突出症的手术治疗效果亦有了较大提高。于是又出现了椎间盘手术的第二个高峰。国际上椎间盘手术数量的这种马鞍形起伏，说明人类对客观事物的认识是通过“认识—提高—再认识—再提高”的规律在不断提高。对椎间盘突出症的认识，目前是否已达最完善境界？治疗手段是否亦达尽善程度？现在诊断检查技术的不断提高，CT、MRI 等先进检查仪器不断涌现，图像显示清晰、阳性率高，对提高诊断率确有很大价值，但检查费用虽经几次下调，仍处偏高水平，所以没病，人们绝对不会去做这类检查的。有了症状，这些影像学检查显示的“颈、腰椎间盘突出”的征象，是否一定是引发症状的原因？正常人群是否也会存在这些影像学变化？此外，是否确诊为“颈、腰椎间盘突出症”后，就必须要手术摘除突出的髓核才能真正治好病而消除病人的症状？这些问题下面将一一进行讨论。

（一）检查与实情

脊髓造影、CT 或核磁共振（MRI）等影像检查显示的硬膜囊压迹或突出的“髓核”征象，是否都是“椎间盘突出”所造成的？

1978 年 6 月至 2003 年 6 月 30 日，作者共进行腰椎管内手术1 014例，所有病例均经椎管造影、CT 或 MRI 等影像学检查证实有硬膜囊明显受压或髓核突出征像存在并结合病史和体征，确诊为腰椎间盘突出症或腰管狭窄症。通过手术作者发现，近 5% 的病人手术打开病变阶段的椎管并没有发现有突出物存在。为了对病人负责，作者又逐对上、下阶段的椎管进行了探查，也没发现有明显突出物存在。在病变阶段发现：有的只是黄韧带明显增厚，神经根周围有较多粘连，有的见纤维束带紧压在神经根上，摘除纤维束带后在神经根上还留有明显压痕；有的见神经根管部位黄韧带软骨化，作者一片一片地进行了剔除；有的只见椎体后上缘的轻度骨唇增生。正常黄韧带厚2~4mm，但这些病人的黄韧带有的增厚可达6mm以上，少数病人甚至可达10mm左右，增厚的黄韧带部分软骨化。因脊柱的急、慢性创伤性炎症或免疫性炎症，使有的病人除黄韧带明显增厚外，硬膜和黄韧带之间、硬膜和蛛网膜之间常存在粘连，有的病人打开蛛网膜，见马尾神经也粘连成索，作者仔细、谨慎地进行了疏理。正常时硬脊膜松弛地围绕着脊髓，和椎管的骨性腔壁间有一潜在性硬膜外腔隙，中间有脂肪纤维充填。黄韧带位于椎管后方，起于上位椎弓的下缘及内面，止于下位椎弓的上缘及外面。黄韧带与硬膜囊之间也存在一潜在性腔隙，中间充填有脂肪纤维组织。因脊柱的急、慢性创伤性炎症或免疫性炎症，当黄韧带发生病变产生增厚并与硬膜发生较广泛粘连时，黄韧带向后牵拉硬膜，就会在影像学检查上出现“突出”的假象。仔细阅片可以发现这种“突出”的最高点不一定在椎间隙的中线上，有时可以发现相应部位的硬膜囊也有轻微后移现象。

病例1：王某，男，40岁，住院号：805227，工人。左侧腰腿痛1年余，加重并伴右下肢麻木1个多月入院。发病前有外伤史。左侧腰腿痛于活动时加重，行走如踩棉花感，腰后伸症状加重而受限。碘苯脂腰脊髓造影在侧位及两斜位片上显示碘柱在$L_{4、5}$部位明显压迹受阻，正位片在病变部位碘柱呈杯口状（片号：002526）。于1980年11月22日手术，术中见该节段黄韧带明显增厚达10~12mm，尤在神经根袖处为甚，黄韧带部分软骨化。切除增厚黄韧带、松解硬膜外粘连后，硬膜囊恢复搏动，游离神经根并探查椎管前侧，未见有“突出”物。术后恢复顺利，手术效果好，术后1个月即恢复工作。

在一些蛛网膜粘连病人，蛛网膜在椎管后面可和硬膜、黄韧带发生紧密粘连，而在前面也可和椎管前的硬膜发生粘连，这种情况下粘连组织就会把椎管前面的硬膜向后拉（通过韧带有时也牵拉后纵韧带），此时就会在侧位片上造成“突出”的假象。仔细阅片，可发现这类病人的“突出”多呈锐角状、金字塔形（尖角朝后）的影像。

病例2：张某，男，39岁，司机。住院号784588。腰痛伴左小腿麻木10个多月，于1978年10月10日入院。病人1977年12月因外伤致腰痛，2个月后出现右腿疼痛，咳嗽、喷嚏时疼痛加重，腰不能前屈，睡觉时翻身困难，入院前4个月出现左小腿外侧麻木。检查：直腿抬举左35°，右80°。左小腿外侧感觉迟钝，$L_{4、5}$棘突左旁压痛并向下肢传射。腰脊髓造影显$L_{4、5}$间隙椎管前侧造影剂充盈缺损，符合：$L_{4、5}$椎间盘突出症（片号：78103）。1978年10月31日行椎管手术，在$L_{4、5}$间隙未见突出物，该部位黄韧带明显增厚达10mm，并和硬脊膜、蛛网膜粘连在一起。打开蛛网膜见马尾也粘连成索，这些粘连组织把椎管前的硬膜向后拉，故在造影片上形成$L_{4、5}$间隙似有“突出物”压迹的“假象”。手术切除增厚的黄韧带，松解粘连，疏理马尾。术后效果满意。1979年2月随访已恢复工作。连续随访5年，仍在工作岗位，无复发。

（二）影像与症状

1. 影像的变化不是诊断疾病的唯一依据 影像学上出现的“椎间盘突出”征像是否都会引起症状？手术摘除了“髓核”是否必然都能消除症状？椎间盘突出症病人采用非手术治疗有效的病人，是否都是突出物“回纳”的缘故？下面我们一一进行讨论。

（1）部分正常人群做影像学检查也可存在“突出”征象：通过我们大量观察发现，40岁以上正常人群做CT或MRI检查，发现大约1/4以上人存在着颈、腰椎间盘“膨出”或“突出”征象，有的甚至“突出”较大，达10mm以上。这些人虽有这些影像学变化，但并没有“突出”症状。

（2）因为影像学有“突出”征象，而把其他疾病误诊为“颈、腰椎间盘突出症”：病人有颈腰腿痛症状，影像学检查有突出征象，医生又不认真的询问病史和体检，就想当然地诊断为“椎间盘突出症”进行治疗。有的经长期非手术治疗无效；有的被动员做了手术，但术后效果不佳，少数只取得了短暂的、轻度的症状缓解；有的辗转找到了作者，经仔细询问病史和认真体验，发现病人的症状根本不是“颈、腰椎间盘突出”所造成的。作者针对病因进行了治疗，大多当时或短期内就获得明显效果。

（3）影像学上有多个“突出”，病人又有症状，突出大的并不一定是真正发病部位：经对大量病例的临床观察，作者发现，有的病人MRI或CT同侧上、下节段二个间隙都有“突出”，是2个“突出”都是引起病人症状的病因，还是片子上那个“突出”更大的就一定是病因呢？多数大夫都必然认为“大的”才是引起病人症状的病因。这时更需要根据病人的症状、体征来定位，有时突出“小”的反而是引起病人症状的“主因”。如果这时只匆忙取出“大”的，手术效果必然“差”。

作者在做椎管内手术时也发现，一些病人多节段有“突出物”，有的上、下2个阶段同侧或不同侧都有“突出”，少数上中下3个阶段都有“突出”。因此，要取得好的疗效，术前要根据病人症状、体征，再结合影像检查预先确定位置就显得更为重要了。千万不要只根据片子来定位，以免出现误差。

（4）有的病人在MRI（横扫）或CT片子上突出物在左侧或右侧，但病人的症状却是出现在没发现“突出”的一侧。

（5）影像学检查有颈腰椎间盘突出征象，非手术治疗或手术因故并没有摘除“髓核”，但仍可获得显著效果。

2. 椎间盘突出并不一定都会引起症状 随着非手术治疗技术水平的不断提高，根据作者大量临床实践发现，约80%的颈、腰椎间盘突出症病人可以通过非手术治疗获愈。若复查MRI或CT，可发现大多获愈病人“椎间盘突出”征像依然存在，个别甚至更大。部分非手术治疗无效者，作者进行了“椎管内软组织松解术”，其中少数病人因突出物钙化并与周围组织紧固，为避免出血和损伤神经未予切除，但术后效果依然十分满意。

这些就给大家提出了一个新课题：“椎间盘突出”是否就是引起症状的唯一因素？

（1）朱盛修等推拿治疗腰椎间盘突出症，效果明显，而治疗前后有脊髓造影对比者15例，其中3例推拿后椎管造影仍显示充盈缺损与治疗前无变化。安徽省中医院体疗科用牵引治疗腰椎间盘突出症，效果显著，而治疗前后有X线碘水椎管造影对比者30例治疗后显示压迹均无变化。北京铁路中心医院李崇民等应用垂直悬吊牵引治疗腰椎间盘突出症，治疗后症状、体征消失而又有椎管碘水造影对比者8例，5例治疗后压迹依然存在，2例压迹减小，1例压迹消失。

（2）经体检和影像学检查确诊椎管内外都存在病变，有的病人只处理椎管外病变，未处理椎管内存在的“突出”，病人症状也会痊愈。作者于1994年报道了有完整病史资料而经长期随访（平均随访4年）的246例椎管内软组织松解术的统计分析情况，同时存在椎管内、外病变者75例，其中椎管外病变明显者，先行椎管外腰臀部软组织松解术27例，虽然造影显示椎管内突出物依然存在，但病人症状明显改善或完全消失，故未再行腰椎管内手术，因而这27例未计入246例的总数之内。中国软组织疼痛研究会创始人宣蛰人教授曾报道：对外院确诊为“颈、腰椎间盘突出症”及椎间盘手术失败的大量病人，单纯施行颈腰臀部软组织松解就解除了病人痛苦。

（3）上面已提及，作者在行椎管内软组织松解术时，虽然摘除突出的髓核也是手术的内容之一，但约2%的病人因突出物钙化并与周围组织紧固，为避免出血和损伤，作者均未予切除，但术后效果经长期随访依然十分满意。

（4）尽管病人有严重症状，影像学检查也有明显的颈、腰椎间盘“突出”征象，作者只进行椎管内介入注射疗法，大多可短期内获愈，避免了颈腰椎手术创伤和巨额花费。对软组织型颈椎病、根性颈椎病、脊髓性颈椎病和植物神经紊乱型颈椎病等，作者分别采用软组织病变部位局部注射疗法、病变节段脊神经根注射疗法、病变节段椎管内介入注射疗法和病变节段植物神经链注射疗法等，大多当日就可收到显著效果，疼痛明显减轻，短期就可获愈。如河南某教学单位解剖教研组某教授和河南省农科院某教授于1997年前后患肩臂部剧烈疼痛，辗转不宁，影响睡眠、工作和生活。摄颈椎MRI都发现多节段硬膜囊受压征象。骨科专家动员其做颈椎手术，因疼痛剧烈一度同意手术，但又惧怕手术，在矛盾中来找作者。对这两位教授作者均采用患侧C_5椎间孔注射疗法，当晚就疼痛明显减轻，安然入眠。5d后再治疗一次获愈。

对腰椎间盘突出症病人，作者对根型、脊髓型和交感神经紊乱型，分别采用病变节段脊神经根注射疗法、病变节段腰椎管内介入注射疗法和病变节段交感神经注射疗法，病人大多在短期内就获得明显效果，少数治疗效果不能巩固者，才考虑予以手术。

除严重的颈腰脊髓受压病人住院治疗外，绝大多数是在门诊治疗。万余人次的治疗观察证实，注射疗法是治疗颈、腰椎间盘突出症最安全、副作用最小而疗效最高的一种门诊非手术治疗手段，值得推广应用，以进一步提高非手术治疗颈、腰椎间盘突出症的治疗效果。

（5）由于手术只着重突出髓核的操作，因此手术不彻底，造成手术失效：一些病人做了“髓核摘除术”或“关节镜摘除术”后，有的根本无效；有的只获短时间的症状减轻，不久症状又重现甚至更重。为什么突出的“髓核”没有了，病人的症状还会存在？作者给这些病人第二次做了“椎管内软组织松解术”，切除了增厚的黄韧带和硬膜囊表面脂肪纤维束带，扩宽了神经根通道，仔细剔除了神经根周围的一切粘连组织和压迫束带，所有病人术后症状均获解除，并经长期随访，远期疗效比近期更好。

以上大量的临床事实证实，影像学上发现的“椎间盘突出”征象只不过是片子上的一种形态学变化，也可能是引起症状的原因，也可能不是。因此，影像学显示的“颈、腰椎间盘突出”征象并不等于就是有症状的“颈、腰椎间盘突出症”。就是有“突出”影像，病人又有“症状”，还必须通过仔细询问病史和认真全面体验，来鉴别这些症状是否真由“突出”所造成，千万不要只根据“突出”影像，把别的疾病引起的症状误诊为“椎间盘突出症”。所以，要求从事这项工作的医务人员，必须提高责任心，抱着对病人高度负责精神来诊断和治疗颈、腰椎间盘突出症。

另外，就是确诊为“颈、腰椎间盘突出症”，手术亦不是唯一治疗手段，尤其昂贵的“小切口”髓核摘除术，因其手术视野小，手术彻底性相对小些，因此必须掌握好适应证，尽量不要让病人既受了皮肉之苦，又花了冤枉钱。因为病人不是去做“美容”的，切口大小是次要的，病人找医生目的是要求解除他们的病痛，并且越彻底越好，最好还能避免以后症状的复发。

三、保健按摩与治疗性按摩是截然不同的概念

中国加入 WTO 后，人们的工作、生活节奏加快，身心疲惫的人数日益增多，随之“保健按摩”室或院的数目也大大增加。尤其近十年来，从事“保健按摩”工作的人数也骤然增加。通过“保健按摩”使部分疲惫的人们恢复了精神和体力，因而使许多人误认为“保健按摩”就是“治疗性按摩”。

遍布城市各角落的“保健按摩”室或院，给快节奏发展的现代化城市注入了精神活力，使一些身心疲惫的健康或亚健康的人们，通过

“保健按摩”得到调节，恢复了体力。因此诸多非医务人员误认为“保健按摩”就是“治疗性按摩”，使许多病人也期盼着通过“保健按摩”来治愈他们的病痛，因而对“保健按摩”抱有过高的期望。反之，有的病人又把“治疗性按摩”视为“保健按摩”。当“治疗性按摩”大夫治愈了他的病痛后却提出按摩的“时间做的不够”、“部位也做的不多”的质疑。这是因为大多人们混淆这两种按摩的本质性差异。“保健按摩”和“治疗性按摩”的主要不同有如下几处：

1. 学历的不同 从事保健按摩的人员，在大多地方有的根本没有正规学历和系统培训过，有的只是看别人做了几次，就依葫芦画瓢上了岗。大多从事保健按摩人员也只是通过社会上劳动局培训处批准的“按摩师学习班”2～3个月短期培训就获得了上岗证。而正规从事治疗性按摩，最低的学历也是按摩学校中专毕业，有的则是中医学院推拿系的大学本科毕业生。

2. 掌握的医学基础知识相差甚远 由于学历的不同，因此大多从事“保健按摩”的人员几乎没有真正的医学基础知识，充其量也就是知道一些医学上的名词和疾病的名称而已，不能期盼保健大夫对常见病的病因、病机和诊断有较高认识。而正规从事治疗性按摩的大夫是有一定的基础医学知识的，上述这些内容是必然要掌握的。

3. 按摩的“目的”和“对象”的不同 “保健按摩”和“治疗性按摩”虽然都冠有“按摩”二字，但“保健按摩”的服务对象主要是健康或亚健康人群，按摩的“目的”是给人以“舒适、镇定”、“舒筋活络、放松紧张”。通过按摩使人消除疲劳，恢复精神，同时可使少数人相伴的不适，如精神焦虑、烦躁、眩晕得到缓解。而“治疗性按摩”的主要服务“对象”是病人，按摩的“目的”是消除病人的病痛，有的通过1～2次按摩就可明显减轻症状，大多病人则需通过数次，而慢性病人则需通过几个疗程按摩才能显示明显疗效并逐渐得到巩固。

4. 治疗时间的不同 “保健按摩”由于没有明显的针对性，因此是一种全身的手法操作，所以按摩操作时间较长。在珠海市是以45min（一粒钟）为单位时间来计算；而治疗性按摩，则是在明确诊断的前提下，不同疾病选用不同的按摩手法和按摩部位。因此，按摩手法的技术性要求高，针对性也较高，所以按摩操作时间也较“保健按摩”时间短。治疗性按摩的操作时间一般以 30min 为一单位时间，效果明显者 15min 就可以达到治疗目的。

5. “保健按摩”和“治疗性按摩”的技术含量天壤之别 治疗性按摩大夫不仅要具备诊断和鉴别诊断疾病的医疗技术水平，并且还要具备治疗这些疾病的按摩手法的技能。对一些十分严重的病痛，有的通过一次或几次短期的手法操作就可收到立竿见影的效果。而“保健按摩”人员只要掌握最基本的几种按摩手法，就能得心应手的开展工作。就像同样是 2 元成本的光碟，技术含量高的光盘可卖到几百元、几千元甚至上万元。如一种“门禁软件”，一张光盘价值 3 万元。而大多技术含量低的光盘只能卖 3~4 元。这就是“保健按摩”不能和“治疗性按摩”比拟和“治疗性按摩”为什么比“保健按摩”操作时间短且收费较高的主要原因。

四、病变部位局部注射疗法与封闭疗法

“局封”或“封闭”是局部封闭注射疗法的简称，这个名词是 20 世纪 50 年代从苏联医学文献中直接翻译而来的。病变部位局部注射疗法简称“局注”，是与“局封”截然不同的概念，其主要不同有以下几点：

1. 作用机制不同 “局封”的原义是通过在病变部位的近端局部注射麻药，以阻断从病变部位传入中枢的不良刺激打断由此而产生的恶性循环，把不良刺激封闭在局部而有利于病人症状的缓解和病变的恢复。这个含义强调了“神经反射”的作用。而“局注”的治疗机制，不只是阻断病变部位的疼痛感受和不良刺激的传入，达到打断恶性循环的目的，更重要的是“局注”是把一些有效的治疗性药物直接注射到病变组织局部，这些药物有调节神经和扩张病变部位微血管、改善病变组织血液循环的作用。这些作用有利于炎性渗出细胞和致痛物质的吸收，因而有利于病变的恢复。此外，注射的药物也有直接治疗无菌性炎症、减少粘连、软化瘢痕的作用。“局注”应用的剂量虽然很小，但是药物却在局部的浓度很大，并且能直接和病变组织充分接触，所以不仅疗效高、收效快、效果持续时间长，并且由于到全身去的药物量很小，故药物的反应小，副作用也很低，也不需要天天治疗。也正是由于药物

是直接注射到病变组织局部，分布到心血管系统等全身其他部位的量甚微，所以对一些口服、静脉给药禁忌的病人，在严密观察下也可谨慎应用局部注射疗法。

2. 使用的麻药浓度不同 “局封”一般使用较高的浓度，而“局注”一般只使用较低的麻药浓度就可达到治疗作用，所以不会有肢体功能障碍发生，因而给门诊治疗带来极大的方便。如普鲁卡因或利多卡因，“局封”一般使用0.5% ~1%的较高浓度，而“局注”一般只使用0.25% ~0.3%的浓度。

3. 药物不同 “局封”的注射药物一般只含麻药，而“局注”的注射药物更包括一些对病变组织有直接治疗作用的药物。

4. 技术操作难易和疗效高低之不同 “局封”只是把药物注射到病变部位的近端或附近就达到目的，和针灸的“阿是穴”施针情况类似，注射部位的精确度要求不高，因此，一般只要会打针，就能执行“封闭”的技术操作。而“局注”是必须经过较长时间的专业培训才能正确实施的技术操作，因此，治疗前必须明确诊断，找准软组织病变的具体位置和深浅度，必须要把治疗药物准确地注射到病变组织内或其周围，才能达到治疗的预期效果。通过大量病人的疗效观察发现，同样开展这项治疗工作，没有经过专业培训的和经过培训的疗效相差甚远。

5. 对诊断的要求不同 “局注”疗法又称之“病灶注射疗法”。一般认为，“封闭”疗法是根据疼痛部位进行注射以阻断疼痛弧的持续，注射前诊断不一定明确，注射部位也不一定是病灶，因此诊断不明确也可以进行，往往疼痛减轻了但病灶可仍有发展。而施行“局注”疗法前，必须明确诊断，了解病灶所在，药物必须注射到病灶处。因此，两者的疗效相比，就不可能同日而语了。软组织病专家史可任教授将“局注”疗法的特点总结为下面三句话：“用最需要的药物，以最直接的方法，十分准确地送到最需要的地方（病灶处）。”因此，“局注”是集中药力优势“打歼灭战和快速战”的一种治疗收效快、疗效高、病人到医院次数少的非手术治疗方法。

五、“神经注射疗法”和“神经阻滞”

“神经注射疗法”是病变部位局部注射疗法中的一大类，它是把治疗性药物直接注射到神经受嵌压部位或创伤等其他各种各样原因引起的神经原发性或继发性病变部位的一种治疗方法。因此，治疗前必须明确诊断，确定引起病人症状的具体受累神经和其病变部位。根据受累神经的不同，又分为脊神经注射疗法、神经丛注射疗法、周围神经注射疗法、植物神经注射疗法等。周围神经注射疗法又分为腋神经及其分支注射疗法、尺神经及其分支注射疗法、桡神经及其分支注射疗法、正中神经及其分支注射疗法、股神经及其分支注射疗法、坐骨神经及其分支注射疗法、胫神经及其分支注射疗法、腓神经及其分支注射疗法等。此外，还可根据神经受累的具体部位而命名为肘部或腕部的尺神经注射疗法、桡神经注射疗法、正中神经注射疗法，臀部或股部的坐骨神经注射疗法等，以明确神经病变的具体部位和周围神经注射的具体部位，以利于治疗。

“神经阻滞”是麻醉学科的常用术语。“阻滞”所用的药液中，一般只含局部麻醉剂，不含有其他治疗性药物。顾名思义，“阻滞”就是阻断、滞留之义。“神经阻滞”，就是阻断神经信号的传递，把神经冲动滞留在麻醉剂的注射部位上，使其不能再向中枢（近端）传递疼痛信号。“神经阻滞”是手术前的一种麻醉方法，一般要使用较高浓度的局部麻醉剂（如普鲁卡因或利多卡因要用0.5%以上的浓度），注射到手术近端的神经周围，以阻断包括植物性神经、感觉神经和运动神经纤维的传导。手术部位必须是在该神经的远端支配区。如手术区范围较大，有2组以上神经的支配，则须同时给予阻滞才能达到手术麻醉的满意效果。因而，“阻滞”一般只用于麻醉，用于治疗则不宜采用“阻滞”二字。这是因为用于治疗时不需要感觉神经和运动神经的阻断，因此不需要用高浓度的局部麻醉剂。此外，神经注射疗法所注射的药液中不仅含有一定浓度、一定剂量的局部麻醉剂，更含有一定剂量的治疗性药物，以达到良好的治疗效果，这也是和“神经阻滞”不相同的。

综上所述，“神经阻滞”与“神经注射疗法”的不同处主要有以下几点：

（1）“神经阻滞”是一种麻醉方法，主要用于手术；“神经注射疗法”主要用于治疗引起颈腰肢痛或麻木、麻痹、凉、灼等其他症状的神经性病变。

（2）“神经阻滞”所用的药液一般只含局部麻醉剂，不含有其他治疗性药物，并且一般要使用较高浓度的局部麻醉剂。“神经注射疗法”所注射的药液中不仅含有一定浓度、一定剂量的局部麻醉剂，更含有一定剂量的治疗性药物；局部麻醉剂只是治疗性混合药物中的一种，并且一般使用较低的浓度。

(3)“神经阻滞”是根据手术区域来选择阻滞的神经和具体部位；“神经注射疗法”则是根据引起颈腰肢痛或其他症状的受累神经和其具体部位来选择注射治疗的神经和其穿刺的具体部位，因此，治疗前必须认真听取病史、详细检查体格，以明确诊断。

由于现在有许多麻醉医师也加入到颈腰肢痛的治疗行列中来，他们误把“阻滞”名称也带入到颈腰肢痛的治疗方法的名称中来，并运用于他们撰写的论文或书本之中，作者认为这是不太妥当和有待商榷的。

六、椎管内介入疗法和硬脊膜外腔阻滞麻醉、胶原酶介入注射疗法

椎管内介入疗法又叫椎管内病变部位注射疗法或颈、腰椎间盘突出或狭窄部位介入疗法。它要求通过严格的无菌操作把治疗药物准确地送到突出或狭窄部位的颈、腰椎硬脊膜外腔，因而过去把这种注射疗法又叫做颈、腰椎硬脊膜外腔注射疗法。

1. 概念不同 椎管内介入疗法和颈、腰椎硬脊膜外腔阻滞麻醉是完全不同的概念，其主要不同点如下：

(1) 目的不同。硬脊膜外腔阻滞麻醉主要是为手术提供麻醉；而椎管内介入疗法主要用于治疗颈、腰椎间盘突出症或颈、腰椎管狭窄症。

(2) 应用的次数不同。硬脊膜外腔阻滞麻醉只是在手术时才采用，一生用不了几次；而椎管内介入疗法除少数病程较短的病人只用1次外，大多数病人需间隔5~7d治疗1次，一般需治疗3~5次；病程长、难治病人可能要治7~8次。

(3) 穿刺部位不同。硬脊膜外腔阻滞麻醉是以手术野高低来确定穿刺部位；而椎管内介入疗法是以颈、腰椎的间盘突出或椎管狭窄部位来确定穿刺部位。穿刺部位要尽量接近病变部位，才能取得良好治疗效果。

(4) 穿刺针粗细不同。硬脊膜外腔阻滞麻醉一般是用较粗的勺状针进行穿刺，以利置管和术中可追加药物以维持较长的麻醉时间；而椎

管内介入疗法一般采用较细的穿刺针（如 7 号针）进行穿刺，以减少对硬脊膜的损伤，以利短期内间隔治疗。

（5）用药次数及剂量不同。硬脊膜外腔阻滞麻醉大多是采用分次、小剂量给药；而椎管内介入疗法一般是一次全量给药。

（6）推药速度的不同。硬脊膜外腔阻滞麻醉大多是采用缓慢推药，以免麻醉范围过大；而介入注射一般是针斜面朝向病变部位，推药速度要大，以利通过药液压力松解椎管内病变部位周围的粘连或改变压迫物和神经根的一些解剖关系，以利症状的减轻。

（7）用药不同。硬脊膜外麻醉的用药一般是单纯的局麻醉制剂，且麻醉剂的浓度也偏大（如利多卡因，一般用 1% 以上浓度）；椎管内介入疗法的用药一般是安全性极强的治疗性药物，麻醉剂只是其中一种成分而已，且其浓度也偏小（如利多卡因，一般用 0.3% 以下的浓度），没有麻醉感觉神经和运动神经的作用。治疗后病人可自己步行返回。

由于椎管内介入注射疗法是把治疗药物直接注射到椎间盘突出的部位或椎管狭窄的部位，因此有人把这种治疗方法又称为“椎间盘注射疗法 ”。由于这种方法是把有效的治疗药物集中注射到病变部位，局部药物浓度大，因此疗效十分显著。一些严重的颈腰肢痛病人，大多一次就可获得明显效果，当晚就可甜美入睡。一般 3 ~ 5 次就能获愈。经郑州市卫生局批准，于 1981 年在原郑州市第四人民医院成立软组织病科起至今，用这种方法治疗上万人次，无一例产生毒副作用和并发症。事实证明，本疗法是颈、腰椎间盘突出症或椎管狭窄症的各种非手术治疗方法中效果最好、安全性最大、毒副作用最小的一种首选治疗方法，可使一些病人避免手术创伤的痛苦和高额的费用。

对下腰椎（L_5、S_1 间隙）的椎间盘突出症和腰椎管狭窄症病人，作者也采用骶管注射疗法，虽然这种治疗方法也属于硬脊膜外腔注射疗法的范畴，但不属于“介入疗法”的范畴。由于这种方法技术操作简单，用于下腰段病变也有一定效果，因此，基层医疗单位也可择例选用。但这种方法对 $L_{4,5}$ 以上的颈、腰椎间盘突出症和椎管狭窄症不仅治疗效果远不如颈、腰部位的椎管内介入疗法，并且每次骶管注射的用药量也要大得多。这是因为骶管注射疗法是从下部的骶尾部进行穿刺注射，距离病变节段较远，用药量必然很大，并且药物在椎管内要克服重重阻力和沿途消耗，走行较长距离才能达到病变节段发挥治疗效果之故。

2. 椎管内介入疗法和胶原酶介入注射也是完全不同的 胶原酶介入注射疗法是将胶原酶化学溶核药物直接注入病变椎间的髓核内或注入病变节段硬膜外腔的突出髓核周围的治疗方法，是治疗早期、单纯性椎间盘突出症的一种非手术治疗手段。椎管内介入疗法和胶原酶介入注射疗法主要不同点如下：

（1）操作要求不同。椎管内介入疗法和胶原酶介入注射相比，虽然后者在治疗颈、腰椎间盘突出症方面也有一定疗效，但由于“胶原酶”本身的价格颇高，因此治疗的费用较高；并且药物本身又有一定的毒副作用，也限制了它的推广应用。为了避免这种毒副作用的发生，不仅在操作时需要借助C臂X光机或其他仪器准确定位外，还要在术中和术前、术后加用许多防护措施，因而大大增加了治疗操作的复杂性。

（2）作用机理不同。由于胶原酶的作用“底物”是胶原纤维，因此除了对突出的髓核有作用外，对椎管内其他病变组织几乎无作用。所以，它的治疗适应范围十分狭窄。故胶原酶介入注射疗法只能命名为“胶原酶溶核疗法”，只对年轻人的“单纯性髓核突出症”有效，而对病程长、反复发作的“髓核有钙化”征象者无效。对中老年人，即使CT或MRI有椎间盘突出影像存在，由于椎管内大多都会有小关节肥大或黄韧带肥厚等病理情况同时存在，这时虽然有的大夫依然会诊断为“椎间盘突出症”，但其确切的诊断应为“颈、腰椎管狭窄症”，不是胶原酶治疗的适应证。如果勉强应用，要么无效，要么只能收到短期效果，时隔一年半载症状必然会复发、加重。

（3）所用药物不同。颈、腰椎管内介入疗法是通过严格的无菌操作把治疗药物准确地送到椎管病变部位的颈、腰椎硬脊膜外腔的一种治疗颈、腰椎间盘突出症，椎管狭窄症，蛛网膜粘连症等椎管内疾病的一种有效的非手术治疗方法。椎管内介入疗法所选用的介入注射药物，不仅具有抗过敏和分解、软化粘连组织的作用，还具有显著的抗无菌性炎症作用，有减轻组织水肿、促进炎性渗出吸收等作用。此外，所用药物还有改善病变组织的血液循环而有利于病变恢复的作用。因此，对椎管内小关节肥大、黄韧带肥厚、神经根及硬膜囊周围的粘连等都有一定的治疗作用，所以本疗法的治疗适应证范围非常广泛，不仅适用于颈、腰椎间盘突出症病人，也适用于颈、腰椎管狭窄症和颈、腰蛛网膜粘连及神经本身病变引起的脊神经炎等病人。此外，本疗法还有其他许多优点，如不仅治疗价格比胶原酶溶核疗法便宜得多，并且几乎无毒副作用、用药安全性大、治疗收效快、疗效确切、治疗方便，病人门诊治疗后不需留床观察即可步行回家。

本治疗方法唯一的不足就是技术操作难度较大。要掌握本治疗方法，必需经过较长时间的专业培训，才能在严格的无菌操作条件下，应用细针（不是麻醉用的较粗的勺状穿刺针）把治疗性药物准确地注射到病变节段的硬脊膜外腔中去。

第四节　腰椎间盘突出症手术后复发原因

腰椎间盘突出症手术后为什么会复发？经常会有人提出这个问题。从1978年6月至2003年6月底，作者椎管内手术已做了1 014例，在此根据千例手术谈谈自己的体会

一般来说，只要手术做得顺利、彻底，术后复发的机会不会多。为什么会有少数人做了手术间隔半年或一年后又出现了严重腰腿痛症状呢？经分析，原因大致可分两大类。

一、病人自身因素

（1）再次创伤。因为手术只能处理病变的节段，虽然病变的节段治好了，但由于创伤等因素使没做手术的其他节段又产生了髓核突出而引发了腰腿痛症状。

（2）手术后，在没完全康复前过早地负重操劳、久坐等，使手术部位组织的正常修复受到障碍，而以纤维化或瘢痕化组织来取代正常组织的修复，造成了新的神经根或脊髓受压迫因素及新的致窄因素而产生症状。

二、医务人员的因素

1. 术前诊断错误　把CT或MRI的检查作为唯一的诊断依据，容易误诊。通过观察，40岁以上的正常人群做CT或MRI常规检查，发现超

过1/4会有椎间盘膨出或突出的征象存在。这些人如果以后产生腰骶痛或腿痛症状，而且这时的真正病因如果并不是椎间盘突出，如果再碰到医生在术前没有认真听取病人病史和做详细体检，就会把CT或MRI检查作为唯一的诊断依据，误把腰椎小关节紊乱症，甚至把股骨头无菌性坏死等疾病，当做椎间盘突出症进行了手术，其手术效果当然可想而知了。一些术前存在心理障碍的病人，在某些特定的体位下或特定的时间里会出现一侧下肢的剧烈痛麻症状，如果不问清病史且CT或MRI又发现有髓核突出，就会误做手术。术后虽然髓核突出不存在了，但在特定条件下仍会有症状出现。要消除这些症状，必须进行心理治疗，克服心理障碍。

2. 手术节段定位的错误　发生错误的一个原因是手术时定位不准就进行了手术，更多原因还是术前诊断过度依赖仪器检查结果。如果片子上显示两个节段均有突出，就认定突出“大”的就是主要发病部位。事实上，分析一些病例常会发现：一侧腰腿痛病人，病痛侧没有发现“突出”或突出很小，而不痛侧倒有突出或较大的突出。也会发现：在片子上，上、下两个节段均有突出，突出大的不一定是引起症状的真正发病部位，而突出小的倒可能是主要发病部位。手术节段的定位错误也是引起手术疗效不好、症状复发的重要原因之一。如果医生手术前认真询问病史、详细进行体检，把片子只作为“参考”，就能获得较准确的定位，避免术后效果不佳。

3. 漏切病变节段　腰椎间盘突出症、腰椎管狭窄症的一些病人常见两个节段均有病变，手术切除了一个引起症状节段的病变，另一个未切除的病变节段因久坐、劳累等因素，产生了新的神经根或脊髓的压迫因素及新的致窄因素而产生了症状。因此，术中应常规探查上、下两个节段的椎管状态，发现有“突出”或“狭窄”的，要一并给予处理，以保证手术的远期疗效。

4. 手术不彻底　病人做一次手术，经济花费是一方面，另一方面在精神和肉体上均接受了一次创伤的煎熬。因此，医生必须以高度的责任心进行手术操作。本手术过去叫髓核摘除术。如果手术医生也真的把注意力只集中在突出的髓核操作上，把髓核一切除就匆匆收兵，术后症状复发率就必然会高。因为对于大多数椎间盘突出症病人来讲，突出的髓核并不是引起症状的唯一的病理因素。此时，在椎管内还会存在小关节肥大、椎体骨质增生、黄韧带肥厚及神经根周围粘连索带、硬膜囊外纤维索带或脂肪纤维团块压迫等病理因素。要通过手术尽量消除椎管内一切可能引起复发的潜在因素，才会获得较好的疗效并防止复发。

5. 手术操作不熟练 由于手术操作不熟练，术中出血较多，术终切口内又未放置引流管或引流管不畅通，形成术后血肿。这是形成脊髓或神经根粘连的重要因素之一，而血肿的机化又是造成椎管或根管狭窄的新的因素。

6. 手术操作粗暴 手术操作粗暴致术中部分神经纤维误伤或因手术野单纯追求小切口而显示不良或因出血影响视野，也会造成部分神经纤维的误伤或手术无法彻底进行，致使术后疗效不佳或出现损伤神经的症状，其中最常见的并发症就是患侧踇趾背伸肌力的减弱或消失。

手术疗效与复发率在很大程度上取决于椎管内手术的彻底性。作者在做椎管内手术时，因着重注意了手术的彻底性，因此手术远期疗效比近期疗效更好，尤其近十年来的手术复发率几乎是“0”——与一般报道是不同的。

第五节　膝关节病与锻炼

中老年人膝关节的骨质增生并不都是“骨关节病”，大多膝关节疼痛也不都是“骨关节病”所引起的。引起膝关节疼痛的主要原因是膝关节周围的软组织病变，而髋关节和股内收肌病变也可引起膝关节疼痛。因此，对有膝关节疼痛症状的病人，除了拍摄膝关节 X 线片外，更重要的是医生要详细检查病人的关节，以发现引起膝关节疼痛的真正病因，给予针对性治疗，才可能收到良好的治疗效果。膝关节疼痛光靠锻炼是不行的。

过去认为，中老年膝关节疼痛多为骨性关节病所引起。骨关节病又称为“退行性关节炎”、“增生性关节炎”、“髌骨软化症”、“骨质增生”等，是一种以关节软骨退行性改变和继发骨质增生为主的关节病变。膝关节疼痛是人生历程中最常见病痛之一，尤其中年以上女性。

目前，很多中老年人对这种疾病有一种误解，认为膝关节疼痛是“骨质增生”所引起的，越疼就越要锻炼，多锻炼骨刺就被磨平，疼痛就自然减轻。作者发现：中老年人，尤其较胖的女同志易患膝关节疼痛。很多人出现疼痛后，自己也会去医院要求拍片子，当片子上发现有骨刺存在时，就会把疼痛的原因归咎于“骨质增生”。实际上，“骨质增生”是中老年人骨质退化、老化的一种自然现象。不信，你把不疼的那一侧也照一张片子，虽然不疼，但片子上大多也会存在“骨质增生”。当你痛侧的膝关节经治疗好转后再照片子，“骨刺”则依然存在。因此，“骨刺”是随着年龄的增长而出现的骨质“老化”的一种形态学表现而已，正如人老了，头发变白、牙齿开始脱落的现象一样。

对大多数病人来说，膝关节疼痛的真正原因是膝关节周围的软组织病变。在膝关节的活动中，骨关节只是提供运动的“枢纽”装置，而真正引起膝关节活动的“动力”是膝关节周围的肌肉、肌腱。膝关节的“稳定”和“动力源（灵活性）”都是由膝关节周围的软组织来实现的，其中股四头肌与膝关节的“稳定性”和“灵活性”的关系十分密切。膝关节发生病变时，该肌非常容易发生萎缩，尤其该肌的内侧头，并且恢复也较缓慢；此外，若股四头肌发生病变，即刻就会影响膝关节的功能活动，股四头肌因本身病变发生萎缩，就会影响膝关节的“稳定性”和“灵活性”。因此，股四头肌的情况就好像是膝关节的一面镜子。中老年人不仅膝关节会发生骨质增生等退行性病变，膝关节周围的软组织也会发生老化、退变。关节周围的肌肉、韧带老化后，因为纤维间质的增多，韧性就差，如果膝关节过多活动，膝关节周围的软组织就会产生劳损性、创伤性炎症而使关节疼痛。在这种情况下，应先让医生查清是膝关节周围哪些软组织发生了病变，针对病变组织进行理疗、针灸、按摩等就可消除病痛。如果对病变部位进行注射治疗，即将有效药物直接注射到病变部位，充分发挥药物作用，常可收到立竿见影的效果。尽管膝关节骨质增生继续存在，但疼痛是可以减轻的。

对大多数病人来讲，并不是膝关节有较严重的疼痛，X线检查发现“骨质增生”，就必须置换人工膝关节才能彻底治愈。作者发现，一部分经济富裕的病人，早期就置换了人工关节，一些人膝痛症状并没有根除；另一些膝痛症状消失的病人，作者认为大多是因为在置换人工关节的同时松解了膝关节周围的软组织所致。对一些膝关节严重退化的需做人工关节置换的膝痛病人，作者不做“人工关节置换术”，只做“膝关节周围软组织松解术”，大多也可达到同样的效果。由此可知，“膝关节骨性关节炎”并不是越锻炼越好。有很多中老年人，早上一大早就起来跑步或远距离散步，有的有意识地做患膝的左右摇晃和伸屈活动，结果膝痛变得更重了，膝关节不肿的也出现了肿胀。适当的运动可以保持肌力和关节的灵活性，但过度运动，尤其对中老年人，会增加关节的负荷，加速关节软骨的磨损，加快骨质和膝关节周围的软组织的老化过程，加重了关节周围软组织原有的劳损性炎症，使症状加重。膝关节疼痛较重时要尽量减少活动，有时甚至要限制活动。慢性膝关节疼痛的锻炼，一般是要在无负重的情况下进行，如躺在床上进行膝关节的伸屈活动；膝关节疼痛较重者，也可做股四头肌和腓肠肌的等长收缩锻炼(膝关节本身不运动，而是在意志控制下，做大腿肌或小腿肌有节律的收缩活动，每分钟 20~40 次)，以及踝关节的背伸跖屈活动。要注意，活动量不要过度。膝关节疼痛的预防也非常重要，如中老年人应调节饮食、避免体重过重而加重膝关节的负担。膝关节锻炼要适当，并要注意保暖，预防外伤。一旦出现症状，要及时到正规的医院治疗，以避免病变范围的扩大和病痛的加重。

第六章　软组织病变引起的颈腰肢痛总述

上海静安区中心医院骨科宣蛰人教授是国内软组织外科事业的创始人。宣氏在 20 世纪 60 年代提出的软组织松解术治疗颈背腰腿痛的报告，揭示了软组织病变才是引起颈腰肢痛的主要原因。病变相应部位的软组织松解术使一些丧失生活和劳动能力的严重颈腰肢痛病人解除了痛苦、恢复了健康。宣氏通过长期临床实践研究和远期随访观察而创立的系统软组织松解术，为解除颈腰肢痛病人的痛苦，提供了一种有效的治疗手段。

第一节 常见软组织病变的范围

与颈腰肢痛有关的软组织主要有脂肪结缔组织、筋膜、肌肉、肌腱、腱鞘、韧带、滑膜囊、血管、神经（包括皮神经、脊神经等）、骨膜、椎间盘等，这些软组织分布于全身，不同部位的软组织发生病变，就会产生不同部位的疼痛。而椎间盘发生病变，大多在影响到脊髓或神经根的血管对其的血液供应，或刺激、压迫邻近的脊神经根、脊髓时，才会产生症状而引起人们的注意。有时，不合并椎间盘病变或椎间盘只有轻度病变，仅单纯的椎管内其他软组织如黄韧带、后纵韧带、小关节囊病变，也会引起类似的症状。

如果是由单纯的椎间盘突出而产生的症状，可选择经皮髓核吸除术、胶原酶溶核术等治疗，能取得良好效果。如果椎间盘没有明显病变，在CT或MRI检查时只有膨出等轻度病变存在，一般情况下，此时病人是不会产生脊髓或神经根受累症状的。如果病人此时确实存在着脊髓或神经根受累症状，就不能简单地把产生症状的原因完全归于椎间盘的“膨出”，必须考虑到此时椎管内可能有后纵韧带、黄韧带、小关节囊或神经根变异等椎管内其他软组织同时存在着病变的可能。此时，椎间盘病变只是椎管内软组织病变的一种而已。而此时的治疗，若仅把注意力集中于椎间盘，并且仍然采用经皮髓核吸除术或胶原酶溶核术等治疗，效果必然甚微或失败。椎管内、外软组织病变均可引起颈腰肢痛症状，所以，必须详细听取病史和认真地检查，以鉴别病人的病痛是由椎管内还是由椎管外软组织病变引起。若是由椎管外软组织病变引起，还要判明究竟是哪一部分软组织发生病变引起的症状。若是椎管内软组织病变引起，最常见的因素当然是椎间盘的病变。但是落实到具体病人时，还要确定椎管内病变的节段，并且还必须要考虑到椎管内其他软组织病变的可能。只有诊断清楚了，才能正确地选择合适的治疗方法，才能取得满意的治疗效果。通过病史及体检大多均可获得正确的诊断。只有少数症状不典型，体检也不能获得明显信息的病人，才须做CT或MRI等检查，以进一步明确诊断。

病程长者，原椎管内病变者，常会继发合并椎管外软组织病变同时存在；原椎管外软组织病变者，也常会继发合并椎管内软组织病变的存在。此时，要注意鉴别出原发因素。只要把原发因素治愈了，继发性病变产生的症状就会随原发性病变症状的消失而逐渐减轻、消失。在椎管内、外软组织病变都同时存在而无法鉴别谁是原发病变时，一般先处理病变重的软组织所引起的症状。若椎管内、外软组织病变引起的症状都很重，有可能的话，可同时处理椎管内、外软组织的病变，或先处理椎管外软组织病变。这是因为在发病率方面，椎管外软组织病变引起的颈腰肢痛要远比椎管内为多。

在椎管外软组织病变中，需要重视的是筋膜病变引起的颈腰肢痛。在为一些严重颈腰肢痛病人施行软组织松解术时发现：

（1）筋膜的浅层面与深层面有广泛粘连，需要剥离才能与相邻的组织分开；而行非颈腰肢痛的其他手术时，筋膜面与相邻组织间是很容易分离的。

（2）发现病变的筋膜明显增厚，韧性降低，对其下的肌肉等组织形成硬壳状包裹压迫。

（3）在有的病人病变部位用剪刀剪开筋膜时，筋膜似有顺势自动裂开之趋势。脊神经后支的感觉支的皮支大多是穿筋膜而出的，由于筋膜失去韧性，对穿出筋膜的皮神经的嵌压就可引起相应部位的疼痛，也是引起颈腰肢痛的重要原因之一。例如，颈枕间隙之间的寰枕筋膜病变对枕大神经的嵌压而产生的头枕部疼痛；颞浅神经穿出颞部筋膜时受到嵌压而引起颞部偏头痛；腰背筋膜病变时对穿出筋膜的脊神经后支的感觉支的嵌压而引起的腰背痛症状；臀上皮神经在髂嵴上部穿出筋膜时受嵌压后引起的臀上皮神经继发性炎症，可产生臀股部疼痛；掌筋膜病变引起的腕管综合征；在小腿外侧中、下 1/3 处穿出小腿深筋膜的腓浅神经受嵌压，会引起小腿下部外侧和足外侧的疼痛；踝管综合征的分裂韧带病变，足外踝部的腓骨上、下支持带病变等，对其邻近的血管、神经的刺激与压迫而引起的症状等。因此，筋膜病变引起颈腰肢痛的重要性应引起注意。国外有些学者曾报道，单纯行病变部位的筋膜切开松解术治疗一些腰背痛病人就可取得良好效果；国内报道，对局限性筋膜病变所引起的颈腰肢痛，采用小针刀松解筋膜就可取得疗效。为了突出筋膜病变在椎管外软组织病变引起颈腰肢痛发病机制方面的重要性，国内一些学者根据病变筋膜所在部位而命名为头筋膜综合征、颈肩筋膜综合征、腰背筋膜综合征及臀筋膜综合征等。

第二节 引起软组织病变的常见原因

一、软组织急性损伤

软组织急性损伤是指软组织受到外力的突然打击、重力压迫及超过软组织生理范围的牵拉、扭转而产生的损伤。依损伤部位的不同可引起颈腰肢不同部位的疼痛。急性损伤未及时得到合适处理和休息，形成慢性迁移性病变，更是引起长期颈腰肢痛的原因之一。这类病人的病变软组织活动稍多，就可引起疼痛的复发或原症状的加重，休息后症状减轻。有时遇到天气变化或受风着凉，也可引起疼痛的复发或加重。

二、软组织慢性劳损

软组织慢性劳损因生活习惯或职业性体位等原因，如长期低头伏案操劳、久坐、长时间弯腰工作及睡眠姿势不当或使用高枕等，使一部分软组织长时间处于牵拉状态，被牵拉组织内的血管长时间处于半通畅而形成的组织缺氧状态，使血管的通透性发生变化，血细胞渗出、组织变性、纤维间质增多，于是软组织发生了病变，引起颈腰痛症状。

三、风寒湿因素

通过大量的临床观察发现，外界环境中的风寒湿因素，不仅是产生症状的诱因，并且也是使软组织发生病变的一种直接因素。外界环境中的风寒湿因素可降低机体对疼痛的耐受力，使肌肉痉挛、小血管收缩、淋巴回流减慢、软组织血液循环发生障碍，继之产生无菌性炎症。上海中医学院郑效文教授的动物实验证实，风寒湿物理性刺激可引起软组织的一系列病理改变，如皮肤弹性下降、血管收缩、淋巴回流及组织间液的改变、血流动力学和神经传导速度改变；若刺激加剧，还可引起全身反应。风寒湿引起的软组织的病理变化，一般属可逆性非特异性炎症，但如长时间受风寒湿的侵袭或刺激严重，软组织形成的损害将不能逆转。

四、过敏因素或免疫因素

因过敏原所致的软组织的过敏性炎症或抗原抗体反应引起的软组织免疫性炎症而产生的颈腰肢痛愈来愈引起人们的注意。与上面所述的3种因素引起的软组织炎症一样，都属于无菌性炎症的范畴。

五、其他

需要强调的是，对剧烈性颈腰背痛或剧烈性肩臂痛、下肢痛的中老年病人，要考虑到是否由椎体转移性肿瘤或椎管内原发性、转移性肿瘤的占位性病变对脊神经根或脊髓的刺激与压迫所引起。肿瘤组织对其邻近的周围神经直接浸润、压迫也可引起相应部位的剧烈疼痛。因此，剧烈性颈腰背痛或剧烈性肩臂痛、下肢痛的中老年病人在没有明确诊断前，进行X线、CT、MRI检查是十分必要的，特别是有肿瘤手术史在术后一定时间后有颈腰肢剧烈疼痛者，必须高度警惕。首先要排除肿瘤转移的可能，才能考虑其他因素所致的疼痛。

第三节　软组织病变引起颈腰肢痛机制

软组织发生病变后就会产生疼痛或其他一些症状，以提请人们注意：你需要适当休息和采取必要的治疗措施了。所以，疼痛本身是一种保护性、防御性反应。了解引起颈腰肢痛的机制，对选择治疗方法、消除疼痛症状有助。这里要讨论的是软组织发生病变为什么会引起疼痛。

一、化学因素变化对感受器的刺激

由感觉神经末梢构成的伤害感受器分布于全身，当然也分布于软组织内。病变软组织通过化学因素的变化，刺激其中的感受器而引起疼痛症状。在手术时取软组织病变的组织做病理检查可以发现，在脂肪方面可见到脂肪组织变性及纤维间质增多、有不规则的胶原纤维束坎、脂肪组织周围有纤维包绕等现象；在肌肉筋膜方面呈透明样变性及胶原纤维增多等变化；在病变组织中的血管周围有许多渗出的血细胞，以淋巴细胞、红细胞及血小板渗出为主。所以在病理切片上存在着血细胞渗出、组织变性、纤维间质增多等炎症三大特征的病理变化。多数病人的病理切片上都会同时存在病程的早、中、晚期炎症的病理变化，但早期以血细胞渗出为主，因而以病变软组织的肿胀为特征；后期以组织变性和纤维间质增多为主，因此在病程长的软组织病变上有时可扪及索条状物。细菌性炎症的血细胞渗出是以粒性白细胞为主，而引起颈腰肢痛的软组织病变是以淋巴细胞、红细胞、血小板渗出为主。软组织的急性创伤性炎症或慢性劳损性炎症、过敏性或免疫性炎症，在病理检查上均呈类似的表现，都属于无菌性炎症的范畴；其中过敏性炎症是以酸性粒细胞渗出为主。有的作者对椎管内神经根周围软组织（如压迫神经根的束条）进行电镜观察，发现普遍存在红细胞浸润和红细胞变性、红细胞内有铁蛋白颗粒沉积，有的在椎管内的病变软组织中检测到较多的酸性粒细胞。在这些病变软组织中未检测到以中性粒细胞为主的渗出。椎管内、外的软组织无菌性炎症时，组织中 H^+、K^+ 浓度的改变及释放的 5-HT（5-羟色胺）、BK（缓激肽）、组胺、儿茶酚胺等致痛性化学物质对其中伤害感受器的刺激，就是引起病人疼痛感受的原因。

二、组织内压增高对感受器的刺激

病变软组织的组织内压是增高的，压力变化对其中伤害感受器的刺激可引起疼痛。祖国医学认为“不松则痛”，认为病变的软组织是处于“紧张或痉挛”状态（晚期处于挛缩状态），所以采用的治疗措施原则是“以松止痛”。上海生理研究所对颈腰肢痛病人进行肌电图检查发现，颈腰肢痛病人即使在全身肌肉放松状态时，病变部位的肌肉受检时都有不同程度的紧张性电活动存在，而且这种紧张性电活动征象常伴随疼痛而存在——痛和紧张性电活动常是同时存在于软组织病变的一侧。正常人在肌肉放松时是没有电活动存在的，即使偶尔有，也是很小，不超过25μV。因病变部位软组织的紧张性较高，在两侧对比检查时可发现病变部位常是僵硬的，比对侧是较隆起的。因此，病变软组织的内压是增高的，压力变化对其中伤害感受器产生刺激，就会引起疼痛。

三、类瘢痕化、纤维化组织对感觉神经的嵌压

病变组织的类瘢痕化对走行其中或穿其而出的感觉神经产生嵌压而

出现疼痛症状。软组织的慢性劳损性炎症或急性创伤性炎症因没得到及时合适的治疗，就会转为慢性迁延性无菌性炎症。这时，软组织病理变化是以软组织的胶原纤维增生、部分胶原纤维变性和纤维间质增多为主，于筋膜、横纹肌周围或肌纤维间有不规则的瘢痕形成。病变软组织呈现类瘢痕化的病理变化而失去韧性，对走行其中或穿行而过的神经就会产生压迫或嵌压，而引起神经远端的脱髓鞘等病理变化而产生症状。上海生理研究所取病变部位臀上皮神经做电子显微镜观察发现：臀上皮神经粗大纤维大多变性，而细纤维正常或部分变性；周围见到许多脱落的异常细胞器，神经鞘增厚、发灰，呈多层，而正常神经鞘仅一层且透明、色淡。周围神经均走行于软组织之中，有的途径曲折，有的穿过肌肉、筋膜而浅出于皮下，尤其是脊神经后支的感觉支，在走行途中和穿出肌肉、筋膜时受嵌压，就会引起疼痛、麻木等症状。

四、压迫与刺激

病变软组织对邻近神经的直接压迫和无菌性炎症对邻近神经的直接刺激可引起疼痛症状，如髓核突出对供应脊髓的血管的持续性压迫或对脊髓本身的压迫，或对两侧神经根的压迫，可引起脊髓或神经根受压的症状。髓核一旦突破纤维环和后纵韧带，从封闭状态进入椎管腔，就可作为一种抗原，对椎管内的脊髓或神经根的刺激产生免疫性反应。脊髓或神经根周围的免疫性炎症对其产生的刺激就可产生相应的疼痛症状。软组织慢性病变的瘢痕化、僵硬化及早期软组织急性病变的肿胀，对其邻近神经的刺激和压迫，可引起疼痛症状。如梨状肌病变对坐骨神经的刺激和压迫，可产生干性坐骨神经痛麻的症状。病程至后期，梨状肌病变的病理变化以胶原纤维增生，部分胶原纤维变性和纤维间质增多为主要变化且非手术治疗无效时，行梨状肌的切痕松解术就可有效地解除干性坐骨神经痛麻的症状。

关于软组织病变对神经的压迫，要特别强调四点：

（1）对来自一个或两个方向的压迫物，若压迫物本身不是一个电极或化学物质等刺激物而仅是一个中性压迫体，只要被压迫的神经或脊髓有退让回避余地，即使突出物很大，也不会产生脊髓或神经根受压的症状。这就解释了为什么正常人做 CT 或 MRI 发现有椎间盘突出，即使突出物很大也不会产生症状的原因。因为这时椎管腔和神经根管容积够大，受压的脊髓或神经根有退让余地之故。同时也解释了为什么颈、腰硬膜外注射后脊髓或神经根受压的症状可获得改善；因为颈腰硬膜外腔注射不仅可消除脊髓或神经根周围的无菌性炎症对其的刺激，也可使其周围病变软组织的肿胀消除，增大了椎管或神经根的容积，使受压的神经根、脊髓有了回避退让的余地。根据这个原理，在行椎管内软组织松解术以治疗椎间盘突出症或椎管狭窄症时，对钙化、骨化的突出物或脊髓、神经根前的骨唇，如果凿除确有困难，为避免出血和损伤神经，可不作处理，只要脊髓或神经根周围松解得彻底，脊髓或神经根在椎管内有适度的移动度，对压迫物有回避、退让余地，手术疗效一样良好。

（2）对一个或两个方向的外来压迫，如果受压的神经或脊髓没有退让回避余地，就会产生神经或脊髓受压的症状。短暂的压迫刺激只会产生麻木症状，犹如对肘内侧的短暂压迫刺激，尺神经没有退让余地就产生肘内侧麻木症状一样。任何有生命的组织器官（包括神经和脊髓）对持续性无退让性压迫，早期就会产生血细胞渗出、组织变性等一系列无菌性炎症的变化，此时就会产生疼痛症状，以引起人们的注意，督促人们尽快医治以解除压迫。对无退让余地的持续性严重压迫，病程晚期就可产生组织或器官的坏死，造成不可逆的损害。由于这个道理，就可解释在颈腰痛的诊断和治疗上的以下两个临床常见现象：第一个现象是为什么 MRI 或 CT 发现有较大的髓核突出而不一定有症状，而有的病人 CT 或 MRI 检查中髓核只有轻度突出或膨出却有较重的脊髓或神经根受压的症状。这就是取决于病人当时的椎管内状态，如果当时病人的椎管内已有黄韧带肥厚、关节突关节肥大等椎管狭窄的因素存在，而且已达椎管狭窄的临界状态，这时虽然髓核只有轻度突出或膨出，但神经根或脊髓已无退让回避的余地，因此就会产生受压的症状。先天性发育性椎管狭窄的病人容易产生神经或脊髓受压的症状也是这个道理。第二个现象是用按摩手法治疗髓核突出症痊愈的病人，复查 CT 或 MRI 时大多髓核突出依然没减轻而继续存在，但病人却消除了症状。这是因为这部分病人突出的髓核和受压的神经根之间尚未粘连固化，按摩手法使突出的髓核脱离了对脊髓或神经根的压迫，或使髓核改变了对脊髓或神经根的压迫部位，在这个新的部位上，神经或脊髓在受压后有退让回避的余地之故。

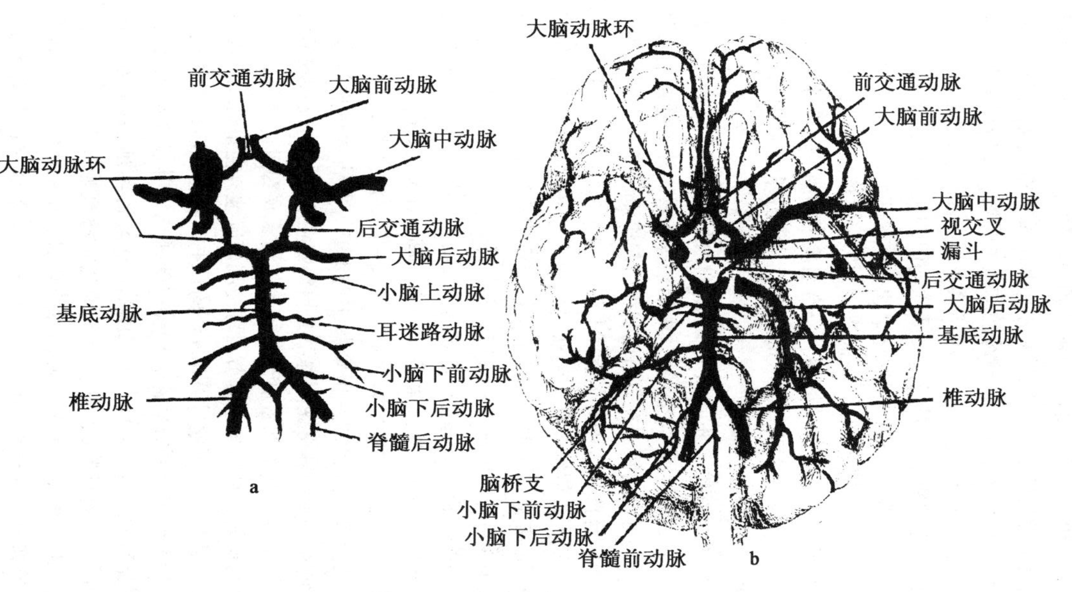

图 1－42　大脑动脉环（Willis 环）

a. 模式图　　b. 脑底面观

（3）“受压”和“嵌压”的概念不尽相同：“受压”是指被压组织只受到一个或两个方向的压力，只要一方有退让回避的余地，就可能不产生受压的症状。如椎体前缘或外侧缘的增生的骨赘，受压组织在大多情况下因有较大的退让余地，所以就不会产生组织受压的症状。而“嵌压”是指组织受到来自四周压迫，受压的组织没退让余地。例如，当筋膜因病变产生肿胀、肥厚、瘢痕化，达一定程度后就会对穿过其的感觉神经产生嵌压式的压迫。因为此时受压神经没有回避余地，就必然会产生神经受压的症状。这时的处理，只有消除了筋膜的病变才能真正地解除病人的病痛。非手术治疗无效时，行筋膜的切开松解以解除对神经的嵌压就能收到十分好的效果。

（4）软组织发生病变，不仅会对其本身内的感受器，并会对其周围的神经产生刺激或压迫而引起症状。由于这些受累的神经可为感觉神经或运动神经，也可为植物神经，因而就可引起疼痛、麻木、冷灼感和运动障碍（无力、麻痺）等不同的症状。

在这里要提醒大家重视的是上颈部（C_4 以上）软组织病变对分布在其内的感受器的刺激或压迫，以及感觉神经穿出病变软组织时对其的嵌压——通过传入纤维引起的中枢反应，不仅是疼痛，而且可以是病人的眩晕症状。颈枕部软组织病变引起的眩晕是产生“颈性眩晕症”的主要因素。从解剖（图 1 - 42）角度看：椎 - 基底动脉主要向脑干和小脑供血。大脑前、中、后动脉发自 Willis 环，主要供血给大脑半球和间脑。椎动脉只是向大脑供血的 4 条动脉中的 1 条，只占大脑血流量的 10% ~20% 。所以，椎动脉出现闭塞不会损伤脑功能。一侧或双侧椎动脉短时间完全闭塞不可能影响脑血流。椎动脉受压或受到刺激痉挛、管径变小，通过脑血管管径的自主调节，可使脑血流维持在正常恒定水平（6.7 ~20kPa）。此外，还可通过 Willis 环的自主调节和代偿，以及众多吻合支从关闭状态改变至开放状态，即使一侧颈内动脉或椎动脉闭塞，也不大可能明显影响血流。因此，一般脑缺血的动物模型是结扎双侧颈内动脉或椎动脉。动物试验也证实，椎 - 基底动脉直径减少至 47% 时，脑干腹前侧血流仍无影响。此外，椎动脉的解剖变异和发育不全及异常很常见，据观察统计，人群中的10% ~20% 有椎 - 基底动脉发育不全，而这些人大多并无眩晕症状。因此，由于自主调节和吻合支的开放，一侧椎动脉闭塞对正常和健康者来说，是不会对脑血流产生很大影响的。由椎动脉受压或刺激而引发的眩晕等症状，只是在自主调节功能丧失或缺乏吻合血流或血管解剖学上的明显异常时才会发生，所以为数不多，发病率较低。在对大量“颈性眩晕症”病例的观察发现，因颈椎骨关节病变造成椎动脉血流受阻而引起的眩晕仅占1/4弱。如上面所述，椎-基底动脉管径减少至47%时仍无法探测到脑干血流的变化。慢性和持续性眩晕症状不可能是由椎-基底动脉供血不足造成的。通过作者对大量颈性眩晕症病人的分析，证实约3/4强的颈性眩晕症是由上颈部软组织病变所引起。在20例志愿者身上进行了这样的试验：于正中及两侧颈枕间隙共3个部位各注射1%的利多卡因5ml。注射后，20人中18人出现眩晕症状。眩晕持续8~42min不等。所有志愿者3d后，再在$L_{4、5}$间隙和双侧L_4椎板共3个部位各注射1%的利多卡因5ml。注射后所有20个志愿者都未出现眩晕症状，出现的只是注射部位的麻木和胀感。这说明上颈部软组织病变引起的眩晕，与眼视力障碍、屈光不正等引起的眩晕机制类似，并不是通过“椎动脉因素”所致。这是由于上颈部软组织中的感受器的部分传入纤维及上颈部感觉神经中的部分传入纤维，是和小脑、前庭神经核、红核、丘脑等有关眩晕中枢相连通的。因此，上颈部软组织病变对这些神经的影响就可产生眩晕症状。对这些病人，在上颈部软组织病变部位上施以持续移位、点压和按揉手法后，大多立即可获得头脑清亮、眩晕消失之效果。

第四节　软组织病变引起的颈腰肢痛症状

一、疼痛

软组织广泛分布于全身，不同部位的软组织发生病变，就可引起身体不同部位的疼痛。因此，头部、枕部软组织发生病变可引起头痛症状，颈背部软组织发生病变可引起颈背痛，肩部、膝部软组织病变可引起肩、膝痛，腰、臀软组织发生病变可引起腰、臀痛等。在病人申诉疼痛时，最好是不让病人说什么地方痛而是让病人用手指出疼痛的部位。因在临床上常可遇到：病人说是腰痛，实际上是肩胛区的背痛，而有的病人把腰骶部疼痛说成是臀部疼痛等。劳累、天气变化等因素均可使软组织病变的疼痛加重或治愈后复发。一切发热性疾病也可使原来的软组织病变的疼痛加重或诱发已治愈的疼痛再现。

二、功能障碍

身体不同部位软组织发生病变除可引起上述的不同部位疼痛外，也可引起疼痛相应部位的功能障碍。例如，颈部软组织发生病变，则颈部的前屈后伸、侧弯及旋转的活动功能就会受到一定的限制；肩臂部软组织发生病变，就会产生肩臂部的抬举、后伸、外展、内收等功能的受限，如病人梳头发及穿衣裤等动作都会受到一定的影响、脱衣要先脱健侧上肢的衣袖、穿衣要先穿患侧的上肢等；肘部软组织发生病变，除了肘部疼痛外，病人的拧手巾、扫地、持物、屈肘等功能就会受到一定影响；腰部软组织发生病变，腰的前屈、后伸、侧弯、旋转功能就会受到一定影响；膝部软组织发生病变，就会影响膝的伸屈功能，因此下蹲、上下楼梯等就会受到一定的影响。了解各部位正常的活动范围，就可识别活动功能障碍的程度。各部位的正常活动范围，请阅读第一篇第二章中的临床检查。

软组织和骨关节病变，均可影响各部位的正常活动范围而产生功能障碍的症状。

三、植物神经紊乱的症状

软组织发生病变就会相伴产生一些植物神经紊乱的症状。

1. 头部软组织病变　可产生头皮增厚、头闷胀、头脑昏沉、记忆力下降等症状。

2. 颈部软组织病变　可产生眩晕、偏头痛、身体不稳、乘船感、视物模糊、视力下降、飞蚊症、复视、眼干涩、重听、耳鸣、耳根痛、耳部拉紧感、面颊部疼痛及心律失常、血压升高或降低等症状。

3. 背部软组织病变　可产生前胸痛、心慌、束胸感、呼吸不畅、气憋、冷水浇背感、走蚁感等症状。

4. 腰部软组织病变　可产生恶心、呕吐、嗳气、呃逆、腹胀、消化不良、胃纳不佳、腹痛、便秘或腹泻等肠功能紊乱症状，以及月经失调、痛经、尿频、尿急等症状。

5. 腰骶部软组织病变及股内收肌病变 可引起肛门痛、会阴部痛、阴囊痛、阴囊部寒冷、性交痛等症状，有些病人还可引起下肢寒冷或烧灼感等症状。

有人统计，软组织病变引起的这些相关症状达120余种。由于这些植物神经紊乱症状的存在，给软组织病的诊断带来一定的困难，使一部分软组织病人常常混杂于内科、神经科、外科、妇产科等其他科室之中。由于误诊不能按软组织病的诊断去治疗，就成为这些临床科室中久治不愈的疑难杂症。

经过软组织病变的有效治疗，随着软组织病变的减轻或痊愈，上述的疼痛、功能障碍及相伴的植物神经紊乱症状，都会随之减轻或消失。

第五节　软组织病变引起的颈腰肢痛的检查

软组织病变引起的颈腰肢痛常有脊柱生理弓的变化，如生理弓过度、生理弓平直或消失等表现。单侧病变或双侧病变轻重不等者，可见脊柱侧突畸形。腰痛病人，腰椎的这种侧突畸形于弯腰时可更显著，而于坐位时脊柱侧突常可自行消失或减轻。过伸坐位时疼痛增剧，不能持久，腰微屈坐位痛轻；若过伸坐位时双臂支撑桌面，反而舒服（图1-43）。较重病人在膝伸直弯腰时，因腰深层肌痉挛而形成腰部僵硬变平，而不像正常人弯腰时呈圆弧形后突，直腿弯腰时手指多不能触地，病情越重，则手距地面的距离愈大（图1-44）。

对软组织病变引起的颈腰肢痛，鉴别是椎管内软组织病变引起的还是椎管外软组织病变引起的，十分重要。以下几点可供鉴别时参考。

1. 压痛点检查

（1）椎管外病变压痛点：椎管外软组织病变，必然会在病人的病变部位寻到压痛点。这些压痛点的存在是有一定规律性的。压痛点大多是在肌肉、韧带、筋膜的骨附丽区或感觉神经从病变筋膜、肌肉的穿出处等部位，如竖脊肌（骶棘肌）病变，可在相应的椎板部位找到压痛点；横突间肌、腰背筋膜中叶病变，可在横突部位扪及压痛；股内收肌病变，可在耻骨联合及耻骨上、下支部位扪及压痛点等，这些都是病变

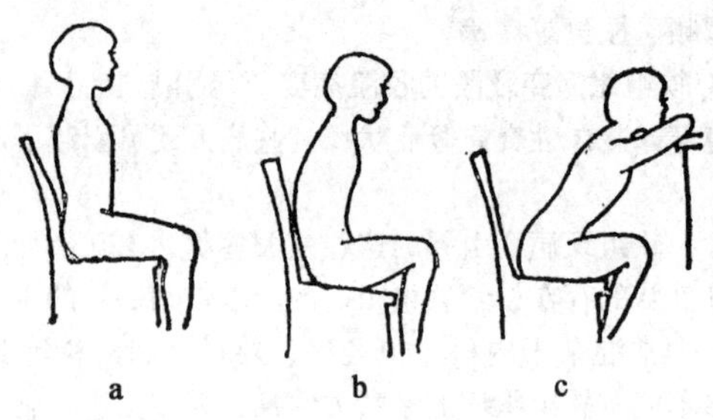

图 1-43　坐位示意

a. 正常坐位　b. 微屈坐位　c. 过伸坐位而双臂支撑桌面

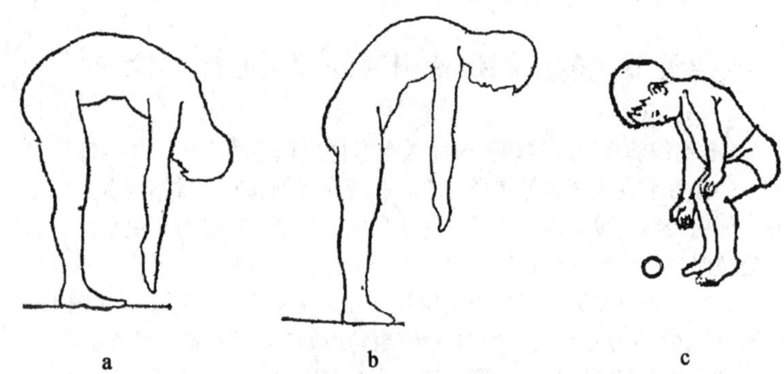

图 1-44　直腿弯腰试验

a. 正常人　b. 腰腿痛病人　c. 病儿拾物

软组织的附丽区。又如腓浅神经病变可在小腿腓侧的中、下 1/3 处腓浅神经穿出筋膜处扪及到压痛点；其他如髂嵴中点压痛，表示臀上皮神经病变；骶髂关节病变时，在髂后上棘与髂后下棘之间有压痛；在坐骨结节外缘与髂后上棘连线中间稍偏上，相当于针灸秩边穴附近有压痛，表示坐骨神经干出梨状肌下孔处病变；坐骨结节与股骨大转子连线中、内 1/3 交界处或臀皱襞中间（承扶穴）有压痛，表示坐骨神经干病变；于坐骨结节外缘处有压痛，表示股后皮神经病变；介于股二头肌和内收肌之间，相当于股门穴部位有压痛，表示股段坐骨神经干病变；在腘窝横线上2～3cm处之腘点处有压痛，表示坐骨神经分叉处病变；腘窝中间，相当于委中穴有压痛，表示胫神经病变；腘窝外侧的股二头肌内缘，相当于委阳穴处有压痛，表示腓总神经病变；在腓骨小头外下方，相当于阳陵泉穴附近处有压痛，表示腓总神经分叉处病变；小腿后侧中间，相当于承筋穴及承山穴处有压痛，表示胫神经病变；沿胫骨嵴外侧，相当于足三里、上巨虚穴部位有压痛，表示腓深神经病变；外踝后，相当于昆仑穴部位有压痛，表示腓肠神经病变；内踝后，相当于太溪穴部位有压痛，表示胫神经病变；腹股沟中点，紧靠股动脉的外侧，相当于冲门穴部位有压痛，表示股神经病变；髂前上棘内侧，相当于五枢和维道穴部位有压痛，表示股外侧皮神经病变等。

引起颈腰痛的常见的椎管外软组织病变的压痛点见图1－11。具体疾病的压痛点部位将在软组织病各论中详细介绍。压痛点就是软组织的病变部位。取压痛点部位的软组织做病理学和电子显微镜检查可证实软组织存在有无菌性炎症的变化。压痛点部位软组织做肌电图检查，可见紧张性电位的存在。有的病人，在软组织病变部位可扪及索条状阳性物，且有明显压痛。压痛点不仅可反映椎管外软组织病变的存在，并且可反映病变的程度。轻压就明显疼痛，表示病变较重。经有效治疗后，随着疼痛程度的减轻，压痛的程度也减轻，直至重压才感稍痛或不痛，表示软组织病变基本恢复。压痛点的检查，也可反映椎管外软组织病变的范围；压痛点愈多，说明病变范围愈广。经治疗后，随着压痛点的减少，病人的软组织病变的范围也会减小。因此，压痛点的检查也可判断治疗效果的好坏。病人症状的减轻常比压痛点反应要早、要快。如果病人症状一减轻而压痛点还存在时就停止治疗，由于软组织病变治疗的不彻底，当遇有气候变化、劳累等因素时，容易使症状复发或原已减轻的症状又加重。因此，软组织病变引起的疼痛，应以压痛点消失或基本消失为治疗终止的指征。

除少数病程长者的椎管内、外软组织会同时存在病变外，在做体检时，大多数椎管内软组织病变者在体表是找不到明显压痛点的。即使有，也局限于病变节段的棘突间和椎板部位，有时按压这些压痛点有向骶尾部或患侧下肢传射的麻痛感。病人的症状和压痛点的检查也存在不一致情况，如有时病人的症状很重，而能检查到的压痛点却很少。

（2）椎管内病变压痛点：下述部位的压痛点对椎管内病变的定位有一定的价值。

颈椎横突压痛对诊断颈椎椎管内病变有重要意义。病人头转向健侧，在锁骨上窝沿胸锁乳突肌外缘压迫横突前下侧，从而使颈神经根受压。常见$C_{6、7}$横突前下有压痛并可向肩部、腋下乃至手部放射。检查者以食指和中指沿一侧胸锁乳头肌前缘与气管间隙向深处压迫颈椎前部，从而使颈椎间盘的纤维环的前部受压。如出现弥漫的疼痛，即向肩部、肩胛下、耳后以至颞部扩散，则对诊断颈椎管内病变有参考价值。

颈椎棘突间出现放射性叩痛，对椎管内病变有定位意义。颈椎管内病变常见$C_{6、7}$棘突间有放射性叩痛。某些硬脊膜外肿瘤有时可在病变节段的棘突间显示放射性叩、压痛，并可沿脊柱向下传导，乃至下肢也出现传导性麻木或走蚁感。此种现象即为脊髓肿瘤的棘突征阳性。小腿肚压痛，提示S_1病变存在；胫骨前侧间隙处压痛，提示L_5病变；股四头肌压痛，提示L_4神经根受累。此外，腰椎管内软组织病变引起的根性激惹，有时在坐骨大孔内上缘、骶髂关节部位及坐骨神经的径路上可寻及压痛点（图1－45）。但这些压痛点无定位意义。

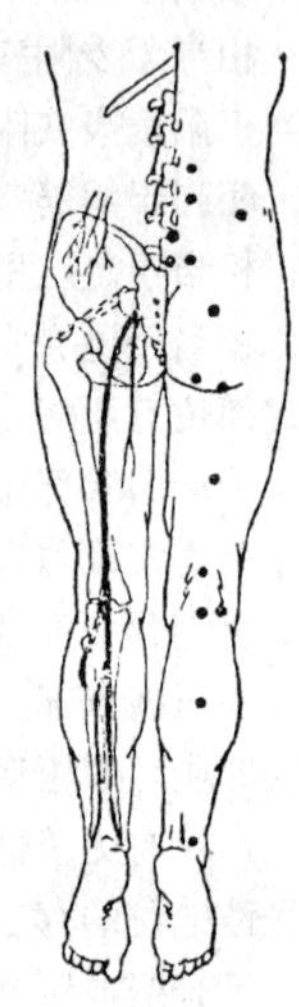

图1－45　腰椎管内病变常见压痛点

1984年，王福根提出臀上神经（坐骨大孔内上缘）的压痛对判定腰脊神经受累有明显的特异性。检查方法：病人俯卧位，两下肢伸直，上肢放松置于身旁。髂后上棘与股骨大转子最高点连线之内中1/3处即为坐骨大孔内上缘。在此处用拇指指腹向内前方深压，左右两侧对比检查该部位压痛程度及向同侧下肢放射痛的差异。用直径为18～20cm的圆柱形软枕垫于胸下和腹下对比观察。王福根认为，腰椎管内病变者在腹下加垫时压痛及下肢放射痛减轻或消失，而胸下加垫时加剧。此为本试验阳性。臀部软组织病变者在腹下加垫时疼痛加重、胸下加垫时疼痛减轻或无变化，则为本试验阴性。

2. 前屈旋转头试验（Fenz征）　先将病人头前屈，继而向左右旋转，如出现颈部疼痛为阳性，多提示为颈椎骨关节病变所引起，非椎管外颈软组织病变所致。

3. 压头（击顶）试验　又称颈椎间孔挤压试验。病人头部稍向患侧倾斜，术者用双手重叠放在头顶部加压，或术者将左手放在头顶，右手握拳并轻轻叩击左手背，以使压力向下传递至椎间孔缩小的神经根受压部位，出现患肢放射性疼痛及麻木感为阳性，提示有颈神经病变存在。

4. 根性疼痛区的定位　若某一后根遭受刺激时，则可在根区出现根性放射性疼痛的现象（表 1–5）。在临床上，此种疼痛对定位诊断具有重要的参考价值，往往较其他的神经功能障碍更有助于判断脊髓及其神经根的病变平面。通过长期临床实践观察，对颈部脊髓及神经根病变的定位总结为两句口诀：五肩、六肘、七腕、八指；六拇、七中、八环小。这两句口诀前面的数表示病变脊髓、神经根的节段平面，后面的字表示该节段的脊髓或神经根发生病变后产生痛麻的主要部位。如病人主诉肩部麻痛，而肩周软组织无明显压痛点可触及，则可考虑为 C_5 脊髓或神经根病变所引起；如病人主诉为肘部痛麻，就要考虑为 C_6 节段的病变所致；如病人主诉痛麻发生在左腕部，则要考虑由左侧 C_7 神经根受累所引起；如果病人主诉痛麻症状发生在手指上，则可能为 C_8 节段脊髓或神经根病变所致。同理，可理解第二句口诀：如果病人主诉右侧拇、食指麻痛，则要考虑右侧 C_6 神经根受累的可能；如果病人痛麻症状主要发生在左侧食、中指上，则应考虑病人是由左侧 C_7 神经根发生病变所致；如果病人主要是环指、小指痛麻，则应考虑是由 C_8 神经根发生病变所引起。

表 1–5　脊神经根损害时根性痛的放射部位

神经根	根痛放射部位	神经根	根痛放射部位
C_2	枕部	T_{10}	脐部带状区
C_3	耳	L_1	腹股沟
C_4	肩	L_2	股前侧
C_5	臂外侧以至拇指	L_3	膝
C_6	拇指、食指	L_4	内踝与﨟趾
C_7	五指，但以中指为主	L_5	足背与五趾

续表

神经根	根痛放射部位	神经根	根痛放射部位
C_8	环指、小指或仅小指	S_1	足跟与跖
T_1	前臂尺侧	S_2	下肢后侧
T_2	臂内侧	S_3	股内侧
T_5	乳头区	S_4	外生殖器
T_6	乳头下带状区	S_5	肛门

5. 引颈试验　病人坐位，术者用双手分别托住其下颏及枕部，或者站在病人的背后而使术者前胸紧靠病人枕部，并以双手托住其下颏，然后用力向上做颈部牵引，以使椎间孔增大，如出现疼痛减轻或颈部轻松感则为阳性。若于椎动脉综合征发作期进行此试验，眩晕、耳鸣等症状亦常能暂时减轻或消失。

6. 压颈静脉试验　术者用双手同时压迫两侧的颈静脉（同腰穿时做的奎氏试验），使脑压及椎管压力突然升高而冲击神经根，引起上肢或下肢放射性痛为阳性，示颈、腰椎神经根性病变存在。此试验对髓外膜下型颈髓肿瘤的诊断也有重要意义。

7. 增加腹压试验　令病人做咳嗽或用力闭气动作，使腹压以至椎管内压力突然增加而冲击神经根。若出现腰腿放射性痛麻症状为阳性，示神经根病变。

8. 臂丛神经牵扯试验　病人稍低头，术者一手扶其患侧头部，另一手握其腕部，然后两手向相反方向推拉（图1-46），若出现患肢放射性痛及麻木，即属阳性。提示根性神经痛。

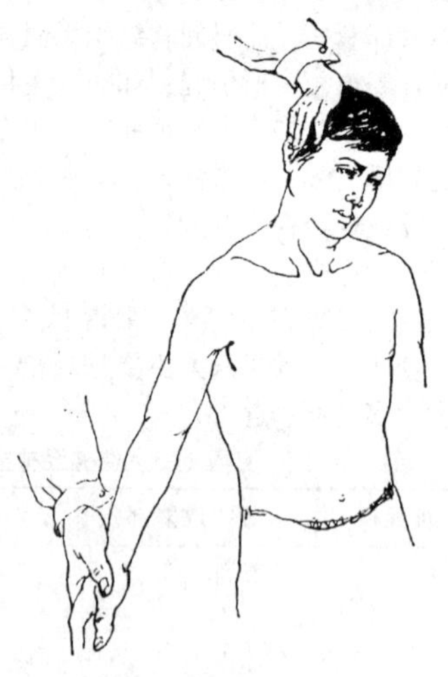

图 1-46　臂丛神经牵扯试验

9. **直臂抬高试验** 此试验类似下肢的直腿抬高试验。病人取坐位或站立位，手臂伸直，术者站在病人的背后，一手扶其患侧肩，另一手握其患肢腕部并向外后上方抬起（图1－47），以使臂丛神经受到牵扯。若病人的患肢出现放射性疼痛即为阳性。亦可根据出现放射痛时的抬高程度来判断颈神经根或臂丛受损的轻重。

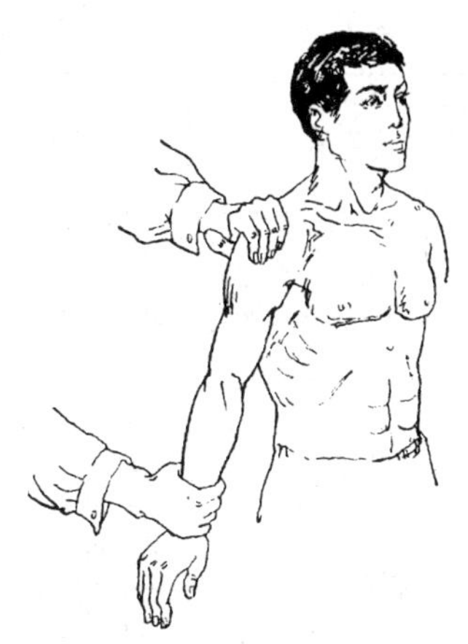

图1－47 直臂抬高试验

10. **反应颈椎管内病变的运动试验** 包括对上肢的肌力、肌张力与肌萎缩情况的检查。尤其要注意下列一些具有代表性的肌肉改变：三角肌（C_5 脊髓节，腋神经），肱二头肌（C_6 脊髓节、肌皮神经），肱三头肌（C_7 脊髓节、桡神经），大鱼际肌（$C_{6、7}$脊髓节、正中神经），小鱼际肌（C_8、T_1 脊髓节、尺神经）。

为了能扼要而全面地了解颈椎周围神经的肌肉支配、检查方法及产生麻痹后的症状特征，下面用列表方法加以介绍（表1－6～表1－12）。

表1－6 周围神经的肌肉支配及运动机能（根据 J. C. Mokinley）

神经丛	周围神经	肌肉	脊髓节段	检查的动作
颈丛	颈神经	颈部深肌（胸锁乳突肌及斜方肌亦参与）	$C_{1\sim4}$	屈颈 伸颈 转颈 侧屈颈
		斜角肌	$C_{4\sim8}$	上升胸廓上部
	膈神经	膈肌	$C_{3\sim4}$	呼气（上升腹部）

续表

神经丛	周围神经	肌肉	脊髓节段	检查的动作
臂丛	胸前神经（来自臂丛的内侧及外侧次级干）	胸大肌及胸小肌	$C_5 \sim T_1$	上臂自后向前内收
	胸长神经	前锯肌	$C_{5\sim7}$	肩部前推
	肩胛背神经	肩胛提肌	$C_{5(3\sim4)}$	肩胛上举
		菱形肌	$C_{4\sim5}$	肩胛内收及上举
	肩胛上神经	冈上肌	C_5	上臂外展
		冈下肌	$C_{5\sim6}$	上臂外旋
	肩胛下神经（来自臂丛的后侧次级干）	背阔肌，大圆肌及肩胛下肌	$C_{5\sim8}$	上臂内旋
				上臂自前向后内收
	腋神经（来自臂丛的后侧次级干）	三角肌	$C_{5\sim6}$	上臂外展
		小圆肌	C_5	上臂外旋
	肌皮神经（来自臂丛外侧次级干）	肱二头肌	C_5	前臂屈曲 前臂旋后
		喙肱肌	$C_{5\sim6}$	上臂内收 前臂屈曲
		肱肌	$C_{6\sim7}$	前臂屈曲

续表

<table>
<tr><th>神经丛</th><th>周围神经</th><th>肌肉</th><th>脊髓节段</th><th>检查的动作</th></tr>
<tr><td rowspan="21">臂丛</td><td rowspan="12">正中神经（颈$_{6\sim7}$来自臂丛外侧次级干）</td><td>旋前圆肌</td><td>$C_{6\sim7}$</td><td>前臂旋前</td></tr>
<tr><td>桡侧腕屈肌</td><td>$C_{6\sim7}$</td><td>手向桡掌侧屈曲</td></tr>
<tr><td>掌长肌</td><td>$C_7\sim T_1$</td><td>屈手</td></tr>
<tr><td rowspan="2">指浅屈肌</td><td rowspan="2">$C_7\sim T_1$</td><td>食指
中指
环指
小指
}的中节屈曲</td></tr>
<tr><td>屈手</td></tr>
<tr><td>拇长屈肌</td><td>$C_{6\sim7}$</td><td>拇指末节屈曲</td></tr>
<tr><td rowspan="2">指深屈肌（桡侧部）</td><td rowspan="2">$C_7\sim T_1$</td><td>食指
中指
}的末节屈曲</td></tr>
<tr><td>屈手</td></tr>
<tr><td>拇短外展肌</td><td>$C_{6\sim7}$</td><td>拇指掌骨外展</td></tr>
<tr><td>拇短屈肌</td><td>$C_{6\sim7}$</td><td>拇指根节屈曲</td></tr>
<tr><td>拇指对掌肌</td><td>$C_{6\sim7}$</td><td>拇指掌骨对掌</td></tr>
<tr><td>手蚓状肌（外侧第一第二）</td><td>$C_{6\sim7}$</td><td rowspan="2">食指
中指
环指
小指
}根节屈曲与中节末节伸直</td></tr>
<tr><td rowspan="9">尺神经（C_8、T_1来自臂丛的内侧次级干）</td><td>手蚓状肌（内侧第三第四）</td><td>C_8、T_1</td></tr>
<tr><td>尺侧腕屈肌</td><td>$C_7\sim T_1$</td><td>向尺侧屈曲</td></tr>
<tr><td rowspan="2">指深屈肌（尺侧部）</td><td rowspan="2">$C_8\sim T_1$</td><td>环指
小指
}的末节屈曲</td></tr>
<tr><td>屈手</td></tr>
<tr><td>拇内收肌</td><td>$C_8\sim T_1$</td><td>拇指掌骨内收</td></tr>
<tr><td>小指外展肌</td><td>$C_8\sim T_1$</td><td>小指外展</td></tr>
<tr><td>小指对掌肌</td><td>$C_8\sim T_1$</td><td>小指屈曲和拇指对掌</td></tr>
<tr><td rowspan="2">骨间肌</td><td rowspan="2">$C_8\sim T_1$</td><td>手指根节屈曲与中节末节伸直</td></tr>
<tr><td>手指内收及外展</td></tr>
</table>

续表

<table>
<tr><th>神经丛</th><th>周围神经</th><th>肌肉</th><th>脊髓节段</th><th>检查的动作</th></tr>
<tr><td rowspan="14">臂
丛</td><td rowspan="14">桡神经（来自臂丛的后侧次级干）</td><td>肱三头肌及肘后肌</td><td>$C_{6\sim8}$</td><td>前臂伸直</td></tr>
<tr><td>肱桡肌</td><td>$C_{5\sim6}$</td><td>前臂屈曲</td></tr>
<tr><td>桡侧腕伸肌</td><td>$C_{5\sim7}$</td><td>手向桡侧伸直</td></tr>
<tr><td>指总伸肌</td><td>$C_{6\sim8}$</td><td>食指
中指
环指
小指 } 的指节伸直</td></tr>
<tr><td>指总伸肌</td><td>$C_{6\sim8}$</td><td>手的伸直</td></tr>
<tr><td rowspan="2">小指固有伸肌</td><td rowspan="2">$C_{6\sim8}$</td><td>小指指节的伸直</td></tr>
<tr><td>手的伸直</td></tr>
<tr><td>尺侧腕伸肌</td><td>$C_{6\sim8}$</td><td>手向尺侧伸直</td></tr>
<tr><td>旋后肌</td><td>$C_{5\sim7}$</td><td>前臂旋后</td></tr>
<tr><td rowspan="2">拇长外展肌</td><td rowspan="2">$C_{6\sim7}$</td><td>拇指掌骨外展</td></tr>
<tr><td>手向桡侧伸直</td></tr>
<tr><td rowspan="2">拇短伸肌及长肌</td><td>$C_{6\sim7}$</td><td>拇指伸直</td></tr>
<tr><td>$C_{6\sim8}$</td><td>手向桡背侧伸直</td></tr>
<tr><td>食指固有伸肌</td><td>$C_{6\sim8}$</td><td>食指伸直
手的伸直</td></tr>
<tr><td></td><td>胸神经及腰骶神经的后支</td><td>胸廓、腹壁及背肌</td><td></td><td>肋骨上举
肋骨下降
腹壁收缩
躯干前屈
躯干侧屈
躯干背屈</td></tr>
</table>

表 1－7　桡神经支配的肌肉和检查方法

部位	肌肉	检查方法
上　臂	肱三头肌	将前臂屈曲，抗阻力地伸直前臂
	肱桡肌	抗阻力地屈曲前臂
	桡侧腕伸肌	手指伸直，抗阻力地向桡侧伸腕
前　臂	旋后肌	前臂伸直，抗阻力地使其前臂旋后
	尺侧腕伸肌	抗阻力地向尺侧伸腕
	指总伸肌	抗阻力地伸展其掌
	拇长展肌	抗阻力地向垂直手掌的方向外展其拇指
	拇短伸肌	抗阻力地伸展其拇指掌指关节
	拇长伸肌	抗阻力地伸展其拇指指间关节

表 1－8　桡神经麻痹的症状特征

损伤部位		运动障碍	感觉障碍
腕　　部		无	拇指背面，食指及中指背面近端和相应的手背部感觉消失
前臂中段	桡浅神经损伤	无	拇指背面，食指及中指背面近端和相应的手背部感觉消失
	桡深神经损伤	拇指伸直及外展障碍，食指伸直障碍	无
肱骨下段		腕下垂,腕及各指不能伸直,拇指不能外展	拇指背面，食指及中指背面近端和相应的手背部感觉消失
肱骨中段		腕下垂，腕及各指不能伸直，拇指不能外展	拇指背面，食指及中指背面近端和相应的手背部感觉消失，并可累及前臂后侧皮支，肘上及前臂后面桡侧感觉消失
腋　　部		腕下垂，腕及各指不能伸直，拇指不能外展，且不能伸直前臂	拇指背面，食指及中指背面近端和相应的手背部感觉消失，并可累及前臂后侧皮支

表1－9　正中神经支配的肌肉和检查方法

肌肉	检查方法
旋前圆肌	前臂伸直，抗阻力地使前臂旋前
桡侧腕屈肌	抗阻力地向桡侧屈腕
指浅屈肌	抗阻力地屈曲其近端指关节
食、中指之指深屈肌	抗阻力地屈曲其食、中指远端指关节
拇长屈肌	抗阻力地屈曲其拇指指关节
拇短展肌	抗阻力地使拇指向掌面垂直举起
拇指对掌肌	保持拇指指甲与掌面平行，抗阻力地使拇指尖对触小指尖

表1－10　正中神经麻痹的症状特征

损伤部位	运动障碍	感觉障碍
腕　部	拇指对掌肌麻痹，其他运动障碍不明显	拇指、食指、中指及环指一半掌面及其末二节背面，以及相应的手掌部感觉消失
肘　部	前臂旋前障碍，屈腕运动部分丧失，拇指、食指屈曲运动丧失，第二至第五指屈曲运动部分丧失，不能握拳，拇指不能做对掌动作，亦不能外展与食指分开，大鱼际肌萎缩，呈猿手畸形	拇指、食指、中指及环指一半掌面及其末二节背面，以及相应的手掌部感觉消失

表1－11　尺神经支配的肌肉和检查方法

肌肉	检查方法
尺侧腕屈肌	手伸直，抗阻力地向尺侧屈腕
环、小指之指深屈肌	抗阻力地屈曲其环指及小指远端指关节
小指展肌	手伸直，抗阻力地外展小指
背侧骨间肌	抗阻力地分开手指（不包括小指），或抗阻力地外展食指
掌侧骨间肌	用力并拢各指，或使外展位的食指抗阻力地向内并拢
拇收肌	拇指指甲与掌面垂直，夹持纸片于拇指及手掌之间

表 1-12　尺神经麻痹的症状特征

损伤部位	运动障碍	感觉障碍
腕　部	环指及小指掌指关节不能屈曲，指关节不能伸直，各指不能分开及并拢，拇指内收障碍，骨间肌及小鱼际肌萎缩，呈爪形手畸形	小指和环指一半及相应的手掌、手背感觉消失
肘　部	环指及小指掌指关节不能屈曲，指关节不能伸直，各指不能分开及并拢，拇指内收障碍，骨间肌及小鱼际肌萎缩，呈爪形手畸形，且爪形手更显著，并有尺侧屈腕障碍	小指和环指一半及相应的手掌、手背感觉消失

11. 反映颈椎管内病变的反射检查　此检查可反映颈椎管内病变。主要检查肱二头肌腱反射（$C_{5、6}$），肱三头肌腱反射（$C_{6、7}$）及桡骨膜反射（$C_{5\sim8}$）。其中桡骨膜反射的动作为肘关节屈曲、旋前及手指屈曲；若仅有手指屈曲而无肘关节屈曲时，则提示病变可能位于 $C_{5、6}$ 节段。

12. 腰前屈后伸试验　令病人伸直髋膝站立，做腰前屈后伸活动。若原腰腿痛症状在腰前屈时加重，后伸时减轻，多为椎管外软组织病变引起的症状；若腰前屈时症状减轻，后伸时加重，多为椎管内软组织病变引起。做本试验的腰前屈、后伸活动时，检查者要站于病人的一侧，一手掌置于病人胸前，另一手掌置于病人背后。令病人全身放松不用力，靠检查者手掌的推力做前屈和后伸活动，以力争检查的准确性。做前屈试验时，检查者在病人背后的手掌用力，在病人前胸的手掌只起协同、扶持作用。做后伸试验时，检查者放在病人胸前的手掌用力，胸后的手掌起协同、扶持作用。少数外侧型和极外侧型的髓核突出症病人，由于神经根周围无菌性炎症对其附近的位于上、下横突根部之间的横突间肌的刺激，使病人的前屈活动时也会疼痛加剧。此外，在弯腰时，$L_{2、3}$ 神经根移动大，L_4 神经根移动小，而 L_5、S_1 神经根无移动。因此，上腰椎的椎管内病变，有时在弯腰时也会引起股前侧的麻痛症状。因为作者已经提及的和即将谈到的各种检查和试验方法，是针对多数病人的一般性规律，临床征象的多变性和病变的复杂性，使同一种病在不同病人所表现的临床现象多种多样。所以，对每一个具体的病人，尤其症状、体征不典型的病人，作者要通过详细询问病人的症状，并认真而详细地检查，必要时还要借助仪器检查，综合考虑、全面分析后才能获得正确的诊断，而不是简单的只进行某一种检查就可能确诊的。

13. Kemp 试验 病人伸膝直立，检查者纵向用力，使病人向后侧、患侧做侧弯活动（病人自己不用力），出现患侧下肢痛麻症状者为阳性。对诊断患侧存在侧隐窝狭窄有很大意义。椎管外软组织病变者本试验多为阴性。

14. 端坐伸膝试验 正常者双膝伸直，端坐床上，并可向前弯腰。腰椎管内病变病人，膝不能伸直，更不敢向前弯腰。如在患侧屈曲的膝部向下按压，即会引起患肢后部的痛麻症状。

15. 宣蛰人检查法 宣蛰人于1980 年提出腰椎管内病变引起腰腿痛的3 种检查方法：脊柱侧弯试验、俯卧位下的胸腹垫枕试验和胫总神经弹拨试验。

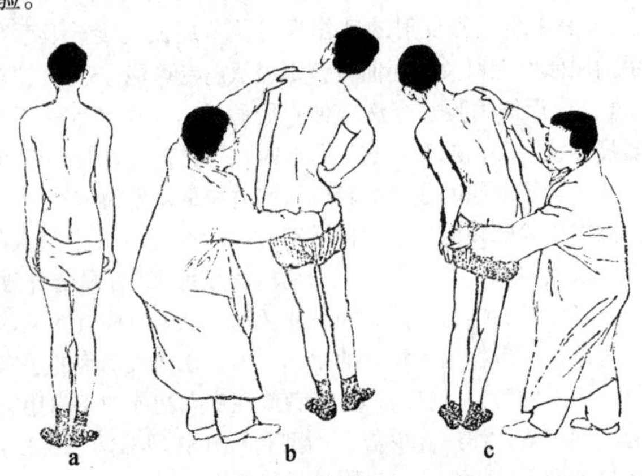

图 1－48 侧弯试验

a. 直立姿势 b. 病侧脊柱侧弯 c. 健侧脊柱侧弯

（1）脊柱侧弯试验（图 1－48）：病人双下肢伸直，足跟并拢并使躯干保持适度后仰的体位。先做向病侧的侧弯试验，检查者面向病人后背站立。向病侧弯时，检查者一手按在病人健肩的外上方向病侧推，另一手放在病侧骨盆的外侧，以限制骨盆的移动。脊柱侧弯时，要以检查者手的推动力为主，将病人整个脊柱连同头部逐渐增大向病侧的弯曲度，勿叫病人自己做主动侧弯动作，同时还要病人保持双膝伸直和双足跟不得离开地面，以尽量保证试验的正确性。其次，再做向健侧的侧弯试验：检查者一手放在患侧肩的外上方向健侧推，使病人整个脊柱和头逐渐弯向健侧；另一手按在健侧骨盆外侧以限制骨盆向外侧的移动。在做侧弯活动时，病人两手自然下垂置于股外侧，随着侧弯幅度增大，手指逐向股下端移动。记下病人做左右侧弯动作时产生患侧下肢痛麻症状时手指距髌骨上缘向外侧连线的距离（厘米数），以便治疗前后作对比观察。如果向病侧弯时诱发腰骶部、臀部痛，诱发下肢痛麻或原有的痛麻加剧，而向健侧弯时诱发的症状消失或原有的症状减轻者，为病侧脊柱侧弯试验阳性，多为椎管内病变引起的症状；如果向健侧弯时诱发痛麻或使原腰骶部、臀部、下肢痛麻症状加重而向病侧弯时减轻或消失者为腰椎健侧弯试验阴性，多为腰椎管外软组织病变引起的症状；如果向病侧弯和向健侧弯均引起原症状的加重，可能椎管内外软组织病变同时存在。

（2）胸、腹垫枕试验（图 1－49）：病人俯卧位，全身肌肉放松，医者用伸直的拇指尖适度的深压，找到腰部深层的压痛点并询问有无传导痛或下肢的麻刺感。拇指保留在原处皮肤上，然后在胸下垫枕（脊柱腰段超伸展位）或腹下垫枕（腰段脊柱过度前屈位）。所垫枕应为在压紧后直径至少 30cm 的长圆枕，再在原压痛点深压检查。若腹下加垫后使胸下加垫引发的传导痛或下肢刺麻感完全消失或基本消失，则腰椎管内病变的可能性较大；若症状仅有一定程度的减轻，则腰椎管内、外软组织病变的可能会同时存在。这是因为不论椎管内或椎管外的软组织病变，在俯卧腰段脊柱超伸展上都更易引出剧痛，所以此时要做其他试验加以鉴别。若腹下加垫后与原胸加垫引起的症状无改变，则基本上排除了腰椎管内病变的可能性，可再结合其他试验来确立是否为椎管外软组织病变引起的腰腿痛症状。

（3）胫总神经弹拨试验（图 1－50）：病人全身肌肉放松，俯卧位。医者一手握踝使膝屈曲90°以放松腘窝部软组织，另一手食指尖在腘窝中间偏内的胫神经干上做轻巧的横行弹拨。两侧对比观察。正常时弹拨不会引出任何征象，而出现局部不适、疼痛或其他激惹征象者，均属本试验的阳性体征，提示椎管内软组织病变的可能较大。

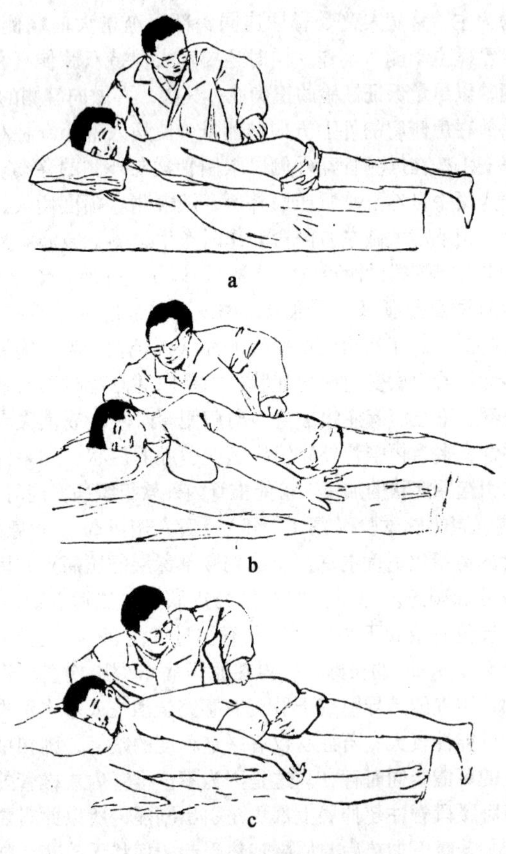

图1－49 胸腹垫枕试验

a. 腰脊柱伸展位 b. 腰脊柱超伸展位 c. 腰脊柱过度前屈位

宣蛰人指出，极大多数由腰椎管内软组织病变刺激神经根引起的腰腿痛，不论是单纯的或混合型的，必具备上述的腰段脊柱“三种试验”检查共同的阳性体征。通过手术解除了椎管内发病因素后，又可使三种试验全部变为阴性。宣蛰人又指出，胫总神经弹拨试验阳性加上其他两种试验中的任何一种试验的阳性，可作为确立腰椎管内软组织病变引起腰腿痛的诊断依据，经手术验证无偏差发现。

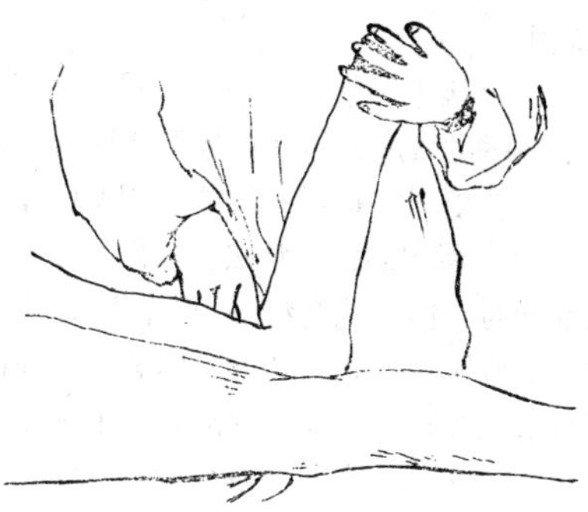

图 1－50 胫总神经弹拨试验

16. 直腿抬举试验 病人仰卧位，双下肢伸直，做左、右侧的抬举试验。当一侧下肢抬举尚不到70°时就诱发疼痛或使原疼痛加重者为直腿抬举试验阳性。须记下此时下肢抬高的度数。腰椎管内病人者，直腿抬举至一定角度后可引起腘窝及小腿后侧的痛麻感；腰骶部软组织病变或腰骶关节病变者，直腿抬举至一定角度后可引起腰骶部或腰骶关节部位的疼痛；髋关节病变者，直腿抬举可引起髋关节部位疼痛。因此，直腿抬举试验并不是某一疾病的特异性诊断的检查方法。任何伴有腘绳肌病变的腰腿痛疾患，直腿抬举将使骨盆旋转刺激腰骶部而产生疼痛。

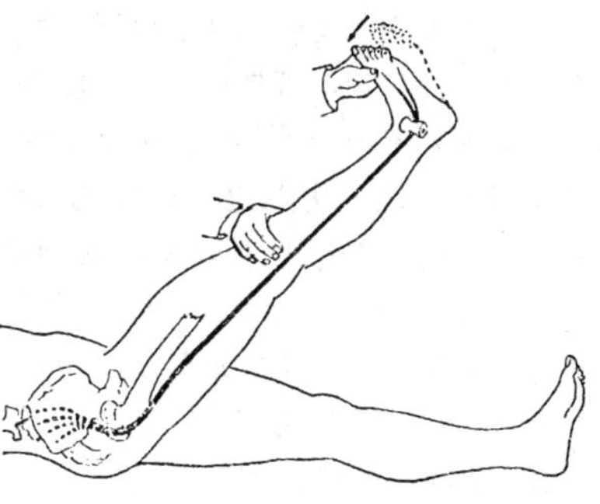

图 1－51 Laseques 试验

改进的直腿抬高试验：病人坐于床边，两腿下垂，髋、膝关节屈曲90°。检查者将患侧小腿伸直就引起小腿的痛麻症状，提示椎管内病变的可能。这种检查比较自然。

17. 直腿抬举加强试验

（1）Laseques 试验：病人仰卧位，在直腿抬举到一定角度出现下肢麻痛症状后，检查者再使足背屈，如原麻痛加剧为 Laseques 试验阳性（图 1－51）。另一种方法为直腿抬举到一定角度出现麻痛症状后，降低度数至麻痛刚消失，术者此时使足背屈后又出现症状者，也称 Laseques

试验阳性。

（2）腰下垫枕加强法：直腿抬举到一定角度出现下肢麻痛症状时记下抬举的角度，然后在腰下垫枕，再做直腿抬举试验，若抬举读数明显降低就出现症状者（相差10°以上），称腰下垫枕加强试验法阳性。

（3）屈颈加强试验法：一侧下肢直腿抬举到一定读数出现下肢麻痛症状时，维持此度数不变，同时再做屈颈动作，若痛麻加重者为屈颈加强试验阳性。若出现下肢麻痛后，降低下肢的抬举度数至麻痛刚消失时再做屈颈动作又复出现症状，也称屈颈加强试验阳性。

（4）健侧下肢抬举加强法试验：直腿抬举至一定角度出现下肢麻痛后，再令病人此时抬举健侧下肢，患侧下肢麻痛症状加重者为健侧下肢抬举加强试验阳性。再者，出现麻痛后降低下肢抬高的度数至症状刚消失，此时令病人直腿抬举健侧下肢而复又出现症状者，也为阳性。另外，一侧下肢抬举出现麻痛时记下度数，然后再令病人两下肢同时再抬举。若两次抬举引起患侧麻痛症状的度数相差10°以上者，也称为健侧下肢抬举加强试验法阳性。S_1 神经根受压时，健侧下肢抬举加强试验不如 $L_{4、5}$ 明显，是由 S_1 神经根的解剖位置关系而定，即髓核突出只会压迫其起始部位及其前侧，对神经根滑动影响小之故。

以上4种直腿抬举的加强试验阳性，均提示椎管内软组织病变引起的根型神经痛的存在可能。

18. 直腿抬举减弱试验

（1）直腿抬举至下肢出现麻痛症状后屈膝可减轻疼痛，为直腿抬举减弱试验阳性。

（2）直腿抬举至下肢出现麻痛后，纵向牵引健侧下肢使痛麻减轻或使患侧下肢抬举角度增加超过10°者，也为直腿抬举减弱试验阳性，并提示神经根未被粘连固定。

直腿抬举减弱试验提示椎管内软组织病变存在的可能性较大。

19. 弓弦试验（图1－52） 病人端坐于床边，两手扶住床缘，双小腿下垂。检查者先将患侧小腿徐徐抬起，直至出现腰腿部放射痛为止，继而再将该侧膝关节略加屈曲至疼痛刚刚消失，并用两腿夹其足，以保持此位置不变。然后用两手的中、食指压迫其腘窝中间（使通过此处的胫神经受压而牵拉坐骨神经及其神经根），倘若放射痛复又出现，并随压力增大而逐渐加剧，则为本试验阳性，表示坐骨神经根性损害，常由椎间盘突出所致。如按压或弹拨胫神经只出现局部疼痛是没有什么意义的。

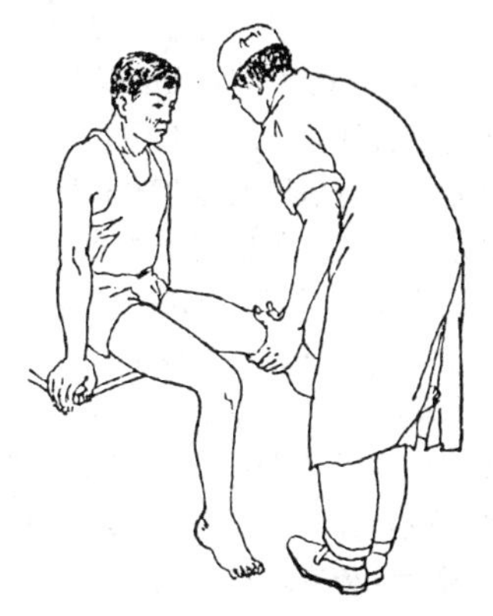

图 1－52　弓弦试验

20. 股神经牵张试验

（1）屈膝伸髋试验：病人俯卧位，膝保持轻度屈曲位并使髋向后伸展，有放射到股前部痛麻症状者为阳性。常提示 $L_{3、4}$ 神经根及其周围软组织病变的存在。

（2）跟臀试验（图1－53）：病人俯卧位，检查者推踝之手向下用力推足跟与臀部相抵触，出现股前部痛麻症状者为阳性。

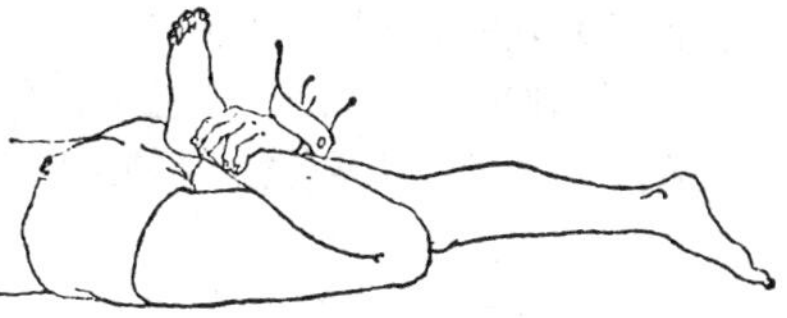

图 1－53　跟臀试验

（3）直腿伸髋试验（图1－54）：病人俯卧位，双下肢伸直。检查者一手托住患侧膝部，另一手按住髋关节部位或托足背，用力将下肢向上抬举使髋关节后伸，若出现腰及股前侧放射痛，则为阳性。对上腰椎间盘突出的诊断有一定的帮助。

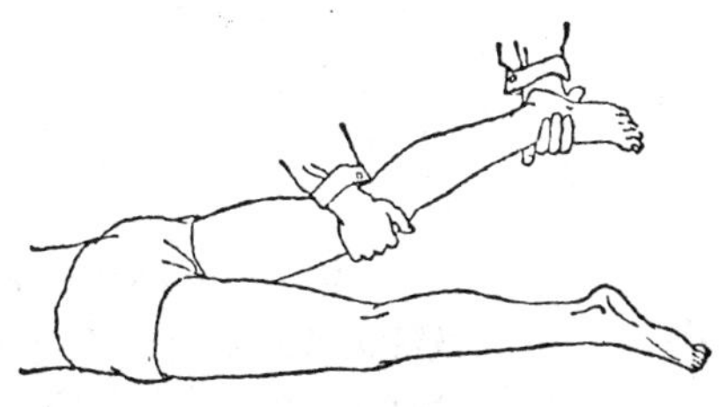

图 1－54　直腿伸髋试验

（4）展髋试验：病人健侧卧位，两下肢伸直，将患侧下肢抬起使髋关节外展，如大腿前侧痛为阳性，对上腰椎间盘突出的诊断有一定价值。

如果做股神经牵张试验时除引起股前部疼痛外，还引起坐骨神经走行部位的臀、股、小腿后侧的痛麻症状，或做直腿抬举试验时除引起下肢后侧的痛麻症状外还引起股前部的痛麻症状，是 $L_{4、5}$ 椎间盘突出症的特有体征，有定位意义，也提示 $L_{4、5}$ 神经根交通支的存在。

21. 感觉障碍定位检查法 以病人疼痛症状来判别是椎管内软组织还是椎管外软组织病变引起的颈腰肢痛或用以来定位是不可靠的，因为疼痛按照可识别的体节分布现象是罕见的。但病人的感觉异常却有一定的定位价值。若出现这些有定位意义的感觉异常存在时，多为椎管内软组织病变所引起。外踝下方、足外侧和足跟部的感觉异常提示 S_1 神经根及其周围软组织病变的存在；小腿前侧面、足背、踇趾背面及第一、第二趾趾间的感觉异常，常提示 L_5 神经根及周围软组织病变的存在；大腿前内侧的麻木感，提示 L_4 神经根及其周围软组织病变的存在。皮肤的感觉异常的检查，要用双手食指同时擦划病人两下肢同一部位的皮肤做对比检查才较准确。

22. 肌无力的检查 椎管外软组织病变除少数病程长、病情严重者会合并出现肌力下降外，一般较少出现肌无力现象。而在椎管内软组织病变者肌无力是较常见的体征之一，并具有一定的定位价值。

（1）脚伸踇和屈踇肌力检查：踇趾背伸肌力的减弱示 L_5 神经根受累，踇趾跖屈肌力的减弱示 S_1 神经根受累（图 1－55）。

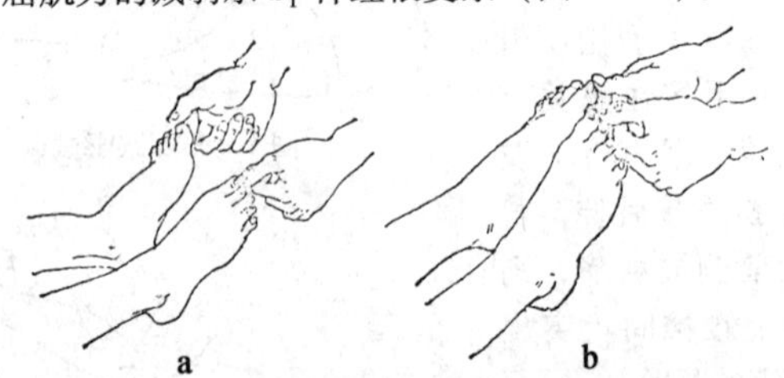

图 1－55 脚伸踇和屈踇肌力检查

a. 伸踇肌力检查（右侧 L_5 神经根受累，伸踇肌力减弱）

b. 屈踇肌力检查（右侧 S_1 神经根受累，屈踇肌力减弱）

（2）立位检查：让病人一足抬起（一手可扶持墙物以维持站立姿势），另一足做足尖站立、足跟落下动作 5～6 次。两足对比检查，患侧有费力感，示腓肠肌无力，为 S_1 神经根受累的征象。这个足尖站立、足跟落下的动作要迅速重复地进行才有临床意义。如股四头肌无力，用足尖站立也会有困难，故要加以鉴别。若股四头肌无力，在企图用足尖站立时，其膝关节会有屈曲趋势。

（3）足跟站立检查：足跟站立困难者是踇长伸肌无力的表现，为 L_5 神经根受累后较早出现的征象。

（4）踇趾尖站立检查：踇趾尖站立困难为踇长屈肌无力的表现，是 S_1 神经受累的征象。

（5）臀大肌检查：若臀大肌软弱无力，病人患肢站立时会出现健侧臀纹（臀皱折）下移的征象，也为 S_1 神经根受累的征象。

（6）股四头肌检查：股四头肌无力见于 L_4 神经根及其周围软组织病变。病人坐于床边，两下肢屈曲垂于床边，在病人屈双膝的同时做双侧膝关节的伸膝抗阻试验。从对比检查中不难检查出患侧股四头肌肌力下降的征象。

为了扼要而全面地了解腰骶周围神经的肌肉支配、检查方法及产生麻痹的症状特征，下面用列表（表 1－13～表 1－18）方法加以介绍。

23. 神经反射的检查：椎管外软组织病变除病程长、病情严重者外，神经反射的变化较少出现。所以，出现神经反射的变化，常提示椎管内软组织病变的存在，且有一定的定位价值。

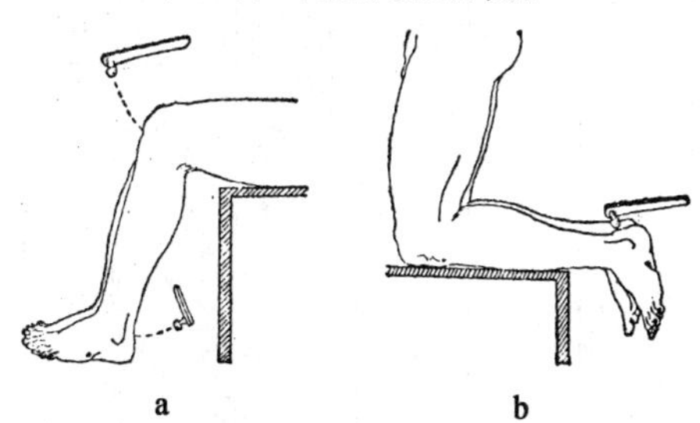

图 1－56　下肢腱反射检查

a. 坐位膝腱和跟腱反射检查　b. 跪位跟腱反射检查

（1）下肢腱反射：S_1 神经根受累时，踝反射（跟腱反射）可呈现减弱或消失的征象。检查时最好让病人跪在椅子上进行（图 1－56），也可让病人俯卧位屈曲双膝进行检查。通过临床观察发现，如果病人既往有过坐骨神经痛的发作史，而此次 S_1 神经根受累的程度又大到足以使踝反射消失，那么这种反射的消失就较难恢复。

表 1-13　下肢肌肉的节段型运动神经支配

部位	肌肉	T_{12}	L_1	L_2	L_3	L_4	L_5	S_1	S_2	S_3
下肢带	髂腰肌	■	■	■	■	■	■			
	阔筋膜张肌					■	■			
	臀中肌					■	■	■		
	臀小肌					■	■	■		
	股方肌					■	■	■		
	下孖肌					■	■	■		
	上孖肌					■	■	■		
	臀大肌					■	■	■	■	
	闭孔内肌						■	■		
	梨状肌						■	■		
大腿	缝匠肌			■	■					
	耻骨肌			■	■					
	内收长肌			■	■					
	股四头肌			■	■					
	股薄肌			■	■	■				
	外展短肌			■	■	■				
	闭孔外肌				■	■				
	大收肌				■	■				
	小收肌				■	■				
	膝关节肌				■	■				
	半腱肌					■	■	■		
	半膜肌					■	■	■		
	股二头肌					■	■	■	■	
小腿	胫骨前肌					■	■			
	踇长伸肌					■	■	■		
	腘肌					■	■	■		
	跖肌					■	■	■		
	趾长伸肌					■	■	■		
	比目鱼肌					■	■	■	■	
	腓肠肌					■	■	■	■	
	腓骨长肌						■	■		
	腓骨短肌						■	■		
	胫骨后肌						■	■	■	
	趾长屈肌						■	■	■	
	踇长屈肌						■	■	■	■
	踇短伸肌					■	■	■	■	■
足	趾长伸肌					■	■	■		
	趾短屈肌						■	■		
	外展长肌						■	■		
	踇短屈肌						■	■	■	■
	足蚓状肌						■	■	■	
	踇展肌							■	■	
	小趾展肌							■	■	
	小趾短屈肌							■	■	
	小趾对跖肌							■	■	
	跖方肌							■	■	
	骨间肌							■	■	

表1－14　周围神经（腰、骶丛）的肌肉支配及运动机能（根据 J. C. Mokinley）

神经丛	周围神经	肌　肉	脊髓节段	检查的动作
腰丛	股神经	髂腰肌	T_{12} ~ L_3	髋关节屈曲
		缝匠肌	$L_{2\sim3}$	髋关节屈曲（与大腿外翻）
		股四头肌	$L_{2\sim4}$	小腿伸直
	闭孔神经	耻骨肌	$L_{2\sim3}$	大腿内收
		长收肌	$L_{2\sim3}$	
		短收肌	$L_{2\sim4}$	
		大收肌	$L_{3\sim4}$	
		股薄肌	$L_{2\sim4}$	
		闭孔外肌	$L_{3\sim4}$	大腿内收
				大腿外旋
	臀上神经	臀中肌及臀小肌	$L_{4\sim5}$	大腿外展
			S_1	大腿内旋
		阔筋膜张肌	$L_{4\sim5}$	大腿屈曲
		梨状肌	$S_{1\sim2}$	大腿外旋
	臀下神经	臀大肌	L_4 ~ S_1	大腿外展
骶丛	骶丛肌支	闭孔内肌	L_5 ~ S_2	大腿外旋
		孖肌	L_4 ~ S_2	
		股方肌	L_4 ~ S_2	
	坐骨神经（总干）	股二头肌	L_4 ~ S_2	小腿屈曲（在协助大腿伸直）
		半腱肌	L_4 ~ S_1	
		半膜肌	L_4 ~ S_1	

续表

神经丛	周围神经	肌 肉	脊髓节段	检查的动作
骶丛	腓深神经	胫骨前肌	$L_{4\sim5}$	足的背屈
				足的旋后
		踇长伸肌	$L_4 \sim S_1$	踇趾伸直
				足的背屈
		趾短伸肌	$L_4 \sim S_1$	踇趾及内侧三趾的伸直
	腓浅神经	腓骨肌	$L_5 \sim S_1$	在旋前时足的跖屈
	胫神经	胫骨后肌及小腿三头肌	$L_5 \sim S_2$	在旋后时足的跖屈
		趾长屈肌	$L_5 \sim S_2$	在旋后时足的跖屈第二至第五趾的末节屈曲
		踇长屈肌	$L_5 \sim S_2$	在旋后时足的跖屈踇趾末节屈曲
		趾短屈肌	$L_5 \sim S_1$	第二至第五趾的中节屈曲
		踇短屈肌	$L_5 \sim S_2$	踇趾根节屈曲
		跖肌	$S_{1\sim2}$	散开及并拢足趾
				足趾根节屈曲
	阴部神经	会阴肌及括约肌	$S_{2\sim4}$	骨盆底的自主控制

表 1－15 坐骨神经支配的肌肉和检查方法

神经	肌肉	检查方法
坐骨神经	股二头肌	病人俯卧,抗阻力地屈曲膝关节(肌腱在腘窝外侧)
	半腱肌	病人俯卧,抗阻力地屈曲膝关节(肌腱在腘窝内侧)
	腓肠肌	病人俯卧，抗阻力地向跖面屈曲踝关节

续表

神经	肌肉	检查方法
胫神经	胫骨后肌	抗阻力地内翻其足
	趾长屈肌、踇长屈肌	抗阻力地屈曲诸趾末节
	胫骨前肌	抗阻力地背屈踝关节
腓深神经	趾长伸肌	抗阻力地背伸第二至第五趾
	踇长伸肌	抗阻力地背伸踇趾
	趾短伸肌	抗阻力地背伸诸趾
腓浅神经	腓长肌、腓短肌	抗阻力地外翻其足

表 1－16　坐骨神经麻痹的症状特征

损伤部位	运动障碍	感觉障碍
股部	足下垂，踝关节及足趾运动丧失	小腿外侧，后侧及足感觉消失
臀部	足下垂，踝关节及足趾运动消失，并有膝关节屈曲障碍	

表 1－17　腓总神经麻痹的症状特征

损伤神经	运动障碍	感觉障碍
腓深神经	足下垂，踝关节及足趾不能背伸	踇趾及第二趾间背侧一小区感觉消失
腓浅神经	足不能外翻	小腿外侧、足背、踇趾内侧、第二趾外侧及第三至第四趾背侧感觉消失
腓总神经	兼有以上二者，呈马蹄内翻足畸形	兼有以上二者

表 1－18　胫神经麻痹的症状特征

损伤部位	运动障碍	感觉障碍
踝部	足趾不能跖曲	
腘部（胫神经）	踝关节及足趾不能跖屈、足内翻运动障碍	足跖感觉消失

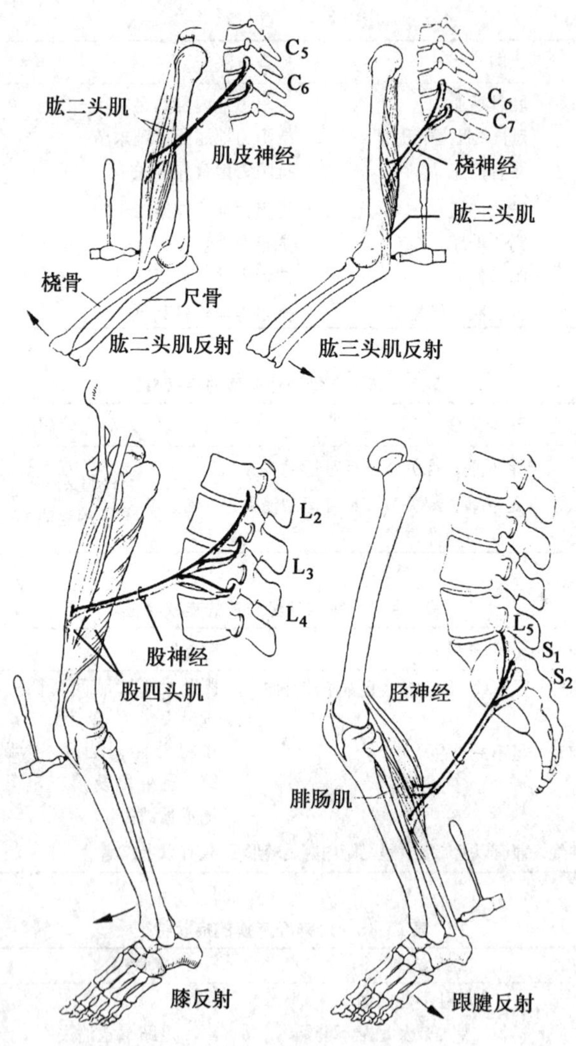

图 1-57 最主要的本体感觉反射

(2) 跖反射：正常时搔划足跟可引起跖屈反应。在 S_1 神经根受累时常可消失。

(3) 膝反射：$L_{3、4}$神经根受累时，膝腱反射减弱或消失。

(4) 肱二头肌腱反射：减弱或消失时，常提示C_7神经根受累；而肱三头肌反射的减弱或消失，常提示 C_8 神经根受累。上面介绍的颈椎内病变的反射检查及本段介绍的神经反射检查，均是人体本体感觉反射。这些反射反映的相应脊髓及肌肉情况见图 1-57。

以上提供的一些鉴别椎管内、外软组织病变的检查方法，仅符合大多病人的一般性规律，有的要多种检查方法，相互验证，再结合病史才能确立诊断。个别病人有时因体征很不明确，而不能确立正确的诊断时，需要再次详细的研究病史，分析病人的症状和所得的少量体征，甚至要进一步做仪器检查才能确立正确的诊断。从长期临床工作中发现：一些症状很重，而椎管外软组织又未寻及和症状一致的压痛点，从上面介绍的各种检查方法中也没获取到明显信息者，这时要考虑椎管内病变存在的可能为大。对症状剧烈者，还要考虑脊椎或椎管内的原发性或转移性肿瘤的可能。这个临床经验务请读者注意。在这种情况下，要求病人进行 CT、ECT 或 MRI 等其他检查以明确诊断是十分必需的！

第二篇

颈腰肢痛常用诊断技术

第一章　X 线检查

第一节　X 线平片检查

在有众多现代化检查手段的今天，普通 X 线平片检查仍为颈腰肢痛的最基本的检查。它可确定或排除骨关节本身病变所引起的颈腰肢痛。如骨折、脱位、肿瘤、畸形、增生、狭窄及骨与关节的特异性或非特异性炎症等，通过 X 线平片检查，大多均可得到明确诊断。对另外一些疾病，如椎间盘突出症、椎管狭窄症等，虽不能通过 X 线平片检查获得明确诊断，但它可提供一定的信息，作为进一步检查的依据。在行 CT 检查之前，先做 X 线平片检查，可为 CT 提供重点横断面扫描的具体部位，并为 CT 提供检查节段的纵轴整体情况。

颈椎的 X 线平片征象与腰椎相似，但要比腰椎复杂些。因此，了解颈椎 X 线平片的情况，就会知道腰椎的大致情况。所以，本文重点介绍颈椎 X 线检查。

为了较全面了解情况，对颈椎摄片要求摄正位片、侧位片、左斜位片、右斜位片及张口位片。而腰椎则除了不拍摄张口位片外，一般要拍 4 张片。对疑有颈椎、腰椎不稳的病人，需加摄颈椎或腰椎的过伸及过屈位侧位片。各方位片的正常显示如图 2－1、图 2－2 所示。要从正位片详细观察椎体各结构有无异常，如棘突是否居中、椎间隙有无狭窄、椎间隙两侧是否对称、有无颈肋、横突是否过长、有无脊柱隐裂和先天性畸形等。拍摄颈椎侧位片时要求病人的两眼向前平视，两手各提 5～10kg 重物，使肩下垂，以便显示 C_7。从侧位片可显示脊柱的生理弧度、椎间隙的宽窄，观察椎体前阴影，测量椎管的矢状径。如韧带有钙化、椎体有骨唇增生，侧位片的显示最清楚。侧位片也可观察有无颅底凹陷、融椎等先天性畸形存在。

过伸过屈位的动力性侧位片，可提示脊柱有无不稳定因素存在。

从斜位片可观察椎间孔及上、下关节突的变化和脊椎峡部的情况。其形状如一哈巴狗（图 2－3）。病人仰卧，头略垫高，然后患侧离台面 45°位，称前后斜位；如让病人俯卧位，健侧抬高 45°，称后前斜位。前者因头抬高，放大率较多。一般要求摄左、右斜位片各一张。可显示 C_3 以下椎间孔形状。

颈椎张口位检查主要显示 $C_{1、2}$结构，须将球管中心线通过张开的口投照，以避开下颌骨及牙齿的遮挡。

一、颈椎的一般 X 线征象

颈椎的 X 线平片的一般征象，通过以下口诀的分析介绍可大致有所了解。口诀为：一骨、二弓、三钩突，四颈项韧带钙化，五间、六旋、七滑脱，八孔、九突、十张口。

1. 骨　指椎体骨唇增生。X 线片上见到脊柱某些节段的椎体上下缘有不同程度的骨质增生，放射科医生常称这种增生为骨刺、骨赘、骨唇或骨质增生。骨刺是 X 线照片上所见的形态变化，实际上这种增生像嘴唇一样突出于椎体的上缘或下缘，故而称骨质唇样增生为好，简称为“骨唇”。骨唇大多发生在椎体的两侧下缘，其次为椎体的后下缘及前下缘，后上缘最少。发生在椎体前缘及椎体两侧的骨质唇样增生，因其邻近无重要神经、血管通过，所以不会引起压迫症状。椎体后缘突入椎管内的骨唇，在小于3mm 以下时也很少会引起对神经的压迫症状。只有在极少数情况下，因椎管内软组织已存在病变致使椎管容积已十分狭小，或椎体后缘的十分显著的骨唇使脊髓或脊神经受压又无退让回避余地时，才会产生对脊髓或神经根的压迫。椎体骨唇增生是人体退变的一种表现，它常随椎间盘退变、椎间隙变窄的存在而产生。因为该节段主要依靠附着在其上的软组织来维持其稳定性，所以在活动时容易引起

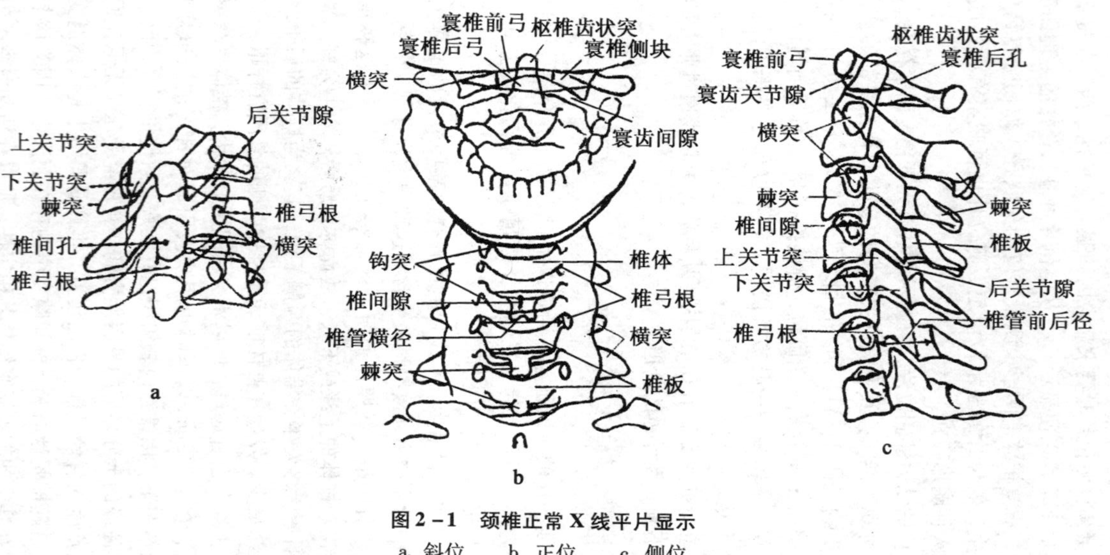

图 2－1　颈椎正常 X 线平片显示

a. 斜位　　b. 正位　　c. 侧位

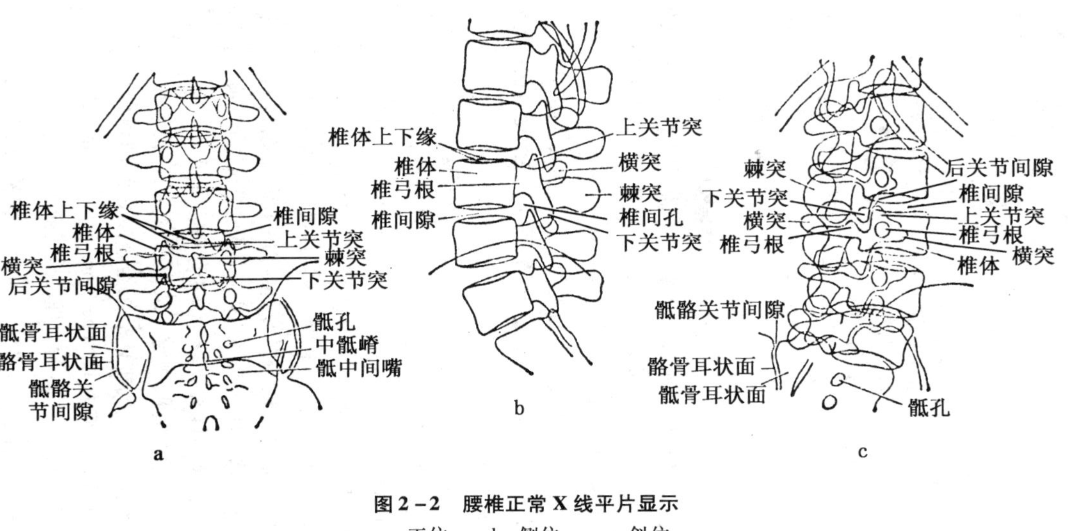

图 2-2　腰椎正常 X 线平片显示

a. 正位　　b. 侧位　　c. 斜位

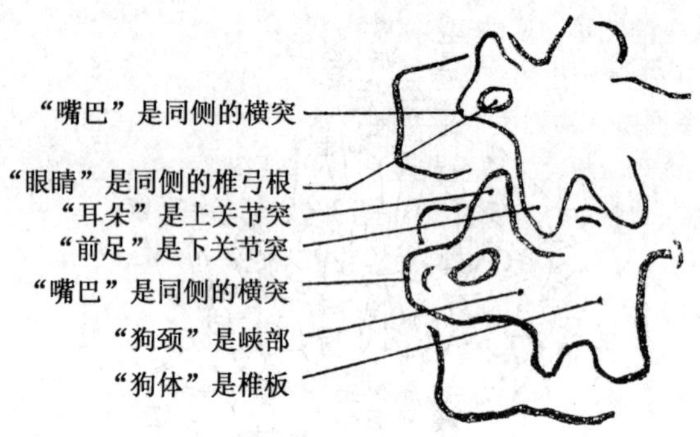

图2－3 腰椎斜位片

这些软组织的损伤。如前纵韧带或后纵韧带损伤，韧带从椎体附着处剥离、部分撕脱下来，在韧带下形成小血肿，随着血肿的钙化、成骨细胞的骨化而逐渐形成椎体的骨唇增生。

2. 弓 指颈椎或腰椎的生理弓。正常人从侧位片可见颈椎与腰椎都有均匀凸向前的生理弧度，即生理弓。在颈椎方面，主要从以下3个方面来观察生理弓的变化。

(1) 生理弓的形态：当颈椎某节段有病变出现代偿时可出现生理弓变直、反屈、"S"形弯曲（2个弧度）或过度前屈。

(2) 测量弓顶位置：从齿状突尖至 C_7 椎体后下缘划线（图2－4），正常生理弓的弓顶应在 C_5 椎体后上缘。如果弓顶不在 C_5 椎体后上缘而在其下者为弓顶下移，或在 C_5 椎体后上缘以上者为弓顶上移，均提示颈椎某节段有病变存在的可能。

(3) 弓顶距离的测定：从齿状突向 C_7 椎体后缘作一连线，弓顶的椎体后缘至连线之间的距离，为弓顶距离，正常为12mm±5mm，小于7mm为生理弓平直，大于17mm为生理弓过度前屈。

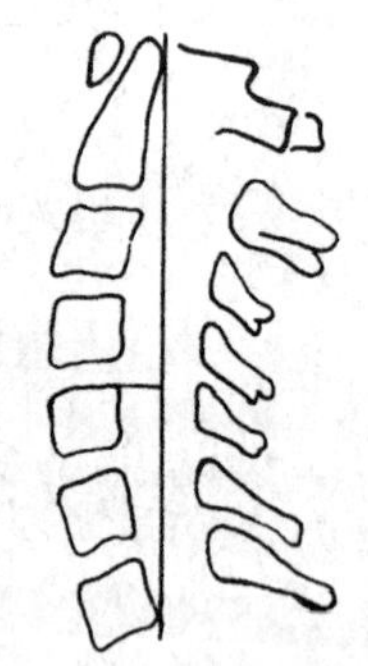

图2－4 颈椎弧度测量法

3. 钩突 正位片钩突呈三角形，钩椎关节宽约2mm；侧位片呈扇形，占椎体上缘后段的1/3～1/2；斜位片在椎间孔的前下方。钩突关节退变发生的较早，反映退变也较灵敏，退变涉及的节段、范围也较大，如椎体退变产生的骨唇常是 2 ~3 个椎体，而钩椎关节退变则可能是 3 ~4 个椎体。钩椎关节退变在 X 片上表现为关节间隙变窄（小于 2mm）和钩突的肥大、增生或尖刺状增生。钩椎关节退变两侧常不一致，有的一侧为重，有的只发生于一侧。两侧钩椎间隙明显不对称示该节段颈椎不稳定，存在左右侧摆。

4. 颈项韧带钙化 主要从侧位片上进行观察。以项韧带钙化最多见，多发生在 $C_{5、6}$后方，呈长圆形；其次为前纵韧带钙化；再次为棘上和棘间韧带钙化；最后为后纵韧带钙化。显著的后纵韧带钙化，可导致脊髓的受压而产生相应的症状。有时也可见到黄韧带钙化的影像。黄韧带在腰部厚度正常值为 4 ~6mm，而在颈段仅厚 1. 5mm。颈黄韧带损伤、钙化多发生在下颈段。

颈项韧带钙化部位常提示相应节段的病变存在，并常在相应节段还会发现其他异常 X 线征象的存在。

5. 间 指观察椎间隙变化。椎间隙是椎间盘所在位置，因此，椎间隙变化也反映了椎间盘的变化。在 30 岁之后，人体椎间盘逐渐退变、脱水、变窄。因此，X 线平片上显示的椎间隙变窄就反映了该间隙的椎间盘的退变。颈椎的退变最早发生在 $C_{5、6}$椎间盘上，因此，$C_{5、6}$椎间隙也最早发现变窄的征象。椎间盘退变或椎间盘吸收时，均可出现椎间隙变窄。先天性变异时，可见椎体分节不全，出现融椎征象，椎间隙完全或部分消失征象。颈椎骨性椎体为前低后高，而椎间盘则为前高后低，因此，颈椎的生理性前凸，是由椎间盘的前高后低所形成的。髓核突出，不仅在 X 线平片上可见椎间隙变窄，并且在正位片上可见左、右间隙不等宽，髓核突出侧增宽；在侧位片上可见髓核突出节段的椎间隙后部增宽（厚）。脊椎肿瘤及脊椎结核在 X 片上均可见到病损部位的框体被破坏影像，但肿瘤仍可见到大致正常的椎间隙，而结核病人的椎间隙也受到浸润破坏，间隙变窄不整，甚至消失。在正常情况下，$C_{2、3}$、$C_{3、4}$和 $C_{4、5}$间隙大致相等，椎间隙前部为 3. 8mm ±0. 5mm，后缘间隙为 1. 9mm ±0. 28mm。$C_{5、6}$间隙较上为宽，而 $C_{6、7}$间隙最宽，但 C_7、T_1 间隙又较窄。

腰椎间盘的厚薄在脊柱不同部位有所不同。一般来说，凡运动较多地方，椎间盘较厚，L_5、S_1 可达 17.1mm。腰间盘前缘厚度均大于后缘，若出现椎间隙后缘大于前缘示有髓核突出可能。正常情况下，个别颈椎棘突也会发生偏歪，因此要结合病人症状和下面介绍的 2 个影像变化，才能确定是否有临床意义。

6. 旋 指颈、腰椎旋转。在 X 线片上显示为：

（1）棘突：偏歪，棘突不在上、下椎骨棘突中心轴线的连线上，而偏向一侧。某一节椎骨的棘突中心点偏离各棘突中心连线≥3mm，表示该节段颈椎有轴向旋转。

（2）椎体：后缘出现双边影。

（3）关节突：出现双突的影像。

以上 3 个影像出现在某一二个节段时才有临床意义，说明这一二个节段出现了异常。如果在 X 线平片上颈椎或腰椎所有节段的椎体后缘都出现双边，或关节突都出现双突影像，提示摄片时病人身体有移动。

7. 滑脱 在颈椎多发生在 $C_{3、4}$，而腰椎多发生在 S_1 以上 L_5 椎体的向前移位，且多由外伤或先天性 L_5 两侧椎弓峡不连引起。在一般情况下，颈、腰椎的滑脱多发生在椎间隙变窄的上方。有的病人在做前屈和后伸活动时才出现滑脱。因此，有时须做颈或腰的过伸、过屈位动力性侧位片检查，即在最大伸、屈位时摄侧位片检查（图 2－5）：病人站立位，颈、腰尽量前屈，颈前屈时使下颌抵触胸骨柄；后伸时，颈、腰尽量后伸，面部朝上，两眼直视天花板。颈椎及 $L_{3、4}$，$L_{4、5}$ 的过伸、过屈位动力性侧位片上，相邻椎体后缘向前后水平滑移≥3mm，L_5、S_1 前后水平滑移≥5mm，或相邻椎体前方的张开角度大于 11°，为功能性滑脱，示脊柱不稳定因素存在（图 2－5）。

滑脱的分级：把滑脱部位的下位椎体的上侧面，前后分成了三等份，2 个椎体滑脱不超过 1/3，为Ⅰ度滑脱；超过 1/3 未达 2/3，为Ⅱ度滑脱；上一椎体滑脱超过下椎体 2/3，为Ⅲ度滑脱。Ⅰ度滑脱常可不引起症状，腰部Ⅱ度滑脱时就可在体外扪及滑脱部位的上下棘突有阶梯变化，躯干缩短、臀部后突。Meyerding 把滑脱部位的下位椎体的上侧面，前后分为四等份，上位椎体向前移位 1/4 者为Ⅰ度，以此类推，将滑移分为四度。

8. 孔 指椎间孔。实际上椎间孔是一个短管，故又叫椎间管，只

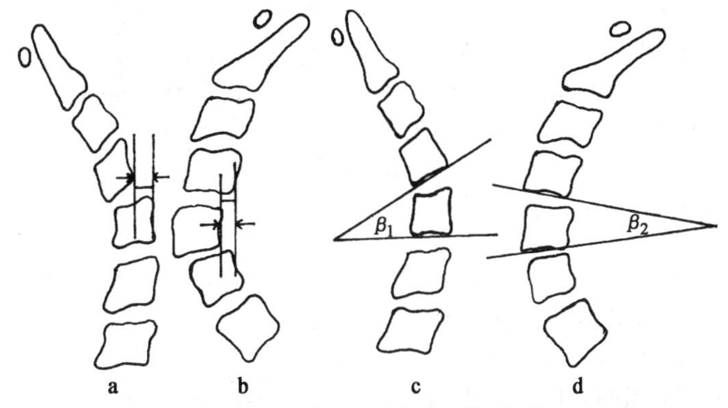

图 2－5　过伸、过屈位动力性侧位片

a. 过屈位侧位片测定椎体前后水平移位　b. 过伸位侧位片测定椎体前后水平移位
c. 过屈位侧位片测量角度位移　d. 过伸位侧位片测量角度位移

是从 X 线平片上显示的是“孔”。从 L_1 ~ S_1 管径逐渐变小和管道变长。在 L_5S_1 平面，该管长度为 2.5 ~ 3cm。管内含脊神经的前后根、神经节及节段性动脉、静脉等。主要从斜位片来观察椎间孔的影像变化。正常颈椎间孔呈长方形或椭圆形，高 10mm，横径 5mm，前后壁光滑。椎间隙变窄可造成椎间孔高度变小。椎间孔前后径变小是钩突增生、关节突增生、关节突关节肥大和椎体滑脱的结果。当钩椎关节增生时，除与正位片相似可见钩椎关节硬化外，还可见增生的边缘向孔内突出，椎间孔呈狭窄或肾形。关节突关节增生时，可自椎间孔后方挤压椎间孔。

9. 突　指关节突关节。上位椎体的下关节突及下位椎体的上关节突构成关节突关节。若发生病变，可见关节间隙模糊，关节面粗糙、硬化，关节突关节间隙狭窄（ <2mm）和边缘骨刺。关节突关节半脱位多与椎体滑脱并存，侧位片上显示上关节突与上位椎体后缘重叠，关节间隙宽窄不一。

10. 张口　指观察张口位投照的 X 线正位片。

（1）观察寰枢椎：寰枢椎为头颅与脊柱的移行部位，在整个脊柱中结构最为复杂和特殊。枢椎齿状突是枕骨与寰椎连接结构的骨性中轴，而将其束缚于寰椎前弓内的横韧带是维持寰椎稳定的最重要的结构。当X线测量寰椎两侧块向外分离移位距离之和大于6.9mm（图2-6）时，说明横韧带已完全断裂。张口位首先观察齿状突是否居中；寰椎两侧的下关节面最外缘间的连线叫寰底线，正常时寰底线中点作出的垂直线应恰好通过齿状突的中心轴线（图2-7）。

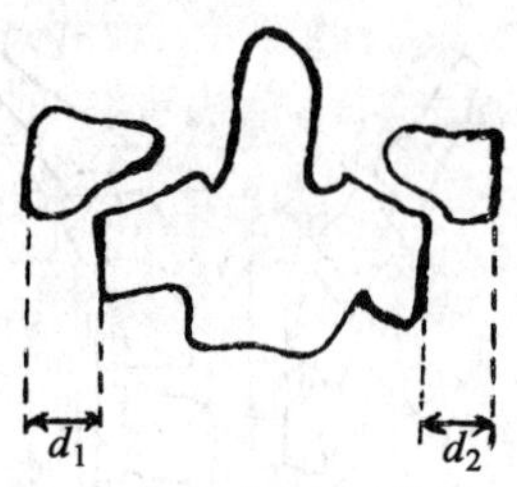

图2-6　寰椎侧块外移

（$d_1+d_2\geqslant 6.9mm$）

（2）看齿状突：看齿状突有无骨折和畸形。齿状突骨折根据其骨折部位而分成三型（图2-8）。其中Ⅰ型骨折稳定性好，但不常见。Ⅱ型骨折最多见，但稳定性差，晚期易发生骨不连。

（3）观察寰椎椎弓：观察有无寰椎椎弓骨折（Jefferson骨折）和枢椎椎弓骨折（Hangman骨折）。寰椎椎弓骨折的同时，若合并齿状突骨折和（或）寰椎横韧带断裂，则不稳定程度更加严重。正常时，两侧的寰枢关节对称、关节面平行、关节间隙等宽（约3mm）。

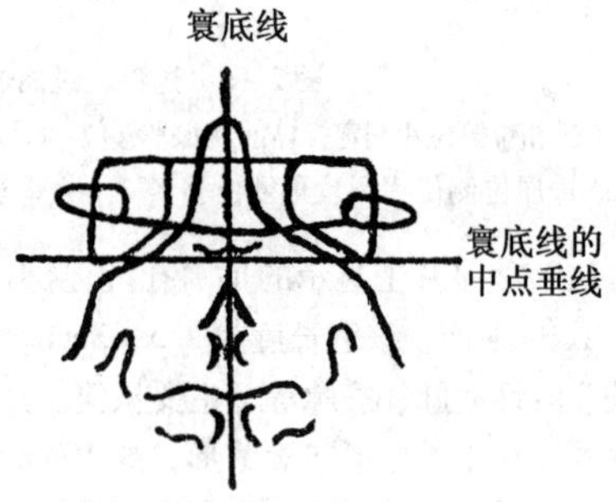

图2-7　寰椎轴线与齿状突轴线重叠

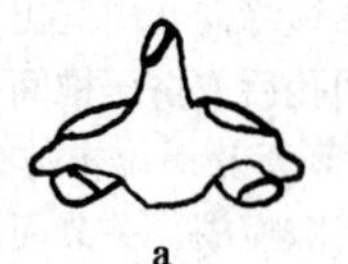

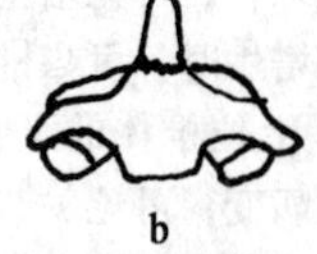

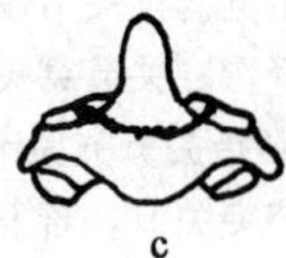

图2-8　齿状突骨折分型

a. Ⅰ型　b. Ⅱ型　c. Ⅲ型

（4）寰齿关节间隙：侧位片可见寰椎前弓与齿状突前缘间距离，成人为0.7~3mm（儿童不大于5mm），>3mm（儿童>5mm）应疑有寰齿脱位存在。寰枢半脱位在类风湿关节炎中发生率较高，多数为寰椎向前脱位，有时也可发生寰椎的后脱位或侧方脱位。当寰枢关节受累时，关节间隙变窄，而齿状突尖端因肉芽组织增殖相对变长，故可发生垂直性脱位；当其与寰椎的水平脱位并存时，后果将更加危险。

二、椎前阴影的观察

正常情况下，颈椎前阴影分上下两段，C_5 以上椎体前为咽后壁，阴影矢状径不应大于 4mm；C_5 以下的椎体前为食管，阴影像较厚，一般不应大于 13mm。以上所述的椎前阴影过厚，则表示有损伤、水肿或炎症积液。如结核的椎前冷脓肿或咽后壁脓肿存在时，椎前阴影的厚度就会超过上述的正常界限。

三、椎管管径的测量

1. 侧隐窝（laterl receses）管径 神经根自离开硬膜囊至出椎间孔的一段途径总称为神经根管，其内侧份为侧隐窝，外侧份为椎间孔。整个神经根管包绕于软组织中，不全是骨性的，是一条骨纤维性管道。侧隐窝的前后径（矢状径）为从椎体后缘至关节突前缘的距离。侧隐窝矢状径自 L_1 至 S_1 逐渐变小。由于下腰椎的椎弓根较粗短、关节突呈冠状位、椎管横径较大、管腔演化成三叶形等因素，使侧隐窝的横径变深。侧隐窝的前壁是椎体和纤维环的后外侧部，外侧为椎弓根内侧面，后壁为上关节突和黄韧带侧面部分。侧隐窝向外接续椎间孔。椎间孔的内口与侧隐窝相接的接合部为最狭窄的部位。由于椎间孔和侧隐窝的矢状径都是从 L_1 至 S_1 逐渐变小，但下腰椎的神经根却比上腰椎粗，所以下腰椎神经根在接合部的活动缓冲余地也较小。当接合部四周组织有退行性改变使管腔进一步狭窄时，神经根就容易在此部位受压。该部位神经根管的主要狭窄因素有：椎管侧方的黄韧带和关节囊的增厚，椎间盘后突等所造成的侧隐窝内神经根受压变形。骨性组织的增生或发育性狭窄是造成神经根受压的较次要因素。因此，一些出现根管狭窄症状的病人，X 线平片不一定都能测量到侧隐窝狭窄的数据。通过观察，侧隐窝骨性前后径（矢状径）的平均值 >5mm 为正常，<3mm 为狭窄。

2. 中央椎管矢状径（图 2-9） 也是在侧位片进行测量。椎体后缘中点至棘突基底部之间的最小间距为中央椎管的矢状径。在侧位片投照靶距为 1.5m 时，侧位片的放大率为 1.246。此时的颈椎椎管矢状径的正常值为13~14mm，11~12mm为相对狭窄，<11mm为狭窄。颈椎矢状径的生理性狭窄部位在$C_{4\sim7}$，其中最狭窄处在C_5和C_7（男性分别为15.66mm和16.20mm，女性分别为15.11mm和15.26mm）。正常人颈椎脊髓的矢状径是8.2~9.8mm，黄韧带厚度为2~3mm。如果X线侧位片测量颈椎椎管矢状径<12mm（实际大小在10mm以下）时，就有可能会出现脊髓受压的征象。腰椎管中央椎管矢状径<12mm为诊断狭窄的标准，10~12mm为相对狭窄，<10mm为狭窄。

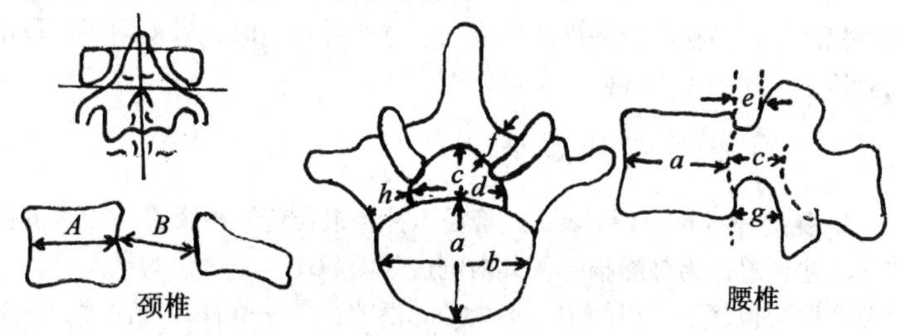

A. 椎体矢状中径　*B.* 椎管矢状中径

a. 椎体矢径　*b.* 椎体横径　*c.* 椎管矢径　*d.* 椎管横径　*e.* 侧隐窝矢径

f. 椎板厚度　*g.* 椎间孔矢径　*h.* 椎弓根厚度

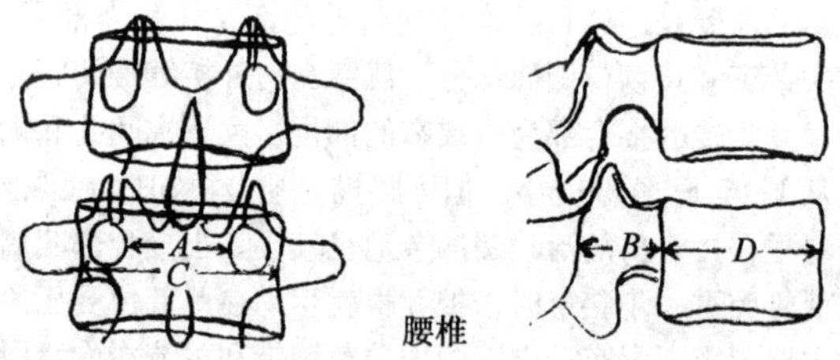

A. 椎管横径（椎弓根间短）　*B.* 椎管前后（矢状）径

C. 椎体横径　*D.* 椎体前后（矢状）径

图2-9　椎管狭窄的X线测量

由于各医院侧位片投照靶距不一，放大率不等，因此所测数据也不统一。故有的学者提出测椎管比值能较准确地反映椎管矢状径有无狭窄存在，即椎管比值=颈椎椎管矢状径（*B*）/颈椎椎体矢状径（*A*）。北京医科大学第三附属院测量观察到我国正常男性$C_{3\sim7}$的*B*为17mm，女性为 16mm。C_2 椎管矢状径较宽。正常 $C_{3\sim7}$ 的 $B/A=0.91$，比值愈小，表示椎管愈狭窄。正常人比值应 >0.75，<0.7 为椎管狭窄。中国人的颈椎矢状径比欧洲人小 1.6 ~2.6mm。

发育性颈椎管狭窄是一种表现为椎管腔普遍狭窄的征象。故必须有超过 3 个节段的椎管比值（<0.75），才是 X 线诊断发育性颈椎管狭窄的标准。Rafael 在报道中指出：脊髓型颈椎病病人，有 62% 伴有椎管狭窄。因此，发育性颈椎管狭窄是引起脊髓型颈椎病发病的重要因素。

四、先天性畸形

脊柱 X 线平片能发现多种先天性畸形的存在。脊柱先天性畸形大多本身不会引起颈腰肢痛症状，但是，由于这些先天性畸形的存在，改变了脊柱动力学的平衡，使一部分软组织容易产生病变而引起颈腰肢痛症状。同时，由于这些先天性畸形造成的脊柱的正常解剖结构的异常，大大降低了脊柱的抵御能力，容易受外界因素的影响，椎管内、外软组织的轻微病变，就可产生对血管、神经的刺激和压迫，引起颈腰肢痛的症状。X 线平片能发现的畸形有以下几种：

1. 寰枢椎的畸形　先天性畸形引起的不稳在上颈椎最为多见，如 Klippel – Feil 短颈畸形、齿状突发育畸形及某些与染色体异常有关的畸形等。齿状突发育畸形，一般分为 5 种类型（图 2 – 10），即齿状突基底部不发育、齿状突末端小骨、齿状突游离小骨、齿状突尖端发育不全和齿状突不发育，其中齿状突末端小骨应与齿状突骨折鉴别。

2. 颅底凹陷症畸形　从硬腭后缘向枕骨大孔后唇或向枕骨最低点的连线，称为腭枕线；前者之连线称为 Chamberlain 线，后者之连线称为 Mc Gregor 线（图 2 – 11）。正常齿状突尖不应超过 Chamberlain 线；正常齿状突尖于男性不应高于 Mc Gregor 线 8mm，女性不高于 10mm。凡是超过以上标准者就可诊断为颅底凹陷症。

3. 融椎　由于先天性变异，椎体分节不全者称为融椎。于腰椎，常见 L_5 和骶椎不全或完全融合在一起，称为腰椎骶化。正常腰椎为 5 节，此时只是 4 节了。

4. 颈肋　常出现于 C_7 一侧或双侧，是形成胸廓出口综合征的因素之一。

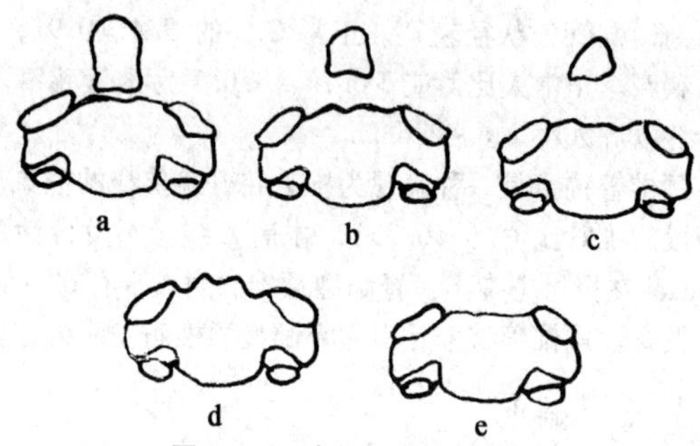

图 2－10　齿状突先天性畸形

a. 齿状突基底不发育　b. 齿状突末端小骨　c. 齿状突游离小骨
d. 齿状突尖端发育不全　e. 齿状突不发育

5. 峡部不连　由于先天性变异，使一侧或双侧椎弓根与椎体未连接，或使一侧或双侧椎板阙如。如双侧阙如，则棘突游离于椎管后侧的软组织中。最常见的是 S_1 隐性脊柱裂。有这种畸形者，常会在相应部位的腰骶部皮肤上出现浓密的毛发。因此，在腰骶部皮肤上发现有浓密的毛发存在者，常提示隐性脊柱裂的存在。

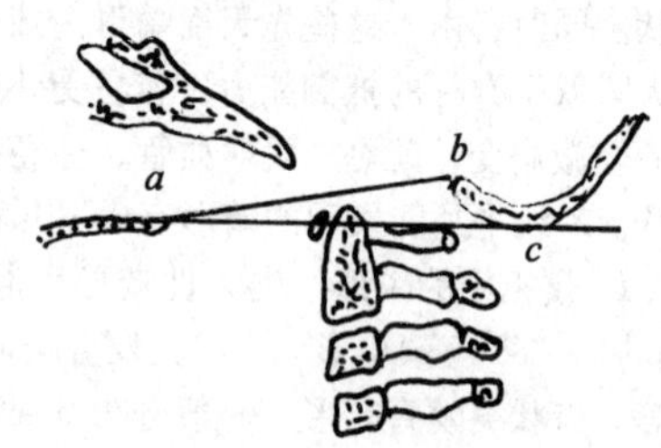

图 2－11　腭枕线

ab 线为 Chamberlain 线　*ac* 线为 Mc Gregor 线

6. 腰椎骶化或骶椎腰化　正常腰椎有5 节，每节之间有椎间盘结构以完成腰部的各种功能，为了增加骨盆的稳定性，正常人为 5 节骶椎融合在一起。上面已经谈了由于融椎，使 L_5 和骶骨产生不全性或完全性融合，称腰椎骶化。这时腰椎就只有 4 节而骶椎数增加了，即骶椎成为 6 节椎体融合在一起了。原来由 5 节腰椎完成的各种功能，此时要由 4 节来完成。因此增加了其他 4 节腰椎及其周围软组织的负担，因而易发生病变而产生腰腿痛症状。同样，由于先天性变异，使 S_1 和下面 4 节骶椎部分或完全没有融合在一起，称骶椎腰化。这时从 X 线片上可发现有 6 节腰椎。由于 S_1 没有与下位骶椎融合在一起，增加了 S_1 的活动度而减低了骶椎原来的稳定性，所以就增加了其附件及附着于 S_1 上软组织的负荷，故容易发生病变而产生腰腿痛症状。

五、脊柱不稳定的 X 线影像学显示

颈、腰椎节段性失稳而常规 X 线摄片不能显示时，可摄动力性侧位片。此时可显示失稳节段的颈、腰椎有前后水平的移位和失稳节段的相邻两椎体下缘连线呈现的向椎体前方张开的角度移位。水平移位超过 3.5mm 或角度移位大于 11°时，有诊断意义。

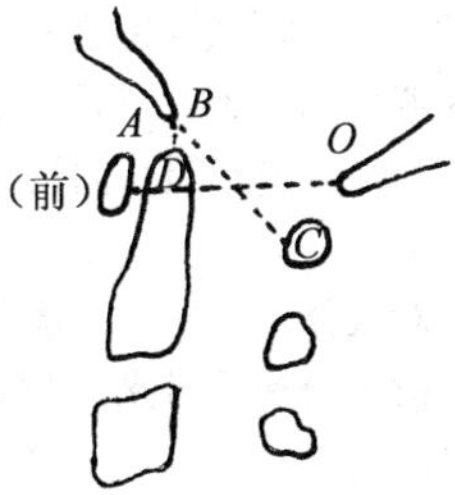

图 2-12　寰枕关节的测量

按照 Powers 的测量标准，如图 2-12 所示，枕骨大孔前缘至寰椎后弓距离（*BC*）与枕骨大孔后缘至寰椎前弓距离（*OA*）之比值（*BC*∶*OA*），正常值为 0.77。当该比值大于 1 时，表示颈枕失稳，为寰枕关节脱位所致。也可测量齿状突尖至枕骨大孔前缘距离（*BD*），成人大于 5mm，儿童大于 10mm 时应怀疑有脱位。

当 X 线测量寰椎两侧块向外分离移位距离之和大于 6.9mm（图 2-6）时，说明寰椎椎弓骨折（Jefferson 骨折）和寰椎横韧带断裂；X 线侧位片上显示寰齿间距成人大于 3mm、小儿大于 5mm 时，提示有寰椎向前脱位或半脱位。成人如大于 5mm，则可诊断横韧带断裂。

胸椎不稳定多由屈曲性暴力引起。胸椎由于其关节突关节的关节面与水平面成 60°，与冠状面呈 20°，故仍能完成较大范围的轴向旋转活动。X 线片椎体移位大于 2.5mm 或成角大于 5°时，应考虑胸椎不稳存在。因胸椎管径小于颈椎和腰椎，有时椎体无明显移位，也会引起脊髓受压的症状。

第二节　X线造影术

大多颈肩腰腿痛病人，通过医生认真询问病史、详细的体格检查，结合一般的X线平片就可获得明确诊断。但少数症状、体征不典型的病人，仍须做X线造影方能获得正确的诊断。所以，X线造影检查对某些疾病的确诊，仍是一个不可缺少的诊断方法之一。

X线造影需用阳性造影剂，借其与人体组织对X线吸收的不同而显影，从而发现病变，从影像的变异来进行诊断与鉴别诊断。有些造影剂对人体有一定的刺激与不良影响，如果使用不当，不仅可导致造影的失败，给病人带来不应有的各种反应，严重者还可带来不堪设想的后果。所以，对X线造影，既要看到其在诊断上有利的一面，同时也要看到其对人体的不利的一面。尽管随着科学技术的发展，一些新型造影剂相继开发和应用，这些造影剂大大降低了对人体的不良作用，因而产生的副作用也大大减少，并且和组织的对比度更好，显影也更清晰，大大提高了造影的诊断率。但是，盲目扩大造影的应用范围、操作不当等，仍会产生一些不良反应。X线造影是临床诊断的一种手段，绝不可能，也根本不可能代替医生的物理检查。所以，X线造影一定要正确地选择适应证，严格遵守造影的术前、术后及术中的各项操作规程。只有如此，才能提高X线造影的阳性率，减少不良反应的发生，提高造影的诊断价值。

一、脊髓造影术

颈腰腿痛有相当一部分是椎管内病变引起。根据病史和体检，并结合普通X线平片，大多可做出正确的诊断。但仍有少数症状、体征不典型的病人，须做进一步检查才能避免漏诊和误诊，避免盲目手术和在手术中不必要的多椎间隙探查。脊髓造影（myelography）操作简便，可以提高诊断的准确性并提供准确的定位。有利于提高颈腰腿痛病人的早期诊断和为各种治疗措施提供明确的病变定位，大大提高治疗效果。水溶性碘剂脊髓造影对由椎管内疾患引起的腰腿痛，诊断符合率达96%～99%，较CT、MRI更经济、实用。随着对比剂及X光机的更新换代，造影的合并症减少，临床运用更广泛、普及，至今仍不失为一有价值的检查方法。

1. 脊髓造影发展史

（1）空气造影：1919 年，Dandy 用空气注入蛛网膜下腔做对比造影。

（2）碘油造影：1922 年，Forestier 因误将碘注入髓管而开创了脊髓造影的先例；1940 年，Strain 经临床使用并正式推荐用碘油 Myodil（碘苯脂）做脊髓造影。1944 年，美国 Ramsey 介绍用 30% 碘苯脂做脊髓造影收效甚好。由于碘苯脂注射时无痛，不直接引起蛛网膜和神经的毒性刺激，并可用以做全脊髓的动态观察，调整床的倾斜度可观察流动造影柱受阻受压的节段。因此，在英、美至今仍是唯一常规使用的脊髓造影剂。

碘苯脂用于髓管造影有如下缺点：①造影后碘苯脂吸收缓慢，每年平均吸收 0.5 ~ 1ml。长期潴留于蛛网膜下腔可引起油质性肉芽肿和蛛网膜、马尾神经及神经根的粘连。②碘苯脂与脑脊液不能均匀混合，容易形成油滴状，影响阅片。③因造影剂是油质，较黏稠，不能进入神经根袖，故不能显示神经根袖，所以对神经根的压迫因素常不能显示，造成 10% ~30% 的假阴性。Aimstrong 报道碘苯脂脊髓造影的失败率达 20% 以上。

之后，又有椎间盘造影、硬脊膜外造影、脊椎血管造影、神经根造影等被应用于临床。这些造影方法各有优缺点，诊断率各不相同。但总的说来正确率仍不高，有的操作很复杂而未能为多数人所接受。

（3）早期的碘水造影剂：1931 年，瑞典的 Arnell 和 Lidstron 用碘水 20% Abrodil 做髓管造影，证明水溶性造影剂能清晰地显示硬脊膜内外及神经根的各种压迫性病变，因此盛行于许多国家，尤其在斯堪的纳维亚被广泛推广应用。但此药的毒性和刺激性都很大，因此在腰穿注射造影剂之前，须先做脊髓麻醉。个别还有发生死亡、截瘫等严重并发症的报道。故至 20 世纪 60 年代已基本废弃不用。

（4）第一类水溶性游离钠盐碘造影剂：1963 年，新的水溶性游离钠盐类碘造影剂碘肽葡胺（商品名 Conray）问世，1964 年 Campbell 首先报道用 60% 碘肽葡胺做腰髓管造影，以后得到广泛推广应用。

（5）第二类水溶性游离钠盐碘造影剂：1971 年，比利时 Gonsette 又报道了用第二类水溶性游离钠盐类碘造影剂双碘肽葡胺（商品名 Dimer - x）做腰髓管造影。

水溶性游离钠盐类造影剂的优点是：①毒性低，刺激性小，注入时无疼痛，故无须做腰麻，病人全身情况也不受影响。②由于碘肽葡胺和双碘肽葡胺是水溶性游离钠盐类碘造影剂，故能与脑脊液充分混合，显影清晰，对比度好。③黏稠度低，能渗入较小的间隙内，故能进入神经根鞘袖内，使神经根在离开硬膜囊后有鞘袖包裹的一段也能显影，可清晰地观察到神经根鞘袖的形态和走行。而这一段正是经常受到外侧型髓核突出影响的神经。故有人把这种碘水造影称为神经根脊髓造影。④因水溶性造影剂相对密度较脑脊液高，故可通过调整体位和床的倾斜度来调整造影剂在髓管内的平面高低。⑤吸收快。造影后 8h 左右于蛛网膜下腔已看不到造影剂，24h 后全部自尿中排出体外，故有利于治疗前后的对照。⑥与油溶性碘造影剂（如碘苯脂）相比，它的显影较淡，故不但能看到硬脊膜内外的压迫性和占位性病变，而且能看到排列在硬膜囊内的马尾神经。但是，水溶性游离钠盐类碘造影剂由于对神经有一定的毒性刺激，脊髓圆锥对其尤为敏感，所以只能用于 L_2 平面以下，其造影范围较碘苯脂为小。

（6）近年来，碘苯六醇（Iohexol Omnipaque）等水溶非离子型造影剂的问世，使用更安全、毒副作用更小，对脊髓圆锥的刺激性甚小，可用于全脊髓造影。唯价格较昂贵。其中，使用较早的第一代非离子型水溶性碘造影剂碘葡酰胺（Metrizamide，商品名 Amipaque）是一种水溶性的三碘造影剂为非离子化复合物，因此在溶液中不离解，对神经的毒性刺激小，可安全地用于全脊髓造影。它的用量为 5 ~ 7ml（170mg I/ml）。国产碘必乐也属于此类型。第二代非离子型造影剂有：碘异太醇（Iopamidel）及碘苯六醇（商品名 Omnipaque）。第二代是液体，不是干冻粉剂，使用时不需临时溶化，较第一代方便。同时，第二代比第一代的神经毒性更小，病人的耐受性更好；脊髓圆锥对其有更大的耐受性，因此可用于蛛网膜下腔完全梗阻者从颈椎侧方穿刺将造影剂注入蛛网膜下腔；可通过调整床的角度对全脊髓进行动态观察，看到流动造影柱的受阻受压的各个节段，不易遗漏同时存在的高位病变。硬膜囊及神经根鞘袖的显示更为良好。造影诊断的准确率可提高至95%以上。并且，造影剂能在造影后数小时就从蛛网膜下腔及体内完全排出。造影更为安全，造影产生的副作用更少、更轻，大多不用特殊处理就可自行缓解。由于后者造影剂价格昂贵，早期的水溶性游离钠盐类碘造影剂碘肽葡胺（Conray）和国产的碘卡明，由于其价格低廉，在下腰段的病变诊断检查方面仍为国内一些学者所采用。只要在造影中和造影后10h内注意保持头高足低位，就能达到不发生副作用和任何并发症的目的。

2. 造影前准备

（1）详细了解病人有无过敏史。

（2）检查肝、肾、心血管等有无功能损害。凡有上述情况者慎用或禁用髓管造影。

（3）造影前清洁灌肠并最好拍摄腰骶部X线正侧位片以排除骨性病变。

（4）造影前做静脉碘过敏试验。

（5）造影前肌内注射安定10mg或造影前半小时肌内注射鲁米那钠0.1～0.15g。

（6）发热、酒精中毒、精神病、癫痫者慎用，孕妇禁用。

（7）详细告知病人造影过程中各项注意事项，减少病人恐惧心理以配合医生操作。

3. 碘过敏试验 由于目前经常使用的X线造影剂多是碘制剂，故造影前做碘过敏试验是十分必需的，要认真执行。碘过敏试验有如下5种。

（1）口服试验法：造影前2～3d开始服10%碘化钾溶液，每次10ml，每日3次。服药后观察病人有无大量流涎、流涕、眼睑肿胀、皮疹、恶心、呕吐、头痛等症状，有的表现为憋气、胸闷、呼吸困难等症状。

（2）滴眼试验法：取碘造影剂1～2滴点眼，1～2min后观察结膜、巩膜有无充血或流泪及其程度，当结膜轻度及中度充血者为1°～2°，同时可有流泪现象；结膜、巩膜显著充血，血管扩张者为3°，此类病人应严禁用碘造影剂进行造影。

（3）口含试验法：以造影剂1～5滴滴于舌下或口含造影剂1～5ml，5min后观察者有无流涎、皮疹、并询问病人有无唇舌麻木、心慌和其他不适感，有者为阳性。此类病人不应使用碘造影剂。

（4）皮内注射试验法：以 0.05 ~ 0.1ml 造影剂做皮内注射，5 ~ 10min 观察注射处有无红斑及其大小，红斑直径大于 1.5cm 者为阳性；另臂可用生理盐水进行对照。

（5）静脉试验法：以造影剂 1.0ml 或 0.1ml 加适量注射用水进行稀释后做静脉注射，注射前测量脉搏、血压、呼吸；注药后分别于 5min、10min、15min 时再进行测量，观察脉搏、呼吸是否增快，血压是否下降，并询问病人是否心慌、头昏、恶心，同时观察有无呕吐、眼部肿胀、流涎现象，有者为阳性。

4. 造影方法

（1）姿势：采用坐位或头高足低 30°侧卧位进行腰蛛网膜下腔穿刺。

（2）穿刺点：选择 $L_{2、3}$ 或 $L_{3、4}$ 间隙用 7 号腰穿针进行穿刺，穿刺时注意保持穿刺针斜面向足端。穿刺成功后首先抽取脑脊液 2 ~ 3ml 送常规和生化检查。

（3）注射造影剂：用碘肽葡胺或双碘肽葡胺或国产碘卡明造影剂者，抽取造影剂 4 ~ 5ml，再抽加脑脊液 2 ~ 3ml，混合后缓慢注入蛛网膜下腔，整个注射时间约 1min。如造影剂选用非离子型水溶性碘造影剂碘葡酰胺（Amipaque，每支 3.75g 干冻粉剂），则腰穿成功送验脑脊液后，于腰穿针内插入穿刺针芯，避免脑脊液外漏。此时用注射器抽取缓冲液（碳酸氢钠 5mg/100ml）8.9ml 注入装有碘葡酰胺干冻剂的小瓶内轻轻摇匀，使其充分溶解成无色透明的溶液 10.6ml。此溶液浓度为 170mg I/ml，与脑脊液等渗。抽取 10ml 造影液，拔除穿刺针针芯，以 10 ~ 14s 时间将药注入蛛网膜下腔（针斜面向足端）。估计腰骶部蛛网膜下腔较宽敞的病人，可多注入 2 ~ 5ml 造影剂以得到满意的充盈。造影剂用量：腰椎10 ~ 15ml（170mg I/ml），胸椎 12 ~ 14ml（200 ~ 250mg I/ml），颈椎 7 ~ 10ml（200 ~ 300mg I/ml），含碘总剂量不超过 300mg。

（4）注药后：拔除腰穿针，在保持头高足低位情况下采取俯卧位透视，观察造影剂在椎管内的充盈情况，并在透视下适当调整床的倾斜度，使造影剂集中在 $L_{3、4}$、$L_{4、5}$ 及 L_5S_1 3 个间隙后立即拍摄腰骶前后位、侧位及 25°左右斜位片各 1 张。必要时加拍腰椎过屈、过伸位侧位片。

（5）造影后：病人仍须保持坐位或半卧位 10～12h，并严密观察有无副作用。造影后病人可适当进食，但避免交谈并保持环境安静。

若用碘肽葡胺，造影后要常规肌内注射安定 10mg，保持病人镇静状态，预防和减少痉挛的发生。

髓管造影的操作方法简便也是其优点之一。它对 X 光机的要求也不高，即能照腰椎片的无电视显示的 200mA 以上的普通 X 光机就能开展髓管造影。病人坐位腰穿注药后，只要保持头高 30°，甚至病人于站立位，就可直接拍摄正、侧、斜位片，并能取得满意的造影效果。

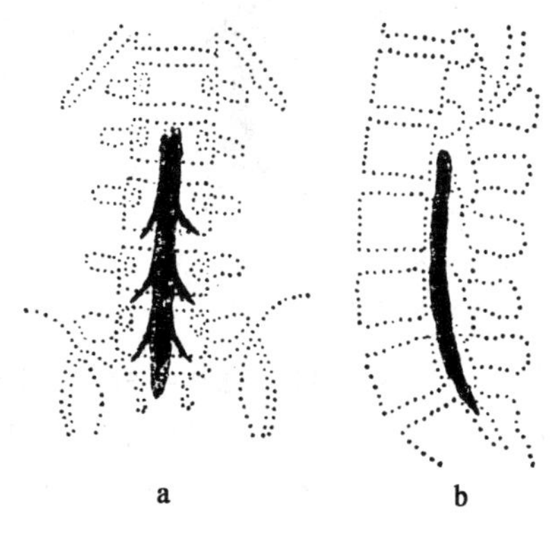

图 2－13　正常腰骶部脊髓碘水造影

a. 正位片双侧神经根袖显影良好

b. 侧位片的碘水影柱前缘

（相当于每一椎间盘的后侧，常略向内凹，此凹陷距椎体后缘一般不超过 2mm，但在 L_5～S_1 椎间隙处可略增宽）

5. 脊髓造影的显示　碘水造影片所见大体可分为以下5 种。

（1）硬膜囊压迹（图 2－13、图 2－14）：柱状的造影剂在某个位置上有不同程度的凹陷性压迫。正位片可显示硬膜囊一侧或两侧弧形压迹；侧位片显示硬膜囊前缘有压迹，深度在 3mm 以上者有一定的临床意义，凹陷处就表示该处硬膜囊外有占位性病变存在，如椎间盘突出、肿瘤、骨唇增生等。

（2）造影剂变淡：造影剂在某一节段出现较上下节段明显变淡的影像，示该节段硬脊膜内或外有不完全性压迫因素存在。

（3）造影剂中断（图 2－15、图 2－16）：提示硬脊膜内或外有完全性或接近完全性梗阻因素的存在。中断有两种表现，一种为缩窄型，另一种为大杯口状。后者为肿瘤。

（4）神经根或神经鞘袖弯曲、中断、短缩、阙如：是此段神经根

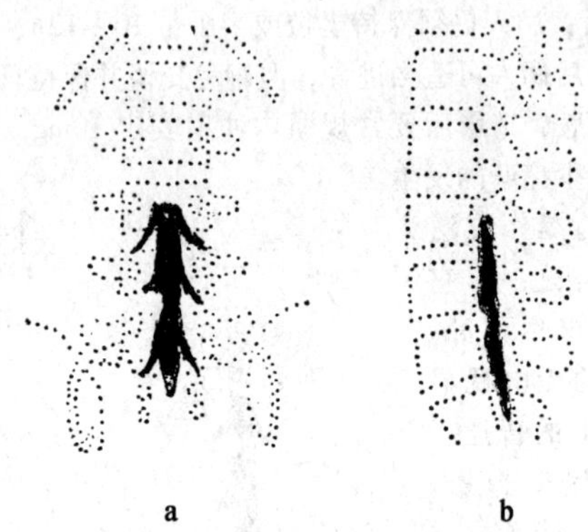

图2－14　后侧型腰椎间盘突出的脊髓碘水造影

a. 正位片，示右侧 $L_{4、5}$间隙的神经根袖显露不良

b. 侧位片见 $L_{4、5}$间隙充盈缺损超过椎体后缘 3mm 以上

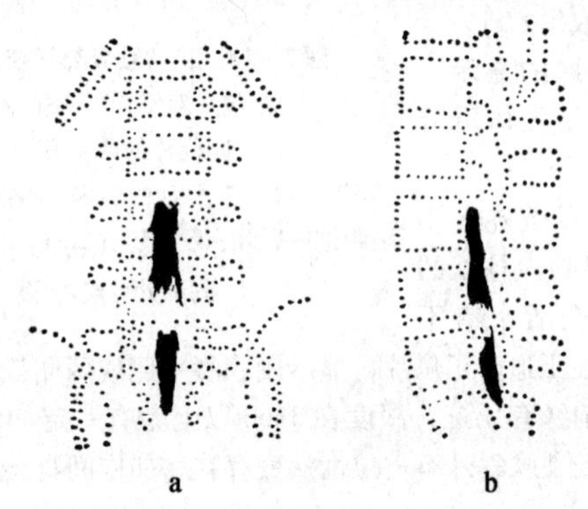

图 2－15　后中央型腰椎间盘突出的脊髓碘油造影

a. 正位　b. 侧位

受压或粘连的表现。斜位片显示同侧神经根受累的征象。

由于正常神经根及鞘袖可有不同程度的变异，故阅片时需将两侧神经根袖进行对比观察。有的正常人的神经根鞘长度本身就不一样长，则容易出现假阳性。因此，要结合病人症状和临床体检综合考虑。此外，

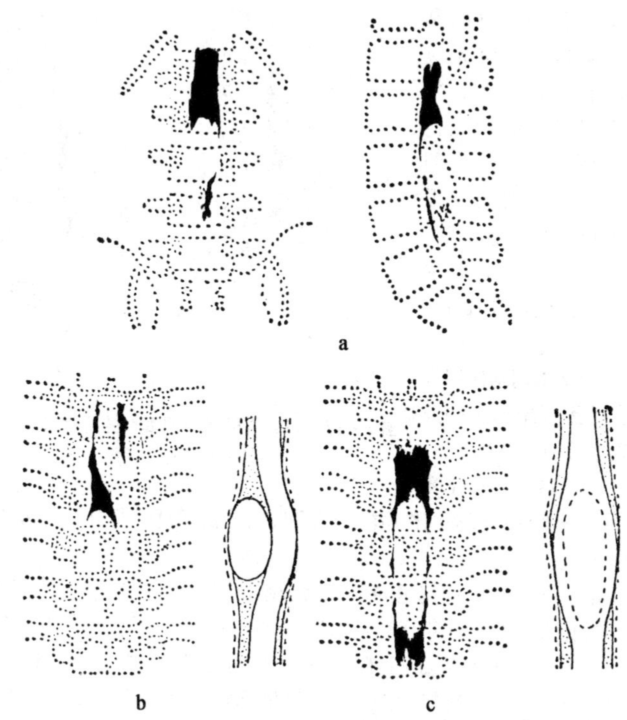

图 2－16 椎管内肿瘤脊髓碘油造影

a. 马尾肿瘤的显影 b. 髓外硬脊膜下肿瘤的显影 c. 髓内肿瘤的显影
（正位片均为倒杯口状显影，而侧位片依其在硬脊膜
内外的位置不同而显影有所不同）

有时偏外侧的压迫物只压迫神经根而不影响硬膜囊，故造影片只能看到神经根的变化。如果这时神经根鞘袖显示不好，就容易出现假阴性结果。1948 年 Arnell 报道 779 次水溶性碘髓管造影，有 46 例没出现神经根鞘袖影像。这些病人中如有单纯影响神经根的病变存在，就会出现假阴性。

（5）造影剂呈斑点状或条索状的“烛泪”样或不规则柴束样表现：为粘连性蛛网膜炎的表现（图 2－17）。

6. 髓管造影剂的副作用 碘造影的临床应用于20世纪20年代，数十年来对碘造影剂进行了许多研究，力图找到一种安全、毒性低或很少引起副作用的造影剂，迄今应用造影剂后发生严重反应甚至致命者，仍偶有发生。

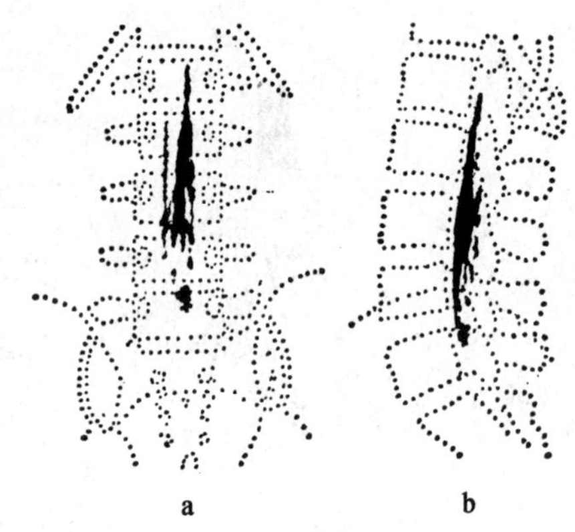

图2－17 粘连性脊髓蛛网膜炎的脊髓碘油造影

a. 正位 b. 侧位

（1）造影剂副作用及分类：造影剂副作用的分类在医学界尚无一致意见，但多数学者参照 Ansell 和 Shehadi 的分类法，根据副作用的轻重和需治疗的程度进行分类（表2－1、表2－2）。

目前，国内外大量使用的仍是离子型造影剂，这些造影剂的副作用发生率虽比20世纪70年代初期（7%～8.5%）有所降低，但仍达5%左右。其中，轻度反应如潮红、恶心、呕吐、头痛和轻度荨麻疹等为3%～3.9%，中度反应如面部水肿、轻度和暂时性血压下降、轻度支气管痉挛等占1.0%～1.6%，重度反应包括惊厥、休克和昏迷等为0.01%～0.06%，致死者为0.002 5%～0.007 4%。

近年来，非离子型造影剂的使用也日益广泛，其副作用的发生率和致死率均明显低于离子型造影剂使用者。Schrott 等报道一组 50 660 例用碘苯六醇做静脉尿路造影，总的副作用发生率为2.1%；其中轻度反应者为1.2%，中度反应者为0.9%，重度反应者为0.01%，无致死者。发生副作用的全部病例中存在发生副作用高危因素者占52%。因此，存在造影剂副作用高危因素的病人最好慎用造影剂进行造影。

（2）造影剂副作用高危因素：大量临床观察研究表明下列疾病或因素可致造影剂副作用发生率增高。

表 2－1 造影剂副反应的分类

程度	处理意见	主要症状
轻度	无须处理之反应，部分属生理性	潮红、头痛、恶心、轻度呕吐、轻度荨麻疹等
中度	反应短暂，无生命威胁，须处理，但无须住院治疗	重度的反复呕吐、轻重的荨麻疹、面部水肿、轻度喉头水肿、轻度支气管痉挛、轻度和暂时性血压下降
重度	有生命威胁，必须及时处理，往往须住院治疗	休克、惊厥、昏迷、重度支气管痉挛、重度喉头水肿
死亡	未及时处理或治疗无效而死亡	死亡

表 2－2 造影剂重度过敏反应急救参考表

反应类型	药物	给药方法	剂量
休克	去甲肾上腺素	静脉注射	0.5～1mg
	去氧肾上腺素	静脉或肌内注射	10mg
惊厥	异戊巴比妥	静脉注射	0.3～0.5mg
	副醛	静脉注射	1～2ml
	副醛	肌内注射	2～5ml
喉头、支气管痉挛	肾上腺素	皮下注射	0.5～1mg
	氨茶碱	静脉注射	250mg
	异丙嗪	肌内注射	25mg
喉头水肿	肾上腺素	静脉注射	0.5～1mg
	异丙嗪	肌内注射	25mg
肺水肿	肾上腺素	静脉注射	0.5～1mg

注：（1）任何反应均应及早注射地塞米松 20mg 加 10% 葡萄糖液 20ml。
（2）氨茶碱必须和葡萄糖液一同静脉注射。

1）肾功能不佳：原有中、重度肾功能障碍者，约 75% 注射造影剂后有可能加重肾功能损害。

2）糖尿病、多发性骨髓瘤和失水状态：是早已知晓的危险因素。

3）哮喘：发生重度和中度反应的危险性分别为正常人的 5 倍和2.7 倍。

4）枯草热（花粉症）：发生重度和中度反应的危险性分别为正常人的2.3倍和1.7倍。

5）荨麻疹：发生重度和中度反应的危险性分别为正常人的2倍和4.8倍。

6）湿疹：发生重度反应的危险性为正常人的4.7倍。

7）其他过敏性疾病：发生重度和中度反应的危险性分别为正常人的3.4倍和1.8倍。

8）心脏病：发生死亡和重度反应的危险分别为正常人的8.5倍和4.5倍，其中以充血性心力衰竭、冠状动脉心脏病和心律失常的危险性更大。

9）造影剂过敏史者：发生重度、中度和轻度反应的危险分别为正常人的10.9倍、8.7倍和6.9倍。大约40%有造影剂过敏史者再度使用后会发生副作用，但其中大多为轻度和中度反应。Barber等报道43例有重度造影剂副作用史者，在再次应用时有8例（18.6%）又发生同样的重度反应。同时，认为有造影剂副作用史者，其再度发生造影剂副作用的危险性高于正常人100倍。

10）其他药物过敏史者：发生重度和中度反应的危险性分别为正常人的3.2倍和2倍。

11）年龄因素：1岁以下的小儿和60岁以上的老年人，尤其在疾病较重情况下，副作用的发生率也较高。

（3）脊髓造影的常见副作用：

1）脑膜刺激症状：如头痛、头昏、恶心、呕吐等。有的病人表现为前额部和枕部疼痛，伴颈项部牵紧感，站立明显，平卧减轻，这可能和脑脊液渗漏的腰穿后反应或造影剂对脑膜的刺激有关。一般无须特殊处理可自行缓解。较重者可口服解痛、安定等止痛剂、镇静剂或肌内注射止痛剂。严重者适当予以补液。

2）低热：约4%病人造影后体温上升1℃左右，2~3d后自行恢复。低热可能是造影剂引起的全身反应。

3）症状加重：原腰痛或下肢痛麻症状加重，或有的出现尿潴留，是神经根受造影剂刺激所致。一般在造影剂注入时或注入后半小时内发生。神经根刺激越重，说明原椎管内无菌性炎症的程度也越重。但是，这类反应一般不会太重，无须处理，2～3d后即可消失。个别症状明显加重者，可行腰硬脊膜外腔确炎松注射，症状即可得到缓解。也有1%～2%的病人造影后原腰腿痛麻症状明显减轻，可能是由于注入的造影剂成为一种容量扩充剂，松解了神经根周围粘连和改变了神经根和压迫物之间关系的缘故。

4）痉挛：使用碘肽葡胺后发生肌肉抽搐痉挛者为8%～20%，但程度要比其前的一般造影剂较轻。这是由于游离钠盐类水溶性碘造影剂对神经尚有一定的毒性刺激，脊髓圆锥对其尤为敏感。这种痉挛的特点是：①呈对称性、间歇性阵发，每次持续1～5s。②轻者大多表现为踝阵挛或小腿肌的纤维颤动；若造影剂超过脊髓圆锥水平，可出现背腹肌和两下肢的痉挛性抽搐，即角弓反张性抽搐，程度也显著加剧。有报道因痉挛性抽搐而造成腰椎压缩性骨折、股骨颈骨折、双髋关节中央型脱位并髋臼骨折、失血性休克者。个别尚有造影后死亡的报道。③抽搐、痉挛现象大多发生在造影后1～2h，轻者经3～6h自行消失。④有些病人在抽搐、痉挛发生前0.5～1h出现下肢和骶尾部感觉异常，如下肢的走蚁感、瘙痒感和麻木感等。此时及时肌内注射安定10mg，往往能避免肌肉痉挛的发生。⑤以上肌肉的抽搐和痉挛，可因外界刺激因素（如高音、强光等）的存在而加重或诱发。故造影后应置病人在安静环境中半卧位10～12h，尽量减少外界环境的刺激因素的存在。发生痉挛时应肌内注射或静脉注射安定10mg或肌内注射鲁米那钠（苯巴比妥钠）1.5g，同时，肌内注射或静脉注射异丙嗪25mg以增加抗痉挛效果。如仍控制不住抽搐痉挛，可缓慢静脉推注2.5%硫苯妥钠液，推注过程中抽搐停止，立即停止推注，一般剂量不超过10ml，推注量大时要做好人工呼吸准备。

与碘肽葡胺同类的水溶性造影剂双碘肽葡胺的副作用较小，对神经的毒性刺激也较低，因而造影后肌肉痉挛的发生率也较低。就是发生，其程度也较轻。故有少数学者用做颈胸段脊髓造影。大多学者为了安全，主张在造影时平面应限制在L_2以下为妥。但非离子型水溶性碘造影剂碘葡酰胺、碘异太醇及碘苯六醇等对神经的毒性刺激较小，脊髓圆锥对其有更大的耐受性，因此可较安全地用于颈胸腰全段的髓管造影。

7. 副作用的预防 水溶性钠盐类碘造影剂的暂时性副作用是可以

控制和预防的。预防措施有如下几种：

（1）对具有高危因素的病人必须慎用造影剂。造影前必须详细询问有无高危因素。对有高危因素又必须造影者要选用非离子型造影剂，同时采用术前用药的预防措施。

（2）腰穿时以选择低位的 $L_{3、4}$ 或 $L_{4、5}$ 间隙为宜，注入造影剂时针头斜位要朝足端。

（3）尽量减少造影剂用量。有些造影剂副作用的产生与剂量有关，Ansell 等报道，注射造影剂其碘含量低于 20g 时发生副作用者较少，而大多数重度反应发生在碘含量高于 20g 时。Ansell 发现，使用 20g 碘的造影剂与使用 5～15g 者相比，前者重度和致死性反应的发生率为后者的 2.5 倍。目前使用的离子型和非离子型造影剂的毒性均甚小，但对心、肾、脑病病人，即使剂量不大，也可能是一种负担。因此，使用碘肽葡胺及双碘肽葡胺用量不宜超过 5ml，与脑脊液稀释后总量不宜超过 10ml。对矮个或椎管狭窄病人用 4ml 加 1～2ml 脑脊液就足够获得满意显影。Ahlgron 也认为，碘肽葡胺的毒性与造影剂用量大小有关：凡用量在 7ml 以下无反应，8ml 发生反应为 1.25%，9ml 为 4.7%，10ml 为 6.5%。

（4）造影操作中和造影后 10～12h，病人须保持坐位或半卧位，造影中要避免突然移动病人，翻动病人要轻柔；造影后改变体位也要轻柔缓慢。这是因为突然移动和改变体位，容易造成造影剂的向上扩散。

（5）游离钠盐类水溶性碘造影剂要保持造影剂最高水平在 L_2 以下。

（6）造影前肌内注射安定或鲁米那钠，对副作用的发生有一定的预防作用。高危病人术前注射皮质激素和抗组胺药物，可减少副作用的重反应和发生率。一般术前 1～2h 口服扑尔敏 4mg 和西米替丁 400mg，或术前静脉注射地塞米松 20mg，也有预防作用。

（7）造影后密切观察病人，出现细小变化时应予及时处理。因此，造影时要备有急救药物。许多重度和致死性反应常开始于轻度和中度反应，及时发现和处理是十分有效的。有些病人造影后出现腰骶部或下肢的蚁行、瘙痒、麻木等感觉异常时，立即肌内注射安定 10mg，可预防肌肉痉挛的发生。

（8）肌肉痉挛出现时，要及时给予安定、氯丙嗪和鲁米那钠；严重抽搐病人须静脉推注25%~50%葡萄糖液20ml加安定10mg；也可肌内注射、静脉注射重复应用。必要时可静脉缓慢推注2.5%硫苯妥钠，痉挛可立刻得到控制。

(9) 造影后常规肌内注射安定10mg，也能预防、减少或减轻副作用的发生。

(10) 造影前详细询问病史，有精神病和癫痫病史者慎用。

(11) 尽量使用非离子型造影剂。实践证明，非离子型造影剂较少引起副作用，只是由于其价格昂贵未能广泛应用。在有条件情况下，尤其高危病人又需造影者，尽量应用非离子型造影剂。由于碘肽葡胺及双碘肽葡胺均是碘原子的苯甲酸钠盐，在水中能离解为阳离子和阴离子，离子化的造影剂能透过软脑膜，使神经细胞内外的离子浓度发生改变，从而细胞膜的渗透性和功能也发生改变，增加膜电位的不稳定性，从而引起抽搐、痉挛。要防止抽搐、痉挛，最主要的是防止这类造影剂直接和脊髓接触。为了安全，最好使造影剂不超过L_2平面。

(12) 严格掌握造影技术。各种造影检查均有特定的注射技术，术者必须熟练掌握。尤其硬脊膜外腔造影用药如误注入蛛网膜下腔，其后果严重。

二、椎管硬脊膜外碘水造影术

椎管硬脊膜外腔造影术是诊断椎间盘突出症、椎管狭窄症、椎管内肿瘤等椎管内疾病的常用检查方法之一。

1. 椎管硬脊膜外造影的优点

(1) 显影清晰，硬脊膜外造影可显示椎管内较小的占位压迫物(如髓核突出、椎体骨唇、肿瘤、小关节肥大等)的压迫，还能清晰显示神经根的走行和血管的分布，能观察到压迫物对神经根走行的细小影响。因此，有报道，硬脊膜外造影的准确率可达98%，而CT为83.3%。

(2) 可鉴别硬膜囊内、外的占位性病变。

(3) 硬脊膜外造影安全性大，可用于颈、胸、腰全椎管的造影观察。颈部硬脊膜外造影时，造影剂充盈范围可上达C_2缘，下至C_7以下。颈椎管内之前后左右分布均匀，可显示颈椎前后径及横径之大小，且两侧脊神经根显影清晰。

（4）操作简便，无须特殊装备。

（5）造影后碘吸收反应很小，几乎无任何明显副作用，也不会产生腰穿后带来的副作用。因此，造影后无须特殊护理。所以，硬脊膜外造影可用于门诊病人的诊断。

（6）对造影剂的选择要求不高。由于硬脊膜外腔中的脊髓和神经根均有硬脊膜的保护，大大增加了脊髓和神经根对造影剂的抵抗力和耐受性。因此，硬脊膜外造影对造影剂的选择要求不高。如60%碘肽葡胺就是用于颈、胸段硬脊膜外造影，但不产生抽搐反应。不能用于脊髓造影的60%泛影钠、60%泛影葡胺等，均可用于硬脊膜外造影。用这些造影剂做硬脊膜外造影时要注意和引起高度警惕的是：穿刺时千万不要误入蛛网膜下腔！穿刺失误后须间隔5~7d后再行穿刺造影，千万不能在当时换个穿刺部位继续进行硬脊膜外注药造影，否则将会引起严重后果。作者曾参加一例腰硬脊膜外造影女病人的抢救——因穿刺误入蛛网膜下腔流出了脑脊液，当时就换取上一间隙再做穿刺，注入60%泛影钠20ml，约30min后产生了严重的痉挛性抽搐，最终抢救无效而死亡。

2. 硬脊膜外造影的禁忌证

（1）患有慢性心肾疾患及高血压病人，不宜采用硬脊膜外造影。

（2）碘过敏病人禁用，对多种药物过敏者慎用。

（3）孕妇禁用硬脊膜外造影。

3. 造影前准备

（1）碘过敏试验：①碘水点眼法。②术前3~5d口服碘化钾液，每次10ml，每日3次。③造影当天静脉注射稀释后的碘水。

（2）穿刺消毒包的准备：包内备有20ml注射器2具，5ml注射器1具，连续硬脊膜外麻醉用塑料导管2根，7~9号腰穿刺针（带针芯）1根，16号连续硬脊膜外穿刺针（带针芯）1根，洞巾1条，弯盘1个。40ml量杯2个。

（3）药品：生理盐水及配制好的0.25%利多卡因液。

（4）碘水造影剂：60%泛影钠、60%泛影葡胺、60%碘肽葡胺及上海信谊药厂出品的碘卡明葡胺等，选其一应用。

（5）其他：抢救药品的准备。

4. 造影的操作方法 进入硬脊膜外腔有3种途径：

（1）腰骶部病变多采用逆行造影由骶裂孔穿刺插入导管的途径。

（2）颈胸段及上腰段病变多采用正中棘间穿刺法（颈部多采用 $C_{6、7}$棘间或 C_7、T_1 棘间进针）。

（3）对正中棘间穿刺有困难者，也可采取椎旁穿刺、椎间侧方入路经椎间孔硬脊膜外入路法。具体操作方法见“第四篇第二章第一节”。

腰骶部硬脊膜外造影多采用16号穿刺针进入骶管，针斜面朝上，深度不超过 S_2 水平，拔出针芯，向穿刺针内插入连续硬脊膜外麻醉用塑料导管至腰骶间隙水平的硬脊膜外腔，退出穿刺针，留置导管于腰骶间隙水平的硬脊膜外腔中，导管尾端连接针头及5ml注射器（注射器内预先抽有2～3ml生理盐水）。在注入造影剂前，每10min注1次，分3～4次注入0.25%利多卡因溶液共60～80ml，以扩大硬脊膜外腔，松解硬脊膜外腔中的粘连，有利于以后注射的造影剂的顺利通过，并可消除造影剂对神经根的刺激，还可观察有无损伤硬脊膜而出现脊髓麻醉的现象。注药后要密切观察病人血压变化，若见导管尾端的注射器内液面有负压搏动征象，则证实导管在硬脊膜外腔。观察10～15min后再注入碘水造影剂10ml。在穿刺及试验过程中，均应力求避免注入空气，以免影响造影剂扩散。注入造影剂后迅速摄下以病变部位为中心的脊柱正、侧及左、右斜位片。造影毕可拔除留置在硬脊膜外腔中的导管。术后无须特殊处理。

颈、胸部位及上腰段的棘间正中穿入法或椎旁侧入法的造影操作过程和上述的骶管穿入法基本相同，唯穿刺可不用16号针，也可不置导管于硬脊膜外腔，而用7～9号穿刺针直接穿刺至硬脊膜外腔；先注入0.25%利多卡因20～30ml，观察5～10min，再注入造影剂。穿刺方法详见“第四篇第二章第一节”。

5. 硬脊膜外造影常见的失败原因

（1）骶裂孔畸形，导管插入困难或导管插入椎管外软组织或造影剂沿骶神经走行从骶孔溢出椎管外软组织中。

（2）导管插入腰骶段硬脊膜外静脉丛中损伤血管。

（3）穿刺针过深或插入导管时刺破硬脊膜进入蛛网膜下腔。

（4）少数未按常规操作致导管折断。

6. 硬脊膜外造影的影像学分析 由于硬脊膜外腔有脂肪、结缔组织及血管丛存在，加之因颈腰腿痛慢性病变形成的粘连等，如果注射造影前又未充分扩大硬脊膜外腔，则会阻碍造影剂在硬脊膜外腔的顺利通过，给显示带来一定的影响。但当椎管内有占位性病变存在时，即使在这种情况下，仍可分辨出显影异常征象的存在。

硬脊膜外造影常见的正位片和侧位片显影征象有：

（1）正位片（图2－18、图2－19、图2－21、图2－22）：

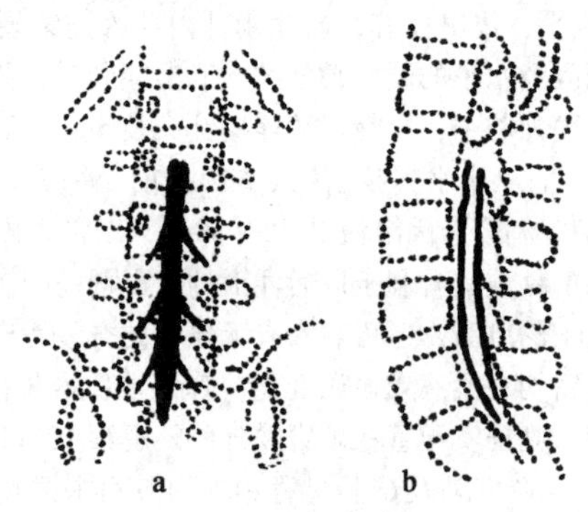

图2－18 正常硬脊膜外造影

a. 正位片（可清楚显示左右两侧的神经根袖）

b. 侧位片（可见椎管前后二根纵形造影柱）

1）造影柱在病变部位完全中断，示正中巨大占位性病变存在。如呈现倒杯状充盈缺损，则肿瘤可能性较大。

2）造影柱一侧呈弧形充盈缺损，示中央偏一侧有占位性压迫物存在。

3）正常正位片可见双侧神经根袖的走行，如果出现一侧神经根走行抬高、压低、弯曲或不显影，示该侧神经根有受压现象存在。

4）造影剂在占位性病变上方或下方一侧不能通过而绕经对侧至占位性病变的下方或上方，呈“S”形显影，示椎管半侧受压阻断。

5）出现核桃状充盈缺损，缺损之中出现条状造影较浓影，示突出物不高、扁平，为椎管内有软组织病变或纤维环破裂、髓核突出时间较

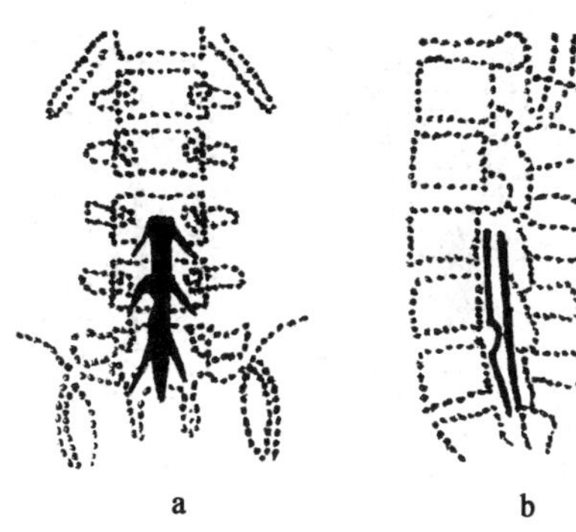

图 2－19　左侧髓核突出造影

a. 正位片（示造影柱 $L_{4、5}$左侧有弧形压迹左侧神经根袖抬高）

b. 侧位片（示 $L_{4、5}$间隙造影剂前柱呈弧形凹陷）

长，病变软组织或突出的髓核出现皱折，皱折中进入造影剂之故。

（2）侧位片：正常时可见椎管前后 2 根纵形造影柱，前柱紧贴椎体或椎间盘后缘，后柱紧贴椎管后缘（椎板前缘），二柱之间为硬膜囊。因造影的前柱之前缘到后柱之后缘即为椎管的前后径，因此，硬脊膜外造影很容易测定椎管的矢状径，从而判断有无椎管骨性狭窄的存在。侧位片显影情况见图 2－18～图 2－22。

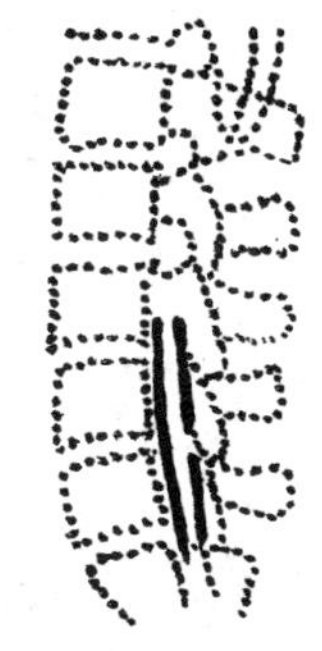

图 2－20　硬脊膜外 $L_{4、5}$后间隙黄韧带肥厚造影（侧位片，造影剂后柱在该部位中断）

1）椎管造影前柱和后柱之外径距离小于 10mm 为椎管狭窄，小于 8mm 为绝对狭窄。

2）硬脊膜外前间隙造影柱出现弧形压迹，提示椎管前方存在有占位性病变，如椎间盘突出、椎体骨唇、肿瘤等；若造影前柱呈完全中断，提示椎管前方存在较大占位性病变。

3）若硬脊膜外后间隙影柱呈弧形凹陷或中断，提示椎管后方存在占位性压迫物，如黄韧带肥厚，椎板增厚、增生等。

4）硬脊膜外前、后间隙的造影柱，在同一节段都出现阶梯状压

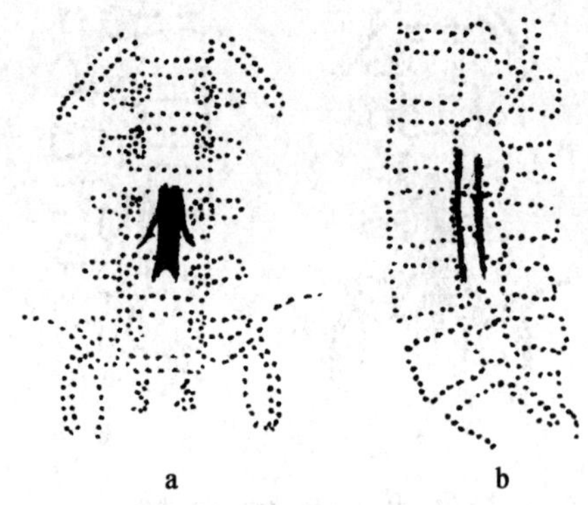

a　　　　b

图 2－21　$L_{4、5}$间隙巨大椎管内肿瘤造影

a. 正位片（示造影剂在 $L_{4、5}$ 间隙完全中断，造影剂柱边缘呈倒杯口状）

b. 侧位片（示前、后影柱在 $L_{4、5}$ 完全中断）

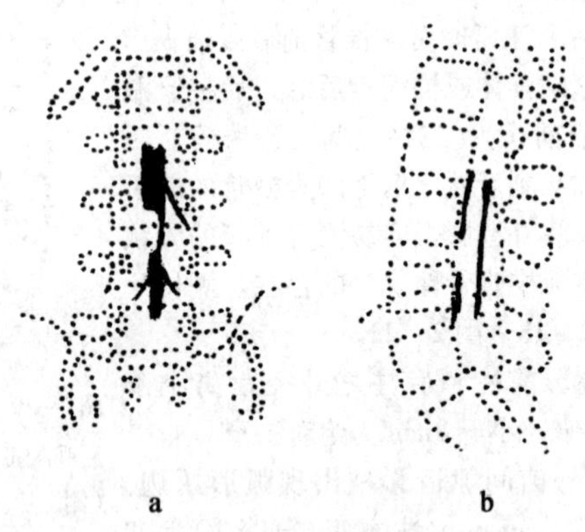

a　　　　b

图 2－22　$L_{3、4}$部位巨大性中央椎间盘突出造影

a. 正位片（示 $L_{3、4}$ 部位左侧较大弧形缺损，造影剂从正常的右侧下降，左侧神经根袖不显影）　b. 侧位片（示 $L_{3、4}$ 部位造影前柱中断）

迹，提示椎体滑脱的存在。

（3）斜位片：若出现造影柱的弧形压迹、中断等征象，除提示有椎间盘突出、骨质增生、肿瘤等外，尚要注意关节突关节的肥大、内聚的存在。

阅读分析硬脊膜外造影片，必须结合病人的病史和体检情况，才能取得正确的判断。

三、髓核造影术

1948 年，瑞典放射学家 Lindblom 首先开始行髓核造影术，并提出正常的椎间盘在髓核的上下各存在一个间隙。Cloward 和 Buzaid 则认为髓核造影是造影剂注入髓核内而显影的一种诊断技术。Erlacher于 1952 年报道了用髓核造影诊断椎间盘突出。国内 1955 年有髓核造影诊断椎间盘突出的报道，正确率可达 70%~90%。髓核造影可显示髓核是向前方、侧方或向椎体内突出，也可显示椎间盘的退行性改变。

1. 椎间盘解剖 椎间盘由软骨盘、纤维环、髓核三部分组成。

（1）软骨盘：同其他软骨细胞一样，由圆形细胞构成，于椎体上下各一个，厚度约 1mm；青少年时期为软骨源性生长带。成年人时期由纤维环纤维所固定。软骨盘有许多微孔，是髓核水分代谢的通道。在婴儿时期有微血管通过，20~30 岁时闭塞。$L_{1\sim4}$每个椎体的下软骨盘前后径较上软骨盘为大，而 L_5 则相反。由于成年人软骨盘内无神经和血管，故软骨损伤后，既不产生疼痛，也不能自行修复。

（2）纤维环：由三层纤维组成，即外层为胶原纤维、中层为弹性纤维、内层由纤维软骨带组成。三层纤维彼此牢固地结合在一起。外层纤维在 2 个椎体骺环之间，内层纤维在 2 个椎体软骨盘之间，最内层纤维进入髓核内并与细胞间质相连。纤维环前侧由前纵韧带加强，后侧的后纵带较薄弱，尤其两侧最为薄弱。由于纤维环的特殊排列，所以能控制脊柱的各种运动。

（3）髓核：出生时髓核比较大，位于椎间盘的中央。在生长过程中髓核位置有变化，椎体的后方发育较前面快。因此，成年时期髓核位置偏后。髓核占椎间盘横断面的 50%~60%，由于年岁的不同，核内含的水分也不同，由开始的90%随着年龄增长而逐渐减少。

2. 髓核造影的适应证　髓核造影只能诊断髓核有无突出，对其他原因引起的腰腿痛并无诊断价值。因此，它的适应证为：

（1）有腰腿痛症状而诊断不明确，怀疑有椎间盘突出者。

（2）临床诊断为椎间盘突出症，但椎管造影阴性者。这是由于椎管造影有一定局限性，如由于解剖关系，L_5、S_1 间隙的椎间盘突出，尤其极外侧型的突出就有可能出现假阴性结果。

（3）症状性椎间盘退行性变，临床上出现有椎间盘突出症状，腰平片显示有多个椎间隙变窄，椎间盘退变者。

（4）原因不明的慢性腰腿痛，长期治疗不愈，临床症状不典型者。

（5）虽然临床上确诊为椎间盘突出症，但尚需进一步明确定位者。

3. 髓核造影的禁忌证

（1）脊柱结核、肿瘤、骨髓炎。

（2）腰椎间盘突出症已合并有马尾神经受压症状者。

4. 造影前准备

（1）做碘过敏试验。

（2）造影前清洁灌肠并摄腰椎正、侧位平片，以排除其他原因引起的腰痛，并了解腰骶椎有否先天性变异，以利造影时穿刺。

5. 造影方法（图2－23）

（1）穿刺途径：有经硬膜囊穿刺法、椎管内硬膜囊旁穿刺法、椎管外侧穿刺法。

（2）穿刺法：套管针穿刺法与直接穿刺法2种。

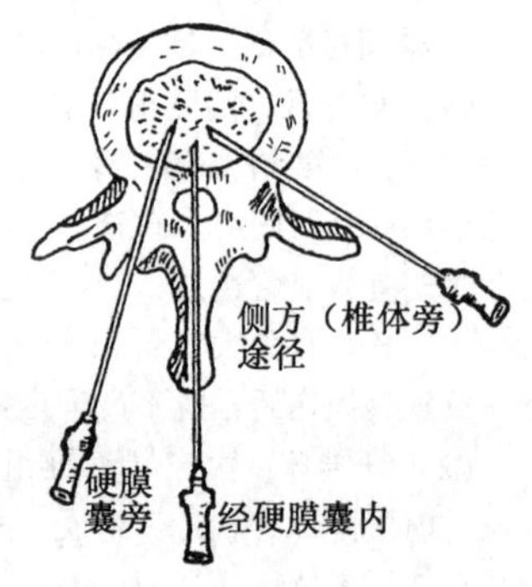

图2－23　髓核造影穿刺途径

一般做 $L_{4、5}$ 和 L_5、S_1 两个椎间盘，必要时可增加 $L_{3、4}$ 椎间盘。

（3）造影剂：采用30%～70%碘吡啦啥（iodopyracet）、泛影葡胺（vrografin）等。正常椎间盘容量为0.5～1.5ml。

（4）套管针穿刺法操作：

1）病人取侧卧位，下胸部垫一软枕，尽量使脊柱保持水平位，并弯腰屈膝屈髋。

2）腰骶部常规消毒、铺巾。

3）$L_{4、5}$、L_5、S_1 棘突间用2%普鲁卡因3~4ml局部浸润。

4）用18号腰穿针于 $L_{4、5}$ 间隙穿刺时针头略斜向头顶方向，L_5、S_1 穿刺要稍向骶部方向倾斜10°~15°刺入。待穿刺针进入椎管内硬脊膜外时，摄侧位片，查看穿刺针尖的位置是否对准了椎间隙。

5）抽出针芯，再改用22号腰穿针，由18号针孔内插入，经过硬膜囊刺入椎间隙内，再次摄片查看针尖是否在椎间隙内。如位置不理想，可进行调整。

6）注入造影剂，正常时稍有阻力感，容量为0.5~1.5ml；异常时阻力较小，同时容量也增大，可注入造影剂2~5ml。

7）拔出穿刺针，然后摄正、侧位片，20~30min内即可有部分造影剂吸收，故造影应在30min内完成。

（5）经硬膜囊穿刺法操作：用22号腰穿针直接进行穿刺，见脑脊液流出后再进针1~1.5cm，如有刺破橡皮样感并又有落空感时，穿刺针即进入椎间隙内。本方法操作简便，但有损伤马尾神经及造影剂进入蛛网膜下腔的危险；也可由于脑脊液的外渗，而产生一些腰穿后的并发症，如头痛、恶心、头昏等。

（6）椎管内硬脊膜旁穿刺法操作：于腰椎棘突间隙距中线约5cm处穿刺，针向下呈15°角，并向中央线倾斜进针，腰穿针经过竖脊肌、椎板间黄韧带、硬脊膜旁进入椎间隙内，此途径由于不经过硬膜囊，可免除马尾神经损伤及造影剂渗入蛛网膜下腔之虑。但如果遇有神经根粘连，则有损伤神经根的危险。

（7）椎管外侧穿刺法：于棘突间隙距中线8~10cm，紧靠髂嵴后向中线进针。本方法于 $L_{3、4}$ 及 $L_{4、5}$ 间隙进针较易，L_5、S_1 进针较困难。如穿刺错误，有损伤脏器的危险，故一般不采用此入路。

6. 诊断

（1）正常髓核显影：位于椎间隙内，小者直径1cm，大者可达2cm。髓核形态有球形、哑铃形、方形、双饼形等。身体强壮而肌肉发达者，髓核常为圆形；身体瘦长之妇女常为大而方形；老年人常为马蹄形（图2-24）。

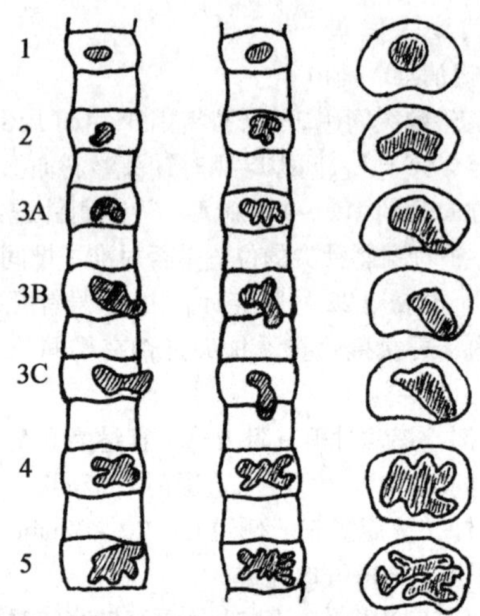

图 2－24　髓核造影的显示

1. 球状核（多见于青年人）　2. 叶状核（多见于成年人）　3. 单支状核，一个中央影，周边有分支（A. 多见于髓核变性，纤维环完整；B. 可疑髓核突出，未超过椎体边缘；C. 髓核突出、脱出，超过椎体边缘）　4. 多支状核、一个中央，几个支（为退行变的一种过度形式，可同时有脱出或突出）　5. 分散状支（表示有退行变）

（2）异常髓核造影（图 2－24）：

1）单支状髓核：①髓核变性，常可见造影剂影的一处稍向髓核外突出，纤维环正常。②可疑髓核突出，可见造影剂的一部分超过上、下二椎体后缘连线，但不超过 2mm。③髓核突出，造影剂影超出了椎间盘之外，并有时还可见到造影剂漏出到硬脊膜外腔间隙内，超过上、下二椎体后缘连线 4mm 以上。由于髓核突出的方向不同，也可出现造影剂向椎体后方、前方、侧方、椎体内溢入（图 2－25）。

2）多支状髓核：分散状核，均为椎间盘退行改变的 X 线征象。

髓核造影的成功率为 63.9%～75.3%，阳性率为 84%。

7. 髓核造影失败的原因

（1）穿刺困难而放弃。

（2）穿刺位置不佳，误进入软骨盘内。

（3）造影剂注入量过少。

（4）摄片的失误。

8. 并发症

（1）低颅压症状：经硬脊膜囊穿刺法，由于脑脊液的外渗，可出现头昏、头痛、恶心等低颅压症状。平卧输液可改善症状，必要时服用止痛剂及维生素 B_6 等对症处理。

（2）椎间隙感染：由于椎间盘抗感染力差，如果造影时无菌操作不严格可造成椎间盘感染。其诊断与治疗详见“第五篇第六章”。

（3）腰腿痛加剧：椎间盘突出症病人本身神经根周围存在无菌性炎症，应激性较高，由于造影剂对神经的刺激可引起腰腿痛症状的加重。

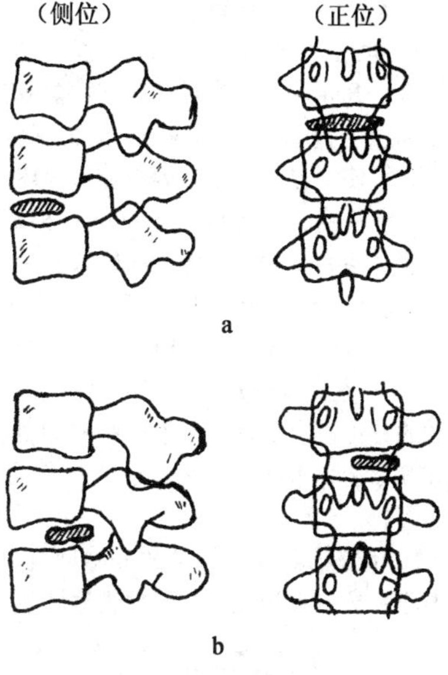

图 2－25　髓核突出

a. 髓核向前方、侧方突出

b. 髓核向后方突出

（4）马尾神经损伤：由于穿刺的失误，造影剂渗入蛛网膜下腔，可致马尾神经损伤，严重者可导致截瘫。

（5）椎间盘退变：可能由于髓核造影引起椎间盘的退变加快。现尚有不同看法。Erlacher 行尸体解剖证实，椎间盘加压 140kg 时也不会发生突出，故认为髓核造影不会给髓核带来损害。然而，也有学者认为，髓核造影会加快髓核的退变进程。

四、椎静脉造影术

椎静脉造影术是把造影剂注入腰升静脉、髂内静脉或棘突的骨髓腔内，通过造影剂回流至脊髓硬脊膜外静脉中而显影，再由静脉的充盈程度、形态、走行来进行诊断的。

16世纪，Sylvius - Vesalius 发现椎静脉系统的血管进入椎管内。1940年，Batson 首先发现由阴茎深静脉注入造影剂可通过椎静脉系统到颅底和颅内。1951年，Anderson 发现经股静脉注入造影剂后压迫下腔静脉，可使脊髓硬脊膜外静脉显影。Helander 用此法诊断了3例腰椎间盘突出症的病人。此外，Henriques 根据椎静脉的解剖和临床发现，提出椎静脉系和骨盆、乳腺肿瘤转移有关，并与椎间盘突出症等疾病有密切关系。Fischgold 于1952年介绍了用骨髓穿刺法行椎静脉系造影。1968年，Bucheler 报道了经股静脉选择性插管行腰硬脊膜外静脉造影。自1968年起，Lepage 做股静脉选择性腰升静脉造影术，根据脊柱内前静脉的移位、中断现象来诊断腰椎间盘突出。据 Gargana 报道，选择性腰升静脉造影术的正确率高达91%，而在 L_5、S_1 的正确性，更优于脊髓造影。

1. 椎静脉解剖 腰椎的静脉回流可以分为四组：前组、后组、脊椎内静脉丛与椎间孔 - 神经根管静脉丛（图2 - 26、图2 - 27）。

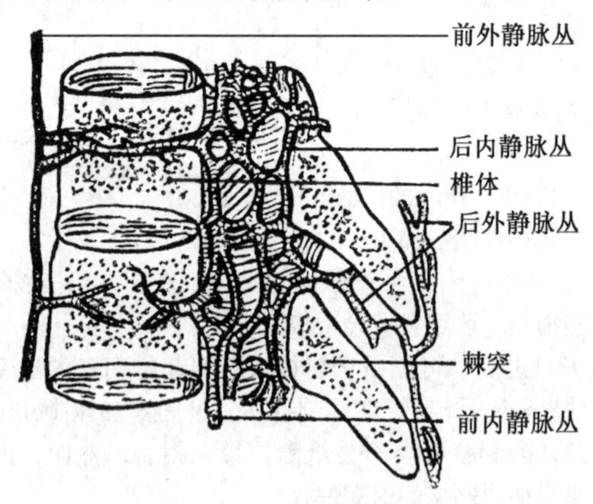

图2 - 26 椎静脉丛（矢状面）

（1）前组：以腰静脉为主，腰静脉与腰动脉伴行，通常在腰动脉的上方，它直接接受若干来自椎体的小静脉，最后汇入下腔静脉或髂总静脉的后壁。

（2）后组：以关节间静脉与上关节静脉为主干，它们通常与同名动脉伴行，接受脊椎后方附件的血液回流，最后汇流入椎间孔静脉丛。

（3）椎内静脉丛：位于椎管内硬脊膜外脂肪组织中，主干呈纵行排列，位于椎管两侧。该静脉壁薄，无静脉瓣，上端和硬脑膜窦相通，下端骶骨静脉丛为其尾端。椎静脉造影诊断椎间盘突出症、椎管狭窄症，主要就是观察椎管内前静脉的变化。因此，椎静脉造影又称硬脊膜外静脉造影术（epidural phlebograply）。

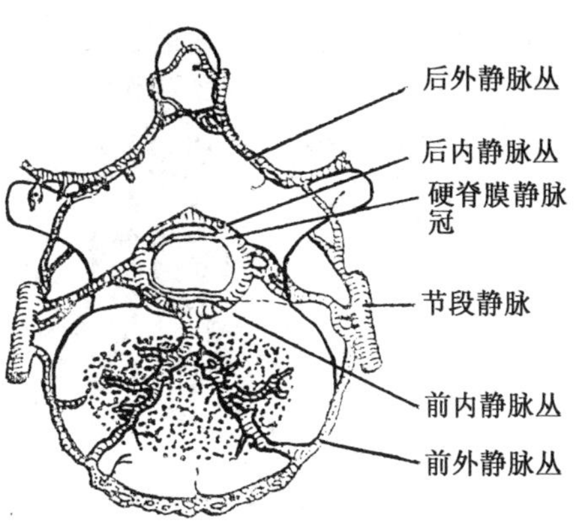

图 2－27　椎管内静脉（横切面）

位于硬脊膜外中的椎内静脉的分布是很恒定的，垂直走行的椎内静脉主干与椎间盘靠近，因此，一些椎间盘突出症的病人在脊髓造影阴性者，也可在椎静脉造影中呈弯曲、变形或中断而被显现出来。

椎内静脉丛主要接受脊髓及其被膜和椎体后端的静脉回流。根据脊椎内静脉丛在椎管内的位置，又分前、后两丛。椎内静脉前丛位于椎管内的腹侧面，是椎静脉系的主要部分。椎体后部静脉窦孔形成薄壁粗大的静脉，这些静脉以水平状向神经根管内延伸，沿途还接受了来自椎体后半部成垂直排列的小静脉（椎管的侧方），这些水平延伸的薄壁静脉各有上下垂直分支与邻近节段的静脉吻合成两条纵形排列的主要静脉，称为椎内前静脉。上端和颅腔后外侧壁的枕静脉窦相连，下端和骶管内静脉相连。两侧椎内前静脉排列成弓形串珠状，在椎弓根部位它的纵向走行凸面向内，而在椎间隙部位凸面向外（图 2－28）；从椎内前静脉发出椎间静脉进入神经根管内（图 2－28）。两侧纵行的椎内前静脉的弓形弧度以腰骶部为最大，上胸部及颈部为最小。其静脉的粗细在不同部位也不相同，粗者直径可达 2～4mm，在颈部寰椎管径特别大，自下逐渐变小，在胸部明显变小至尾椎处消失。

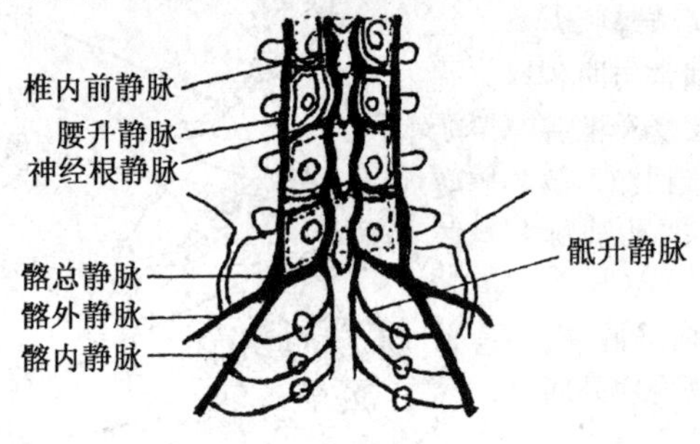

图 2－28　椎静脉系统解剖

椎内静脉后丛也由 2 条纵行血管组成，位于椎弓和黄韧带腹面的硬脊膜外脂肪中。

椎内静脉前、后丛间也有交通支相连，并通过椎间孔静脉与椎外静脉丛相连。

（4）椎间孔－神经根管静脉丛：以椎间静脉与腰升静脉为主。腰椎每一节段有 2 对椎间静脉，1 对沿椎弓根下缘出神经根管，另 1 对沿其上缘出神经根管。椎间静脉与神经根伴行，因此又名根静脉。这些根静脉当走向椎间孔时，与神经根紧密靠近。因此，当常规的脊髓造影不能充分显示神经根袖而不能发现在椎间孔内的神经根受压情况时，椎静脉造影的优势就显示出来了；它能通过椎间孔静脉流动的阻断而揭露神经根受压的存在。根静脉还直接接受椎弓根，上下关节突和前横突静脉的回流。在椎间孔部位交叉排列成网状。椎间静脉引流入腰升静脉。纵行的腰升静脉位于椎体－横突间沟内，其下端与髂总静脉相连，上端回流入奇静脉或半奇静脉。部分节段腰升静脉分成两支成环状形态。腰静脉在椎间孔的前方与腰升静脉相沟通，两者成 90°汇交。

腰椎的静脉丛没有静脉瓣，因此它的血流方向是双向性的，静脉两端哪一端压力低，就向那端流。当病人俯卧时，腹内压增高，下腔静脉受压，血液逆向反流椎管内。由于椎管内静脉怒张，因此椎管内手术出血就增多，所以术前必须安置好体位，于两侧髂前部垫以枕头以架空腹部，使腹部不受压以减少术中出血。同理，从股静脉穿刺注入造影剂后，要通过腹部加压，使下腔静脉压增高，有利于椎静脉系统显影。

2. 椎静脉造影适应证

（1）拟诊断椎间盘突出者。

（2）怀疑存在椎管狭窄症者。

（3）需要排除椎管内肿瘤者。

（4）椎管内其他占位性病变。

3. 静脉造影禁忌证

（1）碘过敏试验阳性者。

（2）脊柱结核、肿瘤、炎症。

（3）椎管手术后。

4. 椎静脉造影前的准备

（1）做碘过敏试验。

（2）术前1h口服或肌内注射鲁米那钠0.1～0.15g。

（3）术前做清洁灌肠及摄脊柱正侧位片。

5. 造影方法

（1）棘突穿刺法：

1）病人取俯卧位，腹部垫10cm厚软枕。也可侧卧位腹部束气囊加压腹带。

2）将X线球管与病人骶骨呈5°倾斜，先摄腰椎平片，以确定棘突位置和确定显示腰骶椎间隙最适宜的投照角度和曝光条件。

3）找出L_5或S_1棘突，局部常规消毒。

4）用2%普鲁卡因3～5ml局部浸润，直达棘突骨膜。

5）术者戴消毒手套，左手拇指、食指固定皮肤，右手持18号骨髓穿刺针，向头方向倾斜5°～10°。经皮肤刺入棘突骨髓腔内，进入骨皮质5～10mm，抽吸有回血，证实穿刺成功。

6）注入0.5%～1%普鲁卡因5～10ml，再在适当加压情况下，于10s内注入造影剂10～15ml，当剩余2～4ml造影剂时就立即摄正位片，然后注入剩下的造影剂后拔针，并轻轻按压局部，盖上无菌敷料。常用的造影剂是50%～76%泛影葡胺或碘吡啦啥。

注意：棘突处不可反复穿刺，以免造影剂外漏。

（2）股静脉插管造影法：

1）病人仰卧位并于腰部穿戴加压腹带，局部剃毛及常规消毒铺巾。

2）术者位于病人的右侧，股静脉穿刺处用2%普鲁卡因3～5ml局部浸润。

3）术者戴消毒手套，左手固定皮肤，右手持穿刺针向头方向倾斜做股静脉（在股动脉内侧）穿刺。因此，先扪及股动脉的搏动，在股动脉内侧进行穿刺。穿刺成功后插入聚乙烯导管。

4）在电视显示器监视下将导管推入椎体外侧的腰升静脉中，或推入髂内静脉内（左侧腰升静脉注入口多位于髂总静脉的外侧壁及髂外静脉的外侧壁上，右侧腰升静脉注入口多位于髂总静脉的后壁及髂外静脉的后壁上）。腰升静脉注入口位于 L_5 椎体的中下部或 S_1。导管插至 L_5、S_1 椎间隙或 L_5 中、下部时，造影成功率最高；超过 L_5 上部时，造影常易失败。

5）注入少许造影剂摄片以证实导管的位置无误，然后把腰部加压腹带加压到120～130mmHg，以阻断下腔静脉的回流。

6）以8～10ml/s的速度将76%泛影葡胺40ml注入。

7）在12～14s内摄前后位片7张。

8）采用股静脉插管法进行椎静脉造影，有发生血栓形成和肺栓塞的危险。故穿刺成功后，在造影过程中导管内始终应充满0.02%肝素液（500ml生理盐水中加入肝素液100mg），以防止导管内发生凝血。

6. 椎静脉造影正常影像

（1）纵行静脉干：在椎弓根处向内凹，椎间隙向外凸（图2－28），两纵干间有横行的吻合支，因此显影呈梯子形。在上腰段常呈粗大带状，在下腰段每侧可有2～3条分支。在 L_5、S_1 椎间隙两侧纵形静脉聚合成束状，与椎管平行，但也有和上方一样呈梯子形的。纵行静脉干的粗细和排列形状往往各异。但同一个人左右总是相对称的。上下节段之间相仿或呈渐变形式。这点在诊断上很重要，一些异常要从上下和左右对比中才能显现出来，因此值得注意。

（2）椎间静脉：走行于椎间孔部位，连接椎管内外静脉丛。顺神经根方向自内上方向外下方走行，是纵行静脉干与腰升静脉间的连接桥梁，在上腰段，椎间静脉形状趋丛状，盘绕于椎弓根的周围。

（3）腰升静脉：位于脊柱旁，在椎体与横突前之间的沟内。在骶髂关节处扭曲上行。常分支变细后又汇集成干。因此，长短不一、形态各异，两侧多不对称。股静脉插管造影中显影早而浓密。

（4）其他静脉：椎管外的前后静脉丛常无较大的支干，而显影欠清晰。髂内静脉、髂外静脉和其骶部分支常显影。尤其当椎管内静脉阻塞时，显影更清晰。腹部加压不足时，下腔静脉可部分或全部显影，与之相邻的腰段静脉有时也可见到。

7. 椎静脉造影在诊断中的应用（图2－29）

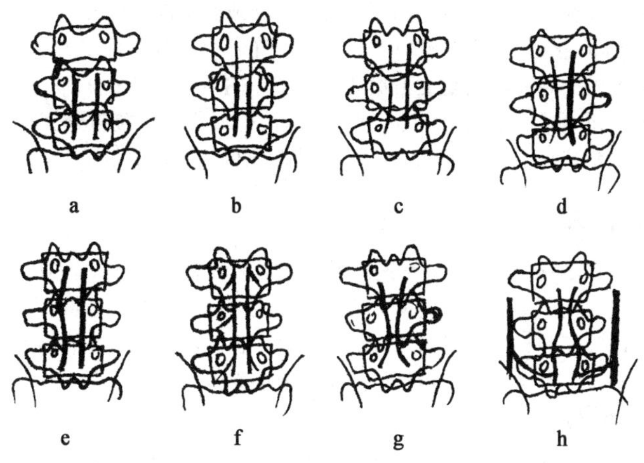

图2－29　椎静脉造影的诊断

a. 两侧中断（两侧上方静脉不显）　b. 两侧下方静脉怒张（上方细）
c. 一侧中断　d. 一侧变细　e. 一侧外移　f. 神经根静脉中断
g. 两侧内移　h. 椎内静脉受压椎外静脉怒张

（1）中央型椎间盘突出症：①充盈的椎内前静脉于椎间盘突出处双侧中断。②椎间盘突出部位的上、下方静脉充盈程度不同，双侧静脉都是下方静脉显影较上方静脉增粗。

（2）正中旁型椎间盘突出：①充盈静脉一侧中断。②两侧静脉充盈程度不同（患侧变细）。③一侧静脉偏离中央向外移位。

（3）旁侧型椎间盘突出：一侧间隙根静脉充盈不足或中断，有时可同时出现两侧椎内静脉充盈不足。

（4）椎管狭窄症：①两侧椎内前静脉向内移位。②狭窄部位下方静脉怒张。③两侧椎内静脉中断。

（5）椎管内肿瘤：可显示椎内前静脉受压或移位，甚至完全闭塞。

8. 椎静脉造影的优点

（1）操作简便，安全，如棘突穿刺法，病人痛苦小，不产生后遗症。

（2）阳性率高。由于椎静脉壁薄，又无静脉瓣，呈双向性流动，有压力才反应灵敏，故腹部加压后能较全面地反映椎间盘突出等情况。

Gargana 报道了 50 例椎静脉造影，正确率为 94%，尤其是 L_5、S_1。由于解剖的关系，椎间盘突出症的椎管造影的漏诊率可达 15% ~20%。Macnab 报道椎静脉的正确率为 98%。国内上海华山医院报道正确率为 95.2%。尤其对 L_5、S_1 椎间盘突出症有很高的诊断价值。

五、关节突关节造影术

Vert Mooney 于 1976 年首先采用关节突关节造影，对关节突关节进行了研究。临床上如关节突关节紊乱症、关节突关节滑膜嵌顿、关节突关节损伤等原因，均可引起腰背部的疼痛。少数情况下，关节突关节的增生、肥大，可引起根管狭窄而产生神经根受压的症状。

1. 适应证

（1）慢性腰背痛尤其下腰部，于腰部相当小关节突间关节部位处有明显压痛，不向下放射。

（2）X 线平片示关节突关节有增生者。

（3）有根管狭窄症的症状者。

2. 禁忌证　造影前做碘过敏试验，碘过敏试验阳性者禁忌。

3. 造影方法

（1）病人取俯卧位，局部常规消毒及铺巾。

（2）于棘突旁开约 3cm 处用 2% 普鲁卡因 3 ~5ml 局部浸润，20 号腰穿针从该部位刺入直达骨质，然后使穿刺针倾斜 30° ~45°，于透视下刺入关节突关节（图 2 -30）。

（3）摄正侧位片，确认穿刺针尖位于关节囊内时，注入 30% ~

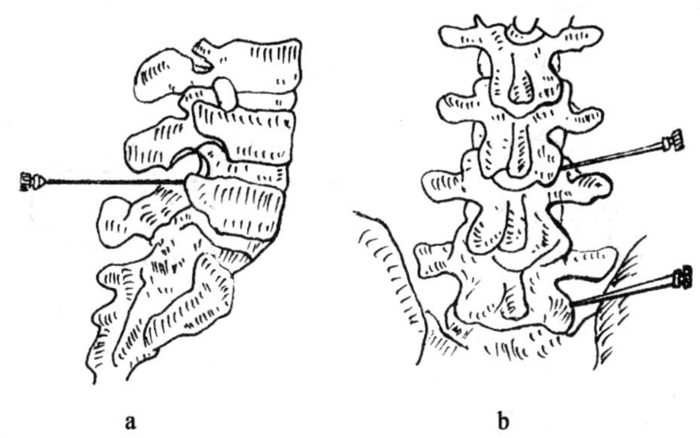

图 2－30　关节突关节造影穿刺法

a. 侧位　b. 正位

50% 碘吡啦啥 0.5 ~ 1ml；如关节囊有损伤破裂时，注入造影剂的量将加大。

(4) 注入造影剂后立即摄正侧位及左右斜位片各 1 张。

4. 诊断　关节突关节囊损伤时，可见造影剂外溢，如有增生及其他小关节病变时，可见小关节囊影边缘不整齐等变化；斜位片关节突关节囊影像明显肥大。若占据椎间孔 2/3 以上容积，病人又有一侧下肢麻木或疼痛症状时，病人根管狭窄症的诊断基本确立；若关节突关节囊肥大的影像并没有占据 2/3 以上的椎间孔容积，病人却主诉有一侧下肢麻木或疼痛症状，应考虑还有造成根管狭窄的其他因素如髓核突出等存在，要做进一步检查，以确立诊断。因此，做任何检查都必须与临床密切结合，根据临床需要而进行。

六、腰骶神经根造影术

神经根造影术是将造影剂注入椎间孔内神经根的周围，借其显影来进行诊断的一种 X 线检查方法。主要用于诊断椎间盘突出症和椎间孔或神经根管狭窄症。由日本的田岛健于 1971 年首先报道用腰骶神经根造影来诊断椎间盘突出症及椎管狭窄症。

造影前准备与前面几种检查方法相同。造影剂可选用 60% 碘肽葡胺或双碘肽葡胺等。

1. 造影方法（图 2－31）

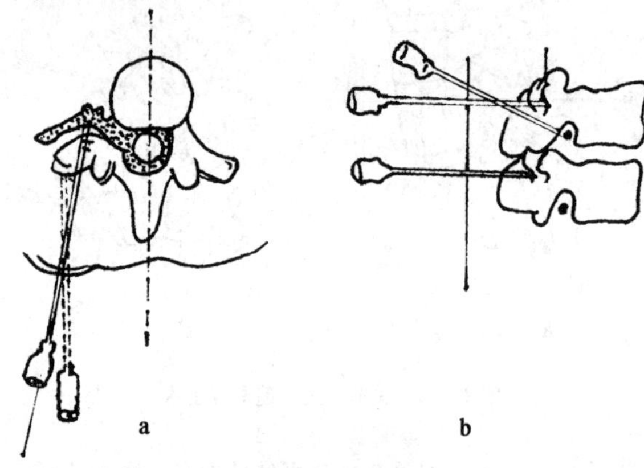

图 2－31　腰骶神经根造影

a. 正位　b. 侧位

（1）病人俯卧位，腹下垫一软枕，皮肤常规消毒。

（2）穿刺部位用 2% 普鲁卡因 3 ~ 5ml 局部浸润麻醉。

（3）在拟行神经根造影处的腰椎横突上进入椎间孔。当穿刺针触及神经根时，病人有触电样向下肢放射的感觉，疼痛部位和病变神经根支配区域相同。

（4）抽出针芯，注入造影剂 2ml，按 3 个不同方向摄片。造影剂于神经根鞘内时，可见神经根为条索状阴影。如果造影剂于侧隐窝内或注射时有阻力，可略改变方向，再次注入造影剂进行摄片。之后再将 1% 利多卡因液 3ml 和地塞米松液 5mg 注入，以缓解和减少由造影剂刺激产生的疼痛症状。术后少数病人可出现感觉障碍、肌肉无力，有时还可出现反射减弱。

2. 诊断　摄片可见造影剂沿神经根袖向远端扩散，可显示卵圆形神经节阴影，有时可达椎间盘的高度，神经根呈条索状阴影。

尸体解剖标本观察 L_5 神经根与椎弓根的关系见图 2－32。

椎间盘突出时，神经根影像走向异常或造影剂停泄在椎弓根部或侧隐窝处。此外，椎弓根与神经根夹角有改变。

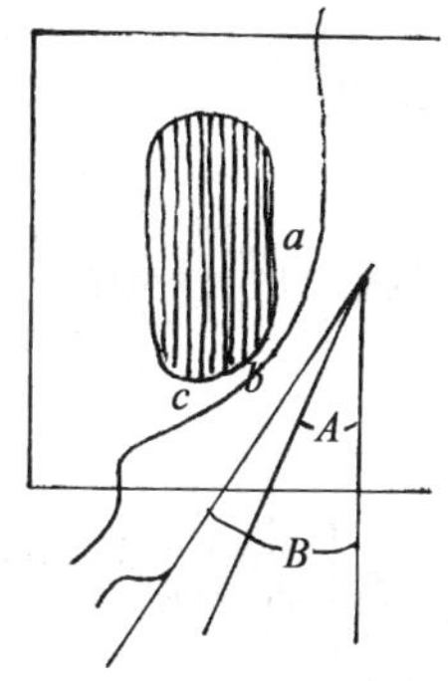

图 2-32　L_5 神经根与周围结构的数据

∠*A*：神经根与硬脊膜夹角，34°　∠*B*：神经节与硬脊膜夹角，43°

a：根袖与椎弓根距离，2.7mm

b：神经根与椎弓根距离，0.2mm

c：神经节与椎弓根距离，1.8mm

第二章　肌电图检查

肌电图（electromyography）属神经电生理领域的一门诊断技术，它是利用电子仪器上的电极将肌肉神经的生物电变化信号引导出来，加以放大，并描记成图，然后通过对图形的分析来研究神经肌肉系统的疾患，为临床诊断提供客观的依据。肌电信号还可由监听器转换成肌音，用于监听；此外，在荧光屏上显示的图形，还可根据需要，通过照相系统进行拍照，供进一步分析。

第一节　正常肌电

正常肌肉收缩的肌电波形如图 2－33 所示。

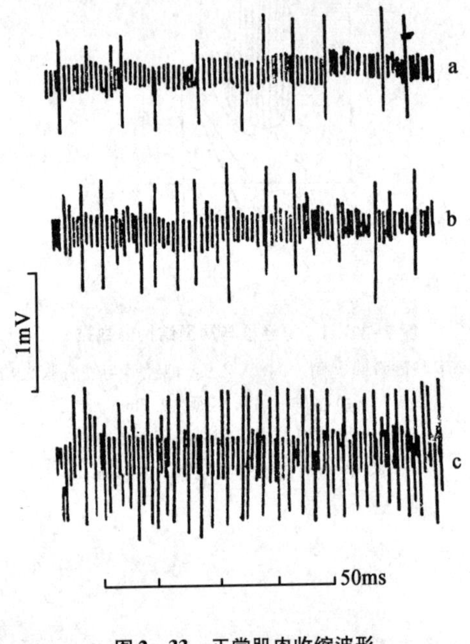

图 2－33　正常肌肉收缩波形

a. 单纯相　b. 混合相　c. 干扰相

一、电静息

正常肌肉松弛时，无动作电位，示波器荧光屏上只可见到一条平直的线，称电静息。

二、插入电位

将针电极插入肌肉或移动针电极的瞬间，由于肌肉纤维或神经支受到刺激而出现短暂的电位变化，称为插入电位。正常时，插入电位持续1s，电压一般为1~3mV，随后插入电位消逝，示波器的荧光屏上出现电静息。

针电极插入时，在扬声器里会出现嘈杂的声音，这是由于肌肉中的神经板受到刺激后发出的小冲动所致，针极稍离开终板区即消失。可以此来判断肌肉的运动终板位置。

负性神经电位是在针电极插入肌肉的神经纤维中时所激发的电位，临床上无意义，但应注意识别，其电位时程为1.0~3.0ms，波幅10~250μV，波形呈双相，频率可达150次/s。

三、运动单位电位

一个运动单位包括一个脊髓前角细胞及其所支配的一组肌纤维，不同的运动单位所含的肌纤维数亦不同，由几十到几千不等。一个运动单位也是一个功能单位，一个前角细胞发生冲动时，其所支配的一组肌纤维同时收缩。

正常肌肉轻微收缩时，在肌电图上出现的动作电位称为运动单位电位，它是针电极接触的运动单位内肌纤维动作电位的总和。其特征如下：

1. 频率 一般为5~20次/s，最高可达50次/s。

2. 波型 由于肌肉收缩的力度不同，参加收缩的运动单位数目和每一单位的发放频率不同，出现的波形也不同（图2-33）。

（1）单纯相：肌肉轻度用力时，只有一个运动单位收缩，肌电图上出现振幅相同、间隔相同的运动单位电位，称为单纯相。

（2）混合相：肌肉中度用力时，有较多的运动单位参加收缩，肌电图可见许多电位混合相处，有些区域密度大，不能分离出单个电位，有些区域仍能分离出单个的运动单位电位，称为混合相。

（3）干扰相：肌肉用最大力收缩时，参加收缩的运动单位的数量增多，每一单位发放频率增高，不同运动单位的电位密度大，相互干扰、重叠，无法分离出单个的运动单位电位，称为干扰相。

3. 运动单位电位的电压 亦称运动单位电位的波幅，是运动单位肌纤维兴奋时所产生的动作电位的幅度总和，正常值为100~2 000μV，最高值为2 000～3 500μV，不超过5 000μV。

运动单位电位的电压受多种因素的影响，其中常见因素有以下几种。

（1）运动单位的大小：肌肉不同运动单位电位的电压不同，面肌的运动单位小，电位电压也低；四肢肌的运动单位大，电位电压亦高。

（2）肌肉用力收缩的程度：用力时参加收缩的运动单位数量多，放电频率高，电压比轻度用力时高。

（3）电极与运动单位的距离：距离越近电位电压越高。

（4）温度：温度越高，电位电压越高，温度每降低1℃，电位电压可平均减小2%～5%。

（5）缺氧：缺氧时可引起肌纤维兴奋性降低，电位电压也降低。

4. 运动单位电位的时程 也称为时限，指运动单位电位由出现到消失的时间。时程的测定是从电位开始离开基线至终末回到基线的时间，一般为5.0～12.0ms。

影响运动单位电位时程的因素有运动单位的大小；单位小的时程短，缺氧、低温时时程延长，肌肉疲劳时时程短，年龄增大时时程也延长。

四、诱发肌电图

电刺激周围神经干，引起其支配的肌肉发生的综合动作电位，称为诱发肌电图。正常时，诱发肌电的最高电压为15～25mV，时程5～10ms，波形为双相或三相。潜伏期随刺激电极和引导电极的距离而有所变化，一般为4～6ms。

五、反射肌电图

1. H反射 电刺激胫神经，引起其支配肌的诱发电位称为M波，这是直接刺激运动神经纤维的应答。此反应后，经过一个潜伏期又出现的第二个诱发电位，称为H波，这是Iα类传入纤维受到刺激，冲动进入脊髓后产生的反射性肌肉收缩。该反射由Hoffman首先报告，故称H反射。正常时，H反射潜伏期为28～32ms，双相波形，最大波幅为6.5mV。M波波幅>H波波幅时，H反射可反应前角运动神经元的兴奋性；上运动神经元病变时，H 反射亢进。

2. 牵张反射 迅速做屈肘或伸肘动作时，肱三头肌或肱二头肌就受到牵拉，正常人在牵拉的瞬间出现单个动作电位，若维持在牵张状态，则为电静息；上运动神经元病变时，牵张反射亢进。

3. 腱反射 正常人肌腱受叩击时，可在相应肌诱发出单个双相动作电位，停止叩击即无动作电位发放，称为无后放；上运动神经元病变时，停止叩击后，仍连续发放动作电位，称为有后放，说明腱反射亢进。

第二节 异常肌电

当肌肉或神经发生病变时，肌电图检查会有异常电位出现（图 2－34）。

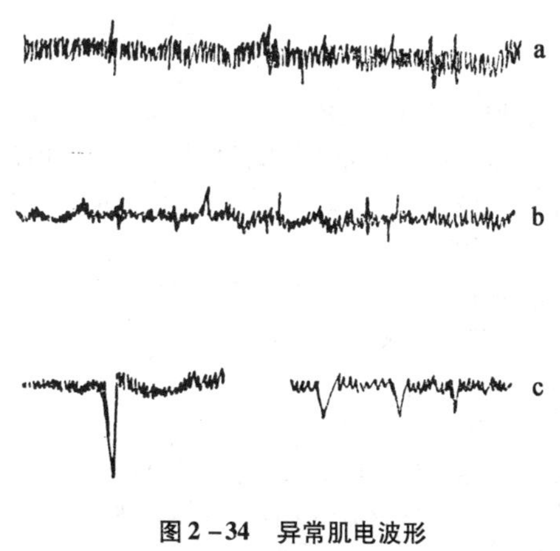

图 2－34 异常肌电波形

a. 纤颤电位 b. 束颤电位 c. 正相电位

一、插入电位异常

1. 插入电位减弱或消失 提示肌纤维兴奋性降低，见于某些神经肌肉疾病，如重症进行性肌萎缩、周期性麻痹等。

2. 插入电位延长 提示肌纤维对机械刺激兴奋性增强，见于肌强直症、多发性肌炎、皮肌炎等。

二、纤颤电位

纤颤电位是因肌肉失去神经支配，自发地产生单个肌纤维的动作电位，其波形为单相或双相，电位电压低，多低于100μV，不超过500μV；电位时程短，约1ms，最长不超过5ms；放电频率极不规则，2～20次/s；肌音很特殊，在扬声器上出现不规则的滴答声，好似小雨点落在屋顶上。

通常情况下，骨骼肌在失神经支配14～21d后出现纤颤电位，可持续存在几年至十几年，当骨骼肌纤维化后或神经再支配后，纤颤电位才消失。

纤颤电位具有重要的诊断意义，临床常见于下运动神经元损伤。

三、正相电位

肌肉失神经支配后还可自发地产生另一种电位，其波形呈正相，故称正相电位或正相波。该波形特点是起始部位呈一宽大的正相，随后一较慢减弱的负波，负波常回不到基线。由于该波形向下尖端尖锐，很似字母“V”，故也称正尖波。

正相电位的临床诊断意义同纤颤电位，但比纤颤电位出现得早，一般在神经损伤后7d左右出现。

四、束颤电位

束颤电位是一种自发的运动单位电位，伴有肉眼可见的肌束颤动。

束颤电位的类型，根据波形的不同，分为2种：

1. 单纯束颤电位 位相在四相以下，波幅为2～10mV，时程为5～30ms，放电频率不规则，其电压、波形、频率均不受肌肉随意收缩程度的影响，肌音好像远方传来的猎枪声。

2. 复合束颤电位 位相在五相以上，电位特征略同单纯束颤电位。

束颤电位代表运动单位的兴奋性增强，见于运动神经元疾患；如进行性脊肌萎缩、手足抽搐症病人及个别正常人。

五、群发电位

群发电位是一种自发的，并有一定间隔，节律性发放的多相电位群。其波形多样化，电位电压约3mV，频率为4～11次/s，电位时程为50～100ms。群发电位出现时，伴有肉眼可见肌群的不随意收缩。群发电位见于震颤麻痹、肌阵挛、抽搐、癫痫、舞蹈病、手足徐动症及神经官能症等。

六、肌强直电位

肌强直电位是针电极插入或移动时诱发产生的一种高频放电，其波幅和频率逐渐递增至最大值后，又逐渐减弱，肌音呈特有的吹哨声。肌强直电位电压低，电位时程短，放电频率可高达150次/s。肌强直电位是由肌膜兴奋性增高所致，见于先天性肌强直症、运动神经元症、多发性肌炎、脊髓前角灰质炎等。

七、巨大电位

巨大电位指随意收缩时出现的电压大于5mV，时程超过10ms的动作电位。这种高波幅、宽时程的电位是由于运动单位的范围增大所致，见于前角运动神经元疾患、脊髓空洞症。

八、同步电位

同步电位指在同一块肌肉间距1.5cm以上的两个针电极记录到两个相同的运动单位电位。同步电位的出现是由于该肌肉的运动单位范围扩大到1.5cm以上，两个针电极插入到了同一个运动单位所致，见于运动神经元疾患、脊髓炎、脊髓空洞症等。

九、新生电位和再生电位

神经损伤后再生时，早期在其所支配肌区出现的低电压10～200μV，短时程的多相电位叫新生电位，晚期出现的短时程、高电压（4～10mV）电位，叫再生电位。

1. 新生电位 在神经修复早期，运动单位内只有少数肌纤维恢复了神经支配，而且这些肌纤维恢复的程度如兴奋性、传导性还有差异，故不能同时性地协同兴奋和收缩，因此表现出成簇的小波在基线上起伏，即为新生电位。

2. 再生电位　在神经修复晚期，新生轴索支配了运动单位内大多数肌纤维，这些肌纤维的兴奋性有了较好的同步，综合生成高电位电压，即再生电位。

新生电位和再生电位都在随意收缩时出现，提示神经再生。

第三节　肌电图的临床应用

一、一般临床应用

锥体系统、锥体外系统及骨骼肌的病变都可引起肌电图（EMG）的变化，根据肌电的不同变化，可协助临床做出定位诊断，为鉴别前角细胞病变或周围神经受损提供参考依据。动态追踪观察肌电图，可对疾病的发展、转归和预后提供有价值的判断依据，但肌电图不能用作病因诊断，这是因为不同病因引起的同一部位病变，其肌电变化可能是相同的。

临床常用肌电图检查来解决的问题有：

1. 定位诊断

（1）锥体系统：①上运动神经元病变，包括脑血管病变、脊髓截瘫、大脑肿瘤或发育不全、侧索硬化症等。②下运动神经元病变，包括脊髓前角病变、神经根病变、周围神经干病变和神经丛病变等。

（2）锥体外系病变：包括震颤麻痹、舞蹈病、手足多动症等。

（3）神经-肌接头疾患：重症肌无力症。

（4）肌肉病变：肌炎、皮肌炎、肌强直症、肌营养不良等。

2. 目的　确定周围神经损伤的程度、范围及预后判断。

3. 作用　作为评定肌肉功能的参考。

二、颈腰肢痛方面的应用

肌电图可为颈腰肢痛病人提供客观的诊断依据和治疗效果的判断，可提高颈腰肢痛的诊断准确率。通过肌电图 H 反射及异常肌电位的检查，可判断神经根受累的存在，并为受累神经根的定位提供依据。其诊断准确率与造影相似，但肌电图检查比造影更为简便、安全，无任何反应和副作用，并可多次重复检查以观察病情的变化和作治疗前后的对比观察，判断治疗效果，其正确率为 58% ~100% 。

1. 检查方法 国内医院多使用上海医用电子仪器厂出品的 JD—I 型肌电仪。肌电图检查是在温度保持在 20℃左右的屏蔽室中进行的。用二对表面记录电极紧贴在脊柱左右两侧约 2cm 的地方，一般是疼痛最显著的相应脊椎水平或 L_4 水平。被测者是站在最舒服而放松的直立位。两足跟相距约 15cm，足尖略向外侧，双上肢放松自然下垂，头向正前方，站立 15 ~20min 或至电位不再明显变化为限，每 5min 做一次记录。记录电极接至肌电图仪，在双线示波管上观察，照相记录。少数用单心的同心针电极做记录电极。

H 反射检查是在病人取俯卧位姿势下，用表面电极在腓肠肌上记录诱发电位，胫神经刺激点取腘窝部，刺激电流波宽为 0.2ms，频率取 1 次/2s，逐渐调节刺激强度直至引出最大幅度 H 波为止，并将此 H 波，包括 M 波和潜伏期波形，照相记录。肌电图检查采用同心针电极，每例均选择患侧胫骨前肌（$L_{4、5}$），股四头肌（$L_{2、3}$），腓骨长肌（L_5、S_1），腓肠肌内外侧头（L_5、S_1）分别进行。检查股四头肌、胫骨前肌、腓骨长肌时，病人采取仰卧位；检查腓肠肌内、外侧头时，采用俯卧位。检查时肌肉要完全松弛，必要时在身体不同部位加垫沙袋以使肌肉松弛。如查下肢前面肌肉时，膝腘窝部垫以沙袋。检查某块肌肉，电极针从肌腹部位插入，在这穿刺点上再分别取垂直方向及斜向 12 点、3 点、6 点和 9 点 5 个不同方向插入，每个方向依检查肌肉厚度的不同；在 3 个不同深度检查，即被检肌肉先后共取 15 个不同点检查。

2. 肌电图检查的征象分析 肌电图检查是以静息时被检肌肉出现的阳性结果作为诊断依据的。对椎管外软组织病变引起的颈腰肢痛，肌电图可出现以下阳性结果：

（1）因为肌电活动的增加征象常是伴“痛”而存在的，因此，颈腰肢痛病人即使在全身肌肉放松状态，病变肌肉受检时仍存在不同程度的紧张性电活动。正常人在肌肉放松时，如竖脊肌在放松直立时，几乎是没有电活动的；即使偶尔有，也是很小，不超过25μV，就是插入肌电探头也不会产生持续性的放电现象。而大多颈腰肢痛病人，在放松状态下，一开始就会有明显的电活动，可记录下一连串的非随意的放电现象。少数开始是较小的电活动，随着时间的延长而电活动也增多、增大起来。一般来说，颈腰肢痛病人的紧张性电活动均在100～300μV之间。

（2）颈腰肢痛病人的肌电图检查大多是做双侧同名肌肉检查。检查发现，大多颈腰肢痛病人的紧张性电活动和痛是同时存在于同一侧的颈腰肢部位的。有紧张性电活动时，病人就诉疼痛；哪一侧痛，那一侧就有紧张性电活动；如两侧都痛，则两侧都有紧张性电活动存在。

（3）通过推拿按摩等治疗后，随着颈腰肢痛症状的减轻，紧张性电活动也减少、减小和消失。

（4）对椎管内病变（椎间盘突出症、椎管狭窄症等）引起的颈腰肢痛，肌电图检查可出现神经根损害的指标如插入电位的延长、纤颤电位和单相尖波。

（5）异常H反射的出现（图2－35）：对周围神经给予刺激时，就会引起支配肌肉的收缩，这为第一次收缩。而周围神经多包含感觉纤维。因此刺激又可通过感觉纤维向脊髓传导，经过一定的潜伏期还会引起相应肌肉的反射性第二次收缩。这两次收缩的动作电位可由置于肌肉表面记录电极引出并予以描记。如果神经根受压或变性，就可出现H反射的不正常、表现在：①H波的潜伏期延长或不出现（正常H反射的潜伏期一般为26ms，大于32ms则为潜伏期延长）。②正常左右两侧H反射的潜伏期是一样的，若左右两侧H反射潜伏期相差超过1.2ms则为不正常。③正常H反射的振幅在1mV以上，若H反射的振幅小于1mV则为不正常。某一块肌肉出现H反射异常，通过肌肉和脊神经节段的关系，就可定位判断出受累的相应脊神经部位（表2－3）。

所以，H反射检查有助于椎间盘突出的诊断和定位。但是H反射检查与造影出现的造影柱压迹一样，它们与病因学之间的关系是非特异的；其他原因所致的神经根受压，如黄韧带肥厚、椎体骨唇、小关节肥

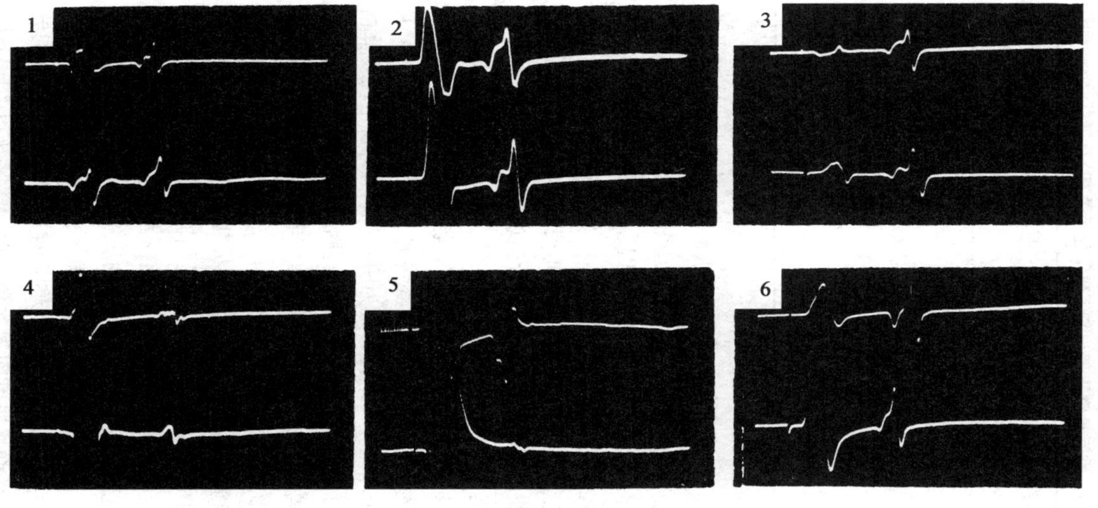

图 2-35　腰背痛病人的 H 反射

1、2、3. 病人的 H 反射的潜伏期都是 25ms 和振幅都是在正常范围内

4、5、6. 病人出现的是不正常 H 反射，提示为椎管内病变引起的病痛的可能

（4 左、右两侧 H 反射都是 32ms，振幅小于 500μV；5 右侧 H 波潜伏期是 25ms，左侧是 29ms，振幅左侧小于 500mV；6H 反射潜伏期左侧是 27ms，右侧为 32ms）

注：照片上线是右侧，下线是左侧。

表 2-3　椎间盘突出部位与 EMG 显示关系

椎间盘突出部位	受压神经根	股四头肌	胫骨前肌	腓骨长肌	腓肠肌外侧头	腓肠肌内侧头
$L_{2、3}$	L_3	+	-	-	-	-
$L_{3、4}$	L_4	+	+	±	-	-
$L_{4、5}$	L_5	-	+	+	±	-
L_5、S_1	S_1	-	-	-	±	+

注：“+”表示阳性。

大、肿瘤等，都可出现同样的征象。因此，肌电图的 H 反射仅能做出神经根受压的推断。确切的诊断，还要与临床紧密结合才妥。

肌电图可以同时显示几个水平的神经根损害，这可在椎管狭窄症病人见到，也可在糖尿病等代谢性疾病中见到。

（6）神经受压或变性，可使肌电图检查出受损神经支配的肌肉部分失神经征象。应用肌电图检查有关肌肉是否出现失神经波形，也会有助于诊断，并也可根据出现在不同肌肉的失神经波来定位神经受损的部位。失神经波或称失神经电位，是指肌肉在完全松弛情况下出现“纤颤电位”或“单相正向电位”、正尖波、小尖波等。若一条肌肉 15 个点均未发现纤颤电位或单相正向电位，则为阴性；偶有纤颤电位或单相正向电位发现，则为可疑阳性。在肌肉做随意性收缩动作时，动作电势波可为双峰或三峰形式。除去部分神经后的动作电势波，在量上有所减少，而且可看到多峰形式的波形。

3. EMG 在颈腰肢痛病人诊断上的价值　肌电图和 X 线造影是 2 种不可相互替换和代替的检查方法，在诊断上是相辅为用的。肌电图可用来对受损害神经根的定位，但并不能提供任何损害的位置和损害性质的信息。而脊髓造影却能提供病变位置及可能的病理变化性质的信息。

黄绥仁、马慎谨等对 100 例腰椎管手术病人进行肌电图、造影的对比分析观察，结果如下：①肌电图和造影的阳性率相近（分别为 84% 和 89.8%），但定位的准确率肌电图为 65%，低于造影（79.6%）。②

从病变性质来看，肌电图对椎管狭窄的阳性发现率（77.1%）和准确率（59%）均低于造影（分别为 88.6% 和 80%）。③肌电图和造影对腰椎管狭窄症的诊断有互补作用，两者结合阳性发现率可提高至 98%。④L_5、S_1 部位的病变，肌电图诊断的阳性率可高达 100%，而造影则相对较差。

肌电图对颈腰肢痛病人的检查有少数出现假阴性，这是因为受损神经所支配的肌肉纤维未被查及所致。随着肌电图检查技术的不断提高和熟练，假阴性率必将逐渐减低，肌电图应用于颈腰肢痛的诊断价值必将进一步提高。

第三章　B 超在腰腿痛病人诊断中的应用

腰腿痛是一种常见病，一般诊断并不难，但对症状不典型者往往要通过各种特殊检查才能确诊。B 超在临床上已广泛应用，大小医院一般均有此设备。B 超检查无须搬动病人，检查时舒服、安全而方便。比椎管造影，病人容易接受，并无任何副作用和并发症。B 超能对椎管内病变（如腰椎间盘突出症、腰椎管狭窄症等）能做出较正确的诊断，尤其对不典型病例更有帮助诊断的价值。

B 超用于诊断腰椎间盘突出症、腰椎管狭窄症等较脊髓造影、CTM（加强 CT）、MRI（磁共振）等操作简单，价格低廉，不增加病人痛苦，对病人无损害。对于症状体征典型者，诊断符合率基本相等。在治疗过程中还可追踪观察治疗效果，为临床优选治疗方法提供依据。

一、操作方法

国产 SAl—38AS 型实时超声波仪或日本 Aloka 公司生产的 S—SD202 型超声波诊断仪等均可用于腰腿痛病人的诊断检查。

（1）探头频率 3~3.5MHz。病人取俯卧位，腹下垫一软枕，使腰部平直，或侧卧，弯腰、屈膝、低头。探头与皮肤之间涂液状石蜡。

（2）纵切时，于棘旁 1～2cm 处，向中线做 15°～30°斜切向棘突基底部及椎管区。探查做轻度扇形扫查。从 L_1～L_5 反复纵向移动，以找出最佳方位进行测量。

（3）测量时，先调节仪器灵敏度，使图像显示清晰、层次分明，图像冻结后移动电子标尺进行测量。第一个反射波为椎板之后面，第二个反射波为椎板之前面（即椎管之后面），第三个反射波为椎体之后缘。因此，第二至第三个反射波之间距即为椎管斜径。

据 Sisenstion 报道，超声波测得的椎管斜径与椎管的矢状径相似，其误差仅为 0.02cm。必要时把探头置腰部正中，从椎间隙中做后前正中切面检查。因此，B 超能测定椎管的管径大小，判断有无骨性狭窄的存在；B 超还能测出椎管的形态，因三叶草形的椎管形态容易产生侧隐窝狭窄。

有作者报道，经手术证实，B 超诊断腰椎间盘突出症的假阳性率为 4.3%，假阴性率为 2.1%，诊断符合率为 93.5%，定位准确率为 97%。

二、腰椎间盘突出症的 B 超图像特征

（1）完整光团型：突出的间盘组织为圆形、类圆形增强回声团，内部回声均匀，周边清晰。本型约占 34%。

（2）缺损光团型：团块周边呈部分缺损，边界欠清晰，内部回声不均，提示部分合并椎管狭窄。本型约占 32%。

（3）片状模糊型：突出组织为片状宽带模糊增强区，周边不整齐，内部回声紊乱，呈斑片状分布，均合并椎管狭窄。其中有的未见明显间盘突出，为黄韧带节段性增厚粘连所致狭窄。本型约占 28%。

（4）单纯型椎管狭窄：分中央型和侧方型，主要为黄韧带增厚。椎管矢状径小于 0.9cm 或相邻椎管相差 0.2～0.3cm，单侧或双侧神经根管矢状径变小或消失。神经根管矢状径小于 0.3cm 或与上平面正常神经根管矢状径比差大于 0.2cm。椎弓侧有带状回声突向椎管内并有相应症状和体征。本型约占 5.4%。

B 超诊断腰椎间盘突出并不难，但黄韧带肥厚及极外侧型椎间盘突出容易被遗漏。

为提高椎管狭窄的诊断率，减少假阳性、假阴性或遗漏，应结合临

床仔细分析，并在检查时应纵、横切面结合，俯卧、仰卧位对比观察。

第四章　CT 检查

自 1895 年伦琴发现 X 线以来，X 线就被广泛应用于医学影像诊断。随着科学技术的不断发展，医学影像诊断的技术和设备也不断改进和提高，特别是 1972 年，Hounsfield 设计成功电子计算机横断层扫描摄影 X 线成像装置（computed tomography，简称 CT）应用于临床，使医学影像诊断发生了重大突破，促进了医学影像诊断学的发展。之后 20 余年来发展异常迅速，仪器设备不断更新，电子束 CT、螺旋 CT 及多螺旋 CT 相继问世，CT 的分辨力得到进一步提高，使用范围进一步扩大，目前 CT 已可用于全身各部位的检查。

一、CT 的优越性

CT 图像与一般 X 线摄影不同，它不是把影像照在照片上，而是用 X 线对检查部位进行扫描，透过人体的 X 线用检测器测量，经信号转换装置和电子计算机处理，以完全不同于 X 线照片的方式构成检查部位的横断面图像。其检测器极为灵敏，因而 CT 对人体组织和器官有很高的密度分辨率。其分辨力比普通 X 线提高 100 倍，可显示细微内部结构，因而应用于检查的诊断率较高，发现病变也较准确。普通 X 线无法区别的相邻组织或器官，CT 扫描时，只要其 X 线吸收值有微小的差异，就能形成对比而显示于图像中。由于 CT 分辨力高，并可免除普通 X 线摄影片的结构重叠，并且 CT 检查的方法简单而迅速，无痛苦与无危险。因而，目前 CT 已成为现代化新型 X 线检查的重要武器，是全身各系统疾病的影像诊断的主要手段之一。

二、CT 的基本原理

CT 是用高度准直的 X 线束围绕身体某一部位作一个横断面的扫描，

扫描过程中由灵敏的、动态量程的、范围大的检测器记录下大量的衰减信息，再由快速的模拟转换器将模拟量转换成数字量，然后输入电子计算机，高速计算出该断层面上各点的X线衰减数值，由这些数据组成矩阵图像，再由图像显示器将不同的数据用不同的灰度等级显示出来，这样，横断面上的诸解剖结构就由显示器清晰地显示出来了（图2－36）。

CT是以各部位的横断面影像为基础，所以对全身各部位的横断面解剖必须熟悉，建立横断面的解剖概念。CT图像是从病人足侧向上看的横断面图像，一般病人以仰卧位受检查，故病人右侧为观察者的左侧。俯卧位及侧卧位时，也同样是从病人足侧向上看的横断面，故俯卧位检查时，病人右侧就是观察者的右侧。

选择合适的窗宽，避免遗漏病变。窗宽表示一定的CT值。人体组织或器官的CT值各不相同（表2－4，图2－37）。CT值是从人体不同组织、器官吸收X线后的衰减系数 μ 值换算而来的。CT值 $= a\left(\frac{\mu-\mu_W}{\mu_W}\right)$，式中 μ 和 μ_W 分别为受测物体和水的衰减系数，a 为各厂商

表2－4　人体脏器和体液的CT值

脏器	平均值（Hu）	范围（Hu）	体液	平均值（Hu）
骨（皮质）	>250		凝固血液	80±10
骨（髓质）	130±100		血液（静脉）	55±5
甲状腺	70±10		血浆	27±2
肝脏	65±5	45～75	渗出液	
肌肉	45±5	35～50	（蛋白质30g/L以上）	>18±2
脾脏	45±5	35～55	漏出液	
淋巴结	45±10	40～60	（蛋白质30g/L以下）	<18±2
胰腺	40±10	25～55	林格液	12±2
肾脏	30±10	20～40		
脂肪	－90±10	－110～－80		
胆囊		0～30		
主动脉		30～50		
下腔静脉		30～50		

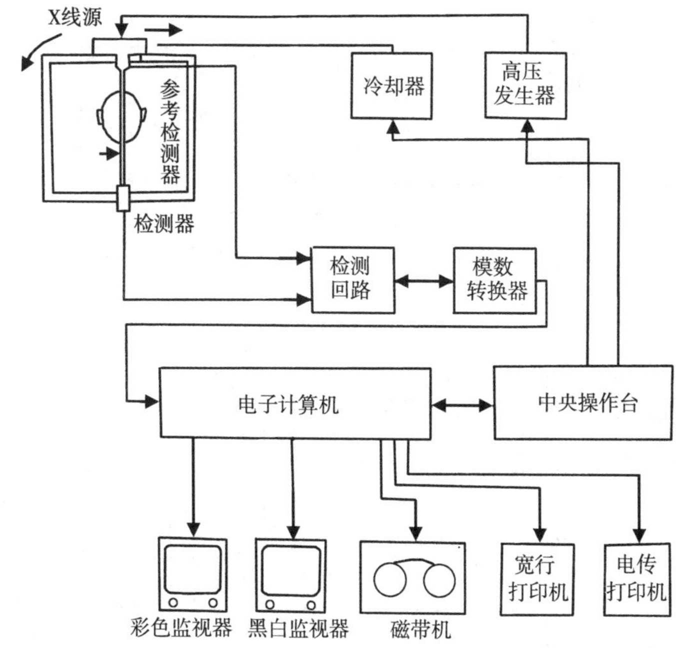

图 2－36　CT 基本结构

所选定的标度因素。a 为 500 或 1 000 时，标出的 CT 值单位分别为 EMI 或 Hounsifield 单位（Hu）。1 个 EMI 单位相当于 2 个 Hu 单位。目前绝大多数的 CT 扫描机具有1 000或 2 000 以上的 CT 值的变化范围。在多数情况下，实际所需了解的只是一个较小范围的组织吸收 X 线值的变化。例如，大多数颅内病变 CT 值的变化都在 －20 ~ ＋100Hu 之间。但是，有时要了解一个较宽范围的组织吸收 X 线值的变化，就要求检查时选择出显示 CT 值的范围，这个范围就称之为"窗宽"。这个范围的中点，就是"窗位"。可根据不同的病情和要求，在 CT 片上对比显示组织的不同，而预先选择好不同的窗宽和窗位。这样，CT 片就能着重地把你所要看的组织对比显露出来。在 CT 的黑白显示器上，常将高 CT 值显示为白色，低 CT 值显示为深色并逐渐加深到黑色。根据拟显示结构CT值的变化范围来确定窗宽和窗位是很重要的。故应根据病变组织

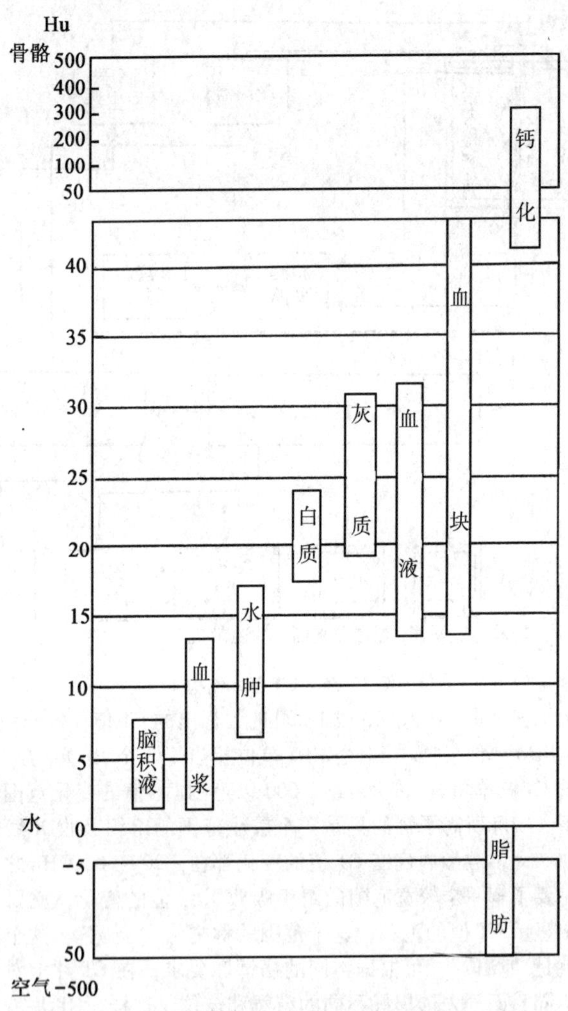

图 2－37　正常人体组织的 CT 值

注：如显示器上窗宽选择为 100，而窗位为 0，则 CT 值介于－50～＋50Hu 之间者呈现为不同的灰度，而 CT 值小于－50 和大于＋50Hu 者分别显示为黑色和白色。

或器官的 CT 值，选择窗宽。窗宽愈窄，愈接近欲检查组织或器官的 CT 值，对检查组织的分辨力愈高，但愈易遗漏窗宽以外的其他组织或器官的病变。这是因为在窗宽以外的其他 CT 值的组织或器官，此时在 CT 图像上则显示为黑影或白影，所以这些组织或器官的图像就会被掩盖，被遗漏。窗宽太大，显然显示的组织多，但分辨力较差；窗宽太窄，虽然组织对比显示的分辨力较好，但会丢失窗宽范围以外的组织的显露。因此，为防止病变遗漏，就应根据欲检查的病变组织、器官的 CT 值，选择合适的窗宽，使窗宽内组织，器官得到最佳图像。

CT 的 X 线吸收单位，通常把纯水的吸收值作为“0”，致密骨或钙化组织示为最高的吸收值物质，定为“ +1 000”，把空气定为最低吸收物质定为“ -1 000”。将其间分为 2 000 个等份，这个吸收系数就称为 CT 值，用 Hu 来表示。人体组织、器官的吸收值不同，如椎间盘为70 ~ 80Hu，软组织为 50Hu，血略高于软组织为 70 ~ 80Hu，而脂肪、结缔组织 CT 值为 -100Hu，脑、脊髓为 40Hu，甲状腺（人体密度最高的软组织）为 80Hu。

三、CT 在诊断上的不足

（1）费用昂贵。

（2）CT 的一般分辨力为 0.5mm，横断面扫描的组织太厚，也会产生重叠影响；小于所定扫描厚度的小肿瘤、薄病变，影像也会被其上下组织所中和、重叠。由于 CT 只能显示断面层，缺乏整体性。故对脊柱、骨、肺等病变，先照普通 X 线以了解整体结构，确定 CT 重点扫的部位，为进一步了解病变性质和细微结构，再在定位部位进行断层扫描。

（3）平扫 CT 不能清楚显示椎管内结构，虽然 CTM 弥补了这一缺陷，但观察脊髓内结构仍不理想。

（4）同正位 X 线平片不能观察前后位置的变化一样，横断面 CT 图像不能判断脊柱骨折或脱位在该平面的变化情况，采用多平面影像重建尚可证实，但因重建影像的退化，可能遗漏某些细微的变化。

（5）CT 对瘢痕纤维组织与突出椎间盘不能明确分辨，有时易误诊。

（6）脊柱弯曲的椎骨向不同方向倾斜，在横断图像上会出现紊乱的椎骨结构的假象，即使用多平面影像重建也不能真实而清楚地展示其弯曲排列的结构。

四、CT在颈腰痛方面的应用

由于颈腰痛多和脊柱、脊髓及脊柱周围软组织有关。CT由于其良好的密度分辨力，能清楚分辨椎骨、椎管内外软组织的细微结构，又由于CT横断面图像消除了常规X线检查的重叠因素，从而能清楚显示椎管内外软组织，脊柱骨质、椎管、被膜、脊髓和神经根诸结构及其相互关系，因此，CT被广泛应用于颈腰痛的诊断上。正常颈腰椎的CT显示像见图2－38。

1. 窗宽和窗位 在观察时要随时调节窗宽及窗位，以便显示不同密度的组织及病变。显示骨，用窗宽1 000～2 000Hu，窗位200～300Hu；显示软组织，用窗宽250～500Hu。

2. 扫描方法取决于检查目的

CT检查是断面扫描，可横断面、也可竖位扫，也可斜面扫，因而也可重建三维立体。

任何一个CT图像都是一定组织厚度的图像。检查时厚度一般可选择2mm、5mm或10mm，病变的组织、器官总是存在于一定层面中，如它占据了这一层面的全部厚度，则测出的CT值比较准，得到的图像也最好。若病变小而薄，只占扫描厚度的一半，测出的CT值就不准，为病变与正常组织的平均值。因而对小病变以选择薄层扫描测量为好。2mm为超薄扫描。一般CT扫描为10mm层厚，10mm间隔，一层挨一层的扫描。若间隔为15～50mm扫描一层，为间隔扫描。重叠扫描为层厚10mm，间隔仅5mm。用于精确扫描，内耳听骨链、半月板撕裂扫描等。

因此，要根据主要被检查的组织而选择不同的扫描方法：

（1）5mm层厚、5mm间隔连续扫描：扫描架垂直，扫描范围以覆盖病变区为准。此法可观察骨及软组织。若检查范围较大的脊柱肿瘤、结核或外伤等，可用10mm层厚及10mm间隔。

（2）5mm层厚、3mm间隔扫描：倾斜扫描架，使X线束平行于欲检的椎间隙，扫描范围以椎间隙中间层为中心，切6～7个切层，用以观察椎间盘、神经孔及侧隐窝。一般需切扫$L_{4、5}$或L_5、S_1两个部位，因

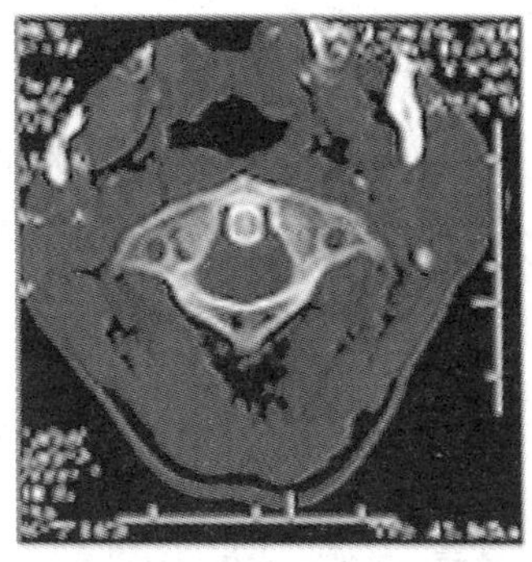

a. 正常颈齿状突轴位像

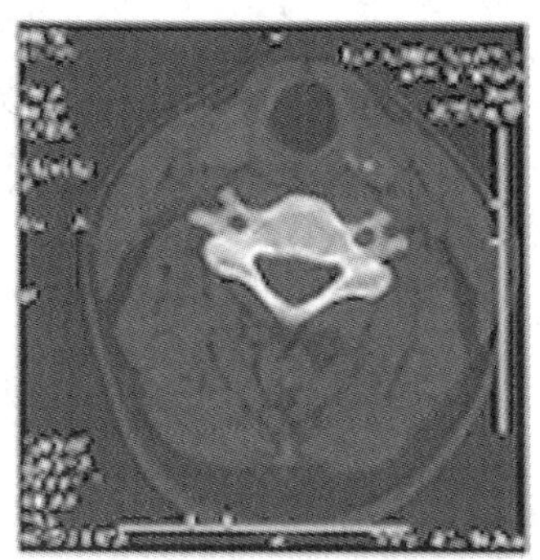

b. 正常颈椎横突孔像

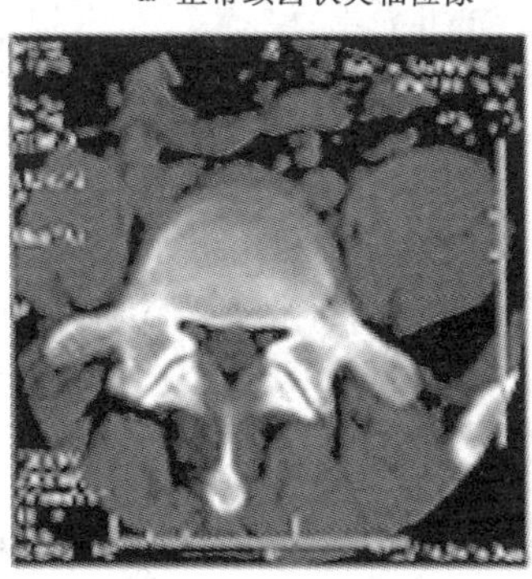

c. 正常腰椎管像

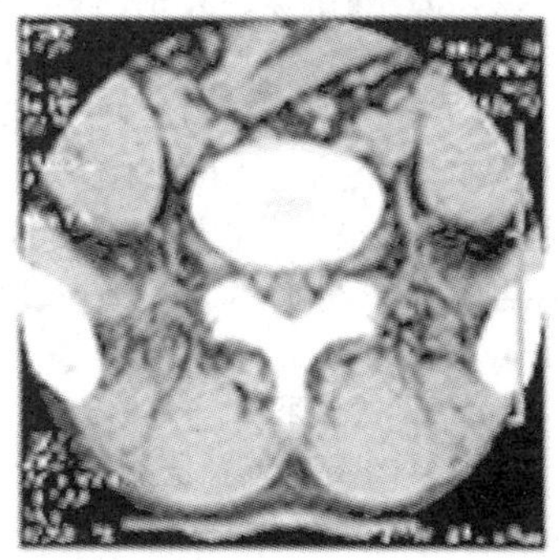

d. 正常神经根显示像

图 2－38　正常颈腰椎的 CT 显示像

为这样可以观察到可能存在的神经根走行的变异。

（3）1.5mm 层厚、1.5mm 间隔连续扫描：X 线束平行于椎间隙。此法用于检查颈椎间盘及狭窄的腰椎间隙，对较局限的脊柱骨结构异常需要高的空间分辨率时，也可应用。薄层扫描需要大毫安数，因此增加了球管的负荷。

（4）测量椎管内径：可在需扫的每个椎骨各扫一层，扫描平面位于椎板上部水平，通过两侧椎弓根并与椎体上缘平行，层厚5～10mm。

（5）多平面影像重建：从横断面扫描获得的数据行矢状、冠状及任一斜面的多平面影像重建，有利于观察复杂的脊柱结构。如通过小关节的旁矢状面重建，有利于清晰显示小关节结构。经神经孔的斜面重建，可了解神经孔的大小、形态及其周围的骨结构。近来又研究出曲面冠状影像重建技术（curved coronal reformation），为一种非平面影像重建，最适用于腰及颈前突明显者。它好像将弯曲的脊柱拉直，使神经根、小关节、脊髓等更好地显示在曲面重建的图像上。

（6）CT 脊髓造影：必要时可行此造影。本方法也可在常规碘水造影后 2 ~4h 进行，此时椎管内造影剂已经吸收而稀释，恰达到 CT 脊髓造影的适宜浓度。CT 脊髓造影与常规脊髓造影相比较有两个优点：①由于减少了造影剂的用量，因而降低了副作用的发生率。②横断面 CT 图像能更好地显示出椎管及椎管内外的结构，从而比常规脊髓造影呈现出更多的征象，就能更好地确定病因及病变的范围与性质。

为了更好观察病变，CT 可将原始图像放大 1.5 ~2.0 倍。

CT 的扫描时间为 1.2 ~3s，故无法扫跳动的心脏之图像，而最易扫脑组织。但是由于 CT 设备不断更新，电子束、螺旋 CT 及多螺旋 CT 相继问世，扫描速度也大大增快，电子束 CT 的扫描速度已达 30ms，故新型电子束 CT 等扩大了 CT 扫描的范围，使 CT 也能应用于心脏疾患的诊断。

3. CT 的作用

（1）CT 是诊断及定位椎管狭窄的最准确方法，能观察到造成狭窄的各种因素（图 2 -39）。CT 能准确地测量椎管的各径线及面积，能观察椎管的形态，以及构成管壁的骨和软组织结构的异常，如短的椎弓根、增生的骨刺、关节突关节的肥大和椎板增厚、黄韧带肥厚等。如果侧隐窝凹深度≤3mm，则为侧隐窝狭窄。

（2）CT 可以判别椎间盘突出的存在，用窄的窗宽可分辨出突出的髓核与硬膜囊之间的密度差别，直接显示出突出髓核及其对硬膜囊或神经根的压迫（图 2 -40 ~图 2 -42）。

（3）CT 能全面观察脊柱的先天性畸形，如在 Chiari 畸形中，CT 可证实枕骨大孔及上部颈椎椎管扩大，也能观察到其内充满下移的延髓及小脑。对隐性脊柱裂，除可看到骨结构异常外，还能观察有无椎管内、外的脂肪堆积及脊髓脊膜的膨出。CT 不仅能显示脊髓纵裂畸形中的骨性隔，还可通过 CT 脊髓造影见到软骨或纤维隔。

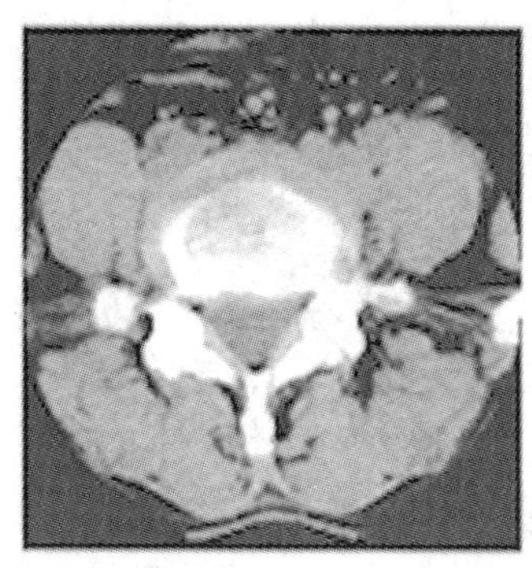

a. 椎间盘膨出、黄韧带肥厚

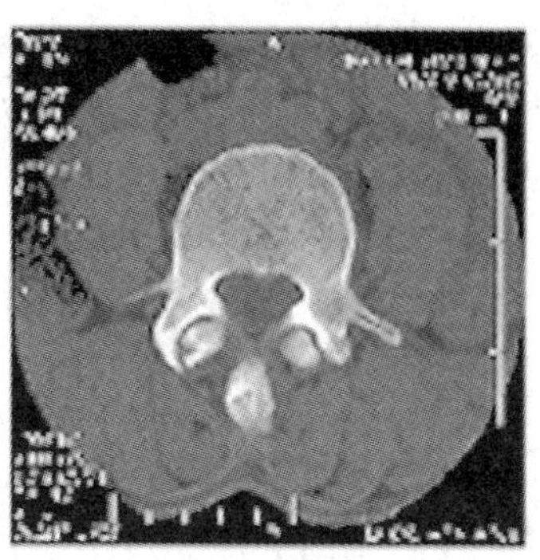

b. 椎小关节增生

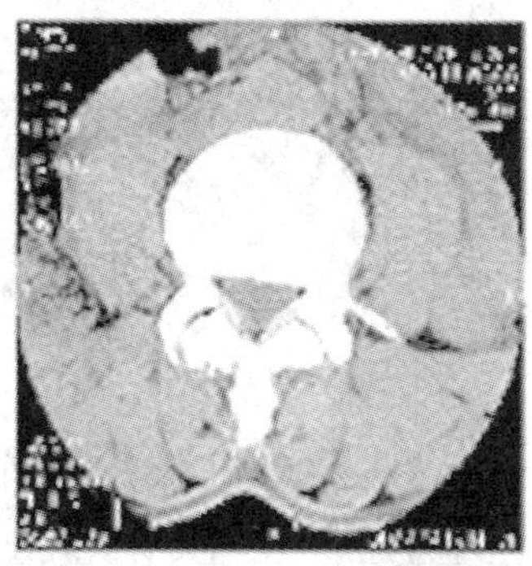

c. 右侧椎小关节退变并积气

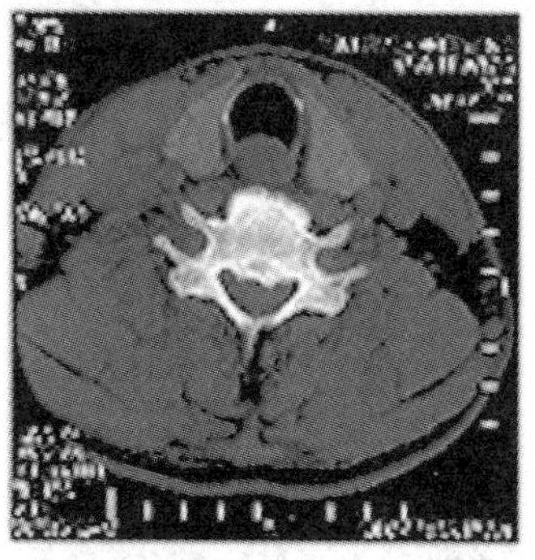

d. 颈椎后缘骨质增生

图 2－39　造成椎管狭窄的各种因素

（4）CT 扫描可以早期发现腰腿痛病人深居的椎骨、椎管及脏器肿瘤并了解骨骼的病变范围，破坏程度，便于及时选用治疗方法。CT 不但可看到结核及肿瘤对椎体的破坏情况，而且可看到骨与周围组织的情况，如有腰大肌肿胀改变，提示为结核；如骨病边缘完整清晰，未累及周围组织，则病变以良性可能为大，因而有助于肿瘤性质的确定。

五、CTM 在诊断腰椎间盘突出症方面的应用

为了进一步提高 CT 的分辨力，可采用 CT 的增强扫描，即注射造影剂后再行 CT 扫描的 CTM 检查方法。有作者报道，先行脊髓造影，再

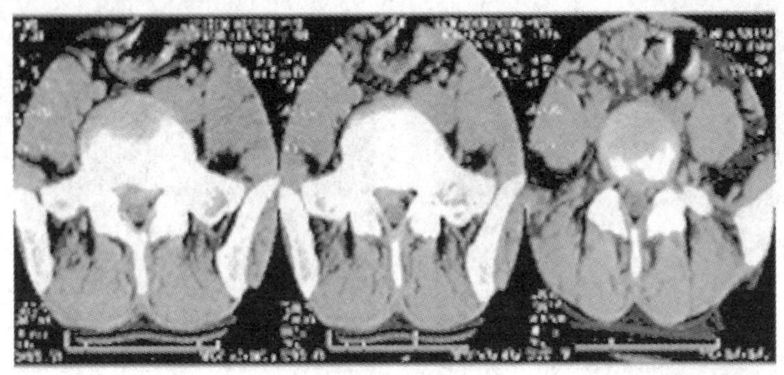

a. 腰椎间盘突出，硬膜囊受压　b. 腰椎间盘后突右侧神经根显示不清　c. 腰椎间盘突出，双侧神经根显示未受压

图 2-40　腰椎间盘突出

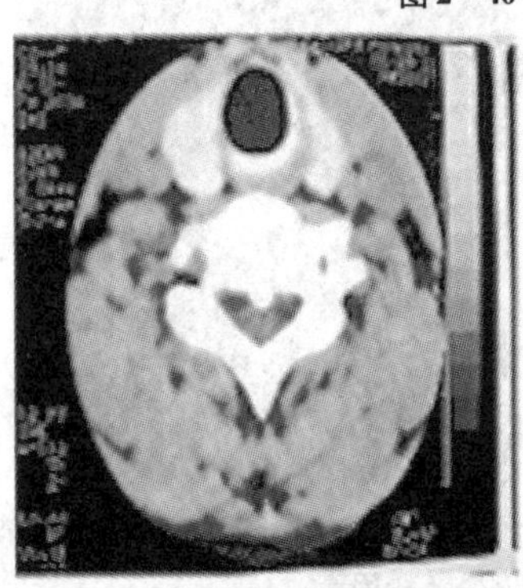

a. 颈椎后纵韧带骨化

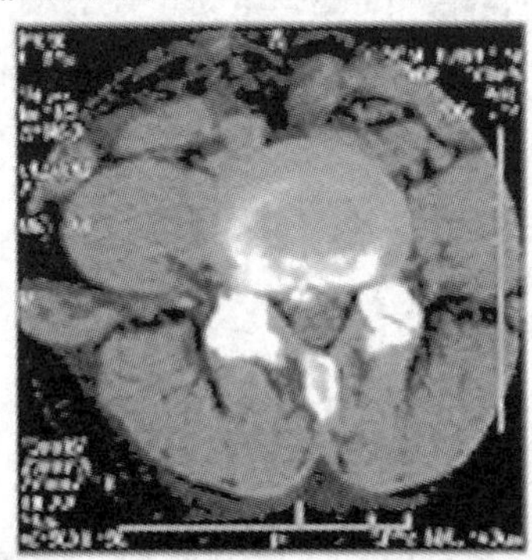

b. 腰椎间盘突出并钙化

图 2-41　椎管内组织骨化

行 CTM 检查，并经手术证实，脊髓造影诊断符合率为 87.5%，CTM 诊断符合率为 96.9%，且 CTM 对间盘膨出或小关节突肥大合并侧隐窝狭窄也有较高诊断价值。

1. 方法

（1）造影剂可选用碘苯六醇或伊索瑞特（Isorit）等，造影前行碘过敏试验，常规腰穿测压并留脑脊液送检后注入造影剂 10ml，透视造影剂动态充盈情况，常规摄正、侧及左、右斜位片。造影后去枕平卧

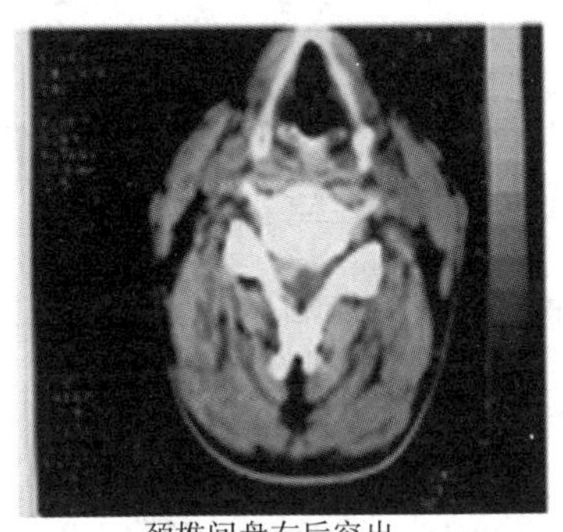

a. 颈椎间盘右后突出

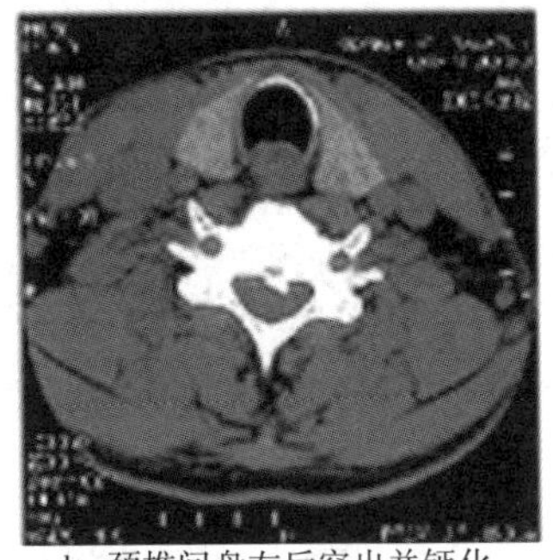

b. 颈椎间盘左后突出并钙化

图 2-42　颈椎间盘突出像

2～6h后再行 CT 扫描。

（2）选用扫描层厚为 5mm，窗宽 800～1 000Hu，窗位 160～200Hu，并按需要改变窗宽与窗位值，扫描层面与椎间隙尽量平行，每间隙扫三层，常规做 $L_{3、4}$、$L_{4、5}$及 L_5、S_1 3 个椎间隙的检查。

2. 优点　CTM 综合了造影与 CT 的优点，在 CT 高分辨率的基础上，蛛网膜下腔被造影剂对比增强，能从横断面上清楚地显示骨结构与软组织影像，尤其能清楚区分硬膜囊与硬脊膜外组织，增加了腰椎间盘突出的诊断准确性，能更清楚地显示突出的位置、大小，为决定治疗方案提供依据。CTM 能显示：

（1）椎间隙平面椎体后缘正中或侧方软组织块影，常呈丘状或钙化或不规则影，相应 CT 值的椎间盘或髓核的组织密度影。

（2）硬膜囊受压或挤压变扁。

（3）神经根受压移位，充盈不佳或消失。

为了获得理想的 CTM，掌握好造影后行 CT 扫描的间隔时间很重要。造影后 2～4h 扫描最清晰。如时间短，造影剂过浓反而影响图像的清晰度；反之，如果间隔时间太长，大部分造影剂已吸收，又失去了做 CTM 的意义。以确定“腰椎管狭窄”为目的检查，则间隔时间以 4h 为宜。同时要注意扫描平面须与椎间隙平面尽量平行为好，否则易造成图像的假象而漏诊或误诊。

第五章　磁共振检查

从20世纪40年代起，磁共振作为一种物理现象应用于物理学、化学和医学领域。1973年，Lauterbur等人首先报道利用磁共振原理成像的技术。近年来，核磁共振成像作为医学影像学的一部分发展十分迅速，已在世界范围得到了广泛推广。为避免与核医学中放射成像混淆，将此技术称核磁共振成像（magnetic resonance imaging，简称MRI）。MRI提供的信息量不但大于医学中的其他许多成像术，且提供的信息也不同于已有的成像术，故用其诊断疾病有很大的优越性。

一、基本知识

根据Gauss学说，电与磁是同一物理现象的两个方面。电荷沿一导线运动或质子沿轴自旋即产生磁场，而导线切割磁感线又可产生电流。MRI就是根据Gauss的这一学说的基本理论而研制的新型现代化的医学影像学检查方法（图2-43）。

氢原子是人体内数量最多的元素，它只含一个质子而不含中子。氢原子核带一个正荷，又能自旋，因而必然产生磁矩。磁矩代表着氢原子核周围小磁场的大小与方向。磁共振（MR）、核磁共振（NMR）、核磁共振成像（MRI），其中“核”的意思就是指本检查主要涉及原子核，尤其是氢原子核。核磁共振的“磁”有两个含义：①磁共振过程是发生在巨大外磁体的孔腔内，后者能提供一恒定的强大的静磁场 B_0。②在静磁场 B_0 中于病人检查部位上，按时叠加另外一个小的射频磁场，以进行核激励，并诱发磁共振。此外，还要叠加一个小的梯度磁场以进行空间扫描并控制成像。氢原子核间能量的吸收与释放也可引起共振。处于低能级的氢原子核受到射频的激励，从射频磁场吸收的能量恰好等于能级差时，即可跃为高能级水平。激励的氢原子核再释放能量并回返原先排列方位的过程称“弛豫过程”。氢原子核弛豫过程时释放的能量恰好等于能级差时，又可跌回低能级水平。氢原子核在外加磁场中的这

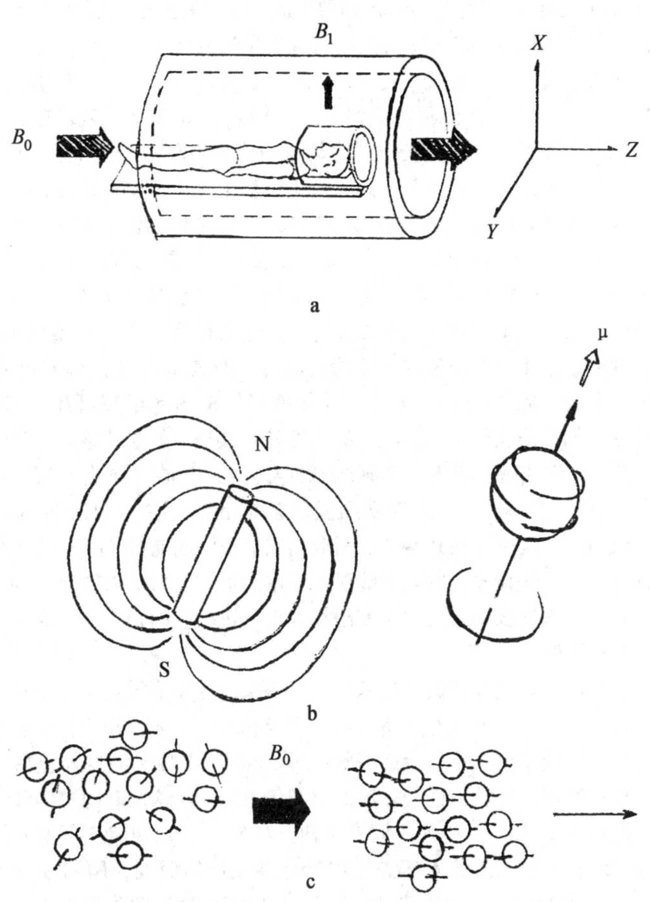

图 2-43　磁共振基本概念

a. 静磁场与射频磁场　b. 氢原子核自旋并产生磁场

c. 氢质子进入外磁场前后

种升降波动，即称“核磁共振”。人体组织只允许核磁共振中产生的长波（如无线电波）穿过。弛豫过程中释放的能量是以无线电波形式反射出来的，这就是 MR（磁共振）信号产生的根据。

从人体进入强大的静磁场 B_0 到获得清晰的 MR 图像，人体组织与受检部位内的每一个氢原子都经历了一系列复杂的变化。表现在：①人体氢原子核在平时无外磁场作用的条件下是紊乱无章的排列着，因此它们自旋产生的磁矩方向不一，相互抵消，整个人体不显示磁性。②当人体进入强大均匀的外在的磁体 B_0 空腔内时，在外加静磁场 B_0 的作用下，原来无章排列的氢原子核，大多按磁感线相同的方向排列（处于低能级），并仍然进行自旋运动，于是整个人体就处于轻度磁化状态。另外的少数氢原子核和 B_0 的磁感线方向逆向排列（处于高能级），最后达到动态平衡。③通过在人体检查部位上的表面线圈于 B_0 磁力线垂直方向上按时施加一个频率与进动频率相同的射频磁场（RF 脉冲），激发受检部位的氢原子核引起共振，即核磁共振。氢原子核从中吸收能量，并向 X Y 平面上偏转。④射频脉冲终止（RF 激发停止）后，有关氢原子核的相位和能级都恢复到激发前的状态。这个过程称为弛豫（relaxation）。氢原子核开始弛豫后放出它们吸收的能量，并回到 Z 轴的自旋方向上。⑤释放出的电磁能以无线电波形式反射出来转化为 MR 信号。⑥在由梯度线圈发出的梯度磁场辅助下进行空间扫描并将 MR 信号重建 MR 图像。

在当前的核磁共振成像技术中，最常采用的原子核是氢原子核－质子（proton）。因为它不但大量存于人体组织中，而且能产生较强的信号。处于不同物理、化学状态下的质子，在 RF 激发和激发停止后所发生的相位变化、能量传递与复原的时间各不相同。这段时间称为弛豫时间（relaxation time）。弛豫时间有两种：T_1 和 T_2。T_1 弛豫时间又叫纵向弛豫时间，反映了质子置于磁场中产生磁化所需时间，胆固醇分子的 T_1 短，水和蛋白质分子的 T_1 长。T_2 弛豫时间又称横向弛豫时间，表示在完全均匀的外磁场中横向磁化所维持的时间。T_2 衰减为共振质子之间的相互磁作用引起，这种相互作用与 T_1 不一样，它不涉及能量的传递，只引起相位的变化。随着质子活动频率增加，T_2 将变长。T_1 短的物质较 T_1 长的信号强，而 T_2 长的物质较 T_2 短的信号强。同样，也可改变 TR、TE 来改变质子密度、T_1 及 T_2 对图像的影响。

MRI 的信号很弱，为了提高 MRI 信号的信噪比，要求重复使用同一种脉冲程序，以获得信噪比较高的信号。在这个重复激发期间，横向磁化将恢复到纵向磁化。重复激发的间隔时间称重复时间（repetition time，TR）。TR 可由 MRI 机器操纵者任意选择。MRI 的采集还和信号采集时间有关。后者为第一次 90°射频磁场（RF）后到采集回波信号之间的时间有关，这个时间叫回波延迟时间（echo delay time，TE 或回波时间）。TE 也是由 MRI 操纵者任意选择。短 TE（减少了 T_2 区别），长 TR（减少了 T_1 的区别）时，图像所反映的质子密度差别，称为质子加权成像。随着 TR 变短，则 T_1 成像因素增加，即短 TR（<0.5s）和短 TE（<2ms），产生 T_1 加权图像；而采用长 TR（>2s）和长 TE（>60ms），产生 T_2 加权图像。不同的加权因素图像，将得到完全不同表现的图像。

MR 信号强度取决于组织学特异性因素：①氢原子核密度。②流速效应。③弛豫时间。信号强度最终转为 MRI 的亮度，强信号呈白色，中信号呈灰色，弱信号呈黑色。

氢原子核密度反映组织中氢原子核的相对数目。MR 信号强度与组织中氢原子核密度呈正比。含氢原子核多的组织发出的 MR 信号强、亮度高，含氢原子核少的组织发出的信号弱、亮度低。体内有两种物质含氢原子少，一是皮质骨，二是空气，在所有成像序列中均呈黑色。人体组织氢原子核相对密度见表 2－5。

表 2－5　人体组织氢原子核相对密度

白质	肌肉	脂肪	CSF	肾	灰质	脾	肝	血液	胰	皮质骨	肺	空气
100	100	98	97	95	94	93	91	91	89	<10	<10	<10

二、MRI 中的伪迹

要会识别 MRI 的伪迹，避免当作“病变”而误诊。MRI 中的伪迹主要包括运动伪迹、化学移位伪迹、包绕伪迹、金属伪迹、静电伪迹和低信号伪影。图 2－44 显示假牙与避孕环的伪像。

（1）运动伪迹主要来自两方面因素：一是躯体或脏器活动，如躁动不安、心跳、呼吸及胃肠运动；二是液体流，如血液及脑脊液流动。

可在图像上出现黑白相间的条纹状伪迹。

（2）化学移位伪迹是由于水中氢原子核进动频率比脂肪中氢原子核进动快 $3 \times 10^{-6} \sim 4 \times 10^{-6}$，使含水脏器与脂肪组织交界处图像出现空间错位，在一侧形成条状亮带，另一侧呈条状暗带。

（3）包绕伪迹是指扫描野外的部分物体重叠于扫描野内。如扫描野外的双侧手臂的投影，重叠在扫描的图像内，致使部分扫描图像被掩盖。

（4）金属伪迹分两种，一是非铁磁性金属，呈圆形低信号，绕以高信号环；二是铁磁性物体，呈大片无信号区、邻近组织变形（图 2－44）。

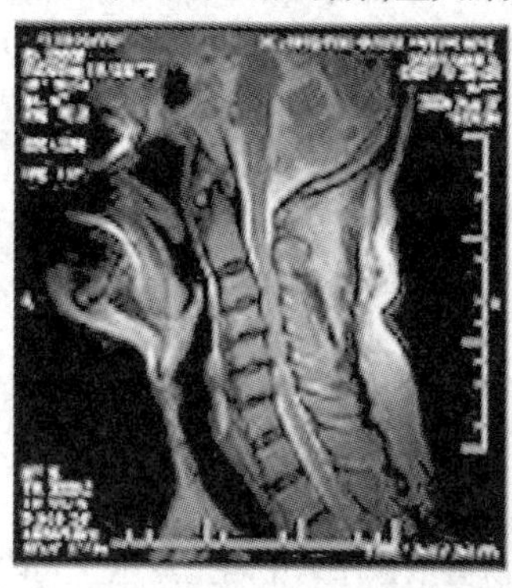

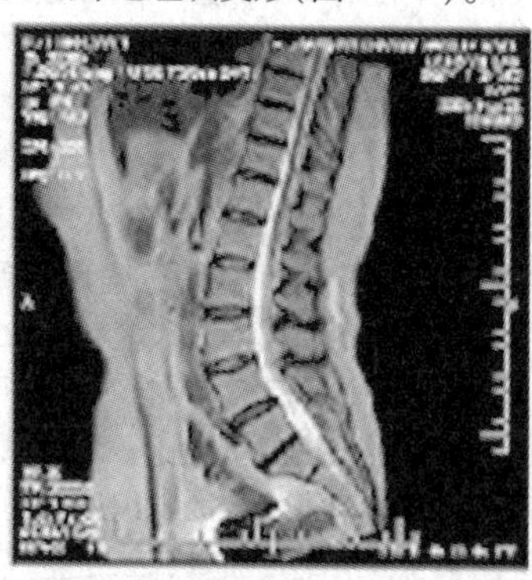

图 2－44　假牙与避孕环造成的伪影像

（5）静电伪迹由保暖用的毛毯、尼龙衣裤、尼龙袜形成，整个图像呈不同信号强度交替的间隔带。

（6）低信号伪影的形状与真实图像相似，但方向相反，信号较弱，在图像的周围氢原子核共振频率的正负端误被采集成像。

MRI 在国内是 20 世纪 80 年代应用于临床的最新的医学影像检查方法，由于其空间分辨力高、无骨质伪影、可多层面多方位扫描、可三维成像、能做到无创伤性血管造影，并能增强扫描、解剖结构和病变组织显示清晰度，对全身各系统疾病均具有很高的诊断价值，对中枢神经病变尤为突出，已成为各科临床诊断中不可缺少的辅助检查手段。

三、MRI在颈腰肢痛诊断上的应用

MRI在颈腰肢痛诊断上兼有常规X线纵向观察与CT横向观察的优点，正常腰椎间盘的MRI见图2－45。

迄今为止，高分辨率的CT用以检查脊柱、椎管与脊髓仍有一定的局限性，表现在：①扫描野局限且范围小。②只能做轴面扫描，冠状与矢状面重建图像质量差。③胸段与圆锥部效果欠佳。④难以鉴别术后瘢痕与复发性间盘突出。

MRI克服了CT的上述局限性，能从矢状与轴面上全面显示脊柱、椎管与脊髓全貌，能显示间盘早期退变，能清晰分辨脊髓肿瘤的存在和确切定位，能鉴别术后瘢痕与肿瘤残余及复发。

MRI也存在一定的局限性，表现在：①原发性骨质病变如小关节面病变显影较差。此外，皮质骨与骨赘、后纵韧带骨化均呈无信号黑影，不如CT清晰。②轴面像不如CT。③检查时必须加用表面线圈。

T_1 加权像显示解剖细节最好，如硬脊膜外脂肪呈高信号，与脑脊液低信号对比强烈，能显示椎间孔。此外，脑脊液的低信号，与其包绕的略高信号或等信号的脊髓，使与马尾神经也能分辨。在 T_1 加权情况下，椎间盘的信号低于椎体松质骨，边界清晰可见；椎间孔内充填着高信号的脂肪，其上1/3处可见中等信号的传出神经；椎体中后部的椎－基底静脉丛（batson静脉丛）呈特征性的低信号或高信号，这取决于流速与扫描序列。

质子密度加权像显示解剖细节也相当清晰。

T_2 加权像显示病变与间盘变性比较敏感。含脂质的松质骨信号衰减变低，明显低于椎管与间盘；椎－基底静脉丛信号增高；间盘含水呈高信号，边界清楚，间盘中央可见低信号“裂腔”。脑脊液在重度 T_2 加权像上信号明显高于发灰的脊髓。

梯度回波快速扫描序列（GRE）目前广泛应用于脊柱与脊髓扫描。在梯度回波序列中，骨质均呈黑色低信号区，而椎间盘为白色高信号（脊髓与蛛网膜下腔的信号对比，随 T_1 与 T_2 加权程度逐渐演变），这种扫描方法成像速度快，组织对比度好，在很多疾病的检查中逐渐取代了常规自旋回波法，有的已作为常规方法的补充。

MRI 矢状面显示突出物压迫硬脊膜与脊髓最清楚，突出物可仍与椎间盘相连；矢状面也可观察椎管相对狭窄程度。轴面像可分辨出突出物压迫脊髓或神经根；MRI 不仅能显示脊髓受压的原因，如椎间盘突出、脱出、骨刺等，还能显示脊髓变性的直接征象，如软化灶、囊变与萎缩。这些是由于脊髓长期受压，血液循环障碍所致（图 2－45、图 2－46）。

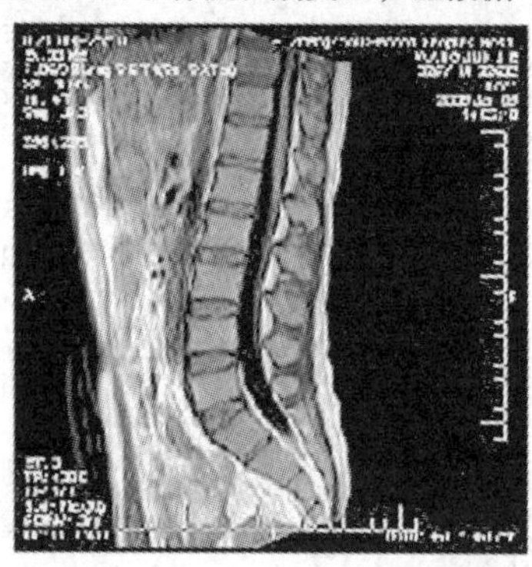

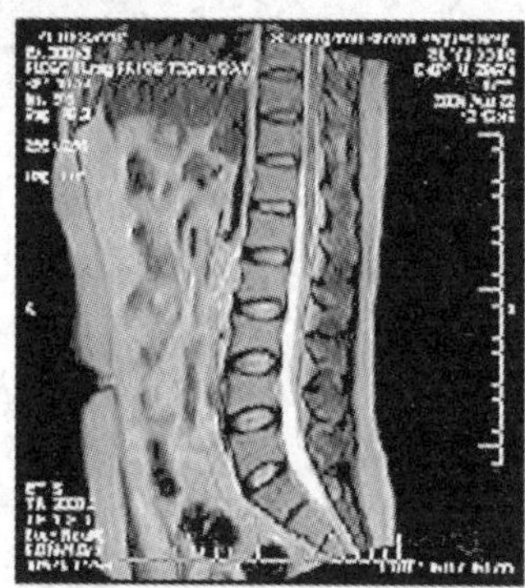

a. 正常腰椎间盘 T_1 与 T_2 加权像

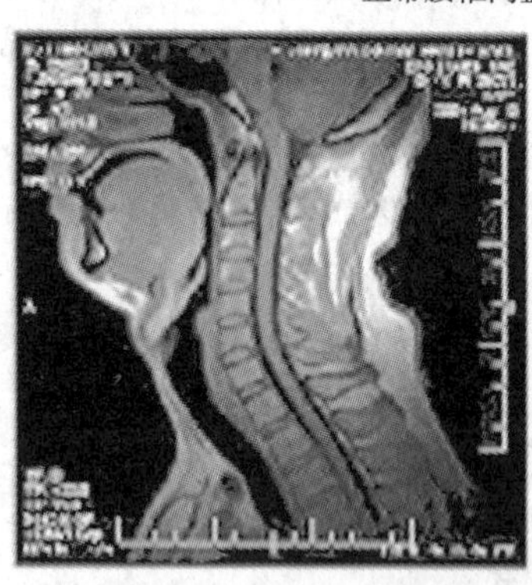

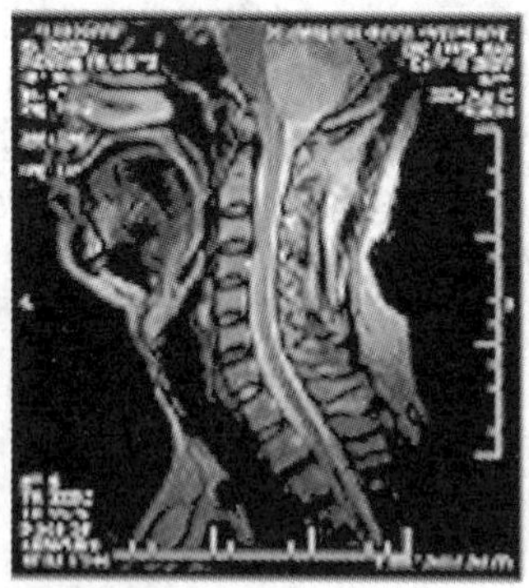

b. 正常颈椎间盘 T_1 与 T_2 加权像

图 2－45　正常颈、腰椎间盘 T_1 与 T_2 加权像

1. 脊髓变性的诊断标准

（1）病灶节段以下明显肌肉萎缩、四肢瘫痪或截瘫进行性加重，伴根性痛或其他感觉障碍。

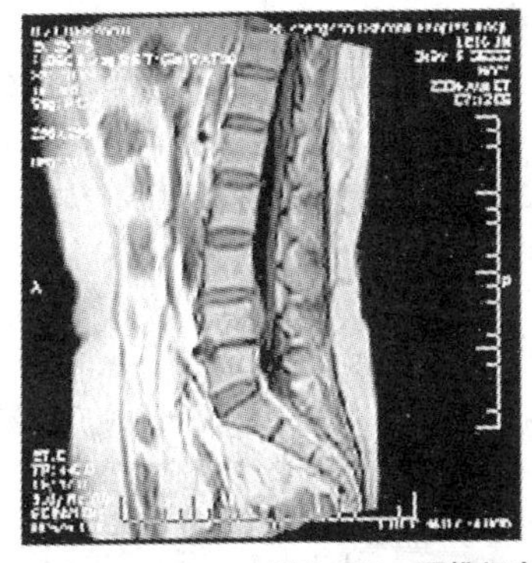
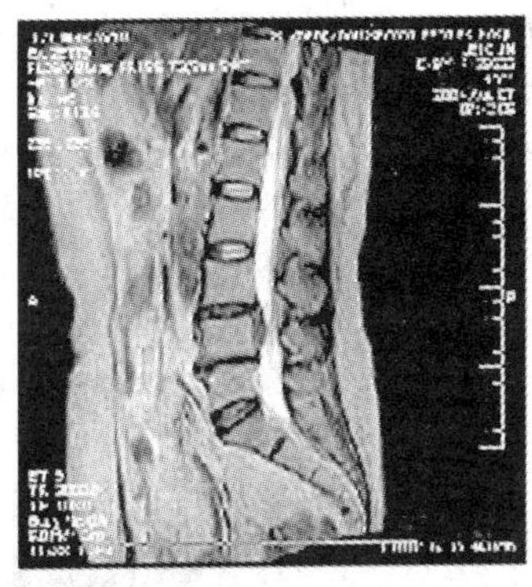

图 2-46　腰椎间盘脱出 T_1 与 T_2 加权像

（2）X 线与 CT 显示脊髓受压的原因，如椎间盘突出、脱出或严重骨质增生。

（3）MRI 能显示脊髓受压原因外，还能直接显示脊髓变性的直接征象（图 2-47）。

MRI显示骨质增生不如CT清晰，但皮质骨呈低信号，髓质骨呈高信号，仍可辨认清楚。MRI 显示脊髓、神经根、横突孔、食管受压情况优于 CT，还可显示椎动脉痉挛与狭窄。

2. 椎管狭窄（图 2-48）　包括椎管本身狭窄，也包括侧隐窝与椎间孔狭窄。颈椎管矢状径 <10mm，腰椎管矢状径 <11.5mm 是诊断先天性狭窄的标准。侧隐窝 <2mm 为狭窄，2~3mm 为可疑狭窄。

根据 MRI，可将腰椎间盘病变分为孤立性腰椎间盘吸收、腰椎间盘膨出、腰椎间盘突出与腰椎间盘脱出 4 个类型（图 2-46、图 2-47）。

3. 腰椎间盘吸收综合征　首先由 Crock 于 1970 年提出腰椎间盘吸收综合征是产生腰椎神经根管狭窄的重要因素之一。腰椎退行性改变始于椎间盘，Kirkaldy-Willis 认为，由于髓核蛋白多糖与水分丢失，使椎间盘高度明显变低、变薄，纤维环松弛无力，纤维环纤维变脆，韧性下降，纤维环裂纹增多、增长。这些是导致腰椎间盘膨出、突出与脱出的病理基础。由于椎间盘变薄，椎体处于不稳定状态，刺激上下椎体部分硬化、骨赘乃至骨桥形成、小关节僵硬或关节突半脱位。这些病变多见于 L_5、S_1，而 $L_{4、5}$少见。椎间盘脱出一般不会产生神经的压迫，如果同

时合并有 S_1 关节突向上滑移、L_5 椎弓向前滑移等因素，就会形成神经根管狭窄，出现神经根受压的症状，这就是所谓的“孤立性腰椎间盘吸收综合征”。因为它只是产生神经根管狭窄的病理性因素之一，所以，在临床上一般不单独作为疾病的诊断名称，它引起的症状与体征，与根管型腰椎管狭窄症相同。

4. 孤立性腰椎间盘吸收

（1）X 线特征是：①椎间盘极度变薄，高度仅为 2～3mm。②X 线与 CT 片显示真空现象。③上下椎体部分硬化，骨赘或骨桥形成。④斜

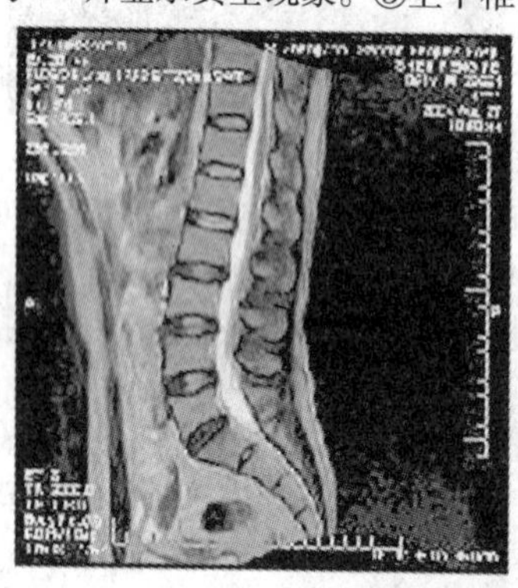
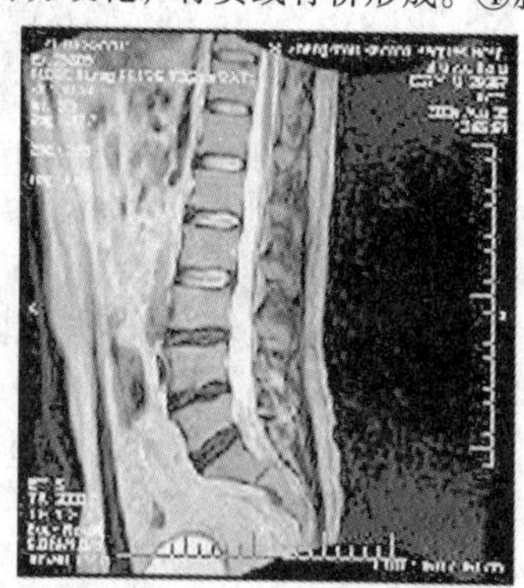

a. 腰椎间盘变性膨出 T_1 与 T_2 加权像

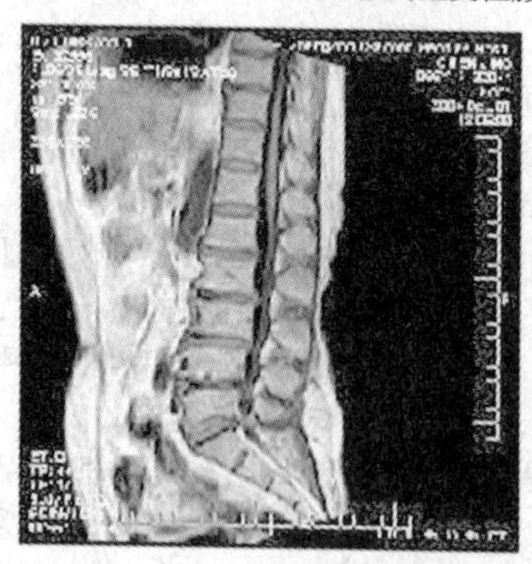
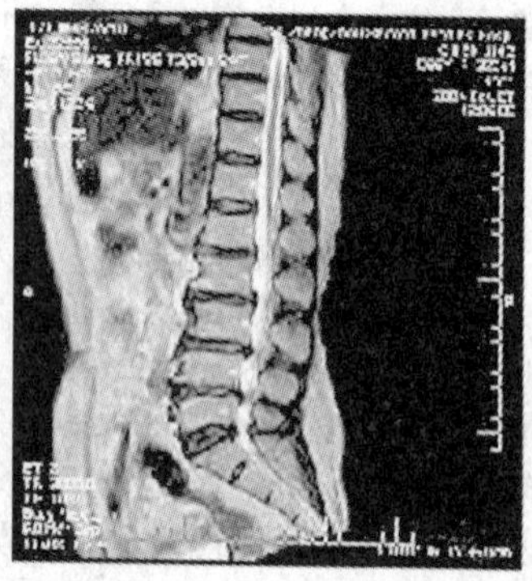

b. 腰椎及间盘退行性变 T_1 与 T_2 加权像

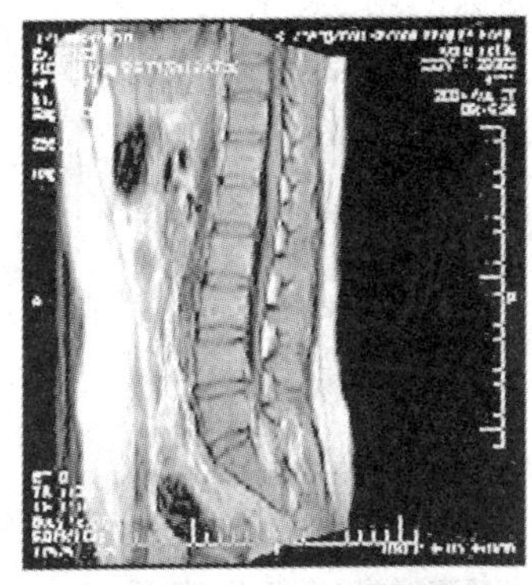

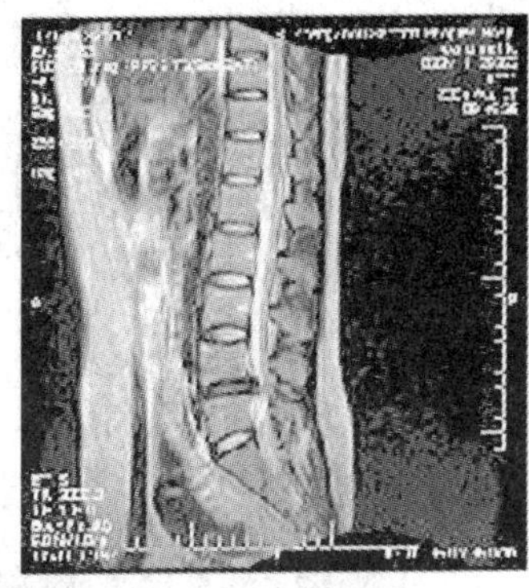

c. $L_{4、5}$椎间盘变性突出 T_1 与 T_2 加权像

图 2－47　腰椎间盘突出

位片示关节突半脱位，侧位片示上关节突滑入椎间孔。⑤碘苯六醇等碘水造影示神经根袖消失或受压。

（2）MRI 特征：①椎间盘极度变低，高度仅 2～3mm。②椎间盘脱水症与正常相比 T_1 与 T_2 值变短。③椎间盘变性征象，即信号不均，在 T_2 加权像上显示斑点状，裂纹状低信号与黑色真空变性影。④神经根管狭窄宽度 $<3mm$。⑤上下椎体骨赘或骨桥形成。

5. 腰椎间盘膨出　由于水分减少，椎间盘变扁平，纤维环韧性减低，使纤维环向周围膨出，腰椎间盘向双侧膨出最多见。

（1）CT 表现：①椎体周缘可见一圈均匀对称的软组织影。②椎间盘变扁。③如不同时合并其他病理因素，大多不产生压迫脊髓或神经根的症状。

（2）MRI 表现：①矢状面上，间盘变薄，含水量减少，在 T_2 加权像上信号变低或不均匀；纤维环后突但尚未压迫硬膜囊中与脊髓，仅可见静脉丛回流受阻的高信号影。②轴面上椎间盘范围超过椎体外缘，以双外侧明显。

6. 腰椎间盘突出

（1）CT 诊断：腰椎间盘突出的准确率超过 90%。主要表现为：①硬脊膜外脂肪间隙消失。②硬膜囊前缘或侧方受压变形。③椎间盘局限

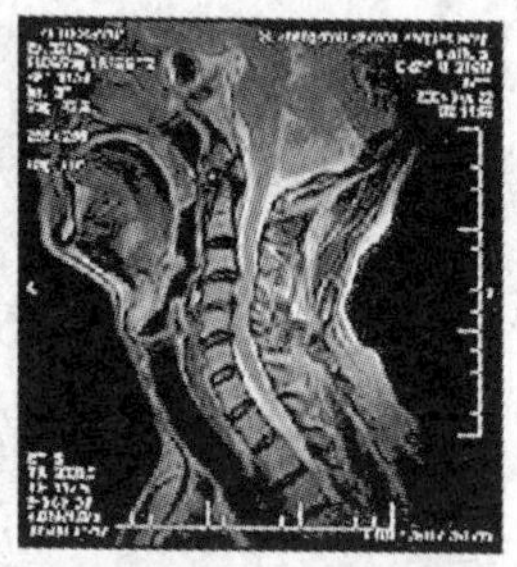
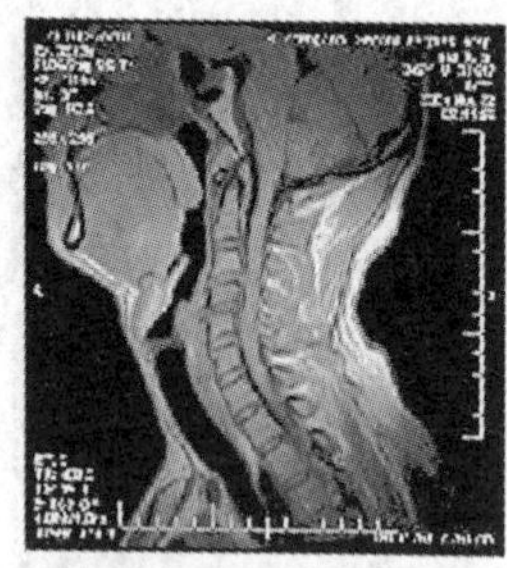

a. 颈椎椎管狭窄（多节段椎间盘突出，黄韧带肥厚，脊髓受压成“串珠状”）

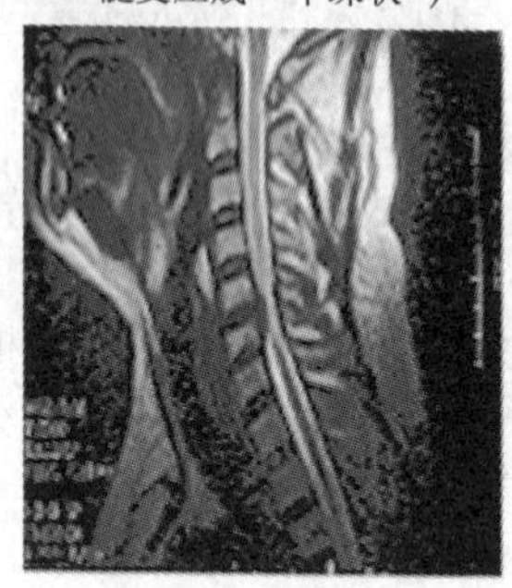

b－1. 髓型颈椎病 T_2 加权像（$C_{5、6}$水平脊髓水肿）

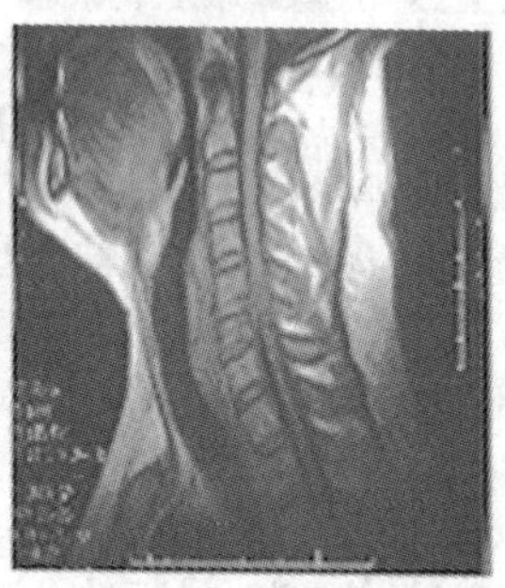

b－2. 髓型颈椎病 T_1 加权像

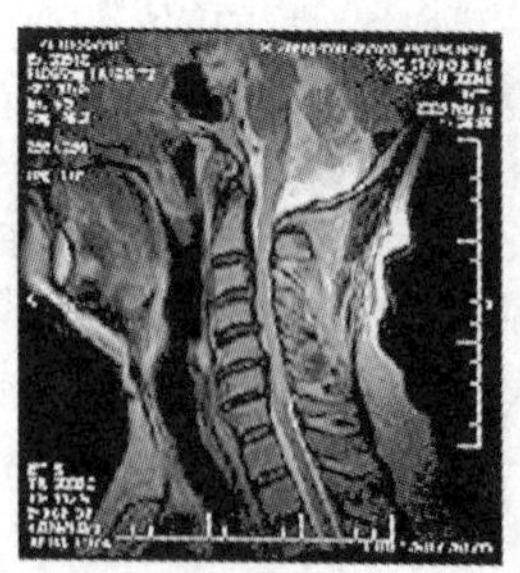
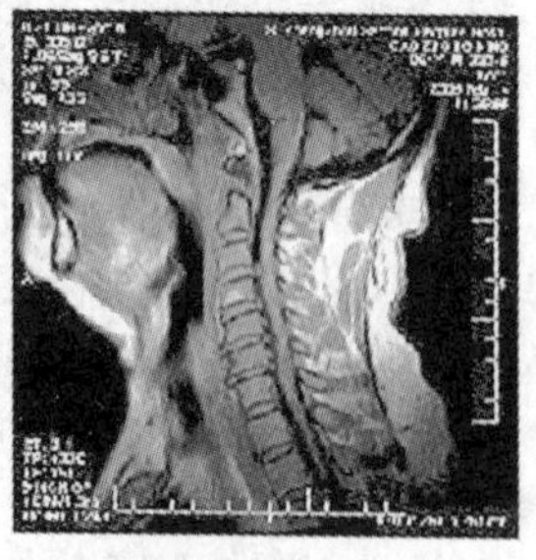

c. 髓型颈椎病（$C_{5\sim7}$脊髓水肿）

图 2－48　脊髓受压影

性突出，椎间盘的 CT 值小于骨组织大于硬膜囊。④神经根受压移位。⑤突出的椎间盘可钙化。

（2）MRI 诊断：腰椎间盘突出症的主要表现有：①冠面上可见腰椎侧弯，矢面上可见生理前突消失，椎间盘变扁，信号不均。②椎间盘向椎管腔内突出，使硬膜囊或神经根局限性受压（矢面）。③腰椎管脂肪线被突出的髓核截断，硬脊膜外脂肪移位。④轴面上可见脊髓或神经根受压。⑤突出上下可见纵行高信号，系硬脊膜外静脉丛受压致血流变慢的信号。⑥突出物与椎间盘在一个水平面上，无上下移位征象。

7. 腰椎间盘脱出　指椎间盘纤维环破裂，髓核完全脱离椎间盘，像一个异物块游离于椎管内，可上下移动 1cm，也可钙化。游离块若压迫脊髓或神经根，就出现与椎间盘突出症相同的症状。其 CT 与 MRI 表现也与椎间盘突出相同，矢状面图像可显示游离块、脱离椎间盘、脱离本体而不在椎间隙水平的上下移位影像。

四、三种影像学检查的对比观察

某些学者报道，腰突症合并侧隐窝狭窄经手术验证的符合率：CT 为 92.1%，MRI 为 28.6%，脊髓造影为 26.3%，造影通过神经根袖的充盈而间接显示椎间盘突出及侧隐窝狭窄，但要确切辨别两者则较困难。但脊髓造影可动态显示腰骶段硬膜囊及神经根袖充盈而非其他影像检查所能代替，对于多间隙间盘突出或高位间盘突出也优于 CT 扫描。MRI 的矢状层影像与造影相似，且能更清晰地显示间盘的病理变化，T_2 加权使脑脊液变亮而不必使用椎管内外对比剂。对于脊髓、马尾神经，MRI 的类似解剖图谱的显示更优于其他影像检查。但 MRI 对关节突增生内聚的低信号分辨率差，因而易疏漏极外侧型椎间盘突出和侧隐窝狭窄的诊断。高分辨 CT 机通过不同密度的反差对比，显示更高密度的椎间盘突出及较低密度神经根、硬膜囊受压变形和移位；显示更高密度的关节突内聚、侧隐窝狭窄及较低密度的黄韧带增厚，更能解释神经根受压的病理机制。对于腰椎间盘突出的定位诊断，三种影像之间，CT 略低于其他两种检查，但对于合并侧隐窝狭窄的诊断，CT 明显优于造影和 MRI。由于腰椎间盘突出症有 1/4 ~ 1/3 合并有侧隐窝狭窄，并随年龄而增加。因此，要明确是否合并侧隐窝狭窄，高分辨率的 CT 扫描当为首选。

1. 造影 以造影剂间接受压征象为诊断依据，因而对髓核突出、骨赘、肿瘤等引起的压迹亦难以鉴别；此外，造影体位不当、腰骶段硬膜囊充盈不足、神经根袖影像模糊、外侧型间盘突出、侧隐窝狭窄等所致的神经根袖压迹、缺损、短缩等不易显现。有报道，一些硬脊膜外粘连向后牵硬膜囊、硬脊膜外低毒性炎症等，易误诊为腰椎间盘突出症。

碘水造影操作简便，设备要求不高，颇适合我国国情，对发现腰骶部椎管内病变有价值，诊断腰突症的正确率为70% ~96%。其主要缺点是必须做腰椎管穿刺，以及使用造影剂所带来的并发症。此外，不易发现在椎管较宽阔的腰骶椎交界处的髓核突出。

2. CT CT 所用的放射量低，检查时间短，骨与软组织有良好分辨率，对腰椎间盘突出症的诊断率为72% ~88%。缺点是只能做2 ~3 个椎间隙扫描，且只能轴面成像，而不能了解整个腰椎形态，对发现椎管内肿瘤等病变有一定限制。有时为了提高诊断率，仍需在椎管内注入少量的造影剂。

CT 不准的原因：①调节角度的限制，扫描切线不能与腰骶间隙平行而产生伪影。②CT 扫描间隙不足而疏漏高位或多间隙突出。③椎间盘退变发生椎间盘四周膨起而发生假阳性。

3. MRI 矢状面可显示与椎管造影同样的表现。MRI 在各方面的扫描能力是 CT 所不及的。在腰突症的诊断率为82.6% ~90.3%。MRI 能较好区别腰突症手术的复发与粘连。这类病人临床上称为 FBSS（faila back surgery syndrome）。MRI 区别瘢痕组织的正确率为79% ~89%。可用 Gd - DTPA 静脉注射，在5min 内可使瘢痕组织得到最大程度的增强。有时注射30min 后髓核也被加强。

MRI 能清晰显示腰椎间盘的变性、膨出、突出和脱出等不同阶段的病理变化，是诊断椎间盘病变的首选方法。但假阳性较高，对侧隐窝狭窄诊断率不如 CT。这是因 MRI 能清晰显示变性间盘，对骨性结构显示较差。

五、影像学检查的诊断价值

腰椎间盘突出症、腰椎管狭窄症是常见的引起腰臀腿痛的疾病。根据临床表现，结合 X 线平片检查对明确诊断仍为基本诊断方法。非典型症状的诊断，尤其需要准确定位时，就必须要借助特殊影像学检查。但目前三种影像学诊断都有一定的假阳性或漏诊率。影像学征象异常所显示的间盘的病变，也受设备、操作技术等因素的影响。因此，影像学征象的异常必须与相应的临床表现相符合，临床表现是影像诊断不可缺少的依据，千万不能把检查结果作为临床诊断的唯一依据。

有人提出，以 CT 和 MRI 的联合应用来提高诊断率，CT 和 MRI 是两种不同原理的成像技术，它们反映病变的能力和显示病变的内容不完全一样。它们各有一定的局限性，有些局限性它们之间可以相互弥补。因此，CT 和 RMI 的联合应用能进一步提高诊断的准确率。联合应用的优点和作用如下：

（1）MRI 可多平面直接成像，可弥补 CT 难于多平面直接成像的缺点。多平面直接成像对于病变的来源、部位、侵犯范围显示将更加清晰，有利于做出正确诊断。

（2）MRI 没有骨骼伪影的干扰，对显示颅底和后颅窝的病变尤为有利；CT 因有骨骼伪影干扰，对上述区域的病变显示欠佳。

（3）因有流空现象，MRI 对大血管和循环较快的结构无须注射造影剂即能显示。尤其对动脉瘤之类的病变，CT 有时对肿瘤性病变难以鉴别，需要进行动态扫描才能确诊，而 MRI 无须注射造影剂就能使病变一目了然。

（4）MRI 对于脑白质内的变性病变可显示得非常清晰，它对于了解脑白质内变性的部位、范围、程度等均有重要作用。CT 不能直接显示上述病变，只能显示一些相关的病理改变，如脑萎缩、小片脑梗死灶等。

（5）MRI 对显示钙化比较困难，常因此而失去一些带特征性钙化病变的诊断机会。而 CT 对钙化却非常敏感，许多 X 片上无法显示的钙化，在 CT 上都能清楚显示，可弥补 MRI 的不足。

另外，CT 成像时间短，对颅脑外伤和意识不清的病人更为适宜；对 MRI 禁忌的一些病人可进行 CT 检查。

第三篇

颈腰肢痛疾病各论

第一章　椎管外软组织病变引起的颈腰肢痛

第一节　颈部疾病

一、枕项线综合征

由于附着于枕骨上、下项线及其之间骨面（图1－11）的筋膜、肌肉等软组织发生病变所引起的一系列症状，称为枕项线综合征。因为附着于枕骨上、下项线及其之间骨面的软组织多与头的伸屈、侧弯和旋转活动有关，寰枕、寰枢关节又是整个脊椎关节活动幅度最大的关节，在头部频繁的活动中附着于枕骨上、下项线处及其之间骨面的肌肉、筋膜等软组织最易发生病变而引起各种症状。据统计，在引起颈性眩晕症的诸多疾病中，本病约占25.68%；在引起头枕部疼痛、偏头痛的诸多疾病中，本病约占18.15%。

1. 解剖　在寰枕间隙，凡附着于枕骨上项线的软组织，位置较浅表；凡附着于枕骨下项线的软组织，位置较深在，而紧接上项线上缘的为枕肌附着处。寰枕筋膜（图3－1）是项筋膜的一部分，位于寰枕间隙的浅层，其上部起于枕骨上项线，两侧与颈筋膜的浅层和深层相续；下部附着于寰椎后弓、项韧带，并与背筋膜相连。寰枕筋膜的深层中部为斜方肌，斜方肌起自上项线内侧部分及枕外隆凸、项韧带、下颈椎及

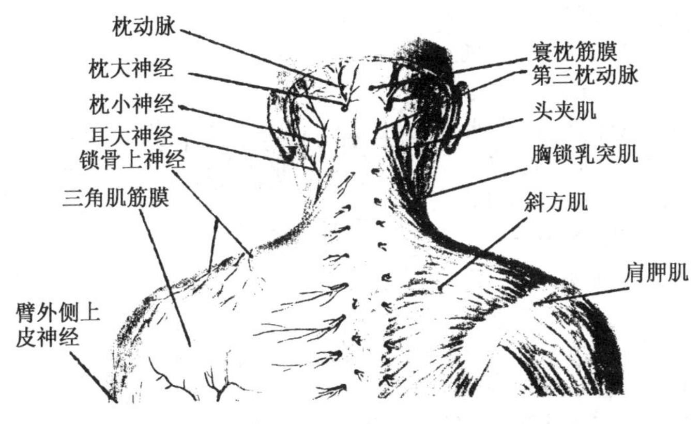

图3－1　寰枕筋膜

全部胸椎的棘突、棘上韧带，止于锁骨肩峰部、肩峰及肩胛冈；其深层为由内下斜向外上走行的头、颈夹肌。头夹肌位于颈夹肌的上部，起自 $C_{3\sim6}$ 的项韧带，止于上项线外侧部分及乳突的后外侧。头夹肌的深层内侧为头半棘肌（图3－2），起自 $C_{2\sim7}$ 横突，止于枕骨上下项线之间骨面。更深层为一些短肌，位于寰枕间隙的最深部，均止于下项线。从外至内的排列来看，首先为头上斜肌（图3－3），起于 C_1 横突，止于下项线的外侧；其内侧稍偏深部为头后大直肌，起自 C_2 棘突，向外上走行，恰抵止于头上斜肌止点下方的下项线外侧部。头后大直肌的内侧并近正中纵线的肌肉为头后小直肌，起自 C_1 后弓的后结节，抵止于下项线的内侧部（图3－3）。这些短肌均作用于寰枕关节及寰枢关节。头上斜肌及头后小直肌当两侧收缩时，使头后仰；头后大直肌则兼有使头后

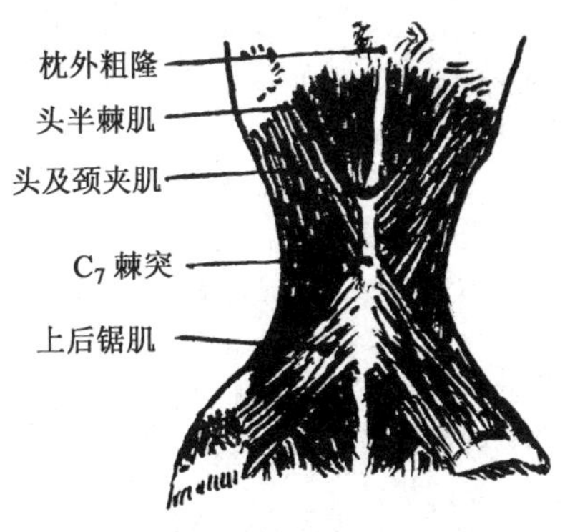

图3－2　头半棘肌

仰和旋转的功能。

2. 病因 由于长期低头工作或频繁的头部活动，寰枕筋膜产生慢性劳损性炎症，如筋膜增厚、组织逐渐变性、纤维间质增多，失去弹性或产生挛缩，使寰枕间隙变窄，造成对椎动脉的压迫和对从筋膜穿出的枕小神经、枕大神经（图3－4）的刺激与压迫，产生枕部头痛或偏头痛等症状。

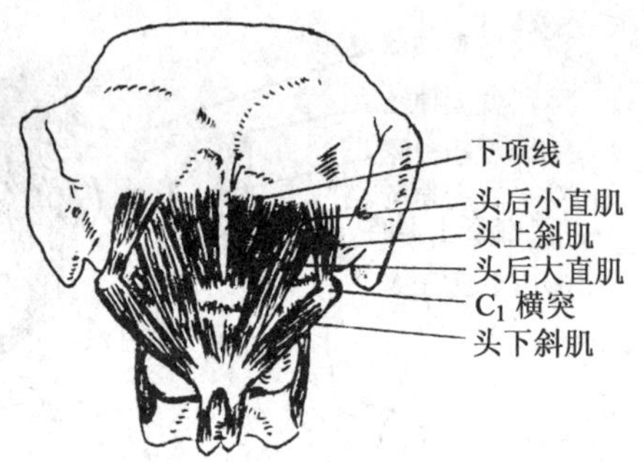

图3－3 颈项部深层组织

上颈部的深层组织如深部肌肉、关节、深筋膜等的感觉径路与小脑、前庭神经核等眩晕中枢有连接。因此，当颈项部软组织感受器接受到来自化学或压力的刺激后，通过颈脊神经后支纤维传入中枢引起小脑和皮层下中枢的前庭神经核等组织的兴奋，通过反射产生机体平衡和定向功能障碍，引起眩晕症状。

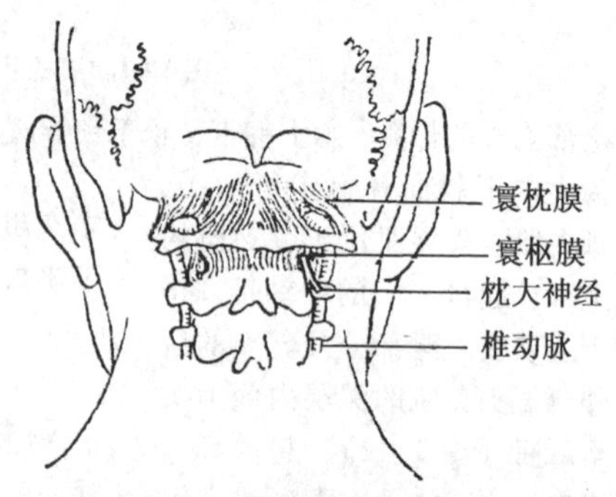

图3－4 寰枕膜及其周围关系

枕骨髁和寰椎上关节凹构成的寰枕关节，是连接颈椎和头颅的关节。关节囊松弛，其周围有一些韧带和肌肉参与维持关节稳定，并使关节能沿矢状轴做侧屈运动及沿额状轴做仰屈运动。寰椎无棘突，因而可使头能做较大范围的仰、俯活动。头部的频繁活动或长时间低头工作、颈部姿势不当等，容易使寰枕关节周围的肌肉、韧带、筋膜发生劳损性病变。尤其头上斜肌、头后大直肌、头后小直肌等附着于枕骨下项线的一些短肌，由于病变部位软组织内压增高和无菌性炎症的刺激，通过软组织内感受器传入小脑和前庭神经而产生了眩晕。

此外，在寰枕间隙部位，由头夹肌内侧缘与枕骨上项线、棘中线项韧带为边形成三角形间隙（图3－5）。三角的深层为头半棘肌，浅层为斜方肌。枕大神经和第三枕神经均经此三角穿过浅面的斜方肌而分布于头枕部的皮下。枕大神经为C_2脊神经后支的皮支，C_3脊神经后支的皮支为第三枕神经。寰枕间隙部位的软组织病变对枕大神经和第三枕神经的机械性压迫和无菌性炎症的化学刺激，通过C_2和C_3脊神经后支纤维传入小脑和前庭神经核引起的眩晕。这是寰枕间隙部位软组织病变容易引起症状的一个重要因素。因此，这类病人也常会存在一些头枕部及头顶部麻木、跳痛等症状。因枕大神经还有吻合小支与枕小神经、耳大神经交通，所以，一些病人常会伴存一些耳部症状。

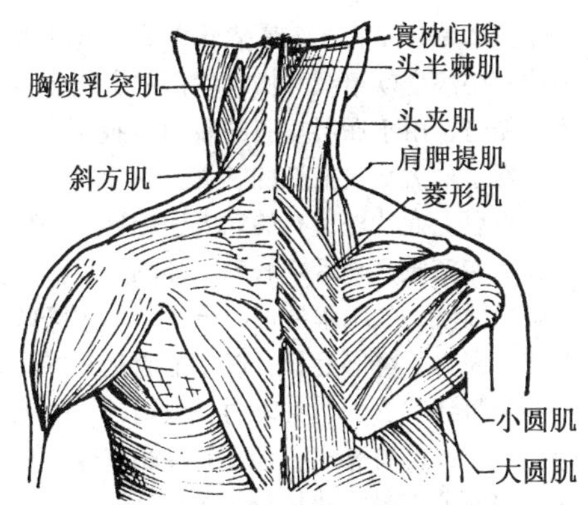

图3－5　寰枕三角形间隙

3. 症状　症状轻者仅表现为头后部、寰枕间隙部位的酸、胀、困感觉，似有绳子的牵拽感，如有的病人表现为头枕部及头顶部的麻木，似有物“压”头或似被棍击打的“闷胀”感，也有的病人有头顶部跳痛和头蒙感，有的病人则表现为头枕部的疼痛，疼痛可向头顶部及前额部放射；一侧病变者可为一侧的顽固性偏头痛。以上症状时发时愈或时轻时重。劳累及低头操作时间过长，则症状增重。有的病人表现为似痛似胀似木又似带些晕的感觉，重时甚至想用针扎、刀割。症状重时影响睡眠，病人不能躺卧在枕头上，上颈部病变部位受压时症状更重。病人在躺卧状态下打哈欠时需用自己双手托起头部，否则会更加难受感。令病人在站立位状态下做头后仰及一侧下肢的后伸动作，病变重的一侧会出现“大脑”似被牵拽的感觉，这种感觉一直可传射至头顶部，甚至前额部。在出现“大脑被牵拽”感的同时常伴有明显的头晕症状。恢复体位 2 ~ 3min 后，头晕症状自消。这种病人大多病程较长，因此寰枕间隙深层病变软组织和椎管后部的寰枕后膜形成广泛粘连所致。在做上述动作时，由于深层短肌的收缩牵拽了寰枕后膜，除引起头晕症状外，还出现了似大脑被拖拽的感觉。

除以上症状外，有的病人还相伴一些耳部症状，如病变侧的耳朵似有异物堵塞感、耳后牵胀感、耳鸣、重听，甚至耳聋等症状；或相伴一些眼部症状，如眼眶痛、眼干涩、不想睁眼、眼花、视物模糊、看东西发灰、视力下降等症状；或不能看运动的物体，否则眩晕增重；或伴有一些全身症状，如全身乏力、没精神、头脑不清亮、记忆力减退、失眠等症状，以及有憋气、恶心等症状。这些病人常因精神紧张而诱发眩晕或使原有的眩晕症状加重。

这类病人做头颅 CT 等检查大多无明显异常可见，但所有病人于枕骨上项线、下项线或其间骨间的一侧或双侧均可寻及明显压痛点，有的病人在 C_1 的横突部位或后弓部位或 C_1 棘突（后弓结节）处也可寻及明显压痛点。

4. 诊断 于枕骨上项线、下项线或其间骨间的病变软组织附丽区部位做简单的手法治疗，可立刻使症状减轻、缓解，有利于本病的诊断。同样，在枕骨上项线、下项线或其间骨间的每个压痛点上用 0.5% ~1% 利多卡因 5ml 做局部浸润注射可使症状立刻获得改善者，也可作为本病的有力的诊断依据。

5. 治疗

（1）手法治疗：病人俯卧位，上胸部下垫枕使头稍前屈，以扩大寰枕间隙距离，以利手法操作。先在每个压痛点上轮流做按揉、弹拨、点压手法 3 遍，每遍 2 ~ 3min，然后由助手双手挽住病人两肩向下（足端）牵拉用力；医生左手托扶病人下颌，右手放于病人头枕部向上（头顶）用力拔伸，和助手做对抗牵引以不使病人下移。需维持此对抗牵引 1 ~ 3min，然后医生突然加大牵引力度并立即回复至原牵引力，如此反复 2 ~ 3min 后结束手法治疗。

（2）使用颈围（参看椎管内软组织病变各论中颈椎病叙述）。

（3）颈椎牵引。

（4）睡觉时避免应用高枕。

（5）中药治疗：川芎 9g、川断 9g、当归 12g、红花 12g、桃仁 12g、制乳没各 6g、桂枝 12g、丹参 12g。水煎服，服时加白酒少许。方剂加减：头晕重者，加白芍 12g、杭菊 12g；视物不清者，加杭菊 12g、草决明 12g、密蒙花 12g；头枕部疼痛重者，加防风 12g、制川草乌各 6g；憋气、胸闷不适者，加广木香 12g、枳壳 12g、川朴 12g；身体虚弱、气虚、血虚者，去桃仁、乳没，加党参 12g、黄芪 12g。

（6）病变部位局部注射疗法：于每个压痛点处注射常规配伍的合剂 5ml，5 ~ 7d 注射 1 次，5 次为 1 个疗程。

（7）加强头颈部的锻炼。具体锻炼方法共分 4 节，每节 4 个 8 拍。锻炼要求稳慢，不求速度。要求动作认真、到位，这样才能收到锻炼的预期效果。

第一节　颈部屈伸锻炼：病人端坐或双足等肩分开站立位，双手叉腰。第一拍为颈前屈，第二拍为头恢复正视位，第三拍头后仰，第四拍头复正；第五拍颈左旋，第六拍头复正，第七拍颈右旋，第八拍头复正。共做 4 个 8 拍。

要求：颈前屈时，下颌务必抵触胸骨柄部位；颈向左、右旋时，务必看到同侧的肩膀尖。

第二节　颈部侧屈锻炼：第一拍为颈左侧屈，第二拍复正，第三拍颈右侧屈，第四拍复正；第五拍为颈向前平伸，第六拍复正，第七拍颈向后平伸，第八拍复正。

要求：颈侧屈及向前、后平伸时，幅度要尽量大。

第三节　颈部旋转锻炼：第一个 8 拍之第一至第四拍颈部向左前方旋转，第五至第八拍颈部向右前方旋转；第二个 8 拍之第一至第四拍颈部向左后旋转，第五至第八拍颈部向右后旋转。第三个 8 拍，同第一个 8 拍动作；第四个 8 拍，同第二个 8 拍动作。

要求：颈的旋转幅度尽量大，但速度必须稳、慢。

第四节　耸肩锻炼：第一至第四拍，耸肩并向前旋肩尽量缩胸；第五至第八拍，为耸肩向后旋肩并尽量扩胸。

耸肩动作是本节的重点锻炼内容，因此，在锻炼中病人要尽量向上耸肩，在耸的基础上做向前、后旋肩的动作。

（8）压痛点处小针刀治疗：详见“第一篇第六章第十二节”。

二、颈性眩晕症

眩晕是个常见症状。临床上多系统的疾病常具有头晕症状。由颈背部软组织病变或颈椎骨关节性病变而引起的眩晕，叫颈性眩晕症。病人在来软组织病科就诊前，绝大多数被误诊为“梅尼埃综合征”、“脑动脉硬化”、“眩晕症”、“植物神经紊乱症”、“神经衰弱”等。因而得不到有效治疗，眩晕症状长期不消，严重者影响工作和生活。

作者在 1984 年对有完整病历并经随访的 183 例颈性眩晕症病人引起眩晕的病变部位的分析来看，183 例中由寰枕间隙部位的软组织病变引起者 47 例，占 25.68%。因此，在产生眩晕症的病因上，该部位的病变应引起重视。由其他部位的颈背部软组织病变引起者 91 例，占 49.73%；由颈椎病引起者 45 例，占 24.59%。因此，颈椎病仅是引起颈性眩晕症的一部分原因，79.31%的颈性眩晕症还是颈背部软组织病变所引起。

X 线颈椎摄片出现生理弓和排列异常、椎体骨质增生、项韧带钙化等变化者为阳性（表 3-1）。47 例寰枕间隙软组织病变者，X 线阳性者 22 例，占 46.81%；颈背部软组织病变者 91 例，X 线出现阳性变化者 14 例，占 15.39%；45 例颈椎病 X 线阳性者 43 例，占 95.56%。由此可见，颈背部软组织病变病人也有相当一部分出现颈椎 X 线阳性变化。因此，不能单凭 X 线颈椎片出现了阳性变化，就诊断为颈椎病。对软组织病变引起眩晕症状者，一部分病人尽管颈椎 X 线片也有阳性变化，但是在治疗软组织病变后，眩晕症状也随之改善。

脑血流图出现血管紧张强度增加、血管弹性降低及脑动脉硬化等变化者为阳性（表 3-1）。47 例寰枕间隙软组织病变者，脑血流图阳性者 36 例，占 76.6%；颈背部软组织病变 91 例，脑血流图阳性者 83 例，占 91.21%；45 例颈椎病病人，脑血流图阳性者 37 例，占 82.22%。似乎颈性眩晕症病人脑血流图阳性率相当高，但脑血流图变化对颈性眩晕症的诊断是否有参考价值，因无正常人各年龄组的脑血流图作对照，因此尚不能下定论。

表 3－1　颈性眩晕症病人的颈椎 X 线与脑血流图检查

病因 / 例 / X 线与脑血流图		寰枕间隙软组织病变		颈背部软组织病变		颈椎病	
		例	%	例	%	例	%
X 线颈椎片	+	22	46.81	14	15.39	43	95.56
	－	25	53.19	77	84.61	2	4.44
脑血流图检查	+	36	76.60	83	91.21	37	82.22
	－	11	23.40	8	8.79	8	17.78

1. 病因　眩晕是自觉的平衡功能障碍或身体处在空间定向障碍的一种异常感觉。也就是自身或外界景物的运动性幻觉。通俗而言，眩晕就是指自身或外界景物旋转的感觉。身体在空间定向障碍有 3 种表现：①外界景物的旋转或摇动感觉。②自身旋转、摇动或跌倒的感觉或头在旋转的感觉。③下肢的位置控制不灵和不稳。颈性眩晕症多为第二种表现，颈椎病变引起者常同时伴有第三种表现。身体处在空间的定向功能或保持身体平衡的功能是受神经调节的。也即从机体而来的感觉刺激经前庭神经传入小脑和前庭神经核、红核等，通过脊髓所产生的不经意识的协调反应来维持机体的平衡和定向功能。

引起眩晕的常见原因有：①内耳迷路及其连接的小脑，大脑障碍。②眼及视神经径路障碍。③肌肉、筋膜、关节，特别是发自颈部的这些组织的感觉径路障碍。第一种原因引起的眩晕早已为人们所重视，如梅尼埃综合征等引起的眩晕；视力障碍，眼病引起的眩晕也得到人们的认识，如眼屈光不正引起的眩晕等；而由肌肉、筋膜、关节的感觉神经传来的异常刺激，引起前庭器官兴奋，产生了空间位置障碍而引致的眩晕、恶心、呕吐等症状，常不为人们所重视。临床上眩晕可分为真性眩晕和一般性眩晕。前者多由内耳迷路或前庭神经病变产生，有周围景物或自身旋转的感觉；一般性眩晕只有头晕、头眩或站立不稳的感觉，而无外物或自身旋转的感觉。颈性眩晕症多属于一般性眩晕。

（1）颈椎骨关节病变：因外伤、劳损或椎间盘退变、椎间隙变窄所致的颈椎失稳，是产生眩晕的基础。在失稳情况下，颈椎小关节易产生错位、颈椎旋转、颈椎超常范围的活动；颈椎管内、外软组织也容易继发性无菌性炎症或形成颈椎体、小关节、钩突关节的骨唇增生。位于颈椎椎体前外侧的植物神经链或走行在颈椎横突孔中的椎动脉，受到无菌性炎症的刺激、机械性压迫或植物神经受到刺激，会引起椎动脉反射性痉挛。此时椎动脉血流受阻，使小脑、前庭神经核、红核等部位的眩晕中枢血液循环发生障碍而产生眩晕症状。因此，了解椎动脉的走行（图3－6、图3－7）对理解颈椎骨关节病变引起的眩晕会有所帮助。椎动脉为锁骨下动脉最大的分支。在解剖上其走行分四段：第一段为从起始部上行于前斜角肌和颈长肌之间，至 C_6 横突孔。该段椎动脉前邻颈总动脉、颈静脉，后近 C_7 横突、颈下交感神经节与 $C_{7、8}$ 脊神经前支。在此段，前斜角肌病变常可影响椎动脉而产生眩晕症状。第二段行走在 $C_{6\sim2}$ 横突孔之中，动脉内侧与椎体相邻。老年人此段椎动脉迂曲，偶因颈椎椎体骨质增生压迫椎动脉使管腔变窄，影响脑的血供而产生头晕、黑蒙等症状，尤其于头转至某方位时对椎动脉压迫增重时，症状尤可加重。第三段为 C_2 横突孔穿出后至进入椎管前。此段椎动脉先向外，向后穿 C_1 横突孔至 C_1（寰椎）侧块上关节面后方，经寰椎后弓上方呈水平方向转向后内，通过椎动脉沟，当接近正中线时，穿寰枕后膜入椎管。此段因椎动脉走行屈曲，在走行于侧块后方时不仅侧块增生可直接压迫、刺激椎动脉，而且在头偏斜和旋向对侧时，侧块对椎动脉似一支点，加重了对其的刺激和压迫，引起椎动脉痉挛或管腔变窄而产生眩晕症状（图 3－8）。第四段为椎动脉穿寰枕后膜和硬脊膜后进入椎管内的一段。此段经枕骨大孔后外侧入颅腔，向前达斜坡，于脑桥下端左右汇合成一条基底动脉（图3－9），主要供脑干、小脑、枕叶内侧面及间脑后半部。因此，锁骨上窝软组织病变和颈椎骨关节病变引起的眩晕，主要原因是椎动脉因素所致。在上述引起眩晕的三个常见原因中属于第一类。据分析，这部分仅占颈性眩晕症的25%（1/4）；75%（3/4）的颈性眩晕症是由颈部软组织病变引起，其中由寰枕间隙部位的软组织病变引起的眩晕就占25%（1/4）。因此，该部位病变所引起颈性眩晕症应特别引起重视。

（2）颈部软组织病变：产生眩晕的病因：①软组织病变常常会相伴一些植物神经紊乱的症状，如腰臀部软组织病变常伴有腹胀、腹痛或

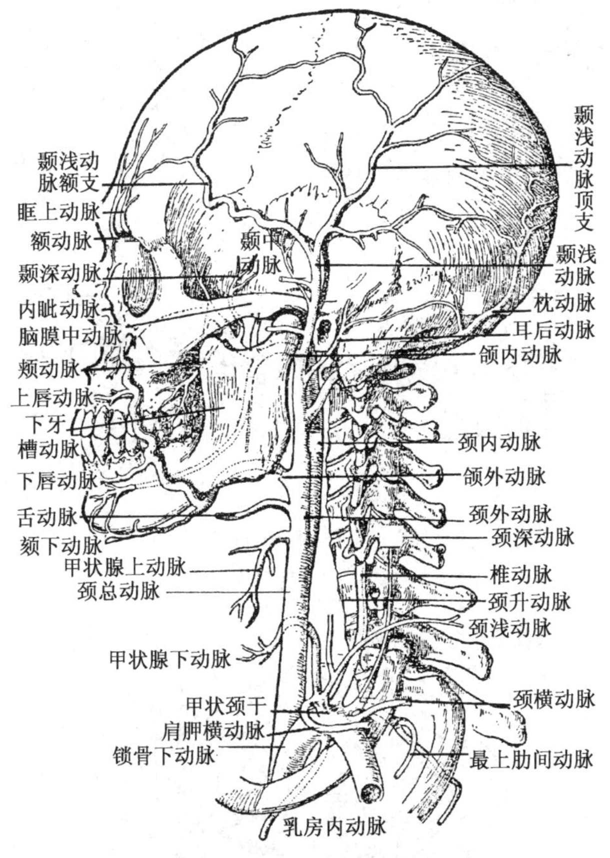

图 3-6 椎动脉全程走行途径

下肢畏寒、皮肤感觉异常等症状，背部软组织病变常伴有背部走蚁感、荷重感、冷水浇背感、束胸感和心慌、胸闷、憋气等症状。颈项部软组织病变除产生颈项痛外，有的病人会产生眩晕症状并且成为主诉症状。产生这些相伴症状的确切机制，尚待进一步探索。②颈部软组织劳损性病变产生以头晕为主要症状的原因也可能和组织内压增高有关。上海生

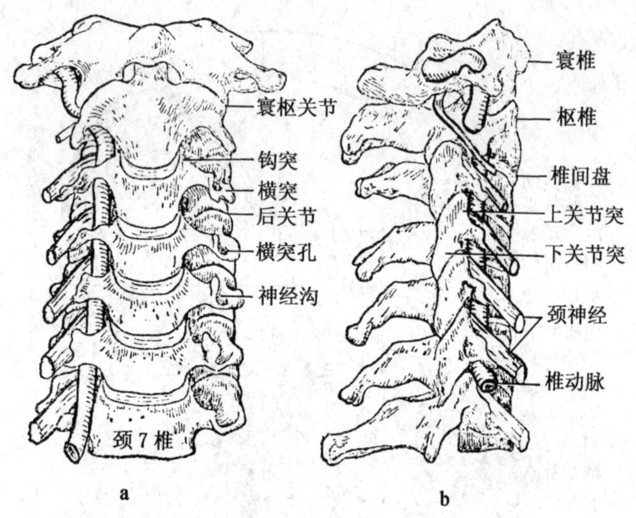

图3－7　椎动脉颈椎走行段

a. 前面　b. 侧面

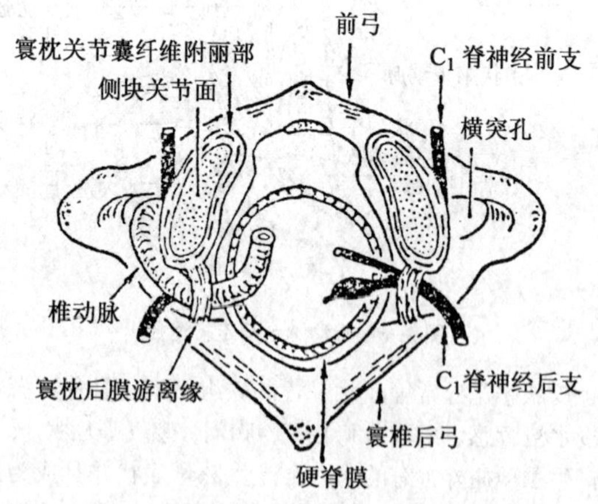

图3－8　寰椎顶视图（示椎动脉走行）

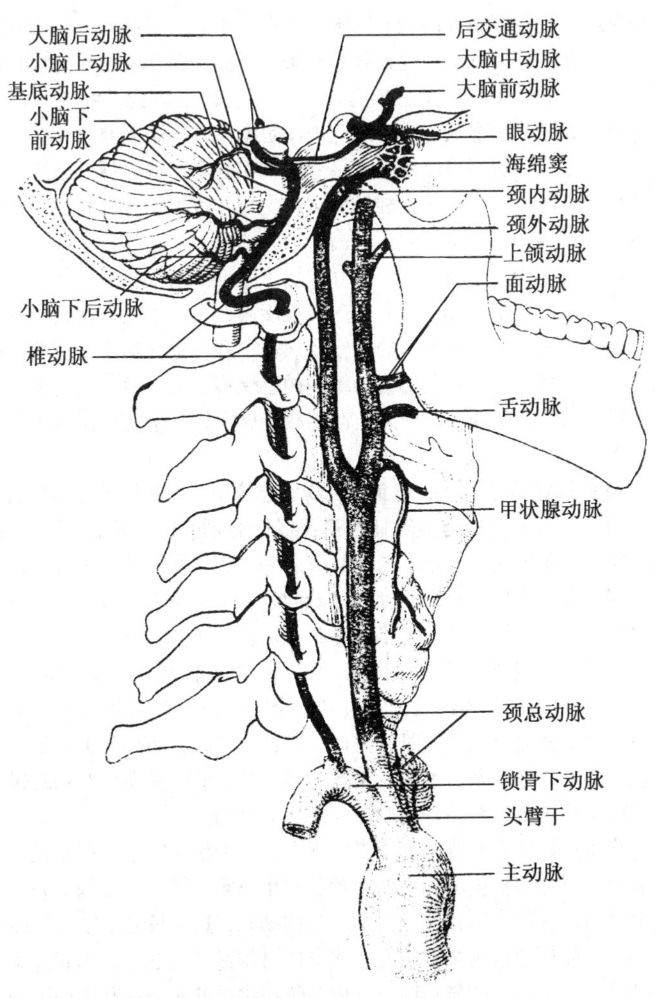

图 3－9　大动脉血供的颅外走行

（颈总动脉、颈内动脉和椎动脉）

理研究所对颈腰痛病人的肌电图观察证实：正常人于肌肉放松状态时没有电活动存在，而颈腰痛病人是有紧张性电活动存在的，并且常和疼痛存在于同一侧。祖国医学也认为，“不松则痛”。因此，病变部位的肌肉是处于紧张或痉挛状态的，组织内压是增高的。颈项部软组织的感觉通路常和小脑、前庭神经核、红核等眩晕中枢有连接，颈项部及上背部的筋膜、肌肉，主要由颈脊神经后支所支配，位于颈背部筋膜、肌肉内的感受器，接受了因组织内压增高所产生的压力变化的异常刺激，通过颈脊神经后支传入中枢引起小脑和皮层下中枢的前庭神经核等组织的兴奋，通过反射产生机体平衡和定向功能障碍，导致了眩晕症状的发作。

此外，病变部位软组织的电镜及病理学观察也证实有无菌性炎症的变化存在。炎症刺激颈背部软组织内的感受器，也可引起上述反射而产生眩晕症状。颈部软组织病变引起的眩晕属上述 3 个常见原因中的第三类因素。

（3）寰枕间隙软组织病变：更易引起眩晕，原因同枕项线综合征。

（4）颈性眩晕症与椎动脉因素：根据对颈性眩晕症病例的分析证实，仅 1/4 弱的病人与颈椎的骨关节病变引起的椎动脉变化有关，并且这些病人多在发生眩晕之前存在椎动脉解剖上的明显异常或椎动脉粥样硬化等因素，使椎动脉处于半梗塞状态。在一般情况下，椎动脉因素引起的眩晕多为突发性和一过性。因为椎动脉血流一旦被阻断，通过Willis环的自主调节和代偿，使众多吻合支很快从关闭状态改变至开放状态，使脑血流能在极短时间内恢复正常。因此，如果是椎动脉因素所造成的眩晕，必然是短暂的、突发的和一过性的，只发生在头旋转于某方位或椎动脉突然扭转、受刺激或受压的片刻。

我国多数学者沿袭国外学者的观点，认为颈性眩晕症是颈椎骨关节病变对走行在颈椎横突孔中的椎动脉产生影响所致。从解剖上来看，脑是由两对动脉供血的，即颈内动脉与椎动脉，这 4 根血管在入颅前是分开的，入颅后通过吻合支相互连接形成血供保障系统，即 Willis 环（图 3－10）。因此，一侧椎动脉只是向脑组织供血的 4 条动脉中的 1 条，占脑血流量的 10%～20%。所以，一侧椎动脉出现闭塞是不会损伤脑功能的，一侧或双侧椎动脉的短时间完全闭塞也不可能影响脑血流。椎动脉受压或受到刺激引起的痉挛，管径变小，通过自主的脑血管管径的调

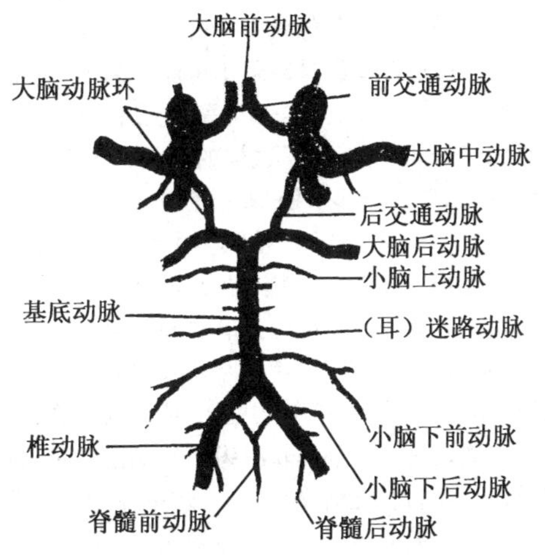

图 3-10　大脑动脉环（Willis 环）

节，可使脑血流很快能维持在正常的恒定水平（为 50～150mmHg）。此外，还可通过 Willis 环的自主调节和代偿，使众多血管吻合支从关闭状态改变至开放状态，故一侧颈内动脉或椎动脉闭塞，对脑血流影响不大。因此，一般脑缺血的动物模型是结扎双侧椎动脉或双侧颈内动脉。动物试验也证实：椎-基底动脉直径减少至 47% 时，脑干腹前侧血流仍无影响。

此外，椎动脉的正常解剖发生变异和发育不全及异常是很常见的。据观察统计，人群中 10%～20% 有椎-基底动脉发育不全，但这些人中大多没有眩晕症状。因此，通过脑血管的自主调节和吻合支的开放，一侧椎动脉闭塞对正常和健康者来说，是不会对脑血流产生明显影响的。因椎动脉受压或刺激而引发的眩晕等症状，只是在自主调节功能丧失或缺乏吻合血流及在血管解剖学上有明显异常时才会发生，但为数不多。如上面所述，椎-基底动脉管径减少至 47% 时仍无法探测到脑干血流的变化，那么，颈椎“错位”或骨质增生压迫到何种程度才会影响脑功能呢？颈椎及小关节突轻度错位及一般的骨质增生是不会引起椎动脉血流改变的，即使显著的颈椎半脱位和骨质增生可影响到椎动脉管径，仍不会造成椎动脉血流量的减少，所以，颈性骨关节病变产生的眩晕症状是短暂的，慢性和持续性眩晕不可能是由椎－基底动脉供血不足造成的。通过病例分析证实，3/4 多的颈性眩晕症是由上颈部软组织病变所引起。对 20 例志愿者进行了这样的试验：于正中及两侧寰枕间隙共 3 个部位各注射 1% 的利多卡因 5ml。注射后，20 人中 18 人出现眩晕症状。眩晕持续 8 ~42min 不等。所有志愿者 3d 后再在 $L_{4、5}$ 间隙和双侧 L_4 椎板共 3 个部位各注射 1% 利多卡因 5ml，注射后 20 位志愿者都未出现眩晕症状，出现的只是注射部位的麻木和胀感。这说明上颈部软组织中感受器的确和脑眩晕中枢存在着径路联系。上颈部软组织病变引起的眩晕，与眼视力障碍、屈光不正等引起的眩晕机制类似，并不是通过椎动脉因素所致。这是由于上颈部软组织中的感受器的部分传入纤维和小脑、前庭神经核、红核、丘脑等有关眩晕中枢相连通。因此，上颈部软组织病变，其无菌性炎症的化学、压力变化，通过脊神经后支的传入就可引起这些中枢的兴奋，产生了眩晕。对这些病人，在上颈部软组织病变部位上施以手法治疗后，大多立即获得头脑清亮、眩晕消失之效果。

2. 症状 分析183例颈性眩晕症病人的病历，发现眩晕多和头颈活动有关：有的病人于摇头时出现眩晕症状；有的病人于行走时出现眩晕症状，休息和头不动时眩晕症状减轻或消失，大多数病人于头旋转至某方位时出现眩晕症状或使原来的眩晕症状加重；有的病人不能仰头视物；有的不能低头工作，甚至头不能枕枕；有的病人头只能固定在一个方位上，行走、视物都十分不便；有的病人甚至大声讲话或听别人发出的高音，也会引起头晕症状的发作或加重；也有的病人上下床时因头颈部位置的改变而引起一过性视力缺失（黑蒙）或神志昏迷，头在卧位或坐位静止片刻后才逐渐恢复。因此，这类病人不仅影响工作，而且生活也常不能自理。行走，去厕所均需人搀扶。

颈性眩晕症病人常伴有眼部症状，或旋头至某方位时出现眼发黑现象；有的病人眼眶痛、眼干涩、眼不想睁、眼花、视物模糊、看东西发灰；有的病人不能看活动或运动着的物体，否则头晕加重；有的病人视物摇晃、乱动，因而不敢睁眼，这类病人上楼尚可，下楼必须扶楼梯把手；有的病人产生复视现象，故病人只能长期闭门不出；还有些病人发病后视力明显下降，甚至失明。经治疗，随着眩晕症状的消失，以上这些眼部症状也会随之消失。

颈性眩晕症病人也有相伴一些耳部症状，如有的病人病变一侧耳朵似有异物堵塞感和病变侧耳后牵胀感，有的病人在病变一侧产生耳鸣、重听，甚至耳聋。

颈性眩晕症病人也常伴有其他一些症状，如颈活动时作响，说话时语言不畅、舌活动不灵，也有的病人味觉迟钝，有的病人伴有咽痛、咽部异物感或病变侧脸颊部疼痛及牙痛症状，还有一些病人感头枕部麻木，似有物“压”头或似棍击打的“闷胀感”，也有的病人有头顶“跳动”和头胀感。经治疗，随着眩晕症状的改善，以上这些相伴症状也会随之消失。

还有一些颈性眩晕症病人伴有一些全身症状，如全身乏力、精神恍惚、记忆力减退、失眠等，或有憋气、恶心等。这些病人常因精神紧张而诱发眩晕症状或使原有眩晕症状加重。

3. 诊断 颈背部软组织劳损性病变引起的眩晕和颈椎病引起的眩晕症状，不能仅以 X 线片是否出现阳性变化来鉴别。以下几点将有助于鉴别。

（1）性别特征：颈部软组织病变引起的眩晕，女性发病率比男性高出 1 倍；而颈椎骨性病变引起的眩晕，男性比女性发病率高（表 3－2），男：女 =1：0.7。

（2）年龄方面（表3－3）：颈椎骨性病变引起的眩晕比颈部软组织病变引起者年龄偏大，以41～60岁之间发病率最高，达到80%；而颈

表 3－2　颈性头晕症的性别与病因

<table>
<tr><td colspan="2" rowspan="2">病因
性别
病例</td><td colspan="2">寰枕间隙软组织病变</td><td colspan="2">颈背部软组织病变</td><td colspan="2">颈椎病</td><td rowspan="2">共计</td></tr>
<tr><td>男</td><td>女</td><td>男</td><td>女</td><td>男</td><td>女</td></tr>
<tr><td colspan="2">例</td><td>21</td><td>26</td><td>32</td><td>59</td><td>27</td><td>18</td><td>183</td></tr>
<tr><td colspan="2">%</td><td>11.47</td><td>14.21</td><td>17.49</td><td>32.24</td><td>14.75</td><td>9.84</td><td>100</td></tr>
<tr><td rowspan="2">共计</td><td>例</td><td colspan="2">47</td><td colspan="2">91</td><td colspan="2">45</td><td>183</td></tr>
<tr><td>%</td><td colspan="2">25.68</td><td colspan="2">49.73</td><td colspan="2">24.59</td><td>100</td></tr>
</table>

部软组织病变引起的眩晕好发年龄是21～40岁，占63.74%。

（3）症状方面：颈椎骨性病变引起的眩晕多为突发性，一过性发作，即大多病人于头颈部旋转至某方位时出现眩晕症状，恢复原位后眩晕症状逐渐消失。一些病人在眩晕发作间歇有下肢控制不灵、步态不稳等感觉，还有一些病人常伴存一侧上肢困胀等症状。颈部软组织病变引起的眩晕，多为持续性眩晕，在病人低头、仰头、旋转时，甚至大声讲话时均可使原来的眩晕症状加重。严重病人快步走路、睡觉上下床时，甚至听别人大声讲话、看快速活动的景物时，都会诱发眩晕症状的加重。这些病人头只能固定在一个方位上，行走视物都十分不方便。

表3－3　颈性眩晕症的年龄分布

病因 年龄（岁）	寰枕间隙软组织病变		颈背部软组织病变		颈椎病		共计	
	例	%	例	%	例	%	例	%
<20	1	2.13	5	5.50	0	0	6	3.28
21～30	5	10.64	21	23.08	2	4.45	28	15.30
31～40	11	23.40	37	40.66	6	13.33	54	29.51
41～50	18	38.30	16	17.58	18	40.00	52	28.41
51～60	11	23.40	10	10.98	18	40.00	39	21.31
>60	1	2.13	2	2.20	1	2.22	4	2.19
共计	47	100	91	100	45	100	183	100

（4）体检方面：颈部软组织病变引起的眩晕，在软组织病变部位上必可寻到明显压痛点。压痛点多，说明软组织病变范围广。随着有效治疗的进行，压痛程度和范围逐渐减小，症状也逐渐减轻。症状完全消失时，压痛点也基本消失。因此，压痛点不仅能显示出软组织的病变程度、范围，也可判别治疗效果。单纯颈椎骨性病变引起的眩晕，颈椎管外软组织大多无明显压痛扪及，若有，压痛点也仅局限于颈椎骨性病变相应节段的棘突旁或关节突关节部位。病变节段的颈椎多有旋转，旋转的颈椎就有可能引起症状。显示颈椎旋转的标志就是棘突的偏歪和相应

关节突关节部位的突隆、饱满、压痛。

（5）治疗方面：颈部软组织病变引起的眩晕，以按摩手法、中药外敷等治疗颈椎管外软组织病变，不必施行颈椎定位或不定位整复手法，眩晕症状就可消失。一些病人在压痛点上采用局部注射治疗或软组织病变部位上单纯实施点揉、点压及移位手法（每个压痛点约半分钟），病人的眩晕症状和相伴的头枕部麻痛、视物模糊、耳鸣等症状立即消失，立竿见影。而颈椎骨关节引起的眩晕，不实施颈椎的整复手法或病变相应的颈椎椎体外注射疗法，眩晕症状就不会消失。颈椎牵引对二者引起的眩晕，均有一定的辅助治疗作用。

4. 颈性眩晕症的治疗

（1）药物治疗：

1）常用口服药：①维生素 B_1 片 20mg，每日 3 次。②谷维素片 30mg，每日 3 次，口服。③腺苷 B_{12} 片 500μg，每日 3 次，口服。

2）常用静脉滴注药物：①利多卡因 200mg（2%利多卡因注射液 10ml）。②维脑路通针剂 0.5～1.0g。③胞二磷胆碱（citicoline）注射液，0.25g/支，常用量 0.5～1.0g。④654-2 注射液 10mg（男性 50 岁以上前列腺肥大者慎用）。⑤盐酸培他啶氯化钠注射液（Batahistine Hydrochloride & Sodium chloride Injection）500ml/瓶，含盐酸培他啶 0.02g,氮化钠 4. 5g。⑥赛莱乐（盐酸丁咯地尔）注射液，每支 50mg、5ml，用量 0.1～0.2g（2～4 支）。以上均为 1 日剂量，于生理盐水或 5%葡萄糖盐水 250～500ml 静脉滴注，每日 1 次，常用 5～7d。

以上所用药物均具有扩张病变部位痉挛血管、降低血管阻力、改善血液循环和病变组织氧供、促使病变组织和神经恢复的作用。利多卡因尚有调节心律的作用。

（2）综合治疗：对寰枕间隙软组织病变，采用按摩、温针和病变局部注射 3 种疗法。按摩手法与温针疗法需每日或间日治疗 1 次，而病变局部注射则 5～7d 治疗 1 次。不仅病人省事，而且病变局部注射疗法的疗效也较按摩手法与温针显著。故除禁忌应用激素局部注射的病人外可主要采用病变部位局部注射治疗方法。有报道采用星状神经节注射疗法可改善上颈部软组织病变引起的眩晕症状。

对颈背部软组织劳损引起的颈性眩晕症病人，可采用温针、持续移位手法和病变局部注射等治疗方法。用这些非手术治疗久治无效的病人，最终采用了软组织松解术。

对颈椎病骨关节病变引起的颈性眩晕症，可采用颈椎牵引、颈椎整复手法及颈椎椎体外注射疗法。

（3）具体治疗方法介绍如下：

1）温针治疗方法，即在体检所获的软组织病变的压痛点上施针。针尖抵达软组织的骨附丽区留针。在针外露部分的皮肤上嵌夹硬纸或布类，以保护皮肤。截取药艾条 2～3cm（不要损坏艾条外的包裹纸）置针尾部，使针尾被包裹在艾条之中，点燃针尾之艾条，直至艾条燃尽并无余热后去除保护的纸或布，拔针。如此为 1 次治疗。每日或间日治疗 1 次。

2）持续移位手法，指用一手或双手拇指置软组织病变部位上，采用与软组织走行方向相垂直的移位手法，并持续用力维持此移位达20～30s。在颈部与肢体，此时若同时做反向旋转，可加大移位程度，增加疗效。移位手法后，再顺软组织的走行方向，对病变软组织稍加按压理顺。如此重复 3 遍为 1 次治疗，每日治疗 1 次。

3）病变部位局部注射疗法，即于软组织病变部位上注射 0.25% 利多卡因 2～20ml 和地塞米松 2～10mg 或醋酸确炎舒松 5～25mg 的混合液。病变部位不同，用药量也异。采用本法必须注意无菌操作，5～7d 治疗 1 次。

4）颈椎椎体外注射疗法（图 3－11），是颈背部软组织无明显压痛但常伴有视、听觉等障碍的颈性眩晕症病人可采用的疗法。治疗时，病人仰卧位头稍旋向健侧，用 0.25% 利多卡因 20ml 加地塞米松 10mg 或确炎舒松12.5～25mg 配成注射液。以 X 线结合临床判定的病变颈椎为中心。用左手食指和中指垂直压放于颈动脉与气管、食管间，指端稳定地压于椎体前侧面，在颈动脉内侧刺入约 1cm 即可触及椎体。在椎前筋膜，前纵韧带与骨膜下浸润注射，其范围应包括 2 个椎体。5～7d 治疗 1 次。

5）颈椎骨关节病变的手法治疗，详见“第三篇第二章第一节”。

6）颈椎牵引疗法，一般均采用坐位颌枕牵引，牵引重量因人而异，一般由轻而重。从 2kg 开始，逐渐加大至 40kg 左右，每次由病人自己调节牵引重量，以不产生不舒适感为度。牵引时间也由短逐渐延长，一般从5min开始逐渐延长至30min左右。每日牵引 1 次。此外，牵

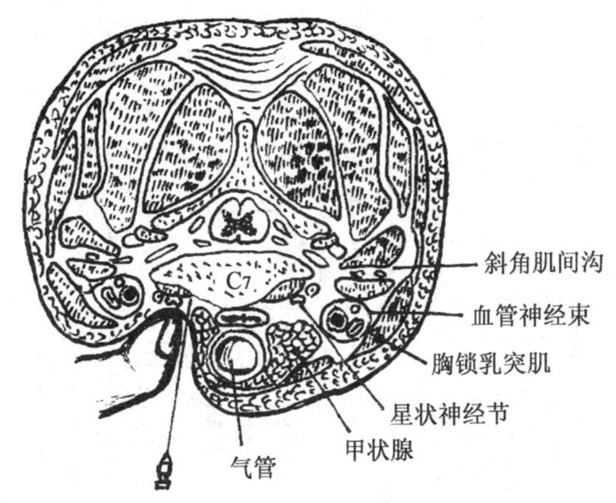

图 3－11 颈椎椎体外注射疗法

引时要注意头的牵引方向。治疗颈性眩晕症时，须对头做垂直牵引或头后仰10°～20°牵引，这样才能取得有效的牵引效果。

7）星状神经节注射疗法，具体操作见“第四篇第三章第四节”。

（4）疗效观察：治疗后头晕及其相伴的症状完全消失者为“痊愈”；治疗后症状明显减轻者为“显效”；治疗后症状有所减轻者为“减轻”；治疗后症状无减轻者为“无效”。作者分析统计的 183 例，痊愈者 86 例，占 46.99%；显效 46 例，占 25.14%；有效者 39 例，占 21.31%；无效 12 例，占 6.56%。因此，总的效果明显率为 72.13%，总有效率为 93.44%。

各种病因与各种治疗方法的疗效见表 3－4。作者的体会是，选用某一方法治疗时，治疗有效者，经一次治疗就可显示出明显效果；第一次治疗毫无疗效者，以后就不必再采用该法继续治疗，须改选其他方法治疗，甚至要考虑诊断是否正确。

三、颈夹肌综合征

1. 解剖 颈夹肌（图 3－12）起自上部胸椎和 C_7 的棘突及项韧带，止于枕骨上项线外侧部分及乳突的后外侧，颈夹肌的浅面有斜方肌，深

表 3－4　颈性眩晕症的治疗与疗效

病因／治疗方法／病例／疗效	寰枕间隙软组织病变				颈背部软组织病变								颈椎病						共计	
	温针		局部注射		温针		局部注射		手法		软组织松解术		颈椎牵引		椎体外注射		手法			
	例	%	例	%	例	%	例	%	例	%	例	%	例	%	例	%	例	%	例	%
优	1	25	21	48.84	20	52.63	6	27.27	13	54.17	3	42.85	9	50.00	9	50.00	4	44.45	86	46.99
显	1	25	12	27.91	7	18.42	7	31.82	5	20.83	2	28.57	5	27.78	5	27.78	2	22.22	46	25.14
有效	2	50	10	23.26	6	15.79	9	40.91	6	25.00	1	14.29	2	11.11	1	5.55	2	22.22	39	21.31
无	0	0	0	0	5	13.16	0	0	0	0	1	14.29	2	11.11	3	16.67	1	11.11	12	6.56
共计	4	100	43	100	38	100	22	100	24	100	7	100	18	100	18	100	9	100	183	100
	47				91								45							

面为竖脊肌，其作用是单侧收缩，使头转向同侧，双侧收缩使头后仰。

2. 病因 头颈部大幅度的频繁活动，使颈夹肌的附丽区发生慢性创伤性炎症而产生症状。尤其颈夹肌的 C_7 棘突附丽区处于颈胸交界部，T_1 活动度很小似一活动支点。频繁活动时，C_7 棘突附丽区是应力集中处，最易发生病变。病程长者附丽区纤维增生，常在 C_7 附丽区形成一个圆形隆起。

3. 症状

（1）颈部有僵硬感，枕骨上项线外侧部位单侧或双侧疼痛，有的病人表现在 C_7 棘突处疼痛，头转动后仰受限。

（2）大多病人有外伤史或慢性劳损史。

（3）颈部热敷可使痉挛的颈夹肌松弛，头转动幅度可增大，但附丽区压痛仍存在。

（4）有的病人除颈项疼痛外，还有眩晕、头痛等症状。

4. 检查 病人在枕骨上项线外侧及乳突的后外侧单侧或双侧有压痛，有的病人压痛点在 C_7 棘突处，有的在局部还可扪及条索状或块状阳性物。令病人尽力抬头后伸，检者一手置头枕部阻挡病人抬头，可引起疼痛加重，称为抬头抗阻试验阳性。

5. 治疗

（1）按摩：附丽区行按揉、点压手法，颈夹肌行弹拨、理顺手法。每日 1 次。

（2）温针：病变部位（压痛点）温针治疗。

（3）理疗：对早期病人也能收到很好效果。

（4）病变部位局部注射疗法：可使大多病人症状缓解。

（5）小针刀：颈夹肌附丽区小针刀治疗也可收到很好效果。

6. 预防

（1）避免因长时间低头操劳使颈夹肌长时间处于牵张状态而引起劳损病变。

（2）避免短时间内颈部频繁地旋转和伸屈。

（3）工作时抽时间做颈部主动锻炼。详见本节“一”。

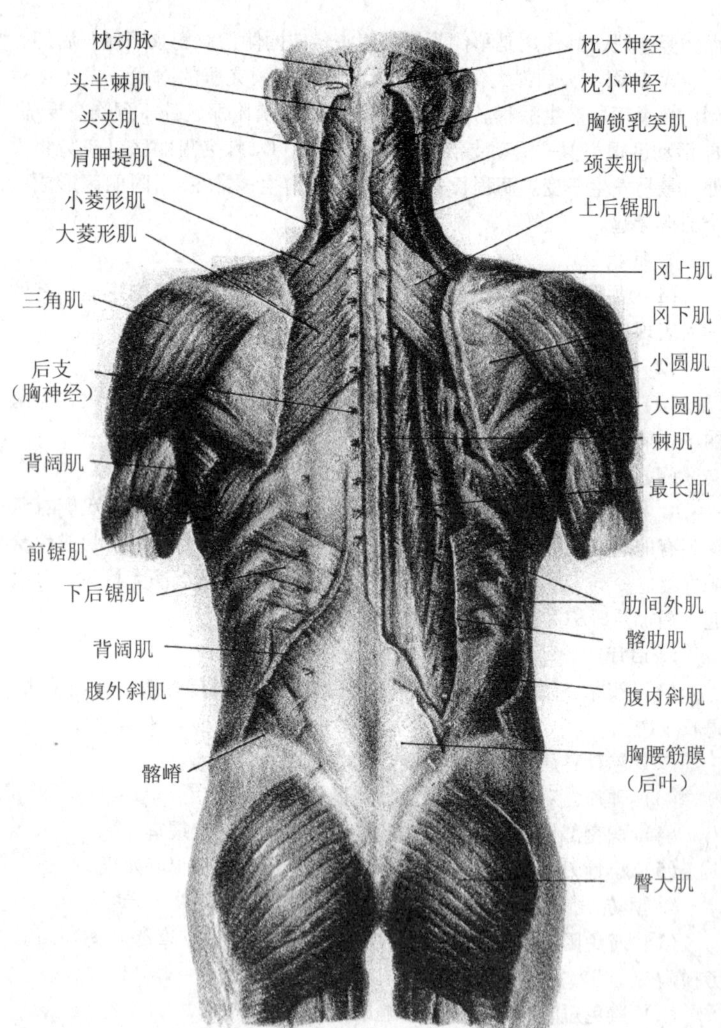

图 3－12　背部的肌肉和神经

四、枕大神经嵌压综合征

1. 解剖与病因 枕大神经嵌压综合征是神经长期受到牵拉及通过坚硬的腱膜孔时的挤压，使神经产生缺血、水肿、髓鞘弯曲、旋转或出现皱折等变化而出现症状。

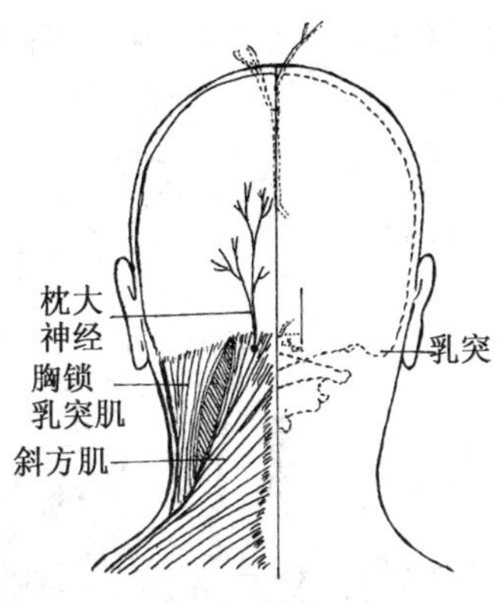

图 3－13 枕大神经定位

枕大神经为 C_2 神经后支之皮支，通过 $C_{1、2}$之间并紧靠寰枢关节的后外侧出椎管，并于头下斜肌内侧下缘与前支分离，经头半棘肌（深面）斜向上升，至头半棘肌止点处依次穿过头半棘肌及斜方肌腱孔至皮下，分支布于上项线以上到颅顶之间的皮肤（图3－13）。枕大神经在浅出腱膜孔与枕血管的排列由内侧向外侧多数为神经、动脉、静脉。

由于以上解剖特点，枕大神经在其行程中既接近寰枢关节，又多次发生曲折并绕穿枕下的肌层和筋膜。如果寰枕关节和这些肌肉、筋膜发生病变，就容易刺激和压迫枕大神经而产生症状。

2. 症状 枕大神经嵌压引起枕后疼痛，多呈针刺样或刀割样放射性痛，主要位于一侧的枕下，并向枕上、头顶部放射，甚至可波及前额及眼眶区。疼痛常呈发作性出现，自发或因旋转头部，尤其是向对侧旋转时诱发。有时颈部活动、咳嗽、打喷嚏也可诱发或加剧疼痛。多数病人在疼痛间歇期仍感枕后部钝痛或酸痛。此外，在疼痛发作期常伴有颈肌痉挛。多数病人平时也有颈部僵硬感。

3. 检查 可见颈肌紧张乃至强迫性头位，如头稍后仰并向患侧倾斜，患侧枕大神经出口处（C_2 棘突与乳突联线之中点，相当于风池穴）及顶结节、上颈椎棘突或椎旁等部位可有压痛，并向头顶部及前额部放射。有的在枕部头皮下可扪及痛性小结节。枕大神经支配区皮肤也多有感觉过敏或减退，少数病程长者，甚至可显示脱发现象。

4. 治疗 枕大神经注射疗法可获明显疗效。无效者可行神经松解术。打开斜方肌腱膜孔，分离切开枕大神经周围的粘连的结缔组织，切除瘢痕组织，清除枕大神经周围肿大的淋巴结。

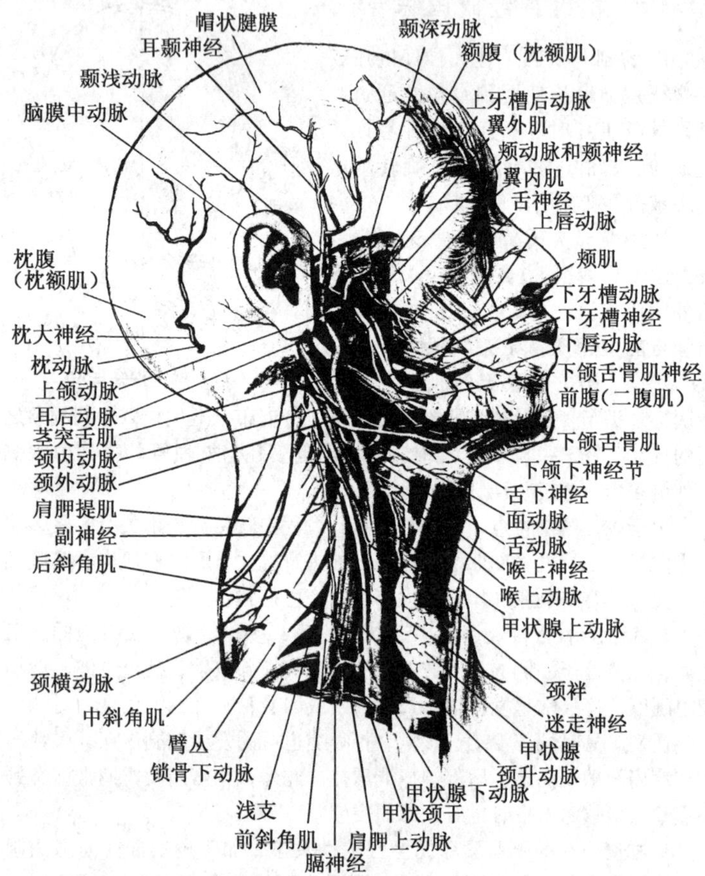

图 3-14　头颈部右侧面的肌肉、血管和神经

五、胸廓出口狭窄综合征

臂丛神经和锁骨下血管在锁骨与第一肋骨间隙中（图 3-14），由于胸廓上口处发生狭窄性病变而受压迫所引起的一组临床症候群，称为胸廓出口狭窄综合征（stenosis of thoracic outlet syndrome）。其致病原因颇多，主要的有 C_7 横突过长，颈肋，第一肋骨畸形，前斜角肌异常，锁骨骨折后骨痂形成，锁骨下血管病变（动脉瘤或血栓形成），锁骨和第一肋骨间隙狭窄，胸小肌异常等。

1. 临床表现 胸廓上口狭窄综合征主要表现为下臂丛（即 C_8、T_1 神经）与锁骨下动脉和静脉受压的症状。臂丛神经痛往往是其首发而常见的症状。疼痛通常始于肩部并向颈侧和腋下以至前臂及手部的尺侧放射，多呈刺痛或灼痛性质，常因手臂外展、外旋或上举运动（如举重、提物、洗衣等）所诱发或增剧，以致病人好取手臂内收屈曲位以减轻症状。除疼痛外，常伴有前臂和手部麻木感，有时尚可显示尺神经分布区内感觉减退和肌力轻度减弱等现象，重例甚至可发生手部皮肤发凉、苍白乃至发生雷诺征象，患侧的桡动脉搏动减弱等；锁骨下静脉严重受压时，可见肢端皮肤发绀及水肿。

下列体征对本症候群的诊断有帮助。

（1）艾迪生试验：头转向患侧，抬高颌部并使颈部过伸，继而深吸气后闭气（图 3－15），如患肢脉搏减弱或消失则为阳性，表明锁骨下动脉受压。此征在颈肋和前斜角肌综合征时尤为显著。

（2）手臂上举试验：将患侧上肢置于 90° 外展、外旋位或上举位（图 3－16），如该肢脉搏减弱或消失并在锁骨下动脉处听到血管杂音，即提示血管有受压现象。

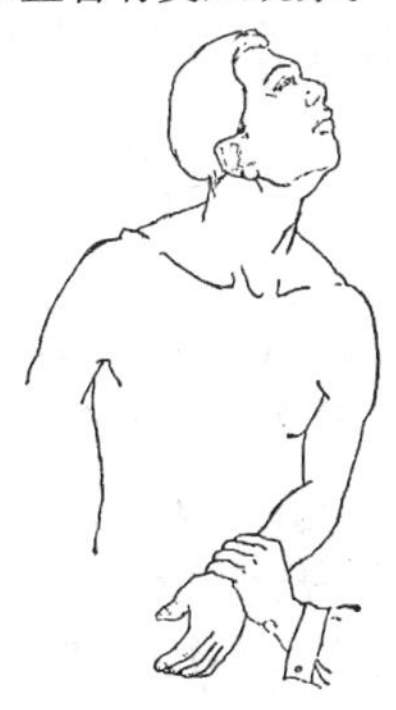

图 3－15 Adson 试验

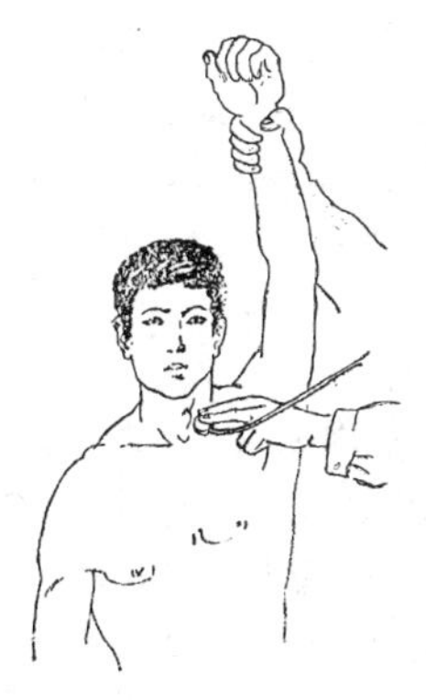

图 3－16 手臂上举试验

（3）压肩试验：用力向下压迫病人患侧肩部（图3－17），若诱发或加剧该侧上肢疼痛，则表示臂丛神经受压。此症主要见于锁骨－肋骨综合征。

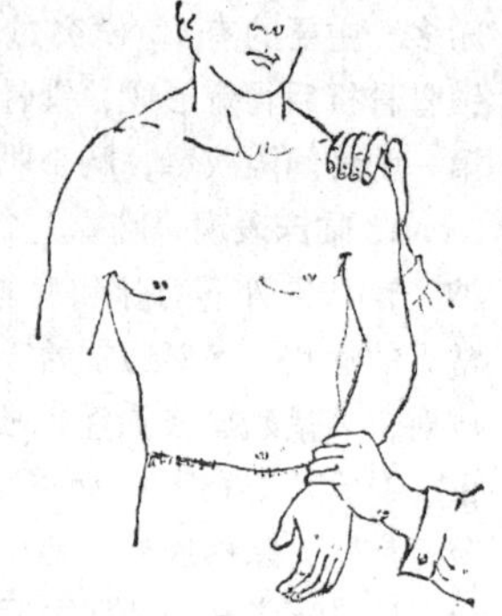
图3－17　压肩试验

2. 病因　可引起胸廓上口狭窄综合征的原因很多，在症状表现方面除共性外，尚有某些区别。

（1）颈肋：由 C_7 突出的肋骨称为颈肋，亦称第七颈椎胸化，是一种先天性发育畸形。颈肋的形态不一，可仅表现为横突的前结节（肋突）增大，称短肋或横突肥大；亦可为成形的几乎完整的肋骨而突向前下方。颈肋的长短亦不定，其末端可游离，或与第一胸肋相接触，或以纤维带与第一胸肋相连，或与第一胸肋形成骨性连接。

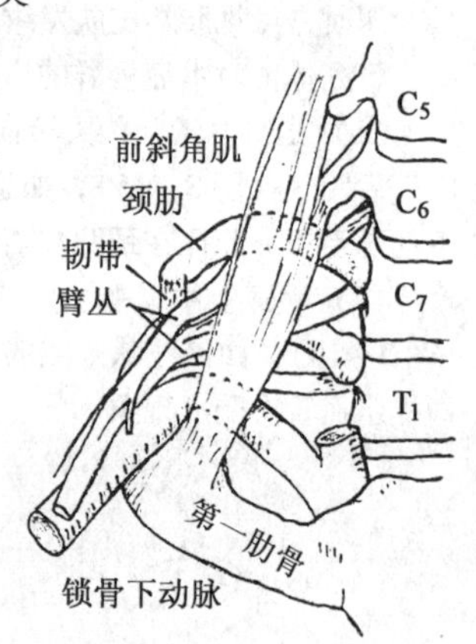

图3－18　颈肋与纤维束带引起的斜角肌间隙狭窄

据文献记载，颈肋的发生率为0.5%～1%，而其中产生临床症状者仅占10%；两侧同时有颈肋者占50%以上，但左右从不对称。临床症状通常发生于一侧，而且产生症状最多者为短颈肋和纤维带，完整的长颈肋造成臂丛神经和血管受压的机会却较少。

臂丛神经与锁骨下动脉系由前、中斜角肌间隙与第一肋骨上面所构成的三角内穿出。如有颈肋或颈肋与第一胸肋之间相连的纤维带存在，这些异常结构即可造成上述三角的空隙狭窄，从而导致由此通过的臂丛神经与锁骨下动脉受压（图3－18）。其中，臂丛受压最重者常为 C_8 和 T_1 神经组成的下干，故颈肋所引起的神经症状多以尺神经和正中神经的受损症状为主。

本病多见于女性，其发病年龄大多在18岁之后，而且发病常与紧张、劳动或外伤有关，有些病人亦可于中年以后和颈椎病同时出现症状。病人的外貌常较特殊，如颈长、双肩下垂，严重者甚至类似“海豹”，即双肩犹如是颈的延续。

颈肋的临床表现主要为下臂丛及锁骨下动脉受压的症状，其中较常见而突出的症状为疼痛。早期，疼痛可仅为局部钝痛，以后出现向前臂及手部尺侧的放射痛，且常因抬头、深吸气或转头时被诱发或加剧。但疼痛不一定仅局限于C_8和T_1神经的分布区内，往往扩及整个上肢。除疼痛外，患手麻木、苍白、发凉，桡动脉的搏动亦减弱，病程较长者手部小肌肉无力及萎缩。颈部或锁骨上窝处触诊常可摸到一硬物，患臂后伸时尤为清楚。偶尔可见患侧霍纳体征。艾迪生试验大多为阳性。颈椎X线摄片检查可发现有颈肋，但由于多数颈肋并不产生症状，故必须结合其他的临床表现加以全面分析，方能确定其致病意义。

（2）前斜角肌综合征（scalenus syndrome，Naffziger综合征）：本病并非少见，易和颈椎病相混淆。1927年，艾迪生首先报道本病。Naffziger称颈肋综合征。陆裕朴认为没有颈肋也可有臂丛或血管受压症状，多由前斜角肌肥厚痉挛所致，故称为前斜角肌综合征。张世范将前斜角肌综合征包括在胸廓上口狭窄综合征中。李文尧认为，因颈部软组织病变产生血管、神经受压症状者，统称为前斜角肌综合征。

前斜角肌位于胸锁乳突肌深面和中斜角肌的浅面（图3－14），起于$C_{3\sim6}$横突前结节，有些肌纤维发自$C_{3\sim6}$脊神经根之脊膜，前斜角肌肌纤维斜向外下，止于胸骨附近的第一肋内上缘和斜角肌结节上。相应的颈脊神经由椎间孔伸出后经前斜角肌后面与横突之前通过。膈神经由前斜角肌表面经过。中斜角肌起于C_1或$C_{2\sim6}$横突后结节，止于前斜角肌止点之后的第一肋骨上面、锁骨下动脉沟之后。斜角肌是呼吸副肌，有抬高第一肋的作用，受臂丛发出的神经（$C_{5\sim8}$神经根）所支配。前、中斜角肌之间夹有臂丛（上）和锁骨下动脉（下）（图3－14）。前、中斜角肌附丽区的肌腱较坚韧而少弹性，故该肌异常时易在此处造成对周围结构的压迫。前斜角肌止端的后侧与第一肋形成锐角，锁骨下动脉即经该角通过；在锁骨与肋骨间隙内，锁骨下静脉则位于该角的前侧。

前、中斜角肌止点常有变异，呈镰刀状或互相重叠呈“V”形，均可挤压锁骨下动脉及臂丛而产生症状。有时还可出现较小的小斜角肌，起自 C_7 横突，止于第一肋。后斜角肌在中斜角肌深面起于 $C_{4\sim6}$ 横突后结节止于第二肋。

臂丛神经在由前、中斜角肌间隙内穿出时，其中由 C_8、T_1 神经所组成的臂丛下干紧靠锁骨下动脉的后侧呈水平或稍向上绕过第一肋骨的上面。因此，当前斜角肌发生痉挛、肥厚和纤维化，中斜角肌抵止点过大异常，或前、中斜角肌的二肌腹由于解剖变异而相互合并，臂丛神经和锁骨下动脉穿过其合并的肌腹时，即可直接或因牵引抬高第一肋骨而间接压迫臂丛和锁骨下动脉而产生症状。

由于外伤或劳损可使前斜角肌发生病变，其无菌性炎症对血管神经束的直接刺激，可产生血管或神经方面的症状。前斜角肌因无菌炎症而发生肥厚，病程长者前斜角肌纤维间质增多、组织僵硬，对臂丛与锁骨下动脉的直接压迫也可产生血管神经直接受压的症状。颈椎病刺激神经根引起前斜角肌的反射性痉挛及强直，继而产生血管神经受压症状。某些高位胸骨或第一肋变异，对臂丛和锁骨下动脉的长期刺激等，可引起相似的血管神经症状，应予鉴别。

前斜角肌的以上病变若累及膈神经，可产生心前区疼痛、呃逆及意识性叹息样呼吸；若累及臂丛下干，可出现前臂和手的尺侧及第三、第四、第五指的疼痛、麻木，而触压前斜角肌则症状更重，如头向对侧侧屈、向患侧旋转、深吸气或患肢外展、上举活动（如梳头、剃须等）时，均可诱发和加剧疼痛；若累及锁骨下动脉，则可出现桡动脉搏动减弱、手指供血不足征象，而且头转向患侧、抬高颌部并使颈过伸；外展上肢或深吸气后闭住气，如患侧桡动脉搏动减弱或消失，提示锁骨下动脉受压；若累及颈交感神经，可出现视力减弱，前额颜面多汗，心跳加快，阵发性手指发凉、苍白、紫绀并遇冷发作（遇热可缓解），以及反应性充血症状。

本病体检时可见锁骨上窝稍显胀满，触诊时可发现前斜角肌紧张、压痛，并可变硬或有增粗感，Adson 试验阳性。

本病有时不易和颈胸神经根病变相鉴别。如头微向健侧旋转并向患侧的侧前方屈曲，即前斜角肌松弛时仍出现手臂疼痛与麻木，则提示神

侧的侧前方屈曲，即前斜角肌松弛时仍出现手臂疼痛与麻木，则提示神经根病变可能为大。若向前斜角肌内注射 1%利多卡因 5ml 后疼痛暂获减轻或缓解，则有利于本病的诊断。

3. 治疗 采用颈椎牵引和前斜角肌局部注射；有交感神经症状者做颈交感神经注射治疗；有臂丛受累症状者做 $C_{3\sim5}$ 神经根注射治疗。除以上治疗外，配合应用止痛剂、活血化淤中药、理疗、控制病人颈肩部的重力活动、纠正工作及睡眠不良姿势。非手术治疗无效者则行手术。手术切断前斜角肌及部分颈肋切除。术中常可见前斜角肌较正常增粗 1 倍以上。手术采用锁骨上横切口，解剖出膈神经、臂丛神经。见到粗大的前斜角肌应予切断，立即回缩 3~5cm。可见到其后下的锁骨下动脉搏动恢复正常。待切口愈合后再做颈椎卧位牵引，使颈椎解剖结构得到恢复。

第二节　肩臂部疾病

一、肩臂痛综合征

以肩臂疼痛为主诉到医院求诊的病人并不少见。约 43. 89%的肩臂痛病人伴有轻重不同的肩关节功能障碍。

1. 解剖 平常所说的肩关节，仅指肩肱关节，但从活动范围与功能来看，广义的肩关节应包括 6 个关节，其中有的并非真正具有关节结构，但却具有关节样功能。这 6 个关节为：肩肱关节、胸锁关节、肩锁关节、喙锁韧带、肩峰肱骨关节及肩胛骨与胸廓间结构。

肩关节周围及肩胛骨肌肉附丽区的压痛，表示相应肌肉发生病变，对诊断有重要意义。

肩胛关节的运动情况是：上臂外展至水平位时，其活动主要在肩肱关节，以后的外展则为在前锯肌和斜方肌的作用下由肩胛骨在胸廓上的旋转来完成，使上臂能进行上举活动。上肢由下垂位做外展上举至 180°的活动过程，就是全肩肱关节外展的活动幅度。必须注意的是：在此 180°活动的最后阶段，必须增加上肢的外旋活动才能完成。如果肱骨完全处在内旋位时，再做肩外展活动，则其幅度就会明显受限，仅为

50°左右；而肱骨完全在外旋位时，其外展幅度可达120°角。因此，肱骨的位置和外展幅度大小有很大关系，即肱骨的外旋功能对整个上臂的外展活动起着一定的作用。在上臂外展最初的30°～60°过程中，肩胛骨完全固定不动；在30°～170°过程中，肩肱关节与肩胛胸廓结构间相互活动，活动幅度的比例大约为2∶1，即在整个肩关节外展180°过程中，120°的活动由肩肱关节完成，大约60°的活动是由肩胛胸廓结构来完成。

组成肩肱关节的肱骨头大而关节盂浅小，头盂之比为3∶1，骨与骨之间的稳定性几乎不存在。同时，肩关节是全身活动性最大、最广泛的关节，关节囊较松弛，所以，要维持肩关节的正常解剖位置，主要依靠肩肱关节周围的肌肉和韧带，因此这些软组织容易因慢性积累性劳损性病变而出现肩臂痛症状。

2. 病因

（1）骨性病变：如肩关节和肱骨的骨性病变。

（2）颈椎病变：①在颈部，交感神经链位于颈椎椎体两侧，颈椎周围组织病变及颈椎本身的骨质增生，刺激和压迫交感神经链可引起肩臂痛、烧灼感和头晕、头痛等症状。②颈椎椎间孔附近的骨质增生和软组织的水肿、变性、纤维增生，由于对神经根的直接刺激或压迫而引起肩臂部的麻痛症状。③窦椎神经从背根神经节远端数毫米处发出，受纳了交感神经链来的交通支，主干返回了椎间孔，在椎管内分出上、下行支与横支，与对侧、邻近的上下节段相应的分支吻合，分布于纤维环外层、前纵韧带、硬脊膜、项韧带，也可能支配椎体。椎管内和椎间孔周围的骨性病变和软组织的肿胀、变性、增生，对窦椎神经的刺激或压迫，引起反射性肩臂痛。④$C_{4,5}$髓核突出对C_5神经根的压迫。

（3）肩关节周围软组织劳损性病变：肩关节是人体最大且最灵活的关节，上肢和躯干之间主要依靠肩关节周围的肌肉、韧带等软组织来连接，上肢的频繁、多方向的活动，使肩周软组织容易发生劳损性病变。大多数病人由于发病缓慢，不能叙述确切的发病时间和致病原因。四五十岁的人，由于肩周组织的老化退变，组织失去韧性，所以同样的活动强度，就容易发生劳损性病变。因而本病以50岁左右发病最为多见，故又名“五十肩”。得了本病后，肩活动会使疼痛加重，所以病人常因怕痛而少动肩关节，久之肌腱周围发生粘连，进一步影响了肩关节的活动功能，故本病后期又有“冻结肩”之称。值得注意的是，一部分颈背部软组织劳损性病变的病人，也常合并有肩臂痛症状，有的病人甚至仅以肩臂痛为主诉来求诊。

（4）风寒因素：有一些肩臂痛病人是因肩臂部受风着凉所引起。这种病通常称之为“肩背部肌筋膜炎”，中医称之“漏肩风”。上海中医学院郑效文教授的动物实验证实，“风寒湿”物理性刺激因素，可以引起软组织一系列的病理改变，如皮肤弹性、血管收缩反应、淋巴回流、组织间液的改变，血流动力学和神经传导速度的改变等。因而证实了风寒湿不仅是诱因，而且是关节周围软组织直接发病的原因，如刺激加剧，还会影响机体，引起全身性反应。风寒湿引起的关节周围软组织病变，一般属于可逆性非特异性炎症，但如刺激严重，损害将不能逆转。

除骨、关节病变外，对221例引起肩臂痛的常见原因进行分析（表3－5），其中因颈椎病变引起肩臂痛者35例，占15.83%；因肩臂部软组织劳损性病变引起者102例，占35.45%；由颈背部软组织劳损性病变引起者53例，占23.98%；因肩臂部肌筋膜炎引起肩臂痛者31例，占14.03%。

表3－5　肩臂痛的病因与性别分析

<table>
<tr><th colspan="2" rowspan="2">病因
性别</th><th colspan="2">颈椎病</th><th rowspan="2">肩部软组织病变</th><th rowspan="2">臂部软组织病变</th><th rowspan="2">颈背部软组织病变</th><th rowspan="2">肩背部肌筋膜炎</th><th colspan="2">合计</th></tr>
<tr><th>根型</th><th>植物神经型</th><th>例</th><th>%</th></tr>
<tr><td colspan="2">男</td><td>12</td><td>9</td><td>35</td><td>11</td><td>20</td><td>9</td><td>96</td><td>43.44</td></tr>
<tr><td colspan="2">女</td><td>5</td><td>9</td><td>41</td><td>15</td><td>33</td><td>22</td><td>125</td><td>56.56</td></tr>
<tr><td rowspan="2">共计</td><td>例</td><td>17</td><td>18</td><td>76</td><td>26</td><td>53</td><td>31</td><td>221</td><td></td></tr>
<tr><td>%</td><td>7.69</td><td>8.14</td><td>34.39</td><td>11.77</td><td>23.98</td><td>14.03</td><td></td><td>100</td></tr>
</table>

3. 诊断

（1）颈椎病引起的肩臂痛：除疼痛外，尚有沿颈脊神经节段走行方向的麻木感，麻木症状从上臂一直可传射到相应的手指。头部在六个方位的活动中，必有一个方位的活动会诱发手臂的麻痛感，或使原有的痛麻症状加重；X 线颈椎摄片，在相应的节段可见到颈椎椎体骨质增生、钩突增生肥大、椎间隙变窄等变化。约 2/5 的根型颈椎病病人的臂丛神经牵扯试验和椎间孔压缩试验阴性，即使一些很典型的神经根型颈椎病病人，反复做这两项试验也不能获得阳性结果。

窦椎神经受到刺激或压迫，所引起的反射性肩臂痛范围含糊而不具体，而且疼痛感觉比较深在，疼痛范围与神经支配区不一致。这部分病人在开始表现为肩臂的酸困、压迫感，继而发生灼痛，具有弥漫性扩散的倾向，可向颈部和前臂传射；晚上疼痛加重而影响睡眠；咳嗽、打喷嚏，可使疼痛加重。由于疼痛，一些病人常表现为烦躁不安和性情暴烈而不稳定。

植物神经紊乱型颈椎病病人除肩臂痛症状外，多伴存有头晕、偏头痛、肢体发凉或烧灼感、患侧肩臂部或头面部多汗少汗等症状。这些症状多与肩臂痛症状一起出现或消失，转动头部时这些症状不一定加重。

以上因颈椎病各种类型引起的肩臂痛，尽管有的病人疼痛症状十分剧烈，但肩关节活动功能多没有明显受限。在 221 例中，因颈椎病变引起肩臂痛者 35 例，除 5 例肩关节功能稍有受限外，其余 30 例肩关节活动功能均属正常。一些病人上举患臂置手于头顶部，肩臂痛症状反而有所减轻，故称之为颈性肩臂痛姿态。这种姿态对诊断有很大意义。颈椎病引起的肩臂痛称为颈性肩臂痛，在肩关节周围找不到明显压痛点；而常可在 $C_{5、6}$ 棘间或椎板部位寻及压痛点，有的病人按压该部位可引起向患侧肩臂部的放射性麻痛感。X 线摄片常可见颈椎生理弧度改变，$C_{4、5}$ 或 $C_{5、6}$ 间隙变窄、椎间孔变小或该间隙上、下椎体后侧相对缘骨赘，有的在 $C_{5、6}$ 间隙可见项韧带钙化影。

（2）肩臂部软组织劳损性病变：引起的肩臂痛最为常见，可在病变相应部位找到明显压痛点。最常见的是肱二头肌短头的喙突附丽区和肱二头肌长头的肱骨结节间沟处的病变。有的病人在公交车上因车骤慢、骤停或骤然加速，使牵拉扶手的上肢受到突然外力的捩伤引致肩臂痛。除疼痛外，上臂后伸活动明显受限。其次是肩峰下、小圆肌和冈下肌病变引起的肩臂痛也较常见。因此，对每一个肩背痛病人都要详细检查肩背部压痛点的程度和范围，以确定涉及的病变组织的多寡和病变的程度。

这类软组织病变引起的肩臂痛早期常表现为肩臂部的酸、困、胀及不适感，以后症状逐渐加重，最后出现了肩臂部的僵硬和持续性疼痛；休息后减轻，活动时疼痛加重。疼痛可向颈部、前胸和上臂下端放射，夜间疼痛更剧，影响睡眠。当上臂做前屈、后伸和外展、外旋动作时，疼痛更为剧烈。病人梳头、穿衣等日常活动均受到影响。脱衣时要先脱健侧上肢的衣袖；穿衣时要先穿患肢，后穿健肢。病情发展严重时痛如针刺，并涉及前臂；患肢似无适当位置可放，精神烦躁不安。

检查时，可发现病人肩关节活动常因怕痛而受到限制，因而病人患侧手通过头顶常摸不到自己对侧的耳朵；面壁而立，令两上肢同时前举摸墙，患侧手上举的高度明显比健侧低；两手置身背后摸自己的肩胛骨，患侧常有明显困难。这些检查的对比，有助于对治疗效果和疾病轻重的了解。被动活动病人的肩关节时常会引起疼痛明显的加剧。

个别病程较长者，可发生三角肌、冈上肌及冈下肌等萎缩。X 线摄片多无明显异常发现，少数病例可显示冈上肌肌腱或关节囊钙化、肱骨头骨质疏松或骨赘等改变。

（3）肩臂部肌筋膜炎引起肩臂痛：多有肩背部受风着凉史，也多见于生活、工作于阴暗、潮湿环境的人们；妇女分娩后休息不好、受风着凉，也易患这种类型的肩臂痛。本类型多见于女性病人。轻者仅感患侧肩臂部的酸困感，严重者疼痛十分剧烈而影响情绪。检查病人肩关节功能多无明显障碍，患侧肩臂部及背部软组织存在广泛压痛。一些病人的血红细胞沉降率明显增快。

4. 肩关节功能障碍的分级 通常把肩关节功能障碍程度分为正常、轻度、中度及重度障碍四级，以利于病变程度和治疗效果的观察。上肢伸直下垂，后伸角度达 40°～45°者为正常，后伸角度为 25°～40°者为轻度障碍，后伸角度为 10°～25°者为中度障碍，后伸角度不及 10°者为肩关节重度功能障碍。

用米尺在墙上画上度量，1m 以上每 1cm 划一横线。病人面壁站立，两手同时上举摸墙比高，患侧常比健侧明显低。两手上举等高者为正常，两手高度相差小于 5cm 者为肩关节功能轻度受限，两手高度相差 5～10cm 者为中度受限，两手高度相差超过 10cm 者为重度受限。

以上两种检查方法，有一种达肩关节功能障碍分级标准者，就可诊断。两种方法中以功能受限较重者为依据。

由表3－6可见，221例不同原因引起的肩臂痛中，肩关节功能正常者124例，占56.11%；66例肩关节功能轻度受限，占29.86%；24例中度功能受限，占10.86%；7例重度受限，占3.17%。从表中肩臂痛伴肩关节功能受限的病种来看，以肩部软组织病变为多见，76例中，有69例伴轻重不同的肩关节功能障碍。

表3－6　肩臂痛的病因、治疗方法与肩关节功能障碍

病因		颈椎病		肩部软组织病变			臂部软组织病变		颈背部软组织病变		肩背肌筋膜炎	合计	
治疗方法 肩关节功能障碍		根型 椎间孔注射	植物神经紊乱型 椎体外注射	快速推扳	持续移位	激素局封	持续移位	激素局封	持续移位	激素局封	蠲痹汤	例	%
正常	例	15	15	0	5	2	8	12	18	25	24	124	56.11
	%	88.24	83.33	0	21.74	6.25	80	75	75	86.21	77.42		
轻	例	2	3	2	17	19	2	4	6	4	7	66	29.86
	%	11.76	16.67	9.52	73.91	59.38	20	25	25	13.79	22.58		
中	例	0	0	14	1	9	0	0	0	0	0	24	10.86
	%	0	0	66.67	4.35	28.12	0	0	0	0	0		
重	例	0	0	5	0	2	0	0	0	0	0	7	3.17
	%	0	0	23.81	0	6.25	0	0	0	0	0		
共计		17	18	21	23	32	10	16	24	29	31	221	100

5. 治疗与康复　约43.89%的肩臂痛病人合并有轻重不同的肩关节功能障碍，影响生活和工作。因此肩臂痛的康复治疗就显得十分重要。

（1）休息：肩臂痛病人有一定的自愈性，病情早期注意适当休息，控制上臂活动，一部分病人通过休息如上臂悬吊休息法，症状就可得到缓解。

（2）功能锻炼：病情进入后期要注意进行肩关节的功能锻炼。功能锻炼可作为一种治疗方法，使肩臂痛症状和相伴的肩关节功能障碍得到改善。也可作为其他各种治疗方法的辅助治疗，以利肩关节功能障碍早日得到纠正。

由颈肩背部软组织病变引起者，可进行患手爬墙攀高锻炼、转腰甩手锻炼、体后拉手锻炼、前后摆手锻炼、旋转肩臂锻炼、手高举摸顶法锻炼、滑车举肩锻炼、体后压肘锻炼（图 3－19）。

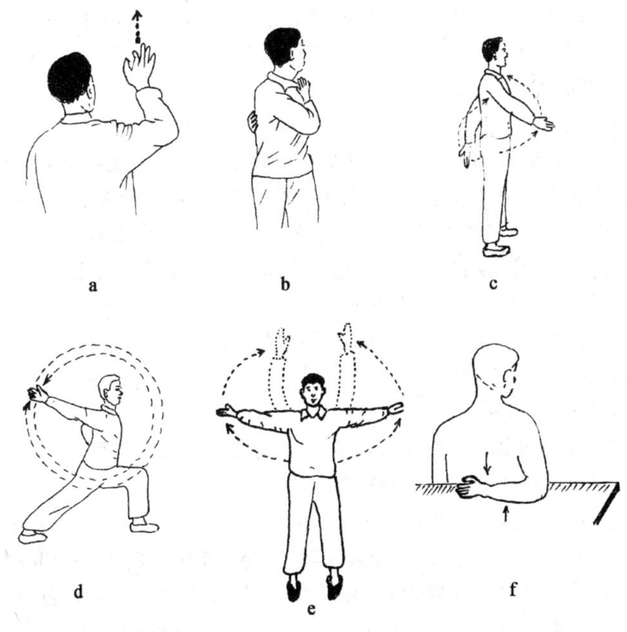

图 3－19　肩臂痛的锻炼

a. 爬墙攀高　b. 转腰甩手　c. 前后摆手　d. 转肩　e. 展肩　f. 体后压肘

由于充分外展 180°的上举活动，最后必须有肩的外旋动作参与才能完成，因此，在练肩外展动作前，必须先练肩外旋动作。将上臂及屈曲的肘关节固定于身侧，前臂用力做外展动作，即可达到使肩外旋锻炼的目的。

由颈椎病变引起者可加做旋转颈项锻炼、头的前屈后伸锻炼及耸肩锻炼。锻炼务必认真，动作要达到要求。前屈后伸锻炼要求：颈前屈时，颏部要抵触胸骨柄；后伸时，上半身可向后倾斜些，后仰至脸面和天花板平行。头在做向左右旋转时，眼必须看到同侧肩膀上外侧。耸肩时，要尽量向上耸肩，在上耸同时要尽量向前旋转肩关节，做4拍；后4拍则在尽量向上耸的同时，要尽量向后旋肩关节。详细锻炼方法请看“第三篇第一章第一节”。

（3）牵引：颈椎病变引起的肩臂痛还可行颈椎牵引治疗。

（4）颈椎椎间孔注射疗法：根型颈椎病引起的肩臂痛病人可采用病变相应部位的颈椎椎间孔部位注射疗法。

颈椎椎间孔注射方法：病人仰卧位，肩下垫枕，使头后仰，令病人头转向健侧并向健侧倾斜15°，在症状、体征与颈椎X线片三者结合考虑的颈椎病变部位上（常为$C_{4、5}$或$C_{5、6}$椎间孔），常规消毒后进行穿刺。穿刺前将胸锁乳突肌向前推开，在胸锁乳突肌后缘垂直进针1.5～2.5cm就可抵触骨性的横突，于此部位注射含5mg地塞米松的0.25%利多卡因（或普鲁卡因）液20ml。

颈椎横突定位法：相当于乳突下一横指水平为C_2横突；相当于下颌下缘水平为C_3横突；胸锁乳突肌后缘中点相当于C_4横突；锁骨上一横指相当于C_6横突。

（5）颈椎椎体外注射疗法：植物神经紊乱型颈椎病引起的肩臂痛病人，采用病变相应部位的颈椎椎体外注射疗法。

颈椎椎体外注射方法：病人仰卧位，肩下垫枕，头稍旋向健侧，用0.25%～0.5%利多卡因（或普鲁卡因）20ml加地塞米松5～10mg作注射液。以病椎为中心（常为$C_{4、5}$椎体外），用左手食、中二指垂直压在颈动脉与气管、食管之间，指端稳定地压于椎体前侧面，在颈动脉内侧刺入1cm即可触及椎体，在椎前筋膜、前纵韧带与骨膜下浸润注射，其范围应包括2个椎体（图3－11）。

（6）软组织病变部位注射疗法：对颈肩背部软组织病变引起的肩臂痛，可采用软组织病变部位注射疗法，疗效取决于穿刺部位是否准确。因此，在治疗前必须认真检查病人，判别清楚是哪一组软组织发生病变引起的肩臂痛。对肩胛骨胸廓面的肩胛下肌进行注射时，一定先要找到肩胛骨边缘，然后滑行到肩胛骨前面，紧贴肩胛骨胸骨面进针。可从肩胛骨内上角、腋窝缘、肩胛下角分别向肩胛骨前面中心进针，边进针或边退针时注射，每点注入常规配伍的合剂15ml以达到分离肩胛骨与胸廓间粘连和控制无菌性炎症的目的。穿刺时要注意勿伤及肋间血管和进入胸腔。治疗后做被动肩胛胸廓间锻炼。

（7）持续移位手法：颈肩背部软组织病变引起的肩臂痛的早期病人，可采取软组织病变部位的持续移位手法。

持续移位手法的操作：用一手或双手拇指按压在每一个压痛的软组织病变部位上，使按压部位的软组织发生与其行走垂直方向的最大限度的移位，并持续用力维持此移位20～30s；然后每个压痛点上，持续点压20～30s；最后再顺软组织走行方向稍加按压理顺放松。如此重复3回为1次治疗，每日1～2次，直至疼痛消失。

（8）快速推扳疗法：肩臂痛伴严重肩关节功能障碍的肩部软组织病变病人采用快速推扳疗法可取得满意效果。

快速推扳疗法方法：局部常规消毒后用1%利多卡因15～20ml加确炎舒松A混悬液1～1.5ml，约用半量注入患肩关节腔内、外，另半量则注入喙突、肱骨结节间沟等压痛点部位；亦可配合穴位注射。注药后约停10min即可行推扳治疗。推扳时让病人仰卧，术者站于患肩侧，身靠病人髋部，以防病人体位移动；一手固定患肩，另一手握病人的上臂中段（不可握下段），以防推扳时发生骨折或脱位。推扳开始时，以柔和缓慢的速度旋转患肩关节，并逐渐扩大活动范围，当病人不防时推患臂向上高举于头部，随即将患臂外展约90°，再推患臂内收，使患臂能达对侧肩峰，最后让病人坐起或侧卧，患肩向上，将患臂内旋后背，拉手臂向上使其手能达对侧的肩胛骨下角。整个推扳过程不超过1min。在向各方推扳过程中，尤其向上及后背时，多能听到或感到有不同程度的撕裂声。

（9）中药治疗：肩背部肌筋膜炎病人可用中药蠲痹汤治疗，能获得很好效果。

蠲痹汤成分：桑枝、秦艽、川芎、海风藤、乳香、没药、桂枝、羌活、当归、独活、木香、甘草。风胜者重用羌活并加防风，寒胜加制川乌、细辛，湿胜加防己、薏苡仁。

（10）其他：一些肩痛病人的疼痛症状重而深在，且肩功能无明显受限。检查时在肩周及颈背部不能寻及明显压痛点。也可考虑施行肩胛上神经注射疗法（以肩背痛为主要症状者）或腋神经注射疗法（以肩臂痛尤其肩关节腋部疼痛为主要症状者)。

1）肩胛上神经注射疗法：请参看本节“六”。

2）腋神经注射疗法：腋神经系由 $C_{5、6}$ 神经纤维所组成。该神经自臂丛后侧索分出后，伴同旋肱后动脉绕过肱骨颈向后行走，并穿过肱三头肌长头、大圆肌、小圆肌及肱骨外科颈所构成的四边孔（图 3－20）而至三角肌的深面。除肌支外，尚分出感觉支（关节支）至肩关节囊下部。

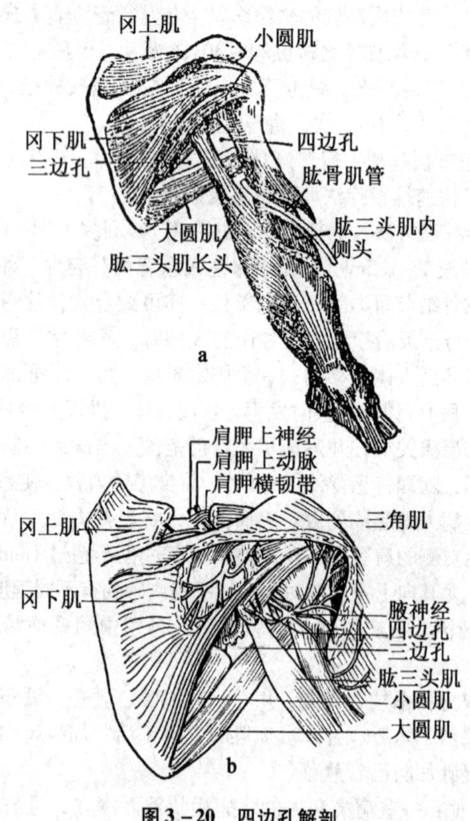

图 3－20　四边孔解剖

a. 肩臂肌轴　b. 肩胛上及腋神经

操作方法：腋神经注射一般在四边孔附近进行。病人骑跨背椅正坐，双肘屈曲置椅背上，使患肩外展45°。取肩峰的背侧下方约4cm处为穿刺点（图3-21）。此处常有局限性压痛，并可摸到一凹陷，即相当于三角肌后缘、冈下肌和小圆肌外下缘及肱三头肌长头外侧缘之间。经穿刺点以22号6~8cm长针对着喙突方向刺入，深至4~4.5cm即达四边孔附近。如针尖触及肱骨外科颈后内侧而受阻时，则应退针少许。回抽试验无血，即可注射常规配伍的合剂10~15ml。

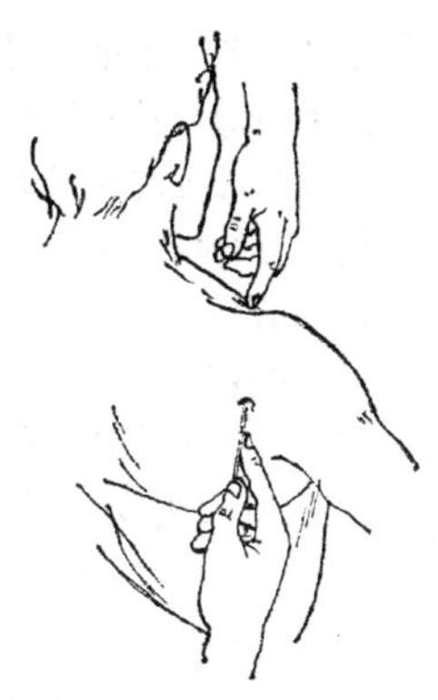

图3-21　腋神经注射

二、三角肌滑囊炎

三角肌滑囊（图3-22）位于三角肌深面和冈下肌、小圆肌的浅面，是三角肌和肩关节之间的一个滑囊；有时此囊与肩峰下滑囊相通。主要作用是在肩频繁活动中，避免三角肌和下面的冈下肌、小圆肌直接摩擦而损伤。三角肌滑囊受到外伤或在肩频繁活动摩擦下产生劳损，囊壁的创伤性无菌性炎症状，以及膜性通道被修复而致的瘢痕组织所堵塞，囊内的滑液排不出来而蓄积肿胀，而产生症状。

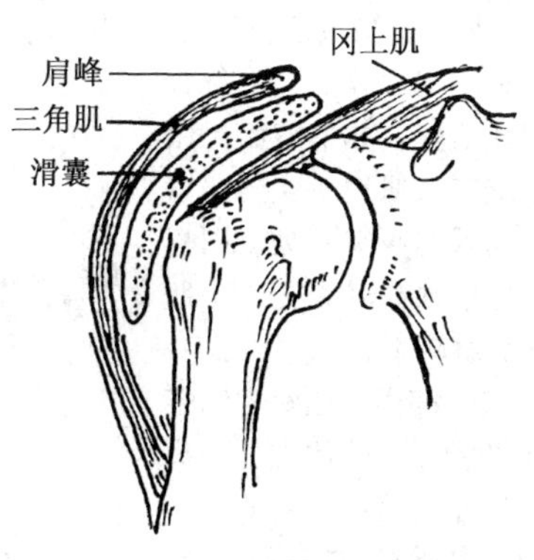

图3-22　三角肌下滑囊

1. 症状　肩部严重酸重不适感，由于滑囊位于三角肌深面，痛点较深，主诉含糊，触诊不清楚，同时滑囊壁因无菌性炎症而增厚，失去了在运动时对肌肉的润滑作用。因此肌肉的活动就失去灵活性。上肢上举外展困难或患侧上肢外展上举时肩部疼痛加重，有的病人拒绝做此动作。病程长者自觉活动上肢时肩部有摩擦音和弹响声。检查时可发现在病人肩关节外侧下缘三角肌中上部有轻度高起、皮肤发亮，有的病人该部位有轻度压痛。

2. 治疗

（1）局部针灸加 TDP 照射，每日 1~2 次。

（2）0.25%~5%利多卡因 5ml 加维生素 B_1 100mg 加确炎舒松 1~1.5ml，于病变滑囊内注射，5~7d 治疗 1 次。

（3）小针刀治疗：在肩关节外侧下缘皮肤明亮处选 2~3 点进针，切口线和三角肌纤维平行刺入滑囊（约深 2cm，不达骨面），出针后指压针孔片刻，盖上消毒敷料。

三、肱二头肌长头肌腱鞘炎及肱二头肌腱鞘炎

由于肩关节的解剖特点，肩关节周围软组织病变是引致肩痛症状的最常见原因，过去统称为“肩周炎”。这个名词虽然突出了肩周组织的病变是产生肩痛的原因，但是比较笼统、含糊。肩周组织很多，在发病早期病起于肩周某一组织时，还是以这一病变组织命名为好。这样有利于针对性治疗，以提高治疗效果，早日消除病痛。不少肩疼痛病人早期只局限于肱二头肌长头附丽区病变，独立命名为肱二头肌长头腱鞘炎，极利于突出重点，进行针对性治疗。如果病始局限于肱二头肌短头，压痛点只局限在喙突一处，同样就应单独命名为肱二头肌短头腱鞘炎。

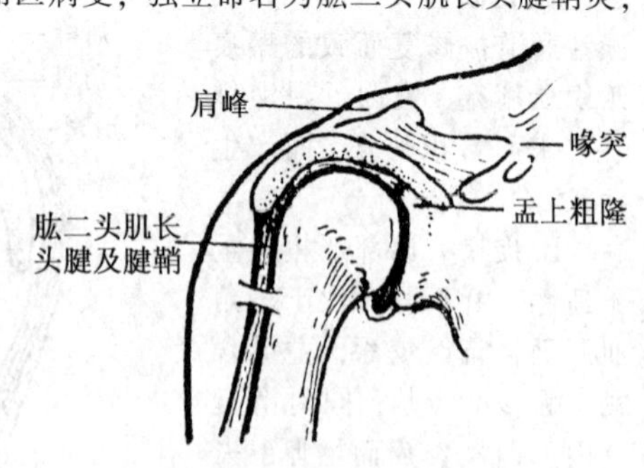

图 3-23　肱二头肌长头腱鞘

1. 病因　肱骨大结节突出肩峰之外侧方，为肩部最外侧处；小结节位于喙突尖外侧2.5cm稍下处。肱骨大、小结节间沟中有

肱二头肌长头腱通过。肱二头肌长头腱起自肩胛骨盂上粗隆，在肩关节囊结节间滑液鞘内沿肱骨结节间沟而通过关节腔。短头起自肩胛骨喙突，两肌腹合并而止于桡骨粗隆（图3－23、图 3－24）。肱二头肌长头腱在肩关节囊内的运动是被动的，即随肱骨头的运动而滑动。结节间沟先天或后天不光滑、肩关节超常限度运动、肌腱与腱鞘长期反复摩擦，可引起炎症而产生症状。此外，肱二头肌长肌腱一部分在肩关节囊内，一部分在肱骨结节间沟内，其腱鞘与关节囊相通。任何肩关节的炎症都可导致腱鞘炎，表现为腱鞘水肿、充血，细胞浸润，滑膜之绒毛肥厚，肌腱失去光泽、变黄而粗糙；腱与鞘间可出现纤维性粘连，使肌腱滑动发生障碍，甚至不能滑动，严重者肌腱可断裂而与腱鞘粘连。由于肩关节的前屈活动远多于后伸活动，因此，在频繁前屈活动中不仅长头腱的附丽区易发生病变，肱二头肌短头腱的喙突附丽区也常易发生劳损性炎症。此时，本病应命名为“肱二头肌腱鞘炎”更为合适。

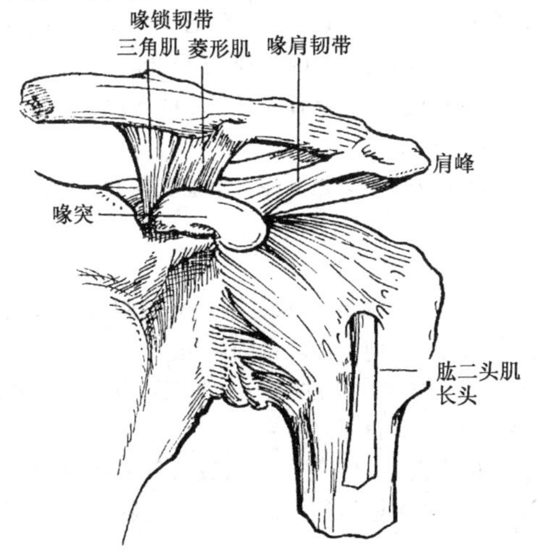

图 3－24　喙突、锁骨韧带

2. 症状　40岁以上中年人肩周组织逐渐退化，组织韧性下降，在公交车上牵拉扶手的上肢在车突然改变速度或停车时牵拉扭动，最易伤及肱二头肌长头而产生本病。本症发病可为慢性或急性。慢性者多发生于40岁以上，逐渐发病。急性者常为运动员，如投掷、排球、举重、单杠等运动的损伤所致，可有一次急性外伤史。主要是肱骨结节间沟部疼痛，发作时疼痛可加重，并向全关节及三角肌放射，夜间特重。肩关节后伸活动明显受限，故病人常以手托肘，限制肩部活动。提物时可引起疼痛，肩前屈或外展时疼痛减轻。

3. 检查 可发现结节间沟处有局限压痛点，上臂外展、上举再做反弓时引起疼痛，通常称 Yergason 征阳性，即当抗阻力屈肘及前臂旋后时，在肱骨结节间沟处出现剧烈疼痛作为诊断标准。但肱二头肌长头腱在关节及结节间沟中并不能主动活动，因此，屈肘、前臂后旋仅能使其紧张，不如肩后伸产生长腱在结节间沟中磨动的试验更为明显。

喙突位于锁骨下窝之外下方，约在锁骨外中 1/3 之下 2cm 处。小小喙突有 4 条肌腱附着，外下为喙肱肌、肱二头肌短头附丽区，下后为肩胛下肌附丽区，内下为胸小肌附丽区。若肱二头肌短头腱也发生病变，则在喙突处也可寻及明显压痛点。上臂的后伸功能明显受限；主动或被动后伸上臂，常可引起肩前部和喙突处显著疼痛，或使原疼痛症状明显加重。由于肱二头肌腱抵止于桡骨粗隆，因此本病常在桡骨小头、桡粗隆部位也可寻及明显压痛点。

本症与一般肩周炎的不同之处在于本症在屈肘、肩外展或外旋时并不引起疼痛。

4. 治疗

（1）休息：若是急性损伤引致，早期应控制肩关节活动，必要时可用三角巾悬吊上肢于胸前，使之得到休息。

（2）按摩：慢性发病或急性已转入慢性阶段，施行持续移位手法或其他按摩方法，常可取得很好效果。

（3）注射疗法：肱骨结节间沟部位或（和）喙突部位采用常规配伍的合剂注射疗法，常可取得满意效果。5d 注射 1 次，一般 2 ~ 3 次可愈。

（4）物理疗法：中频、超声波或离子透入等物理疗法也可取得一定效果。

（5）手术：非手术治疗无效者，可采用手术治疗。

四、肩腱袖病

肩腱袖病是中年以上者的常见病，主要症状是肩部疼痛，活动后即加重，肩功能明显受限，其包括冈上肌腱炎、冈上肌腱钙化、肩袖破裂。肩胛下肌、冈上肌、冈下肌、小圆肌向前、向上、向后围绕肱骨头（图 3－25）。附着于肱骨大结节上的冈上肌腱更有重要意义。腱袖与浅层的三角肌下滑囊及深面的肩关节纤维囊密切融合。故冈上肌腱炎症病变可累及邻近的滑囊或其他肌腱。

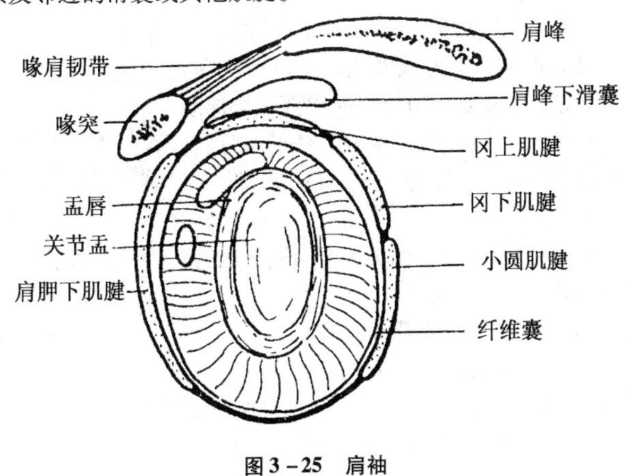

图 3－25　肩袖

1. 冈上肌腱炎　冈上肌腱炎又名冈上肌腱综合征，指腱袖、韧带及滑囊等的创伤性炎症而言。

（1）病因：本病好发于中年以上的体力劳动者、家庭妇女、年轻运动员。运动员可因猛力投掷动作引起肩袖急性损伤；在转肩或摔倒时，上肢撑地受力较大，也可使肩袖损伤。某些运动需肱骨头急骤转动，肱骨头大结节与肩峰及喙肩韧带反复摩擦，某些日常工作与体力劳动也有这类动作，皆可使肩袖等组织发生磨损、挫伤或慢性劳损，使肌腱的纤维发生炎性反应，变得肿胀、粗糙，甚至断裂。以后继续发生退行性病变，使病情加重，在损伤处形成瘢痕组织及肉芽，嵌夹于肩峰与肱骨大结节间，特别在继发三角肌下滑囊炎时，其间隙更小。因此，在肩外展60°～120°时，增厚的冈上肌腱和滑囊受到明显挤压而产生疼痛；若外展小于60°或大于120°，则挤压不明显，疼痛也不明显。因此，曾有人称本病为疼痛弧综合征，但应与肩锁关节痛引起的疼痛弧区别；后者疼痛弧在150°～180°（图3－26）之间，最后可出现软骨软化、骨质增生，症状可变为慢性，病人长期不适。

（2）症状：除急性损伤外，一般为慢性起病或有轻微外伤。肩外侧及三角肌止点处疼痛，冈上肌腱止点处疼痛，肩外展及内、外旋时疼痛，抗阻力运动时疼痛加重，肩反弓时疼痛，肩部肌肉萎缩、畏寒，经休息或减少使用，病情可好转，但往往因过分用力或上肢受牵连，又使症状发作。

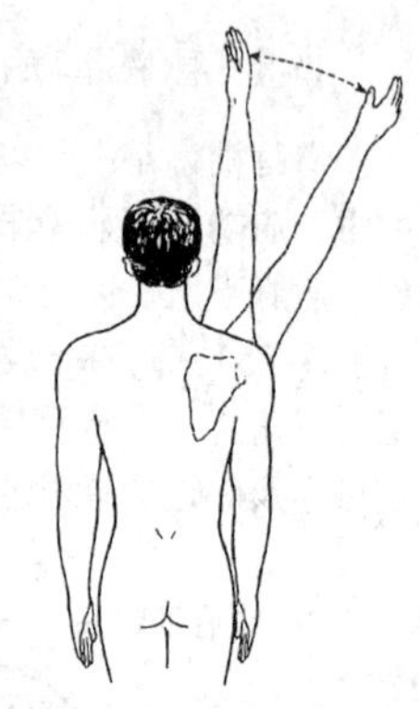

图3－26　肩锁关节疼痛弧（150°～180°）

（3）检查：

1）肩外展有疼痛弧，约1/3的病人为阳性。除外展外，其他活动不受限制。

2）肱骨大结节表面有明显压痛，前方结节间沟处也可有压痛，抗阻力肩外展与内外旋时痛。

3）做上臂坠落试验，即被动抬高患肢上举至90°～120°，撤除支持，患肢不能自主维持原位，而迅速下坠并引起肩痛者为阳性，约占病人人数的2/3。

4）做撞击征或撞击试验（Neer），即检查者一手固定病人肩胛骨，防止旋转，另一手抬起患侧上肢，做前屈及外展动作，使肱骨大结节与肩峰撞击，在冈上肌腱炎的任何阶段都会产生疼痛。局部麻醉消除疼痛，再做此试验即可不痛。

5）在被动活动肩关节时可出现细微摩擦音。若有轧砾音或弹响音，可以认为肩袖撕裂。

6）病程超过3周以上，可出现肩部肌萎缩，以冈上肌、三角肌最常见。

7）病程超过3个月者，肩关节活动范围不同程度受限。

8）肩关节X线平片对本病无特殊意义，但有助于排除其他问题。

在正位片中有时可见肱骨大结节骨密度增高或谓骨硬化，少数出现囊性变，有的肩峰下缘不规则，少数有骨赘形成。肩关节造影可排除肩腱袖破裂。

(4) 治疗：在治疗方面先做一般性非手术治疗，包括休息、制动(可用三角巾悬吊2~3周)、施行局部注射及物理治疗，疼痛缓解后进行活动练习，包括主动与被动活动等，需要2~3个月。非手术治疗无效者，可考虑手术切除滑囊或行肩峰切除成形术。

2. 冈上肌腱钙化 是在冈上肌腱变性的基础上发生的钙盐沉着，形成钙化性肌腱炎，导致肩痛及外展、上举活动受限。

(1) 病因：当钙化在肌腱的内部，早期可不引起症状。但在肩部有扭伤或过度活动后，可使钙化部分软化，形成液体并出现一种黄白色物质，稀薄者如牛奶，稠者如牙膏。因此，增加肌腱的组织内压力，并伴有化学性刺激，则导致肩关节前方剧痛，皮肤红肿、发热，呈急性炎症表现，Mclaughlin称之为化学性疖。疼痛剧烈，可向三角肌止点及手指放射，使病人不能入睡，且止痛、镇静剂不能生效。肩部因疼痛而不敢活动，尤其是肩外展动作。当软化之病灶溃破肌腱，炎性坏死物质流入三角肌下滑囊时，肌腱内压力即减轻。个别病人可被误诊为脓肿而行切开，或病变严重自行溃破皮肤，则经久不愈。一般病人症状可持续数周，逐渐缓解，但肩关节活动受限继续存在。Wright曾指出有些人的钙化、沉淀，在长时间内多半可能引起中等严重的症状，最终产生肩关节纤维强直，这就是“冻结肩”。

(2) 诊断：除根据以上症状，肩峰前方的肱骨大结节表面有明显压痛，亦可结合前述的被动活动检查、X线检查；肩关节正位片显示肱骨上端有不规则的、大小不等的斑块状钙化影。

(3) 治疗：

1) 首先用药使病人镇静、止痛。

2) 局部处理，即使病人卧床，用枕头垫起肩部与上肢，维持肩外展30°~40°，局部用冷水毛巾或冰袋施行冷敷。中、晚期的局部处理以麻醉下行穿刺灌洗较好。可经小针头滴注生理盐水，以粗针头做引流，可见乳白色液体及小钙化屑或絮状小片流出，尽量冲净至流出的盐水清澈。灌洗完毕，注入确炎舒松及0.25%利多卡因混悬液，数日后急性疼痛可缓解。隔 5～6d 可再次冲洗，一般 2～3 次后可解除症状。亦可在局部麻醉下压碎钙化物或直接用粗针头抽吸而使疼痛缓解，疼痛缓解后应练习肩关节活动。

3）非手术治疗 2～4 周无效，如冲洗无效或钙盐沉着较大，影响关节活动及反复发作者，可行手术治疗，如切开清除病灶，切除部分肩峰以及修补破裂的腱袖。在切除肩峰的手术中，目前已很少应用肩峰全切除或肩峰外侧部分切除术。Neer 用的肩峰前下方切除成形术效果良好，适用于大多数病人。

3. 肩袖破裂（图 3－27）

组成肩袖的冈上肌和肩胛下肌腱，因日常生活中的慢性撞击、挤压、牵拉，以及随年龄增加使肌腱变脆，在轻微外力下，可发生不同程度的损伤，以致完全性断裂，属肩部损伤。因常与冈上肌腱炎或冈上肌腱钙化等同时发生，故在此一并提出。

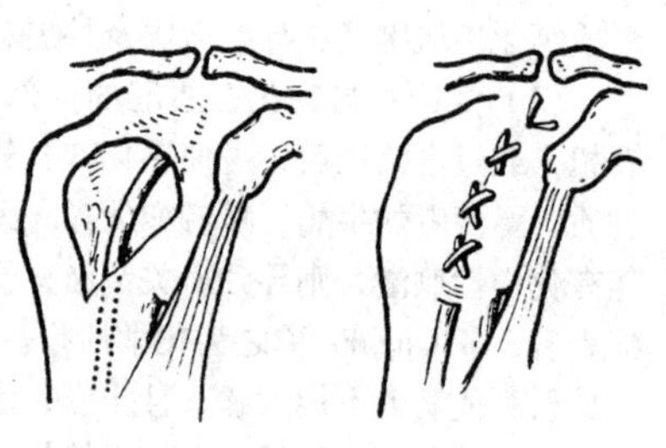

图 3－27 肩袖破裂（左）及肱二头肌长头腱修补（右）

（1）病因：冈上肌腱破裂在年轻人可由明显外伤引起，运动及劳动中损伤占 1/3；而 40 岁以上的病人，多在退化性变的基础上，轻微损伤或室内跌倒即可引起破裂，如提重物时突然肩外展或上举而引起破裂。

冈上肌腱破裂可分为部分破裂与完全破裂。部分破裂多出现于肌腱之深面，有部分肌腱的纤维断裂，症状主要是局部疼痛，如同冈上肌腱炎之发作，出现疼痛弧及坠落试验阳性的表现，而仍能自动抬起上臂。冈上肌腱完全破裂者，则严重影响肩关节外展功能，不能抬起上臂。冈上肌腱于近止点处破裂（图 3－28）后，由于受到肩胛下肌向前牵拉，可阻碍裂口的愈合，甚至使裂口继续扩大，而在裂口处有过多的肉芽组织形成。小的裂口可由瘢痕组织修复，大的裂口则使肱二头肌长头腱暴露于肩峰下，面临嵌压或撞击的损伤，而产生继发的肌腱炎，最后也可变性、变扁，终至发生断裂。

Mclaughlin 将肩腱袖完全断裂分型为完全横形破裂、腱袖纤维内完全纵形裂开、卷缩撕裂和腱袖巨大撕裂。

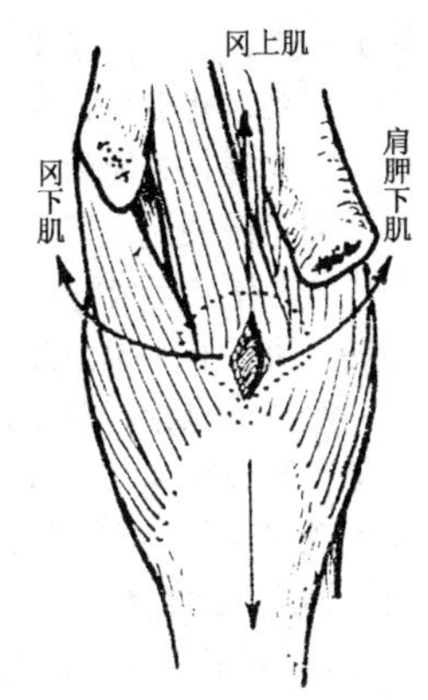

图3－28　冈上肌腱破裂裂口牵拉示意

（2）临床表现：肩腱袖完全破裂的当时有局部锐痛，但随即减轻，隔日疼痛又趋严重，病人不敢活动肩关节，只能借肩胛、胸壁间滑动做轻度外展动作。在破裂后几小时内，局部尚未出现肿胀之前，可见肩头出现凹陷，局部有压痛，肱骨大结节处隆起，活动肩关节可见其滚动，引起软组织弹响。破裂后，经7～10d疼痛逐渐减轻，肩肱关节可外展25°左右。破裂后2周，可出现冈上肌或冈下肌萎缩。如果破裂小，仅限于冈上肌腱，则在施行局部注射后，肩关节可外展至90°并可上举，但乏力；如破裂较大，还包括了肩胛下肌及冈下肌部分，则肩关节不能外展到90°，后期肩关节被动活动无限制，但坠落试验为阳性。

（3）诊断：肩袖破裂的临床表现因程度不同而异。有肩部外伤后肩前方疼痛，伴大结节及肩峰下压痛；外旋、内收肩关节，可诱发疼痛，在肩袖处可摸到软组织缺损或活动时有摩擦感，主动举臂困难及患臂坠落试验阳性；大结节撞击试验阳性、肩关节外展疼痛弧阳性，均提示肩袖内有损伤或破裂。如有冈上肌萎缩或肩关节痉挛，多表示病情严重、日久。

肩关节造影对诊断肩关节破裂具有肯定意义。肩袖损伤可分为挫伤、不完全断裂和完全断裂3种。对完全断裂者，碘水造影示关节腔可与肩峰下滑囊（包括三角肌下滑囊）相通，对鉴别“冻结肩”与肩袖破裂有确定依据。

肩关节镜检查，对肩关节不全断裂、挫伤等，可从关节腔向上看肩袖情况，或从肩峰下滑囊向下观察肩袖外面情况。

肩袖破裂应与冈上肌腱钙化鉴别，后者X片可显示钙化影；应与“冻结肩”鉴别，因破裂亦可导致肩部粘连，不能活动。

（4）治疗：

1）在急性期，不可能对肩部进行全面彻底的检查，故无法明确诊断。另外，手术治疗也不必都争取早期施行，因在腱袖炎之退行性变中，纤维已有破坏，相当于陈旧性破裂，即时修补与晚期修补的效果相同。且在受伤3周后，裂口边缘纤维化，有利于缝合，故除严重的或较大的完全破裂应早期手术外，一般应给予非手术治疗3周。此时若肌力与外展范围均不满意时，可选择手术治疗为宜。此外，对完全破裂的高龄病人可不必手术治疗。

当压痛点给予药物注射后，病人可自动将上肢上举到160°并保持不动，则表明为部分破裂或未破裂，应采用非手术治疗。若局部注射后仍不能自动外展或不能维持被动外展的位置，则表示破裂严重或完全破裂，即应手术治疗。

2）一般性非手术治疗适用于肩袖挫伤或不完全破裂，肩关节造影结果为阴性者。治疗方法包括用三角巾悬吊上肢、制动休息2~3周，同时施行物理治疗、局部药物注射。疼痛减轻后练习自动与被动活动。开始可练习被动前屈上举，随后练习侧方外展上举。在肩活动能达到最大，上举位而无疼痛时，即进行增强肌力的训练。3个月以内避免提举重物及攀登或做引体向上的动作。一般3个月后可恢复工作。

3）零度位牵引治疗，又称上举位牵引治疗。肩关节零度位或称上举位，即肩上举150°~155°，上臂与冠状面呈30°~45°。在该位置，肱骨的机械运动轴与解剖轴趋于一致，而且与肩胛冈的轴线在同一直线上。此时，肩袖诸肌处于松弛状态，肱骨头正对肩胛盂；肱骨头的滑动与旋转活动最小，相对来说最为稳定。在处理肱骨外科颈骨骨折及肩关节脱位等时，整复后固定于该位置最佳，有利于纠正重叠移位及维持整复后的位置；至康复期易恢复功能，不至于发生外展困难。

零度位牵引适用于裂口较小，病程在1周以内者。一般是持续牵引3周，同时做床旁物理治疗。去除牵引后，应进行功能训练。零度位牵引有利于损伤的肌腱在低张力下修复和愈合。固定期间可早期开始局部物理治疗和肌肉舒缩锻炼。解除固定后，充分利用肢体本身重量由外展上举位下降到躯干侧方，则较容易完成肩关节功能的恢复。

4）修补肩腱袖破裂的手术方法应根据破裂的情况与大小进行选择。手术方式有以下几种：①直接缝合破裂的肌腱。②将肌腱固定到骨骼。③松解冈上肌肌腹，行肌腱推进缝合。④利用肌瓣修补，可用于肱二头肌腱、斜方肌、胸小肌等。⑤游离组织移植，可用于喙突肩峰韧带、大腿的阔筋膜、冷冻干燥肩袖。⑥吻合带有小血管的游离肌肉和肌腱移植。

五、中斜角肌综合征

中斜角肌卡压肩胛背神经、胸上神经引起的肩背痛为主的症候群称为中斜角肌综合征。主观症状多，体征少。

1. 解剖 有人曾在36例（男、女各18例）72侧经10%甲醛液固定后的成人尸体上，解剖观察了中斜角肌与相邻神经的关系，中斜角肌主要起自 $C_{2\sim6}$ 横突后结节，止于第一肋骨上面的锁骨下动脉沟后方；中斜角肌起始部75%为腱性或主要为腱性结构，其最大长度2.34cm ± 0.62cm，最大宽度1.36cm ± 1.09cm。肩胛背神经起自 C_5 脊神经前支，距椎间孔1.1cm处起始后19%穿过中斜角肌腱性部，50%穿过肌性部，31%越过中斜角肌表面，然后斜向后下经肩胛提肌深面达肩胛骨内上角外0.5cm处，发出分支支配大、小菱形肌，未见分支支配肩胛提肌。提肩胛肌由来自 $C_{3、4}$ 脊神经前支的上、下支支配，且两支均经中斜角肌表面越过而不受卡压。胸长神经40%分为上、中、下3支，20%上支阙如，40%下支阙如。上支起自 C_5 脊神经前支，45%与肩胛背神经共干，穿过中斜角肌腱性或肌性起始部；18%单独穿过中斜角肌肌性部。中支发自 C_6 脊神经前支，25%穿过中斜角肌肌性部。下支发自 C_7 脊神经前支，不穿越中斜角肌。上、中支支配前锯肌上部，下支支配前锯肌下部。

2. 临床表现

（1）肩背部酸痛不适为本病主要症状。病人均诉肩背部沉重感，疼痛部位不确切，喜按压、捶打肩背部。常诉任何姿势均不适。阴雨天、受凉、劳累后酸痛可加重。

（2）臂麻、手凉：本组病人均有程度不同的臂麻，部位常不确切，可在桡侧，也可发生在尺侧，有的尺桡侧均有。有的病人手凉，外展和举臂时加重。

3. 检查 锁骨上窝和肩胛骨内侧缘 $T_{2\sim4}$ 椎旁有固定压痛点，伴有肩部、臂部放射痛，常伴有缩颈收肩动作，通常称之为缩颈收肩征。

4. 诊断 本症临床症状多，客观证据少是其特点，提出以下临床诊断要点：①本症好发于30岁左右青年，女性多于男性。②疼痛部位不确切的肩背痛，且其他原因和疾病难以解释者。③锁骨上窝和肩胛骨内侧缘有放射性压痛，缩颈收肩征阳性。④X线检查排除颈椎异常。

5. 治疗 病变部位注射疗法常可收到很好效果。注射疗法无效者进行手术。手术方法：颈丛麻醉，锁骨上二横指胸锁乳突肌后缘做横切口，逐层解剖，暴露前、中斜角肌起始部，观察其和肩胛背神经、胸长神经、臂丛神经和锁骨下血管的关系，见肩胛背神经均不同程度地遭受中斜角肌的卡压，有的在腱性部，有的卡压在肌性部，还有的伴有前斜角肌卡压臂丛神经及锁骨下血管倾向，故有的行中斜角肌腱性部切断，有的行前斜角肌和中斜角肌部分切断，松解卡压的神经，术中一定要把卡压神经的因素完全去除。

六、肩胛上神经嵌压综合征

1975年Clein报道肩胛上神经嵌压综合征以来，逐渐引起人们重视，各国陆续有所报道。

1. 解剖 肩胛上神经来自C_{4-6}神经根所形成的臂丛上干，为混合神经，有运动和感觉纤维。从臂丛上干的后面分出后向下外后行，位于斜方肌及肩胛舌骨肌的深面，至肩胛骨上缘与肩胛上动脉并行于肩胛横韧带下穿过肩胛切迹而进入冈上窝继续向下经肩胛冈切迹穿至冈下窝（图3－18、图3－20）。其运动纤维支配冈上肌、冈下肌，感觉纤维布于肩关节和肩锁关节（图3－20、图3－29）。由于该神经在上述骨性隧道部分较固定，所以上述部位任何病损均可引起该神经的嵌压而产生症状。

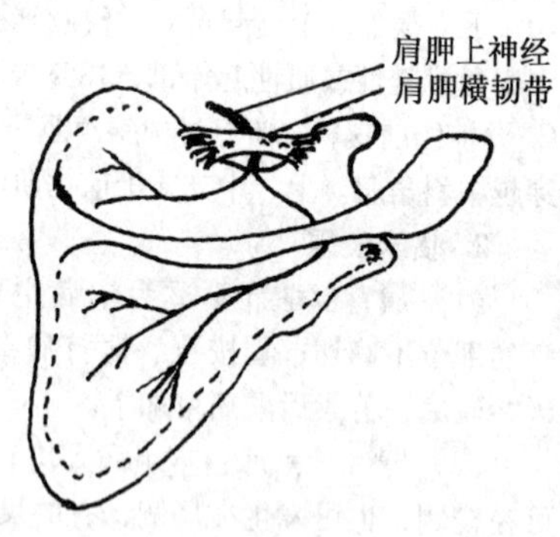

图3－29 肩胛上神经

2. 病因与症状 长期从事肩关节大幅度活动者（如排球、乒乓球运动员，石匠等），一旦出现不断加剧的持续性钝性肩胛骨后上方疼痛、肩外展及外旋肌力减弱，应考虑肩胛上神经嵌压综合征。病程长者出现冈上肌、冈下肌的萎缩。

3. 检查 在冈上切迹处有深压痛。冈上切迹处注入1%利多卡因5~10ml，疼痛立即缓解者有利于本病诊断。肌电图测定可发现病人冈上肌、冈下肌有不同程度的失神经支配现象存在，且神经传导时间延长。

4. 治疗

（1）肩胛上神经注射疗法：常可收到很好效果。摸清肩胛冈，从肩胛骨内缘到肩峰顶，在肩胛冈上缘中点（秉风穴）上一横指穿刺。腰穿针垂直刺入，遇骨质后稍向外穿刺，落空处为肩胛切迹处，再深入1~3cm，有时有肩部酸、麻、胀之感，可放射至上臂或肩胛骨下角处。注入0.25%利多卡因与确炎舒松混合液10~15ml。

（2）手术：少数肩胛上神经注射无效者，可行肩胛横韧带切断及肩胛切迹扩大术。暴露肩胛横韧带时应注意其表面可能有静脉丛存在。手术除横韧带切断外，也要解除包裹肩胛上神经的结缔组织及瘢痕组织。若神经在切迹中活动范围宽松就不必行切迹扩大术，以免损伤神经。如须扩大切迹，宜在切迹基底部和内侧缘进行，无须扩大整个切迹，以免肩胛上神经的关节支和皮支受损伤。

手术切口选用斜方肌上缘切口比肩胛冈上缘横切口显露好，后者只能看到肩胛上神经穿过冈上切迹以后的部分，只有在切断肩胛上横韧带后才能看到肩胛上神经的近侧端及该神经表面的压迹。若行斜方肌上缘切口，在切口的外侧部分切断该肌走向肩锁关节的部分纤维，沿斜方肌深面做钝性分离即可显露肩胛骨的上缘，很容易找到肩胛横韧带。在此韧带的两边同时可看到肩胛上神经和肩胛上静脉，有利于肉眼鉴别该神经是否被嵌压以及嵌压的程度。

第三节　肘部疾病

一、肘管综合征

1957年Osbforne首先报道肘部尺神经病损，称慢性迟发性尺神经炎。Feindel和Stratfor在1958年把此病称之为肘管综合征。本病起因为一束越过尺侧腕屈肌起点的纤维组织带，即弓状韧带的压迫所致。其组织结构类似腕管，尺神经由其内通过，发病机制与腕管综合征的腕横韧带压迫正中神经很相似。尺神经在肘管里受挤压产生慢性炎症而产生症状。肘管综合征发病率并不比腕管综合征低，但由于在肘部的尺神经主要是运动神经，其主要症状常是受累的肌肉萎缩，较少引起病人重视；而腕部的正中神经主要是感觉神经，容易产生明显的感觉症状，促使病人及早求诊。

在所有周围神经中，尺神经瘫痪最常见，且容易遭受压迫导致损伤的部位就在肘部。

1. 解剖（图3－30） 肘管是一个骨纤维管，由肱骨内上髁与尺骨鹰嘴之间窄而深的尺神经沟构成肘管的前、后及外侧壁，其内侧是弓状韧带。由于尺侧腕屈肌起始于肱骨内上髁与尺骨鹰嘴，二头之间有一纤维筋膜组织，形如弓状，故称弓状韧带。在正常情况下，肘管大小随肘关节的屈伸而不同。屈肘时鹰嘴和内上髁距离变宽。1968 年，Womderpool 等曾测量肱骨内上髁和鹰嘴间距，每屈 45°可增加 5mm，因而自伸直到屈曲 135°，距离

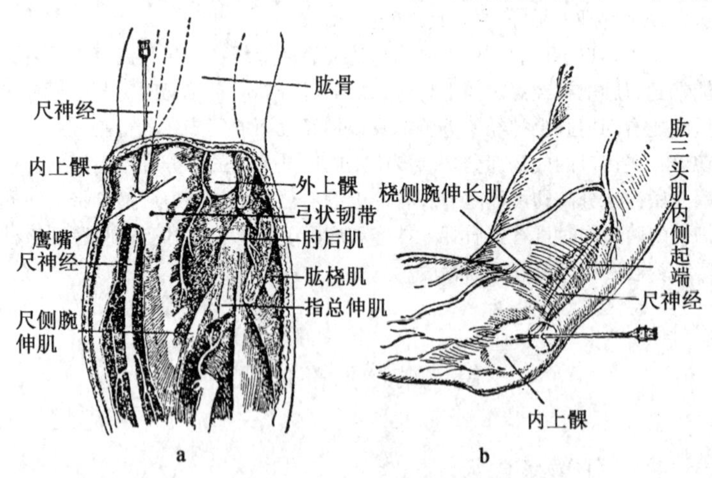

图3－30 肘管综合征及肘部尺神经注射

a. 直入法（肘关节伸直） b. 侧入法（肘关节45°角弯屈）

可增加 40%。距离愈大，肘管顶部腱膜弓愈被拉紧，肘关节后内侧弓状韧带被拉紧的同时，外侧的关节囊、尺肱韧带向内凸出致使肘管容积变小，因此尺神经容易受压。当肘关节及其附近发生损伤或肘部经常支靠坚硬物体的工种（如吹玻璃的工作）造成的慢性损伤以及其他病理变化时，可使肘管局部出血、水肿、组织纤维化、韧带增厚、骨质增生或骨折片移位等，从而导致肘管狭窄压迫尺神经。

肘以上尺神经无分支。尺神经支配的肌肉见图 3-31。

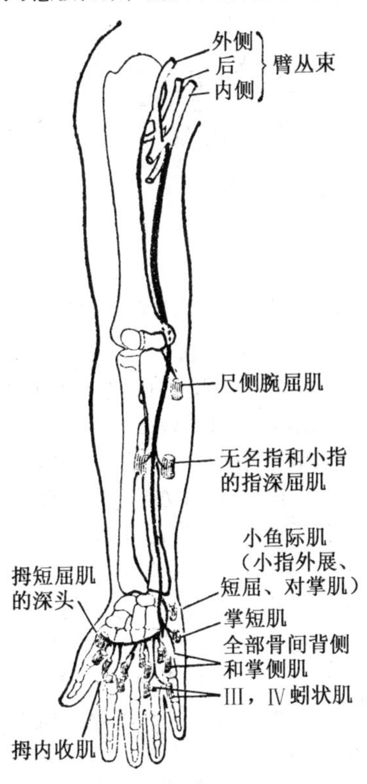

图 3-31　尺神经支配的肌肉

2. 症状　肘管综合征通常发病日期不明确，多继发于上肢（从肩至手）受伤后，一般尺神经压迫症状在伤后数周出现。有的病人仅感患肢乏力、沉重和易疲劳而无损伤史。病人长期地表现为轻微不适，直至活动量增加时才使病情加重。有的病人感到手掌内侧和小指感觉异常，皮肤发麻、酸胀不适，工作中感手指力弱、易乏，如连开汽车和梳头都感疲乏。较晚期病例可有各种合并症状，诸如环指、小指感觉减退和刺痛，或手的尺侧疼痛及前臂尺侧酸痛。疼痛可向上臂内侧及腋部传射。有的女性病人诉乳房接近腋部的区域疼痛，任何抬高上肢的活动皆可使症状加重。病人常因夜间发作性手指麻木而惊醒。严重病人小指、环指掌指关节不能屈曲，指间关节不能伸直，手指外展靠拢功能障碍，呈“爪手”、“双合诊手”（图 3-32）。

3. 检查

（1）因并指不能，故夹不住纸（图 3-33）。

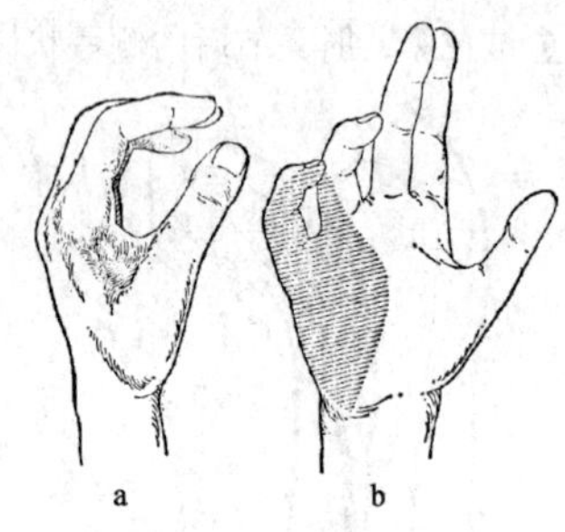

图 3-32　尺神经损伤

a. 背侧第一骨间肌萎缩　b. 爪形手

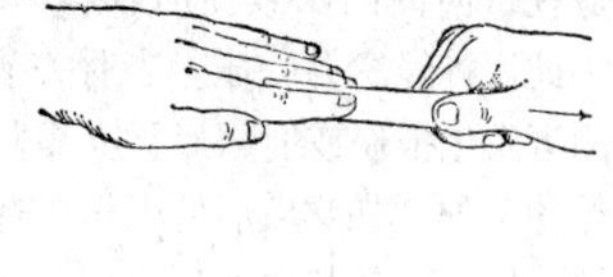

图 3-33　测定第一骨间掌侧肌内收力

(2) 拇内收不能而呈外展畸形，病人用拇指和食指捏住纸张时，拇指末节呈显著屈曲，此为 Forment 征阳性。此为拇内收肌麻痹而拇长肌的作用加强所致（图 3-34）。

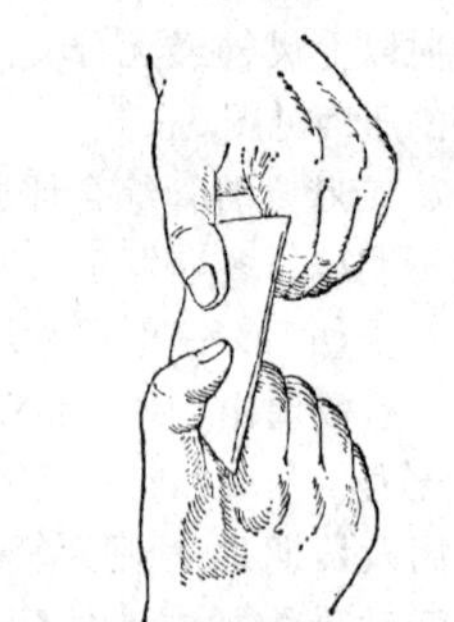

图 3-34　右尺神经损伤（Forment 征阳性，注意拇指姿势）

(3) 屈腕屈指抗阻试验弱。该试验可检查小指、环指远端指间关节的屈曲功能。让病人远端指间关节从充分伸直位做屈曲抗阻试验。这方法可估价尺神经支配的指深屈肌的功能。

(4) 比较两手指端皮肤感觉。检查者用两手食指轻轻地碰撞触摸病人两侧的相同手指端软组织，健侧手指感觉较明显而患侧感觉迟钝（图 3-35）。

(5) 检查有无小鱼际萎缩。

(6) 检查手指的外展功能（图3-36）。在病人双侧手指充分外展情况下，做手指并拢的对比检查，易比较出外展功能弱的一侧。

(7) 检查前臂上部近肘部位的肌肉，两侧对比可发现患侧肌张力下降，晚期病人尺神经支配的屈肌呈局限性萎缩而在前臂内产生一浅凹。

（8）Tinel 试验：正常当叩诊时无感觉异常。若出现从肘关节远侧3cm 处一直放射到手的环指与小指的阵麻为阳性征象。

（9）在肘关节上方内侧，对准肱骨内上髁轻压，患侧有压痛。两侧对比易发现此体征。

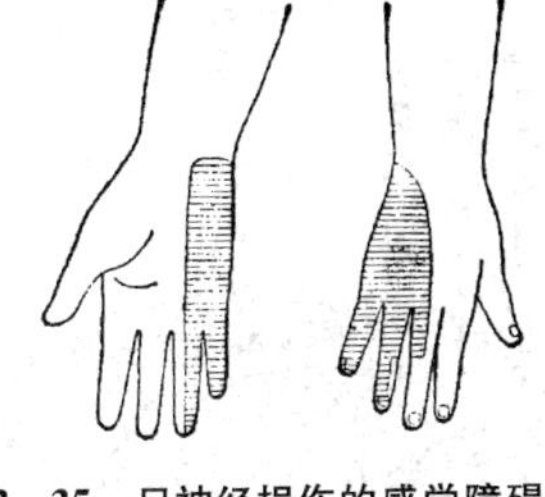

图 3－35　尺神经损伤的感觉障碍（阴影）

4. 治疗

（1）肘关节上方内侧压痛点处注射 0.25% ~0.5% 利多卡因与确炎舒松混合液 5 ~ 10ml，常可收效。

（2）在腋窝臂丛阻滞下切断弓状韧带，术后感觉数周后可恢复。肌肉功能的恢复则较缓慢，甚至 4 ~5 个月后前臂仍感酸痛、易疲乏。个别病人 1 年后才收效，老年者肌肉萎缩恢复更慢。

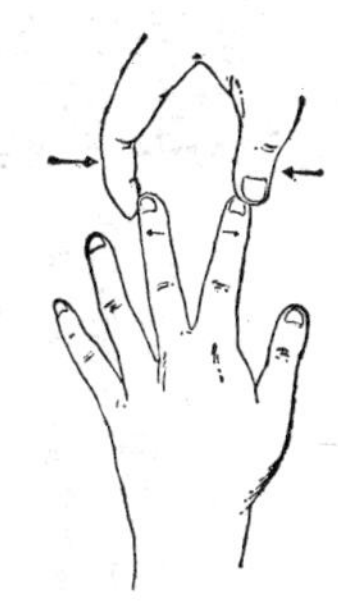

图 3－36　测定骨间背肌外展力

二、旋前圆肌综合征

旋前圆肌综合征于 1951 年由 Seyffarth 首先报道，1963 年 Kopell 和 Thompson 确定此症。该症是正中神经在旋前圆肌平面受压迫而发生的症状。

1. 解剖　正中神经在上臂无分支，于肘部居肱动脉内侧，与肱动脉同时被肱二头肌腱膜所遮盖（图 3－37），向下要穿过旋前圆肌浅、深两头之间，并经指浅屈肌内、外侧头之间的腱弓而入前臂浅、深屈肌间。正中神经达前臂后就发出肌支，支配旋前圆肌、桡侧腕屈肌和掌长肌等。正中神经支配的肌肉见图 3－38。

2. 病因

（1）旋前圆肌和指浅屈肌内侧头、外侧头的肌肉起点处常常发生异常纤维带或二头之间出现联合腱板。旋前圆肌的肱骨头和尺骨头联合腱板的出现率为 30%，指浅屈肌腱纤维弓的出现率约为 13%。这些坚厚的纤维结构可压迫正中神经主干或其分支掌侧神经而出现症状。Tinel 试验可确定正中神经确切的受压点。

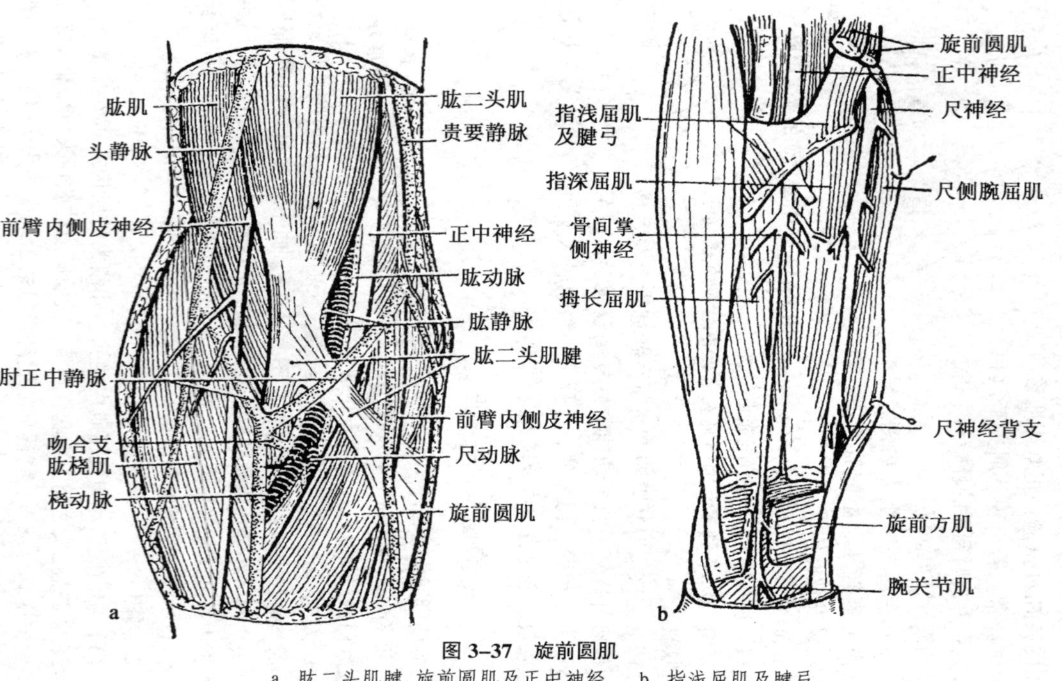

图 3–37 旋前圆肌

a. 肱二头肌腱、旋前圆肌及正中神经　b. 指浅屈肌及腱弓

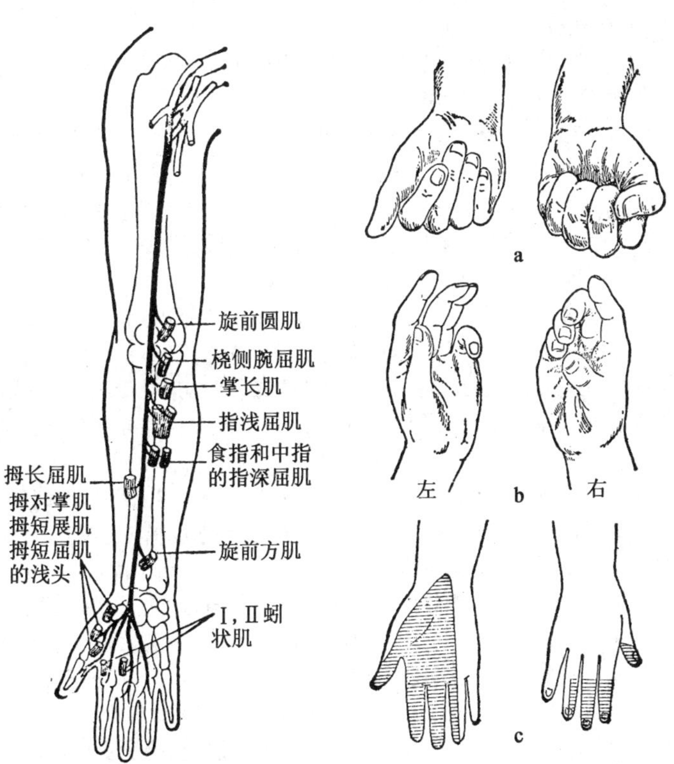

图 3－38　正中神经支配的肌肉

图 3－39　正中神经损伤

a. 右侧损伤，握拳时拇指保持内收、伸直位，食指尖不能贴着掌心　b. 左侧损伤，拇指不能对掌　c. 感觉障碍（阴影）

（2）肘前部的慢性损伤：前臂反复的旋前运动和手指屈曲活动的慢性劳损，可导致旋前圆肌肥大和指浅屈肌紧张而压迫正中神经。

（3）肱二头肌腱膜扩张部增厚、桡侧腕屈肌的副腱组织水肿等，都可导致正中神经在此处受压。

3. 临床表现

（1）主要为肘部和前臂近端的疼痛，屈腕及前臂旋前时疼痛加重。活动乏力，活动多时疼痛加重。

（2）食指的末节指关节不能主动屈曲，于是在握拳时食指的指腹不能贴近手掌（图 3-39a）；拇指对掌运动障碍（图 3-39b），并有相应皮肤感觉减退，皮肤感觉丧失可能仅限于食指、中指和拇指的指腹。

（3）正中神经支配区有桡侧三个半手指痛觉减退或麻木感。正中神经受累时感觉障碍见图 3-39c。

（4）抗阻屈腕时手会向尺侧偏斜。这是因为桡侧腕屈肌麻痹而尺侧腕屈肌仍正常之故。正中神经在旋前圆肌平面受压时，前臂旋前运动肌力不减，但旋前及屈腕时疼痛加重。在肱二头肌腱膜处受压时，前臂旋后和屈肘时疼痛加重。在指浅屈肌腱弓处受压时，中指屈曲会引起前臂疼痛加重。

4. 诊断 病人有上述临床表现，肌电图示正中神经支配的旋前圆肌以远的肌肉纤维颤动，其感觉神经和运动神经的传导速度减慢，波幅降低，可提供诊断依据。但该症应与腕管综合征相鉴别：患旋前圆肌综合征时，因旋前方肌仍有作用，故旋前仍有力。另外，还应与肘上正中神经受压鉴别。正中神经在肘上受压时，如穿过异常出现的 Struthers 腱弓（由肱骨下端前方肱骨髁上突尖部起始，连于肱骨内上髁），正中神经自其下穿过时常受压迫，可影响旋前圆肌的功能。该症又称肱骨髁上突综合征。

5. 治疗 早期可行局部制动休息、理疗、受压点的病变部位局部注射及内服、外敷药物等治疗。治疗无效者可行手术，即切断肱二头肌腱膜、旋前圆肌浅头或异常纤维带，切断指浅屈肌腱弓，松解粘连，解除正中神经的致压迫因素。

正中神经在前臂近端走行时，要穿过旋前圆肌的肱骨头和尺骨头之间，以及指浅屈肌内侧头和外侧头之间。由于肌肉起点处常常发生异常纤维带或二头之间出现联合腱板，是产生压迫神经的解剖基础，因此手术时务必给予松解。

三、尺骨鹰嘴滑囊炎

尺骨鹰嘴滑囊炎又称肘后滑囊炎。旧中国矿工因常在坑道里爬行而容易患本病，故又称矿工肘。此外，战士在平日训练及战场上匍匐前进时，也易患本病。是由于肘尖经常摩擦、碰撞或挤压肘部滑囊产生创伤性滑囊炎而发病。

尺骨鹰嘴滑囊（图3－40）包括鹰嘴皮下囊（鹰嘴和皮肤之间）、鹰嘴腱内囊（在肱三头肌腱内）和肱三头肌腱下囊（在肱三头肌和尺骨鹰嘴之间）。

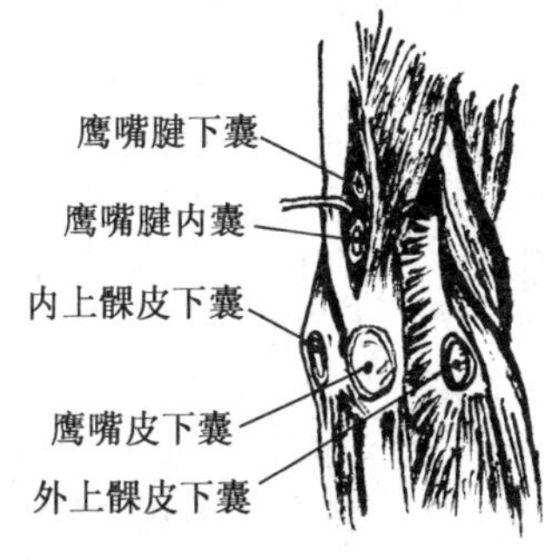

图3－40　尺骨鹰嘴滑囊

1. 病因　在正常情况下，滑囊起到润滑肱三头肌及有关筋膜的作用。肘尖局部撞击而发生滑囊急性创伤性炎症，滑囊液渗出增多，局部肿胀、疼痛，肘关节活动时疼痛加重。急性损伤未得到很好治疗，拖延成慢性损伤，滑囊壁纤维增生、瘢痕化，或肘部支撑工作的积累性劳损如肘部长期触地或经常伏案工作，使滑囊壁增厚纤维化，滑囊不能正常分泌滑液，在肘关节活动时不能起到润滑减摩作用，因此肘关节滞动、疼痛。

2. 症状　尺骨鹰嘴滑囊发生炎症后，会发生肘后疼痛，肘关节活动受限；肘关节做伸屈活动时，肘后疼痛尤甚；患肢不能伸直，但在半屈状态下可提物。皮下滑囊炎在鹰嘴突出部有特异的圆形肿胀，此肿胀正位于肘关节后部之正中线上，使正常的鹰嘴外形已消失，一般视诊即可得出诊断。

3. 检查　病人患侧肘后稍肿胀，有饱满感，稍有压痛。慢性滑囊炎病人皮下可有摩擦感。有的病人在肘后可扪及囊性肿块，质软，有波动感，可轻度移动，有的可扪及块状韧性结节。肱三头肌下滑囊炎则肿胀显示于肱三头肌深面的两侧，而不延展至鹰嘴部位。

（1）与肘关节滑膜炎鉴别：肘关节滑膜炎时，大多在关节内有积液。最易察觉的证据是上尺桡关节的背侧与肱三头肌腱两侧的鹰嘴旁沟消失，桡骨小头处的凹陷也可因渗出液或滑膜肥厚而消失。有时触摸肘内后方之尺神经时，可由于关节囊内的积液而使该神经位置变浅，严重者会由神经沟滑出；如作两侧对比，则更清楚。治疗前应排除特异性疾患，如结核性肘关节炎。

从正常的肘关节X线侧位片中，可以看到关节囊外掌侧和背侧的脂肪层。肘关节发生病变后，可产生关节囊内积液或积血。根据积液量，其脂肪层形态也有改变。掌侧脂肪层呈三角形，两个角靠近骨皮质部，另一角指向前方。背侧脂肪层多为条形或弧形。当囊内大量积液时，掌、背两侧脂肪层均呈条状阴影，远端分离，近端呈“八”字形。如果积液少又非结核性，则可将积液抽出后，可做关节内常规配伍药液注射；若为积血，量又大，则应排除骨折。

（2）与肱三头肌肌腱炎相鉴别：后者在肘尖部明显压痛，但无膨胀波动感、无囊样肿物，肱三头肌抗阻试验阳性。除此之外，还要与梅毒性、痛风性滑囊炎相鉴别，前者通过病史与血清反应的检查即可确诊；后者血、尿中尿酸含量增高，并有典型的关节痛发作史，自滑囊抽出液中可找到尿酸结晶等可得到诊断。

4. 治疗

（1）针灸加TDP理疗或温针治疗。

（2）囊内激素注射疗法。

（3）化筋散用醋调后外敷。成分：全当归、木瓜、粉赤芍、炙乳香各6g，土鳖虫、苏木、南红花、血竭、丁香、芙蓉叶、金果榄、炙没药、自然铜各10g。上药共研末。

（4）小针刀治疗：与肱三头肌纤维走行平行纵形切开二三刀，再横行剥离后出针。覆盖好无菌纱布后，按压进针点片刻，并将患肘过伸过屈一二次。注意：勿刺入肘关节，勿误伤内侧的尺神经；尺神经走行在滑囊内侧与内上髁之间的尺神经沟内。

四、桡管综合征

1. 解剖 因桡管相对狭窄，压迫桡神经而产生的症状，称桡管综合征。1972年，Roles和Maudskey首先报道本病。桡神经开始走行于肱

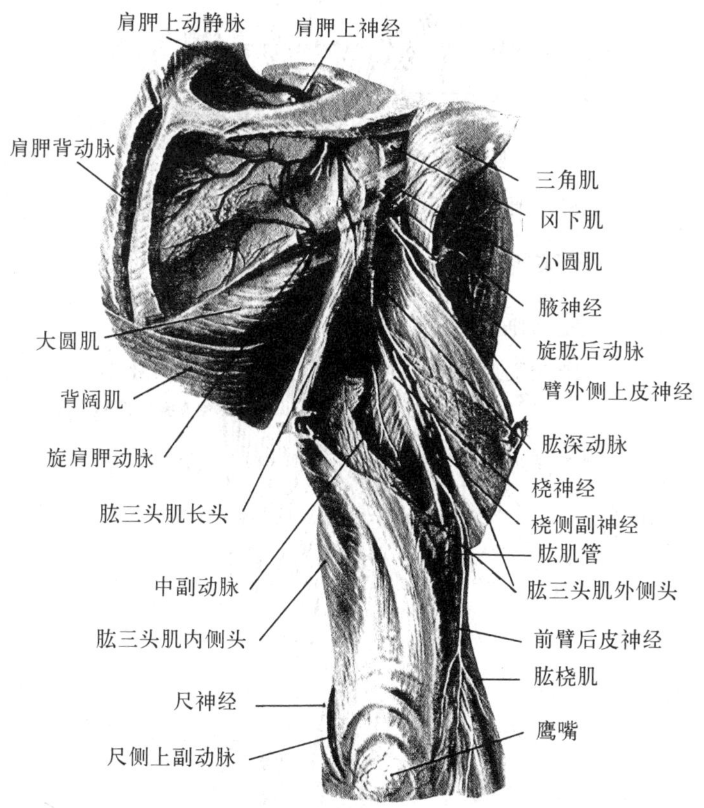

图3－41　桡管上段及桡神经

肌管内，从肱肌管下口出来后穿出臂外侧肌间隔，从此处开始至进入旋后肌为止，此段均走行于桡管之中。桡管可分上、中、下三段。

（1）桡管上段（图3－41）：肱骨肌管是由从上内斜向下后外侧的肱骨桡神经沟和肱三头肌所构成。该管有2个口，上口（入口）位于肱骨上中1/3交界处的内侧，下口（出口）位于肱骨中下1/3交界处的外侧。桡神经由下口出来后，穿过臂外侧肌间隔至肘侧而向下行。从穿出臂外侧肌间隔至肱骨外上髁嵴下端为桡管上段，其长度为8.14～

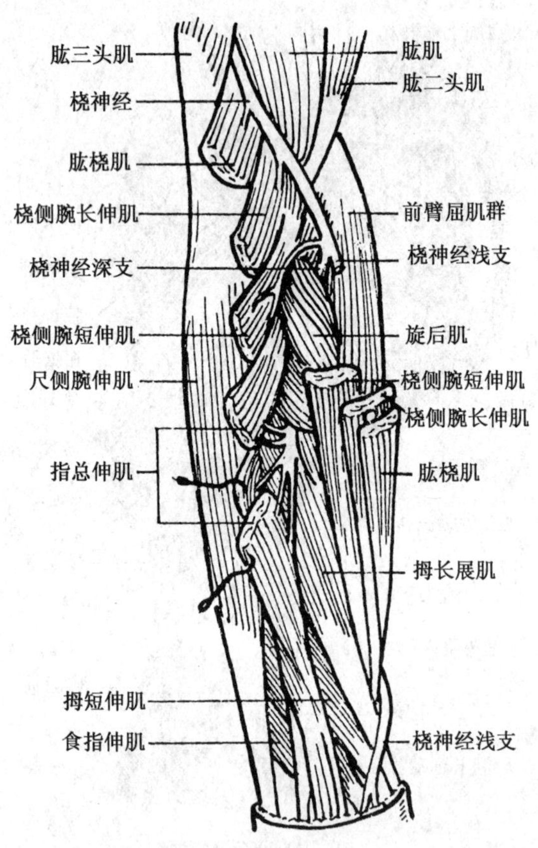

图 3－42　桡管中段

（右前臂背侧，显示桡神经深支）

8.47cm。此段桡管的前内侧壁为肱骨前外侧面和肱肌深部，后外侧壁为肱桡肌起始部、肱三头肌外侧头及臂外侧肌间隔，前方被肱骨与肱桡肌起始部或臂筋膜所覆盖。此段桡管接纳肱肌管出来的桡神经主干。

（2）桡管中段（图 3－42）：从肱骨外上髁嵴下端至桡骨小头下缘，长 3.15～3.24cm，其外侧是桡侧腕长、短伸肌，内侧为肱肌和肱二头肌腱，后方是肱桡关节囊、环状韧带，前面为肱桡肌所覆盖。在此段桡管内桡神经于肱桡关节上、下 3cm 区域分为深、浅 2 支。有报道，桡侧腕短伸肌腱性附着处纤维增生及其分叉畸形，也可压迫桡神经而产生症状。

（3）桡管下段（图 3－43）：指桡骨小头下缘至进入旋后肌的一段，此段又称为旋后肌段。桡神经深支即由此通过旋后肌弓（即 Frohse 弓），进入旋后肌深浅二层之间。此段是桡神经深支最易受压区。因此，桡神经受压可由于桡骨小头前的纤维带、桡返血管及其分支、桡侧腕短伸肌和Frohse 弓的腱缘引起。

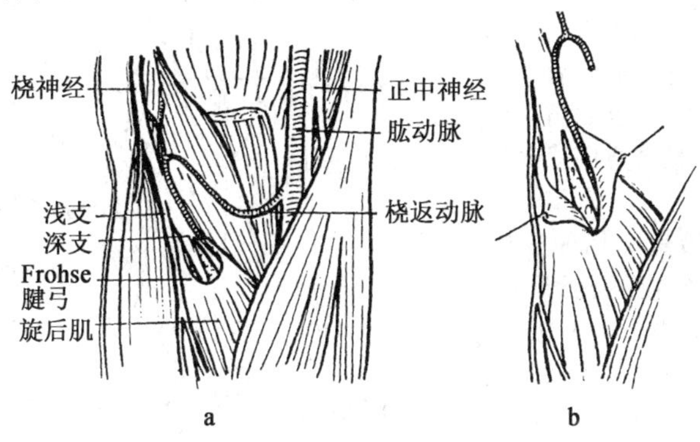

图 3－43　桡管下段

a. 显示 Frohse 腱弓　b. 切开松解

2. 病因　桡神经和腋神经支配的肌肉见图 3－44。前臂及腕关节的过度及频繁活动，使组成桡神经管的肌肉组织产生损伤或劳损性病变，由于组织肿胀和纤维化、瘢痕化，使该神经在通道内受到嵌压，而产生症状。

3. 症状

（1）前臂背侧肌张力下降：因桡神经轻瘫而出现手腕掌屈的轻度垂腕畸形（图 3－45），伴随垂腕也可出现手背外侧的皮肤麻木，感觉迟钝（图 3－45、图 3－46）。

（2）做伸腕抗阻试验时，出现上臂中部以下的外侧疼痛。肱骨中下 1/3 外侧部位常有压痛。

(3) 患侧桡侧腕短伸肌起点处之筋膜紧张，桡骨小头处明显压痛并向上臂、前臂放射。

(4) 当肘关节处在伸直位，然后抗阻地伸中指时，可引起肘外侧伸肌总起点处发生疼痛。

(5) 有的病人表现为桡神经轻瘫的前臂诸伸肌无力症状。也有的病人在早期仅诉前臂桡侧感觉异常。

4. 检查 用叩诊锤沿桡神经走行轻轻叩击，常在肱骨中下1/3外侧、桡骨小头处或其他桡神经受压部位出现向上臂、前臂放射的麻木和疼痛等异感。

5. 治疗 以解除引起桡神经管构成组织的慢性损伤因素为原则，因此，早期夹板或石膏固定休息，或用三角巾悬吊制动休息。针灸、理疗及压痛部位注射0.25%利多卡因液、维生素B_1液及确炎舒松的混合液5ml，常可收到很好效果。每5d注射1次，5次为1个疗程。

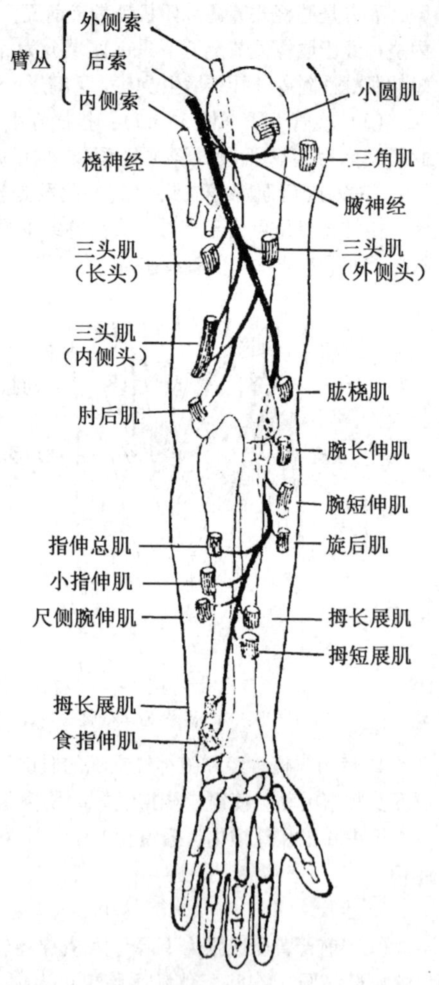

图3-44 桡神经和腋神经支配的肌肉

非手术治疗无效者，可行桡神经管松解术。采用肱桡肌前侧切口进

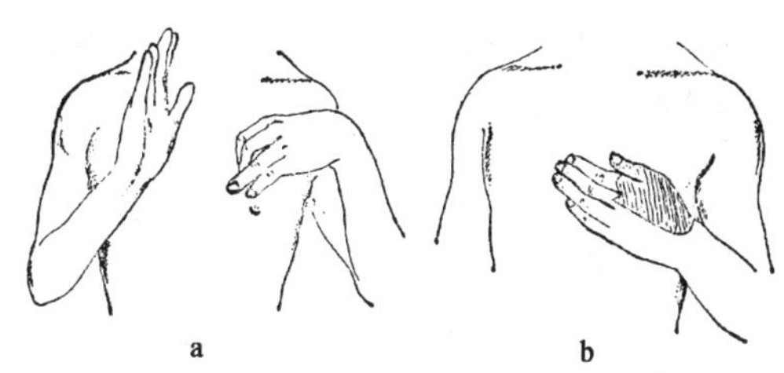

图 3－45　桡神经损伤

a. 左侧，引起腕下垂　b. 感觉障碍（阴影）

入，术中可发现桡神经在桡神经管内的受压情况有如下几种：①桡侧伸腕短肌的纤维及其分叉畸形的压迫。②桡侧伸腕短肌的腱性附着部位的压迫。③Frohse 弓的压迫。受压神经出现充血，局部变扁甚至砂粒样改变。

根据手术所见施行如下操作：①切开压迫桡神经的桡侧腕短伸肌的边缘及分叉部分。②切开该肌之肌腱附着部位的边缘。③切开 Frohse 弓的缩窄部位。④松解桡神经周围一切束条状粘连组织。手术疗效满意，个别术后可出现短暂的前臂桡侧麻木症状。

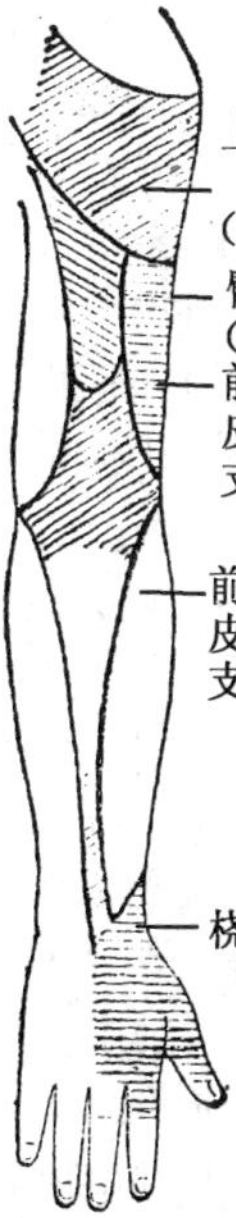

五、肱骨髁上突炎

图 3－46　桡神经支配的皮肤感觉区

本病也叫肱骨髁上突综合征。肱骨髁上突（supra condylar process）为一异生骨刺，发生于肱骨内上髁近端 3～6cm 处的肱骨前内侧面，其长度一般不超过2cm。出现率为 0.7%～2.7%。常为双侧性。Struther 韧带（自髁上突尖发出至内上髁的纤维带）与肱骨髁上突形成一骨性纤维性管道，正中神经经由此管道通过时，常易磨损受压而产生一系列正中神经受累的症状。Tine试验可寻及受压部位。

采用病变部位注射疗法常可收到很好治疗效果，无效者可行手术切断Struther韧带，可收到很好的治疗效果。

六、肱骨外上髁炎

肱骨外上髁炎，因网球运动员易犯本病，故又称网球肘，是肘部常见的一种慢性损伤性肌筋膜炎。

1. 解剖 肱骨外上髁处骨膜和深筋膜紧密结合，6块前臂后群浅层肌以伸肌总腱共同起自此处，肌肉排列由外向内依次为桡侧腕长伸肌、桡侧腕短伸肌、指总伸肌、小指固有伸肌、尺侧腕伸肌和肘肌。这些肌肉均受桡神经支配，主要功能为伸腕、伸指，其次还参与伸肘关节、内收及外展腕关节的功能活动。

2. 病因与病理

（1）当前臂伸肌主动收缩或被动牵拉时，将使伸肌总腱附着处受到一定的应力，如果应力过大或过于频繁，就可造成伸肌总腱及筋膜的损伤。因此，凡在体育运动或劳动中需反复用力活动腕部者，如网球、乒乓球及羽毛球运动员，搬运工，装卸工，钳工及家庭妇女等，都有可能发生本病，少数人偶然从事搬、提重物的活动，如搬家、出差提行李等，也有可能发生本病。

（2）肱骨外上髁炎的病理表现为局部充血水肿、渗出，炎症细胞浸润，纤维组织增生、粘连等无菌性炎症反应。也可有部分肌腱、深筋膜纤维的撕裂或断裂。病变范围的大小，却也因人而有差异，有些仅局限在肱骨外上髁尖部，有些则在肱骨外上髁与桡骨头之间。病变组织以肌筋膜和骨膜为主，也累及邻近的肱桡关节滑膜。此外，有学者发现有一细小血管神经束从伸肌总腱深处发出，穿过肌腱、肌筋膜和深筋膜达皮下。由于局部出现了炎症，致该血管神经束受到刺激或被卡压，引起疼痛。Bosworth 则以为，本病是因不对称的桡骨小头反复旋转，致环状韧带损伤和慢性炎症引起。

3. 临床表现与诊断

（1）多数病人起病缓慢，逐渐出现肘关节外侧疼痛，在用力握持或端提重物时，疼痛明显。病情重者，拧毛巾、洗澡都觉困难。少数疼痛可累及上臂及前臂。

（2）一般在肱骨外上髁处有局限压痛点，压痛可沿伸肌总腱方向扩散，局部皮肤无红肿，肘关节活动无明显影响，少数病人压痛点在肱骨外上髁及桡骨之间。

（3）伸肌腱牵拉试验（Mills 征）：①伸肘位时握拳、屈腕，然后主动将前臂旋前，若此时诱发肱骨外上髁处疼痛，为 Mills 征阳性。②置前臂于旋前位，做对抗性旋后运动时，若引起肱骨外上髁处疼痛，亦为 Mills 征阳性。③前臂稍弯曲，手半握拳，腕关节尽量被动掌屈，然后使前臂突然旋前，并将肘伸直。此过程中，肘外侧部出现疼痛，即为 Mills 征阳性。

X 线片检查一般为阴性，个别反复发作或病程长者，可见肱骨外上髁处有骨膜反应，偶见局部有钙化沉积者。

4. 治疗

（1）非手术治疗：对绝大多数病人有效，主要方法有：①限制用力活动腕关节、肘关节，使患肘充分休息。②局部理疗、热敷，常可缓解疼痛。③口服阿司匹林、布洛芬等药。④对压痛点进行病变部位注射疗法可获得良好的疗效。药物配制除应用常规的合剂外，近些年来有报道用康宁克通（Kenacort A）20mg 和 2% 利多卡因 2～4ml 的混合剂病变部位注射，疗效也佳。

（2）手术治疗：对极少数经非手术治疗无效或非手术治疗后痊愈又反复发作者，可行手术治疗。常用术式有 3 种，即伸肌总腱起点剥离松解术、卡压神经血管束切除术和环状韧带部分切除术。

5. 锻炼 病人腕关节强度掌屈，前臂充分旋前，然后用力迅速伸直肘关节。如此反复练习多次，使肘关节外侧伸肌总腱附着处粘连拉开，肌附着处松解后，疼痛也随之改善或消失。此外还可用被动手法活动。方法同前，可由医生先施麻醉后再行手法操作。

七、肱骨内上髁炎

肱骨内上髁炎又称高尔夫球肘，也是一种慢性损伤性肌筋膜炎，类同于肱骨外上髁炎，但发病率要比后者低得多。据文献记载，两者之比为 1∶7～1∶14。有些学者认为，肱骨内上髁炎也属网球肘病变范畴。

1. 解剖 肱骨内上髁处骨膜和深筋膜紧密结合。6块前臂前群浅层肌中，除肱桡肌外，皆以屈肌总腱起自肱骨内上髁。这些肌肉由外向内依次排列为旋前圆肌、桡侧腕屈肌、掌长肌、尺侧腕屈肌及指浅屈肌，其中尺侧腕屈肌受尺神经支配，其余4块肌都受正中神经支配。主要功能为屈腕、屈指及前臂旋前。

2. 病因 腕部反复屈曲用力，造成屈肌起点处的慢性损伤。主要病理变化同肱骨外上髁炎一样，为局部无菌性软组织炎症反应。

3. 临床表现与诊断 病人多叙述肱骨内上髁处活动时疼痛，检查时局部有压痛，向前臂掌侧扩散，局部皮肤无红肿，前臂做对抗性旋前运动或主动用力伸腕、伸指时，前臂旋后都可诱发肱骨内上髁部疼痛，范围较局限。

4. 治疗 非手术疗法同肱骨外上髁炎。个别症状顽固者，可行肱骨内上髁屈肌总腱起点剥离松解术。治疗效果多数良好。

第四节 腕部疾病

一、腕管综合征

腕管综合征（canalis carpi syndrome）也称正中神经挤压症，指正中神经在腕管内受压缺血而产生的以桡侧三个半手指感觉异常为特征的症候群。本病并非少见，多发生于经常用手抓握、揉搓的中年妇女，也见于腕部外伤后的继发病变。右侧易患病，但也可双侧发病。

1. 解剖 腕管（图3-47）由腕骨沟和桥架其上的腕横韧带（图3-48）所构成，是一个三面为骨性，一面为韧带的一个骨纤维管道，即桡侧为舟骨、大多角骨，尺侧为豌豆骨、钩骨，背侧为舟骨、月骨、头状骨、小多角骨，以及覆盖诸腕骨的滑膜组织。掌侧为腕横韧带，该韧带厚而坚，阔1.5~2.0cm、长2.5~3.0cm，其中央部分为头状骨和第三掌骨基底部，此处最厚约0.2cm；由此向远近两端逐渐变薄为0.1cm。正中神经及9条屈指肌腱（4对指浅、深肌腱和拇长屈肌腱）

通过此管道。每条肌腱都有腱旁系膜包绕，以保障血液供应和滑动功能。拇长屈肌腱位于正中神经的桡侧，为桡侧滑膜鞘包绕；其他屈指肌腱位于正中神经的尺侧和深面（背侧），4 对指浅、深屈肌腱为尺侧滑膜鞘包绕。正中神经入腕横韧带后，位于腕横韧带的深面、屈指浅肌腱的掌面，并稍偏桡侧。在腕管内的正中神经宽而扁平，恰与腕横韧带最厚处相对应。腕管管径狭窄，缺弹性，排列紧密，无空余之处，任何原因引起腕管内压增高的因素，均能压迫正中神经。

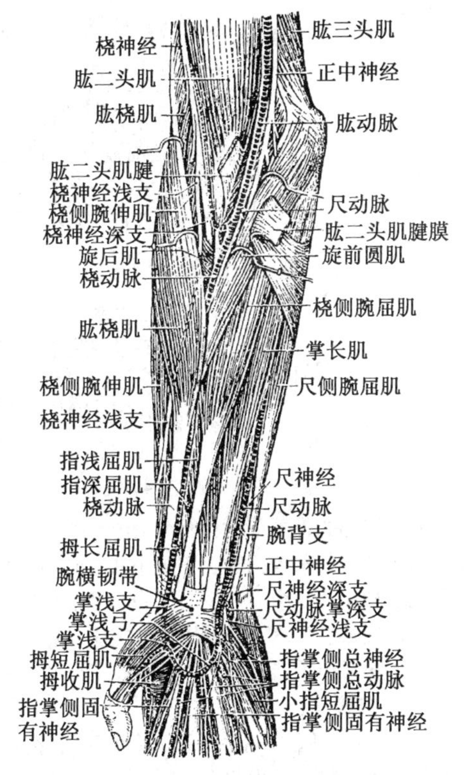

图 3－47　腕管的解剖

屈腕时，在腕掌面可见 3 个纵形突起，即桡侧腕屈肌、掌长肌腱（中）、尺侧腕屈肌腱；正中神经在桡侧腕屈肌和掌长肌腱之间较深处，掌长肌在腕横韧带浅面，不在腕管内通过。腕管浅部结构为浅屈肌腱（2、5 较浅，3、4 较深），正中神经在指浅屈肌腱桡侧稍深处。在腕管深部为拇长屈肌腱和指深屈肌腱。5 条肌腱紧贴腕关节。在腕横韧带浅面，从桡侧至尺侧排列是：桡动脉，桡侧腕屈肌，掌长肌肌腱，尺动脉，尺神经。

2. 病因　在正常情况下，屈肌腱在腕管内各有一定容积，对正中神经功能互不影响，但腕关节慢性劳损或腕部外伤后可引起腕横韧带的增厚，腕管内的各肌腱及正中神经周围发生炎性变化，肿胀粘连，瘢痕

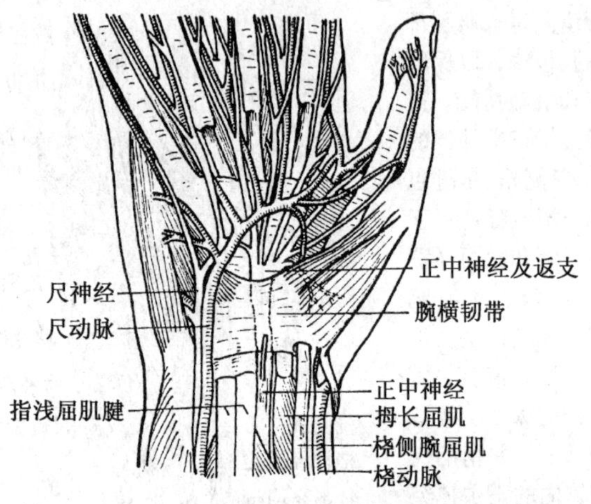

图 3－48　腕横韧带（示正中神经、尺神经位置）

形成，腕部的骨关节病，腕骨骨折、脱位、增生，或腕管内有脂肪瘤，腱鞘囊肿等各种致腕管容积缩小或腕管内容物增大、增多的病因，均可导致腕管相对狭窄而产生对正中神经的压迫。另一些原因则可能由于更年期、妊娠、哺乳、肢端肥大症或甲状腺功能障碍等内分泌疾病，以及风湿、类风湿等造成腕管相对狭窄而致正中神经受压。

3. 症状

（1）患侧手桡侧手掌和三个半手指感觉异常、麻木、刺痛或灼痛，夜间加重。重者手指刺痛、麻木较持续而剧烈，有时疼痛可向前臂及上臂、肩部放射，夜间或用手工作时尤重，甚至影响睡眠及劳动。轻者仅在夜间或持续用手劳动后出现手指感觉异常，但运动障碍不明显。有的病人在手腕温度增高时原疼痛更明显。甩手片刻可使疼痛缓解，劳累后加重。有的病人寒冷刺激后有手指不灵活的感觉及患指发冷、发绀。

（2）腕关节僵硬、手指运动无力，以及血管神经营养障碍的表现。有些轻的病人只在劳动时出现手指精细动作不灵活的感觉。

4. 检查　病人常可发现患手的食指、中指感觉过敏或减退，皮肤发凉、苍白或发绀，拇指外展和对掌运动无力等，某些病程较长者尚可显示大鱼际肌萎缩。

5. 诊断　本病诊断一般并不困难，做下述几种试验如出现症状或加剧患侧手指刺痛及麻木等异感时，即为阳性，对本病诊断有帮助。

（1）叩诊试验（即 Tinel 征）：轻叩或压迫腕部掌侧的腕横韧带近侧缘中点。

（2）屈伸腕试验：做过度主动掌屈腕关节运动（90°）或被动背伸腕运动。

（3）举手试验：病人平卧位，将患侧上肢伸直高举。

（4）压脉带试验：与测血压法似，仅将血压升至收缩压以上。

（5）X 线：有时可见桡腕关节狭窄、陈旧性骨折或月骨脱位。

6. 治疗

（1）避免腕关节的过度劳累，腕部保暖，不用冷水洗手。可使用腕套以保暖并略制动。

（2）压痛点按揉、弹拨，或在腕关节、拔伸下，摇晃腕数次并屈伸腕。治疗者一手拿腕部，另一手拿患手四指，摇晃后，迅速上下抖动腕关节。

（3）活血散用温水调后敷患处。活血散：乳香、没药、三七、沉香各 30g，无名异、赤芍、血竭、桂枝、白芷、羌活、紫荆皮、续断、栀子、骨碎补各 60g，楠香 150g，五加皮 90g。

（4）局部注射疗法。于腕横韧带近侧缘中点（相当于大陵穴）进针，针尖向远侧倾斜 30°～40°刺入，腕管内注入 0.25% 利多卡因加确炎舒松混合液 5～10ml。

（5）非手术治疗无效者可考虑行腕横韧带切开减压术，也可施行小针刀治疗。小针刀的定点为：在远侧腕横纹尺侧腕屈肌腱的内侧定一进针刀点，在该点向远端移 2.5cm 左右再定一点；在远侧腕横纹桡侧腕屈肌腱的内侧缘定一点，在该点向远端移 2.5cm 左右再定一点。在 4 点上分别进针刀，刀口线一律和肌腱平行。沿两侧屈肌腱内侧缘将腕横韧带分别切开 2～3mm，与此同时将针刀沿屈肌腱内侧缘向外侧平推数下，以松解屈肌腱和腕横韧带间粘连。针孔覆盖消毒纱布后被动过伸过屈腕关节 3～5 次。针刀一定要紧贴尺、桡两腕屈肌腱内侧缘，因为这两条肌腱的外侧缘是尺动脉、尺静脉、桡动脉、桡静脉和神经，如果向中就有可能损伤正中神经，要注意避免损伤。

二、尺管综合征

1908 年，Hunt 首先报道单纯尺神经深支嵌压症。1965 年，Kupont 才正式命名为腕尺管综合征，由尺神经深支在腕部受压引起，又名为 Guyon 综合征或 Ramsay – Hunt 综合征，也称头钩裂孔综合征。

1. 解剖与病因 本病并不引起人们的注意，发病也不如腕管综合征常见。尺管又称 Guyon 管，为尺神经及其深支在腕部的骨性通道，存在于尺侧腕横韧带浅层与深层之间。尺管起于腕掌根尺侧，腕横韧带近缘，止于豌钩韧带远侧缘，有盖、有底及两侧壁。由于有入口和出口之别，其结构略有不同，尺侧壁为豌豆骨，桡侧壁为钩骨钩构成，入口底面是腕横韧带，而出口底面则为豌钩韧带；入口顶部由腕掌侧韧带和尺侧腕屈肌延续部构成，出口顶部是小鱼际肌腱弓等构成（图 3 – 49、图 3 – 50）。当管内有肿物如腱鞘囊肿、神经纤维瘤、脂肪瘤等，可压迫尺神经。此外，劳动、创伤、摩擦及压迫均可成为病因。例如，职业性损伤，如使手掌尺侧受到反复、长期、用力的压迫和冲击，易引起该部位韧带或肌腱增生肥厚而导致此症；腕部周围的骨折、脱位，尤其是钩骨钩骨折、先天性迷走肌肉和异常副骨压迫管内尺神经，或管内因某些疾病的病理改变，如类风湿性关节炎所致的滑膜病变、麻风病变或管内尺动脉血栓形成，以及Dupuytren挛缩等，都可引起尺管综合征。

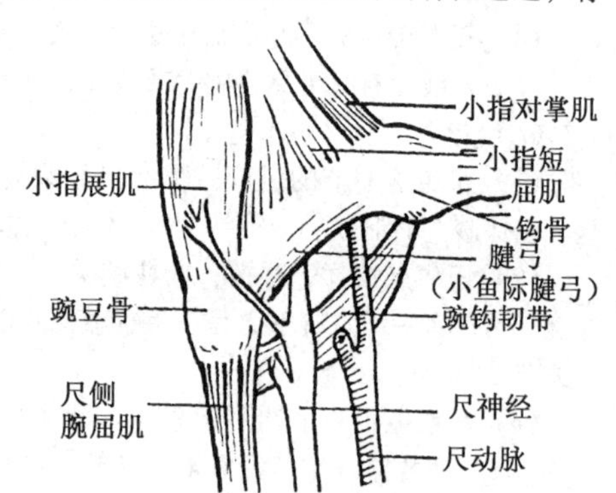

图 3 – 49　尺管、尺神经在腕部行程

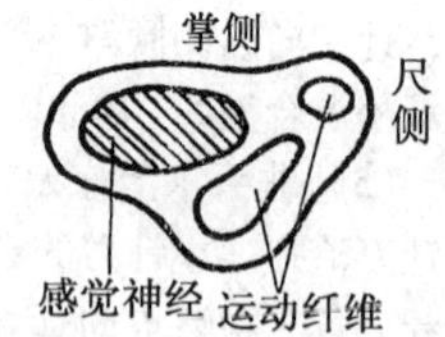

图 3 – 50　尺神经束在豌豆骨截面的排列

2. 临床表现 有的尺管综合征发病日期不明确，无明显外伤史；

有的有外伤史，而继发于损伤后数周出现症状。有的仅感患腕乏力、沉重和易疲劳，病人长期地表现为轻微不适，直至活动量增加时才使病情加重。有的病人表现为腕部偏尺侧疼痛，有时向小指或腕关节近端传射。试做屈腕尺偏动作时，麻痛加重。有的病人感到手掌内侧和小指皮肤发麻、酸胀不适，工作中感手指力弱、易乏，连开汽车和梳头都感疲乏。病程长久后会出现小鱼际或骨间肌萎缩，很少有"爪"状指形成。

3. 治疗 可行尺管内及尺管周围常规配合的合剂注射治疗。晚期非手术治疗无效者可行减压松解术。

三、腕部腱鞘囊肿

1. 解剖 腕部肌腱的病变较为多见，仅狭窄性肌腱腱鞘炎在手腕部的发病率就占 90% 以上。前臂肌肉经过腕部时，均为肌腱，数量较多并呈有序的排列。经越腕掌侧的屈肌肌腱，除掌长肌外，其余肌腱都要穿过掌侧腕横韧带；经越腕背侧的伸肌肌腱穿过腕背韧带。腕背韧带也和腕横韧带一样，都是前臂背侧和掌侧深筋膜的延续和加厚部分。腕背韧带桡尺两端分别附着在桡骨远端和尺骨茎突腕关节之尺侧缘，其位置比腕横韧带略高。该韧带的深面发出许多隔障，伸至桡尺骨的骨嵴上，使腕背侧的各伸肌腱及滑液鞘有序地在分成的各小隔障中通过。在腕背韧带的下方有 9 条肌腱及其滑液鞘，通过上述的 6 个小隔障直达手背，自桡侧向尺侧有序排列：第一格通过拇长展肌、拇短伸肌，第二格为桡侧腕长伸肌，第三格为拇长伸肌，第四格为指总伸肌及食指固有伸肌；第五格为小指固有伸肌；第六格为尺侧腕伸肌。这些格内的滑液鞘如果发生慢性炎症、粘连或增生，功能即受影响。

2. 病因与症状 腕背腱鞘囊肿指腕背各伸肌腱及滑液鞘通过腕关节过程中，往往与桡腕关节后方之关节囊相粘连，由于这部分的关节囊和韧带非常薄弱，因此，桡腕关节的滑膜很容易在腕关节用力过度的情况中，从这些肌腱间突出，形成隐匿或明显的腱鞘囊肿。尤其在已经形成病理损伤的过程中，尚未有腕背囊肿突出的临床表现时，病人即有腕背痛症状而无体征，这时医生就应该想到此可能是腱鞘囊肿的前期。如病情继续发展，腕背侧囊肿可明显突出于皮肤表面而显露出来。

3. 治疗

（1）可用中药化结散外敷。配制方法：先把独活、羌活、白芷各9g，石菖蒲、大黄各30g，紫荆皮3g，赤芍6g，研成细末后用水调成糊状。然后，把生半夏、生大贝、生南星各3份，玉珍散10份，樟脑1份，共研为末。用时把药末洒在糊状物上，敷于局部。

（2）无效者可于囊肿正中及两侧施针灸3根，反复提插5~6次后拔针；然后术者可用拇指按压于囊肿上，并用力挤压，则囊肿可消之。

（3）如囊肿反复增大，可行囊肿内0.5%利多卡因2ml加确炎舒松A 0.5~1ml注射。

（4）仍无效者，行手术切除，但注意一定要完整切除囊肿，避免复发。

四、桡骨茎突部狭窄性腱鞘炎

1. 病因 拇长展肌肌腱及拇短伸肌肌腱经过桡骨茎突部的骨沟并上有韧带覆盖形成骨性纤维鞘管，肌腱出鞘管后折成105°角，分别止于拇指及第一掌骨。当拇指及腕活动时折角更加大，从而更增加管壁对肌腱的压迫和摩擦，久之，局部发生炎性反应，肌腱变粗、管壁变厚，逐渐产生压迫症状。

钳工、锻工、电工、农村妇女及其他长期从事手工操作者，常因用拇指的捏持操作，使拇长展肌腱处于紧张状态，故发病率较高。国人以右侧为多，女性多于男性；因为女性拇长展肌及拇短伸肌腱从腕到手的折角较男性更大，哺乳期及更年期妇女患此病则更为常见。

2. 症状 病初只表现为腕后桡侧不适，劳累加重，拇指动作无力，握力减退。以后逐渐出现桡骨茎突部位有轻度肿胀并出现腕后桡侧和拇指背侧的持续性钝疼，活动时加重。尤在拇外展背伸时更重，严重者局部有灼热感。因局部肿胀而桡骨茎突显得高凸。在急性期疼痛比较剧烈，亦可向前臂部放射。严重的病人由于疼痛不适而影响睡眠及进食。

3. 检查 桡骨茎突处肿胀、压痛，轻按该部或令做拇指伸展活动，不仅疼痛加重，而且可有摩擦感，拇指伸展抗阻试验阳性。病人握拳（拇指握于掌心）向尺侧屈腕（图3-51）时，桡骨茎突处可产生剧烈疼痛，此为握拳尺屈试验阳性。

4. 治疗

（1）休息：夹板或石膏将腕固定在背伸20°，桡屈15°，一般3～4周，以控制拇指活动而达到休息的目的。早期病人仅用此法即可治愈。

（2）中药：化结散局部外敷。

（3）酒醋热敷：用食醋500g煮沸后加入白酒25～50g，熏洗局部，可促进患处早日康复。

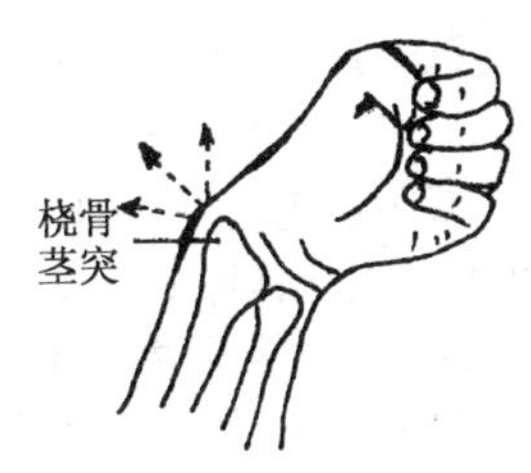

图3－51　桡骨茎突狭窄性腱鞘炎

（4）理疗：用红外线针、磁疗和中频等理疗。

（5）按摩：慢性者可行按摩（图3－52），病人可自己做。健手之拇指在疼痛部位处上下推揉，来回数次，使局部产生松弛舒服感。然后健手的拇、食二指置于患腕的桡、尺两侧，先做上下捋动，而后向尺侧猛然一拉，可听到患处有“喀哒”的声响。以上手法连做3遍为1次治疗，每周3～4次，4～6周为1个疗程。按摩后，局部贴敷止痛膏或加用中药熏洗，效果会更好。熏洗的中药处方为：川芎、川断、木瓜、桂枝、鸡血藤各12g，红花、艾叶、透骨草各9克。

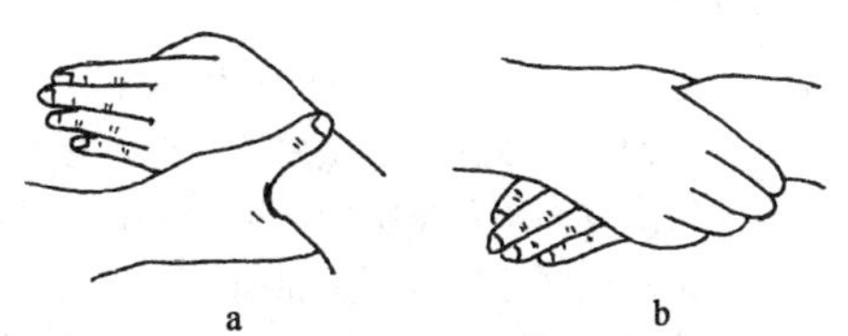

图3－52　桡骨茎突狭窄性腱鞘炎的自我手法治疗

a. 用健侧拇指在疼痛处做上下推揉手法　b. 健手指、食指握患腕两侧做手法

（6）局部注射疗法：常规配伍的药物局部注射疗法，常可收到显著效果。

（7）锻炼：非手术治疗配合以下锻炼，可以增加和巩固疗效。患手拇指屈于掌心，然后其余四指紧扣压住拇指握拳，使拳头尽量向桡侧上抬到极度，而后再向尺侧屈至极度（图3－53）。在锻炼中手不可松开，完全靠腕部用力，反复15～30遍为1次锻炼，每天锻炼2～3次。

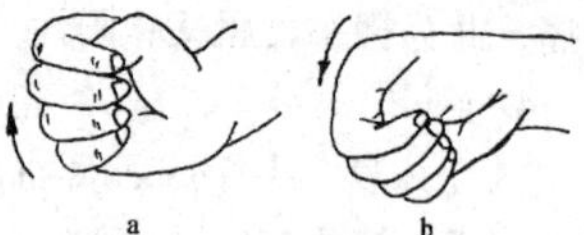

图3－53　桡骨茎突狭窄性腱鞘炎的锻炼

a. 拳头尽量向桡侧上抬到极度
b. 拳头向尺侧屈至极度

（8）以上各种方法治疗无效时，可考虑行松解术（纵行切开纤维鞘管，松解肌腱周围粘连，注意保护桡神经皮支）。

五、屈指肌腱狭窄性腱鞘炎

拇指及中指多见，开始仅屈指时疼痛，以后产生扳枪机样动作或弹响，故又称“扳机指”或“弹响指”。

1. 病因　每个手指都有其相应的屈指肌腱，这些肌腱在到达手指前，先通过一个位于掌骨小头部位的骨纤维管道。在此处，肌腱深部是手掌骨，肌腱的表面被一横行的韧带覆盖。拇指及指长肌腱在掌骨小头部位通过骨和韧带形成狭窄的骨纤维管道。由于手指肌腱频繁活动的摩擦或手持坚硬工具的挤压和撞击，产生了创伤性炎症。当发炎、肿胀的肌腱通过上述管道时，管道就显得十分狭小。因此，肌腱在管内的活动就受到影响而发生症状。

2. 症状　病始，仅手指僵硬不舒服、乏力、活动不灵活，或仅在晨起后感到手指屈伸不便，但手指反复做屈伸动作或热水浸洗后，症状就缓解或消失。病变发展逐渐出现患指的持续性疼痛，手指活动和握物时加重，严重时可使指不能完全伸直而呈屈曲畸形状态。由于肌腱增粗及鞘管增厚，患指屈曲和伸直受阻而产生扳枪指，活动时有弹响。

3. 检查　在患指相应的掌骨小头处可触及皮下有坚硬结节，手指屈伸时有弹动感，局部明显压痛，屈指抗阻试验阳性。病情严重者，患指可交锁在屈曲位上，不能伸展，必须用手指在疼痛处进行反复按揉后才能解锁活动。

4. 治疗

（1）控制活动：由于本病是手指过度频繁活动所致，所以，治疗时必须控制病人的活动。必要时可取一块略宽于患指、长于患指1倍的小木片或小竹片，浸湿后在火上烘烤，并从中间弯曲，使其两端与水平线呈20°～30°的角。用此小板固定患指于过伸位休息1～2周。病变早期仅此一法就可获愈。

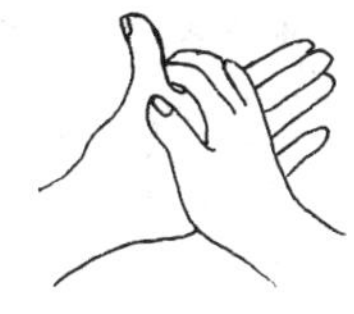

图3－54　屈指肌腱狭窄性腱鞘尖的自我手法治疗

（2）自我手法：自我手法治疗可使一些病变较重的病人得到治愈。如图3－54所示，使患指保持在过伸位，然后用健手拇指、食指捻揉手掌上的压痛点，由轻而重，直到痛点局部的坚硬结节软化。然后捏住患指，摇动受累的指节，顺时针和逆时针方向摇动各5～10次，以增加关节活动度。最后，将患指做数次极度的屈伸活动。以上手法，反复做3遍为1次治疗，每周治疗3次，4～6周为1个疗程。

（3）服药与锻炼：疼痛明显者，可适当服用一些消炎止痛剂。有弹响、扳机指症状的病人，于手法后可贴止痛膏于患处，每日行撑指锻炼2～3次（图3－55），每次反复撑5～10遍。

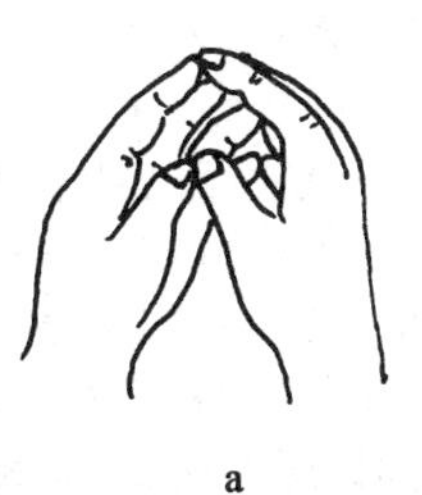

a

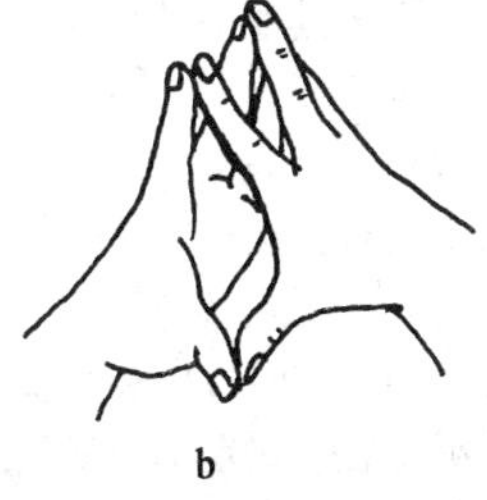

b

图3－55　屈指肌腱狭窄性腱鞘炎的锻炼

a. 十指弓形相对、手指微屈，两手相应指腹相贴

b. 十指同时平均用力尽量将手撑开伸直

（4）注射疗法：以上治疗效果不佳者，可于病变部位注射常规配制药物3～5ml，5d注射1次，常会收到很好效果。

（5）手术治疗：少数症状反复发作者，可行手术治疗。手术十分简单，在皮肤常规消毒后，于病变的掌骨小头硬结节处用小尖刀纵挑（深达骨性组织）就可达到松解目的。因为切口极小，故不必缝合皮肤，术终盖上消毒敷料、包扎伤口即可。术后即可收效，但需注意锻炼患指以防粘连形成，影响疗效。5~7d去除盖在伤口上的敷料就可。

六、书写痉挛性疼痛综合征

痉挛是因感觉传入神经输入脊髓过程异常，引起张力牵张反射速度增加为特征的运动障碍。书写痉挛性疼痛（syndrome writers cramp pain）又称职业性（功能性）肌痉挛性疼痛、职业性麻痹综合征（carft palsy syndrome），是局灶性肌张力障碍（focal dystonia）的一个类型。书写痉挛性疼痛综合征是一种因异常的、过度或不适当的前臂及手部肌肉收缩引起的书写困难和疼痛为特征的局部肌张力障碍。

1. 病因　具体病因目前尚不甚清楚。有人认为与书写过多、过劳、时间过长引起的相应部位运动神经元疲劳受损有关。职业性痉挛也可发生在画画、弹钢琴和拉小提琴等从事经过训练才能操作的手部精细运动的工作者。书写也为经训练的精细活动。书写痉挛性疼痛仅在书写时产生症状，多不影响其他精细活动，非精细活动则更不受牵连。

2. 症状　本病男女均可右手发病，起于成年，30~40岁发病率最高。Nutt等报道，其发病率为 6.9×10^{-5}，目前英国至少有4 000人患病，我国尚未见有关发病率报道。绝大多数病人病前无明显诱因，突然起病或缓慢起病，症状逐渐加重，慢慢出现强烈的特有的书写痉挛症状。在书写困难的同时，伴有手腕或拇、食指的酸胀、疼痛感。有的病人自觉右臂沉重感、蚁走不适感或间歇性肌痛。病人书写起始由于不自主的肌紧张和肌痉挛以致引起疼痛和前臂、手的异常姿势，从而书写费力、写字潦草或笔沉重，笔尖穿透纸张，病人被迫中断书写。部分病人书写前或握笔时有明显的焦虑和紧张情绪，少数病人在特定的书写环境下才产生书写困难症状。有些病人的症状通常于一拿起笔或写几个字之后出现。表现为用力的、夸大的握笔姿势；手指、手腕的过伸和用力的前后旋转，常可影响到上臂和肩部，伴有整个肢体的强直不适感。书写是跳动、发抖和吃力的，故病人不能正常书写。一些病人用另一健手去固定患手或使用加粗的书写工具可缓解症状。临床症状大体可分为痉挛型、麻痹型和震颤型。

（1）痉挛型：病人在开始握笔时就出现腕和指伸、屈肌张力性扭屈，且伴有前臂典型的肌张力异常的姿势，腕指各种组合的伸屈异常，继之出现书写缓慢、书写困难，病人似乎有“竭尽全力”、“力透纸背”之感。

（2）震颤型：病人出现摇动性震颤，且逐渐增强。

（3）麻痹型：病人显得腕指关节无力，最终使笔在手中脱落。

有的病人手指伸肌痉挛使食指翘起，从而不能控制笔杆，加之震颤和抖动，使字体失形、笔迹不清。

3. 检查 大多病人神经系统未见明确的定位体征。头颅 CT 或 MRI 扫描及肌电图的尺、桡神经传导速度大多正常，血、尿常规及生化、肝功、血沉、抗“O”、黏蛋白、类风湿因素等也多无异常。对病程在 3 年以上，伴局部肌痛或轻度震颤的病人，分别检查血铜、尿铜、铜蓝蛋白、酶谱等，均在正常范围。

检查应在病人用患手书写时进行，找出活动过强的肌肉。同时要观察非利手的书写，以对比了解利手书写时其异常姿势或运动的情况。

4. 诊断 本病诊断首先要排除锥体外系疾病，包括基底节系统各结构和小脑系统及其间的纤维联系，因这些结构司管调节姿势、肌张力和肌肉运动的协调，以协调随意运动的完成。

临床上还要同帕金森病、肝豆状核变性、扭转痉挛的早期和腕管综合征相鉴别。本病通过详细询问病史和检查，大多可排除其他疾病和神经障碍。本病至少在起病时书写以外的动作完全正常，故诊断常无多大问题。少数病人可呈进行性，即肌张力障碍性痉挛症状在数月到数年后扩展到除了书写以外的邻近部位或身体的较远点，甚至扩展到全身。

5. 治疗 药物治疗和其他综合处理均可收到不同程度的疗效，其内容包括按摩、针灸、理疗、姿势和生物反馈疗法等。治疗的药物有氟哌啶醇、安坦、力奥来素、佳静安定、百忧解、左洛复等，年龄偏大或神经影像检查伴脑缺血性改变者加用都可喜和其他脑血管扩张药等。

肉毒毒素（BTX）治疗本病有效，治疗后患侧疼痛减轻和书写障碍显著改善。本治疗方法对痉挛型疗效尤为明显。由于肌电图检查不能区别是代偿性肌肉收缩还是肌张力异常，因此注射肌肉的选择主要是根据临床症状和检查。直接在异常兴奋的肌肉上注射极少量毒素就可产生足够的麻痹作用。本病常选用的肌肉有前臂前群肌肉，拇长屈肌、指深屈肌、旋前方肌、指浅屈肌、肱桡肌、拇短展肌、拇短屈肌、拇收肌等。根据症状、检查具体选用的注射肌肉见表 3–7。

表 3–7　书写痉挛性疼痛综合征 BTX 注射的肌肉及剂量

症状	注射肌肉	起始剂量（Dysport 单位）
指屈	指深/浅屈肌	20~30
腕屈	桡/尺腕屈肌	60~80
拇屈	拇长屈肌	20~40
食指屈	食指固有伸肌	10~20
拇伸	拇长（短）伸肌	5~10

开始注射的肌肉应尽可能少，剂量要小，然后根据病人的反应逐步增加注射的肌肉和剂量，通常伸肌的注射剂量低于屈肌 30%~50%。

大多病人使用该药的剂量为 50~100u，多在 2 周内症状改善。3 个月后重复注射仍可取得较好的疗效。少数首次注射剂量超过 75u 的病人，治疗后有时会出现腕下垂、指关节伸展无力等副作用，但均可自行缓解。

在治疗前先给病人设定治疗目标，以使病人的期望合理，以避免过高要求带来的不必要麻烦。

国内生产的肉毒毒素 A（BTX—A）为 5ml 安瓿分装，内含 1ml 稀释结晶毒素，冻干后呈白色疏松体。规格为每安瓿 50~100u。注射时用生理盐水 1~5ml 稀释溶解，此时药液呈白色澄明或淡黄色液体。

BTX 是一种较强的肌肉松弛剂，用药安全系数大。BTX 治疗是通过建立主动肌与拮抗肌之间的力量平衡，达到减轻症状、调整姿势、提高和改善运动能力的目的。

BTX 对中枢神经系统及神经干无阻遏作用，一般也不能通过血–脑屏障。BTX 选择性地作用于外周胆碱能神经末梢，对刺激性及自发性乙酰胆碱的量子性释放有抑制作用。在神经–肌肉接头处，其抑制乙酰胆碱的作用最强，在胞吐作用之前分别对参与乙酰胆碱囊泡与神经细胞膜融合的 3 种蛋白的裂解。所以本品能抑制周围运动神经末梢突触前膜乙酰胆碱释放，引起肌肉松弛性麻痹。因此，BTX 对治疗其他局限性肌张力障碍疾病也有效。

第五节　胸背部疾病

一、胸肋椎关节紊乱症

肋椎关节由肋骨的后端与胸椎构成，包括肋小头关节与肋横突关节（图 3-56）。肋小头关节由肋骨小头关节面与胸椎椎体两侧的肋凹及椎间盘构成。而且，第二至第十肋的肋骨小头均与相邻的 2 个胸椎的肋凹相应，构成关节。肋横突关节是由第一至第十肋的肋结节关节面与相应胸椎横突上的肋凹构成。以上两关节均为平面关节，关节囊松弛。

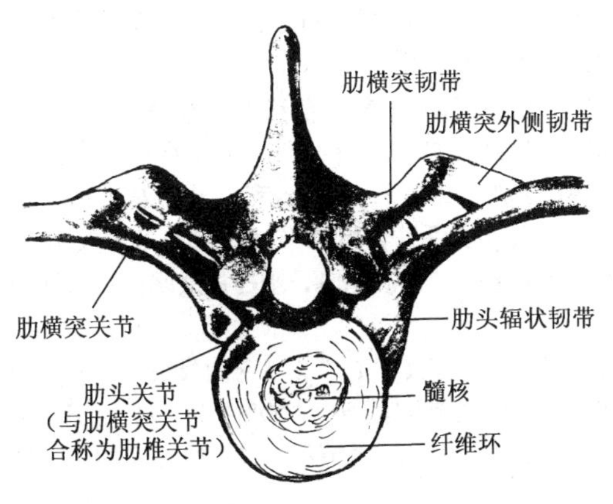

图 3-56　肋椎关节（上面观）

1. 病因　本病多见于体力劳动者，尤其是从事搬运工作的人，也见于一般人员胸背不当活动后发病。由于胸椎姿势不正、身体过分扭转或遭受外力冲击时，关节活动不协调，肋小头关节与肋横突关节易发生错位或半错位或使松弛的关节滑膜嵌顿于关节间隙中而发病。因关节滑膜有感觉神经末梢，对痛觉敏感，故立即发生疼痛、活动受限、不敢深呼吸等症状。

肋椎关节和肋横突关节可单独发病，也可因相互失调而同时发病。有时还会累及胸椎小关节，则三者同时发病。

2. 症状与诊断

（1）症状：多为突然扭动、闪失后，一侧胸、背部发生疼痛，疼痛沿肋间向前胸壁放射，有的放射至颈项处，致使身体僵持在某一体位；活动或咳嗽、深呼吸、大便时疼痛加剧，因而呼吸浅促，不能平卧。

肋椎关节和肋横突关节在各节段的发病率不同。胸椎上段发病，一般以 $T_{2\sim4}$ 为多，其中以 T_4 为主。由于刺激脊椎神经，患侧有背痛、肩胛痛、臂痛和前胸痛等各种不同症状。急性时为剧痛，连细小的活动和呼吸均有难忍的疼痛，病人十分害怕咳嗽，精神紧张；慢性或轻症时，可表现为长期的胸背不适、酸痛、肋间痛或胸闷、心区痛等。一些长期得不到有效治疗、伴有心律失常的病人，在确诊为本病并取得有效治疗后，症状就会很快消失。

上胸段脊神经前支的 T_1 神经前支参入臂丛，有一小支为肋间支，可分布到前胸及腋窝皮肤；T_2 神经前支部分感觉纤维，连接上臂内侧皮支及桡神经后臂皮神经；T_4 神经前支至锁骨处皮肤。脊神经后支可发生上肢痛（上肢痛还可来自下颈椎病及肩本身的疾患）和肩胛骨部疼痛。当颈伸屈或将头转向病侧时，则疼痛加剧，转向健侧，即觉牵拉感。

在中胸段以 $T_{6\sim8}$ 为多见。肋椎关节与肋横突关节的活动幅度，自上而下依次增加。肋横关节面呈 40°～50°倾斜，自 T_5 开始至 T_7 的关节面，也依次逐渐变浅，因此，关节的活动度也相应加大，稳定性差，容易损伤。

（2）检查：用两手拇指分别放在脊柱两旁，由上而下触摸，可发现受累的肋椎关节处有一小片明显压痛区，牵拉患侧上肢常激发或加重疼痛。细心检查病椎椎旁软组织，除压痛外，还可发现肌肉痉挛、僵硬和结块。本病往往会被误认为胸肋膜炎、肋软骨炎，因而久治不愈，致使病人情绪焦虑。

(3) X线：常无异常发现。

3. 治疗 手法治疗效果明显。

第一种手法：病人坐矮凳，医生站其身后。先用拇指推揉患处，然后双手置病人两侧腋下骤然向上提拨，使错位纠复。如仍痛不止，医生一手拇指抵压在背压痛点处，另一手从患腋下伸入绕至其后颈项部，抓住病人头项部旋转4～5次后，突然加大旋幅并向上用力提，在压痛点的拇指同时向前下方推挤，有时可听到"喀哒"声，痛即轻或消失。

第二种手法：病人体位同上，医生也站其身后，但一足蹬在病人坐凳后部，使屈曲的膝部能顶压在错位关节处，医生两手从患腋下伸出固定于两肩前，双手向后扳肩挺胸时，医生膝向前顶压错位关节，也常可听到整复的响声。

第三种手法：令病人俯卧于床上，医生双手按压于错位处，令病人深呼吸，在呼气末双手掌向床方向顶压错位处。

病程长者，同时宜行局部注射疗法，以治疗肋椎关节慢性创伤性炎症，否则手法治疗后虽然疼痛减轻但仍会残存一段时期的轻度疼痛。局部注射用0.25%～0.5%利多卡因5ml加确炎舒松1ml于压痛处（即关节错位处）穿刺抵遇骨质后注入。

二、前胸肋软骨炎

1. 病因与临床表现 前胸肋软骨炎又称Tietze病，主要为肋骨与胸骨连接的软骨部分疼痛及肿大，可分急性与慢性两型。常见在第二肋骨平面与胸骨角一侧或两侧疼痛，有时也有2～3处肋软骨处同时疼痛。局部无潮红或发热，但有压痛，并有不同程度的隆起。病因尚不清楚，有说与炎症、外伤（肋软骨扭曲、增生）和病毒感染有关，但与脊柱无关。在临床上常与上肢活动强度有明显的关系。病理切片检查也无特殊病变，但倾向于外伤及轻度炎性反应；有的示软骨膜水肿，圆细胞浸润。

在前胸区疼痛除本症外，还应与局部外伤和两上肢抬举重物时由于力传导造成的胸肋软骨损伤相鉴别。少数造成胸椎压缩性骨折的暴力，也可影响到前胸，造成肋软骨骨折或与胸骨的脱位。

2. 治疗 于突隆的病变部位进行常规配伍的合剂5ml局部注射，常可使肿痛症状明显改善。少数非手术治疗无效者，可行手术治疗——于骨膜下行病变肋软骨碟形或楔形切除术。注意，勿伤及下缘的血管与神经。

三、肩胛肋骨综合征

肩胛肋骨综合征（scapulo－costal syndrome）又称肩胛骨脊椎疼痛综合征，是指肩胛胸壁关节（即肩胛骨与胸廓形成的关节）由于活动不协调而导致的一种脊柱与肩胛骨之间的软组织慢性劳损性疾患。肩胛骨间（肩胛骨脊柱间）的疼痛，可向半边颈部和同侧手臂放射。

1. 病因 本病与肩关节的频繁活动有关。肩胛胸壁关节参与肩关节的活动，肩关节的频繁活动致使肩胛提肌、大小菱形肌在肩胛骨内上角与内侧缘的附着处因反复牵拉和摩擦而发生急、慢性损伤；此外，肩关节的频繁活动也使肩胛骨与胸廓之间的滑膜和肩胛下肌因反复摩擦而产生炎性渗出、增生、肥厚，进而影响肩胛胸壁关节的正常活动。

肩部过度负重、不良工作姿势如扭曲、肩部的重力冲击和压迫等，也是产生本病的常见原因。Cyriax提出这个部位相当背部的三角区，疼痛只是该部位软组织病变的结果而不是原因，他认为是相应的椎间盘病变所致的肌肉反应。Eder认为是$C_{3\sim5}$神经节段受累时的根性病变引起的该部位疼痛。还有人认为是臂丛超负重所致或肩胛周围肌肉的超负重、提肩胛肌与菱形肌损伤所致。Lewit则认为是因肋椎关节紊乱所致的疼痛。

2. 症状 病人多感到脊柱与肩胛骨之间、肩胛、头颈和手臂等部位的酸胀疼痛，肩关节活动时疼痛加重。头颈和上臂活动时，也会引致肩背部疼痛。疼痛与天气变化多无关。肩胛骨在活动中可发出响声或摩擦声。有时肩胛胸廓间因粘连固化而活动僵化，抬举上臂时，肩胛骨不易在胸后壁移动。此时，被动活动肩胛骨，病人立即感到疼痛加重。

3. 检查 病人局部外观多无异常。在肩胛骨内上角及脊柱缘的肌肉附丽区可寻及明显压痛点。按压压痛点，可诱发或加重酸胀疼痛症状。做肩关节的抗阻检查，疼痛明显。在肩胛骨的肌肉附丽区常可摸到痛性结节索条。

压痛点的寻找方法：病人取站立位或坐位，双臂在胸前交叉，双手搭在对侧肩上，使肩胛骨向外滑动，较好的展开脊柱与肩胛骨之间的软组织。通常在$T_{3\sim6}$平面矩棘突旁开7～8cm的肋骨上寻及压痛点或痛性索条物。

颈背部不同软组织的病变，疼痛的传射部位也不相同。如压痛点位于提肩胛肌止点处（肩胛骨内上角），疼痛可向同侧上肢、颈后、背下方及前胸部（或沿第四、第五肋间部）传射；如斜方肌发生病变，可引起颈后方、肩胛带及眼球后方传射性疼痛；位于肩胛冈以上的软组织（冈上肌，前斜角肌等）发生病变，可引起上臂及桡侧诸指的传射性疼痛；位于肩胛冈以下的软组织（大、小圆肌，冈下肌，前锯肌）发生病变，可引起上臂尺侧及其手指的传射痛。传射痛区域并不符合神经解剖的走行，皮肤感觉及肌腱反射均正常。上肢活动大多正常。

4. 治疗

（1）由于本病的产生与肩关节的频繁活动有关，故在早期治疗上，应采取适当的制动休息措施。最简单的制动休息方法就是用三角巾屈肘悬吊在颈项部。待病情好转后，可配合运动锻炼，争取彻底康复。

（2）推拿按摩、中药透敷、中频理疗等均可收到一定疗效。

（3）若同时内服小活络丸、蠲痹汤等中药，可增加疗效。

（4）病变软组织部位（压痛点）采用局部注射疗法，常可收到很好效果。

（5）对少数久治不愈的疼痛严重病人，病变局限、范围小者可行小针刀治疗，常可收到一定疗效。

（6）对少数久治不愈的疼痛严重且病变范围大的病人，软组织松解术常可收到满意的疗效。

四、下后锯肌综合征

1. 解剖　下后锯肌起自下2个胸椎及上2个腰椎棘突，止于下4个肋骨外侧面（图3－12），为肋间神经所支配，司下降肋骨帮助呼气。正常时，下后锯肌随着呼吸频率进行有规则的不停的收缩。

2. 病因　当人体活动时或突然转身、弯腰或遇到其他不协调的活动时，使呼吸节律突然打乱。下后锯肌的4条肌索不同步舒、缩，易使肌肉损伤。

3. 症状 急性损伤表现在下4个肋骨外侧面疼痛，有时很剧烈，不敢深呼吸，强迫性气短，上半身向患侧侧弯后伸，卧床时不敢翻身。慢性期患侧肋外侧部疼痛，时轻时重，严重时呼吸困难、气短，痛处常可触及索条状阳性物。

4. 诊断 病人表现在下二胸椎、上二腰椎至下四肋外侧面这个区域内疼痛，在起点或止点附丽区有明显压痛，呼气时疼痛明显加重，有利诊断。

5. 治疗

（1）急性期：病人应休息，勿剧烈活动，疼痛局部中频理疗后外敷消炎止痛膏，口服三七片、止痛片。

（2）慢性期：①按摩，即在压痛点处行按揉、点压，肌腹处弹拨，并用理顺手法。②中频理疗。③温针。④局部注射疗法。⑤小针刀。

后3种治疗要注意在病变组织的肋骨面上操作，千万勿把针刀深入胸腔，以免引起气胸。

五、肋骨末端综合征

肋骨末端综合征（rib – tip syndrome）又称肋骨尖端综合征。大多发生于一侧的肋骨末端部损伤，以第八至第十肋末端（主要是第十肋骨尖端）出现移动，并有剧烈疼痛的病症。本症不累及肋骨与肋软骨连接处和肋软骨胸骨关节。Holmes 于 1941 年首先报道本病。

1. 病因 由于这些肋软骨末端联合处为疏松纤维组织，较为脆弱，往往在局部直接击伤或俯卧位下背部挤压等原因，致使损伤肋骨末端向上滑动而刺激和损伤邻近的软组织和肋间神经。

2. 诊断 病人手在损伤的肋骨末端滑动时，即发生急剧而强烈的疼痛，疼痛呈刀割样或撕裂样，甚至奇异状刺痛。疼痛可沿肋缘放射至背中线，疼痛可持续数分钟乃至数日。病人甚至不敢呼吸或说话，深吸气及上肢外展活动时疼痛加剧，急性疼痛可引起呼吸困难。检查时多在第十肋骨尖端处的局部有明显压痛，触压肋骨尖端时有不同程度的移动感，有时可闻及“喀哒”声，或有交锁感，并有突发性剧痛。此时，医生若用弯曲的手指在病变的肋骨下将其钩住并向前方拉动，可引起典型的发作性急性疼痛，则可支持诊断。

X 线摄片检查可无任何阳性发现。

本病常被误诊为胸膜炎、心肌梗死或急性胆囊疾患，并常与 Tietze 综合征相混淆，偶有误行剖腹探查者。

3. 治疗 经局部制动、休息及注射疗法后，可减除痛苦，有利于愈合。无效者，须采用手术进行肋骨末端切除，一般切除 4mm 左右的肋软骨就可获满意效果。

六、背部肌筋膜炎

有人称背部肌筋膜炎为软组织肌纤维组织炎、风湿性肌筋膜炎。病人主诉肩背部疼痛，有的病人疼痛向上肢传射，或疼痛向颈枕部传射，可引起头枕部疼痛、头晕、记忆力下降等。

本症以女性多见，多有受寒着凉史，尤其在流产或分娩后休息不好，或受风着凉后发病。有的病人疼痛症状较重，影响睡眠和生活。检查时肩背部有大范围压痛区。血沉可增高。

采用常规配伍的合剂于病变局部注射疗法，效果明显。每次选择 10～15 个压痛最明显的点进行治疗，直到压痛点全部消失，疼痛完全改善。每 5d 注射治疗 1 次。

也可先服用中药蠲痹汤治疗，取得一定效果后，对顽固的病变部位用局部注射疗法予以消除。

有的病人单独服用中药蠲痹汤也可取得满意效果。蠲痹汤的成分是：桑枝、海风藤各 15g，乳香、没药各 6g，当归 20g，秦艽、川芎、羌活、独活、木香、甘草各 12g。风胜者重用羌活、防风；寒胜者加制川乌、细辛；湿胜者加防己、薏苡仁。非手术治疗无效、肩背部疼痛症状严重者，可行肩背部软组织松解术，效果确切可靠。

七、背部软组织劳损

背部软组织劳损也是临床上常见的疾病，可由单纯的外伤引起，也可为劳累所致，一些人因受风着凉如睡水泥地等，造成背肌痉挛而致病。

1. 症状 早期，病人背部有酸沉感，久坐及低头弯腰活动后出现疼痛症状。一些病人有背部负重感、蚁行感及冷水浇背感，若不及时治疗，症状会逐渐加重，出现背部持续性疼痛及束胸感，或伴有胸闷、胸痛及憋气感，病人总觉吸气不够用，间隔一段时间要做一次深呼吸。有的尚有心慌、胸闷及心前区疼痛，以致被误诊为冠心病。这类病人反复做心电图检查，总无明显异常发现。有时疼痛可向头颈部放射，低头及旋颈活动可使疼痛加重，以致使头颈部活动受限。如果疼痛向上肢放射，则会影响到上肢的活动。以上各类症状常可于劳累或气候变化时加重。

2. 检查　可在背部软组织病变部位上找到明显压痛点。按压这些部位，有时疼痛可向头部、胸部或上肢传射。病变部位的肌肉比较僵硬，有时可摸到有明显压痛的条索状物。

3. 治疗

（1）口服消炎痛及 B 族维生素类药物，重者可短期适当服用地塞米松片等激素制剂。

（2）局部热敷，如使用舒乐热熨剂外敷。

（3）中频理疗可取得一定疗效。

（4）针灸或温针治疗。

（5）背部按摩疗法常可收到一定效果。

（6）背部拔罐疗法也会收到一定效果。

（7）中药治疗：

1）用血府逐淤汤主治以胸痛为主的胸中血淤之症。处方：当归、生地黄、牛膝、红花各 9g，枳壳、赤芍各 6g，柴胡、甘草各 3g，桔梗、川芎各 4.5g，桃仁 12g，水煎服，每日 1 剂。

2）身痛逐淤汤主治淤血痹阻于经络而引起的周身疼痛和肢体痛诸症。处方：当归、牛膝、桃仁、红花各 9g，川芎、甘草、五灵脂（炒）、没药、地龙各 6g，秦艽、羌活、香附各 3g，水煎服，每日 1 剂。

（8）背部病变部位局部注射疗法，常可收到满意效果。

（9）以上非手术治疗无效者，可行背部软组织松解术，效果确切可靠。

第六节　腰腹部疼痛

一、腹外斜肌综合征

1. 解剖　腹外斜肌（图 3－57）位于腹部最浅层，以许多肌齿起自下方 8 个肋的外后面，并与前锯肌和背阔肌齿交错，肌束向前下方，后份抵止于髂嵴前外唇，其余部分肌纤维移行为宽阔的腱膜向腹正中会合参加构成腹直肌鞘及腹白线，腱膜下缘卷曲增厚构成腹股沟韧带。腹外斜肌的作用是前屈、侧屈并向后旋动躯干。

2. 病因与临床表现　人在前屈时旋转产生损伤或人体频繁前屈旋

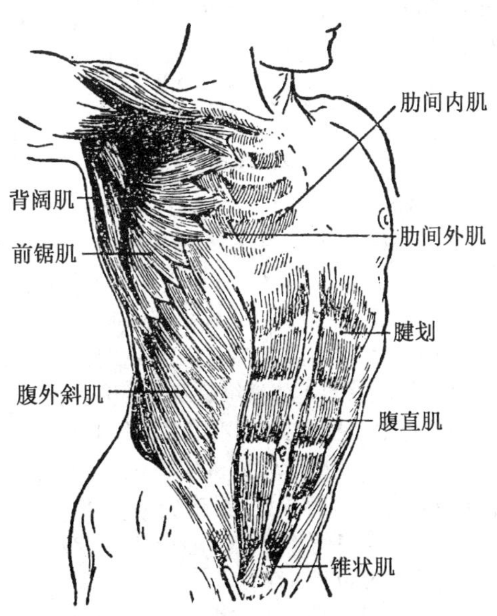

图 3－57　腹外斜肌、腹肌与胸廓肌

（胸大、小肌切除，腹直肌鞘已剖开）

转活动使腹外斜肌肋骨或髂嵴附丽区发生劳损性病变而引起症状。起点处病变多诉肋痛，止点病变多诉侧腰痛，腰活动不利。单侧腹外斜肌病变时，病人多呈侧屈、躯干稍后旋姿势。双侧病变病人的肋骨多下降，腰部稍前凸位姿势。检查病人在腹外斜肌下八肋起点处有压痛或髂嵴前部止点处压痛，令病人侧屈做躯干旋转运动可引起疼痛加重。做躯干前屈旋转的抗阻试验，尤可使病变侧腹外斜肌附丽区产生明显疼痛。此为抗阻试验阳性。有利于本病的诊断。

3. 治疗

（1）按摩：附丽区部位行按揉、点压、弹拨手法，然后顺肌纤维方向理顺，每日1～2次，常有效。

（2）中频治疗。

（3）病变局部注射疗法：每5～7d治疗1次，常可收到满意效果。

（4）小针刀。

二、第三腰椎横突综合征

1. 解剖 L_3横突是腰背筋膜中层的附丽区，又是相邻横突间的横突间肌、横突间韧带的附丽区。L_3处于5个腰椎中心，是腰椎前屈后伸、左右旋转的活动枢纽，加之在各腰椎中L_3横突最长且弯度也大，故在腰部频繁活动中所受剪力也最大，易受损伤。此外，$L_{1、2}$横突外侧有下部肋骨覆盖，$L_{4、5}$横突外侧有髂骨保护，只有L_3横突孤居腰中部外侧缺乏保护，所以L_3横突上附丽的软组织更易受损伤。

2. 症状 附着在L_3横突上的软组织发生急慢性损伤后，病人会产生腰部中段单侧或双侧疼痛，腰僵硬不能弯，久坐或久立使疼痛加重。严重者行难、翻身困难，站立时常以手扶持腰部。由于在解剖上腹横肌、腹内斜肌、腹外斜肌借助腰背筋膜起于L_{1-4}椎横突（图3－58），因此附着于横突上的软组织病变就可影响这些腹壁组织而产生腹痛。由腰部病变引起的腹痛，称为腰源性腹痛，以L_3横突引起者最为常见。腰源性腹痛的产生有时与腰部软组织劳损性病变相伴的植物神经紊乱有关，也可能和腰部某些节段性软组织与一定的腹腔脏器存在着反射性联系有关。所以，当一定部位的腰部软组织发生病变时常引起相应脏器痉挛、疼痛。

3. 检查 在病人L_3横突尖可扪及蚕豆大小阳性物，有明显压痛。一侧有病变的病人腰常向患侧弯（健侧突弯），以手扶按腰部。L_3横突病变引起的腹痛病人，检查腹部不具备急腹症体征，腹部柔软，无明显压痛，在瘦弱病人深压腹部触及病变的腰部组织时可引起明显压痛。血化验除个别病人白细胞总数稍高外，其他均在正常范围内。

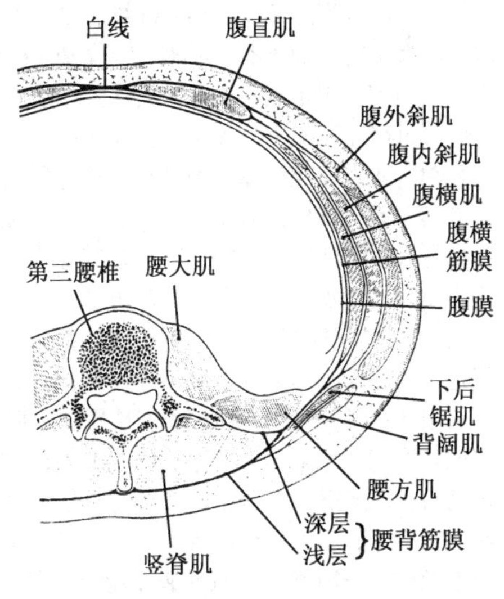

图3－58 腰部软组织与腹壁软组织关系

4. 治疗 着重病变局部处理。随着L_3横突软组织附丽区病变的恢复，病人腰痛及腹痛等症状迅速消失。

病变部位施行点按手法、局部中频理疗或应用热熨剂，可收到一定疗效。温针及激素局部注射疗法常可收到明显效果，但穿刺针务必抵触到横突骨性组织。对非手术治疗无效的少数L_3横突综合征病人，施行软组织松解术，即用骨膜剥离子沿L_3椎横突末端骨质上、下、前、后推离附着其上的软组织2～3cm，使横突末端游离并咬除，也可不咬除；疗效均确切，可靠。

三、腰神经后外侧支卡压综合征

1. 病因 本病引起疼痛原因主要是$L_{1\sim3}$神经的后外侧支穿过横突部腰背筋膜深层或穿出腰背筋膜浅层时，受到病变部位增厚、瘢痕、挛缩的肌筋膜卡压。腰神经后外侧支卡压综合征主要是由于该神经的特殊解剖关系所造成。根据观察将腰神经后支的走行分为4段，6个固定点。第一段自椎孔发出后穿骨纤维孔处，称出孔点，此为第一固定点。然后沿横突的背面走行，称骨表段。在横突上被纤维束固定处为横突点，此为第二固定点。第二段为继上之后穿过横突间肌并与伴行的血管一起穿过附丽于横突的深层腰背筋膜进入骶棘肌，称肌内段。进入骶棘肌处称入肌点，此为第三固定点。第三段走行于腰背筋膜浅层之深面，称筋膜下段，其出骶棘肌处称出肌点，此为第四固定点。第四段为出筋膜后走入皮下浅筋膜内的皮下段，其穿出腰背筋膜浅层处为出筋膜点，此为第五固定点。皮下段越过髂嵴进入臀部之点称入臀点，此为第六固定点。入臀后该神经叫臀上皮神经。臀上皮神经入臀后继续在浅筋膜中行走可达腘窝平面之上。腰神经后外侧支在整个行程中有 6 个固定点。在固定点的部位易受卡压而引起腰臀痛。但通过观察发现，最易受卡压部位是在“横突点”和穿出腰背筋膜后的“入臀点”。因为在这两处腰神经后外侧支通过的都是骨纤维管道。L_3 横突最长，有较多肌起止点和筋膜附丽，受到的拉应力最大。任何急慢性损伤牵拉造成局部血肿、瘢痕粘连、筋膜增厚、肌筋膜挛缩等病理改变，使神经穿过的管道狭窄，造成卡压，从而产生症状。

2. 症状与诊断 本病是引起腰臀痛常见原因之一。根据受压部位不同而产生腰痛、臀痛或腰臀痛症状，疼痛可向股部传射。坐、卧、行动均痛。有的病人晚上疼痛加重而影响休息。有些病人还伴有腰臀腿部的麻木感。但所有病人均无间歇性跛行，亦无向小腿、足部的放射痛。

检查病人，于 L_3 横突处均有明显压痛。一些病人于臀上皮神经部位也有明显压痛。

3. 治疗 早期病变采用温针、按摩、局部注射疗法等常可收到明显效果。因组织增厚、挛缩造成难以缓解的卡压时，软组织松解术常能迎刃而解。

四、腰源性腹痛

当一些病人查不到明确的腹痛原因时，请你不要忘记详细地检查一下腰背部。

腰源性腹痛虽然并非少见，但国内外杂志罕有报道。腹痛和腰痛是内、外科常见病。腹腔脏器病变除引起腹痛外，也可引起腰背痛症状，已为临床医务人员所重视和熟知。但是，腰部软组织病变反过来也可引起腹痛，则在临床上却很少引起人们的注意。

引起腹痛的原因很多，由腰部软组织病变引起的以腹痛为主要症状的疾病，称为腰源性腹痛（lumbogenic abdominal pain）。腰椎管内病变如肿瘤、髓核突出症等，有时也可引起腹痛，也属腰源性腹痛的范畴。

1. 病因

（1）由于腹壁组织多起源于腰部软组织，因此腰部的病变软组织常可牵及腹壁组织引起腹痛。所以，对这类腹痛于腰部病变部位施行松弛手法，常可收显效。

（2）腰部软组织劳损性病变，尤其腰部深层软组织的病变，由于无菌性炎症的化学介质对邻近脏器的直接刺激，也可能是引起腹痛的原因之一。

（3）腰源性腹痛的产生，有时与腰部软组织劳损性病变相伴的植物神经紊乱有关。

（4）可能和某些节段性腰部软组织与一定部位的腹腔脏器存在着反射性联系有关。所以，当一定的腰部软组织发生病变时，常可引起相应脏器的痉挛和疼痛。

（5）腰椎管内病变之所以在某些病人会引起腹痛，也是通过神经反射引起的。

2. 症状 由于病人腹痛症状常常掩盖了腰痛的症状，所以常以腹痛为主诉就诊，易被误诊为内科、外科或妇产科疾病，以致治疗失当。腰部软组织劳损性病变所引起的腹痛，可以表现为持续性隐痛或剧痛，也可以是阵发性疼痛或持续性疼痛阵发性加重。作者曾对 120 例腰源性腹痛病人进行了临床观察分析，发现其中 94 例呈急性剧烈腹痛；94 例中除 5 例呈阵发性剧痛外，89 例均呈持续性疼痛阵发性加剧。有的病人还有恶心、呕吐及腹胀等症状，严重者不能伸直腰。有的因疼痛向会阴部放射，而被误诊为泌尿系统疾患。有 38 例被误诊为急性阑尾炎，1 例做了阑尾切除术。其余 37 例中有 18 例准备手术，应用抗生素、输液、解痉剂等观察。这些病人经治疗腰部软组织病变，腹痛消失，痊愈出院。在 120 例中，有 26 例呈慢性持续性疼痛阵发性加重，少数只表现为间歇性轻微腹痛。有 9 例被误诊为慢性阑尾炎，其中 1 例做了阑尾切除，因疼痛不减又做输卵管结扎术，但术后仍然腹痛，经治疗腰部软组织病变后腹痛才告消失。

3. 诊断 腰部软组织劳损性病变所致的腹痛，由于原发因素易被忽略，所以常被误诊为胃溃疡、胃肠道痉挛或胃肠功能紊乱等，也有误诊为胆道蛔虫症或胆管痉挛、急性或慢性阑尾炎、盆腔炎等，甚至被误诊为胰腺癌而行剖腹探查的。因此，对每一个腹痛病人必须进行仔细、认真的检查。尤其是查不到明确的腹痛原因时，勿忘详细地检查腰背部。以下几点有助于诊断：

（1）仔细询问病史。有的病人在发病前有腰部扭伤史或其他损伤史，多数病人有腰痛既往史。有的病人可询问到在腹痛发生前先出现一侧腰痛或一侧腰部肌肉的紧张感或痉挛，继而出现急性腹痛发作。

（2）腰部软组织病变所致的腹痛，不具急腹症体征。对一些消瘦病人，在深压腹部而波及到病变的腰部软组织时，常可引起明显疼痛感。

（3）此类病人的腰部软组织病变部位必有明显压痛，多由附着于 L_3 横突部位的软组织病变所引起，因此在该处均有显著压痛，有的轻按此处就疼痛难忍。少数病人在此处还可扪及直径 1~3cm 大小的肿块，有明显压痛。

（4）除个别病人的血白细胞总数稍增高外，白细胞总数、分类及尿常规检查等均正常。

（5）本病用解痉剂治疗无效，但应用治疗腰痛的一些有效方法来治疗腰部软组织病变时，随着腰痛的改善，腹痛也会随之消失。

4. 治疗

（1）温针治疗：施针须使针尖抵触病变相应的横突或椎板，此时有针遇骨性的抵挡感，再取药艾条 2~3cm 置针尾部，使针尾被包裹在艾条中，点燃针尾之艾条直至燃尽并没余热后拔针。每日治疗 1 次，直至腹痛消失。

（2）病变部位局部注射疗法：用常规配伍的合剂共 30ml，在注射针穿刺抵达横突或椎板后注药 5ml。然后保持此深度不变，使针尖向内、外、头、足侧偏 30°~45°方向分别再各注药 5ml 后拔针。

五、腰肌紊乱症

腰肌紊乱症是指腰部一组肌肉的肌纤维或不同组肌肉的肌纤维，在一定的原因下排列顺序发生了紊乱，刺激或嵌压了其中的神经而产生疼痛的疾病。中医称之为“闪腰”或“岔气”。有的人过去把这种病痛误称为“腰肌扭伤”。所谓“扭伤”，就是在超过正常活动范围的外力作用下产生的肌肉和韧带的一种损伤，肌肉和韧带纤维有不同程度的撕裂或断裂。这种损伤的恢复需要一定时间，绝不可能通过某一种治疗手段使病变立即恢复、疼痛立刻消除。在病损的恢复过程中，需要静卧休息、限制活动，任何较大幅度的腰部主动或被动活动均可使病损加重。因此，在急性期是不宜行手法治疗的。在过去所说的“腰肌扭伤”中混杂着许多腰肌紊乱症的病人，因此才有“手法”后即刻治愈的可能，但必须在概念上要加以澄清，才能进一步提高手法的治疗效果。

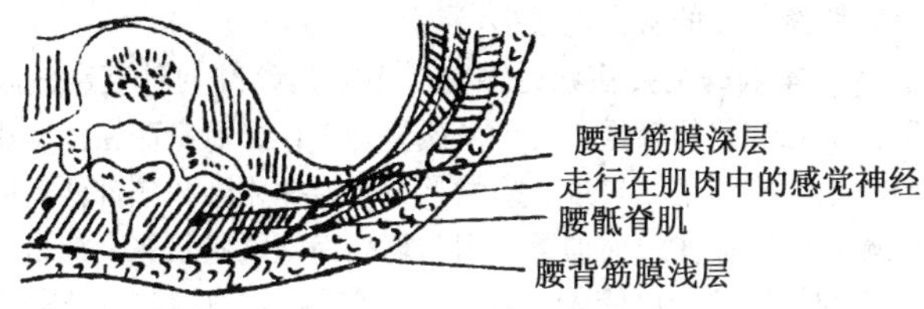

图 3－59　腰肌被包裹在腰背筋膜中

1. 解剖　排列在腰椎两侧的纵行腰肌，是由长短不齐的肌纤维在不同高度渐次加入而形成的。越靠脊柱的肌纤维越短，最内侧的肌纤维只跨越 1 个椎间隙而连接 2 个椎体；稍靠外侧的肌纤维就稍长些，跨越 2 个椎间隙；再外侧的肌纤维，可跨越 3 个椎间隙……像捲麻绳一样，组成了腰肌。腰肌又被腰背筋膜所包裹（图 3－59），腰部的感觉神经既要穿过筋膜，又要穿过腰肌。如果这些肌肉纤维不能协调一致的舒缩，就可发生排列顺序的紊乱，刺激或嵌压其中神经而产生疼痛。疼痛可以造成肌纤维痉挛，而痉挛又进一步加重对神经刺激或嵌压，使疼痛加重。如此形成一个恶性循环，使疼痛越来越重。

2. 病因　任何活动都是在中枢神经支配下由肌肉协调一致的收缩

产生的。在下列情况下容易发生腰肌紊乱症：

（1）在没有思想准备的情况下，突然或意外地做了某个动作，使一部分肌纤维收缩了，另一部分肌纤维没能及时地配合收缩，致使这两部分肌肉纤维的排列失去了正常顺序。例如在负重行走时，因路滑、跨沟或绊腿等情况使身体失去平衡，重心突然偏移，有可能使一部分肌肉纤维没能很好配合收缩而产生了腰肌紊乱症。日常生活中的一些动作，如泼水、弯腰拾物、咳嗽、打喷嚏等，由于不介意，有时也会产生腰肌紊乱。

（2）在身体疲劳、情绪紧张的情况下进行操作，也可使肌肉不协调收缩而发生排列的紊乱。

（3）对客观估计不足，如误认为一个装满重物的箱子是空的，抬搬时因一部分肌肉在无准备的情况下发生了收缩而产生肌肉紊乱症。

（4）有慢性腰痛的病人或一些腰椎先天性畸形的病人，由于病损部分的肌纤维的“应激性”较高，轻微刺激就可发生收缩，故在做动作时发生腰肌紊乱症的机会也较多。

3. 症状 本病的主要症状是腰痛。由排列紊乱的程度和波及肌纤维的多寡而决定症状的轻重。轻者尚能坚持工作，数日后在活动中肌肉紊乱不自觉地得到纠正而自愈。病情严重者腰痛剧烈，腰部活动明显受限，睡觉翻身时也会使腰痛加重。因为疼痛而使腰肌紧张、痉挛，身体固定于一定的位置上。单侧者，躯干向病侧倾斜；双侧者，腰部板挺，不能弯腰。病人常以一手或两手扶腰以减少腰部活动，从而步履迟缓，表情痛苦，咳嗽、打喷嚏，甚至深呼吸、大小便等都能加重其疼痛症状。腰部的疼痛较局限，病人常能明确指出疼痛区域。20% ~60% 的病人会牵涉到臀部和大腿根部。

4. 检查 病人腰部向一侧偏斜前倾，疼痛部位的肌肉紧张度增加，而且有明显压痛。由于一侧肌肉的紧张痉挛而产生了脊柱侧弯和生理弧度的改变。脊柱侧弯的凹侧即病侧，凸侧即为健侧。腰骶部各方向的活动完全受限，腰部稍做前屈活动，即可引起剧痛，病人站立时常以手撑住腰部，而坐位时常扶着凳子以缓解疼痛。

5. 治疗

（1）冯氏旋转复位手法（图 3 -60）：具体方法不再介绍，但治疗时必须注意病人腰前屈要够 40° ~60°，侧弯要够 30°才会收到良好效果。

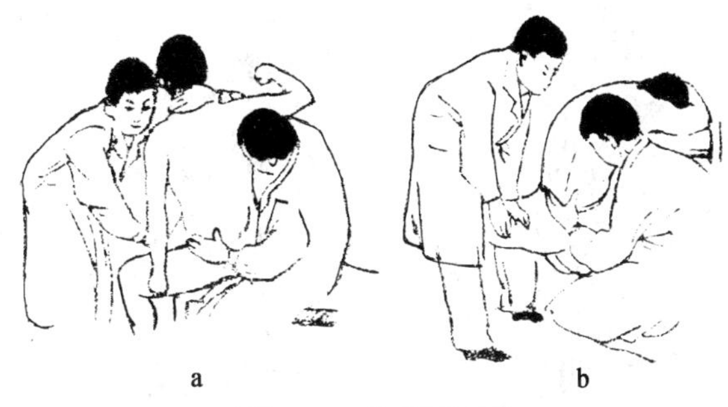

图 3-60　冯氏旋转法

a. 手法整复第一步　b. 手法整复第二步

（2）持续移位手法：在病变部位上采用与肌肉走行方向相垂直的用力，使病变部位软组织发生最大移位，且持续用力维持此移位 20~30s。移位手法后再顺软组织的走行方向，对病变部位软组织稍加按压理顺。如此重复 3 次为 1 次治疗。每日治疗 1 次，直至疼痛消失。

（3）自重倒悬床牵引疗法：仰卧于倒悬牵引床上，双足套上踝套，开始倒悬（图 3-61）。先在 60°位停留 3~5min，以使病人适应。然后继续升高床尾达 90°。利用病人自己身体的体重进行倒悬牵引 3~5min。然后令病人做腰前屈及左右侧弯动作 5~10 次。在开始的 1~2 次时，病人可能还稍有痛感，继续做下去痛觉消失。病人主动活动时，术者可适当予辅助，以加大病人活动幅度而增加疗效。在倒悬及活动中，腰肌排列顺序的紊乱得到纠正，因而倒悬牵引后病人痛苦明显减轻或消失，腰活动幅度显著增大或恢复正常。每日治疗 1 次。

（4）针刺加腰自我旋转法：于患侧第 2、3 掌骨间隙上 1/3 处（腰痛穴）针刺并反复提插捻转 2~3min 后拔针，即令病人做腰部前后左右的旋转活动，常可在活动中排列紊乱的腰肌纤维自行得到纠正而消除症状。

（5）手术：对病情严重，非手术治疗久治无效者，由于病变组织的变性、粘连和瘢痕化，此时必须进行腰部软组织松解术，才能收到满意疗效。

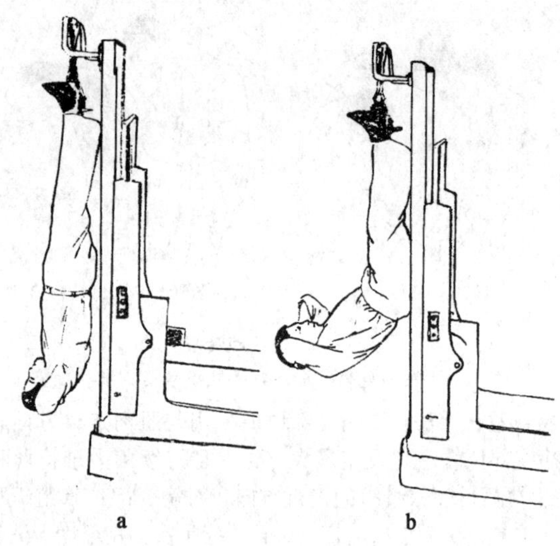

图 3-61　自重倒悬床牵引疗法

a. 90°倒悬　b. 倒悬下做腰前屈动作

六、腰大肌紊乱症

由各种原因导致腰大肌紊乱后，刺激或嵌压了其中的神经而产生疼痛症状者，称为腰大肌紊乱症。也有人定名为腰大肌综合征，有的将其归属于腰肌劳损范畴。

1. 解剖生理　腰大肌位于脊柱腰段两侧，起自第 12 胸椎体，上四腰椎体和椎间盘的侧面，以及全部腰椎的横突。肌束向下，联合髂肌，二者形成共同腱，穿过腹股沟韧带深面外侧的肌腔隙，止于股骨小转子。此肌收缩时，可屈大腿并使大腿外旋，大腿固定时，屈脊柱腰段及髋关节。受腰丛的肌支（T_{12} ~ $L_{1\sim4}$）支配。临床发病率较高，多由不妥当活动造成急慢性损伤所致。

2. 病因病机

（1）急性损伤：突然受暴力直接损伤腰大肌，如过度后伸、前屈、扭转弯曲、超过了腰部的正常范围或搬运重物，负重过大或用力过度，劳动时腰部姿势不正确或跌仆、暴力直接打击，而使腰大肌扭转、牵拉、紊乱、继之产生急性无菌性炎性水肿、渗出，压迫或刺激了走行于肌肉中的脊神经后支，产生症状。

（2）慢性损伤：长期某种不协调的体位，如久坐，弯腰或习惯性不良姿势，或长期在潮湿环境工作、生活、学习导致腰大肌紊乱，产生慢性无菌性炎性水肿、渗出，压迫或刺激，使脊神经后支产生症状。

（3）其他因素：其他疾病也可导致腰大肌损伤，如腰椎间盘突出症引起生理弯曲变直、脊椎侧弯，相应增加两侧肌肉的代偿能力，特别易引起腰大肌紊乱。

3. 临床表现　腰痛是本病最常见最显著的特征，有时伴腹部疼痛。患侧下肢大腿外侧疼痛或麻木酸困、抬腿受限，尤其是上楼时最明显。

4. 诊断　本病诊断不难，临床表现比较明显，压痛多在 L_4 横突前下最明显，股骨小转子处受损时有压痛。X 线提示腰椎无明显改变，长期紊乱者 X 线提示腰椎轻度侧弯。同时临床上应与腰椎间盘突出症，特别是高位椎间盘突出症鉴别，还要与妇科病、结核鉴别。

5. 五步法治疗腰大肌紊乱症　目前临床上对腰大肌紊乱症的专一论述较少，标准化手法治疗更少，因此，现将笔者总结的五步法（正按腰部、背侧推按、腹侧推按、背侧摇按、腹侧推揉）治疗腰大肌紊乱症的标准化、程序化手法治疗介绍如下。

（1）正按腰部：

1）病人姿势：俯卧位。

2）术者手法：先用滚法，然后推按椎旁患侧竖脊肌。

3）作用和目的：通过术者手法穿过竖脊肌渗透到腰大肌，达到放松腰大肌的目的。

（2）背侧推按：

1）病人姿势：病人侧卧位，患侧在上，健侧在下；健侧下肢屈曲，患侧下肢伸直，微有屈曲动作，膝盖放在健侧胫骨平台下，健侧脚尖顶着患侧跟腱。要求病人的枕头不低于病人的肩宽长度，健侧上肢外展，前臂上屈，病人手放于颈部，肘尖搭在健侧肘上。

2）术者手法：双手拇指并拢推按竖脊肌前下缘。

3）作用和目的：让力从竖脊肌前下缘进入腰大肌，以达到解除痉挛。

（3）腹侧推按：

1）病人姿势不变。

2）术者手法：①术者双手四指并拢放在竖脊肌外下缘，掌指关节为发力点向前下推按，同时指面有一个前下弹按动作，双手拇指并拢仅是辅助动作。②双手拇指并拢或单手拇指放在竖脊肌外下缘，特别是拇指放在 L_4 横突前下缘，着重用力，要有触到腰大肌的手感。

3）作用和目的：双手四指的推按几乎能使大部分腰大肌同时受到缓和之力，并能从 L_4 横突前下直接受力。

（4）背侧摇按：

1）病人姿势不变。

2）术者手法：术者坐在按摩床上，用肘尖对准横突进行摇按。

3）作用和目的：减轻横突的疼痛。

（5）腹侧推揉：

1）病人姿势不变。

2）术者手法：①用肘尖先对准横突尖推按，再移至腰大肌沟，渗透至腰大肌。②用前臂从 $T_{12} \sim L_5$ 椎旁滚按。③病人姿势变为仰卧位，患侧下肢屈髋屈膝外展放于术者膝上，术者双手重叠四指并拢用指腹揉股骨小转子。

3）作用和目的：从腹侧松解腰大肌和横突、小转子附丽区的软组织，以消除腰大肌的无菌性炎症。

（6）注意事项

1）手法要柔和渗透有力，而且又要有观赏性、连贯性。

2）做手法时，一要稳定病人姿势，二要手法到位、到点。

3）切忌损伤浮肋。

4）治疗时若单纯的腰大肌问题，五步法可以完全治愈，若伴有相关病症，另要对因对症联合其他手法并组合其他治疗方法，如针灸、小针刀、中药内服、中药透敷、熏蒸、火功手法，或给予西药、手术等，以达到追根求源，标本兼治，彻底治愈腰大肌紊乱症。

七、腰椎关节突关节紊乱症

本病由于腰痛症状明显，腰活动功能也明显受限，因此多被误诊为“腰椎间盘突出症”。

1. 病因 腰椎犹如一张三条腿的凳子。脊柱的稳定性主要是靠前面的椎体和后面的 2 个关节突关节来维持，椎体和椎间盘（图 3－62）由于接触面大，是维持稳定的主要结构。后面的左右 2 个关节突关节主要起运动的引导作用。腰椎的关节突关节面主要呈矢状位，因此，有利于腰椎的前屈后伸活动；超过腰关节突关节允许的活动范围，上、下关节突不能回纳恢复原位时，则产生了关节突关节的紊乱。由于关节突关节滑膜有丰富的感觉神经，此时就可产生严重的腰痛症状，腰活动也明显受限。在人体前屈时，腰椎后侧的上下关节突距离增大；在前屈旋转时，凸侧上下关节突的间距更大，故更易产生关节突关节紊乱症。中年之后椎间盘逐渐脱水变性，椎间隙变窄，因此，关节突关节囊松弛，关节就不稳定。所以，有时轻微的前屈旋转活动就可引起关节突关节的错位、紊乱。

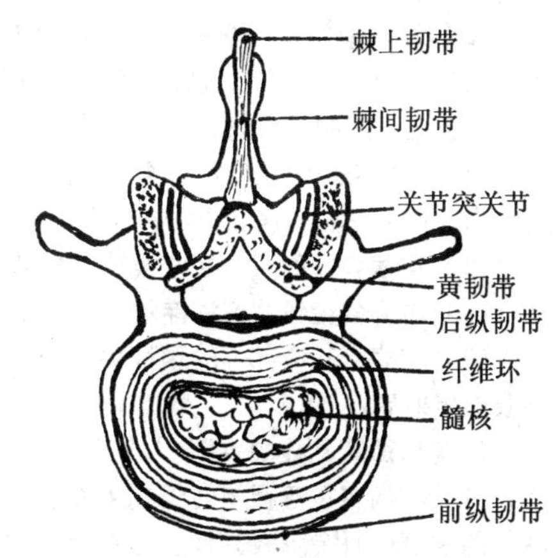

图 3－62 椎间盘与关节突关节

2. 症状 关节突关节紊乱症的发病率一般较高，常在弯腰取物或抬搬物品时腰部“喀哒”作响后就产生了严重的腰痛，腰部的任何活动均会使腰痛症状进一步加剧。因此，病人活动明显受限，不能做任何屈伸及侧弯活动，尤其是后伸及向患侧弯曲更为受限，睡觉时翻身困难。多数病人没有下肢的麻痛症状。这些病人既往多有慢性腰痛史。

本病如不及时复位纠正，经理疗、针灸或药物局部注射、休息等一般治疗后，因关节突关节紊乱所造成的急性创伤性炎症也可有所缓解，但仍可残留腰部慢性酸痛症状。病人常感腰部有不能负荷自身体重的现象。病人久坐、久站后腰部酸痛症状就会明显增重。腰后伸及向患侧弯时疼痛加重。

3. 体征与诊断 所有病人腰活动功能明显受限。病人不能做任何方位的腰部活动。检查病人在病变相应的腰椎关节突关节部位有明显压痛，但无向下肢的放射痛。

由于本病腰痛症状严重，腰活动也明显受限，所以要注意与腰椎间盘突出症的鉴别。本病和腰椎间盘突出症的不同点有：

（1）本病多发病急。在弯腰时“喀哒”作响后腰痛突发。

（2）本病多无下肢麻痛症状。

（3）在病变相应部位的腰椎关节突关节部位有明显压痛，但无向下肢的传射痛。

4. 与腰肌紊乱症的鉴别

（1）本病多在弯腰旋转情况下发病，发病时常可感到腰部有“喀哒”的响声；而腰肌紊乱症多是在无思想准备的情况下进行活动，而发生了腰肌纤维排列顺序的紊乱，刺激嵌压了腰肌中的神经，产生了腰肌痉挛和腰痛症状。

（2）本病疼痛程度要比腰肌紊乱症严重得多。

（3）本病的全部腰肌都发生痉挛，而腰肌紊乱症仅病侧腰肌痉挛。

（4）两者均有活动受限，但本病以腰后伸及向患侧侧弯活动受限明显；而腰肌紊乱症则刚好相反。

5. 治疗

（1）旋转复位手法（图3－60）：常可收到立竿见影的效果。多数病人经1～2次治疗就可使严重腰痛症状顿消。腰活动功能也立即恢复正常。

手法的具体操作：绝大多数病人能接纳手法操作，手法前无须麻醉。如遇个别疼痛剧烈不能配合手法者，可于手法前肌内注射哌替啶50mg，或在严格无菌操作下，用1%利多卡因10～15ml行患侧关节突关节注射（方法见下面介绍的关节突关节注射法），获满意麻醉后再行手法复位。方法：病人端坐方凳上，两脚与肩等宽分开。医者正坐病人之后，以棘突向右偏歪为例。首先，用双拇指触诊法查清向右偏歪的棘突后，左手拇指扣住偏歪之棘突。助手此时面对病人站立，两腿夹住病人左大腿，双手压住左大腿根部，维持在手法中病人左大腿不被移动之姿势。医者右手自病人右腋下伸向前，掌部压于颈后，拇指向下，余四指扶持左颈部（病人稍低头）。然后医者右手拉病人颈部，在病人配合下使身体前屈90°（或略小），再继续向右侧弯（尽量大于45°），在最大侧弯位时，医者右上肢使病人躯干向后侧弯旋转在最大旋转程度时并猛向上牵肩，此同时左手拇指向左上顶推棘突，立即可觉察指下椎体轻微错动感，常伴随“喀哒”声响，示复位成功。之后，双手拇指从上到下理顺棘上韧带。最后，一手拇指从上到下顺次压一下棘突。检查偏歪棘突是否已拨正，上下棘间隙是否已等宽。

棘突向左偏歪时，方法相同，但操作相反。

剧痛、无法活动的病人，也可于俯卧位下整复。仍以棘突向右偏歪为例。医者站在病人右侧，左臂从病人右大腿下面伸进，将右腿抱起，向后过伸髋、膝，以患椎为支点旋转大腿。右手拇指借大腿摇转牵引之力，将偏右之棘突拨正。棘突向左偏歪者，则整复手法方向相反。

为巩固疗效，整复手法后需静卧1～2d。

在整复手法前，于患侧关节突关节处注射常规配伍的合剂 10ml，不仅有利整复手法的操作，且可迅速改善因关节突关节紊乱所致的创伤性炎症，使手法后残存的不适感迅速消除。方法：病人俯卧位，在患椎棘突下缘旁开 0.5～1cm 处垂直进针，边回吸边推进，直刺 5～6cm 就可抵触骨性的关节突关节，将药液注入关节囊内及四周。

（2）保定手法（图 3－63）：对疼痛十分剧烈、一点也不能做弯腰动作的病人，因做旋转复位有困难，可采用保定手法，也常可收到满意效果。

具体操作：①如图 3－63a 所示，让助手背起病人，使之双足悬空，身体下垂。助手逐渐向前弯腰，并维持弯腰背病人的姿势。医者站在病人背后，首先按揉腰部肌肉，使之松弛，然后以拇指（也可用双手拇指）压住腰椎旁的压痛部位，令助手逐渐直腰，同时医者拇指向前（深部）向内（脊柱方向）用力推挤，有一种软组织被挤压推移的感觉，提示整复成功。然后再重复一次。②如图 3－63b 所示，术者两肘挽住病人两肘，背靠背地将病人背起，然后术者两膝屈曲，利用骶尾部的力量将病人左右摆动，同时让病人身体下滑，使术者骶部对准病人的腰部，此时病人常有痛感。此时将膝猛然挺直，用骶部的撞击力使病人腰部软组织滑动移位感。如无此感，可连续颠簸1~2次。为巩固疗效，手法后应让病人平卧休息。

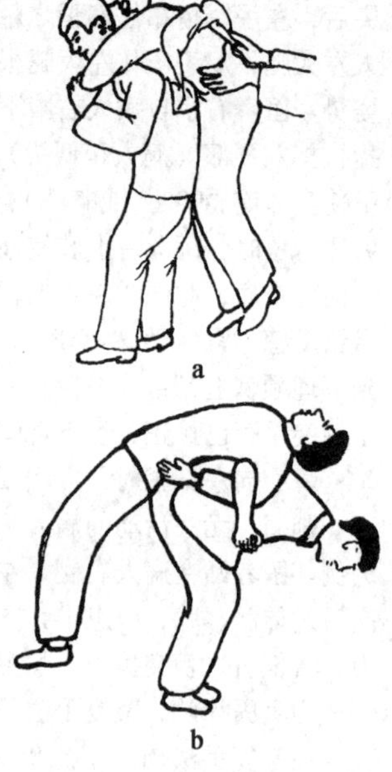

图3-63　保定手法

（3）对慢性关节突关节紊乱症的病人，病变部位注射疗法有利于慢性创伤性炎症的恢复而减轻腰部酸痛症状。

（4）对久治不愈的慢性关节突关节紊乱症病人，最终可行腰椎关节突关节囊剥除术及关节支神经切断术来消除病痛。

八、腰棘间韧带劳损

1. 病因　腰椎棘突之间有棘上韧带和棘间韧带连接（图3-62），对脊柱稳定性也有一定作用，有限制脊柱过度前屈之功能。腰棘间韧带产生劳损性病变的常见原因有：

（1）频繁腰前屈活动的积累性损伤。由于不断的牵拉腰棘间韧带而发生劳损性病变。因此，凡是从事长期弯腰工作的人都有不同程度的腰椎棘上或棘间韧带劳损存在。

（2）腰过度前屈活动可造成棘上或棘间韧带过度牵拉而发生病变产生症状。如经常大幅度屈腰锻炼的武术、体操运动员、杂技演员、舞蹈演员等，容易发生棘上或棘间韧带劳损。

（3）暴力的直接打击及钝挫和扭转都可使棘上或棘间韧带直接损伤而发生病变。

由于棘上、棘间韧带是直接附丽于腰椎棘突的骨组织上，在附着处没有骨膜组织，故称“棘突骨膜炎”是不客观的。

2. 症状与诊断 急性损伤者有外伤史，呈撕裂样、针刺样或刀割样剧痛，致使腰活动受限。检查时局部肿胀有压痛。多数病人伴有背肌不同程度的保护性痉挛。慢性劳损者多有长期弯腰工作或大幅度屈腰运动的历史。病始腰局部酸困不适。逐渐发展到疼痛。检查时可触摸到肥大而质硬的棘突和呈片状或条索状的阳性物，有明显压痛，有时有韧带剥离的浮动感。

3. 治疗

（1）手法：病人稍弯腰。医生用右手拇指按于病变韧带上端并向上推按牵引，左手拇指轻轻左右弹拨棘上韧带。找准剥离面后顺脊柱纵轴方向将其隆起的组织由上至下顺压于原位。再用拇指顺其纤维方向滑推按压。

（2）温针。

（3）用常规配伍的混合药液，病变局部注射5ml，每5d治疗1次，常可收到明显效果。

（4）软组织松解术：在局部浸润麻醉下将病变部位棘上，棘间韧带从棘突上切痕推离下来。

九、腰部软组织劳损

腰部软组织劳损性病变引起的腰腿部疼痛最为常见，占腰痛病的80%左右。

1. 病因 有的病人并没有做体力劳动，也没有发生扭伤和其他外伤就产生了腰痛，其中绝大多数是因为腰部软组织劳损性病变所引起。这是因为人不管是躺着、坐着、站立还是行走，总有相应的某一部分肌肉处于收缩状态。因此，经常长时间维持一个姿势，久之就会产生劳损性病变。因职业需要经常坐位工作的人，由于腰背部肌肉长期处于紧张状态，血液循环不畅，肌肉的供氧不良，就会发生劳损性病变而出现腰痛症状。同样，睡觉时姿势不当或长期睡柔软的沙发床，使腰肌始终处于紧张状态，也可以发生腰痛。

在发生劳损性病变之前，往往先产生肌肉疲劳现象。如果此时注意调节体位姿势，使疲劳的肌肉得到休息，那么就不会发生劳损性腰痛。

可以这样认为，劳损是疲劳的积累，是量变到质变的飞跃。

很多人认为腰部软组织劳损是单指腰肌而言，这是不全面的。实际上，维持人体站立、坐、卧等姿势的，除腰部肌肉外，还有筋膜、韧带、腹肌、臀肌和大腿肌。如果这些组织一旦失去平衡，就会加重腰肌的负担产生劳损性病变而出现腰痛。

大部分腰部软组织劳损是疲劳积累的结果，但也有少部分是由于外伤后未能及时治疗，或着凉受风而使机体对疼痛的耐受力降低，肌肉长时间痉挛而致。

2. 症状 本病的主要症状是腰痛，一般病程也较长。症状时轻时重，疼痛由间歇性到持续性，反复迁延不愈。病初仅在劳累后或弯腰久后出现腰部酸痛症状，休息后症状消失。病程稍重时就变为持续性疼痛，有的可向头颈部、臂部放射，更多见的是向臀腿部的放射疼。疼痛沿大腿后外方传射到膝外方，甚至到小腿和足部，且常伴有不同程度的麻木、灼热、寒冷等症状。少数严重病例会出现下肢的不完全性或完全性瘫痪。

腰痛症状常与气候及活动有明显关系。天气阴冷常会使疼痛加重；有的刚开始活动时疼痛较重，稍活动以后疼痛相对减轻，但活动过多或劳累过度，疼痛又明显加重。还有的病人常在夜间疼痛加重，时常会被“痛醒”。

一切发热性疾病，包括上呼吸道感染等，均可使疼痛症状加剧。

病人多不能久坐、久站或走远。坐位时臀部需不停地改换位置，且久坐后无法站起，需要用手支撑膝盖或桌椅方能站立。慢性病人也可因久坐使症状突然加重。病人行走时须扶杖或用手托住腰部，重者甚至连上床动作也十分困难。常卧床不起，不能仰卧，不能翻身，故多采取髋、膝蜷曲向健侧的侧卧位。许多病人怕做弯腰动作，症状严重者连扫地等轻便劳动也无法完成，甚至连洗手、刷牙等简单的弯腰动作也会使症状加重。某些病人还可引起头痛、腹痛、腹胀、腹泻、尿频、尿急、尿痛、痛经、月经紊乱、性功能障碍、会阴区拉紧感等症状，还可因长期严重的腰痛而引起心悸、失眠、高血压及长期低热等症状。

3. 检查 腰腿痛病人的检查包括一般的体检、X 线摄片和化验等项目，女性病人必要时须做妇科检查以排除因妇科病引起的腰痛。有的病人还须做腹部及肛门检查。

（1）立位体检：

1）嘱病人行走数步，观察其行走姿势，是弯腰驼背行走还是直腰挺胸行走，有无跛行等。腰腿痛病人行走步伐短小或缓慢蹒跚，并常以双手或单手扶腰行走。

2）令病人在立正姿势下暴露躯干和臀部，从后面观察腰背部的外形，检查有无腰背肌、臀肌的萎缩或痉挛隆起。检查脊柱是否侧弯，可用手指沿棘突线稍用力自上而下划过，使皮肤发红，看此红线是否弯曲。也可用一长线下端系一重锤，上端固定于 C_7 棘突，下端让其自然下垂并对准臀沟，即可查出脊柱是否侧弯及侧弯的程度。

3）让病人做腰的前屈、后伸、侧弯及旋转动作。做侧弯、旋转动作时，两手须抱住头枕部，保持骨盆与两足固定不动。正常人腰活动范围（图 1－3）为：前屈 90°、后伸 30°、侧屈 20°、旋转 30°。大多腰腿痛病人的腰部活动受限，活动度减小，且在活动时疼痛加重，此时应注意活动受限的方向、程度及疼痛的具体部位。

4）令病人在双膝关节伸直、双足跟并拢的直立体位上做弯腰动作。腰部软组织劳损病人手指多不能触地；病情愈重，则手指距地面愈远。不少病人弯腰时疼痛加重，并可向下肢传射，这时要注意让病人指出腰骶部的疼痛部位及向下传射的途径。正常人弯腰时腰背部呈钝圆弧形；而腰腿痛病人弯腰时，由于腰肌痉挛，腰背部呈僵直变平状态（图 1－44）。

做拾物试验，腰部有病变者，拾物时双膝髋关节屈曲而腰挺直。用这种试验方法检查小儿的腰活动时，可使其拾取一件放在地上的玩具。

（2）坐位检查：多数病人不能久坐，坐久时疼痛加重并且臀部需不断更换位置。坐位时，脊柱的功能性侧弯常可减轻或消失。慢性腰腿痛病人在过伸坐位时疼痛增剧，不能持久。微屈坐位时疼痛减轻。若在坐位时以双臂支撑桌面，反而更觉舒服。

（3）仰卧位体检：

1）病人仰卧，全身肌肉放松，在正常情况下腰部和四肢完全可与床面相接触。

2）病人躺平后首先屈伸下肢关节，检查有无疼痛或运动受限。

3）做直腿抬高试验，即病人两膝关节完全伸直，先令其一侧下肢做主动的直腿抬高，后做被动的直腿抬高。检查者一手握住病人足跟部，另一手按于膝上部小腿徐徐抬起，在抬起的过程中要注意最先出现疼痛的部位。如抬高不到70°时患肢即有放射性疼痛或有触电样感，即为直腿抬高试验阳性。发生放射痛后就停止再抬高，并记下抬高的角度和疼痛放射的部位。

4）令病人两足踇趾用力背伸上跷，检查者用手指下压病人上跷的踇趾。在正常情况下，双侧踇趾背伸肌力对称而有力，若一侧上跷无力或与对侧相比明显减弱者，则为阳性。此试验有时须反复数次检查才能得到正确的结果。一些腰椎间盘突出症病人的本试验阳性，对诊断有帮助，但一些严重的腰部软组织劳损病人有时也会出现阳性表现。

5）进行下肢感觉检查，检查时要与对侧相比较，找出痛觉迟钝或麻木区。腰椎间盘突出症由于神经根受压迫，可出现受累神经根分布区的痛觉和触觉的减退，温度觉及震动觉则不受影响。腰臀部软组织劳损性病变有时也有下肢后侧或外侧疼痛、触觉减退或麻木区。

（4）俯卧位检查：俯卧位主要是寻找软组织劳损的病变部位所在。近年来，通过大量的临床观察与研究证实，压痛点往往就是病变的具体部位。这些压痛点的检查不仅有助于诊断，而且可以由此来判断病变的程度与范围，同时也是决定治疗措施的主要依据。对每一个腰腿痛病人，必须从上至下详细认真地检查，不可省略。这些压痛点是有规律的，但和病人主诉的疼痛不一定在同一部位。按压这些痛点时，常可产生与病人主诉相似的放射痛或麻木感。此外，压痛部位的肌肉常有明显的紧张或挛缩，有时可摸到索条状阳性物，按压此阳性物时疼痛明显。

在腰部软组织劳损病人的腰椎X线片上除可能发现腰椎生理前凸变化和腰椎侧弯、增生外，多无明显异常。腰部软组织劳损病人的血、尿常规化验也多属正常，但个别病人可发现有白细胞计数增高、血小板减少等轻微变化，原因不清。

4. 治疗

（1）当腰部软组织劳损性病变引起的腰痛症状突发加重时，适当地卧木板床休息是必要的。这样可以使痉挛的腰肌得到休息，使劳损性病变得到恢复。不少腰痛病人常喜欢俯卧着请人压背或踏脊背，这样一来，疼痛不但不会好转，甚至会更为剧烈。此时若在稍硬的褥垫上抱膝侧卧休息；或当只能仰卧睡觉时，在膝或腿下垫上枕头一类的东西，以屈膝的姿势躺着休息，症状大多会减轻。

(2) 剧烈腰痛的病人是需要绝对卧床休息的，但当腰痛症状不甚厉害时，较为方便的治疗办法就是使用腰围。腰围可以帮助支持脊柱，使腰部软组织得到休息。如果腰围做得太窄太小，就会失去这种效果。所以，腰围最好做得稍长一些，一般应与第十二肋到髂嵴的距离相当。在腰围两层布间缝入几根纵置的竹片或其他硬性物品，可以加强腰围的固腰作用。但应注意不要把这类硬片置于后正中部，以免在弯腰时与腰椎棘突碰磨而加重腰痛症状。

必须指出，使用腰围并不是治疗的结束，而仅是刚刚开始，决不能长期使用。长期使用，腰肌就会萎缩，一旦去掉腰围，腰椎就会失去稳定性而加重腰肌负担，腰痛症状就难以消除。一般应该随着腰痛的改善，逐步减少使用腰围的时间，逐渐锻炼到不使用腰围为止。

(3) 适当服用一些药物以减轻疼痛症状，有利于消除病人不良的情绪状态，保证充分的睡眠，加快劳损性病变的恢复。常用的中成药有：舒筋活血片、疏风定痛丸、大活络丸、小活络丸、木瓜丸、豨桐丸等，常用的西药有保泰松、消炎痛、抗炎灵、布洛芬等。这些西药对胃肠道有一定刺激，所以应该在吃饭时或饭后立即服下，让药和食物在胃内混在一起以减少刺激。已患胃病的人，最好不要吃这类药物。

(4) 热疗有利于劳损性病变的消除。最简单的热疗是将盐、沙、谷糠加少量水或酒炒热后盛于布袋中，或将砖烤热后用布裹着敷于腰痛处；也可用舒筋活血的中药放在布袋里加水湿透，置笼中蒸热后敷于患处。常用的中药有川芎、当归、伸筋草、透骨草等。

(5) 中频治疗也可收到一定效果，每日治疗 1 ~ 2 次。

(6) 拔罐疗法早在 1 600 多年前我国晋代医书《肘后方》中就有记载，它能促进局部血循环，加速新陈代谢，改善局部营养状况，有利于劳损性病变的恢复。同时，由于拔罐局部少量红细胞渗出后破坏，放出一种叫类组胺的物质，随血液周流全身，可以加强各脏器的功能，提高身体的抗病能力。

(7) 压痛点部位采用局部注射疗法常可收到很好效果。

（8）在病变部位采取持续移位手法治疗，可以有效地松解粘连，放松紧张及痉挛的软组织而达到“以松止痛”的目的。治疗时，病人俯卧位，病人自己可在腰部压痛点上，用同侧手之拇指向内侧（脊柱方向）、向深部用力推移病变的软组织，并且持续用力维持此移位 20～30s，尔后再用手掌从上至下对病变部位的软组织稍加按压理顺，重复3 遍为 1 次治疗，每日 1 次，直到病变消除、疼痛消失。

（9）腰背肌的锻炼是治疗及预防劳损性腰痛必不可少的措施。它能够促进机体的新陈代谢，增强肌力，纠正不良姿势，增强体质。特别是对于因平衡失调所致的腰部劳损，应视为各种疗法中最重要的一种。一般病人只要坚持，不需其他治疗也能治愈。在腰痛尚未消退时，锻炼应先在卧位姿势下进行，动作要轻，最好先自躯干的上部和四肢远端开始，逐渐达腰部，不能有副作用。腰背肌的锻炼原则是：持之以恒，循序渐进，每日锻炼 3 次，每次5～10 个动作。动作的次数可根据情况适当增减，不宜过度疲劳。

人们站立时，腰部是处于轻度后伸的，当腰背肌紧张挛缩时，腰后伸的程度就增大，给腰椎施加的压力也加大。为此，必须首先解除腰背肌的紧张挛缩，也就是要伸展已挛缩的肌肉，方法是采用下蹲抱膝跳跃（图 3－64a）。这样可以避免腰部后伸，减轻对腰椎的压力。穿高跟鞋的女性或腹部膨出的孕妇及肥胖人，因走路后发生的腰痛，只要采取这种方法，再加上适当的休息，就可以消除腰痛。若腹部凸出以致手碰不到膝盖的人，则可叉开双腿仰卧，把膝弯曲起来从膝上面加压（图3－64b），也能达到同样的效果。

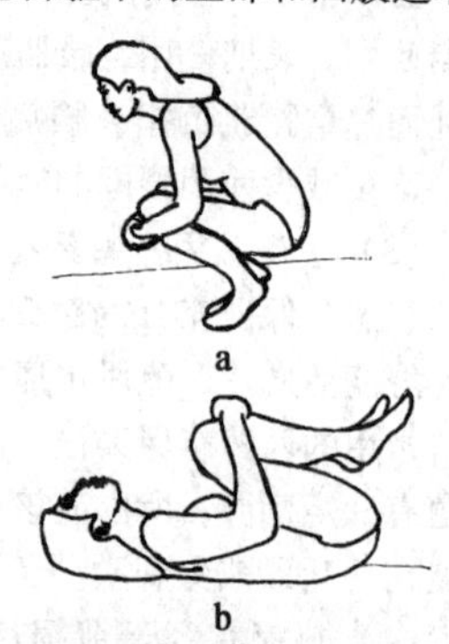

图 3－64　解除腰背肌痉挛的锻炼手法

a. 下蹲抱膝法　b. 仰卧抱膝法

下面简单介绍各种锻炼方法。

1）俯卧撑运动法：人俯卧于地上或床上，手掌及脚尖着地，身子和下肢挺直，靠肘部伸直使身体抬起。尔后屈肘俯下，如此反复进行。

2）俯卧位背伸肌锻炼法（图3－65）：又称飞燕点水，分三步进行：①上肢往后抬起，头颈与背部尽力后伸。②下肢伸直，尽力向后抬起。③将前两步同时做，使全身跷起，仅腹部着床，呈一弓形。

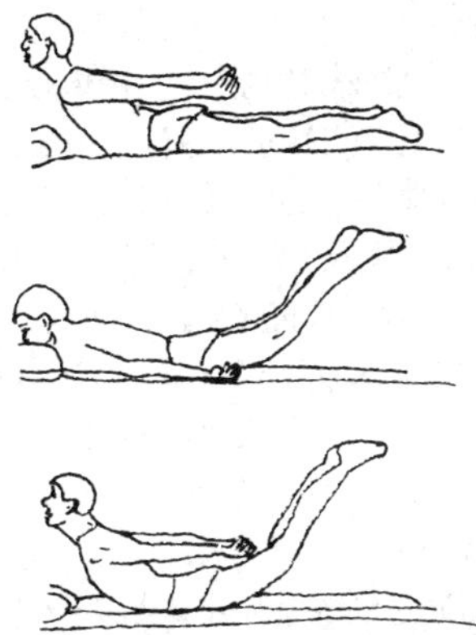

图3－65　俯卧位背伸肌锻炼法

3）仰卧位背伸肌锻炼法（图3－66）：也分三步做。①五点支撑法：即人仰卧于平板床上，用头、双肘及双足跟撑起全身，使背部尽力腾空后伸，胸腹部向上挺。②三点支撑法：即把胳膊放在胸前，用头及足跟支撑在床上，全身腾空后伸。③拱桥支撑法，即用双手及脚撑在床上，全身腾空，胸腹挺起，像一座拱桥。

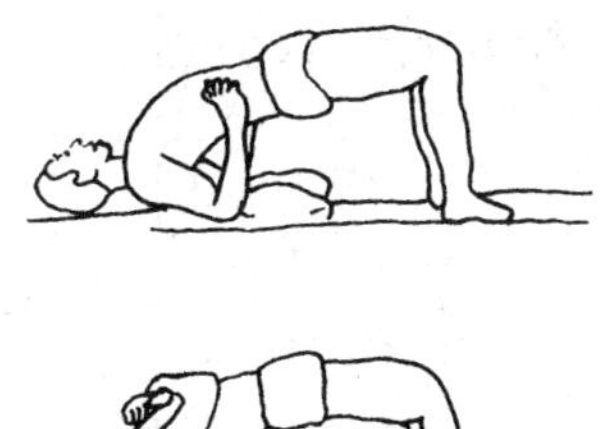

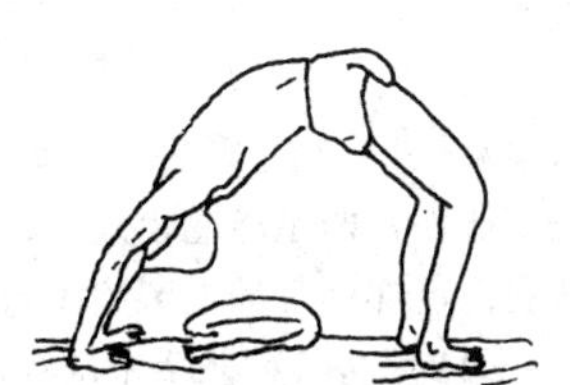

图3－66　仰卧位背伸肌锻炼法

4）伸腰运动法：双腿直立，两脚分开约半步距。两手手指交互插入指缝间，手掌向外，双臂从胸前向上举，并尽力向后伸懒腰姿势，也可向前或左右侧弯，各做6～7次。

5）腹肌锻炼法：腰背肌和腹肌是对脊柱正常形态的维持起着保证作用。在对抗负重和伸展应力方面对脊柱起着保护作用。腹肌可把负荷向上传向横膈，向下压向骨盆底，以减轻脊柱的负担。因此，增强腹肌力量也可减轻腰背肌的负担，对预防腰痛发病有着重要意义。为此，可做仰卧起坐。仰卧位，双手抱枕部，身子挺直，用腹肌力量坐起后再躺下。注意：下肢要始终伸直贴地，不能悬空。开始锻炼时，如果腹肌力弱不能坐起，可将双手向前平伸完成动作。

腰痛较重的病人，锻炼腹肌时可以平躺床上，先使髋、膝屈曲，然后把足跟离开床板并逐渐抬小腿，使下肢和床面成40°左右。因为抬腿30°以上时腹肌才起作用，因此，小于30°的锻炼是无济于事的。这样保持5s左右，再慢慢地恢复到原位。进行锻炼时两手自然地放在床上或胸部。

对严重腰痛病病人或老人、体弱妇女等来说，更简单的腹肌锻炼方法就是做腹式深呼吸。这是随时随地都能进行锻炼的一种好方法，每日锻炼3次，每次时间不限。

6）大腿肌锻炼：一个人如长久地坐在椅子上，从臀到膝部的肌肉就会挛缩，而当人站立时，腰的后伸就会增大，从而造成腰痛，因而必须通过锻炼来伸展这些挛缩的肌肉。方法：在床上伸展双腿而坐，使上半身向前弯曲（图3-67a）。如果两腿同时伸展感到疼痛时，可使一侧下肢屈曲靠近身体，另一侧下肢伸展，弯腰用手摸伸展肢的脚尖（图3-67b）。如此交替进行。也可采用伸膝站立，向前弯腰，让两手尽量去触及地面，以伸展腰、臀及下肢后面的软组织。

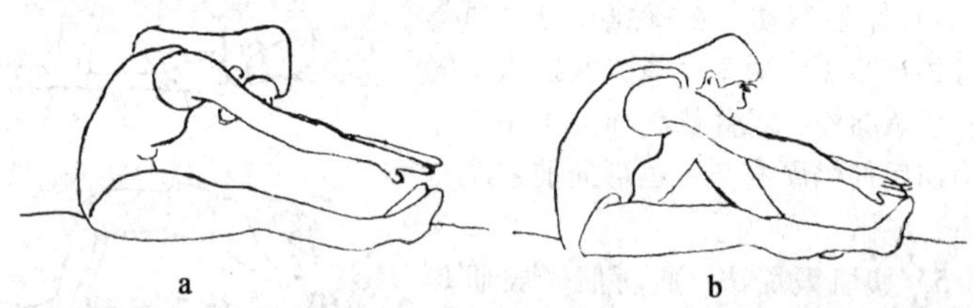

图3-67 大腿肌锻炼

a. 伸展两腿 b. 伸展单腿

7）脊柱侧弯锻炼：可以矫正功能性脊柱侧弯。病人侧立于墙边，一手扶墙，两足离墙稍远一些，腰椎的凹侧在墙的这一边。使身躯向墙摆动，这样近墙的椎旁组织得到伸展，部分臀腿部肌肉也可得到伸展。

（10）对各种非手术治疗和锻炼无效的腰部劳损性病人，最终可以通过实行软组织松解术来消除病痛，效果确切、可靠。

第七节　骶尾部疾病

一、骶髂关节紊乱症

骶髂关节是身体传递力至两下肢的枢纽。传统的观点认为，骶髂关节是一种微动关节，而在成年后这种关节的活动基本不存在，因而不认为有骶髂关节错位存在。但近代通过电脑脊椎运动测定仪及步态分析仪对骨盆的动态观测，发现在呼吸、步行等各种活动时，存在着骶髂关节多轴线的协调活动，因而使身体活动更加省力和灵活。例如，呼气时，骶骨运动方向为脊柱拉直、骶骨尾端接近耻骨方向、骶骨底向后上方活动；吸气时，脊柱弧度增加、骶骨尾端与耻骨距离增加、骶骨底向前下活动；步行时，左脚支持体重，右脚离地向前迈进时出现：①骨盆右侧倾，骶骨相应在左斜轴向前旋转（称左斜轴－左旋）。②腰椎段向左侧弯而 $L_{3、5}$ 椎体向右旋。③躯干 T_4 段也出现代偿性左侧弯，椎体向左旋。当右脚支持体重，左脚离地时出现情况与上相反。

在无骨盆骨折情况下，如骶髂关节移位，则必然导致耻骨联合移位。

一些学者认为，骶髂关节正常解剖关系的改变，可导致脊柱内外平衡的失调，是全身多种疾病的原因，这些疾病可以通过整复骨盆的紊乱而得以解除。在骶髂关节的各种紊乱中，以骶髂关节前后错位最常见，是本节介绍重点。

在解剖关系上，由于骶髂关节与骶神经丛、部分腰神经丛很靠近，故当该关节及其周围软组织发生病变时，容易累及腰骶丛神经。其中特别是腰骶神经干与 S_1 神经紧贴骶髂关节的前面通过，相互间关系尤为密切，因而由这些神经纤维所组成的坐骨神经与臀上神经在骶髂关节紊乱症时，常呈现受累的症状。

1. 症状

（1）严重腰腿痛，活动时痛甚。

（2）刺激骶丛引起干性坐骨神经痛，易误诊为腰椎间盘突出症。

（3）耻骨联合处疼痛，有时向腹股沟、大腿内侧传导，活动时有响声。

（4）卧位时翻身困难，病人常取侧卧位，患侧在上，翻身时疼痛加剧。

（5）肠道、泌尿系症状，如腹痛、尿频等。

（6）尾骶部痛、肛门紧感，为继发性骶尾韧带病变引起。

（7）股骨大转子外侧及大腿前方疼痛，这是由于刺激 L_4 神经所致。

（8）站立时，病人常将体重支持在健侧下肢，患侧下肢呈松弛屈曲状，以减轻腘绳肌牵拉，并常伴有骨盆及脊柱代偿性偏斜。

（9）步行时呈跛行步态且患侧臀沟下垂。

（10）臀部外突，病损侧鞋易磨坏。

2. 体征

（1）双髂后上棘不在同一平面，高低不一。

（2）患侧骶髂关节部位明显压痛。这是因为骶髂关节的滑膜绒毛很丰富，其感觉神经纤维也很丰富，在骶髂关节错位时易受嵌压，因而产生明显疼痛和压痛。

（3）直腿抬高试验大多阳性，这是由于直腿抬高使腘绳肌紧张，牵拉坐骨结节向下移动，髂骨后倾刺激骶髂关节发生疼痛之故。一般无坐骨神经痛症状。

（4）后错位患侧下肢缩短，前错位患侧下肢增长。

（5）后错位时，骶髂关节部位可扪及突出的阳性物，阳性物有明显压痛；前错位时，骶髂关节病变部位处可扪及一凹陷，凹陷处有压痛。

（6）患侧下肢外展外旋困难，“4”字试验无法进行，这是由于患侧臀中肌收缩和牵拉使髋骨离开骶骨而发生疼痛之故。

（7）耻骨联合处压痛，这是由于骶髂关节移位常合并耻骨结合移位之故。

（8）坐骨结节部位压痛（为相应骶结节韧带病变引起）。

（9）坐位弯腰活动时，疼痛及活动受限程度均比站立弯腰活动时大为减轻，因此时腘绳肌松弛，骨盆相对固定的缘故。

（10）骶髂旋转试验阳性，骨盆分离试验（Gaenslen）、俯卧提腿试验（Yeoman）时因髂骨旋转而致患侧疼痛。

（11）Piedallu 征阳性。病人坐硬板凳上，检查者自后方观察到两侧髂后上棘不在同一水平线上，往往患侧偏低。令病人向前弯腰，可见随着腰椎前屈，患侧髂后上棘位置逐渐升高并超过健侧。出现此征象时为阳性。这是由于患侧关节周围肌肉呈保护性痉挛，失去正常协调功能所致。

腰椎间盘突出症病人中 30% 合并骶髂关节错位。骶髂关节的错位方向是：左侧 90% 后错位，右侧 90% 前错位。

3. 治疗 主要为手法治疗。

（1）前错位手法：病人仰卧位，首先拉伸腘绳肌，直腿抬举后，术者向上推，使之进一步抬高。然后用屈膝屈髋压膝手法。也可术者坐在病人屈曲的膝关节上，向下压。

（2）后错位手法：病人俯卧位，术者一足踩在后错位之骶髂关节部位，助手双手握病人患侧踝关节，后伸下肢数次后突然猛拉后伸的下肢，术者同时猛踩一下后错位处。

另外，也可让病人侧卧位，患侧在上，术者立于病人背后，一手（或肘）置病人肩前，另一手（或肘）置骶髂关节错位处向前推，置肩前之手或肘此时同时向后推肩。

下面介绍整复骶髂关节紊乱的 12 种手法。

（1）斜扳法：病人侧卧，患侧向上，屈髋屈膝，健侧下肢伸直，全身肌肉放松。医者立于病人前面，前臂置于病人肩前部向后固定其躯体；另一上肢屈肘并放于患侧臀部，两脚自然分开，双臂同时向前后交错施力逐渐增大幅度，感到有明显的抵抗时，轻巧地顿挫闪动一次，即可听到复位的弹响声。术毕，病人自觉痛感减轻或消失，根据病情，必要时隔日再给予复诊施治。

（2）脊柱旋转法：病人坐于凳上，医者立其后，以右侧为例，医者以右手掌部压住病人右侧髂骨，左手由病人左腋下伸出，扶持右侧颈部，助手在病人对面扶按右下肢以固定骨盆。令病人前屈，向左旋转，当病人右髂骨顶住医者右手掌时，医者右手掌用力向前向外顶推，常可听到弹响声，手法毕。

（3）过伸压推法：病人健侧卧位，医者立其背侧，一手掌向前扶按于髂后上棘，另一手握拿踝部，施推拉之力使髋关节逐渐过伸至最大限度，然后扶髂骨之手用力向前下方顶推。此法必须注意两手的配合方可成功。

（4）腰后伸法：病人俯卧位，医者立于一侧，一手按压骶骨，另一手托双膝上端，两手相对用力，使双下肢过伸至最大限度。然后，两手同时做相反方向骤然扳动，即可听到复位关节的弹响声。

（5）手拉足蹬法：病人俯卧位，医者立于足侧，双手握患肢踝关节，一足跟蹬健侧的坐骨结节，双手向远心端牵拉患肢，脚用力向前蹬坐骨结节使其复位。最后改用两手交叉按压两侧髂后上棘部位，分别向外推压，使错位的髂骨得到可靠复位。

（6）双人推送法：病人俯卧位，一助手两手叠放在病人健侧的坐骨结节上准备向上推，术者立于助手对面，两手也要叠按在患侧的髂后上棘上，准备用力下推，二人同时相对用力即可复位。此法可连继操作2~3次。

（7）屈膝屈髋冲压法：病人仰卧位，医者立于患侧，双脚自然分开站稳，一手握患侧踝关节，令其向胸腹部屈膝屈髋；另一手屈肘，前臂向下冲压膝关节2~3次，使髋、膝关节过度屈曲，膝部抵触胸腹部为度。以听到弹响或病人痛感减轻、消失为佳。

（8）拔伸法：病人仰卧位，医者立于患侧，一手握住其踝关节；另一手扶按髋部稍固定骨盆，强力屈膝屈髋至最大限度。然后令病人全身放松，做快速伸膝的拔伸动作，此法可重复操作2~3次，以病人痛感消失或减轻为准。

（9）双手压骶法：病人俯卧位，下肢自然伸直，全身肌肉放松，医者立于一侧，双手叠压于骶骨的上、下、右、左，向后隆突或有压痛处用掌根部轻巧按压2~3次，视其骶骨突隆处平复或痛减为度。施治时医者双臂伸直，上身微前倾，运力于双手。术毕，检查其阳性体征应消失或痛觉减轻。

（10）双手压嵴纠翻法：病人健侧卧位，下肢放松自然伸直，全身放松。医者立其背侧，双脚分开，双手（根据部位大小，双手重叠或并列）抓握患侧髂嵴部，施治时双肘微屈，将力贯于双手，向前下方推按髂嵴部2~3次，手法毕。

（11）双手反旋法：病人健侧卧位，患肢屈髋屈膝，健侧下肢自然伸直，全身肌肉放松。医者立其背侧，双脚自然分开，肘微屈，双手呈抱球状，力贯于手十指，一手置于臀上部髂嵴处向前推，另一手扣握同侧腹股沟部向后拉，逆时针旋动髂骨，听到弹响或手感髂骨旋动为佳。

（12）双手正旋法：病人健侧卧位，屈髋屈膝，健侧下肢自然伸直。全身放松。医者立于病人背侧，面对腰部，双腿自然分开，肘微屈，双手呈抱球状，力贯于手指；一手抓握臀上部前旋之髂嵴向后拉，另一手置于臀下外侧向前推，顺时针旋动髂骨，听到弹响或手感髂骨旋动为佳。手法完毕，检查阳性体征模糊或消失或痛感减弱则手法成功。

在实施手法整复之前于骶髂关节压痛处，局部注射常规配伍的合剂5～10ml，不仅有利于手法整复的成功，并且因局部注射也有利于创伤性炎症的恢复，所以也可使手法后残存的创伤性炎症疼痛和不适感迅速消失。整复手法后可戴“骨盆带”以稳定关节，巩固疗效。

二、髂腰韧带损伤

髂腰韧带由 L_5 横突起始呈放射状止于髂嵴的后上部（图 3－68、图 3－69），使 L_5 和髂骨连接更为稳定，可限制 L_5 的旋转，防止 L_5 在骶骨上朝前滑动，抵抗体重引起的剪力。

1. 病因　骶椎基本不活动，因此，L_5是处在活动与不活动之枢纽部位，腰部频繁活动牵拉髂腰韧带容易产生劳损性病变；突然产生的强大的扭转力也可引起髂腰韧带的急性损伤；腰部过屈、过度侧屈，也容易使髂腰韧带损伤。

2. 症状　髂腰韧带损伤后，在L_5两侧或一侧产生深在性疼痛，病人不能指出具体的痛点，腰部屈伸、侧屈旋转活动受限，搬抬重物时容易引起剧痛。

3. 检查　在L_5外侧缘和髂骨嵴之间有深在压痛。令病人做躯干向后旋转活动，患侧髂腰韧带处疼痛加重。

4. 治疗　急性期使用腰围，进行理疗或使用热熨剂外敷。慢性损伤和劳损性病变，可用电针或温针治疗，每日治疗 1 次；症状重者可行病变部位注射疗法治疗，每5d治疗 1 次。在治疗时要注意针尖务必抵及横突或髂嵴后上份骨性组织。

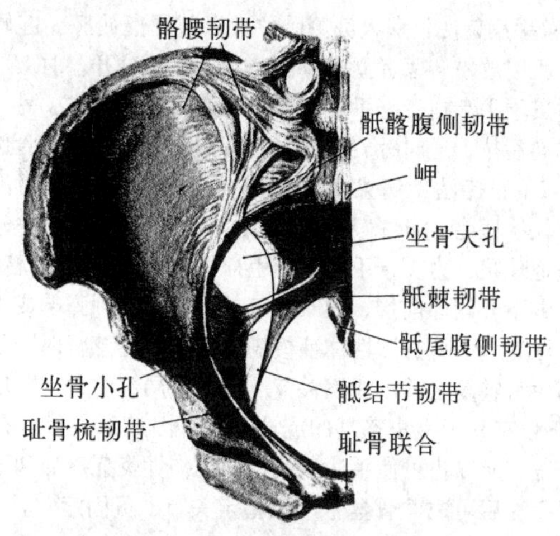

图3-68　髂腰韧带及骨盆的韧带（前面观）

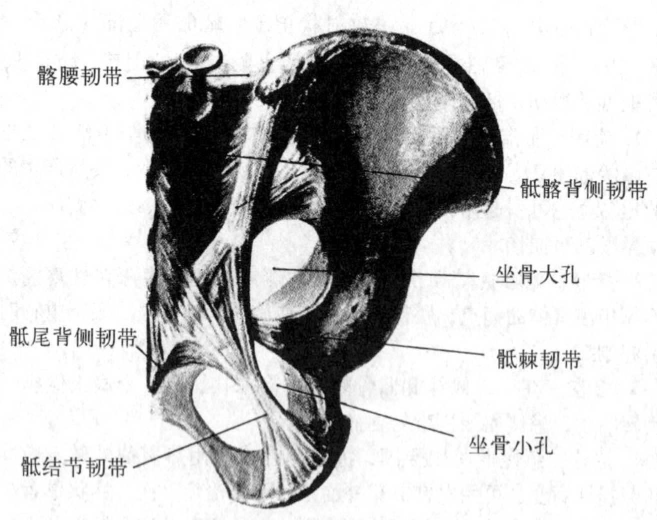

图3-69　髂腰韧带及骨盆的韧带（后面观）

三、骶结节韧带综合征

本病包括骶结节韧带病变、骶棘韧带病变，以及骶尾背侧、腹侧韧带病变（图3－68～图3－70）所引起的各种症状。

1. 解剖

（1）骶结节韧带为骶骨与髂骨之间的连接，起自坐骨结节内面，呈扇状扩展而附着于骶骨及尾骨侧缘的全长。

（2）骶棘韧带也是骶骨与髂骨间的连接，它位于骶结节韧带的前方，自坐骨棘起始，与骶结节韧带交叉，终于骶骨前侧缘。这二韧带的作用是使骶骨牢固地组成骨盆后壁。

（3）骶尾背侧与腹侧韧带起自骶椎背侧的骶结节韧带下部，与腹侧的骶棘韧带下部，止于尾骨背侧与腹侧。

2. 症状　像身体中其他部位软组织一样，这些韧带也会发生病变而引起症状，主要表现为骶尾部疼痛。

骶棘韧带发生病变除引起骶尾部深处疼痛外，由于对骶丛的刺激，也可引起下肢疼痛，很易误诊为腰椎间盘突出症。骶结节韧带由于对坐骨神经刺激，有时也可引起患侧下肢疼痛。因此，对一部分久治不愈的下肢痛病人要注意鉴别是否存在骶棘韧带或骶结节韧带病变。

3. 检查　骶结节韧带病变引起的骶尾部疼痛或下肢痛，在坐骨结节内侧面或骶尾侧缘可寻及明显压痛点。骶尾背侧韧带病变引起的骶尾部疼痛，病人不敢坐或用健侧臀部坐位，在骶骨下部及尾骨背侧可扪及明显压痛。骶棘韧带与骶尾腹侧韧带病变引起的骶尾部疼痛较深在，在骶尾背侧找不到压痛点，但当您戴上手套插入肛门，手指沿骶尾骨前面检查时，可扪及明显的条索状阳性物，该阳性物明显压痛。

4. 治疗

（1）手法治疗：采用按、揉、理顺手法，每日1～2次，10次为1个疗程。大多病人1个疗程内可获显著效果。对骶棘韧带或骶尾腹侧韧带病变，需戴手套将手指伸入肛门内，沿骶尾骨前面对病变组织施行以上手法。

（2）局部注射疗法：对手法治疗无效的少数病人可进行此疗法。沿尾骨旁刺入，达尾骨前的骶尾腹侧韧带注药，若骶棘韧带病变则针尖

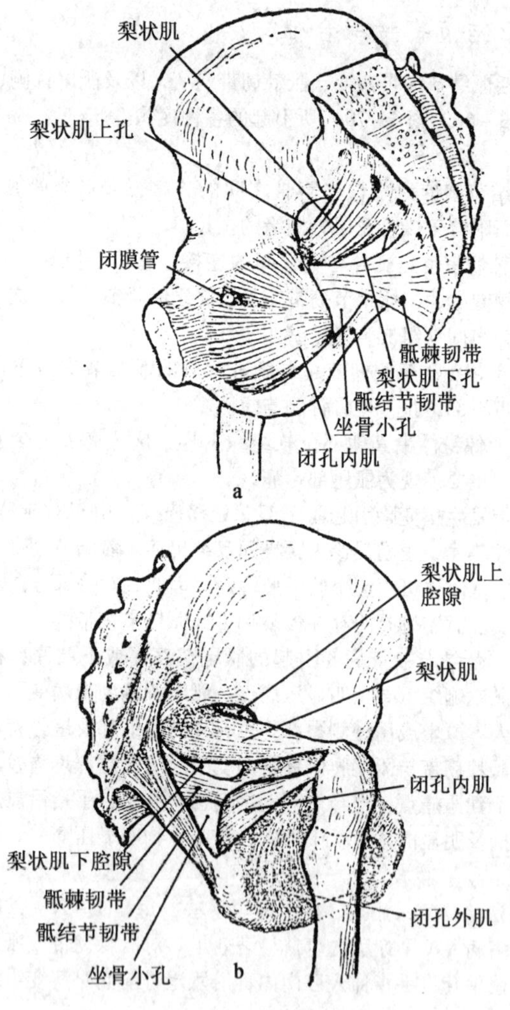

图 3－70　梨状肌、骶结节韧带、闭膜管

a. 前面观　b. 后面观

沿骶骨前面向上斜刺注药。也可采用肛门后穿刺；紧贴尾骨及骶骨前面进针，扇状注射配伍的合剂 10ml。骶尾背侧韧带病变，在压痛部位进行注射即可。

四、骶尾疼痛综合征

1. 病因

（1）损伤：由于尾骨由骶尾韧带所联系，还有肛提肌、肛门括约肌、部分臀大肌及尾骨肌等附着，因此常可因各种原因遭致损伤。例如，跌倒时臀部着地、局部直接受拳击或足踢（击伤性骨膜炎）、多产妇有时可使骶尾关节脱位或半脱位等。约有 6% 骨盆骨折往往同时也有尾骨或骶尾骨折。有时还可因骶尾畸形，经久坐受压，而引起尾骨痛（骶尾创伤性关节炎）。

（2）感染：可来自盆腔炎、肛窝感染的侵袭，也可由尾骨自身骨髓炎等引起。

（3）由于腰骶关节疾患或中央性腰椎间盘突出症而引起。

（4）由于骨盆内脏疾患而引起，如直肠、前列腺疾患。

（5）由于肿瘤而引起，包括盆腔内脏的肿瘤或骶尾部自身肿瘤。

（6）由于过敏体质或精神因素所致。

2. 症状　主要为骶尾部疼痛。按照病情之不同，可为剧痛、钝痛或持续痛，也可向会阴部、臀部、骶骨部甚至沿大腿后部放射；有的病人表现为骶尾部的异样感，如肛门内有棍顶压感或有异物存留感等。有的病人自坐位慢慢起立或自站立位慢慢坐下的一刹那，可有剧烈的疼痛。由腰骶椎病变引起的骶尾痛，则此时往往无痛。本病于卧位时疼痛消失或疼痛减轻。

本症往往因长期不能满意地治愈，影响病人的精神、情绪及工作。

3. 检查、诊断

（1）询问病史：辨清病情是由于骶尾局部原因所致，或是由其他疾患影响所致。

（2）检查：检查起立至坐位的缓慢动作，以辨别病因。注意同时检查下腰部、腰骶关节及骶髂关节，排除由此而引起的骶尾痛疾患。

（3）肛门指诊：检查尾骨有否异常、触痛、过分活动等现象，肛门周围肌肉（如肛提肌、尾骨肌、梨状肌）有否痉挛。

（4）其他：必要时做直肠镜检查，对顽固性长期骶尾痛者更应进一步检查。骶尾部及下腰部X线照片检查。

4. 治疗 大部分病人采用非手术疗法可以治愈，主要应针对病因。注射治疗为一较常用的方法，尤其对骶尾部软组织病变所致疼痛，经此注射后，症状可当时见效，日后疼痛慢慢消失；但若是由于其他疾患（如来自腰骶关节、腰椎间盘突出症）所致的骶尾痛，则局部注射往往无效。

对由于腰骶关节或腰椎间盘突出症所致的骶尾部痛，注射方法应选择深位病变部位及硬膜外神经根注射才能奏效。

此外，局部理疗也有一定疗效。少数病人须手术治疗。

第八节　臀股部疼痛

一、梨状肌综合征

梨状肌综合征亦称梨状肌损伤、梨状孔狭窄综合征或坐骨神经出口综合征。系指因梨状肌发生损伤、痉挛、变性以致坐骨神经的梨状孔出口狭窄，从而使通过该孔的坐骨神经和其他骶丛神经及臀部血管遭受牵拉、压迫并产生相应的临床症状。本病是引起干性坐骨神经痛常见的原因之一。

1. 解剖 梨状肌（图3-71、图3-72）起自小骨盆的内面，始于$S_{2\sim4}$椎的前面，通过坐骨大孔出骨盆进入臀部，处于股骨大粗隆与坐骨结节之间，以狭细的肌腱止于股骨大粗隆尖，形如梨状。梨状肌将坐骨大孔分隔为两部分，即梨状肌上、下二孔。梨状肌上孔有臀上神经及臀上动、静脉通过，而梨状肌下孔有坐骨神经、股后皮神经、臀下神经、阴部神经及臀下动、静脉通过。因此，当梨状肌发生痉挛、变性与增粗时，即可造成梨状肌上、下二孔狭窄，进而使上述的神经及血管受压并产生反应性神经炎，以致出现相应的临床症状。按照宣蛰人行梨状肌手术的观察分析，梨状肌与坐骨神经有以下4种解剖关系（图3-73）：

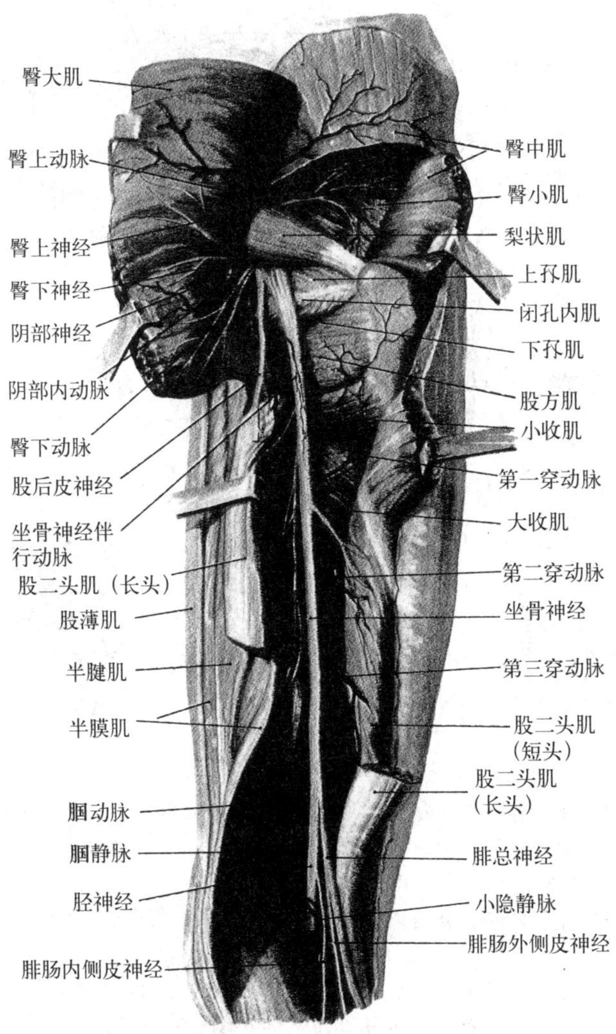

图 3－71　臀部及大腿后面的肌肉、血管和神经

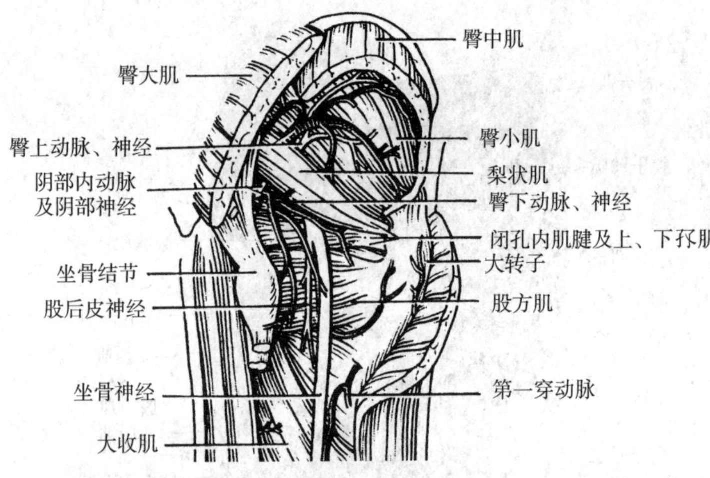

图 3－72　通过梨状肌上、下孔的血管和

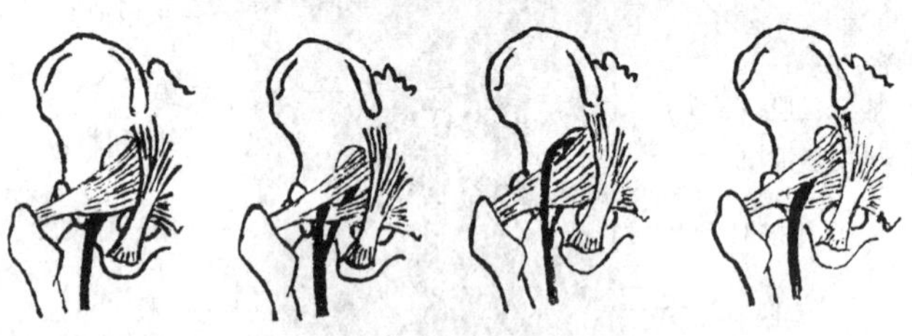

图 3－73　坐骨神经与梨状肌关系

（1）坐骨神经全部由梨状肌下缘穿出者为正常类型，占 71.7%。

（2）坐骨神经干在未穿出骨盆前即分为二支，一支由梨状肌中间穿出，另一支由肌下缘穿出，占 19.3%。

（3）坐骨神经一支由梨状肌上缘穿出，另一支由肌下缘穿出，占 5.7%。

（4）坐骨神经仍为一支，全部由梨状肌中间穿出，占 3.3%。

以上后三类为畸形，共占 28.3%。也有坐骨神经支由上缘穿出，另一支由梨状肌中间穿出的报道，此类型也属畸形。梨状肌综合征好发于解剖关系畸形的病人，且多以腓总神经受累为主表现。

2. 病因 下肢的屈、伸、展、旋任何活动对梨状肌均有影响。因此，下肢过度伸展、屈曲、内收、内旋，均会损伤梨状肌。突然由蹲位变直立位也会伤及梨状肌。肩扛重物行走可使梨状肌负担加重，久之就容易发生劳损。因此，引起梨状肌改变的原因主要有急性损伤与慢性劳损。梨状肌可因某种激烈或不协调的运动如下肢突然过度外展、外旋或由蹲位猛然起立等而发生急性损伤，以致该肌痉挛、出血及肿胀。如梨状肌急性损伤未获及时治愈，或因某种劳动方式使梨状肌经常处于过度紧张、牵拉状态，均可造成梨状肌损伤的慢性经过，使该肌持续性痉挛、充血和肿胀，逐渐变性以至肌束增厚、硬化或粘连等，由此遂构成了对邻近神经、血管的刺激或压迫。此外，由于梨状肌从盆腔而来，故盆腔炎症（如妇女盆腔炎、附件炎等）及骶髂关节病变均会影响梨状肌。臀部受风着凉时，可引起局部血管收缩、梨状肌痉挛，以致梨状肌发生病变而出现相应的症状。近年来有人认为，梨状肌症候群与腰椎间盘变性刺激邻近神经而致梨状肌反射性痉挛和营养障碍有密切的联系，故本综合征在一定程度上也是退化性腰椎病的表现形式之一。

3. 临床表现 主要为通过梨状肌上、下孔的神经，血管及梨状肌本身损害的症状，其中最突出的乃是干性坐骨神经痛。

起病可急可缓，病前多有外伤、紧张体力劳动或受凉史。病程大多为慢性间歇性经过，通常累及一侧下肢。首发症状多为臀部钝痛、刺痛并伴有紧困、酸胀感，且疼痛常向大腿后侧、小腿后外侧乃至足背或足外缘放射，走路或其他体力活动时加剧。此外，有时疼痛尚伴有下腹部及会阴部感觉异常，偶伴小腿外侧发麻。严重者臀部呈“刀割样”或“跳脓样”剧痛，夜不能寐，双下肢屈曲，生活不能自理；当大小便、咳嗽、打喷嚏等增加腹压时，也可引起沿一侧下肢的窜痛。病人自觉患肢变短，走路跛行，不能着地用力。一些病人有会阴部不适，阴囊、睾丸抽痛，阳痿不举等症状。

4. 诊断

（1）常见病人走路跛行，姿势特殊，如上半身略向前和向患侧倾斜、患侧臀部抬高、下肢膝髋微屈、小心碎步，患侧臀肌松弛，臀襞较对侧降低，病程较长者可显示臀部及小腿肌肉萎缩。

（2）触诊有梨状肌紧张、增厚、压痛，偶尔感到部分肌束呈条索状隆起。臀点、腘窝点等坐骨神经径路常有显著的压痛，但腰部一般无压痛点。

（3）直腿抬高试验：令病人仰卧做直腿抬举试验，患侧下肢抬高30°～60°时痛逐加重，而抬高超过60°后，疼痛反而减轻。此外，亦常见小腿外侧皮肤感觉过敏或减退及跟腱反射改变等。

（4）梨状肌紧张试验：病者俯卧位，两下肢伸直。检查者先用一手握住患侧踝部，将膝关节屈曲90°，另一手按住对侧骶髂部以固定骨盆，然后将小腿用力向外侧推压（图3－74），使髋关节内旋以致梨状肌紧张。若出现臀部疼痛并向下肢放射者，即为阳性，说明坐骨神经在梨状肌处受损，多由于梨状肌损伤、痉挛压迫坐骨神经所致。

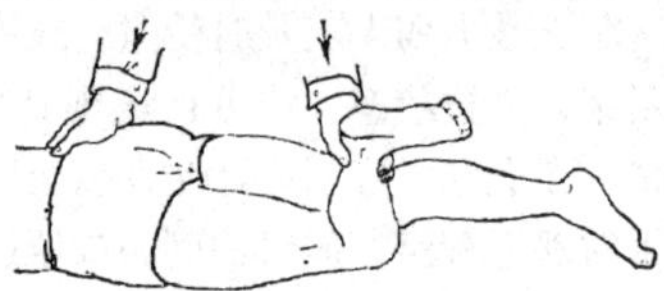

图3－74　梨状肌紧张试验

根据上述的临床特征，如典型的干性坐骨神经痛症状，无腰痛及腰部压痛点，梨状肌触诊有改变与压痛及梨状肌紧张征阳性等，可对本征作出诊断。

5. 治疗　首先应采用局部理疗、中药透敷、温针治疗、按摩，以及梨状肌注射疗法治疗，其中尤其是注射疗法常可收到较好的效果。对于个别症状严重并经非手术治疗无效者，亦可考虑施行梨状肌切断术。将横过坐骨神经干的血管切断结扎，钝性游离梨状肌，在其外端近股骨大粗隆处的肌腱切断，用手指或长止血钳彻底分离松解坐骨神经干周围的粘连至近坐骨结节部位。

二、阔筋膜张肌综合征

1. 病因　阔筋膜张肌扁平而呈长方形位于臀及大腿外侧，前为缝匠肌，后为臀中肌。阔筋膜张肌藏在两层阔筋膜之间而起自髂前上棘，在股骨上、中1/3交界处移行于髂胫束，止于胫骨上端外侧面（图3－75、图3－76），有向前牵引（屈）大腿和外展作用。人体站立时，阔筋膜张肌收缩，约束大腿外侧的肌肉，增加其紧张度和收缩力，还能起到固定膝关节维持站立姿势的作用。由于人体大腿部位的肌肉体积大、力量足、活动频繁，故使阔筋膜张肌张力增大，产生摩擦的机会增多，

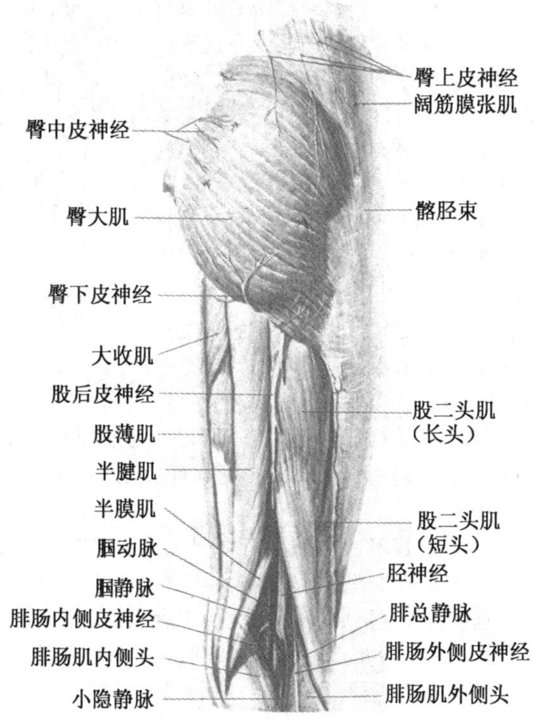

图3－75　臀部及大腿后侧面的肌肉、血管和神经

加上其所处的部位表浅，也易受外界的风寒湿和外伤等因素的影响而发生病变。经常弯腰和坐位工作时，髋关节处于屈曲位，可以引起阔筋膜张肌缩短变性及无菌性炎症的发生。部分病例因一侧腰臀部、膝、小腿或踝部的病变，使病侧不能负重行走，这样长期单腿负重，可使健侧阔筋膜张肌发生劳损性病变。

在大腿骤然后伸而膝伸直的情况下，可引起阔筋膜张肌急性损伤，若得不到及时有效治疗可转为慢性无菌性炎症病变。

2. 症状　臀痛或髋外侧痛，走路抬腿时感髋部明显疼痛，不敢单腿着地负重。轻者仅感髋部酸、困、胀、痛或不适，行走无力。一般病人能坚持中、小量活动，但在开始时和结束后症状加重，尤其是在做转体、伸髋及急速改变运动方向动作时尤为明显。病程较久者，髋前外方可有麻木感，疼痛常沿大腿外侧放射至膝部。部分病人由于髂胫束挛缩变性，而致伸屈髋关节时与股骨粗隆相绊产生弹响，形成“弹响髋”。病情较重者大腿外侧发紧，如同弓弦拉紧一样，走路较难控制，足尖朝外，多出现螃蟹状横行跛行。

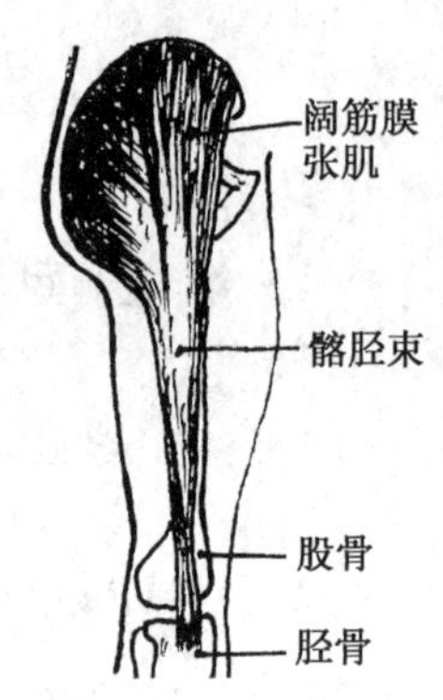

图 3－76　阔筋膜张肌

3. 检查　病人俯卧位，检查者手的第二至第三指按住髂骨前方的髂前上棘处，其后方一横掌处用拇指按压，会产生明显疼痛。有的病人滑动按压该部位时，疼痛传射到膝。臀部皮下脂肪较少的病人，该处常可摸到条索样物；令病人伸屈髋关节时，可感到此条索样物在手下滑动并发出声响。

患侧直腿抬高程度和大腿位置有明显关系。在中立位抬高患肢30°～50°时，大腿及膝外侧会出现疼痛和串麻；而在大腿内收、内旋20°～30°，阔筋膜处于紧张状态时，做直腿抬高动作会立即出现较重的疼痛；当大腿在外展、外旋20°～30°，阔筋膜张肌松弛时，直腿抬高至60°～90°也不出现疼痛。

4. 治疗

（1）急性病例需适当休息，并服用一些消炎止痛剂。疼痛较重者，可同时加服适量激素制剂。

（2）自我手法治疗：用患侧手指提捏压痛部位的组织，一提捏一放松，从上至下，力量由轻到重，每次20遍左右。然后，患侧手呈半握拳状推按病变的阔筋膜张肌，使大腿外侧有灼热感为止，如此为1次治疗，每日1～2次。

（3）可用舒乐热熨剂或其他热敷药物局部热敷，也能收到一定效果。

（4）中频等理疗也可收到一定效果。

（5）拔罐治疗。沿阔筋膜张肌从上到下拔火罐3个。

以上一种或多种治疗联合应用，一般都能取得一定的效果。

(6) 于压痛点行常规配伍的合剂局部注射，常会收到满意效果，每5d注射1次。

(7) 以上非手术治疗无效者，可行阔筋膜张肌“T”形切开松解术，但“T”形切开的下臂一定要超过大粗隆下3~5cm。

三、臀大肌劳损

1. 病因 臀大肌（图3-77）是臀部肌肉中最大而又表浅的一块肌肉，因此，打击、碰撞等外伤很容易损伤臀大肌。人在跌倒时，由于保护性反应，常常不由自主地使身体前屈下蹲而降低重心，企图调节平衡失调。因此总是臀部先着地，首先伤及臀大肌。

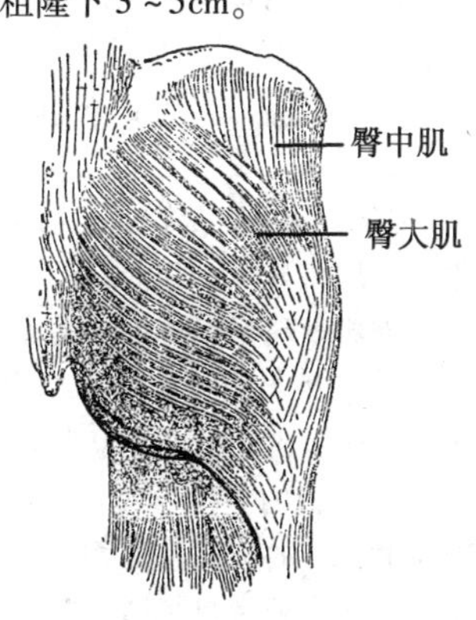

图3-77 臀部诸肌（浅层）

此外，臀肌对维持人体直立姿势有很大作用，因此，长期站立工作会使臀肌发生劳损性病变。经常弯腰或坐位工作的人，如司机、打字员及机关职员，由于臀大肌长期处于紧张状态，血液循环不良，比较容易产生无菌性炎症。

2. 症状 患侧臀部呈紧缩样钝痛或胀痛，很少有撕裂样痛。病人不能久坐，取坐位后难以起立。多数病人伴有疼痛向同侧下肢放射的症状。有的可出现小腿外侧麻木，严重者翻身困难，只能取健侧卧位。

3. 检查 在臀部的后上缘（髂后上棘）部位有压痛，有时可在局部触摸到质地较硬而成条索状的病变组织，滑动按压这条索状物时有明显疼痛，有时还可沿大腿后方向小腿腓侧或足部放射。病人做大腿向后伸举的动作时，可出现臀部的疼痛。

令病人外展大腿，检查者用手给予适当的阻力，如出现臀部疼痛感，称为大腿外展抗阻试验阳性。对本病的诊断也有一定的帮助。

4. 治疗

(1) 急性期适当平卧休息，减少走、坐活动。

(2) 病变局部针灸、中频治疗有良好效果。

（3）在压痛区拔罐，也会有一定的消炎止痛作用。

（4）自我手法治疗：同侧手拇指按压于压痛部位，做上下滑动深压动作 10~20 遍，再静止于局部深压 30s 左右为 1 次治疗。每日1~2 次。

（5）于压痛点采用局部注射疗法，常可收到满意效果。

（6）只有极少数病人需要行软组织松解手术才能消除病痛。

四、臀肌挛缩症

臀肌挛缩症又称儿童臀肌挛缩症、注射性臀大肌挛缩症、臀肌纤维化症。是由臀肌及其筋膜的纤维变性挛缩，继发髋关节内收内旋功能障碍，进而表现为特有的步态、异常姿势的及显著的体征的疾病。

1. 病因 至今尚不太清楚，目前多认为主要致病原因与反复、长期的臀区肌内注射药物、儿童自身的易感性及先天因素有关。

（1）肌内注射学说：病儿在婴儿期反复、长期接受肌内注射，由于注射针头的损伤和药物的化学刺激引起局部创伤及化学性肌纤维组织炎，致纤维结缔组织增生。

（2）儿童的易感性：接受肌内注射的儿童很多，而只有少数儿童患病，因此本病与儿童自身的体质有关。因为在这个时期，儿童正处于机体各器官的生长发育，组织代谢旺盛，对异物刺激的反应也较为强烈；或者病儿为瘢痕体质。

（3）遗传因素：有些病儿没有臀部注射史，但常合并其他部位肌肉挛缩。家族中有时可发现为同胞姐妹同时患病，兄弟姐妹甚至双亲均患有类似疾病病史者。

（4）特发性因素：病人的病史及家族史没有任何异常，既无反复、长期的肌内注射史，也无家族中患相类似疾病。

2. 发病机制 本病的发生与肌内注射药物有密切关系。当肌内注射后，由于机械性损伤造成局部肌纤维内出血、水肿，药物吸收不良，药物刺激的作用等因素，引起化学性、无菌性肌纤维组织炎症，甚至坏死，最终导致肌肉纤维化及瘢痕挛缩。当注射刺激性较强的药物时，这种反应会更强烈。

臀部肌肉及其筋膜的纤维变化，失去了正常的伸缩性，以及产生的挛缩纤维束带限制了髋关节的内收、内旋，不能在中立位屈髋。当挛缩波及到臀中肌及髋关节囊后侧时，症状更加典型。

临床上的注射药物以青霉素、链霉素为多，庆大霉素、卡那霉素次之，红霉素、维生素制剂、退热剂等也有发病。青霉素过去用钾盐并以生理盐水稀释，注射时局部疼痛较重。有的用2%苯甲醇液代替生理盐水稀释，可有局部麻醉及防腐作用，可减轻局部疼痛，但长期注射后，临床可出现药物吸收不良，造成肌肉小范围局限性变性、坏死、纤维化瘢痕形成等。

3. 症状 本病发生于儿童，男多于女，约4∶1。

病人站立时呈轻度外“八”字形，即双下肢轻度外旋，不能完全并拢。行走时步态特殊，迈步时由于患髋屈曲受限而需抬高足趾，落足时健肢迈步，患髋向前冲，双髋病变者跛行尤为明显，表现“绕圈”步态。当病儿快步行进时状如跳跃，表现为“跳步”。

4. 检查

（1）在臀部标准肌内注射部位——臀区外上1/4象限可见到皮肤凹限。在该部位可以摸到与臀大肌纤维走行方向一致的硬而韧的束带，当髋关节被动内收、内旋和屈曲时，束带更加明显且紧张。

（2）并膝下蹲试验：病儿直立并膝，嘱其下蹲，正常儿可顺利完成，若病儿不能下蹲或双膝先分开后方可下蹲，或呈蛙式位下蹲，即为本试验阳性。

（3）交腿试验：病儿坐位或平卧，嘱其在膝上交叉两下肢，正常儿可顺利完成；若病儿只能在膝下交叉或不能交叉，不能跷“二郎腿”，则为阳性。

（4）屈髋试验：病儿仰卧位，先检查健侧下肢，用左手持膝前部，右手持足部，在矢状面上可灵活自如地将膝及髋关节完成屈曲，再用同样方法检查患侧，当髋和膝屈至90°时，髋便不能再屈，必须先让患髋外展、外旋，使患侧膝向外侧划一半圆弧形，方能再回入矢状面完成屈曲。

（5）辅助检查：血沉、抗“O”及肌电图均表现为正常，X线摄片绝大多数无异常，但少数病人的骨盆X线摄片可见有继发性改变，如髋臼指数增加（图3－78）、CE角增大（图3－79）、颈干角增大（图3－80）、骨盆轻度外旋前倾似张开的贝壳等。

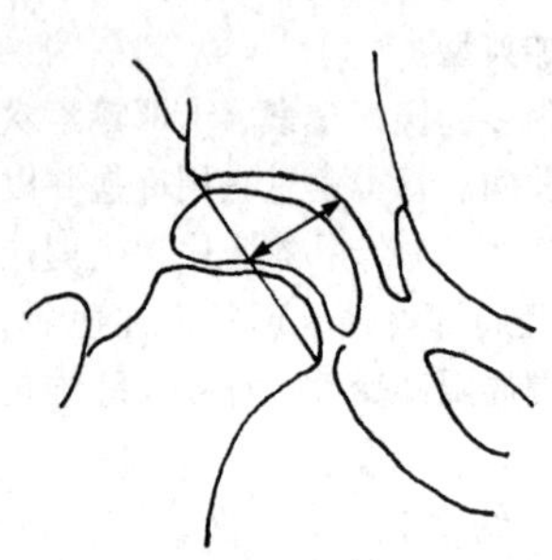

图 3－78　髋臼指数

（测定髋臼窝的深度与长度的比例数。新生儿为 4∶10，成人 6∶10，如指数 <0.5，则表明髋臼窝浅）

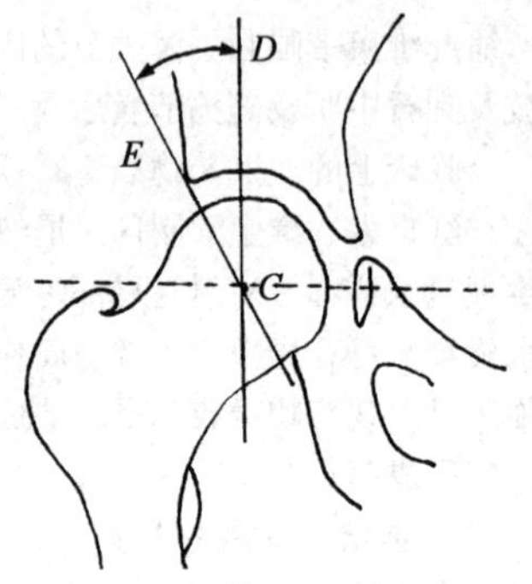

图 3－79　*CE* 角

（从股骨头中心到髋臼外缘作一直线 *CE*，另作一直线 *CD* 垂直于两侧股骨头中心点的连线，此两线交角即为∠*DCE* 角。正常 4～13 岁 *CE* 角约 20°，<15°即属病理性；>14 岁∠*DCE* 约 25°，<25°即属病理性）

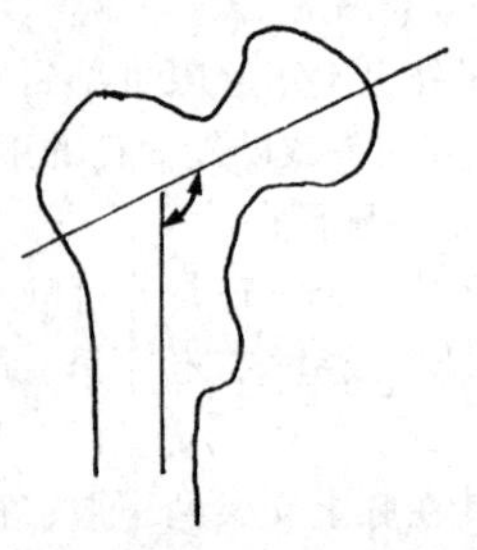

图 3－80　颈干角

（股骨纵轴与股骨颈纵轴的内侧夹角，正常为 120°～130°）

5. 诊断与鉴别诊断　本病发病缓慢，常见症状少而轻，局部无疼痛而被忽视。偶尔被家长或老师发现病儿步态异常、动作特异、不能快跑，或在体育运动时不能完成某种特定的动作而来就诊。病儿不能穿裤子，侧卧位睡觉时，两腿中间须垫厚枕。根据病儿有臀部反复、多次肌内注射药物史，下蹲时双膝不能并拢，屈髋试验阳性等即有助于本病的确诊。

本病需与下列疾病相鉴别。

（1）髂胫束挛缩症：本症无肌内注射药物史，主要表现为髋关节屈曲外展、外旋畸形，欧伯乐试验阳性。即病儿侧卧位，健侧在下，并使下面的腿高度屈曲以使腰椎变直。先屈曲膝关节90°，再屈曲髋关节90°，然后外展髋关节，最后使髋关节过度后伸和高度内收。在检查过程中，膝关节始终保持90°屈曲。若大腿只能与检查台平行，则说明为挛缩症。本试验多为阴性。

（2）臀部硬纤维瘤：无反复、长期臀区药物肌内注射史，好发于臀部外侧，而不是外上 1/4 象限，臀部肿块较为弥散，成片状，常不能以体外准确测量出大小及宽度。常为单侧发病。

（3）多发性关节挛缩症：为一种先天性畸形，是以多发关节僵直于屈曲位或伸直挛缩为特征的疾病。症状典型者出生后就可出现。任何关节均可受累，而且四肢大部分关节多同时受累。一般有以下表现：由于肌肉萎缩引起肢体消瘦，关节的主动活动减少，有小量的被动活动，但无疼痛，关节僵直于屈曲位或伸直位。皮肤缺乏正常皱褶，紧张而无光泽。但关节固定于屈曲位时，可有髋脱位；若没有髋脱位，则呈屈曲、外展、外旋位。

6. 治疗

（1）手术指征与时机：凡经确诊后，如无其他禁忌证，都应及早手术为宜。早日手术，有利于两下肢恢复正常活动功能，并且避免长期挛缩对骨骼发育的影响。

（2）麻醉：连续硬膜外阻滞麻醉或骶管麻醉。

（3）体位：一次完成双侧手术。消毒时取仰卧位，巡回护士 2 人，分别提起病儿小腿，使臀部和腰部抬高。助手广泛消毒第 12 肋以下腰部、骶部、臀部以及前面肋弓以下腰部、会阴部、双侧大腿至膝关节以上的皮肤。外阴和肛门部也应严格消毒。消毒完毕后，在腰下铺无菌单，双下肢用无菌单分别包扎，外阴和肛门部用无菌巾由前至后遮盖。手术时将病儿放在侧卧位，或将患肢由助手拉向外侧，一侧手术结束后，变换体位，进行另一侧手术。

（4）手术步骤：

1）取髋关节后侧切口，起自髂嵴中、后 1/3 交界处，向股骨大转子方向做直切口，长 4～6cm。

2）显露变挛缩组织。切开皮肤皮下组织，将其向两侧锐性分离，同时松解皮下挛缩组织。显露增厚的臀筋膜，向外超过臀筋膜于髂胫束的附着部，向内直至骶尾部外侧。

3）切断挛缩组织。臀肌挛缩组织先做“T”形切口，向前松解阔筋膜张肌，左手食指伸入臀大肌深面将臀中肌分开，坐骨神经正置于食指的背面，高频电刀缓缓切断挛缩之臀大肌，然后将髋关节屈曲、内收、内旋，术者以手指深入创口深部探查，如有深部组织紧张，仍需进一步松解。要不断使髋关节被动活动，以检查松解的程度。

部分病人同时伴有髋短外旋肌-梨状肌的挛缩时，如果挛缩明显，会妨碍内旋，故应将其止端从股骨大转子切断。

松解挛缩组织的标准是要求髋关节活动范围达到内收和内旋各约大于15°，伸直0°，屈曲大于135°。

（5）术中注意事项：

1）一定要彻底松解外展挛缩组织，只做切断，不做“Z”形延长。

2）保护坐骨神经，因坐骨神经自梨状肌下缘出骨盆后，走行于臀大肌深面、股骨大转子内侧，在松解、分离深层组织时，如不慎极易损伤。鉴别的方法是：①挛缩组织坚韧、紧张、无弹性，组织外观苍白。②坐骨神经呈椭圆形，质较软，用手指轻压，可稍压扁；拨动时可稍移动，周围有一些疏松结缔组织。色泽呈淡黄色，表面有纵形血管走行。

3）术中创口须严密止血，除皮肤切口外，深部组织松解都选用高频电刀。创口内常规放置橡皮片引流。

（6）术后处理：

1）术后切口适当加压包扎，渗湿的敷料要及时更换。

2）术后48~72h拔除橡皮引流片，10d拆线。如创口内积液多，于术后的5d、8d、10d分别在最低点各穿刺抽吸1次，每次抽吸呈褐色液约20ml。

3）术后3~5d进行功能锻炼，方法是走“模特”步。

（7）预后：本症预后较好，如果松解彻底，日后不会引起下肢功能障碍。

五、腘绳肌综合征

起自坐骨结节的肌肉总称腘绳肌（图3-81），包括股二头肌长头腱、半腱肌和半膜肌，这三组股后群长肌共同起于坐骨结节而抵于小腿骨，作用都为伸大腿、屈小腿并使小腿旋转。

1. 病因 腘绳肌综合征多由急性或慢性损伤所致。长时间的端坐，特别是长期端坐体位下工作或长途骑马、骑车的人，坐骨结节所受的压力或腘绳肌所受牵拉作用比较突出，因而容易发生腘绳肌劳损。某些职业如足球运动员、田径运动员做急速的短距离冲刺或在助跑后踏跳的瞬间，腘绳肌急剧收缩造成急性损伤；舞蹈演员、戏剧演员、杂技演员和体操运动员做踢腿、压腿或劈腿等动作，极度屈髋屈膝或外展，腘绳肌被过度牵拉也容易造成腘绳肌的急性或慢性劳损性病变。

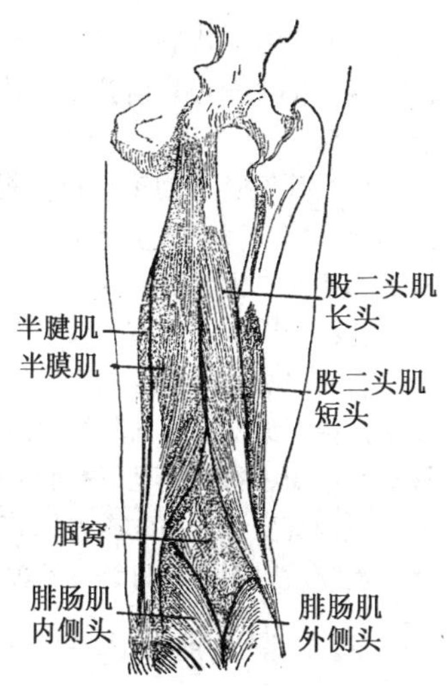

图 3－81 腘绳肌

打击、碰撞等暴力直接作用于大腿后部，也可引起腘绳肌的急性损伤。若治疗不及时，日后可造成局部的慢性创伤性炎症与粘连。

2. 症状

（1）本病有明显职业特点，多有急慢性损伤史。

（2）下肢疼痛，不能伸屈或外展。

（3）步态跛行，在坐骨结节的腘绳肌附丽区常可扪及明显压痛点，被动做患侧髋关节的极度屈伸活动时，均可诱发疼痛或使原疼痛明显加剧，有的病人外展患肢也可使疼痛加剧。屈膝抗阻试验阳性。

3. 检查 令病人于仰卧位做直腿抬高试验，患侧直腿抬高明显受限。在病人做屈膝动作时给予一定的阻力，可在坐骨结节附近出现疼痛。在病人做后伸大腿的动作时给予一定的阻力，也可在坐骨结节附近出现疼痛。这些对本病诊断均有帮助。

4. 治疗

（1）急性期：控制髋关节活动，避免做大腿的过度屈伸活动及大腿外展活动。

（2）温针：针尖务必抵触坐骨结节，针尾置燃艾。

（3）理疗：中频等理疗。

（4）病变部位注射疗法：使用腰穿针（7 号）穿刺，抵触坐骨结节后注药。

（5）手法：适用于慢性劳损性病变病人。病人仰卧，以右侧腘绳肌病变为例，医者站立于病变同侧，左手四指扶膝外侧，拇指伸向膝后外缘扣住股二头肌腱下端，右手握拿足踝部，强力屈曲髋、膝关节至最大限度，继而迅速伸髋、膝，拔直下肢。同时，左手拇指向前外方顶推股二头肌肌腱。可重复几次。然后改俯卧位向深部点压坐骨结节，继之双手拇指置结节部位向外抠附丽区于该部位的软组织，然后从上至下啄股后软组织，再从上至下捋股后的腘绳肌数遍，最后从上至下做松弛手法。左侧病变者，手法操作同前，只是医者在操作时左、右手调换而已。治疗后嘱病人平日练习膝关节的伸屈活动。

六、股直肌综合征

股直肌（图 3－82）是大腿前面中部较浅的一块肌肉。它起自大腿根部外侧、髂骨前下方的髂前下棘和髋臼上缘，下方包绕膝前方的髌骨以后，借髌韧带止于胫骨上端前面的胫骨粗隆。有伸膝关节及屈大腿的作用。

1. 病因　由于股直肌位于大腿前面，容易遭受碰撞和打击；弹跳、踢空、起跑和跑步时跪地跌倒，以及蹲举杠铃等，使大腿肌肉猛烈收缩和过度牵拉，也容易使股直肌发生劳损，损伤主要发生在该肌上端的骨附丽区（髂前下棘部位）。负重上下坡、负重起立及频繁地做伸屈股膝的活动，如踩水车、长途骑自行车、经常徒步登梯上高层建筑及登山、长跑等，也易发生股直肌的劳损性病变。

2. 症状　股前上方酸痛不适，可传射至膝盖上方。病人伸膝、抬腿时疼痛加重，活动受限；屈膝下蹲时也可使髋前、股前上方疼痛加重。

3. 检查　在大腿根部外侧髂前下棘的下方一横指处，做深层滑动按压可查得压痛点。在病人做伸膝动作并给予一定的阻力时，则会在该处出现疼痛。此为伸膝抗阻试验阳性，有助于本病的诊断。

4. 治疗

（1）发病初期要适当休息，减少屈髋、伸膝活动，以利股直肌病

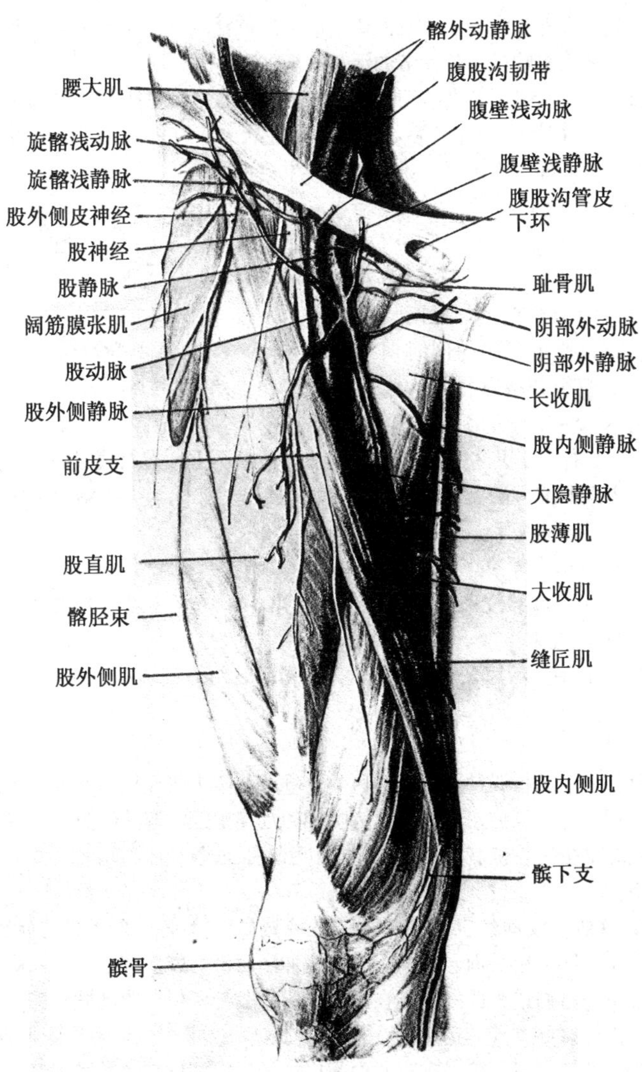

图 3－82　大腿内侧面肌肉、血管和神经

变的恢复。慢性病病人要注意锻炼下肢的屈伸活动，以防肌肉萎缩和粘连形成，从而影响髋、膝关节的活动功能。

（2）针刺疗法：在髂前下棘下方一横指处垂直进针，针尖抵达骨性组织后留针20min。治疗后，病人疼痛症状大多减轻或消失。若在留针过程中针尾部置艾绒或艾条燃烧，效果会更好。

（3）病变部位自我手法治疗：如图3－83所示，病人仰卧位，患侧手的拇指置于髂前下棘下方一横指处的压痛点上，另四指置于髋后方，拇指深压的同时向外推移病变组织并继续按压，维持此移位达20～30s，然后放松。每间隔10s左右重复上述手法。3～5遍后，从上至下，沿股直肌的走行方向轻轻提捏股前方的组织3～5遍，使之放松。如此为1次治疗。每日1～2次，直至疼痛消失。

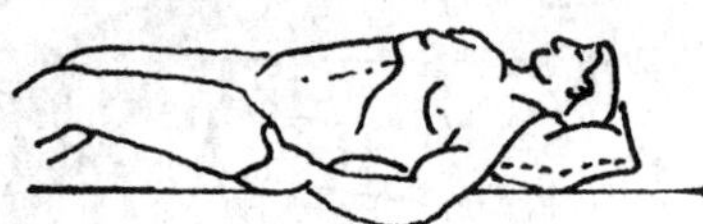

图3－83　股直肌综合征的自我手法治疗

（4）局部中频治疗也可收到一定效果。

（5）压痛点部位采用常规配伍的合剂5ml局部注射常可收到明显效果。每5d注射1次。

（6）非手术治疗无效的严重病人，可行软组织松解术，效果确切。

七、股神经卡压综合征

股神经卡压指股神经在腹沟区的骨纤维腔隙内受压而引起的一组症状和体征，并非罕见，常被误诊为腰椎间盘突出症、髋关节炎、皮神经炎、肌纤维炎等。曾有报道髂腰肌血肿引起肌筋膜下压力增高所致股神经麻痹。

1. 解剖　股神经（图3－84）是腰丛最大分支，源于$L_{2\sim4}$神经，其起始位于腰大肌后面，由其后外侧缘伸出后沿髂腰肌沟下行，在腹股沟韧带下通过而进入股三角。在股三角内，股神经位于股动脉外侧，并由此分出许多终支。其运动支支配髂腰肌（在盆腔内分出）、缝匠肌、耻骨肌和股四头肌；感觉支有股中间皮神经、内侧皮神经及隐神经，前二支分布于股下2/3的前内侧皮肤，隐神经至小腿、足内侧皮肤。

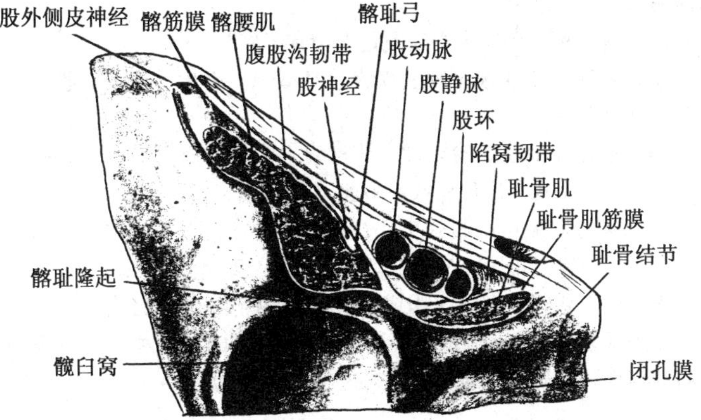

图 3－84　肌神经及其与邻近组织的关系

髂耻骨梳韧带（髂耻弓）一端附着腹股沟韧带，另一端自后内侧附着于髂耻骨隆起，将腹股沟韧带与髂骨间腔隙分为外侧与内侧肌腔隙（图 3－84）。外侧腔隙中有髂腰肌和股神经通过。其前壁为腹股沟韧带，内侧壁为髂耻骨梳韧带，后外壁为髂骨。

2. 病因

（1）病人多长期从事屈髋工作，部分病人有风湿史。

（2）急慢性损伤后髂腰肌充血、水肿、肥厚、渗出，增生及股神经粘连是本病的主要原因。

（3）肌腔隙内容物增多，如髂腰肌外伤出血造成股神经嵌压。这应与腰椎结核之脓液可沿腰大肌及其筋膜流至大腿根部刺激股神经及腹股沟淋巴结炎刺激股神经，引起的症状应与鉴别。此外，也应与 $L_{1、2}$ 和 $L_{2、3}$ 椎间盘突出的根性股神经痛相鉴别。

3. 诊断

（1）有急性损伤史或慢性劳损史。

（2）病人弯腰，腰不能伸直，患侧大腿不能伸直，抬腿试验困难。

（3）腹股沟区、股前、小腿及足内侧痛觉过敏、痛麻，屈髋时加重，腹股沟韧带中外 1/3 处紧靠股动脉外侧压痛，并放射至大腿前或小腿内侧。

（4）有时膝内侧、内踝后及足内缘有压痛。

（5）后期或慢性嵌压则表现为感觉减退、麻木、疼痛、股四头肌萎缩、肌力下降。

（6）股神经牵拉试验阳性。该试验方法为：病人仰卧，患肢下垂床边，向后推小腿，出现症状为阳性。

4. 治疗 避免长期屈髋工作；抗风湿治疗；股神经注射疗法，即病人仰卧，于股三角区先摸出股动脉搏动处，其外侧和腹股沟韧带下方一横指处注入0.25%普鲁卡因或利多卡因与确炎舒松混合液10ml。

非手术无效者，可行股神经周围松解术，以扩大肌腔隙、松解股神经周围粘连，效果十分满意。

八、股内收肌综合征

股内收肌（图3-82、图3-85）位于股骨的内侧，共5块，分三层排列。浅层外侧有耻骨肌，内侧有长收肌，股薄肌位于最内后侧的表面。长收肌的深面为短收肌，短收肌的后内侧为大收肌（在股薄肌深面），是收肌群中最强大者。内收肌群起自耻骨上、下支，坐骨支和坐骨结节的前面，向外下方展开，止于股骨粗线的内唇。大收肌还有一强腱抵止于股骨内上髁，该腱有一腱裂孔有血管通过。

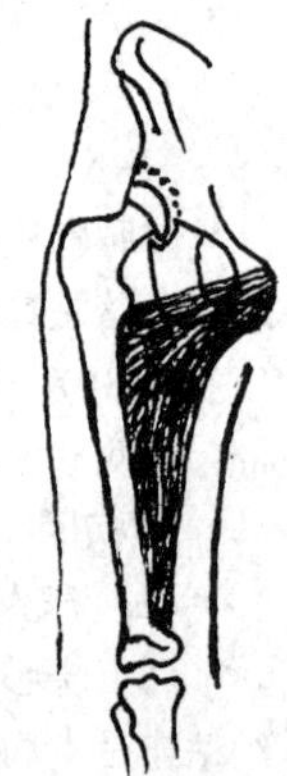

图3-85
股内收肌

1. 病因 工作与生活中下肢频繁的外展和内收活动易使股内收肌附丽区发生病变而产生腰腿痛症状，尤其一些运动员更容易发病。股内收肌猛烈收缩可发生损伤；在强力使大腿内收而突然遇到阻力时，也可发生股内收肌的损伤，如踢足球时的对脚，篮、排球运动员在左右移动时脚内侧的踢碰、摔跌等；跌扑时下肢固定不动而身体扭向一侧或因下肢过度外展（如从高处下跳），也可造成股内收肌损伤；内收长肌长期而过度的牵拉（如骑马），以及经常弯腰或坐位工作的人，容易发生股内收肌的劳损性病变；腰、臀、髋等部位的病变，有时也会引起股内收肌的继发性病变而产生症状。

2. 症状　大腿内侧疼痛，可以是持续性或牵扯样痛，也可为撕裂样痛。疼痛以大腿根部为著。走路时不能迈大步，患侧下肢足尖外撇，用足底内侧着地跛行。一些病人有臀痛或放射性坐骨神经痛症状；严重者髋、膝关节呈半屈曲状态的被动体位。病程后期因内收肌挛缩，髋膝不能伸直，大腿呈内收状不能外展。

一些病人有沿大腿内侧、膝内侧、小腿内侧、内踝或足内侧的传射痛或麻木感。女性病人可有痛经、生殖器痛、性交痛、性欲冷淡等表现；男性可有阳痿、早泄表现，性功能减退或消失。部分病人还可有肛门痛、骶尾痛、会阴部不适或麻木感、刺痛感、尿频、尿急、尿潴留、大小便失禁、小腹痛、纳差、消化不良等表现，也有一些病人表现为膝关节痛。

3. 检查　大腿内侧肌肉紧张，痉挛变硬。晚期病人因内收肌挛缩不能外展大腿，用力被动外展时，在大腿内侧可扪及变硬的绳索样肌束；早期病人因外展和内收大腿时疼痛加重，所以外展功能也受到一定限制。

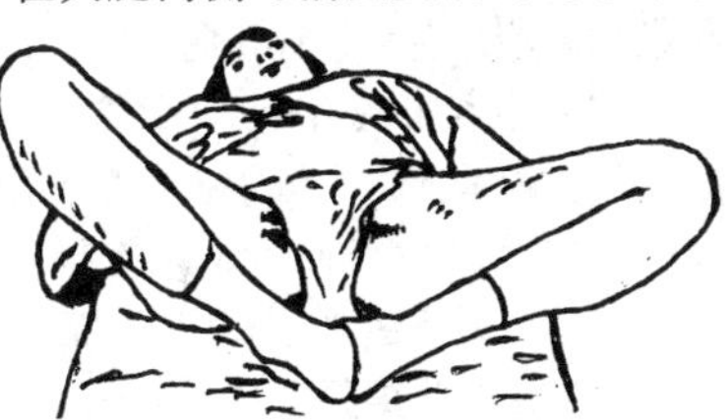

图 3－86　屈膝屈髋分腿试验

病人仰卧，屈曲两侧的髋、膝关节，两足底对紧。令病人自动将两下肢相对外展，让外踝接触床面。正常人两侧大腿自行分开，大腿外侧可接触或靠近床面，与床面所形成的角一般不超过20°（图3－86）。股内收肌有病变者，则大腿不易完全分开，与床面所形成的夹角超过20°。在此位置上将两膝分别下压，稍加被动分开时，可产生弹响或大腿根部与内侧的疼痛。有时同时可引起臀部疼痛。进一步检查可在大腿根部内侧和前内侧的内收肌附丽区处找到明显压痛点（图3－87）。在

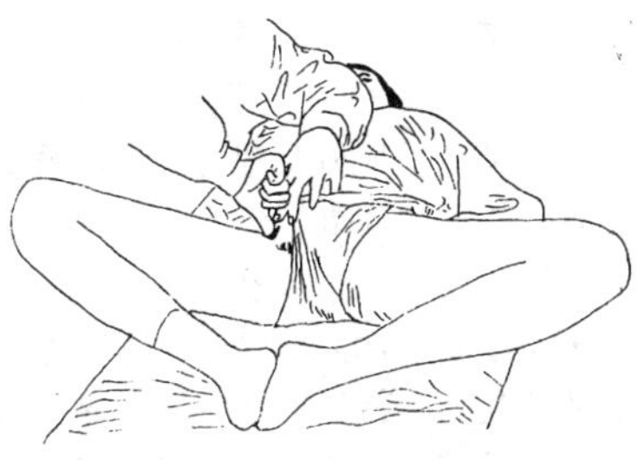

图 3－87　股内收肌综合征检查

（肌内收肌综合征病人在屈膝屈髋分腿时，于大腿根部内侧和前内侧的内收肌附丽区可拨到明显压痛点）

此位置上，再滑动按压此肌群下端的股骨内上髁附丽区，同样可发生显著压痛。

在病人内收大腿时给予一定的阻力，出现大腿内侧疼痛加重现象者为内收抗阻试验阳性；令病人做直腿抬举试验，大多不能达正常高度。这些对于本病的诊断都有一定的帮助。

4. 治疗

（1）病变早期注意适当休息，减少下肢活动，以利病变恢复。病变晚期为防止粘连和肌肉挛缩而进一步影响大腿的外展功能，应适当进行大腿外展、内收、前屈、后伸等锻炼。

（2）用一手捏起患侧大腿内侧的皮肤，另一手持 10cm（3 寸）长的普通针灸针在捏起的皮肤上刺入，沿大腿纵轴方向进针，使针尖抵止于大腿内侧根部，一边捻针一边来回提插，约提插100遍为 1 次治疗。早期病人治疗后大多疼痛明显减轻，患肢活动功能也明显改善。

（3）自我手法治疗：如图 3－88 所示，病人坐位，摸清大腿内侧紧张痉挛的肌肉，用患侧手捏住该肌后缘向上、向前提拉，使之移位，并持续维持此移位20～30s后放松，每间隔 10s 左右如此重复 1 次，5 遍后再沿股骨纵轴从上至下按揉病变肌肉 2～3 遍，此为 1 次治疗。每日 1～2 次，直至疼痛减轻或消失。

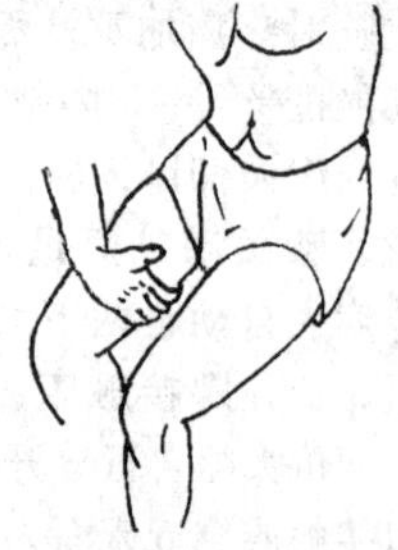

图 3－88　股内收肌病变的自我手法治疗

（4）按摩手法：用按揉、点压或刮拨的手法处理股内收肌耻骨附着处，用推移弹拨手法处理股内肌肌腹处，然后在股内侧行大幅度上下抹摩手法。最后，在屈膝屈髋分腿位置上，术者两手掌置病人两膝内侧，向外颤压 15～20 次（颤压时健侧不用力，患侧稍用力，颤压力量应从小逐大）。

（5）病变局部注射疗法常可收到明显疗效。

（6）非手术治疗无效时，可考虑手术，即于膀胱截石位行股内收肌切痕松解术。

一些股骨头无菌性坏死病人，除患侧臀腿痛和跛行外，常伴有同侧股内收肌无菌性炎症或挛缩，要注意鉴别。对股骨头无菌性坏死合并股内收病变的病人，以上治疗除对股内收肌病变有效外，对股骨头无菌性坏死也有一定助益。只是在病变部位注射时不加用激素制剂，而用0.25%～0.5%利多卡因液5～10ml加维生素B_1或维生素B_{12}或复方丹参注射液的混合液。

九、股内收肌管综合征

因股内收肌病变（无菌性炎症，挛缩）刺激或压迫股内收肌管中的隐神经而产生的股内侧下部、膝内侧和小腿前内侧酸痛者，为股内收肌管综合征。

1. 解剖 隐神经为单纯的感觉神经，是股神经的最长的一个分支。在腹股沟韧带下方自股神经分出后，隐神经与股动脉、股静脉沿缝匠肌内缘向下相伴而行，并在股中1/3段内侧面一起进入内收肌管上口。此管又称股腘管、缝匠肌下管或Hunter管。是一个股中1/3段内侧面的肌间隙，长6～7cm，位于缝匠肌深面，大收肌与股内侧肌之间，其前壁为股收肌腱板。在内收肌管前壁即股收肌腱板的下端，有一向前开的小孔，为隐神经与膝最上动脉出内收肌管（图3－89）的孔道。自该孔伸出后，隐神经继续沿股内侧肌与内收大肌间沟下行至膝关节内侧，由缝匠肌与股薄肌腱之间穿出筋膜而达小腿前内侧皮下，并与大隐静脉同在一鞘膜内向下伴行至内踝及足内缘，司膝内侧、小腿前内侧及部分足内缘的感觉。

2. 症状 本症多为单侧发病，起病有急缓，多数有构成收肌管的肌肉挫伤史。组成收肌管的肌肉或腱性组织发生损伤和劳损病变后，组织肿胀或瘢痕化，使管内的隐神经受压而产生疼痛。根据隐神经的走行，可引起股下部、膝和小腿前内侧的持续性疼痛及酸困感，主要临床表现则以膝部酸痛为显，行走不方便，尤其是下楼梯或由下蹲位站起时症状加重。走路或伸髋时疼痛增重，症状较重者患肢不能着力，站立时主要靠健肢着地，甚至因疼痛影响睡眠。也有的病人出现小腿内侧及足内侧酸痛。跑步、行走可诱发本病。

3. 检查 检查病人可见患肢皮肤苍白、发凉，严重者腘动脉、足背动脉搏动减弱。直腿伸髋和屈膝试验时，股下部内侧痛。在股下1/3段内侧的内收肌管前孔，即隐神经出口处可有明显压痛，并向膝部放射

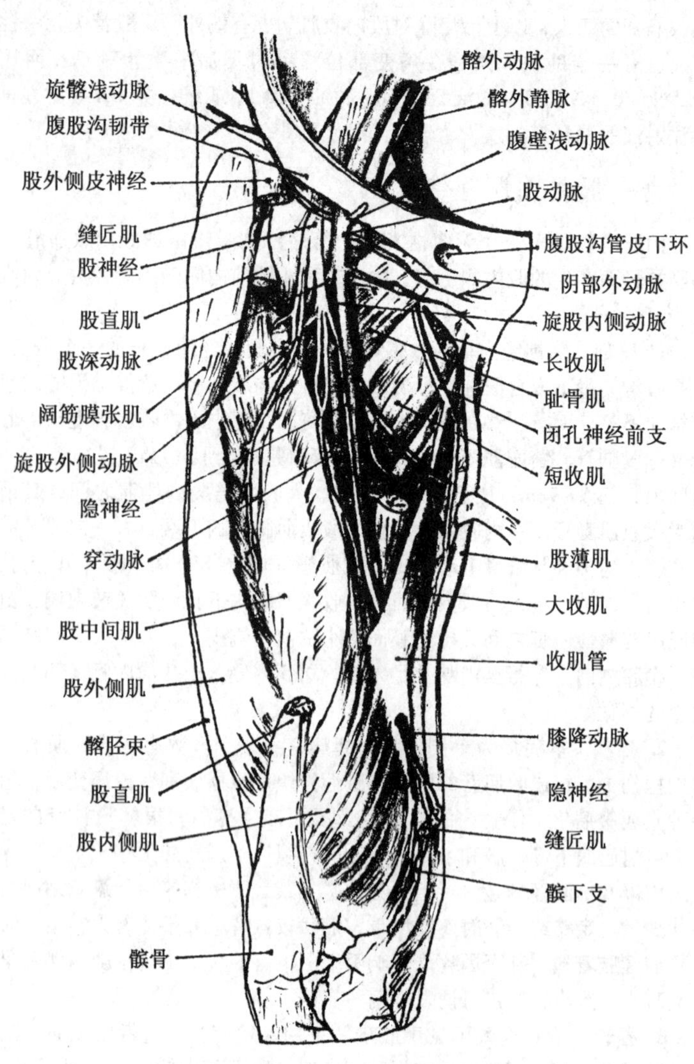

图 3-89　内收肌管与隐神经

或使膝部原有酸痛症状加重。膝内侧及小腿前内侧皮肤痛觉过敏或减退。当做上、下楼或下蹲站起的动作时，股内收肌参与收缩活动；屈膝130°～150°时内收肌的收缩力最大，而上、下楼及下蹲站起时恰好在这范围内，因此病人在上、下楼或下蹲站起时症状加重，症状重者患肢不能着地。

小腿段隐神经因与大隐静脉同在一鞘膜内下行，小腿血栓性大隐静脉炎刺激隐神经时也可引起小腿及内踝区较弥散的持续性疼痛，走路，久站后加重。胫骨内缘及腓肠肌有压痛并可向膝内侧或内踝、足内缘放射。

4. 诊断标准

（1）有构成收肌管肌肉的损伤史，如挫伤、扭伤、劳损等。

（2）膝部酸痛或股内侧中段以下至膝部酸痛。

（3）上、下楼或下蹲起立时症状加重。

（4）股内侧中下1/3交界的股内侧肌后缘有压痛并向膝部放射或使膝部原膝痛症状加重。

（5）1%～2%普鲁卡因或利多卡因向内收肌管或小腿内侧压痛点少量注射，若疼痛立获缓解则可确诊。

5. 治疗 中频理疗及病变部位局部注射疗法，常可收到很好疗效。局部注射疗法方法：在大腿中下1/3段交界的内侧面，手指向下压迫至股内侧肌和内收肌间沟，找出具有向小腿内侧传射的压痛点即为穿刺点。于压痛点处垂直进针，深度约2.5cm时如出现针感或注入少量药物后有异感，则注入0.25%～0.5%利多卡因与确炎松混合液10～15ml。每5d注射1次。

非手术无效者可考虑行股内收肌筋膜切开，隐神经周围松解术，手术疗效确切。如为小腿处病变引起，可考虑行大隐静脉剥离术。

温针及手法治疗对不宜手术的病人有时也有疗效。每日治疗1次，10次为1个疗程。

十、闭孔神经卡压综合征

闭孔神经卡压综合征又称闭膜管狭窄症。闭孔神经（图3－90）为腰丛神经支，由$L_{2\sim4}$神经合成，从闭膜管离开骨盆。闭膜管（图3－70）是指闭孔上外侧之裂孔，管长1～2cm，宽1cm，上为耻骨之闭孔沟，下为闭孔膜和起于闭孔膜外面及其周围向外行的闭孔内肌和向后外行的闭孔外肌。闭孔神经由闭膜管内向下分为2支：前支下行于闭孔外肌与短收肌之前，耻骨肌与长收肌之后；后支于闭孔外肌之后，行于短收肌与大收肌之间。闭孔神经发支供应髋、膝，前支供应髋关节囊（前内侧）的40%，分布于长收肌、股薄肌、耻骨肌，后支分布于短收肌、大收肌、膝关节前内侧。当闭孔神经受卡压时，其支配的肌肉与相应区域出现疼痛、不适。

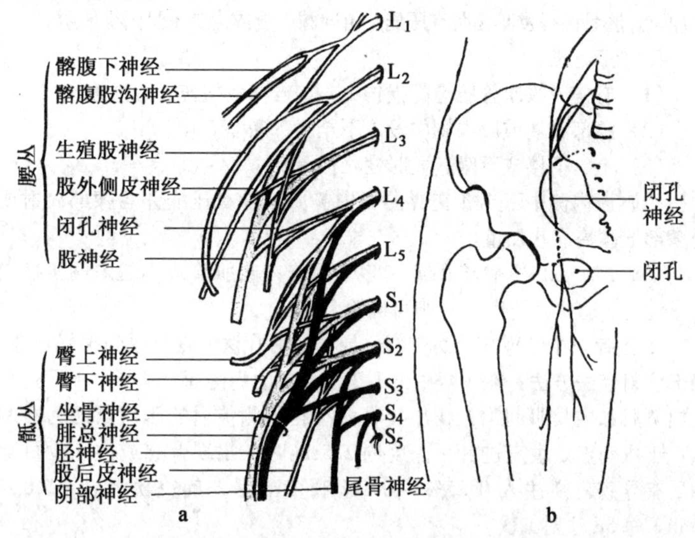

图3－90　闭孔神经

a. 闭孔神经与腰骶神经丛　b. 闭孔神经走行

1. 病因　闭孔神经卡压较少见，但易发生于：

（1）捩伤或挫伤闭孔膜所附丽的闭孔内、外肌，以及当大腿处于内旋、外展位时，该二肌被拉紧，此时如与外力对抗外旋股骨即可造成闭孔内、外肌的损伤，产生出血、肿胀、血肿机化、粘连，形成对闭孔神经的卡压。

（2）患类风湿关节炎，髋关节结核或股骨头无菌性坏死的慢性病人，髋的内收、内旋肌痉挛、股薄肌痉挛；当患肢变中立或外展时，即可使闭膜管变形卡压其中神经。

（3）会阴部跌打损伤或直接外伤。

2. 诊断 闭孔神经卡压后主要表现为大腿内侧至膝内侧疼痛。

（1）髋部有挨伤史或会阴部直接外伤史。

（2）股外旋抗阻试验阳性，使症状加重。

（3）在耻骨结节下方 1~2cm 处有明显压痛并向大腿放射。

（4）髋关节类风湿、结核、股骨头坏死病史有参考价值。

（5）髋部 X 线片有助于发现病因与明确诊断。

3. 治疗

（1）用 0.25%~0.5%利多卡因 10ml 加确炎松 A 12.5mg 做闭膜管内注射，间隔 5~7d 注射 1 次。结核、股骨头坏死者，以维生素 B_{12} 替换确炎松。方法：仰卧，在耻骨结节下方 1.5cm 处穿刺，沿耻骨水平支推进，穿过耻骨水平支即可注药。

（2）非手术治疗无效的严重病人，可行手术切断闭膜管穿出的闭孔神经前支，必要时行内收肌切痕松解术以解除髋内收畸形。

第九节　膝、小腿疾病

膝关节疼痛是中老年人的常见症状，尤其是女性肥胖者更易得病。

膝关节承担着负重行走、弹跳等多种功能，是日常生活、工作中使用频率较多的关节之一，因此也是退化、老化较早的关节之一。在某些职业，如杂技、舞蹈演员及体育运动员等，退化现象的出现可能会早些、重些。膝关节的退化、老化不仅表现在骨关节上，也表现在膝关节周围的肌肉和韧带上，因为离开膝关节周围软组织提供的稳定性和活动的动力，光靠膝部的骨关节是任何功能都不能实现的，所以膝部骨关节的急慢性损伤，膝关节周围的软组织是不可能不同时累及的，并且大多是在骨关节还没有产生病变之前，软组织首先发生了病变而引起了膝疼症状。膝部骨关节的退化、老化大多可通过 X 线等影像学检查显示出来，其主要征象包括髌骨软化，髌骨上、下缘骨质增生，软骨面破坏，胫骨及股骨骨质增生，关节边缘骨刺形成，关节间隙变窄，关节面不平等改变。而膝关节周围的软组织发生退化、老化，除伴有肌肉的局限性骨化（骨化性肌炎）外，大多在X线等影像学检查上是查不出来的，但在病理学检查上可看到退化组织周围纤维间质增多，在组织细胞之间散在纤维团坎，部分组织发生变性等变化。通过长期临床观察发现，这些X线退化性征象和膝关节疼痛并没有直接关系。

（1）X线摄片膝关节有退行性改变征象者，并不都有膝痛症状。有的X线片退行性征象很明显，却没膝痛症状。

（2）有膝痛症状，X线片又有退行性改变征象的病人，经有效的非手术治疗后，膝痛症状已不存在，但X线摄片复查膝关节的退行性征象依然存在。

（3）大多病人是一侧膝痛，但若摄双侧膝关节片，如痛侧有退行性改变，绝大多数不痛侧膝关节也会同时存在退行性改变。有的不痛侧影像更显著。因此，膝关节X线片显示的退行性改变的征象，和中老年人的白发、掉牙一样，是人体自然老化在膝关节X线片上的一种表现，和膝关节疼痛并没有直接的因果关系。因此，单凭X线片上的退行性改变征象就诊断为“膝关节退行性关节炎”显然是不妥当的。因为此时，在膝关节并不真正存在炎症。

引起膝关节痛的原因很多。除膝关节的骨关节急慢性损伤、肿瘤、特异性或非特异性炎症等可引起膝部疼痛外，髋关节及股内收肌病变也可引起膝部疼痛。膝关节周围软组织病变更是引起膝部疼痛的常见原因。这是由于股内收肌的下份及其附丽区本身就占据膝内侧，其发生病变当然就会引起膝内侧疼痛；而髋关节腹侧98%由闭孔神经支配。髋、膝同为闭孔神经支配，闭孔神经前支分布于髋关节腹侧，而闭孔神经后支分布膝关节，因此，髋、膝关节二者有一发生病变会影响到另一侧而产生症状。下面介绍几种常见的膝关节周围软组织病变引致的膝部疼痛。

一、髌下脂肪垫劳损

本病又称为髌下脂肪垫炎，大多由慢性劳损性无菌性炎症致病，少数为急性损伤未得到有效治疗而成为慢性迁延性后遗症，症状时重时轻；也可为臀部软组织、股内收肌病变的合并性病征。多发生于30岁以上。经常爬山、下蹲或步行等膝关节运动较多的人，易发生本病。女性多于男性。

本病易误诊为半月板损伤、髌骨软化症、创伤性膝关节滑膜炎、肥大性膝关节炎等。

1. 解剖 髌下脂肪垫（图3－91）填充于髌骨、股骨和胫骨的缝隙之间，附着于髌骨下1/2后方与髌韧带后方，略呈三角形。它由脂肪组织构成，表面覆有滑膜；在髌骨处最厚，向两侧伸展超出髌骨约1cm，并逐渐变薄，伸向股骨和胫骨间隙的脂肪垫也逐渐变薄。它充填于膝关节前，有增加关节稳定，减少髌骨、髌韧带与关节囊、骨关节面的摩擦作用，起着衬垫缓冲作用和润滑作用。

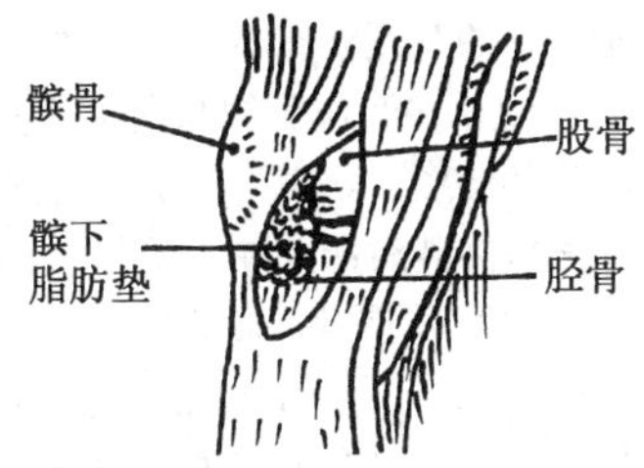

图3－91 髌下脂肪垫

2. 病因 膝关节频繁活动及挫、碰、扭等损伤，使脂肪垫产生创伤性炎症，久之出现脂肪纤维间质增多、脂肪变性等慢性创伤性炎症变化，使脂肪垫减少摩擦作用的功能下降，膝关节活动受限；强行活动会加重膝关节的创伤性炎症，形成恶性循环。

正常膝关节在运动时，由于脂肪垫的前部附着于髌骨和髌韧带的后方，脂肪垫可随髌骨和股骨的运动而向上移动，这样就避免了在膝关节伸屈时把脂肪垫挤入关节腔的可能性。但当脂肪垫肥大、股四头肌力量减弱或在膝过伸时，都可因脂肪垫的体积增大和向上移动发生障碍，而被挤压在膝关节之间。这种急性或慢性的机械性刺激，使脂肪垫发生了无菌性炎症，从而出现相应的症状。

脂肪垫周围组织，如骨膜组织一旦发生了无菌性炎症，由于炎症的蔓延，可使脂肪垫发生继发性炎症而产生症状。股内收肌和阔筋膜张肌的病变，也常可使髌下脂肪垫继发无菌性炎症。

也有人认为，脂肪代谢障碍或老年性脂肪堆积，可使脂肪垫变厚，肥大的脂肪垫在活动时容易受到挤压而产生无菌性炎症，出现相应的症状。

3. 症状

（1）有膝关节损伤史或积累性损伤史。膝关节受凉可诱发本病或使原症状加重。

（2）病人多有膝痛症状，下楼时疼痛加重。膝前部疼痛，通常是由膝部不适演变为疼痛，由轻微疼痛发展到严重疼痛；活动时加重，休息后减轻。疼痛可向下方放射引起小腿前方直至足背与足尖，并于第二至四趾的背侧常有不适、疼痛或麻木感。

（3）多数病例的膝前方疼痛可向后放射，引起腘窝不适或酸痛、小腿肚酸痛、跟腱痛、足跟痛等。也有少数病人膝前方疼痛不明显，而仅表现为膝后侧痛或小腿肚痛、跟腱痛或足跟疼痛。

（4）严重者，膝关节不能伸直，足尖外撇，行走时足底外侧着地，跛行。在膝过伸活动或足尖着地支撑时，疼痛更重。个别病人的疼痛可以达到难以忍受的程度，最后出现膝部发软无力和不灵便的感觉，以致影响了膝关节的功能。

（5）部分病人自诉在膝关节活动时有被“卡住”的现象，这是肥大的脂肪垫引起膝关节功能障碍的表现，并非半月板损伤的交锁现象。

4. 检查　患侧膝关节松弛，大腿前侧肌肉（股四头肌）萎缩，肌张力减退。髌下脂肪垫部位有明显压痛。检查者一手的拇、食二指按压住髌骨上缘推向下方，使髌骨下缘上跷以进一步显露髌下脂肪垫；另一手用拇指的指尖对着髌骨下端后方深处的骨面，由后向前、由下向上做滑动按压（图3－92），髌下脂肪垫劳损者常有明显压痛，严重者轻轻按压就疼痛难忍。

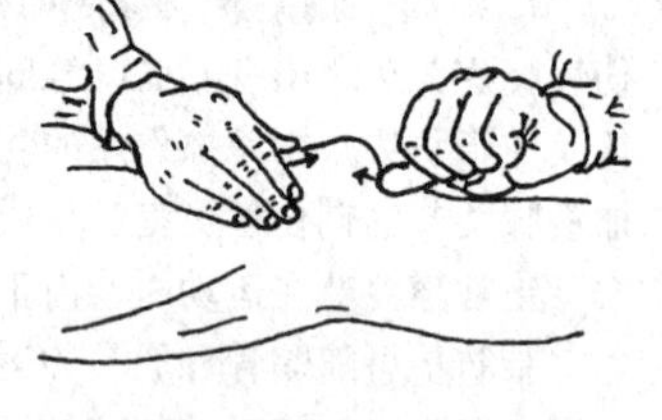

图3－92　髌骨下脂肪垫的检查

膝关节主动或被动过伸，可使疼痛加重。也可让病人屈膝，用一拇指按压于膝眼处，然后在持续按压的情况下让患侧膝关节慢慢伸直，此时也可有疼痛加重的现象。

嘱病人屈曲膝关节，令其迅速伸直膝关节，多不能完成，且引起膝痛加重。

5. 治疗

（1）髌下滑动按摩强刺激手法：如前述检查法，治疗者拇指在髌骨下缘做快速滑动按摩手法。按摩时，拇指尖尽量向髌骨后面伸入，效果会更佳。每次按摩1min左右。按压时疼痛较重，因此病人事先应有思想准备。滑动按压可使病变的脂肪垫充血，改善血循环，有利于无菌性炎症的恢复。常常按摩一次后膝痛或足跟痛等症状会立即减轻。为巩固疗效，可每日治疗1～2次。10次为1个疗程。

滑按时，在局部加用揉药作接触剂，由于其本身有活血散淤、消肿止痛的作用，因此，可以增加滑按的疗效。市场上出售的万花油、风湿油、云香精和治疗风湿跌打类的药酒，都可以作揉药使用。也可单纯用酒、醋作为揉药使用。用以下方法配制的揉药效果较好：取血竭30g、乳香3g、红花6g、梅片4.5g、樟脑1.5g、麝香0.75g，先将血竭、乳香、红花烘干研成细末，再加入梅片、樟脑、麝香研细调匀。按用此粉4g加95%的酒精10ml的比例泡成外用药酒。密封瓶口，3～4周后再启盖使用。

（2）温针治疗：温针治疗脂肪垫炎常可收到很好效果。用左手拇指与食指向下推挤髌骨，使其下端跷起并加以固定；用右手持针，使针尖从髌骨下缘向髌骨后方刺入，并沿髌骨深（后）面缓缓进针，针尖抵达髌骨后面的1/3～1/2部位后留针。针尾置艾绒或3～4cm长药艾条，点燃艾条，直至艾燃尽并没余热后拔针。如此为1次治疗，每日或间日治疗1次。早期病人多经3～5次治疗症状就能明显减轻，第二次治疗采用2根针，从髌骨下缘两侧刺入髌骨后方进行治疗。以后1根针、2根针交替治疗。

（3）髌下脂肪垫注射疗法：向髌骨后下缘内的脂肪垫内注射常规配伍的合剂5ml，5d注射1次，效果确切、明显。

（4）膝关节醋疗或中频治疗：症状重时每日治疗2次，一般情况下，每日治疗1次，10次为1个疗程。

（5）小针刀治疗。

（6）对严重病人施行髌下脂肪垫切痕松解术，手术彻底，疗效十分理想。此为各种方法无效时最后解除病人痛苦的有效手段。手术创伤小，疗效肯定，无后遗症。

二、髌韧带劳损

髌韧带（图3－93）起自髌骨下端，止于胫骨上部的胫骨粗隆。其形态粗大，性质坚韧，是人体较大的韧带之一。当髌骨上移时，通过髌韧带牵拉小腿的胫骨使膝关节伸直，同时髌韧带还有稳定膝关节的作用。

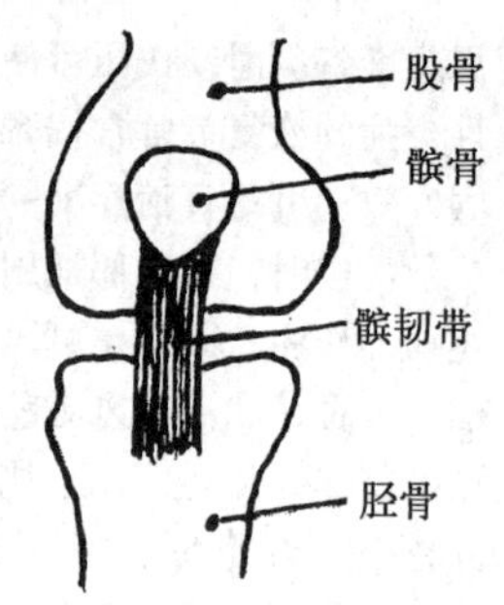

图 3－93　髌韧带

1. 病因　由于髌骨在运动时可以发生位置的变化，特别是在屈膝时，髌韧带与髌骨相接处可以转折成角，因此，髌韧带起始部所受牵拉力的方向在经常发生改变，加之这种牵拉力较大，致使髌韧带起始部容易发生病变。在日常生活与工作中，膝关节的伸屈活动十分频繁，病变组织得不到应有的休息，常易使病变转为慢性，治疗效果也不易巩固。

髌韧带受到碰撞、打击等直接暴力时，可以造成损伤；用力猛提腿或突然伸直小腿时，髌韧带的起始部受到突然的大力牵引，也可使髌韧带发生损伤。急性损伤若得不到及时有效的治疗，可转为慢性。临床上最多见的是长期、反复的牵拉使髌韧带发生的慢性劳损性病变。

2. 症状　开始为膝部酸胀不适，以后出现持续性钝痛。在开始活动时疼痛加重，稍活动后疼痛减轻，但过度活动后疼痛又明显加重。上下楼梯、下蹲站立、负重行走及用力踢球等，都会使髌骨下端疼痛；半蹲位时疼痛最为明显。重病人平日步行时也出现疼痛。病人感觉膝软无力，走路时容易疲劳，致使肩不能挑、手不能提，更不能背负重物行走。

3. 检查　在髌骨下端髌韧带的附丽区有明显压痛，触摸时可感到该处的髌韧带有肿胀、钝厚的改变，令病人做半蹲位站立姿势，会引起髌骨下端的疼痛，此为半蹲试验阳性。在病人仰卧做伸膝动作时给予一定的阻力，如出现膝部疼痛加重，称为伸膝抗阻试验阳性。这些试验均有利于本病的诊断。

4. 治疗

（1）休息：膝关节前、后、左、右用适当的夹板固定，以使患膝制动得到休息，这对早期、急性病变的恢复是十分必要的。

（2）简易按摩手法：在髌韧带起始部的病变部位上用拇指指端来回刮拨髌韧带 20～30 次，然后再用力按在此处 3～5min，多数病人的症状会得到好转或消失。但是，如果治疗后病人得不到适当的休息，髌韧带仍然不断受到牵拉，次日症状可再复出现。如能坚持治疗并使局部制动休息，其治疗效果还是相当乐观的。

(3) 针灸：在髌骨下缘正中垂直刺入，左右两侧再各施一针，针尖指向髌骨下缘中部，留针 10～20min。在留针期间针尾置艾绒或药艾条燃烧，会明显增加针刺的疗效。

(4) 注射疗法：用常规配伍的合剂 5ml，沿髌骨下缘浸润注射，5d 注射 1 次，常可收到良好效果。

少数非手术治疗无效者，可行髌骨后下缘髌韧带附丽区的切痕松解术，效果满意。

三、髌骨移位症

膝关节包括股胫关节、上胫腓关节及髌股关节。后者常易被忽视，但却是临床上常见的膝关节痛的重要原因之一。

1. 病因 髌骨位置表浅，加之膝关节频繁伸屈活动，在肌肉、韧带失调情况下易产生移位。因股四头肌肌力改变、失调，髌韧带约束力减弱，使髌骨在活动中不能自行回复原位，异位于正常位置而产生的症状，称髌骨移位症。

髌骨移位症是一种常见病，有的作者认为在下肢损伤中，30%～50% 有髌骨移位。

髌骨本身没有动力，它的稳定和活动主要受周围肌腱、韧带等软组织的牵拉和控制。髌骨是人体最大的籽骨，无骨膜，髌骨后面全是软骨，后面有 7 个关节面。不同的活动过程中，关节面的接触不同，有严格规律性。例如，膝伸直时，髌骨位置偏膝外方，且仅髌下部与股髌面接触；在屈膝过程中，有向外方移位的趋势，尤其并发骨发育缺陷或畸形时更加明显。微屈时，髌中部关节面与股髌面接触；较大屈曲，髌上部关节面与股骨接触；屈曲 120°时，接触面最大。当髌骨产生移位时，这些规律遭到破坏，就会产生创伤性炎症。髌骨在伸屈时有 7～8cm 活动范围，膝关节在半屈曲位时最不稳定，最易受外伤影响而产生移位。股四头肌肌力强弱及肌力平衡直接关系到髌骨的稳定和移位方向，并且膝关节主要是伸屈功能，决定了髌骨主要是上下移位最多。此外，髌骨也多见于向外移位，是因为股胫正常存在 170°钝角，就有使髌骨向外滑移之势，由于股内侧肌附着于髌内缘上 2/3，有向内拉的力，才使髌骨处于正常位置上。当股内侧肌肌力下降时，就易产生髌骨向外移位。膝关节在半屈曲位时受到外力冲击，也可造成髌骨向内或向外旋转移位。髌骨向内、向外移位时，大多同时兼有上、下移位。

2. 症状 髌骨移位后长期不正常摩擦会使关节软骨面产生创伤性炎症，活动稍多或受些风寒就会产生膝腿痛。有些三五岁的孩子常喊腿痛找不到原因，就会误诊为“儿童生长痛”。随着活动量增加，到青少年时期，因长期髌移位腿痛的人就更多了。严重者发展至髌骨软化而出现下楼打软、关节腔积液、蹲起困难等症状。拖至晚期，有些病人甚至残疾，只得靠置换人工关节来维持。

有的病人除膝腿痛症状外，常有两腿不等长等感觉，行走跛行，患侧足跟不能着地。

3. 诊断

（1）本症可发生在任何年龄，多有外伤和劳损史。有些学龄前儿童常被误诊为生长痛，摄片可见髌骨移位或向后倾斜。检查膝关节一般不肿胀，无明显压痛点。

（2）有些病人膝不能完全伸直，呈半屈半伸位，腘窝处不能平置于床上。

4. 检查

（1）病人正坐于床上，全身肌肉放松，双下肢并拢前伸，两足背伸。术者面对病人站立，以两手食指外侧置两髌骨上缘，做上下滑动，在将两髌骨下推到不能移动时：①两食指对伸看是否在同一水平线上。②看两足跟是否等长，足跟有无上移或下移。③看足背伸时两足尖是否等高。大多病人患侧足跟上移，足尖水平低矮。

（2）X线：膝的正侧位片看不清髌骨情况，北京协和医院骨科叶启彬教授提出让病人俯卧位，向后屈膝45°角进行摄片，可清楚显示髌骨情况，为临床提供了早期诊断依据。

5. 治疗

（1）北京协和医院叶启彬教授在治疗髌骨软化症病人时，观察到病人的髌骨大多向外移位，内侧的股四头肌肌力减弱，甚至萎缩。因此，在治髌移位症时，采用中频治疗仪或电针治疗仪，两个电极片应贴放在股内侧和膝上部内侧。治疗时可见股内侧肌随着治疗而有节律的跳动。这样可加强股内侧肌力量，将髌骨逐渐拉回到正常位置。治疗 2~3 个疗程后症状会缓解，上下楼、骑车、下蹲等都感觉有力了。青少年严格按照疗程去做，髌骨移位多数可完全复位，有效地阻止向髌骨软化症发展的进程。发现的越早，治疗的效果越好。

（2）复位手法：先于患肢股内侧上下行抹摩、弹拨按揉、点按手法。然后，令患侧足不断做足背伸、跖屈活动，以解除股四头肌及其他肌腱拘挛，使肌力恢复平衡。

术者站立于病人正面，一手拇指与食指做钳状，反扣卡实患膝髌骨内外缘两侧，掌心在髌骨上压实；另一手环握患侧踝关节，协同病人做膝关节屈伸及左右旋转各 3~5 次。在做最后一次膝关节伸屈活动时，在膝关节将伸直的瞬间，术者给予一定的向远端顿牵力量，同时钳握髌骨的手根据移位方向做向下牵拉或手掌向上推送的手法，使髌骨返回原位。有时手掌可体会到复位感觉。若同时髌骨有向内、向外移位，可同时做手掌的向内或向外的旋转手法，该移位也可得到恢复。以上复位手法如一次失败，停顿一会可再做一次，直到复位为止。复位后可在腘窝、承山穴点按，或在股四头肌、腓肠肌等处做常规放松手法以巩固疗效。

复位后再做一次检查，与治疗前做对照，如复位成功，病人症状就会消失，即会感到轻松，行走正常。治疗得当，1~2 次即可治愈，立竿见影。

6. 锻炼

（1）病人在关节伸直不动的情况下，使股内收肌、股四头肌等有关肌肉收缩和放松，叫肌肉的等长收缩运动，对膝关节功能的保护和发挥，及维持髌骨正常位置，有着十分重要意义，一定要坚持锻炼。

（2）坚持膝关节的自动或被动伸屈运动锻炼，对预防股四头肌萎缩，维持髌骨正常位置，加强膝关节稳定性，也很重要。

四、髌骨软化症

髌骨软化症是髌骨软骨软化症之简称。如果继续发展，就形成髌骨与股骨的骨性关节炎。是膝关节常见的伤病之一，亦是膝关节疾患中较为难解决的疾患之一。本病系髌骨软骨面变粗糙、软化、纤维化、破裂、糜烂和脱落，引起髌骨软骨面退行性变化，产生以疼痛为主的一种疾病。1919 年，Axhansen 首先报道此病。好发于运动员、体力劳动者。女性较多见，中老年人多见。

1. 病因病理 髌骨软化症的病因目前尚无定论。过去有多种理论，如内分泌学说、软骨营养障碍学说、软骨溶解学说及创伤学说，近些年来又有机械刺激学说等来解释此病的形成，但都没有抓住其主要原因。

髌骨软化症之所以成为治疗学上的一大难题，其主要问题就是对该病的病因没有弄清，对它的病理缺乏了解所致。

近十几年来，由于软组织病医学的迅猛发展，尤其是对病因学深入研究，才算阐明了该病发生的根本原因。软组织病医学研究认为，引起髌骨软化症的病因是髌骨周围软组织损伤，而发生的粘连、瘢痕、挛缩，导致了髌骨、股骨关节面的不吻合，使髌股关节运动不灵活，髌骨的微循环与营养供应发生障碍所致。因此可以说，髌骨软化症的发生，不是髌骨本身的问题，而是由它周围的软组织损伤所导致。换言之，髌股关节的退行性改变及继发性髌骨软骨面的病理改变，严格地讲，这并不是髌骨软化症发生的原因，而是髌骨周围软组织损伤发展的结果。

另据临床研究，髌骨软化症病人如系在原有较长时间的腰痛病史之后发生，那么腰部损伤亦可能为其另一主要原因。

当膝关节处于半屈曲位时，髌骨软骨面所受的压力最大，也最不稳定，关节活动和接触范围最大，故髌骨软骨面受损机会最多。

髌骨软骨的功能、营养来源、显微解剖，以及滑膜和软骨下骨板，都类似于其他关节软骨。只是髌骨软骨最厚，可达 6 ~ 7mm，承受压力大，创伤及劳损机会大，因而髌骨软化发病率远远高于其他关节软骨。

软骨的软化可分为四期。

（1）一期：软化为主，软骨失去正常的光泽，浅表凹凸不平，局限性软化（直径不超过 1 ~ 2mm）、泛起、肿胀或纤维化。

（2）二期：裂变为主，裂隙或少或多或深或浅，深可达软骨下骨，伴有明显纤维变、软骨磨损变薄。

（3）三期：溃疡为主，软骨糜烂、碎裂、剥脱，以致骨质裸露。

（4）四期：软骨变薄而不整齐，骨质暴露较多。软骨下骨板硬化，骨赘形成，关节间隙变窄。

第四期为退行性变化，属晚期。多见于中老年人，即骨性关节炎，也称骨性关节病或退行性关节病。

2. 症状

（1）临床表现：此病多发生于青少年或中年以前。女性多于男性。一般都有一次典型的膝半蹲位扭转动作受伤或反复劳损史。韧带松弛者，体型肥胖者，工作时体位固定、久坐屈膝不动者及运动员等，皆易患此病。中老年人也可患该病，但应诊断为骨性关节病，而不应视为髌骨软化症。

发病初期只感膝部酸软无力，弥漫性不适逐渐加重，出现髌骨后方酸痛，上下楼时明显，休息后消失。活动量过大过猛疼痛加重，尤其是半蹲位明显；膝关节打软及不稳感，尤其是上下楼、路不平及刚起步时可突然感到膝不稳，有欲跪倒的感觉。关节不灵活，有僵硬滞涩感，膝关节可出现假交锁，即病人自觉有“卡住”感，甚至伴有响声，此为髌骨软骨面不平整，锁于股骨上或游离体交锁所致。半蹲痛为本病的主要体征，发生疼痛时半蹲的角度可推测病变位于髌骨的某个关节面。

（2）体征：①膝关节有不同程度的肿胀，活动不便。少数病人有关节积液，量少或中等，浮髌试验可阳性。②髌骨压痛，阳性率达90%。③髌周压痛，阳性率高，尤以髌骨内缘多见。④磨髌试验阳性。⑤伸膝抗阻试验阳性。⑥单足半蹲试验阳性。⑦髌骨软骨面压痛，将髌骨向内或向外推使之倾斜，以手指触按其软骨面，时常有疼痛。⑧早期X线检查可无异常变化，晚期可见关节间隙变狭、髌骨软骨面模糊或粗糙，有骨质增生及创伤性关节炎表现，最常见者为密度增高的软骨骨质硬化影，还可见关节游离体。⑨膝关节镜检查能准确地发现病变，并可看见病灶的范围和程度。

3. 诊断

（1）髌骨后疼痛，活动加重，下楼更重。

（2）磨髌试验、单足半蹲试验阳性。

（3）X线有相应表现，膝关节镜可看清髌骨软骨的改变。

只具备前2项即可诊断，兼有3项可确诊。

4. 鉴别诊断

（1）半月板撕裂：疼痛主要位于胫股关节间隙，旋转运动可使疼痛加重。其摩擦音比髌骨软化症更响亮；其交锁为真性交锁，引起的疼痛及恐惧感均比假性交锁重。

（2）髌下脂肪垫炎：位于髌骨之下，疼痛主要表现为伸膝时挤压痛。

（3）滑膜皱襞综合征：也有半蹲痛及摩擦音。有时可能触到痛性索带，局部注射治疗后疼痛消失或减轻，可资鉴别。

（4）伸膝腱膜纤维炎：疼痛相对浅表，位于髌骨周围。有时可触及痛性结节、索条或疼痛激发点。局部注射治疗后疼痛减轻或消失。

5. 治疗 本病以非手术治疗为主。

（1）一般治疗：休息，避免剧烈运动和长期屈膝半蹲位工作。疼痛时可热敷、理疗（红外线、中频、磁疗、频谱治疗等）。疼痛剧烈者，可口服消炎止痛药物：芬必得 0.3g，每日 2 次；或消炎痛 25mg，每日 3 次；或服用硫酸软骨素、维生素 E 等。也可采用病变部位注射疗法、按摩、针灸、中药与小针刀治疗等。

（2）针灸疗法：穴位为肾腧、足三里、阳陵泉、三阴交、肝腧、脾腧等，以调理脾胃补益后天为主，佐以强筋壮骨、舒经活络。针法以补为主，每选 5～7 穴，隔日 1 次。

（3）手法治疗：病人仰卧位或坐位，术者旁站。双手掌揉膝关节周围 20 次，再用拇指拨揉髌骨周围的压痛点 20 次。主要拨髌韧带处。再用一手拇指对压痛点行强刺激，另一手握住踝关节，做膝关节屈伸活动 3～5 次，并可用指针点穴，先点后揉捏下肢后侧 20 次。穴位取梁丘、鹤顶、血海、膝眼、足三里。此法将会改善局部血循环和营养，促进损伤组织修复，松解髌骨周围软组织粘连。对缓解病人症状有着良好作用。

（3）中药治疗：

1）刘寄奴、红花、威灵仙、五灵脂各 50g，川乌、五加皮各 25g，加 75% 酒精 500ml，浸泡 1 周，过滤后用酊剂外敷。每日 2～3 次，每次 20～30min。

2）中药熏洗：伸筋草、透骨草、威灵仙、木瓜、五加皮、牛膝、川椒、海桐皮、刘寄奴各 15g，加水煎开，趁热熏洗患膝。

3）野木瓜片、木瓜丸、壮腰健骨丸等中成药口服。

（4）关节内注射：适宜于症状较轻的早期病人。2% 利多卡因 2ml

加利美达松 4mg 进行关节内注射。进针点注射时一定要严格无菌操作。注射针刺入关节腔时避免刺伤关节面。每周 1 次，共 4~5 次。

(5) 小针刀治疗：髌骨周围的痛点和压痛点都是软组织损伤的病变部位，也是小针刀的治疗点。常见的痛点有以下几个部位：①髌前皮下囊，位于髌骨下半部分、髌韧带以上的皮肤之间。此处疼痛和压痛即为髌前皮下囊受损，用小针刀将此滑囊切开剥离即可。②髌内外支持带，痛点均在髌骨两侧缘，用切开松解术即可。③该病在髌骨周围最多有 12 个痛点，均可用小针刀手术使其消失。

(6) 对症状重而以上疗法治疗无效者，可考虑手术治疗。

五、膝内侧副韧带劳损

1. 病因 膝关节是人体最大最复杂的关节，它既有较坚强而稳定的支撑功能，也有灵活的伸屈活动功能。这种坚强的稳定性和灵活的活动性，不单是骨的结构特殊所致，而主要是靠关节周围的软组织，如韧带、肌腱、关节囊、脂肪垫等作用而实现的。组成膝关节的骨比较粗大而坚定，一般情况下，致伤因素作用于膝关节是不容易损伤骨组织的，而软组织却常常容易造成损伤。正常时，膝关节有 0°~10° 的外翻角，因此，当膝外侧受到打击、碰撞或膝关节过度扭转时，很容易使小腿发生过度外展，增大膝关节的外翻角度，就增大了位于膝内侧的内侧副韧带的牵张力，从而损伤内侧副韧带。

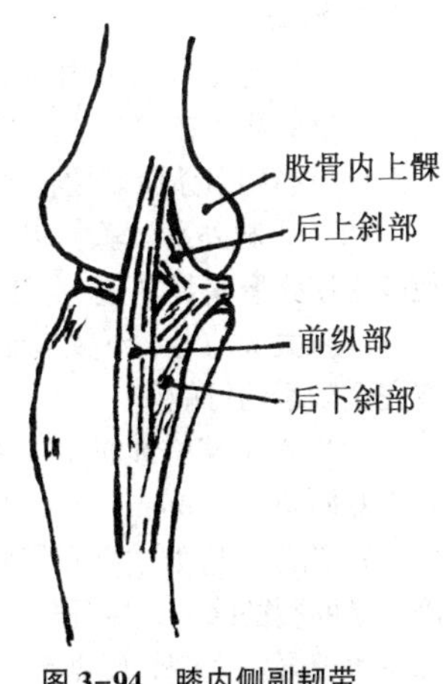

图 3-94 膝内侧副韧带

2. 解剖 膝内侧副韧带（图 3-94）对膝关节的稳定性有着重要的作用。它上起自股骨内上髁，向下散开止于胫骨上端内侧面，呈扁宽的三角形；其底向膝前，尖指向膝后，覆盖于膝关节的内侧面。向下散开的内侧副韧带止于胫骨内侧髁及胫骨上端内侧缘，在内收肌结节附近分前、后两股；前股为扁平长纤维束，起自股骨内上髁至胫骨体内侧面，前股的深部纤维与关节囊融合，并有一部分与内侧半月板相连。此韧带可随膝关节的屈伸而前后滑动，当膝关节完全伸直或屈时，韧带紧张，膝关节稳定。此时，内侧副韧带既可防止膝关节的过度外翻，又可阻止胫骨的旋转。但当膝关节处半屈位时，内侧副韧带处于松弛状态，所以，此时膝关节的稳定性最差，也最容易发生膝外翻而损伤内侧副韧带。

由于膝关节在日常生活中不可能会保持绝对休息，因此，急性损伤常可转为慢性劳损性病变。

3. 症状 病人大多有扭伤或其他损伤史，受伤当时即出现膝关节内侧的剧烈疼痛，活动时加重，致使病人行走不便。但在片刻后又可以坚持行走。在受伤后数小时或当天晚上疼痛又加重，呈持续性。患膝完全伸直受限，走路跛行。严重时不能走路，下蹲也困难。

由于人体有保护性避痛作用，患膝常呈屈曲状态，这主要是膝关节周围的肌肉保护性痉挛所引起。

急性损伤病人在膝内侧出现局限性肿胀和皮下淤血，而慢性劳损性病变者膝关节外形大致正常。

4. 检查

（1）于患肢膝关节内侧的上方和下方韧带的起始点可找到明显压痛点。部分病人在膝关节内侧间隙也可寻及压痛点，有的病人在病变部位上还可摸到索条状阳性物。

（2）小腿外翻试验：以一手压住膝外侧，另一手外翻小腿，就会使膝内侧疼痛明显加重。在侧扳时触摸膝内侧，若感到膝关节缝有开口，即膝关节的上、下关节面有相互分离的感觉时，表示膝内侧副韧带有完全断裂的可能。

（3）对于某些诊断不清者，可在外翻应力下拍摄膝关节正位片，若内侧间隙大于8mm，则应考虑为内侧副韧带损伤。

5. 治疗 这里主要介绍膝内侧副韧带劳损性病变的处理。对内侧副韧带断裂的病人，应局部冷敷加压包扎，限制患肢活动，并应及时予以手术缝合。大多数侧副韧带损伤病人是以慢性损伤性病理状态来诊的，此时韧带损伤多以纤维增生、瘢痕粘连为主要病理改变。由于韧带韧性降低，故活动稍多就产生症状或使原疼痛加重，治疗措施有：

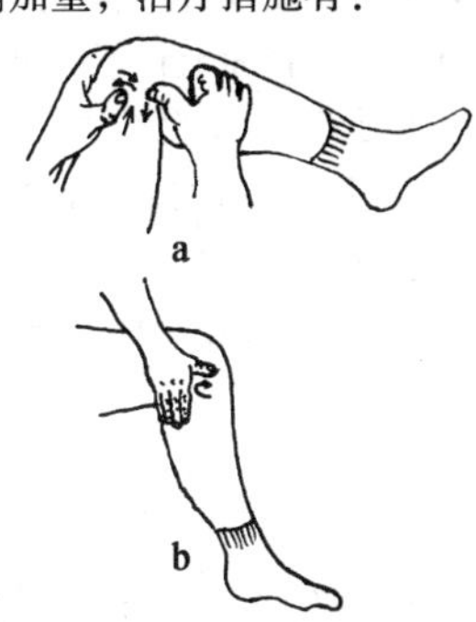

图3－95　膝内侧副韧带劳损性病变的自我按摩手法

（1）对于膝内侧副韧带劳损病人，自我按摩疗法有散淤、松解粘连、缓解肌痉挛、恢复关节活动的作用。方法是用拇指或手掌顺韧带方向推压捋顺，也可如图3－95所示，病人采取坐位姿势，以左侧病变为例，右手拇指放在膝关节内侧的下端，相当于内侧副韧带下端附丽区的部位，左手拇、食两指捏住髌骨上方的肌腱（股四头肌腱）的两侧。先伸直膝关节，再屈曲膝关节，屈曲时左手拇、食两指向后推按所捏肌腱的前部并向上提拉。右手拇指沿内侧副韧带向上挤压推按，反复2～3遍后将膝放于伸直位。以上手法操作后，再用右手掌沿内侧副韧带从上向下做纵行推挤按揉2～3min。

（2）一般按摩手法：在压痛点先行按揉、点、刮拨等手法。在病变部位摸到阳性物者，对阳性物可行强力弹拨手法，然后行理筋、顺筋手法，沿侧副韧带走向理顺，最后搓摩膝关节周围软组织。手法结束前再屈伸患膝6次。每日行以上按摩手法1～2次。

（3）中药熏洗：治疗的效果也较好。药用当归、川芎各12克，木瓜、川断、牛膝、红花、艾叶各9g，透骨草、伸筋草各15g。用法是：放半脸盆或半铝锅水，加上述中药一剂，文火煮开后，用气熏病变部位，一边加热一边气熏，约10min后撤去火。降温后用毛巾洗敷病变部位，直至药液冷却为止。也可将药装入布袋内放入铝锅内煮开，然后，将毛巾浸入药液中，取出拧干敷于患处。毛巾热敷时要用手拍打2～3下，敷盖后应避免在病变部位移动，以防擦伤皮肤。每日早晚各1次，洗敷后慎避风寒。每剂药一般可连用5d；若天热或保存不妥造成药液腐败变质，则应弃去不用，再另取一剂煎用。

（4）局部针灸或中频治疗，也能取得一定疗效。

（5）病变局部注射疗法，常可收到满意效果。

（6）小针刀治疗：将小针刀和韧带平行刺入，当接触骨面时开始剥离。如在韧带附丽区用纵行疏通剥离法；不在附丽区用横行铲剥法，将韧带从骨面上铲下，出针后压迫针眼片刻。5d 后若不愈则再做 1 次。一般治疗 2 ~3 次。

（7）严重病人可行病变部位软组织松解术，手术彻底，疗效可靠。

（8）少数副韧带急性损伤病人，在病变部位使用三色膏外敷后再用石膏托或小夹板使膝关节制动 2 ~3 周，然后开始活动患肢，以防膝关节粘连。

三色膏成分：紫荆皮、黄荆子各 8 份，全当归、木瓜、丹参、羌活、天花粉、牛膝、赤芍、白芷、片姜黄、威灵仙、木防己、防风、马钱子、独活各 2 份，甘草 1/2 份，秦艽、川芎、连翘各 1 份。以上药物共研细末，用蜜糖或凡士林调成如厚糊状，敷于患处。

六、膝外侧副韧带劳损

膝外侧副韧带呈圆条索状，位于膝外侧，起自股骨外侧髁的外面，止于腓骨小头的外侧面（图 3 –96），有限制膝关节内翻和胫骨旋转活动的作用。外侧副韧带在膝伸直时绷得最紧，屈膝时外侧副韧带松弛，可允许膝关节略有内翻和旋转运动。由于膝内侧有对侧下肢的保护，不易受暴力而使膝内翻，故外侧副韧带发生过度牵拉的机会就少。这也是外侧副韧带劳损较内侧副韧带劳损少见的原因。此外，膝外侧副韧带限制膝内翻和旋转的作用还有股部肌肉参加，也是膝外侧副韧带不易损伤的另一因素。

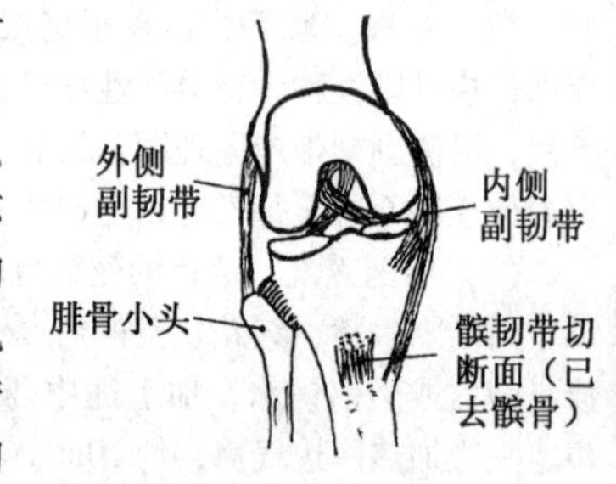

图 3 –96　膝关节

1. 病因　膝外侧所受的直接暴力可以损伤膝外侧副韧带。小腿急剧的内收、内旋或大腿外展、外旋动作，如跌倒时足外侧着地，使踝与膝都发生了内翻，这就引起了膝外侧两骨间的距离突然增大，牵拉外侧副韧带使其损伤。

2. 症状　膝外侧疼痛，如发生在急性损伤之后，则疼痛剧烈，呈撕裂样疼痛，在膝外侧可发现皮下淤血、组织肿胀。由于疼痛，可出现膝关节的功能障碍，走路呈跛行步态。

3. 检查 在患膝外侧可寻到明显压痛点。如外侧副韧带断裂，在断裂处有凹陷感。做小腿内翻试验：以一手压住膝内侧，另一手内翻小腿，若膝外侧疼痛加重，为小腿内翻试验阳性。有助于本病的诊断。对某些诊断不清者，可在内翻应力下拍摄膝关节 X 线正位片；若外侧间隙大于8mm，也有利于本病诊断。

4. 治疗 其基本原则和方法与膝内侧副韧带劳损的治疗相同，唯治疗的重点应放在膝外侧。

七、半腱肌、半膜肌劳损

半腱肌及半膜肌是大腿后面的肌肉，是腘绳肌的组成部分。上起自坐骨结节，止于胫骨上端内侧面，构成腘窝的内上壁（图 3－75、图 3－81）。其主要作用是后伸大腿并屈膝，使小腿稍内旋。腘绳肌劳损主要指在坐骨结节附着处发生的病变，而本节介绍的是半腱肌、半膜肌在膝部附丽区发生病变而产生的症状。

1. 病因 频繁的屈膝活动，如长时间骑自行车或踩水车等活动，易使半腱肌、半膜肌膝部附丽区发生劳损性病变。长时间从事坐位工作及长时间屈髋屈膝盘腿而坐的人，由于半腱肌、半膜肌长时间处于收缩状态，血液循环不良，久而久之就可以产生无菌性炎症。局部直接外伤或骤然的伸膝屈髋动作，可使半腱肌、半膜肌过度牵拉而引起损伤。

2. 症状 膝内侧疼痛，不能负重行走，下蹲及伸直下肢时疼痛加重。患侧大腿置于健侧大腿上（跷二郎腿动作）时，常可诱发疼痛或使原来的症状加重。病变严重者，患膝的屈伸动作受限或不能，因而行走活动也会受到影响。

3. 检查 膝的后内侧（胫骨上端内侧面）有压痛。让病人仰卧，伸直下肢做直腿抬高试验，患肢常因疼痛而使抬高受限。令病人做屈膝动作，给予阻力时，常会引起膝内侧疼痛加重。这种现象称为屈膝抗阻试验阳性，有利于本病的诊断。

4. 治疗

（1）如果是急性损伤，则应绝对静止休息，限制下肢活动，以利病变恢复。慢性损伤则应适当活动，进行功能锻炼，以预防肌肉的粘连和挛缩造成的膝关节功能障碍。

（2）针灸治疗：在膝内侧的压痛部位上针灸，可获得较好的疗效。针刺后留针 15～20min。留针期间，针尾置艾条或艾绒燃烧，可明显提高疗效。每日治疗 1 次，直至病痛消失。

（3）自我手法治疗：取屈膝坐位，健侧手的 2～5 指从内侧伸向膝后侧扣住腘窝的内上壁（半膜肌，半腱肌的肌腱）向内上方扳拉，在扳拉的同时伸直小腿（图 3－97）。如此重复 10～20 遍。然后，沿肌腱走行，在大腿内侧，从上至下轻轻按揉数遍。此为 1 次治疗，每日 1～2 次。如果在手法治疗的同时辅以热敷、中频、红外线烘烤等措施，效果会更好。

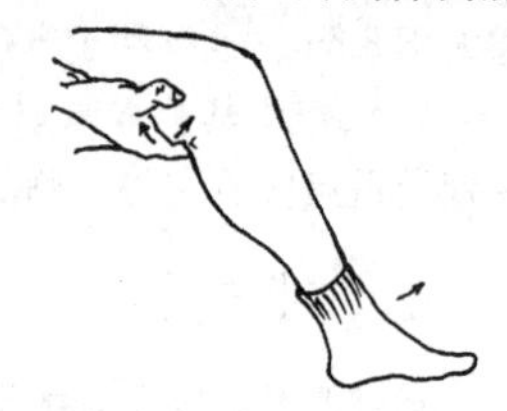

图 3－97　半腱肌、半膜肌劳损的自我手法治疗

（4）以上治疗效果不明显者，可考虑行局部注射疗法治疗，常可获得满意疗效。

八、股二头肌劳损

股二头肌位于大腿后外侧，上起自坐骨结节，下止于膝部后下外方的腓骨小头，构成腘窝的外上壁，股二头肌也属腘绳肌的一部分（图 3－76、图 3－82），其作用为伸大腿、屈膝和使小腿稍外旋。腘绳肌劳损主要指发生在坐骨结节附丽区的病变，股二头肌劳损则指此肌在腓骨小头附丽区上所产生的病变。

本病的发病原因和临床表现与上述半腱肌，半膜肌劳损基本相同。但其疼痛的主要部位在膝外侧。

治疗原则与措施也和半腱肌、半膜肌劳损大致相同，不过治疗的重点应放在膝外侧。手法操作的部位是在股二头肌下端附丽区（腓骨小头）上。

九、膝后疼痛综合征

1. 引起膝后痛的主要病变组织　膝关节后侧（腘窝部）疼痛在膝痛的发病率中占 1/5～1/4，不容忽视。

（1）腘窝正中胫总神经病变可引起膝后正中疼痛并向小腿后侧有放射性麻痛症状。

（2）腓肠肌附丽区病变所引起的膝后内、外两侧疼痛，也较常见。腓肠肌是小腿后侧的主要肌肉，位于腘窝和小腿的后方，内、外侧二头分别起自股骨的内、外上髁的后侧，并在起始处各有一黏液囊；内侧头较强，起点也稍高于外侧头。二头相合，约在小腿中部移行为腱组织而止于跟骨结节。其作用是屈小腿、屈足及稍旋外。

（3）跖肌是一个退化的肌肉，有小的梭形肌腹及很长的细腱，在腓肠肌外侧头附丽区之上，起自股骨外上髁，一部分起自关节囊，其后有腓肠肌，前面有比目鱼肌和腘肌，在小腿下 1/3 处与跟腱结合或独自止于跟骨结节（图 3－98）。

（4）腘肌（图 3－98）短而扁，起自股骨外上髁后下方的小窝，起点处也有一恒定的腘肌囊，向下内行并扩大而止于胫骨后腘线以上部分。其作用是紧张膝关节囊、屈膝并使小腿旋内。

2. 病因与临床表现　频繁的小腿伸屈活动如游泳和踢球等，容易使这些肌肉的起点处发生病变而产生膝后侧疼痛。骤然屈膝活动或固定足踝部使小腿骤然扭转活动，也易引起这些肌肉起点处的急性损伤。由于这些膝后疼痛可向小腿后侧传射，故易被误诊为腰椎间盘突出症，但无腰椎间盘突出症的其他神经激惹征象。小腿屈曲抗阻试验，常可引起膝后侧疼痛。腓肠肌外侧头病变引起的后膝疼痛常偏腘窝外侧。在腘窝外侧可扪及一圆钝状隆起，即为股骨外上髁的后侧。腓肠肌外侧头附丽区发生病变，在这圆钝的隆起上就可扪及明显压痛，有的病人还可引起小腿后侧的传射痛。如果这种压痛发生在股外上髁的后上方，则为跖肌附丽区病变所引起。发生在股外上髁后下方的压痛，常为腘肌附丽区病变引起的膝后疼痛。因此，压痛点的检查可明确诊断，确定发生病变的组织，有利于针对性治疗，提高治疗效果。腘窝内侧疼痛，常为腓肠肌内侧头附丽区病变所引起。在腘窝内侧也可扪及一圆钝状隆起，为股骨内上髁后侧。腓肠肌内侧头附丽区发生病变，就可在这圆钝状隆起上找到明显压痛点，有的病人压痛还可向小腿后侧传射。

胫静脉在胫动脉外侧，而胫神经又在胫静脉的外侧和浅面，并位于腘窝的正中。因此，腘窝从内侧至正中的排列是动脉、静脉、神经。膝

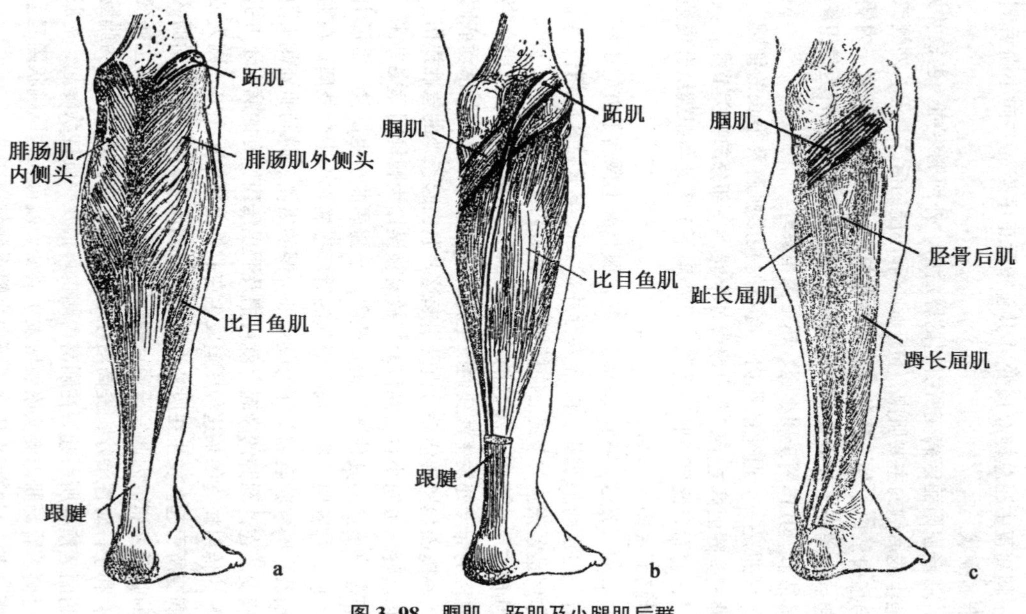

图 3–98　腘肌、跖肌及小腿肌后群

a.　小腿肌后群　b. 小腿肌后群，已除去腓肠肌　c.　小腿肌后群，已除去小腿三头肌及跖肌

后正中的疼痛常为胫神经病变引起，压痛点位于腘窝正中，并常向小腿后侧传射麻痛感。病重者影响走、站活动。

膝后疼痛综合征的命名也较含糊，笼统，如果病始只局限一组软组织发生病变，则应以发生病变的组织来命名。如压痛只局限于腓肠肌内侧头附丽区时，就应诊断为“腓肠肌内侧头综合征”；压痛点只局限于股外上髁后上方处时，就应诊断为“跖肌疼痛综合征”；压痛点仅局限于股外上髁后下方时，就应诊断为“腘肌综合征”。这样诊断明确，有利于针对性治疗，可大大提高治疗效果。

3. 治疗

（1）急性期应控制膝关节伸屈活动，以利于病变恢复。必要时用小夹板或石膏固定。

（2）慢性期应加强膝关节的功能活动，早晚各进行下蹲站起连续锻炼 50 次。下蹲困难者要在疼痛可以忍受情况下尽量增大下蹲的程度，做反复下蹲站起活动 50 次。每日早晚各 1 次。

（3）按摩。令病人俯卧，于患侧股内收肌管外口（隐神经）和腘窝正中（胫神经）点穴镇痛法后，于压痛点上做按揉、弹拨、点压。再让病人仰卧位，把两手掌重叠置于患膝的髌骨上面做颤压手法 20 ~ 30 次，最后双手握住患侧足踝部向前上方顿踢拉伸下肢 10 ~ 20 次。

（4）病变部位中频治疗或中药透敷，均可收到一定效果。

（5）温针治疗常可收到较好效果。

（6）病变部位用常规配伍的合剂 5ml 局部注射，常可收到明显效果。

选用以上的 2 ~ 3 种方法进行综合治疗，收效将会更好。

十、腓总神经卡压综合征

腓总神经卡压综合征是指腓总神经在腓骨颈外侧面的骨筋膜管受卡压而产生的各种病症。

1. 解剖 腓总神经在腓骨颈外侧面走行在骨筋膜管中，管的内侧面是骨沟，外侧面是腓骨长肌腱的纤维弓和深筋膜组成。腓总神经从坐骨神经分出后，在进入腓骨颈外侧的骨筋膜管时，腓总神经正处于腓骨长肌锐利的新月形边缘上。此处神经比较固定，甚少有活动退让余地，在伸膝时，管容积减小，神经就易受压。此外，腓总神经的这个骨－筋膜管的局部位置表浅，因此也易受外伤；有的病人因足强烈内翻而腓骨长肌绷紧，管内的腓总神经被腓骨长肌的纤维弓卡压而产生症状。腓总神经由坐骨神经分出后在腘窝处与股二头肌腱一起下降至腓骨头处，在股二头肌与腓肠肌的外侧头之间，离开腘窝从腓骨头后侧深筋膜下经腓骨颈外侧的骨－筋膜管，并在此管内分成浅、深支和回返支。腓浅神经支为肌皮神经，分布到小腿外侧肌群（如腓骨长、短肌），在小腿下1/3处穿出深筋膜的皮支，支配大部分的足背外侧皮肤感觉。腓深神经（胫前神经）支配小腿前外侧肌（如胫骨前肌，趾长伸肌，第三腓骨肌，踇长伸肌，趾短伸肌，第一、第二骨间背侧肌）和第一、第二趾间背侧的一小块皮肤区，回返支支配膝关节。

2. 病因

（1）小腿上部外侧局部的外伤。

（2）足踝关节的急性或慢性内翻、跖屈损伤，常与职业如舞蹈演员、杂技演员、运动员及体力劳动者有关。

（3）局部受压，如局部肿块（腓骨头颈部肿瘤、上胫腓关节囊肿等），或长时间盘膝坐、极度屈膝位（蹲位）姿势下劳动时间过长，石膏或绷带局部包扎过紧，手术中或卧床病人（如颅脑或脊髓疾患）局部长时间受压，腓骨头颈部骨折等。

神经受压，一开始就会引起节段性脱髓鞘，进而轴索变性坏死、断裂、神经传导功能部分或全部阻滞，如及时恢复血供或解除压迫，病变纤维可再生或修复。

3. 诊断　本病常有外伤史或局部肿块史，除急性压迫外，一般起病缓慢。

小腿肌肉的肌力下降为最初症状，进而发展为足外翻肌力下降或消失，甚至发生足下垂。

（1）感觉异常：支配区不同程度感觉障碍，逐渐发生胫前神经麻痹。

（2）疼痛：初起感足背与小腿外侧疼痛，走快时疼痛加剧，被动足内翻可诱发疼痛或使原疼痛加重。

以上症状轻者常被误诊为“不宁腿综合征（restless syndrome）”。

有的病人在小腿上外侧可扪及包块，在该处 Tinel 征阳性。

肌电图示小腿前外侧肌肉纤颤，腓总神经传导功能障碍。

4. 治疗

（1）除去病因，如切除肿块、解除各致压因素等。

（2）休息，理疗，服用神经营养药等。

（3）针灸：沿腓骨小头后内侧进针，在产生向下传射的痛麻感时留针 10～20min。对早期病人有一定疗效，在留针期间于针尾置艾条或艾绒燃烧（温针）可提高治疗效果。

（4）局部注射疗法：进针方法同针灸治疗，达腓总神经部位后注入常规配伍的合剂 5ml，每 5d 注射 1 次，常可收到较好疗效。

（5）腓骨颈部的骨－筋膜管切开松解术：以患侧腓骨头为中心，做 4～5cm 纵形切口，切开皮肤、皮下，于腓骨头偏后寻到腓总神经并保护之，顺其走行可达腓骨颈处的骨－筋膜管入口处，小心切开该管并切除部分管壁，彻底暴露管内神经，用止血钳仔细分离神经周围粘连，止血后缝合皮下及皮肤。

晚期严重病人若已形成足下垂的“跨阈步态”，可做胫骨后肌前移术。

十一、腓肠肌劳损

腓肠肌位于小腿后方，是小腿最大的肌肉。腓肠肌的上部以内、外侧两头起自股骨下端内、外两侧的后上方（股骨内，外侧髁的后上方），在小腿后方中上 2/3 为肥大的肌腹；向下参与组成跟腱，止于跟骨后方（图 3－99）。腓肠肌有屈小腿和使足跖屈的作用，对维持人体直立、跑、跳都有十分重要的意义。

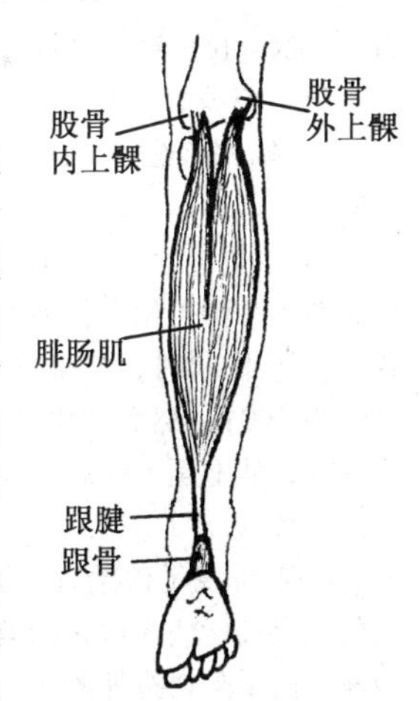

图 3－99　腓肠肌

1. 病因　长距离行走及经常从事弹跳活动如排球、篮球、跳高、跳远等运动时，容易使腓肠肌发生劳损性病变。腓肠肌骤然强烈收缩或踝关节过度背屈时，由于腓肠肌的骨附着点突然受到大力牵引，可导致急性损伤。直接暴力如踢伤、砸伤等，也可使腓肠肌发生急性损伤。急性损伤若得不到及时有效的处理，可转变为慢性病变。

2. 症状 轻者仅感小腿沉重、发胀，活动时才出现疼痛。继续发展可表现为膝后侧或跟腱部位深在性的钝痛，活动时加重，特别是在提踵和跳起足尖落地时更为明显。所以，病人常呈跛行步态。病程长者可出现肌肉萎缩。

急性损伤者在小腿后部有明显的局部肿胀和皮下淤血。

3. 检查 在腓肠肌的起点（股骨内、外侧髁后方）和止点（跟骨后方）可找到明显压痛点。急性损伤迁延病人，在腓肠肌中部可找到明显压痛点。由于肌肉的痉挛，触摸局部有僵硬感。做小腿的屈曲活动，可使病变部位疼痛加重。令病人做足跖屈活动的同时给予一定的阻力，若疼痛加重，称为跖屈抗阻试验阳性，有利于本病的诊断。

4. 治疗

（1）中药煎洗：所用中药与治疗膝内侧副韧带劳损的方剂相同。每日早晚各熏洗1次，有利于病变的恢复。

（2）针灸治疗：在所检查到的压痛部位上施针，留针10～20min，每日1次。留针期间在针尾置艾绒或艾条燃烧，可增加疗效。

（3）自我引伸疗法：

1）病人取站立位，用患侧脚尖向地面重踏10～20下，每日早晚各1次。

2）病人取坐位，用皮带或绳索套住脚底前部，用突然的冲击力量牵拉系的皮带或绳子，使患足急剧背屈，与此同时，患侧下肢突然伸直并用力下蹬（图3－100）。然后，用手轻轻揉病变的腓肠肌，一捏一放，从上至下3遍，以进一步使肌肉放松。每日治疗1次。

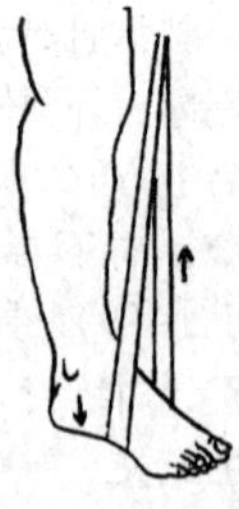

图3－100 腓肠肌劳损的自我引伸疗法

（4）自我手法治疗：如果病变发生在腓肠肌上部的起点处，病人可屈膝坐位，双手抱住股骨下端的两侧，两手除拇指外的四指伸向股骨下端的后侧，一边深压，一边向内上或外上方扳拉（图3－101）。在扳拉的同时伸直小腿，如此重复10～20遍。然后用健侧手轻轻捏揉病变的腓肠肌，一捏一放，从上至下3遍为1次治疗。每日1次。

以上治疗无效者，行压痛点部位局部注射疗法，效果明显可靠。

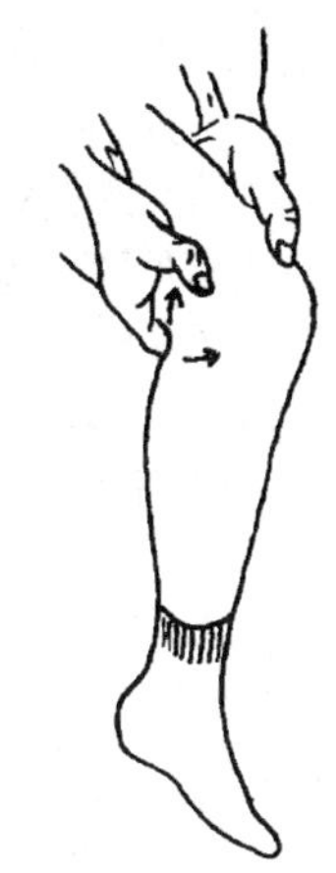

图3－101　腓肠肌劳损的自我手法治疗

十二、腓浅神经卡压综合征

周围神经通过筋膜或骨性管道时受压所产生的病变叫神经卡压综合征。许多周围神经容易被卡压，如腕部的正中神经、肘部的尺神经、腓骨头后侧的腓总神经等。腓浅神经卡压不常见，需与腰源性疼痛相鉴别。Baner Jee 和 Koonl 报告一椎间盘手术失败的病例，实际上是腓浅神经卡压综合征，筋膜切开减压后症状消失。Hehrgy 首先报道本病，称之为单纯性腓浅神经痛。

1. 解剖　发自腓总神经的腓浅神经在腓骨长、短肌间下行并发出肌支支配此二肌，然后在深筋膜中斜行约1cm，最后在小腿下1/3（外踝上方8～10cm）处穿出深筋膜达皮下，并分成两支(有的在穿出筋膜前即已分支)。一支到足背内侧缘称足背内侧皮神经，分布于踇趾内侧缘的皮肤；另一支为足背中间皮神经，分布于其他四趾相对缘的皮肤。此外，它们共同支配小腿下1/4外侧及足背的皮肤。

2. 病因　一般说来，局部压迫是常见的因素，机械刺激和缺氧也是主要原因。腓总神经的远近端被栓系而较固定，因此，在踝关节内翻跖屈时可使腓浅神经在筋膜开口处受到牵拉而引起损伤。穿长筒靴，靴筒边缘长期挤压腓浅神经出口，也可引起腓浅神经的损伤；神经穿出处的筋膜局部纤维增生、粘连，压迫腓浅神经。因腓浅神经解剖变异在筋膜中的行程过长，也易受压。由于运动产生的机械刺激及小腿外侧肌间隔压力升高，都可加重腓浅神经受压。

腓浅神经走行于深筋膜中，在出深筋膜时容易受压（相当于外踝上方约10cm处)；或因局部脂肪瘤、血管瘤，也可对腓浅神经产生卡压。

3. 症状　筋膜开口处是该病的症状学基础。神经通过深筋膜开口进入皮下，因此无肌肉受累的症状和体征。主要表现为外踝上 8~10cm 局限性疼痛或腓浅神经分布区（图 3-102）的疼痛，有时合并感觉异常。疼痛有时向足面或大腿放射。走路，尤其上坡时疼痛加重，运动时疼痛也加重，行走时有跛行。

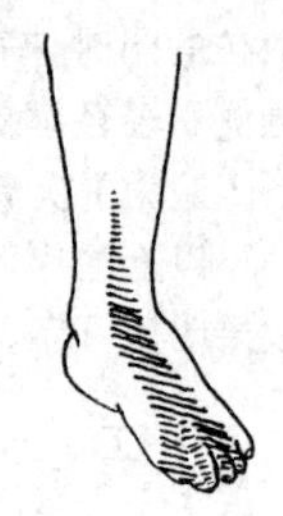

图 3-102　腓浅神经支配的皮肤感觉区

4. 体征　外踝上方8~10cm 处触痛，叩击痛点可放射至足背，而叩击腓骨头的腓总神经只引起局部疼痛。在筋膜开口处有的可摸到锐利的边缘及突出的脂肪包块，有的可见梭形肿胀。强力使患侧足跖屈内翻，局部痛剧，但无肌肉软弱或瘫痪。

肌电图检查无肌肉电生理变化。

5. 治疗　穿宽松合适鞋，避免穿高跟皮鞋。筋膜开口处（痛点处）行一指弹点压和揉、弹、拨手法。局部注射疗法可收到很好效果。踝内翻捩伤引起者可采用中药熏洗。用苏木煎加减：苏木 30g，海桐皮、威灵仙、伸筋草、透骨草、陈艾叶、红花各 15g。

少数非手术无效者须行手术，即筋膜开口处局部切开减压，把腓浅神经游离数厘米；有脂肪包块或血管瘤者一并切除。有粘连、瘢痕者，应行松解术。

第十节　足踝部疼痛

一、踝关节扭伤

本病临床比较多见，也叫做足内翻或足外翻扭伤、崴脚等。踝关节的内外两侧都有韧带加强，对维持关节的稳定性、防止足的内翻或外翻扭伤有着重要的作用。正常情况下，由于踝内侧韧带比外侧韧带紧张而坚实，外踝又较内踝低，加之膝关节有一定的生理内翻角，所以脚着地时，都是在轻微的内翻位上使足外侧先落地。因此，临床上最常见的是足内翻扭伤。

1. 病因 常因负重过大，道路不平或过滑，行走不慎踩入凹地，或下坡、下楼时突然失脚而引起踝关节扭伤。当人在跑动、跳跃、身体扭转或从高处坠落时，由于足在内翻位上着地，当内翻的程度超越了踝关节的正常活动范围时，就可产生踝关节外侧扭伤。

2. 症状 扭伤后立即出现踝关节内侧或外侧局部疼痛，致使患足不能着地。即使能勉强站立者，也常常不能行走或只能跛行几步。伤后几分钟到数小时内，可出现程度不等的肿胀、皮下淤血、青紫等现象，迁延日久易转为慢性损伤。

3. 检查 病人在踝关节的内侧或外侧有明显的压痛，做踝关节的被动内翻或外翻活动时，疼痛加重。

踝关节严重扭伤者，内侧或外侧韧带可从其骨附丽区上发生撕脱，在撕脱的同时常常带下一小块骨组织来，此时，踝关节的内翻或外翻角度要比健侧大，在压痛最明显的地方，可触摸到游离发硬的骨片，X线拍片可进一步得到证实。

4. 治疗

（1）急性期要适当控制患侧踝关节的活动。局部冷敷可以减少进一步渗血。受伤48h后确诊无继续渗血者，可用中药煎洗，所用中药的处方及用法详见“膝内侧副韧带劳损”。

（2）损伤侧的鞋底加垫以加高鞋底，可以增加关节的稳定性，避免再发生损伤。

（3）踝关节损伤后，采用石膏或小夹板固定是必要的。应固定足踝部向患侧尽量倾斜的位置，以利伤侧关节和韧带的修复，减少伤后并发症的发生。不接受石膏或小夹板固定的病人，也可踝部“8”字绷带固定，即绷带由跖底转向足背时，患侧要尽量向上（背侧）拉紧绷带，而当绷带盘绕健侧就要适当松些，迫使足固定于向患侧翻的位置。

（4）损伤部位局部注射疗法可以迅速减轻疼痛症状，减少损伤反应，有利损伤部位组织肿胀的消退，也可减少损伤后期粘连和瘢痕的形成。注射疗法的用药，也有利于损伤部位末梢神经的恢复。

二、腓骨长、短肌腱鞘炎及滑脱

1. 解剖 腓骨长肌位于小腿外侧侧面的浅层，起自腓骨小头及腓骨上 1/3 处，长腱绕过外踝的后面，沿跟骨外侧面突起（滑车突）的下方向前，以后从骰骨跖面的沟内斜跨过足底抵止于第一跖骨粗隆、第二跖骨底和第一楔骨跖面。

腓骨短肌在腓骨长肌下份的深面，起自腓骨外侧面的下半及肌间隔，其腱绕过外踝的后下方，在滑突的上方沿跟骨外侧面向前，止于第五跖骨粗隆。腓骨长肌和腓骨短肌的作用是屈足、展足、提起足的外侧缘。

2. 病因 腓骨长肌和腓骨短肌在通过外踝后方和下方时，表面覆于腓骨肌上、下支持带之下（腓骨肌下支持带是小腿十字韧带外侧部）（图 3－103）。频繁的屈足、展足活动，腓骨肌腱鞘与支持带反复摩擦可引起腱鞘增厚，产生腓骨长肌和腓骨短肌腱鞘炎，引起外踝后侧和足外侧疼痛，有时疼痛向足底放射。足跖屈时疼痛加重。足过度的背伸、外翻的扭转，以及足踝部过度的内收、内翻，都能对肌腱产生异常牵拉而发生肌腱的损伤，也可使肌腱浅面的纤维支持带破裂，而使肌腱向前滑脱。应该注意的是，这种损伤常与踝关节扭伤合并发生。

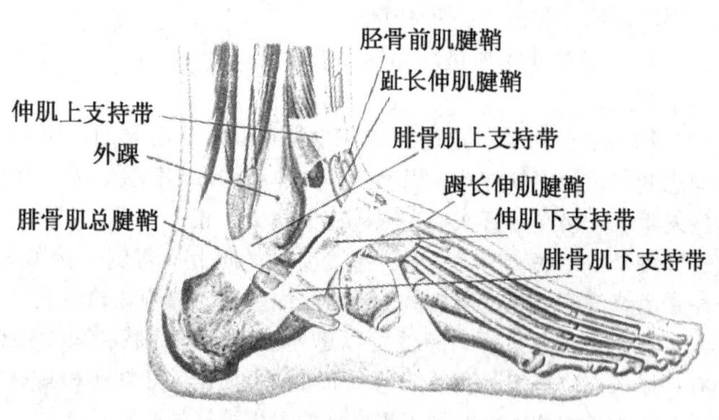

图 3－103 腓骨肌总腱鞘及足的腱滑膜鞘（外侧面）

检查时在外踝后侧明显压痛。有的病人外踝后侧局限性肿胀。足跖屈抗阻试验疼痛加重。如果外踝后部包绕腓骨肌腱的支持带松弛或断裂，可出现弹响踝。该肌腱可向前滑脱到外踝前外方，可在皮下看到肌腱滑动，尤其在足背伸并同时外翻时，更易滑脱。若将足做跖屈及内翻时，肌腱自行复位，并发生弹响，常觉疼痛。腓骨长肌和腓骨短肌腱慢性反复滑脱的病例，应给予手术治疗。

3. 症状 足外踝部疼痛，并可向足跟外侧放射，引起跟骨外侧痛。有时还可继续向足前外侧、足背、足底及第二至第五趾传射，引起疼痛、麻木、麻刺感，影响行走。急性损伤病人除疼痛外，外踝部可见肿胀、皮下淤血、青紫等表现。如果腓骨长肌腱和腓骨短肌腱浅面的支持带断裂，则稍一活动即可使肌腱从外踝下滑于外踝上。疼痛常于足背伸外翻时明显。

慢性腓骨长肌腱和腓骨短肌腱滑脱的病人，其肌腱经常脱沟而滑走于外踝之上，并且具有弹响，故又名为“弹响踝”，但不影响行走。

4. 检查 用拇指腹在外踝下缘或外踝后滑动按压腓骨长肌腱和腓骨短肌腱，可有明显压痛。足背屈内翻时疼痛加重，足踝部不敢做内翻活动。有肌腱滑脱的病人，在外踝浅部的皮下可摸到条索状的肌腱，将其复原后症状立即消失，活动也恢复正常。

5. 治疗

（1）减少患足活动，必要时用“8”字绷带、夹板或石膏固定，使足处于轻度外展位以利肌腱松弛康复。急性损伤病人应控制足踝部的活动。局部冷敷以减少渗血，减轻肿胀的程度。48h 后可行局部热敷或煎中药水洗。

（2）对于有腓骨长肌腱和腓骨短肌腱滑脱的病人，可用手法将其复位后，再加压包扎。手法复位的方法是（图 3－104）：取站立位，将患足置于凳子外缘上，健侧手握住足前部向外侧推，使患足被动地处于足外翻的位置。患侧手之拇指置于外踝浅面滑脱的肌腱上，将滑脱的肌腱向后推移到外踝的后下方。当肌腱的位置与外踝尖端同高时，使足由外翻位被动恢复到中立位，肌腱就可自行滑回到原来的位置上。然后，在外踝的后方和下方滑推和顺压 2 遍即可。但应绝对禁止盲

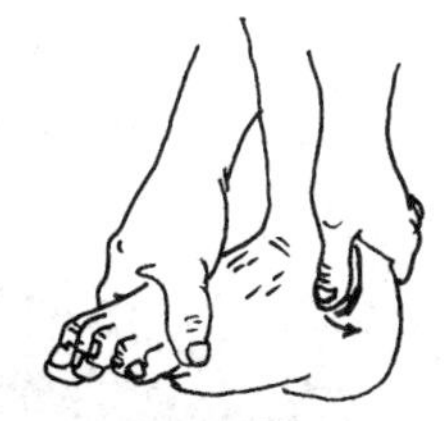

图 3－104 腓骨长、短肌滑脱的复位手法

目地揉搓。

（3）患腓骨长肌腱和腓骨短肌腱鞘炎时，在病变部位（压痛点）上针灸治疗，常能收到一定的疗效。施针后留针 10～20min。腓骨长、短肌腱慢性反复滑脱的病人，应该手术治疗。

（4）局部中频理疗以利无菌性炎症恢复。

（5）病变部位局部注射疗法常可收到明显疗效。

（6）中药煎洗也可获效（方剂见“膝内侧副韧带劳损”）。

（7）非手术治疗无效者可行小针刀治疗或软组织松解术，对腓骨长肌腱和腓骨短肌腱慢性反复滑脱的病人，应手术修复破裂的纤维支持带。

三、跟腱下脂肪垫炎

1. 症状 行走疼痛，下楼时疼痛尤重，跟腱下饱满、有压痛，有时可见肿块从跟腱下一侧或两侧突出。足跖屈时突出明显，疼痛加重。

2. 病因 踝关节后方、跟腱前方和跟骨上方空间被脂肪垫和疏松结缔组织所充填（图 3－105）。此脂肪垫在踝关节活动中起衬垫和润滑的作用。

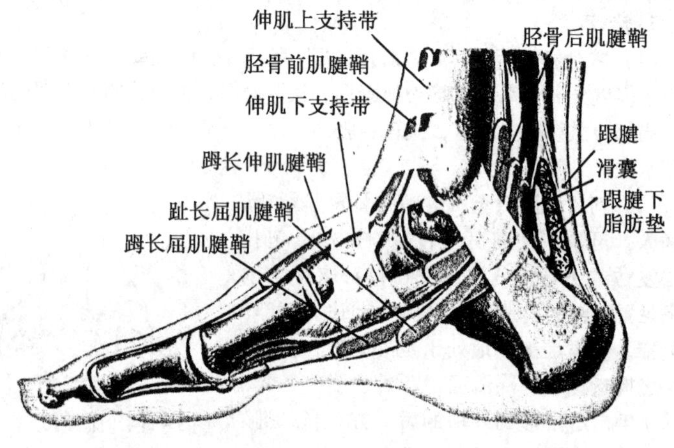

图 3－105　足内侧面

本病与职业有关。当前足跖屈时因上述空间的容积变小而缩短，脂肪垫就会遭受跟腱、跟骨和踝后方骨骼的机械压迫和刺激而产生无菌性炎症，发生疼痛。尤其足跖屈时疼痛加重。如芭蕾舞演员经常在踝极度跖屈时表演，就易产生跟腱下脂肪垫炎。本病除局限性疼痛外，有时可向上沿小腿外后方传导。突出于跟腱外的肿块表面光滑，边缘整齐，明显压痛。足背屈时肿块和疼痛减小或消失。

3. 治疗

（1）温针治疗：针灸针从跟腱下一侧或两侧进针，针尖直刺跟腱下脂肪垫后留针，针尾置艾绒或 3~4cm 艾条，点燃，直至药艾燃尽并没余热后拔针。每日治疗 1 次，10 次为 1 个疗程，效果颇佳。

（2）病变部位注射疗法，疗效明显。

（3）少数非手术治疗无效者，可行手术，做脂肪垫剥离切除术。

四、胫骨后肌腱鞘炎

1. 病因 胫骨后肌的肌腱行走于内踝后方的骨沟中，其浅面有分裂韧带覆盖（图 3-105），其作用为使足跖屈及内翻。

足频繁的跖屈与内翻活动，使胫骨后肌在内踝后的沟管中不断摩擦而产生了腱鞘炎。踝关节过度的跖屈外翻，也可造成胫后肌损伤。

2. 症状 急性损伤可有内踝局部肿胀，在内踝后下缘，呈一条弧形肿胀区，近端可高达踝关节，远端可延及足底内侧，并有疼痛。由慢性劳损性病变引起的胫骨后肌无菌性炎症病变，可出现内踝下方疼痛症状。疼痛可向足跟内侧传射，引起跟内侧疼痛，还可以向前传射引起足内侧疼痛、麻木及麻刺感，影响行走。

3. 检查 发现内踝后局部隆起，可触到肿胀发硬的肌腱，有明显压痛。有时需要用拇指尖沿内踝沟嵌压才能发现疼痛，滑动按压时疼痛更剧。在病人做足跖屈及内翻活动时给以一定的阻力，会使内踝部疼痛加剧，被动使患足背伸、外翻，可牵拉胫骨后肌腱而使疼痛加重。

4. 治疗 与腓骨长肌和腓骨短肌腱鞘炎的治疗相同。

（1）手法治疗时，用健侧手的拇指按压内踝后，其余四指通过内踝后置于外踝部以施固定。患侧手握住足前部，将患足极度外翻、背屈，然后迅速跖屈复正至正中位，常可听到“喀哒”轻响。

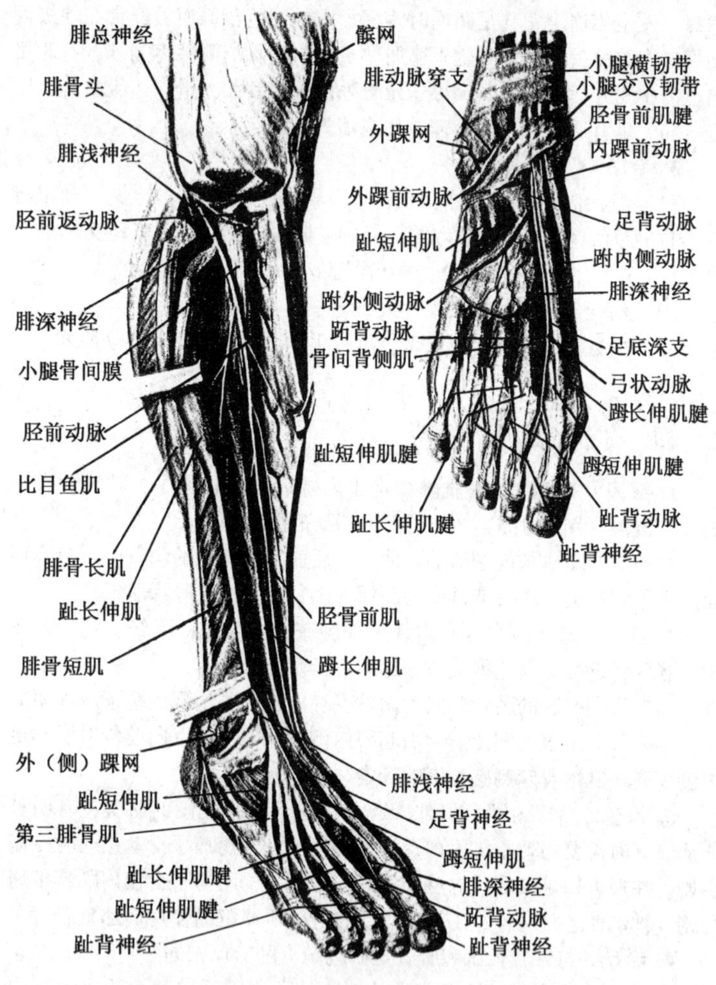

图 3－106　小腿外侧面及足背的肌肉、血管和神经

（2）病变局部注射常规配伍的合剂5ml，5~7d注射1次，常可收到明显效果。

（3）温针治疗也有一定疗效。

（4）中药煎洗，也可收到很好效果。

五、伸趾、伸跆肌腱鞘炎

1. 病因 伸趾肌腱和伸跆肌腱位于踝部前方，有背伸足趾的作用。肌腱浅面有小腿横韧带覆盖，因此，肌腱像在一骨纤维管道中活动一样（图3-103~图3-106）。频繁的伸屈踝关节的动作可使肌腱摩擦增厚，从而产生慢性创伤性炎症。踝关节猛力跖屈时，也可过度牵拉伸趾、伸跆肌腱而产生损伤。

2. 症状 足踝前部酸胀、无力、疼痛，严重者有明显肿胀。足的背伸及跖屈活动可使疼痛加重，影响行走。

3. 检查 在患侧内外踝之间的前方可摸到凸起的肌腱，并有明显的压痛。在病人做足趾背伸动作时给予一定的阻力，可在踝前方出现疼痛或使原来的疼痛加重，此谓足背伸抗阻试验阳性，有助于本病的诊断。

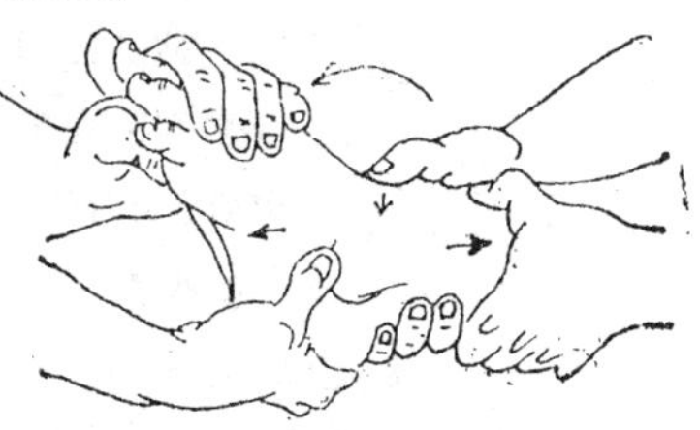

图3-107 伸趾、伸踇肌腱鞘炎手法

4. 治疗 与腓骨长肌和腓骨短肌腱鞘炎治疗相同。手法治疗时需另一人相助。病人取坐位，患足置于凳上，自己双手握拿住小腿中、下部，并向自身方向牵引。相助者一手掌托住病人足跟部，另一手拿住足趾。两人沿小腿纵轴方向相对稳力牵引，当病人自觉有肌筋骨缝松动感时，助手双手迅速使被牵的足充分跖屈，然后迅速恢复至正中位归正（图3-107）。最后顺压肌腱，完成手法操作。每日或隔日1次。

六、踝管综合征

因踝管狭窄致使管内的胫后神经和血管受压所引起的一种以足底阵发性麻木、疼痛为主要特点的临床症候群谓之踝管综合征。本病的病理机制与腕管综合征相似，但在临床上较其少见。

1. 解剖 踝管（图3－108）又称跖管、跗管，是进入足底之门户，位于内踝后下方，系由骨纤维组织构成的一条管道。其浅面为分裂韧带（又称屈肌支持带），深面为距骨、跟骨及关节囊组成的弓状面。分裂韧带斜跨于胫骨内踝和跟骨结节之间，自该韧带深面向跟骨发出间隔，将通过踝管的各肌腱与血管神经分成4个骨纤维管道。在管内由前向后排列有胫骨后肌腱、趾长屈肌腱、胫后血管、胫后神经及蹞长屈肌腱。其中胫后血管与神经位于一个鞘管内（位置稍深），胫后神经在踝管内或穿出踝管后分出跟神经至足跟内侧，再分为足底内侧神经和足底外侧神经二终支。

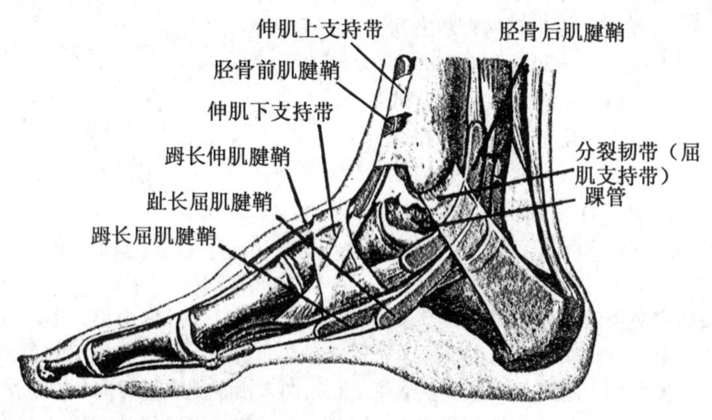

图3－108 踝管

2. 病因 踝关节骨折或脱位使踝管基底不平整，扁平足、跟骨畸形使足的姿势变异，局部肿物如腱鞘囊肿、神经鞘瘤、骨疣、骨质增生及踝关节的扭伤、韧带撕裂、腱鞘炎、血肿、感染等各种原因，均可使踝管容积变小而压迫胫神经和胫后动脉与静脉，使其支配区的血供、神经功能发生障碍。踝管内的胫神经在跟骨截距突和距骨内侧结节处明显变扁，踝管变浅，且其血管神经鞘膜又连于屈肌支持带和跟骨载距突及距骨后突内侧结节，更加限制了踝管有限容积的向外扩展性。因此，任何增加踝管内压力的因素，都可压迫或刺激胫神经和胫后动、静脉而产生症状。踝管是一个无弹性的骨纤维管道，管内压力增高即可压迫胫神经及其上的微血管，使神经发生功能改变。短时的压迫与缺血产生的症状经治疗可缓解；长期持续性压迫，神经将发生髓鞘的退行性变而出现肌肉乏力、麻木、萎缩，恢复困难。本病的病因、病理大多是因踝部急慢性损伤使踝管内肌腱发生腱鞘炎、肿胀、变性，或由于其他原因使胫后神经周围纤维增生，从而使踝管内压力增加，引起胫后神经受压缺血的临床症状。

3. 症状 本病多见于男性，好发于青壮年。久站或走路过多，内踝后方及足底出现酸痛、麻木，休息后减轻。踝关节易疲劳。痛重时出现足底灼痛、麻木或走蚁感；晚重，起床后减轻。足跖面的灼痛可放射至小腿内侧及膝。随病程发展，感觉异常症状逐呈持续而明显，足趾活动也渐无力。严重病例可产生足底血管营养障碍的表现，如足底内侧及足趾皮肤干燥、发凉、苍白，血管搏动减弱或轻度发绀，趾甲变形失泽、变脆，汗毛脱落及足内在肌轻度萎缩等。

4. 检查 可见内踝后饱满、胀硬感或胫后神经成梭形肿胀。大多病人内踝后方有压痛。轻叩内踝后方常可诱发或加剧足底麻木、刺痛感(Tinel 征阳性)。行踝极度背屈或足跖屈抗阻试验也可加重上述症状。足底皮肤感觉也表现迟钝。如向踝管内注射 2% 普鲁卡因或利多卡因 3ml，若症状立即缓解则可确诊。

肌电图检查显示跗趾或小趾展肌有纤颤电位。

少数 X 线片可见距骨内侧有骨刺形成或骨折、脱位。

5. 治疗 适当减少活动、穿高统靴、理疗、病变部位局部注射疗法等，均有一定疗效。中药煎洗也有一定效果，熏洗时药液要多些，使浸泡时液面超过踝关节为度。煎洗用海桐皮汤加减：海桐皮 15g、透骨草 15g、制乳没各 10g、当归 10g、川椒 15g、威灵仙 15g、防风 15g、白芷 15g、川牛膝 10g、伸筋草 15g、陈艾叶 15g。

非手术治疗无效者，可行肿物切除，分裂韧带部分切开，腱鞘松解，剔除粘连的纤维索带，松解间隔及胫后神经周围的粘连。

踝关节骨折、脱位、局部肿物等原发因素须首先得到纠正、治疗。

七、跗骨窦综合征

跗骨窦综合征常系踝内翻损伤的伴随病变。

1. 解剖 跗骨窦由距骨沟和跟骨沟组成（图3-109）。距骨沟位于距骨跖面的中、后跟骨关节面之间，由内后斜向前外侧；跟骨沟位于跟骨上面中部的后距骨关节面的前内方；两沟相对构成跗骨窦。窦口位于外踝的前下方。窦内含有骨间距跟韧带、脂肪垫和距跟关节滑膜，并常有一滑囊，称跗骨窦滑囊，位于骨间距跟韧带与前距跟韧带之间。骨间距跟韧带起于距骨沟止于跟骨沟，连接距、跟二骨，其前部的外侧特别坚韧，连接于距骨颈下外侧和跟骨上面之间，在足内翻时发生紧张，可防止足过度内翻。

2. 病因 因内翻伤力使窦内软组织发生无菌性炎症、变性和挛缩，也可能是窦内韧带损伤愈合后的瘢痕和韧带过度紧张所致。本病伴存的小腿和足部感觉异常、发抖等，可能由于软组织病变引起的植物神经功能紊乱所致。随疼痛的消失，这些症状也随之消失。

3. 诊断 本病的临床特点为髁部内翻损伤后继发的跗骨窦处疼痛及压痛。病人的踝部内翻扭伤的肿痛消失之后，又出现了外踝前下方的疼痛，并常有下肢感觉异常，如小腿发凉、发紧、沉困、乏力等，偶有跛行，疼痛向足趾放射及小腿不自主地发抖。迁延日久可发展为痉挛性平足。跗骨窦局部注射疗法可使症状减轻或痊愈，也有利于本病诊断。检查病人常于外踝前下方的跗骨窦口处有明显压痛。有的病人需在踝关节强迫内、外翻下摄X片以排除踝关节脱位。

4. 治疗 温针或用常规配伍的合剂局部注射疗法均可获效，穿刺针必须刺入窦内才能确保疗效。也可行翻足锻炼：病人取坐位，两足并拢，两下肢同时用力做双足的内翻活动，幅度由小到大。一般先采用坐位，待症状改善后再取站立位。站立锻炼时要双手撑腰或扶拐进行，以防摔跤。站立时单做患足的内翻锻炼，每次内翻10～20遍，每日2～3次。通过锻炼可以松解窦内粘连、散淤通络，使症状得以改善。以上无效或仍反复发作者，可行跗骨窦内软组织松解术，效果确切。

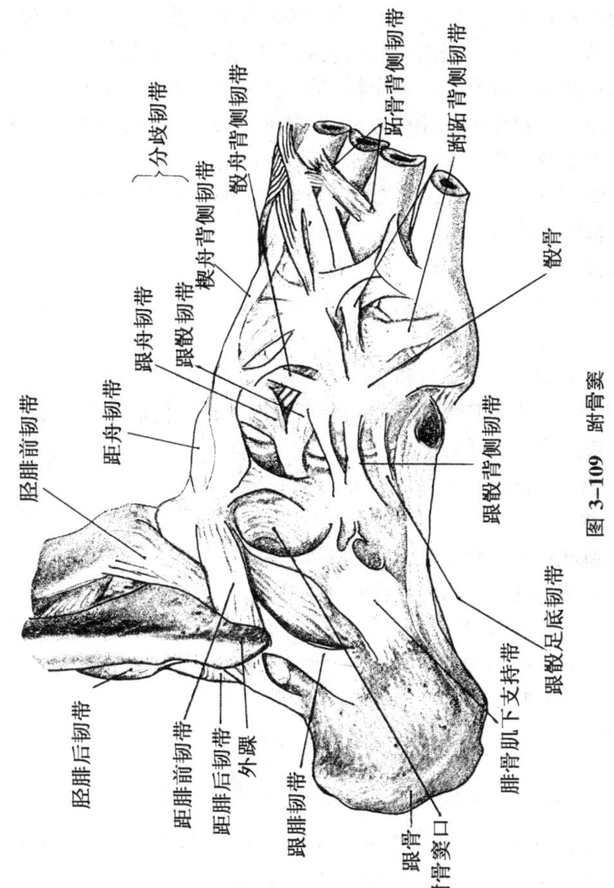
胫腓前韧带
距舟韧带
跟舟韧带
跟骰韧带
楔舟背侧韧带
分歧韧带
骰舟背侧韧带
跖骨背侧韧带
跗跖背侧韧带
骰骨
跟骰背侧韧带
跟骰足底韧带
腓骨肌下支持带
跗骨窦口
跟骨
跟腓韧带
外踝
距腓后韧带
距腓前韧带
胫腓后韧带

图 3-109　跗骨窦

八、前跗管综合征

前跗管综合征较少见，是指腓深神经在足背被卡压的一种综合征。

1. 病因 腓深神经随同胫前动脉在胫前肌及踇长伸肌间下行，主要支配小腿前群肌及第一趾间隙面的皮肤感觉。小腿深筋膜在踝关节稍上方增厚，沿胫腓前缘间形成小腿横韧带，在足背形成小腿交叉韧带。小腿伸肌腱及神经、血管均经过此两条韧带深面向足背走行（图 3－106）。踝部骨折、脱位，踝关节捩挫伤，局部水肿或穿鞋不适，系带过紧等压迫腓深神经、血管而发生症状。

2. 诊断

（1）足背面、踝前疼痛，尤以夜间痛甚。足不活动时痛重，站立及行走痛稍轻。

（2）足第一趾间隙有感觉迟钝或异常，并波及踇趾及第二趾。

（3）嘱病人强伸患趾，检查者用手触摸趾短伸肌收缩情况，若收缩力下降或消失，可明确诊断。

（4）肌电图检查可提示腓深神经受损。

3. 治疗

（1）更换宽松合适鞋或整复骨折、脱位。

（2）局部注射疗法可收到明显效果。

（3）中药熏洗用海桐皮汤加减。

（4）推拿采用按、揉、弹、拨及一指禅点法。

（5）中频理疗也有一定效果。

（6）非手术治疗无效者使用手术松解小腿横韧带或交叉韧带。

九、胫后肌副舟骨粗隆处劳损

1. 病因 胫后肌腱附着于足舟骨粗隆，一般不易产生病变。但当出现副舟骨畸形时，由于骨骼向前足内侧隆凸，因而也会发生损伤而产生疼痛，严重者影响工作或生活。以往多认为副舟骨是疼痛原因，但行副舟骨切除术未能完全解除疼痛，而行胫后肌腱副舟附丽处松解术，可取得满意效果。

2. 病因和症状 本病可因足内侧捩伤引起。开始疼痛不重，逐渐加重，影响行走活动。

3. 检查 可见前足内侧舟骨粗隆处明显隆凸，局部压痛。

4. 治疗

（1）局部中药透敷或中药煎洗。

（2）病变局部注射疗法常可收到很好疗效。

（3）非手术后无效者，可行副舟骨切除与胫后肌腱副舟骨附丽区松解术。

十、足横弓塌陷症

人的足底不是平的，而呈弓状，称足弓。足弓有纵弓与横弓之分。横弓的前部以 5 个跖骨头作为弓背，是足的重要支撑结构。有些人在站立或行走时出现前足掌局部隐痛、酸困，并有前足承受不住人体重量的感觉。顽固病人，前足掌产生胼胝（俗称脚垫），易被误认为走路多磨出来的，一修再修，总不能根除。

1. 病因 横弓的前部由5个跖骨头构成。正常时，当跖趾关节跖屈时，在足背可见每个跖骨头明显凸露出来（图 3－110a）。如果某个跖骨头显露不出来，就说明它是造成横弓塌陷的跖骨头（图 3－110b）。对于足背丰满的胖脚或跖趾关节跖屈功能差的人，可使其被动跖屈，以此来判断塌陷的跖骨头。塌陷部位常和疼痛部位是一致的。久病者会在相应的跖底产生胼胝，其正位于塌陷跖骨头的下方。

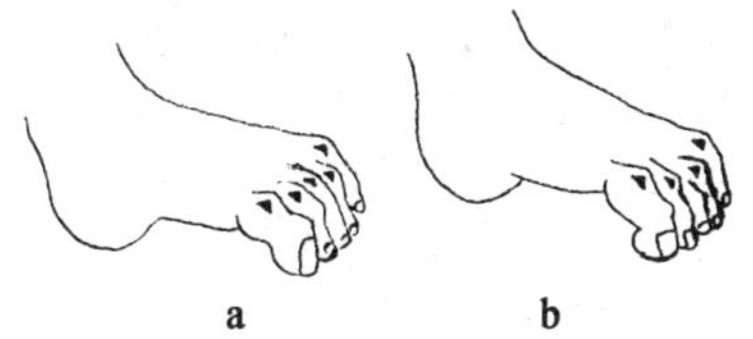

图 3－110 足横弓塌陷症

a. 正常 b. 异常

足横弓塌陷所以会产生前足掌疼痛，是因为塌陷的跖骨头对足底跖神经等软组织有压迫刺激的缘故。因此，负重站立或行走时，由于塌陷的跖骨头对足底软组织的压迫加强，使疼痛加重。

2. 治疗

（1）避免久站、远行，减少塌陷跖骨头对足底软组织的压迫刺激，有利于软组织无菌性炎症的恢复。

(2) 足底疼痛局部用常规配伍的药物 5ml 注射，或针灸，均可收到很好效果。

(3) 中药煎洗也有助于足底软组织病变的恢复和症状的改善。

(4) 手法有利于横弓恢复和改善症状。首先行足背足底大面抹摩手法，然后一手握足背，一手握拳顶足底，二手相反用力，持续 4~5min，放松 1min，反复 5~6 次，再在足底病变局部行按揉、点压、弹拨手法。之后，右手握住足趾，在稍牵拉下屈伸跖指关节 15~20 次。最后再行前足背、足底大面积抹摩手法。每日行手法 2 次，20 次为 1 个疗程。大多病人 1 个疗程就可收效。

(5) 在已确定的塌陷跖骨头下面垫上几层略大于跖骨头的纱布或海绵，用宽胶布固定于足底，这样有利于横弓恢复，减轻压迫。所垫的厚度，以静立、走跑时足底舒适无痛感为准。

(6) 体育疗法是恢复足横弓的根治性措施。病人采用站立或坐位，全脚着地，前足 5 趾反复抓地。然后于坐位下足跟置于一块木板上，前足置于一个与木板等高的圆球或圆棍上，足趾有节奏地抓握圆球或圆棍。每次 5~10min，每日 2~3 次，多数病人 2~6 个月时间就可恢复正常的横弓，使塌陷的跖骨头恢复原位，症状完全消失。

治愈的标准是：塌陷的跖骨头在跖趾关节跖屈时重新显露，站立及行走时前足的疼痛消失，病人的脚垫随之消失。

十一、足跟痛

足跟痛和腰腿痛关系很密切，一些腰腿痛病人可同时伴有足跟痛的症状，而有的腰腿痛病人仅以足跟痛为主诉。此外，足跟痛也可是跟骨本身病变或跟骨周围软组织病变所引起。因此，病人以足跟痛为主诉至医院求治者并不少见。由于过去大多数人认为足跟痛和跟骨骨刺有明显关系，所以病人自诉足跟痛者，均要摄片以观察有无跟骨骨刺存在。如果在 X 线片上发现有跟骨骨刺存在，医生好像就完成了自己的使命，而病人却以为是不治之症，背上了思想包袱。足跟痛究竟和足跟骨骨刺有无关系，有哪些因素可引起足跟痛，怎样预防和治疗，介绍如下。

1. 跟骨骨刺与足跟痛的关系 足跟骨骨刺于老年人发生率高，是组织退变、老化的一种表现，年龄愈大，骨刺发生率越高；60 岁以上跟骨骨刺的发生率高达 82.35%。但足跟痛的发病率却与年龄并不成正比：31～40 岁年龄组足跟痛的发病率最高，达 23.36%；40 岁以后年龄组足跟痛的发病率却明显减少，为 3.33%。足跟骨骨刺发生率和足跟痛发病率在年龄分配上的差异，说明这二者之间并不存在直接的因果关系。

作者通过对足跟痛和足跟骨 X 线摄片的临床观察、分析发现：①有足跟痛者，大约有 50% 病人摄片并没有发现骨刺的存在。②摄片有足跟骨骨刺的人，大约 80% 无足跟痛症状存在。③一侧足跟痛病人，大约 5% 痛侧未发现跟骨骨刺，而不痛侧却有骨刺存在（这些现象进一步说明了足跟痛与跟骨骨刺是确无直接因果关系的）。④在临床上，一些有足跟痛而摄片又有跟骨骨刺存在的病人，在对引起足跟痛的软组织进行局部注射治疗或其他治疗后，虽未涉及骨刺本身，但随着软组织病变的改善，足跟痛症状也随之改善。反之，针对跟骨骨刺进行手术切除且术后 X 线摄片证实跟骨骨刺确不存在者，足跟痛症状可依然存在。这些也证实了跟骨骨刺与足跟痛是无直接联系的。

2. 足跟痛的原因　足跟痛的原因是很多的，因此必须对每一个病人做详细检查，找到了病因，治疗才会收效。

（1）跟骨本身的病变：如跟骨骨折、跟骨肿瘤、跟骨的特异性炎症（如结核，跟骨骨髓炎，跟骨类风湿性炎症等）及足跟骨畸形等，均能引起足跟痛。跟骨骺骨软骨炎（西浮病）也表现为进行性足跟痛，局部触痛和疼痛步态，但多发于学龄期儿童。X 线可见受累跟骨骨骺硬化和碎裂片，以后可见骨密度减低和萎缩，骺线不规则。1929 年哈龙德提出跟骨上后缘过分突出使该部软组织挤压于鞋和跟骨之间而产生疼痛，则称为哈龙德病。

位于跟骨后上方，距骨后方的三角子骨也可引起跟骨后方间歇性疼痛，步行及跖屈时疼痛增重，检查时在跟骨的后上方，距骨的后唇处常有明显压痛。足跟痛常见的压痛点，见图 3－111、图 3－112。

（2）髌下脂肪垫劳损：除可引起膝关节疼痛无力和小腿后侧疼痛外，也可引起足跟痛。髌下脂肪垫劳损检查和治疗，参见“膝疼”章节的叙述。

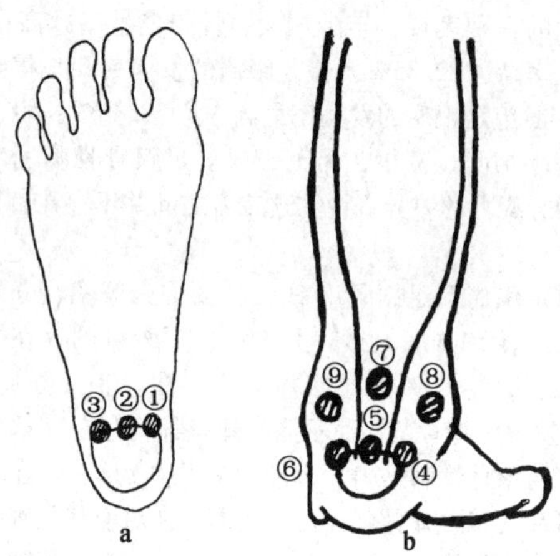

图 3-111　足跟病痛病因学的调查

a. 足跖底部压痛点　b. 跟骨结节后上缘周围压痛点

①跟骨跖面前内侧压痛点　②跟骨跖面前中部压痛点　③跟骨跖面前外侧压痛点④跟骨后上缘跟腱附丽区内侧　⑤跟骨后上缘跟腱附丽区　⑥跟骨后上缘跟腱附丽区外侧　⑦跟腱跟骨附丽区上方　⑧内踝与跟腱之间压痛点　⑨外踝与跟腱之间压痛点

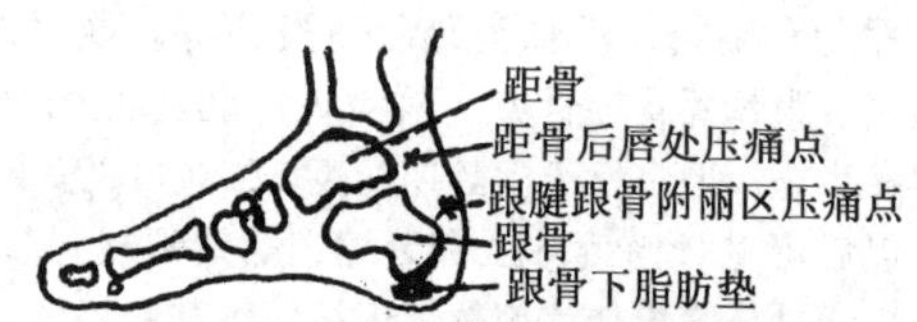

图 3-112　距骨后唇处压痛点

（3）引起足跟痛的更常见原因常与跟骨周围或附着于跟骨的肌肉韧带、筋膜或神经的劳损性病变有关，这是本章所要着重介绍的内容。

1）通过调查发现足跟痛和以下几种主要软组织损伤有密切关系（图 3-111、图 3-113）：①压痛点位于跟结节内侧突的前内侧，相当于𧿹展肌的跟骨附丽区。②压痛点位于跟结节内侧突的前部，相当于趾

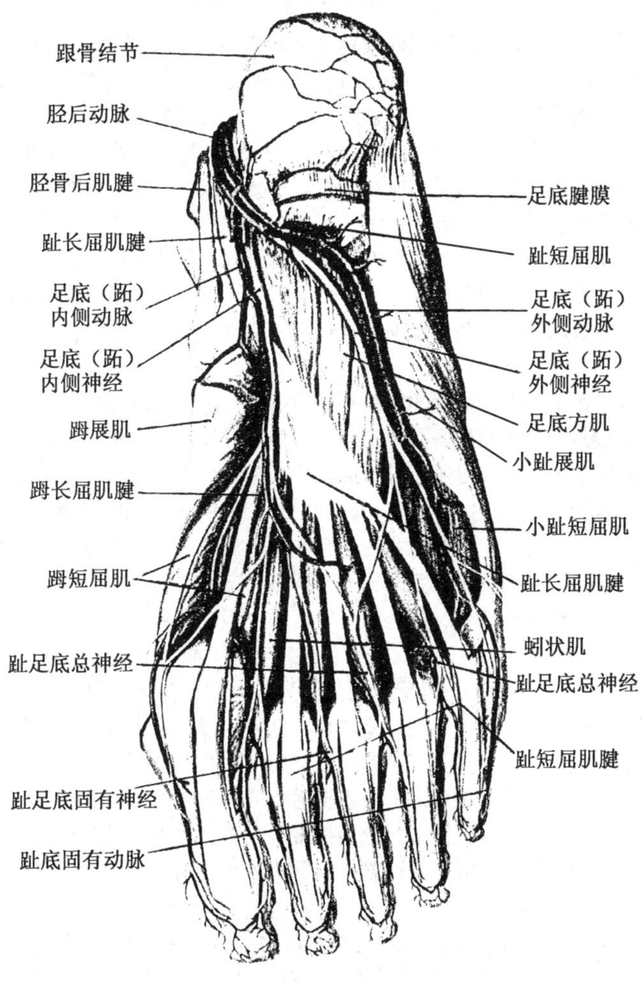

图 3－113　足底的肌肉、血管和神经

短屈肌和跖腱膜的跟骨附丽区。③压痛点位于跟结节外侧突的外部，相当于小趾展肌的跟骨附丽区。④压痛点位于跟骨后上缘跟腱跟骨附丽区的内侧，相当于距跟后韧带的附丽区。⑤压痛点位于跟骨后上缘中部，相当于跟腱跟骨的附丽区。⑥压痛点位于跟骨后上缘，跟腱跟骨附丽区的外侧，相当于跟腓韧带的附丽区（以上6处软组织的跟骨附丽区劳损性病变，均可产生足跟痛）。⑦压痛点位于跟腱跟骨附丽区的上方，相当于跟腱下脂肪垫及滑囊之所在部位。跟腱下脂肪垫炎及滑囊炎引起的足跟痛，除上述部位压痛外，常伴有相应部跟腱两侧的软组织肿胀。⑧压痛点位于内踝和跟腱之间，此处为胫后肌腱，趾长屈肌和踇长屈肌的通过处。此三肌的腱鞘炎，常引起足跟痛。⑨压痛点位于外踝和跟腱之间，为腓长肌和腓短肌通过处，腓长、短肌腱鞘炎，也是引起足跟痛原因之一。

其中跟骨后上缘内侧的距跟韧带附丽区，跟骨跖面内侧的踇展肌附丽区，最易产生劳损性病变而引起足跟痛，分别占28.09%和21.91%。跟骨跖面前中部的跖腱膜、趾短屈肌附丽区病变和胫后肌趾长屈肌、踇长屈肌腱鞘炎引起的足跟痛为其次，分别为14.61%和12.36%。这4处的软组织常易产生劳损性病变而引起足跟痛的原因可能与人在站立位或行走时这些肌肉韧带的负荷较大，所以，走路愈多，这些韧带、肌肉就容易产生劳损性病变，足跟痛的发病率也因之增高。

2）跟骨周围神经受压或神经本身病变也可能是引起足跟痛原因之一。图3-111中的①，跟骨跖底内侧为跖内侧神经穿过踇短外展肌附丽区的部位，该神经的走向既要转弯，又要穿过肌肉，因此容易产生损伤而引起症状。②、③为跟骨跖底中部、外部，是跖外侧神经行径部位。图111中的④是跟骨后上缘跟腱附丽区内侧部位，为跟内侧皮神经行径部位，因为该神经要穿过分裂韧带到皮肤，故受损引起足跟痛症状的机会就很多。⑨是外踝与跟腱之间部位，为腓肠神经及其分支所经部位。

（4）需要指出的是，引起足跟痛的各种病因中，凡是具有“静止痛”症状的多数病人的跟骨骨内压增高，此时病人具有卧、坐时足跟“跳痛”症状，刚起步时尤重，稍活动后痛轻，但过久站立、行走时，症状又重，这称之为“静止痛”。在治疗时除按下面介绍的各种疾病的治疗方法外，可采用跟骨两侧钻孔减压来减轻“静止痛”症状。

3. 跟骨跖下面疼痛

（1）跟骨下脂肪垫炎：足跟骨下脂肪垫位于跟骨下面和皮肤之间（图 3－114），由弹力纤维分隔成许多密闭的小房，其内充填脂肪组织，它的大小范围和跟骨下面的面积基本一致，有缓冲皮肤与跟骨的直接压迫作用，是人体的防震结构之一。

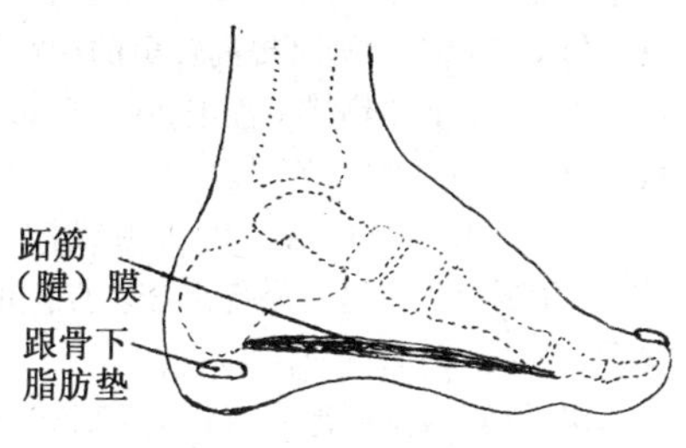

图 3－114　跟骨下脂肪垫及跖筋膜

人足的主要作用是行走和站立，有负重和运动躯体的两大功能。人类的足底不是平的，而是呈弓形，有纵弓和横弓，承重时主要由三个力点和地面接触，即呈三点负重。后面一点是足跟的跖面，前面两点是第一和第五跖骨头。因此，一侧跟骨下的脂肪垫负担了 1/4 体重，而前面二点各负担 1/8 体重，也就是说，后面一点的负荷是前面两点的和。

久病长期卧床或长期担任不负重工作的人，跟骨下脂肪垫吸收变薄，因此在同样的负重和行走情况下，容易发生跟骨脂肪垫炎而产生足跟痛。长期用足跟着地行走（如小脚老太太）或某些工作的特殊要求（如跳高，跳远运动员经常踏跳板）、习惯性跺脚（如乒乓球运动员的跺脚和某些足跟舞演员）及由高处落下一次性的猛烈碰击，均可使跟骨下脂肪垫产生慢性或急性创伤性炎症而产生足跟痛症状。

跟骨下脂肪垫炎的症状是足跟下面的持续性胀痛，站立和行走时由于脂肪垫受压而疼痛加重，有时疼痛表现得非常剧烈，因而病人坐卧不宁，大多数病人都因为足跟不能着地而呈足尖支撑的跳跃的跛形。检查病人跟骨的跖（下）面有明显局限性压痛。

跟骨下脂肪垫炎的症状有自行缓解好转的可能，采用以下治疗方法有利病变早日恢复。

1）病人所穿的鞋内后部加用厚海绵垫，在跟骨下脂肪垫相应部位挖一孔，以避免在站立或行走时发炎的脂肪垫再次受到挤压刺激，必要时扶拐行走，避免患足足跟着地，以利炎症的恢复。

2）针灸：从跟骨内侧皮肤（与脂肪垫相平行的部位）进针，针要穿过压痛区，留针15～20min。若在留针期间将皮肤外的针尾包裹以艾绒和药艾条燃烧，则可提高针灸的治疗效果。

3）将患足在热醋中浸泡20～30min，每日1次，7～10次为1个疗程，也有一定的治疗效果。

4）自我点按疗法：用拇指或钝圆光滑接触面的小棍在跟骨跖（下）面压痛部位进行局部点按。点按的力量应由小逐渐增大，每次点按3～5min，每日1～2次。

5）洗药煎洗浸泡，每日1～2次，同时内服消炎痛25mg（饭后），每日3次，也可常收到很好治疗效果。洗药成分：川芎、川断各15g，牛膝、红花、赤芍、透骨草、伸筋草、艾叶各12g。

6）顿足治疗法：每日早晚患足顿地50次，力量也是由小渐大，这种治疗方法有利于局部血液循环的改善，因而有促进病变恢复的作用。

7）中药三生散外用：生川乌、生草乌、生半夏研细末混匀置细布袋中垫于足跟下外用。必要时再加用川芎、乳香、没药适量，研细与上药混合后敷用，可提高治疗效果。

8）中药三粒散治足跟痛：吴茱萸、五味子、花椒各10g，捣为粗末，置布袋中，平摊于足底病变部。7d更换1次。

9）加味三妙汤（牛膝、苍术、黄柏、熟地），水煎内服及药渣于疼痛部位局部外敷。

10）足跟痛或牵及足心痛者，足跟不能着地而皮肤无红肿者，用左归丸内服。左归丸成分是熟地、山萸肉、龟板、麦冬、山药、杞子、杜仲、甘草。足冷不温者用鹿茸四斤汤内服及用药渣疼痛局部外敷。鹿茸四斤汤的成分为鹿茸、熟地、苁蓉、菟丝子、杜仲、牛膝、木瓜、天麻。

以上治疗无效者，可行病变部位注射疗法，常可收到明显的治疗效果。也可用小针刀插入痛点部位进行剥离松解。

（2）跖筋（腱）膜炎：跖筋膜后端较窄，附于跟骨跖面的前侧，向前分成5束，分别止于1～5趾（图3－114、图3－115）。从足的纵弓来看，跖筋膜似一弓弦，张于足的纵弓上。人在直立或负重时弓弦就绷紧，因此对维持足弓起着重要的作用。

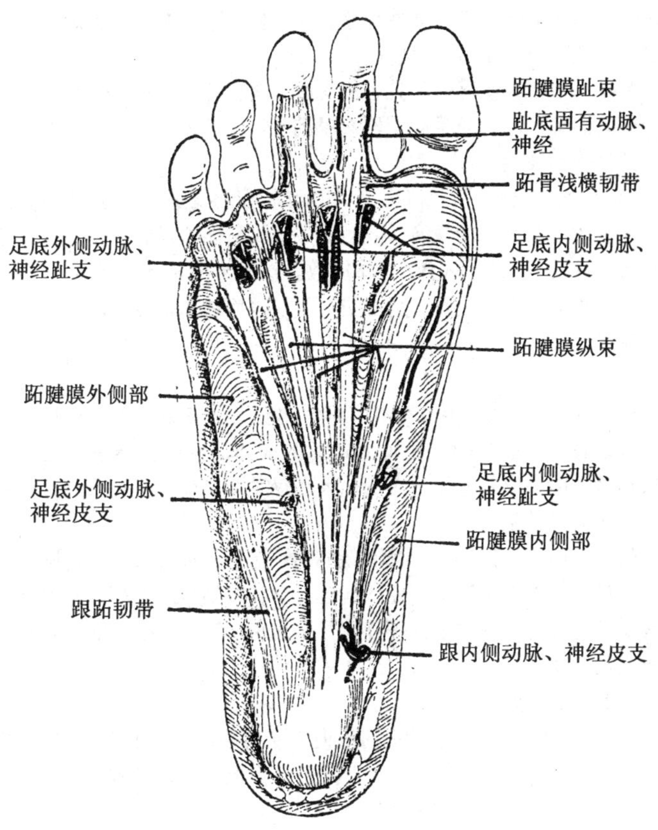

图 3－115　足底跖腱膜

1）病因：跖筋膜炎，又叫警察跟。长期站立的工作（如警察、营业员）和负重的搬运工，以及长途行军的军人、来回走动的纺织工等，使弓弦似的跖筋膜长期处于绷紧状态，时久就产生了劳损性病变。病变最容易发生在跖筋膜的跟骨附丽区。因为如上所述跖筋膜前部是 5 个附着点，而后部是一个附着点，因此在同样的情况下，跖腱膜后面跟骨附着点就容易发生劳损性病变，而产生足跟痛症状。老年人跖筋膜和其他组织一样趋于老化状态，弹性较差，因此稍长时间站立和行走就会产生跖筋膜病变而产生足跟痛症状。

此外，由高处坠落时足尖着地支撑，跳跃时足先蹬地，在这一瞬间对跖筋膜的猛烈牵扯或足底受硬而锐利垫衬的挤磕等作用，就发生了跖筋膜的创伤性炎症。

2）症状：足跟下面疼痛，疼痛部位比上述足跟骨下脂肪垫炎部位靠前，有时呈撕裂样的锐痛，致使病人脚尖不能着地，而呈足跟着地支撑跛行，疼痛可从足底内侧向前扩散。这种疼痛和不适，可因走路过多、站立过久、身体负重、脚心垫衬等原因而加重，也可由于休息而消失或减轻。一些病人，刚开始行走疼较重，稍行几步后疼痛反而有所减轻。

3）检查：患足的足弓有不同程度的变平和有足的外翻畸形，触摸时患侧足底比健侧要硬，在足跟跖面的前内侧有明显压痛。足跟骨X线摄片多无明显异常发现。有的病人在足跟跖面前侧可见骨刺，但骨刺和疼痛无明显关系。

4）治疗：局部休息是治疗跖筋膜炎最主要的方法，一些病人只要注意休息，减少走站活动，症状就会自愈，特别是患足脚尖着地支撑的动作及负重行走、站立过久等都应尽量避免。其他治疗方法与跟骨下脂肪垫炎基本相同。

4. 跟骨后侧疼痛

（1）跟腱炎：小腿后侧的肌肉向下走行合并为跟腱（图3－105），全长约15cm，是人身上最大的肌腱之一，抵止于跟骨结节的后上方，它是维持人体直立步行的重要结构。

1）病因：由于踏跳、长跑、骑自行车、负重爬山等，长期而大力地牵拉跟腱，使跟腱跟骨附着区长期受到较强的机械性牵拉刺激而产生了创伤性炎症。本病多见于爱活动的青少年。

2）症状：病变早期仅表现为跟骨后上方的酸胀不适或轻微的疼痛感，跑跳等活动后加重，休息后减轻。随着病情的发展可以变为持续性疼痛，疼痛于开始活动时比较明显，稍活动后明显减轻，而在休息后又要加重。由于疼痛，病人的提踵动作受限或不能，走路时常出现全脚着地或脚跟着地支撑状的跛行步态。

3）检查：可见跟腱处有轻微肿胀（两侧比较时容易看出），触摸时可感觉到患侧跟腱较粗硬或呈梭形畸形，让病人做提踵及踝关节的跖屈动作时，检查者用手给予一定阻力，以抵抗其进一步提踵或跖屈动作，则疼痛加重。此有利于本病的诊断。若被动地使患足过度背屈，在跟腱的跟骨附丽处也会出现疼痛。

4）治疗：①穿高跟鞋可以使跟腱放松并且可以减少牵拉等致伤因素对病变组织的继续作用，这样能减轻跟腱的负担，而使病变局部得以休息。病变轻者，通过如此治疗，就可使病变得到恢复。②针灸：用两根针灸针沿跟骨上缘跟腱附丽区从跟腱的两侧刺入跟腱，留针15～20min。在针尾部燃烧艾绒或药艾条时，可以提高针灸的治疗效果，每日或间日治疗1次。③自我手法：用拇指指尖在跟后上缘跟腱附丽区来回刮拨，每次10～15min，每日1～2次。④中药煎洗：每日早晚浸泡患足，可提高上述自我手法的治疗效果。中药煎洗的方剂处方见“跟骨下脂肪垫炎”的介绍。⑤以上治疗无效者，行病变部位注射疗法常可收到满意效果。⑥少数非手术久治不愈者，可行跟腱跟骨附丽区的切痕松解术。

（2）跟腱下滑囊炎：跟腱下滑囊位于跟腱与距骨之间，跟腱下脂肪垫的深层（图3－105、图3－108）。在行走、跑跳活动中，跟腱不断伸缩，跟腱下滑囊起滑润减摩作用，频繁的跑跳或长距离的步行对跟腱下滑囊的不断刺激，可使滑囊产生创伤性炎症变化。此外，跟腱下脂肪垫萎缩及炎症，以及跟腱本身炎症等，对滑囊的直接刺激，也可使跟腱下滑囊产生继发性炎症。

1）症状和检查：跟骨后上缘疼痛肿胀，行走及跑跳均可使疼痛加重，尤其上楼、上坡行走时疼痛尤为剧烈，因此病人必须扶着楼梯扶手或有人扶持时都能上楼、上坡。检查时可在跟腱骨的后上方找到明显压痛点。肿胀发炎的滑囊，可以从跟腱的两侧鼓出，在鼓出的局部有明显压痛。

2）治疗：①休息，减少患足的行走活动，尤其禁止做跑跳活动。②针灸或温针，即用2根针，从跟腱两侧滑囊鼓出部位进针，刺入滑囊内，留针15～20min，每日或间日治疗1次。③慢性跟腱下滑囊炎病人可用中药透敷、中频治疗或中药煎洗浸泡，可促使炎症尽早消失，有利于病变的恢复。④病变部位局部注射疗法也常可获得很好效果。少数久治不愈的顽固病例，可行手术切除滑囊。

5. 足跟痛的预防 通过对足跟痛的普查发现，足跟痛在纺织厂的挡车工等行走多的工种中发病率较高，占 33.59%，而坐位工作多的人当中发病率较低，占 9.13%。从年龄分布情况来看，31~40 岁的年龄组发病率最高，占 23.36%。这些情况充分说明了足跟痛与足的软组织劳损性病变有密切关系。因此，避免在一定时间内走路过多，尤其是中老年人足部软组织逐渐趋于老化，肌腱、韧带等组织的韧性差，在同样的情况下，容易发生劳损性病变，所以更要注意避免长距离的步行和过久站立。如须长时间站立时，要注意经常更换站立姿势，以免足部的某一肌肉、韧带的过度疲劳；需不断行走的工种，工作一定时间后可坐位休息片刻，以恢复足部软组织的疲劳状态等都是预防足跟痛发生的重要措施。

另外，避免穿过于窄、瘦、小的鞋，平日注意加强足部肌肉、韧带的适当锻炼（如适当的跑、跳等活动），也是预防足跟痛发生的很好的方法。

十二、足踇趾外翻畸形性疼痛

本病是由足踇趾外翻伴有的疼痛性软组织反应性滑囊炎引起的踇趾疼痛及继发性横弓塌陷引起前足底胼胝和第一跖趾关节炎痛等所构成的。

踇趾外翻性疼痛（pain of haltux valgus deformity，PHVD）是一种常见足部疾患。踇趾外翻是由踇趾向外侧倾斜，第一跖骨头向内侧凸出，第一跖趾关节半脱位所致的畸形而造成的。足踇趾外翻人们俗称“大脚骨”、“脚觚拐”。一般无明显外伤史，病人常在不知不觉中发现了自己患足踇趾的畸形，因此是一种静止性、渐进性畸形。大多病人在早期畸形不明显时没有明显的疼痛症状。当畸形较明显、跖趾关节向内侧凸出较显著时，由于畸形骨对关节的刺激压痛和鞋对突出关节的挤压，产生了反应性滑囊炎，引起了疼痛症状。由于炎症而增厚的滑囊壁，更增加了畸形凸出的程度，并且病人不敢触摸自己的突出部位——按触突出部位就疼痛。由于继发性足横弓塌陷，使第二、三跖骨头下产生胼胝，又引起病人前足底的疼痛及功能障碍。影响人们生活、工作、运动和娱乐活动。

足踇趾外翻发病率由于地域不同有很大差别，南非有人统计，发病率接近5%。我国的发病率目前虽然无统计，但发病率也不低，其中以女性多见，大多数为双侧；本病多发生于成年人。现在发现一些人，年轻时即发病，而到老年时加重。平足病人更易患此病。

1. 病因

（1）遗传性。踇趾外翻遗传因素相当明显。追述病人父母、兄弟、姐妹，很多可发现有足踇趾外翻存在，但并不是人人有。国外有人统计，该病有遗传家族史的占60%~70%。

（2）经常穿尖头鞋、高跟鞋、过窄的鞋。由于第一楔骨和第一跖长期受到非生理性压力。引起第一跖骨内翻移位使足纵弓和横弓塌陷，造成足负重力向外移位，而产生第二、三跖骨头下胼胝，又因跖骨头内侧受压形成足踇囊炎，受鞋的反复摩擦导致反复发炎增生造成第一跖骨头内侧突出。高跟鞋的流行是踇趾外翻形成的原因。18世纪前，法国鞋的式样是平的鞋底加足背扣带，当时很少有踇趾外翻的病例报道。自高跟鞋问世后，踇趾外翻在法国变得很常见。在日本，20世纪60年代前人们习惯穿木屐，没有踇趾外翻病例记载，60年代后生活西化，踇趾外翻发病率也成正比上升。另外，踇趾外翻在空姐和白领女性中发病率明显增高，男女发病比率为1∶40，也能说明踇趾外翻与高跟鞋之间的关系。此外，踇趾外翻与年龄也呈正比关系，一般在40岁左右发病，年龄越大，畸形也越重。

（3）关节炎疾病和神经肌肉疾病。例如，类风湿关节炎或牛皮癣关节炎和先天性大脑性麻痹神经肌肉疾病，形成典型的足部畸形。这些病例的足趾外翻畸形可能是动力性肌失平衡或第一跖趾关节内在稳定性退化的直接结果。

（4）创伤性。第一跖趾关节的创伤，如周围软组织损伤或关节脱位，使关节面的关节损伤，周围关节韧带及肌肉内在平衡失衡。特别是慢性劳损性损伤如长久站立或行走过久，是造成第一跖趾过度旋前的因素。

2. 病理改变 早期第一跖骨内翻踇趾内收肌痉挛，第一跖趾关节成角畸形，踇趾逐渐外翻。晚期由于踇趾内收肌挛缩，偏外移位的伸趾长肌牵拉加重踇趾外翻畸形（图 3－116）。第一跖骨头内侧的踇囊壁增厚局部骨质增生向内侧凸起使前足增宽。第一跖趾关节间隙变窄伴关节脱位，有的形成跖趾关节炎产生疼痛。随着踇外翻进展可将第二趾顶起，形成第一、二趾叠趾畸形，第二趾形成锤状趾，趾间关系背侧形成胼胝，第二跖骨头塌陷产生疼痛。

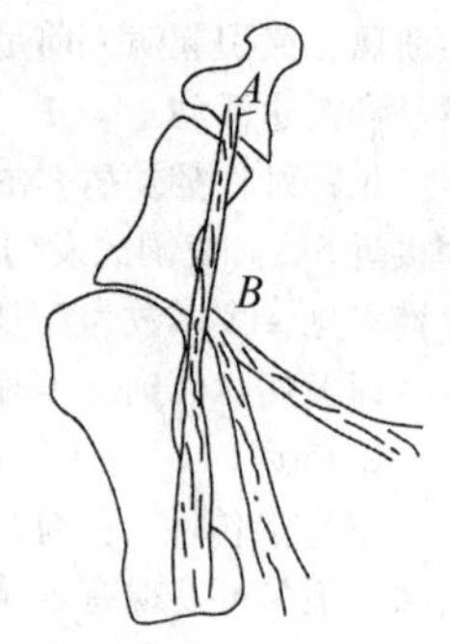

图 3－116 足踇趾外翻

A. 趾长伸肌

B. 趾内收肌

3. 临床表现 早期第一跖骨头内侧疼痛，肿胀，有的感染破溃。休息或穿宽松鞋后可缓解。晚期随踇趾外翻程度加重，前足增宽。第一跖骨头内侧凸突，红肿压疼明显，跖骨头内侧受关节囊牵拉增生形成骨赘。第二趾形成锤状趾，趾间关节背侧形成胼胝，第二、三跖骨头塌陷。踇趾外翻后出现疼痛的主要原因：

（1）踇跖骨头内侧隆起后受到鞋的挤压和摩擦引起踇囊炎。

（2）踇跖趾关节骨性关节炎。

（3）踇趾外翻后踇趾负重功能下降，第二、三趾所受应力增加，跖骨头下产生胼胝，出现转移性跖骨痛。

（4）踇趾外翻推挤第二趾产生锤状趾，趾间关节背侧受鞋面摩擦后产生胼胝引起疼痛。

（5）踇外翻后可合并第二跖骨头坏死和趾间神经瘤。

（6）由于前足增宽，小趾跖趾关节或趾间关节外侧受鞋面摩擦后也可产生骨赘和胼胝，也可引起疼痛。踇趾外翻畸形严重程度与疼痛程度不一定成正比。有些病人畸形不明显，但疼痛严重，而另一些病人畸形较严重，却疼痛很轻。

4. X 线表现 患足站立位（负重位）或足底平放，前后位 X 线摄片，测量第一跖骨长轴与进节趾骨长轴的夹角为踇趾外展角（图 3－117）。正常时，此角为 10°～15°。通过测量第

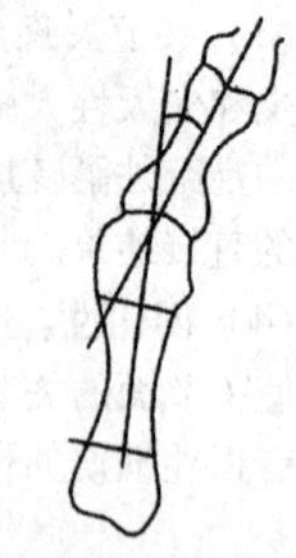

图 3－117 趾外展角

一，二跖骨纵轴的夹角为跖骨间角（图 3－118），正常范围为 8°～12°。

踇趾外翻畸形 X 线表现：

（1）踇跖外展角增大，大于 15°，严重的可达近 90°。

（2）跖骨间角大于 10°以上。

（3）第一跖骨头内侧有增生骨赘和软组织凸出影。

（4）第一跖趾关节半脱位。

（5）第一跖骨头内侧有形成骨性关节炎表现。

（6）各跖骨头张开第一跖骨头跖面弓背向外移位。

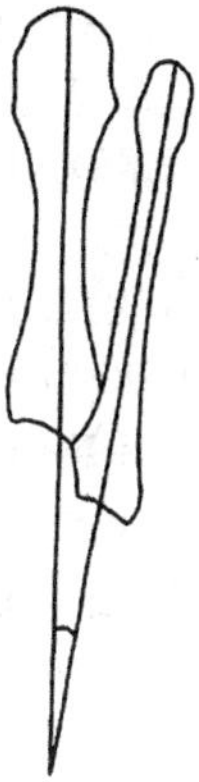

图 3－118　跖骨间角

根据 X 线表现可将踇趾外翻分为轻、中、重三度。轻度为踇趾外翻角小于 20°，跖骨间角大于 11°；中度为踇趾外翻角 20°～40°，跖骨间角大于 11°～16°；重度为踇趾外翻角大于 40°，跖骨间角大于 16°。

5．治疗

（1）预防措施：应预防和治疗平足症。穿鞋应合适，鞋帮不宜过硬，鞋跟不宜过高、鞋头不宜过尖。

（2）非手术疗法：轻度外翻、疼痛较轻者，可实施：①按摩、手法搬动踇趾向足内侧。②局部理疗。③穿矫形鞋、平足鞋垫矫正平足。④早期踇囊炎疼痛明显时可在局部病变部位注射治疗，效果较好。⑤可在第一、二足趾间用棉卷垫起，用胶布固定较长时间或夜间在足的内侧缚一直夹板，使踇趾变直。⑥可应用市售的踇外翻矫形器具来矫正。⑦经常在沙土上赤足行走，锻炼足部肌肉。⑧胶布固定法：将踇趾及足前部用胶布斜形黏着固定到足内侧，再用横形胶布固定。每 3～4d 换 1 次，有助于踇趾外翻移位的复位。以上措施须坚持较长时间方能奏效，然而，足踇趾外翻的本质是进行性的，非手术疗法是有限的，且需要长时间坚持以恒的治疗。

（3）手术治疗：踇趾外翻手术治疗方法很多，有人统计有近 200 种，可归纳分为软组织和骨性两大类。软组织手术方法有踇囊切除术、关节囊紧缩术、内收肌腱切断或移位术等；骨性手术方法有单纯骨赘切除、第一跖骨近端截骨术、第一跖骨远端截骨术、近端趾骨截骨术、踇趾人工关节置换术、关节成型术等。许多术式可以交叉配合使用。临床上要根据病人的年龄、畸形程度等，选择最佳方案，不可一律采用一种手术方式。

1）踇囊切除术、关节囊紧缩术（Silver 手术）：切除肿大的踇囊组织和内侧增大的骨赘，通过内侧关节囊组织的坚强修复紧缩固定来矫正畸形。适用于踇趾外展角较小，程度较轻的畸形。

2）内收肌腱切断术：在第一跖趾关节背外侧做切口，分离内收踇趾肌腱后给以切断。可以与上述第一种方法同用。适用于程度较轻的畸形。也可将内收肌腱移植固定在第一跖骨头外侧面以减小第一、二跖骨间角，也称 Mc Bride 手术。在第一跖骨头内、外侧做二个切口，在外侧切口处将踇收肌及踇短屈肌外侧头的联合腱自近节趾骨切断，转移至第一跖骨头的外侧。通过一个能动的肌力去将内移的跖骨头向外拉。内侧切口切除跖骨头内侧的增生骨赘。

3）第一跖骨远端截骨术：

A. Wilson 手术：1963 年 Wilson 介绍该手术，采用第一跖骨近端内侧切口，切除第一跖骨内侧骨赘，在跖骨头下向外侧斜向截骨后将跖骨头向外侧推移，使跖骨头向外侧移位和短缩（图 3－119）。由于手术切口小，手术时间短，手术简单较为安全，很快被推广。

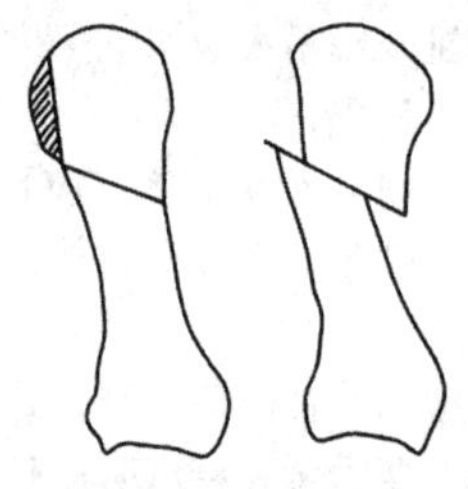
图 3－119　Wilson 手术

B. 小切口微创中西医结合术式：是 Wilson 手术的中西医结合的改良模式。采用局部麻醉微创技术，取第一跖骨头下内侧横切口长约 1cm，用电钻磨削钻头行第一跖骨头内侧骨赘削磨、第一跖骨头颈截骨，用正骨手法将第一跖骨头向内推移纠正踇趾外翻畸形及第一跖趾关节半脱位；按筋束骨、筋骨并重理论，保留踇内收肌止点，在一、二趾蹼间夹垫及“8”字绷带外固定或特制夹板固定的中西医结合方法（图 3－120）。术后切口可不缝针并允许早期活动。该手术由于手术切口小，手术时间短，手术简单，较为安全，大部分术者效果较好，近几年在国内风行。但该手术对于踇趾外翻角较大或并有骨性关节炎的病人效果不理想。第一跖骨头为足部三点负重点之一，其位置具有相当的重要性，第一跖骨头头颈处截骨后，由于单纯采用中医外固定，而且不限制活动易发生跖骨头向上移位和截骨处延迟愈合。

4）第一跖骨近端截骨术：该术式一般不作为矫正踇趾外翻的主要术式，多为辅助术以减跖骨间角，减少前足宽度。

A. 斜行契形截骨术：在第一跖趾关节背内侧切口至跖骨基底部，显露跖骨中下段。根据所需跖骨间角减少值，与第一跖骨长轴约成40°角契形截骨。采用螺丝钉、钢针等固定。

B. 基底部横行截骨：在第一跖骨基底部横行截骨，保留外侧骨皮质，将内侧掀起，塞入楔形骨块，骨块可由切除跖骨头内侧骨赘修整做成。骨折处可用钢针等固定，也可不用内固定。

5）第一趾骨近端截骨术：即 Akin 踇趾截骨术（图 3－121）。常与踇趾囊肿切除术联合实施。取第一趾骨近端背内侧切口向踇趾远端延伸，达趾间关节水平时在近节趾骨基底部干骺端做基底内侧的楔行截骨；保持外侧骨皮质完整，以便起到折页作用。术前计算好楔形角度。截骨后的固定可采用缝线、钢丝、柯氏针等固定。术后可负重行走，但注意固定踇趾。常见并发症有骨延迟愈合、截骨处角畸形等。

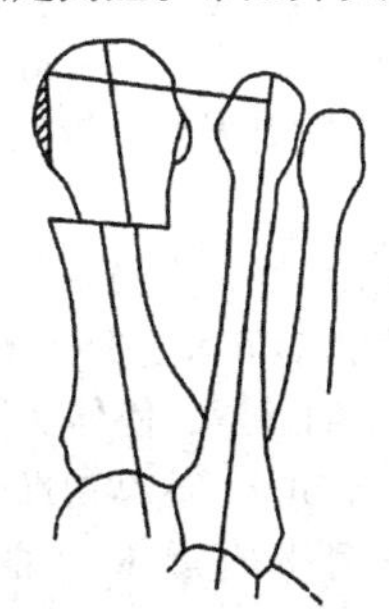

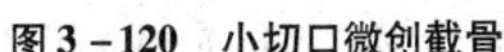

图 3－120　小切口微创截骨

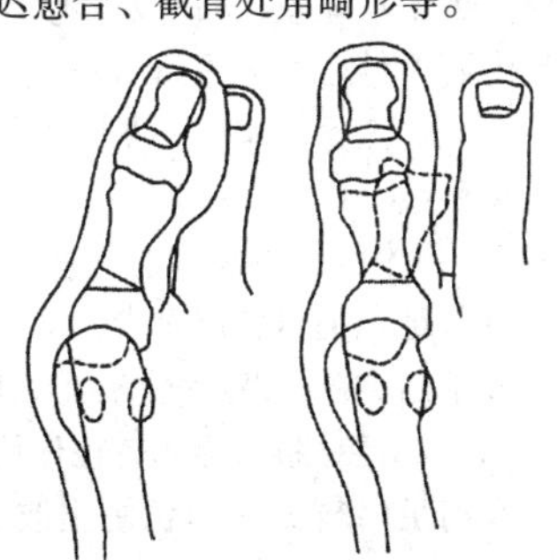

图 3－121　AKin 踇趾截骨术

6）第一跖趾人工关节置换术：一般常用假体来替换近节趾骨或跖趾关节面。手术指征是第一跖趾关节有明显的退行性变及骨关节炎、跖趾关节明显脱位或向外偏斜。如跖趾关节尤其跖骨头关节面破坏较重时可行全关节置换。

7）第一跖趾关节成形术：又称 Keller 手术（图 3－122）。1904 年 Keller 开始描述这种方法，至今已有 100 年的历史。在踇趾跖关节内侧做一“S”形切口，分离切除近节趾骨近端 1/3～1/2 趾骨。用骨刀铲除第一跖骨头内侧的骨赘，使其宽度与跖骨干相平，并注意保护跖骨头的关节软骨。切除部分用以增厚的踇囊组织（图 3－123）。

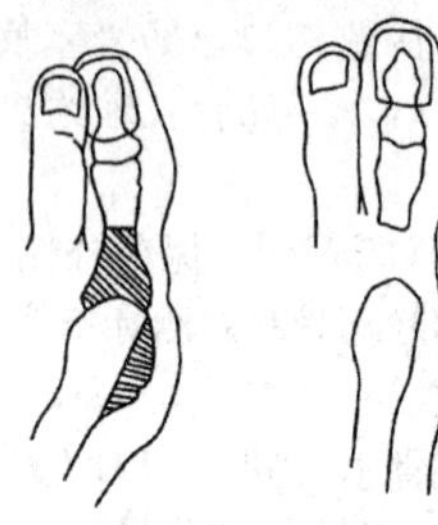

图 3－122　Keller 手术

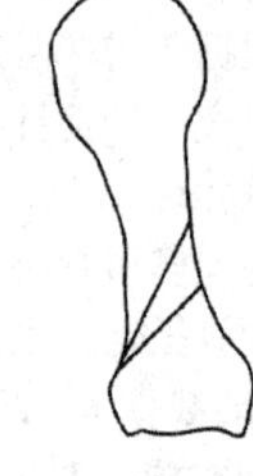

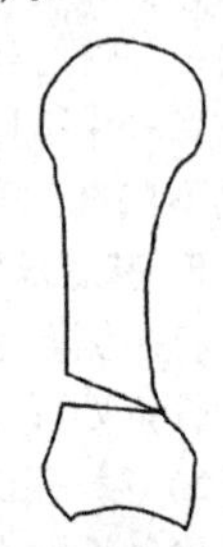

图 3－123　第一跖骨近端截骨术

足踇趾外翻矫形术虽然有许多种，但都不很完善。单纯骨赘切除、关节囊紧缩术，手术方法简单，对跖趾关节干扰小，术后恢复快，但有踇趾外翻矫正不理想、易复发等缺点，多用于轻度踇趾外翻畸形。小切口微创中西医结合术式和 Wilson 手术方法简单，创口小，但由于第一跖骨头下横行截骨影响第一跖骨头负重点，截骨后易发生骨折延迟愈合和跖骨头移位。

Keller 手术的优点是方法简便，手术矫形效果好，不易复发，尤其适宜老年踇趾骨关节炎严重者。有人认为，若趾骨切除过少（＜1/3），则易造成术后疼痛；切除过多（＞1/2），则影响外观，使伸屈踇肌腱松弛、无力，且对跖内翻无矫正作用，易造成连枷趾，未解决跖骨间角问题，而前足仍较宽。作者使用改良的 Keller 手术有近 20 年的经验，趾骨切除一般在 1/3 以内，特别严重的切除 1/2，并注意调整紧缩内侧关节囊予以合适的位置，术后在第一、二趾骨间放置纱布垫，用“8”字形绷带固定，术后不用石膏固定，可尽早下床活动。由于第一趾骨截短，伸趾长肌牵拉作用亦减弱，踇收肌附着点骨质去除了使其牵拉作用减弱，第一跖趾关节间剪力消失，所以复发机会较少。经多年观察，术后第一跖趾关节疼痛少见，可见第二、三跖趾关节疼痛。由于铲除第一跖骨头内侧的骨赘，使其宽度与跖骨干相平，切除大部分增厚的跆囊组织，前足减少宽度 1~2 cm，术后矫形较理想。该手术后，跆趾肌力短期内减弱，一般经 3~6 个月，大部分病人都能恢复。

第十一节　末　端　病

肌腱和韧带在骨上的附着结构，称之为末端区，由肌腱纤维带、纤维软骨带、潮线、钙化软骨带和骨五部分构成。它由软到硬、由细到宽，最后通过 Sharpey 纤维固定于骨和腱侧骨膜上。末端结构是后天由于功能的需要逐渐形成并不断完善的，它是肌肉-效应骨这一动力链中的重要组成部分。末端结构需要把横径比它大几十倍的肌肉收缩力传递到效应骨上去，除本身应具有强大的抗牵引能力外，还需要其结构具有缓冲能力。国内曲绵城教授根据其多年对末端病的研究并按照力学特点及附属结构的不同，将末端结构分为三型：①牵拉屈曲型，如髌腱止点。②牵拉型，如跖腱膜在跟骨的止点。③滑车型，如跟腱的止点。许多致病因素可引起该结构区的损害，其中由慢性创伤、劳损引起的变性疾患，被称为末端病。1952 年 Lacava 在描述颈椎韧带附着部变性疾患时，首先将其提出作为一类独立性疾病，当时称之为“附丽区炎”，1959 年正式提倡用“末端病”的名称，此后这一命名被广泛接受。末端病的本质是肌腱止点部的微细损伤，特征性的病理改变是腱变性、骨化和止点的唇样骨质增生。临床许多常见的疾患从某种程度上讲均属末端病的范围，如肩袖损伤、网球肘、棘突骨膜炎、髌尖型髌腱周围炎、腘绳肌的坐骨止点损伤及跟痛症等。从学科分类上看，末端病属运动医学范畴，病人多为职业运动员或经常从事体育运动锻炼的人。

一、肱三头肌末端病

肱三头肌末端病多发生于长期从事投掷运动如棒球、垒球与保龄球运动投手的一种运动性损伤。主动后伸肩臂时疼痛，疼痛明显者，痛点局部注射有效，但多反复发作。

1. 解剖 肱三头肌（图3－124）是上臂后群肌，其长头起于肩胛骨盂下粗隆，外侧头起于肱骨桡神经沟上方之后侧，内侧头较大，起于桡神经沟下方整个肱骨干之后侧，三个头合成一个肌腹，以其所形成的腱，越过肘关节止于尺骨鹰嘴。该肌主要功能是伸直肘关节及后伸上臂，尤其当用力推动一物时，能维持已伸开的肘关节继续伸展，当伸展肘关节时，长头将肱骨头固定在肩胛盂上，为其他二头收缩建立了固定的支点。

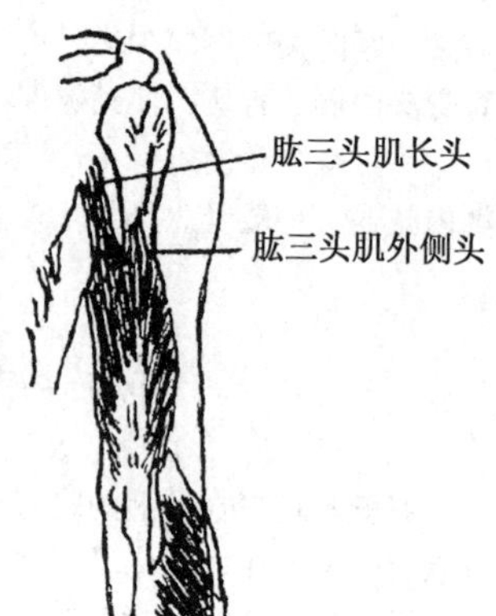

图3－124　肱三头肌

2. 病因 主要与长期做伸肘或后伸上臂的动作致慢性劳损有关。当投球时球出手的瞬间，肌肉放松的上臂经胸前摆动至对侧，盂肱关节下方的肱三头肌长头起点及关节囊后部受到强烈牵拉，长期反复超生理的运动，造成积累性损伤而引发此病。病理表现为三头肌长头起点部的无菌性变性，病史较长者则出现钙化、关节盂唇样增生、骨化等。只要诊断及时，改换运动量，一般预后良好。

3. 症状 肩或上臂后部疼痛，具体部位、性质均难以表达。有些病人只在做某些动作如投掷、抡锤、摇辘轳等时感到疼痛。

一般在运动中投球数次即出现上臂后侧疼痛，休息静止时无症状。逐渐出现肩后及三角肌部疼痛、酸胀或有不适，间或有局部感觉异常。这是由于钙化的组织刺激腋神经所致。做上提或投球动作及上臂主动后伸时，可引起剧烈疼痛，往往不敢再用力做此动作。受寒冷刺激或上肢剧烈运动后，症状会明显加剧。

4. 检查 盂肱关节后下缘处压痛，肱三头肌抗阻痛阳性（即伸肘抗阻试验阳性）。X线检查：病程较长者，经两侧拍片对比，有可能发现患侧三头肌腱起点部有异常钙化影，即盂下粗隆增生、密度增高。

5. 诊断 钙化及骨化组织可引起局部疼痛和感觉异常，促使病人就诊，故就诊时往往已有相当长的病史。诊断主要依据有：

（1）有类似棒球、保龄球投球活动的病史。

（2）投球动作后出现疼痛，休息后缓解。

（3）腋后胀痛，上肢由前向上举时困难，主动后伸时疼痛。肩胛骨盂下粗隆处压痛或有硬结。

（4）屈肘位抗阻力伸肘关节时，上臂后侧出现疼痛（即伸肘抗阻力试验阳性）。

（5）X线片可见肱三头肌腱起点有骨质增生或钙化灶。

6. 治疗 首先找出病因，控制活动量及相关的动作。早期，给予理疗、手法推拿、按摩，即可得以治愈。对痛点明显者用确炎舒松A 1～2ml加1%利多卡因共5ml混悬液局部注射治疗常有效。某些顽固病例长期保守治疗无效的，可行软组织松解及松解周围粘连组织，必要时可手术切除钙化的组织及增生的骨唇。

二、股骨小粗隆末端病

本病又叫髂腰肌止点肌腱炎。髂腰肌包括腰大肌和髂肌，前者起于腰椎两侧，后者起于髂窝，二肌的肌束穿过腹股沟韧带中外1/3处的深部，并一同止于股骨小粗隆（图3－125）。

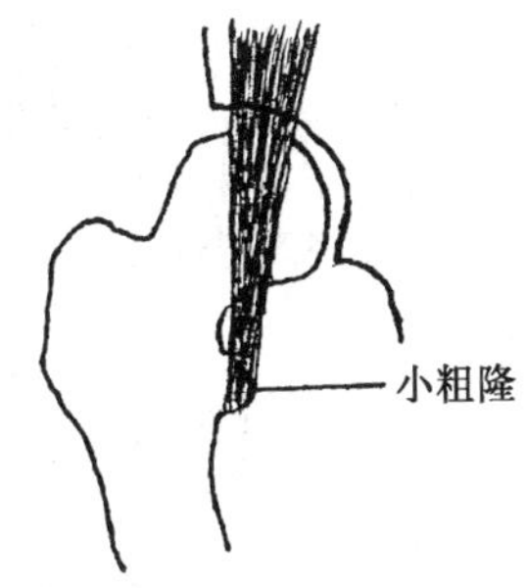

图3－125 髂腰肌附着点

1. 病因 由于髋部用力过猛，可造成该肌在小粗隆附着点的损伤。多见于跨栏运动员的跨越侧，或进行类似活动的训练者。另外，屈髋、屈腰、股外旋动作过频、过量，亦可致病。主要为髂腰肌止点部受长期、反复过度牵拉引起劳损，引起局部出血、水肿，导致组织变性。由于神经反射作用，可引起髂腰肌痉挛和疼痛。

2. 病理 小粗隆呈末端病特征性改变，肌腱周围有粘连，小粗隆前方的滑囊有无菌性炎症。

3. 症状及检查 病人多为青壮年人。有突然伸髋的外伤史，如跨栏时，跨越腿向前用力屈髋时小粗隆处疼痛，亦可有腰部及髋部疼痛。查体时，在下腹部髂骨窝区可有明显压痛，髋关节外展受限，屈髋抗阻痛，将患肢置于“4”字试验位时，在小粗隆的体表投影点处可有明显的深压痛。但无红肿体征，伸髋股神经牵拉试验阳性，患肢外展、外旋试验阳性。X 线检查：病程较长的病人可见股骨小粗隆骨质密度增高，间或有髂腰肌肌腱钙化。

4. 治疗

（1）停止引起该病变的运动训练。

（2）手法治疗：点按拨揉 T_{12} 神经至 L_5 神经［T_{12} 至 L_5 旁开 1.5 寸（非法定计量单位，因中医学惯用而保留）、3 寸两行线］、股神经（殷门穴附近）。拇指按住痛点，屈髋、屈腰、外旋。然后一手按住痛点，另一手握住踝部被动牵引，屈曲伸直髋关节。局部施分拨、理顺、点按等手法，按摩、揉捏周围软组织使其松弛。

（3）针灸疗法：针灸速刺阿是穴、环跳穴，留针 15min。必要时可用针灸治疗仪、电动推拿仪加以刺激。

（4）病变处局部注射疗法：痛点处行 1% 利多卡因 3ml 加确炎舒松 A 2ml 局部注射治疗，每周 1 次，3 次为 1 个疗程。

（5）长期非手术治疗无效的病人，可考虑行手术切除滑囊和腱围，松解附丽区周围纤维组织粘连，并纵形切开髂腰肌肌腱以改善局部血运。

三、大腿肌肉起始部末端病

肌肉起始部的正常组织结构叫末端装置，也叫腱止装置。其结构从肌腱到骨依次为腱纤维层、纤维软骨层、钙化软骨层和骨层。

由于对末端装置的长期异常牵拉，可使其各层组织的结构发生变化，而引起末端病的病理改变。

骨盆的坐骨结节、耻骨结节、髂前上棘、髂前下棘等处分别为大腿前、后和内侧几个肌群的起始部位（图 3－126）。

1. 病因 由于大腿肌肉的突然收缩，使肌肉起点处所受的牵拉应力较集中，加之这些肌肉都是人身上较大而有力的肌肉，对其起始部的作用力比较频繁，量亦比较大，这都使起始部容易发生损伤。

2. 症状 发病早期，在疲劳或活动量过大时，其肌肉起点处出现酸、胀不适，活动后肌肉的起始部位感到疼痛。

3. 检查 体检时，其起始处有轻微肿胀和明显压痛。触摸时，感

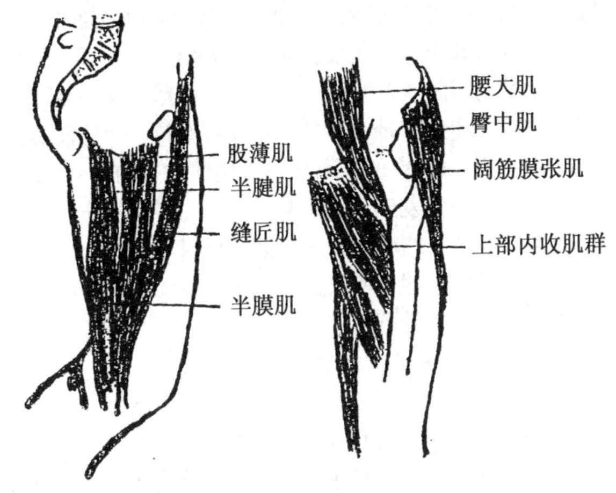

图 3-126　大腿部分肌内起止点

到腱止部位钝厚或有结节状不平感。做相应肌肉群的收缩抗阻试验，其起点处疼痛加重。

4. 治疗　早期除休息外，其非手术治疗与上述末端病相同。但这里值得提倡运用的是局部注射疗法，见效快，且疗效较满意。用 0.5% 利多卡因 2～6ml 加确炎舒松 A 1～2ml，再加维生素 $B_1$50mg 做局部注射，每周1次，2～3次为 1 个疗程。

手法推拿、按摩及针灸等，都是治疗的有效手段。不过，要根据起点部位的不同、肌肉群与肌肉块的不同，灵活地采用相应之手法。另外，小针刀疗法可起到针到病除的作用，但是，进针点、刀口线及进针的深度等要根据不同的解剖部位灵活掌握。值得注意的是，不管在哪个部位操作，针刀都不要离开骨面，以免刺入过深，伤及重要的血管和神经。

四、髌尖末端病

本病又叫髌腱末端病。髌腱起自髌骨尖，向下止于胫骨结节，是人体最大的腱索之一。发生于髌尖及髌腱附着点处以疼痛为主的称为髌尖末端病。多见于经常做跳跃动作的运动员。实质是髌下极的骨软骨炎。

1. 病因 伸膝动作是由股四头肌通过髌骨与髌腱实现的。突然用力跳跃时可使髌腱及其末端处损伤，甚至造成撕脱、骨折。故此病与训练项目有关，尤其是须经常跳跃的项目如篮、排球运动，当下肢用猛力使小腿急剧伸直时，使髌韧带对髌尖产生强力牵拉，而使髌腱起始处的组织发生微细的损伤；或因直接暴力（如碰撞、打击髌尖部）损伤髌腱和髌骨相接处的组织而发病；或因某一次猛力弹跳拉伤。更为常见的原因是慢性劳损（长期、慢性、反复过度地牵拉所致）与反复跳跃时的伸屈活动，牵拉髌腱末端，使之血供减少，从而引起变性，甚至使增长的髌骨下极造成应力性骨折。

2. 病理 髌腱及腱围呈黄褐色，腱围水肿、肥厚；腱内纤维玻璃样变，脂肪侵入、钙化，滑囊肥厚；腱止点出现玻璃软骨岛。

3. 症状 逐渐起病，疼痛位于髌骨下极，在弹跳发力时疼痛加重，上下楼梯、半蹲位或全蹲位时有痛感。部分病人伴有膝部酸软、乏力、腿打软，重者行走时也痛，局部有压痛或肿胀。

4. 检查 可触到髌尖增长，髌腱末端增粗。股四头肌不同程度的萎缩，髌尖部压痛，髌骨下缘不齐，有增厚、隆起或有大小不等的细索条状物，单腿或双腿支撑蹲起试验及90°位时伸膝抗阻试验阳性。

必要时可在痛点处用局麻药注射，如症状体征消失有助诊断。

X线片常与症状不一致，多数病人无特征性表现。

5. 治疗

（1）理疗：热敷最好是湿热敷，方便而有效；中频、蜡疗及超短波也有效。

（2）手法按摩：点按梁丘、血海、内外膝眼、鹤眼、鹤顶、足三里等穴。揉滚提拿放松股四头肌、腘绳肌及腓肠肌，揉按髌下脂肪垫，提拿髌腱；掐揉髌腱附着点两侧，铲刮痛点，或用抹、揉、按等方法。手法按摩亦是治疗本病的有效手段。

（3）局部注射：用0.5%利多卡因20ml加糖皮质激素做髌骨末端髌腱周围注射。有人反对施行此法，认为有造成髌腱断裂的可能。其实阻滞疗法是一个不可偏废的有效措施，关键要掌握得当，一定要把药物注射到末端周围，千万不可注入髌腱内；推药时如阻力过大，不可强推，次数也不宜过多，一般一处不超过3～5次，每次间隔时间不少于

5d。部位准确、深浅得当，效果才能满意。

（4）针灸：常用穴位有梁丘、血海、内外膝眼、足三里、阳陵泉、阴陵泉及阿是穴，髌尖处髌腱两侧相互透刺，或向髌骨方向针刺。有报道，针灸治疗此处末端病效果良好。

（5）小针刀松解术：从髌腱止点两旁进针，平行于髌腱在其深面下进行划割，在髌腱附着点后面向髌骨下极刮剥。判断髌腱两缘可令病人主动伸膝收缩，以显示出髌腱轮廓。在髌尖处，髌腱宽约3cm、厚约0.7cm，据此可在髌腱周围施以针刀松解术。

（6）中药：外用中药熏洗或熨敷。内服活络效灵丹（当归、丹参、乳香、没药）加刘寄奴、牛膝、杜仲、香附、威灵仙等。

（7）对症状重而久治不愈者，可施手术治疗。

五、股四头肌肌腱末端病

本病又叫张腱末端病或股四头肌腱止点末端病。股四头肌远端的纤维互相交织形成宽的张腱，止于髌骨上缘，其中有些纤维覆盖并深入髌骨，与髌骨形成牢固的连接。另外，还有部分纤维束呈翼状止于髌骨两侧和髌腱止端两侧，形成伸膝筋膜（图3－127）。

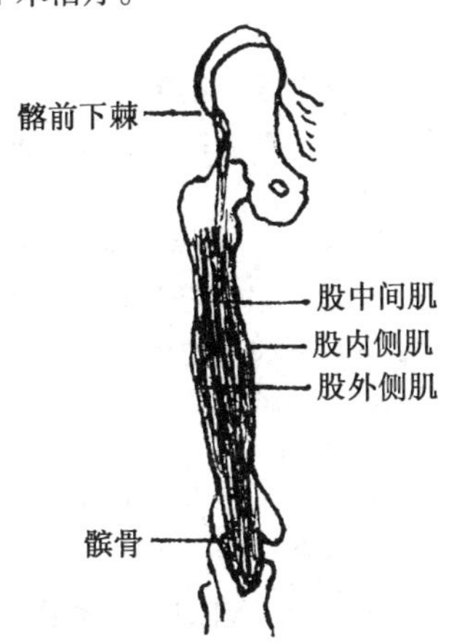

图3－127　股四头肌起止点

1. 病因　由于膝关节长期反复伸屈运动，特别是在负重情况下，可以使伸膝筋膜和张腱纤维在其止点与其相邻的软组织（如脂肪垫、滑囊、滑膜等）因机械刺激过于频繁而发生组织变性、炎症反应和断裂等病理改变。故多见于进行跳跃运动项目，长期慢性劳损引发此病。在少数情况下，本病也可由于牵拉或一次急性外伤而引起。

2. 症状　有慢性劳损或急性受伤史。做伸膝动作时，膝前部都会出现疼痛，尤其在髌骨上缘处，半蹲位时，疼痛最明显，因此也叫“半蹲痛”。上下楼及行走时痛，轻者仅跳跃时痛。

3. 检查 髌骨上缘部轻度肿胀、增厚，局部压痛，伸膝抗阻痛。大部分病人股四头肌萎缩，尤以内侧头萎缩得最明显。X 线检查，于少数病人可见髌骨上缘骨质增生。

4. 治疗 以非手术治疗为主。具体方法同其他末端病。此外可以做静力半蹲练习，在产生疼痛的屈曲角度以上，逐渐加大下蹲角度，以逐步适应至疼痛消失。

六、跟腱止点末端病

本病又叫跟腱周围炎。是由于急、慢性劳损引起跟腱周围的无菌性炎症，常有渗出、水肿。临床表现为疼痛和功能障碍。

跟腱由腓肠肌和比目鱼肌组成，是人体最粗、最强大的肌腱，长约 15cm，起始于小腿中部，形成片状，止于跟骨结节，可使足跖屈，其前后均有滑囊。腱本身由一层较厚的被疏松结缔组织所填充，其间隙内有较丰富的脂肪组织所形成的腱周组织的包绕，跟腱可承受很大的拉力和折力。

1. 病因 本病主要为慢性劳损引起。长跑、骑自行车、负重、爬山等运动，以及经常参加羽毛球、跳高、体操、舞蹈、戏剧武打等活动，在反复长期的提踵发力的运动中，腱止点因受过度牵拉而导致的一系列的退行性改变。偶可因一次突然用力提踵而急性拉伤所致。

2. 病理 皮下及腱下滑囊肥厚、慢性滑囊炎，或腱围粘连、腱止点变性产生骨刺，或跟腱覆盖部的软骨变性，跟骨附丽区缘唇样增生，跟骨侧骨膜反应性增生。

3. 症状 有跑步或弹跳过多的损伤史。足跟后部跟腱或跟骨结节处疼痛，走路后疼痛明显，提踵发力时加重。严重者，静卧时亦感疼痛。

4. 检查 可见轻度肿胀并有明显压痛，有时可触到捻发音。跟骨结节后方和两侧均可有压痛，提踵受限，踝背伸 20°用力蹬地时痛。X 线检查，早期无异常，晚期可有跟骨结节脱钙、囊性变及骨质增生。

5. 治疗 应以预防为主，合理使用提踵的力量、频度，如参加体育训练时，应注意科学性、合理性。有条件者可选用跟腱保护带。出现症状后，应减少甚至停止活动。治疗仍以非手术治疗措施为主。

（1）手法治疗：病人俯卧，将膝关节屈曲 90°，医生一手按于足跖部，使足背伸，跟腱处于紧张状态；另一手用小鱼际，在跟腱附着处用劈法（图 3-128）。然后，用拇指在疼痛处用捻法、捋法，沿跟腱向上捋之。

（2）药物治疗：以舒筋活血、消炎镇痛为主。布洛芬每日 0.6～1.2g，分 3 次饭后口服；六味地黄丸，每日 2 次，每次 1 丸，饭后服；追风透骨丸，每日 2 次，每次 6g，饭后服。

（3）局部注射疗法（图 3-129）：醋酸确炎舒松 A 1～2ml 加 1%利多卡因共 5ml，痛点注射。每周 1 次，3 次为 1 个疗程。

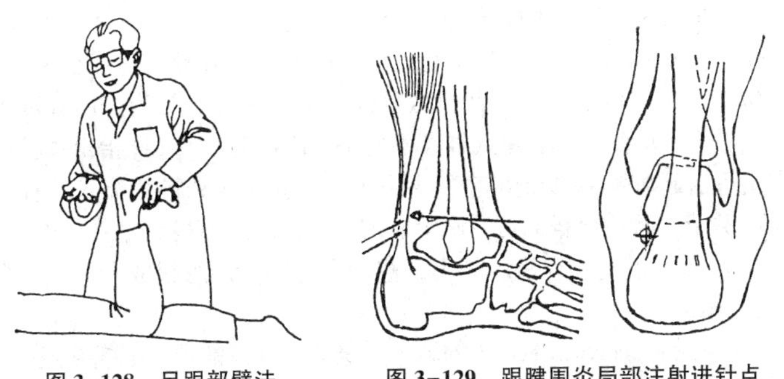

图 3-128　足跟部劈法　　**图 3-129　跟腱围炎局部注射进针点**

（4）物理疗法：可选用红外线、神灯、中频、中药离子导入、超短波等治疗，每日 1 次，每次 30min。

（5）功能锻炼：急性炎症期避免行走及跖屈活动，预防粘连，要循序渐进，不能操之过急，以免造成再次损伤。

（6）对长期非手术治疗无效的可行手术，切除滑囊、腱围组织及新生骨。

第二章　椎管内软组织病变引起的颈腰肢痛

第一节　颈　椎　病

早在1817年，James Parkinson便描述了颈椎神经受压的病例。1892年Horsley进行了首例C_6椎板切除术，减压效果十分明显。1930年，Peet和Echos首先指出颈椎间盘突出可以产生对脊髓压迫而引起症状。1940年，Stookey又进一步指出颈椎间盘可分为3个类型，即脊髓腹侧两侧受压、单侧受压和单纯神经根受压。1944年，Mixter指出颈椎间盘突出可引起肩臂疼痛和功能障碍。Luschka指出，钩椎关节（又称Luschka关节）增生、椎间孔狭窄等，均是颈椎病发病机制之一。1956年，Jackson出版了《颈椎病》一书，被认为是国际性的权威专著，曾多次修订再版。

颈椎病（cervical spondylopathy）定义：由颈椎骨关节病变或（和）颈椎椎管内、外软组织病变引起的各种病症，称之为颈椎病。颈椎病是一综合征，由于病变组织和部位的不同，综合征的内容可不尽相同。因此颈椎病的症状是多种多样的，这就给诊断带来了困难，许多颈椎病病人因被误诊而长期得不到有效治疗。

杨克勤认为，单纯颈肩痛不一定是颈椎病，必须有神经系统或椎动脉刺激症状，同时又有颈部X线骨关节改变者方可诊断为颈椎病。杨克勤还认为，颈椎病是全身性疾患的一种局部表现。1959年，Osmond-Clark发现颈椎间盘突出者70%有腰椎间盘突出。就颈椎本身而言，也为多节段病变。

由于颈椎病的定义是由颈椎骨关节病变或（和）颈部椎管内外软组织病变所引起的综合征，因此，颈椎病不能单凭几张颈椎X线片子就能下诊断。也就是说，有的病人X线片没有明显异常发现，但症状很重；而有的病人因其他原因摄片发现有明显骨性病变，但并没有颈椎病症状，不能称为颈椎病。颈椎病是常见病，尤其多发生于中老年人。人群中发病率为1.7%～17.6%，并随年龄的增加而显著增高。40～50岁的发病率为20%，50～60岁为40%。男性发病高于女性，男：女＝3：1，低头工种发病率高。由于头颈部的频繁活动和易伤害性，并随着对其认识的提高，颈椎病的发病率近年来有明显升高之势。据日本9大医院门诊统计，颈椎病在骨科、神经科均占首位。我国尚未确切统计，估计发病率在双50以上，即50岁以上者，50%以上患颈椎病。

一、颈椎的解剖特点

颈椎的结构适应于频繁的活动和颈部的承上启下功能要求。

颈椎的横突较小，$C_{1\sim6}$有横突孔供椎动脉通过。椎体上面两侧偏后方有嵴状突起称为钩突。相应的椎体下面两侧呈斜坡状，这斜坡与下位椎体的钩突，形成钩椎关节，也叫椎体半关节或Luschka关节或弓体关节。此关节能防止椎间盘向侧后方突出，但当有退行性增生时，可影响位于其侧方的椎动脉并压迫位于其后方的脊神经根（图3－130）。

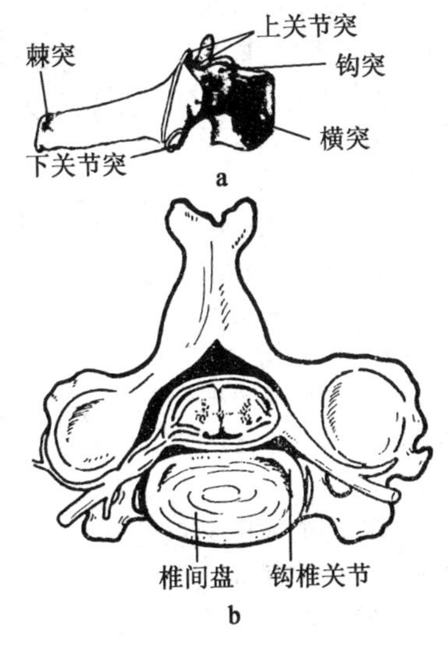

图3－130　正常的颈椎状态

a. 颈椎右侧面观　b. 正常椎间盘及钩椎关节

颈椎的椎弓根较短，所以椎间孔的前后径较小，是颈脊神经根容易受到前后挤压的原因之一。颈椎的关节突较低，所以椎间孔上下径较小而C_1上下关节突及C_2上关节突呈块状，故椎间孔的上下径更小，脊神经根位于关节突关节前方，容易受到上下的挤压（图3－131）。

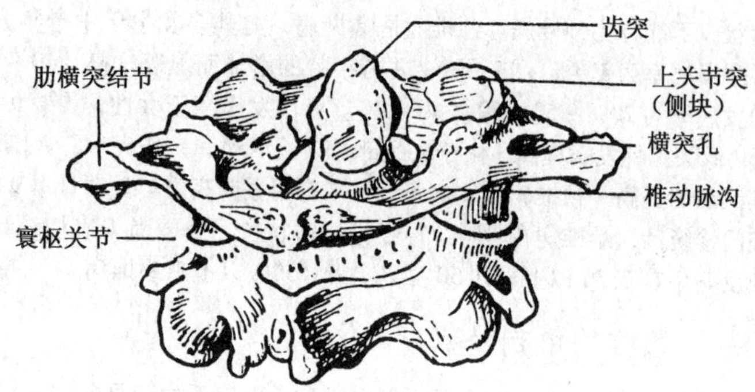

图 3－131　上颈椎

颈椎的椎板相对较宽（C_2 的椎板宽厚尤显），其宽度（上下径）几乎等于下关节突高度，因此，下关节突犹如椎板向前的延伸，宽椎板为头颈频繁活动提供了坚强的肌附处。颈椎横突及关节突也是诸多肌肉的附着处（图 3－132），这些为颈椎的稳定性和灵活性提供了保证。

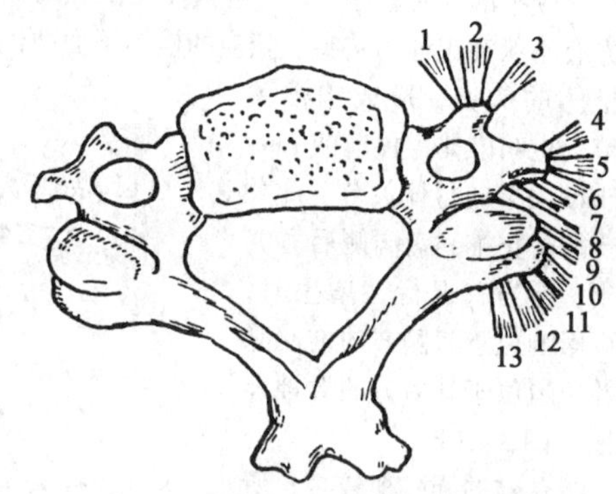

图 3－132　颈椎横突及关节突的肌附着模式图

1. 颈长肌　2. 头长肌　3. 前斜角肌　4. 中斜角肌　5. 后斜角肌　6. 肩胛提肌　7. 颈夹肌　8. 髂肋肌　9. 颈最长肌　10. 头最长肌　11. 头半棘肌　12. 颈半棘肌　13. 多裂肌

颈椎椎体的横径较前后径大，约比前后径大 1/2。颈椎椎管成三角形，而脊髓成卵圆形。因此，椎管内发生骨与软组织病变时，容易形成对脊髓压迫，颈椎椎体背侧有脊髓前动脉，此动脉受压产生脊髓型颈椎病。

颈椎椎体前缘高度较后缘小，故颈椎向前的生理弓是由椎间盘的前高后低所构成。颈椎总长度占脊柱全长的1/3，而颈椎高度的1/5～1/4由颈椎间盘构成。因钩突关节关系，椎间盘横径较椎体小、髓核在椎间盘正中稍靠前，因而颈椎间盘突出远较腰椎间盘突出为少，仅占5%左右。

$C_{1、2}$和腰椎有显著不同。C_1 又叫寰椎，无椎体和棘突，由前后弓和侧块组成；C_2 又叫枢椎，棘突长又大，又有分叉，椎体上方有齿突和寰椎前弓构成寰齿关节，这种解剖特点有利于头的旋转活动。颈部的旋转活动约50%发生在寰枢关节。$C_{1、2}$间无椎间盘，C_2 的上关节突是一侧块，与 C_1 下侧块形成关节。C_2 脊神经是从侧块的后方行走于一宽浅的沟中，而不是像其他颈椎从关节突前方的椎间孔穿出。侧块的增生，侧块关节的错位、关节囊松弛等，均可刺激或压迫 C_2 脊神经。C_2 脊神经分支和 $C_{1、3}$神经的分支构成枕大神经，支配头皮后外侧，并向前延伸至前额眶上部，当 C_2 脊神经根受刺激时，可引起枕部酸痛，并牵涉至前额部。同时，$C_{2、3}$ 脊神经的肌支，支配胸锁乳突肌及部分颈前肌群。$C_{2、3}$脊神经受累时可引起这些肌肉的痉挛和酸痛。检查：$C_{1、2}$或 $C_{2、3}$ 椎旁压痛，以后逐渐出现肩臂酸痛手指麻木。软组织型颈椎病很少累及颈前肌。

C_2 横突较 C_1 短小，因此，C_1 横突孔不在 C_2 横突孔正上方，而是偏外侧（图3－7）。所以，椎动脉在穿过这二横突孔时有弯曲。如果再加之 $C_{1、2}$错位，椎动脉弯曲度更大，故易受阻而产生眩晕症状。

交感神经链的颈上神经节位于 C_2 横突前方（图3－133），当 $C_{1、2}$错位、C_2 发生旋转时，其横突就可能刺激颈上神经节引起心律失常等交感神经功能紊乱症状。

齿突的先天发育异常（过高、分离、缺损等）、齿突骨或韧带损伤造成环齿错位等，容易构成对颈脊髓压迫而产生症状。

二、病理变化

颈椎病的病理改变包括颈部椎管内、外软组织病变和颈椎骨性病变两部分。软组织病变是颈椎病主要病理变化。以下事实表明单纯用骨性病变是无法来解释颈椎病的各种现象的。

（1）Schmorl 和 Junhans（1932年）做了4 253例尸检，发现50岁

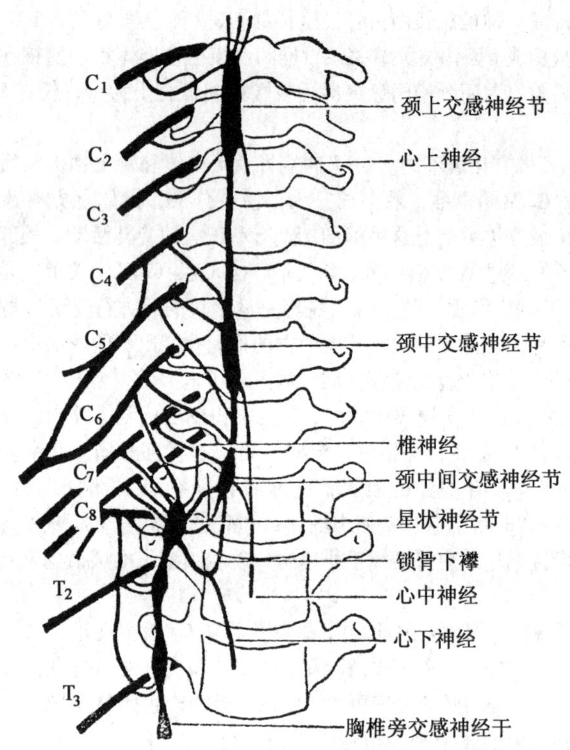

图 3－133　颈椎旁交感神经干

以上男性，60岁以上女性，约90%存在椎体骨刺，但大多病人并无神经受压症状。

（2）85%～90%的颈椎病病人是在无外伤等明显病因情况下突然起病。其中部分病人是因受凉、上呼吸道感染而诱发。众所周知这些用骨性病变是难以解释的。

（3）X线所见与临床症状不成正比。有些病人有明显症状而X线摄片却无明显变化；X线摄片发现有骨性变化者却不一定都有颈椎病症状。有症状且X线片也有骨性变化者，其症状时轻时重，也无法用恒定的骨性病变来解释。

(4) 大多颈椎病病人采用中药、颈椎牵引、按摩手法、理疗、颈部病变部位局部注射疗法、颈硬膜外腔注射、颈椎间孔注射等非手术治疗，症状就可获得明显改善。这些治疗均未涉及骨性组织，因此无法用骨性的改变来解释。

(5) 有报道颈椎骨刺明显而脊髓造影无梗阻现象；反之，颈椎 X 线改变轻微，且骨刺很不明显，脊髓造影却有明显梗阻现象，说明是软组织病变形成的梗阻。

(6) 有些病人 X 线片明确为下颈段退变，而临床症状、体征恰为上颈段神经受压症状。

椎管内软组织包括后纵韧带、黄韧带、脊神经根袖、硬膜囊、关节囊，以及神经根周围的脂肪结缔组织和膨出于椎管内的髓核组织等。这些软组织因急慢性创伤、过敏、免疫因素等，形成的无菌性炎症；或因退变形成的肥厚、钙化或骨化等，造成对脊髓或神经根的刺激或压迫而产生症状。在有颈椎管骨性狭窄因素存在时，椎管内软组织病变更容易发生对神经或血管的刺激或压迫而产生症状。

头颈部的频繁活动、长期伏案低头工作，均易使颈部软组织发生病变。根据病变部位软组织的病检和电子显微镜观察，证实有无菌性炎症存在，早期以炎症渗出、组织肿胀为主，中后期以纤维间质增多、纤维增生、组织变性为主。检查中常可发现炎症的不同期同时存在。软组织无菌性炎症对其中的疼痛感受器刺激可产生疼痛症状，疼痛可诱发肌肉痉挛，肌肉痉挛又可加重无菌性炎症；如此形成恶性循环，逐使病情加重。急慢性创伤、过敏和免疫因素、感冒和一切发热性疾病，均可产生软组织的无菌性炎症或使原有炎症加重。这就可解释一些颈椎病病人经治疗症状改善后为什么遇感冒、劳累等因素又引起了症状的复发。此外，颈脊神经从椎间孔穿出后就处于颈部软组织包围之中，交感神经链更处于骨组织与软组织夹击之中（交感神经链位于椎体两旁，颈椎横突之前）。除部分椎动脉在横突孔中走行外，去脑的动脉和由脑回心的静脉均在软组织中走行。软组织病变对这些血管神经（包括植物神经）的刺激、嵌压，就可引起颈椎病的各种症状。

颈椎病以软组织病变为主的病理变化，为包括中、西药物在内的各种非手术治疗，带来了治愈可能。如果骨性变化是颈椎病的唯一病理现象，那么只有手术才能解除痛苦了。

三、病因

颈椎介于频繁活动和重量较大的头颅与缺少活动而比较稳定的胸椎之间，其活动度很大，负重也多，在解剖上又相对比较薄弱，四周缺乏其他骨性保护，易受外力直接打击，尤其是下颈椎及其周围软组织容易发生劳损性病变。

1. 劳损 长期使头颈部处于单一姿势位置，如长时间低头工作，易发生颈椎病。年龄小于30岁的颈椎病病人，多从事低头工种。

2. 头颈部外伤 50%髓型颈椎病与颈部外伤有关。一些病人因颈椎骨质增生、颈椎间盘膨出、椎管内软组织病变等使颈椎管处于狭窄临界状态中，颈部外伤常诱发症状的产生。

3. 不良姿势 如躺在床上看电视、看书或高枕、坐位睡觉等；卧车上睡觉，睡着时肌肉保护作用差，刹车时易出现颈部损伤。

4. 慢性感染 主要是咽喉炎，其次为龋齿、牙周炎、中耳炎等。这些部位的炎症刺激颈部软组织或通过丰富淋巴系统引起颈枕部软组织病变。有人认为，慢性咽喉部感染是颈椎病重要发病因素，这可能与软组织慢性劳损炎症相互影响而加重病情之故。

5. 风寒湿因素 外界环境的风寒湿因素可以降低机体对疼痛的耐受力，可使肌肉痉挛、小血管收缩、淋巴回流减慢、软组织血循环障碍，继之产生无菌性炎症。因此，风寒湿因素不仅是诱因，也可作为病因引起病变产生症状。

6. 颈椎结构的发育不良 先天性小椎管、颈椎退变等是一些颈椎病发病基础。国外统计40~50岁有退变者占25%，55岁以上有退变者占85.5%。还有人报道，颈椎中央椎管、神经根管狭小者颈椎病的发病率比正常人高1倍。

四、症状与分类

颈椎病的症状复杂、轻重悬殊。轻者居多，仅表现为颈项痛；重者瘫痪。不同类型颈椎病症状不同。颈椎病可分为神经根型（30%）、脊髓型（8% ~10%）、椎动脉型（8% ~10%）、软组织型（又称颈型，约占40%）、交感型（8%）和其他型（4%）。临床常见两型以上混合存在，这时要按主要病变来归类分型。

1. 神经根型 在向后侧方突出的椎间盘、骨唇、钩椎关节增生及变窄的椎间孔等骨性因素基础上（图3－134），加之神经根周围软组织（神经根袖、神经根周围脂肪结缔组织等）病变，刺激或压迫脊神经根所引起，有时无骨性因素，仅单纯神经根周围软组织病变也可引起对神经根的刺激或压迫而产生症状。

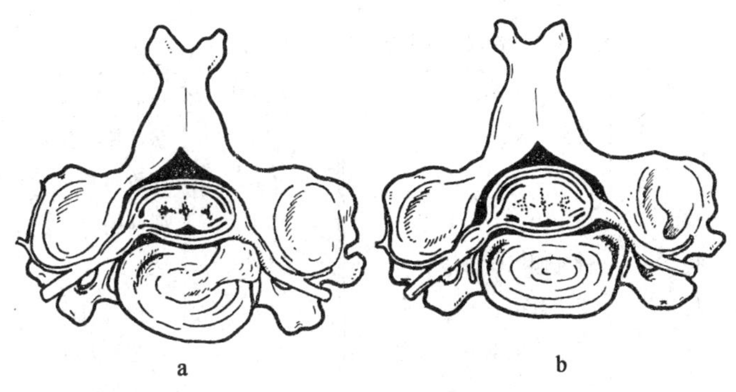

图3－134 根性颈椎病人部分成因

a. 椎间盘侧后方突 b. 钩椎关节增生（由于钩椎关节增生，使前为钩突后为小关节突的神经根管更为狭小而压迫神经根）

颈枕部或颈肩部间歇性或持续性隐痛或剧痛，沿受累颈脊神经的走行方向有烧灼样或刀割样痛或有触电样或针刺样串麻感。当颈部活动或咳嗽、打喷嚏、用力使腹压增加时，症状加重。但病人也常能找到一定的减痛姿势，如使头颈固定于某种位置或提肩、收臂、屈肘，形成颈性肩臂痛的特殊姿势。同时，上肢感到发沉麻木、虫爬感及无力等现象，颈部有不同程度的僵硬或痛性斜颈畸形、肌肉紧张、活动受限。体检时可见病人颈部强直、活动受限、生理弓减少，严重者甚至头处于强迫位置，如向前、向健侧轻屈等。多可寻及一些明显的压痛点，如在受累颈脊神经其相应横突下方出口处及棘突旁有压痛，有时在锁骨上窝等处扪及压痛点。但其中最有诊断意义的为病变相应节段，颈椎横突尖前侧有放射性压痛，直臂抬高试验及引颈试验常呈阳性，臂丛神经牵拉试验阳性。椎间孔挤压试验（又名压颈试验）阳性。此外，受累神经支配区皮肤有感觉障碍、肌肉萎缩及肌腱反射改变。单纯神经根型颈椎病，脑脊液多无异常发现。X 线摄片检查常显示颈脊柱生理弓变直或消失、椎间隙变窄、钩椎关节骨赘、椎间孔缩小，偶见椎体半脱位等改变。这些改变的部位多数与受累神经根的节段平面相符。

脊神经根受累时产生放射性麻痛的部位见表 3－8。

表 3－8　脊神经根病变时根性痛的放射部位

神经根	根痛放射部位	神经根	根痛放射部位
C_2	枕部	T_{10}	脐部带状区
C_3	耳	L_1	腹股沟
C_4	肩	L_2	股前侧
C_5	臂外侧以至拇指	L_3	膝
C_6	拇、食指	L_4	内踝与踇趾
C_7	五指，但以中指为主	L_5	足背与五趾
C_8	环、小指或仅小指	S_1	足跟与跖
T_1	前臂尺侧	S_2	下肢后侧
T_2	臂内侧	S_3	股内侧
T_5	乳头区	S_4	外生殖器
T_6	乳头下带状区	S_5	肛门

下列症状、体征有利于颈椎神经病变定位的参考。

（1）$C_{3、4}$以上病变：C_2、C_3 或 C_4 神经根受累时，颈部痛、后枕部疼痛、枕大神经有压痛，枕部皮肤有感觉障碍。

（2）$C_{4、5}$：C_5 神经根受累，除颈项部疼痛外，尚有经肩顶至上臂外侧和前臂侧至腕部的放射性疼痛及麻木，但无手部感觉障碍。

（3）$C_{5、6}$：C_6 神经根受累，病人感觉有和 $C_{4、5}$病变相同的疼痛和麻木，并放射至拇指和食指。前臂外侧及拇指有感觉障碍，肱二头肌肌力下降，反射下降或消失。患侧肩胛内上缘及 $C_{5、6}$ 棘突旁常有压痛。

（4）$C_{6、7}$：C_7 神经根受累，痛麻症状沿上述路线放射至食指及中指。肱三头肌肌力减弱，反射迟钝。伸腕及伸指肌力偶有减弱，患侧肩胛内缘中部及患侧胸大肌有压痛。

（5）C_7、T_1 病变：C_8 神经根受累。麻痛症状沿上臂内侧，前臂尺侧放射至环指和小指。无腱反射障碍。手部小肌肉可有肌力减弱，肩胛内下缘有压痛。

通过长期的临床观察，把神经根的定位诊断归纳为二句口诀：五肩、六肘，七腕、八指；六拇、七中，八环小。这二句口诀的前面数字表示受累的神经根；后面的字表示该神经根发生病变后产生痛麻的主要部位。详细介绍请参见“第一篇第六章第五节”。背牢这二句口诀后就能十分容易定位了。

颈椎病时，不同神经根受损的临床表现见表 3-9。

神经根型颈椎病在临床上常易和臂丛病变引起的症状相混淆，其鉴别诊断见表 3-10。临床上引起上肢痛麻最常见的病变部位是颈胸神经根病变，其次是臂丛，周围神经干病变居第三位。

表 3-9　颈椎病时不同神经根受损的临床表现

椎间盘水平	$C_{4、5}$	$C_{5、6}$	$C_{6、7}$	$C_7 \sim T_1$
受损神经根	C_5	C_6	C_7	C_8
放射痛部位	沿肩顶至上臂外侧	沿肩顶、上臂外侧、前臂背侧至拇指和食指	沿上臂后外侧、前臂背侧至中指	沿上臂内侧、前臂尺侧至环指和小指
横突尖压痛	$C_{4、5}$	$C_{5、6}$	$C_{6、7}$	C_7
感觉障碍区	上臂外侧、三角肌区	拇指、食指	食指、中指	小指、环指
肌无力与萎缩	三角肌	肱二头肌	肱三头肌	手部小肌肉
反射改变	肱二头肌腱	肱二头肌腱	肱三头肌腱	肱三头肌腱

表 3-10　颈胸神经根与臂丛损害的临床鉴别

	神经根	臂丛	
		上臂丛	下臂丛
疼痛的主要部位	颈部	肩	手
压痛点	颈椎棘突、横突	锁骨上窝、神经干	锁骨上窝、神经干
感觉障碍区	根型分布	肩部、上肢外侧	前臂和手的尺侧
肌萎缩	较轻	肩胛带肌肉	前臂屈肌和手部小肌肉
肌紧张	颈肌	上臂	一般无
运动障碍	轻或不明显	上臂及前臂无力	手及手指无力
反射改变	轻或不明显	肱二头肌	肱三头肌、桡骨膜
血管营养障碍	多不明显	较轻	明显
脑脊液变化	可有椎管腔梗阻及蛋白量及细胞数改变	正常	正常

2. 软组织型（颈型）　颈部软组织对头的稳定性、灵活性有很大作用。头的频繁活动，使颈部软组织容易发生病变。在各型中发病率最高，约占颈椎病的 40%。颈部软组织包括颈椎椎管内外两部分。一些病人有明显症状，但颈椎 X 线平片及脊髓造影均未见明显异常，为颈椎管外软组织病变引起；另一些病人虽颈椎 X 线平片也未见明显骨性异常，但脊髓造影可见椎管内充盈缺损，在相应的病变部位可见到压迹，这些为颈椎椎管内软组织病变引起。因软组织病变对神经根、脊髓或椎动脉的刺激和压迫而产生不同的症状，形成颈椎病的不同类型。这些将分别在颈椎病的其他各类型中介绍。

本型主要由颈椎管外软组织病变所引致，症状明显而颈椎摄片仅有轻度退变，年龄多在 40 岁以下，以女性低头工作者多见。本型突出的表现是颈项疼痛，急性发作者俗称“落枕”。颈项痛症状多由于睡眠时头颈部的姿势不当、受寒或体力活动时颈部突然扭转等而诱发。故疼痛常在清晨睡醒后出现，一般呈持续性的酸痛或钻痛性质，头颈部活动受限，活动时疼痛加剧。其疼痛部位多较深在而弥散，可累及颈部、肩部及上背部，严重时甚至向后头部及上肢扩散，但和根性痛不同，并不沿着周围神经干的走向传导。除疼痛外，常伴有颈部僵硬感；某些慢性病程者，尚可有头部转动时发出异响的主诉。检查时可见病人头向患侧倾斜，脊柱颈段生理弓变直、颈肌紧张及活动受限。在软组织的附着点、颈椎棘突及椎板等患部，常可扪及明显的压痛点，一般无神经功能障碍的表现。本型在体检时的主要特征是：在软组织病变相应部位上有明显压痛点可寻及。压痛点对本型有一定的定位意义，压痛点的反复检查可提示病情的动态变化。压痛点的分布反映了软组织型颈椎病的基本病情，与病情有平行关系。压痛点多，说明病变范围广；压痛点少，说明病变局限。压痛点有一定规律性，多在横突、椎板、棘突间等软组织附近部位出现压痛点。颈部软组织病变除可引起颈项痛、颈部僵硬、头颈活动障碍外，上颈部软组织病变可引起头枕部疼痛、眩晕、头皮增厚感、偏头痛、耳鸣、重听、耳部吊紧感、视物模糊、复视、飞蚊症、眼干涩、眼眶痛，视力下降、脸颊痛、记忆力下降、失眠等症状。下颈部软组织病变可引起肩背部疼痛、心律失常、心慌、憋气、咽部异物感等症状。以上症状的形成主要为软组织病变刺激或嵌压了其中血管、神经（包括交感神经）所致。

陆一农报道：以颈椎骨性病变为主的颈椎病以低位为多见，而软组织型颈椎病以高位多见。分析认为，上颈部软组织（如头上、下斜肌，头后大、小直肌，头夹肌等）在头的活动（灵活性）和固定（稳定性）中起的作用比下颈部为大，因而在头频繁活动中更容易发生劳损性病变。

3. 椎动脉型　本型的同义名称很多，如椎－基底动脉供血不足型、Barre－Lieu 综合征等。主要由椎动脉狭窄所致，内在因素是动脉壁硬化，外在因素是骨、软组织因素的刺激和压迫。本型占颈椎病8%～10%。椎动脉是锁骨下动脉最大分支，在解剖上其走行为四段（图3－6、图3－7）。第一段从起始部上行于前斜角肌和颈长肌之间至 C_6 横突孔，前斜角肌和颈长肌病变常可影响本段而产生症状。第二段行走在 C_6～C_2 横突孔之中，动脉内侧与颈椎椎体相邻，老年人此段椎动脉迂曲，偶遇向后外方突出的椎间盘、钩椎关节或椎体骨质增生等骨性因素，或椎动脉周围软组织病变就会刺激或压迫椎动脉而产生症状，尤其于头转至某方位时椎动脉压迫增重时症状尤可加重。第三段为 C_2 横突孔穿出后到进入椎管前（图 3－8）。此段椎动脉先向外，向后穿 C_1 横突孔，至 C_1（寰椎）侧块上关节面后方，经寰椎后弓上方呈水平方向转向后内，通过椎动脉沟，当接近正中线时穿寰枕后膜入椎管。此段因椎动脉在侧块后方，不仅侧块增生可直接压迫、刺激椎动脉，头偏斜时，寰枕连接处椎动脉受到刺激、拉伸（图 3－135），而且在头旋向对侧时，侧块对椎动脉似一支撑点，对椎动脉加重了刺激和压迫（图3－8），引起椎动脉痉挛可使椎动脉管腔变窄而产生症状。第四段为椎动脉穿寰枕后膜和硬脊膜后进入椎管内的一段。此段经枕骨大孔入颅腔，向前达斜坡，于脑桥下端左右汇合成一条基底动脉。该动脉占大脑供血的2/5，主要供应大脑枕叶（视觉皮层）。颈动脉占大脑血循的3/5。动脉硬化常是发生本型颈椎病的基础。由于颈椎不稳或颈椎体周围软组织病变，交感神经受到刺激而发生的反射性椎动脉痉挛，导致椎动脉供血不足，也是引起椎动脉型颈椎病原因之一。

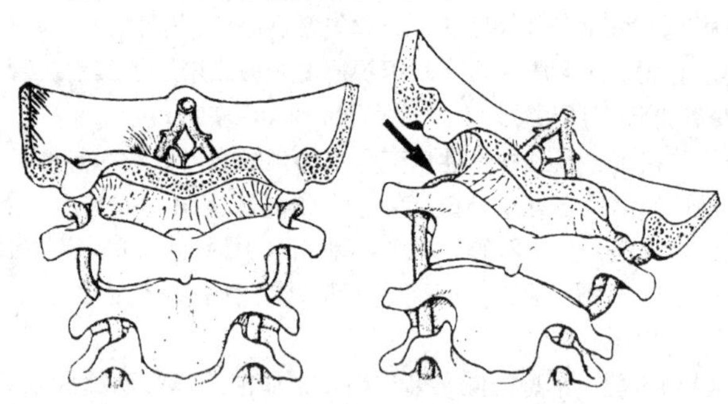

图 3－135　头偏斜时寰枕连接处椎动脉受累

正常时，颈椎横突孔内径大大超过椎动脉外径，左右两侧无明显差异。但椎动脉外径左侧明显大于右侧，故左侧发病机会较多，且左侧骨质增生造成横突孔小也比右侧高。当骨赘占横突孔内径大于1/3 时，就会出现临床症状。这些骨与软组织病变造成的椎动脉受压因素（图 3－136）为 $C_{4,5}$ 和 $C_{5,6}$ 水平的钩椎关节侧方增生性骨赘，后伸性椎体半脱位造成的上关节突向前滑脱；少见因素为关节突增生及后外侧型颈椎间盘突出等。以上 4 种因素除造成直接对椎动脉的压迫外，也可刺激椎动脉

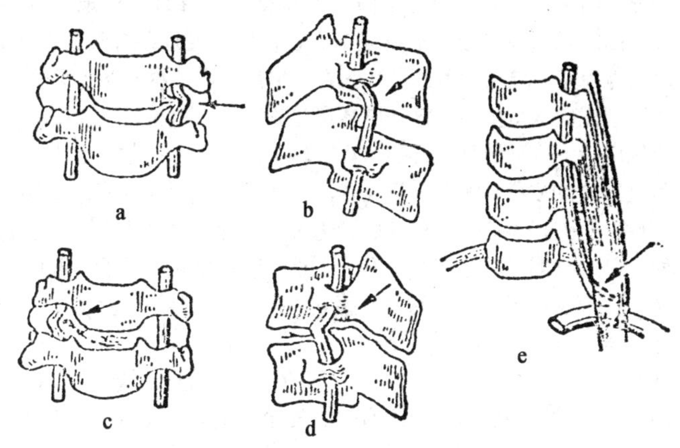

图 3－136　颈椎病时引起椎动脉受压的病理因素

a. 钩椎关节骨赘　b. 颈脊柱后伸时后关节半脱位　c. 后外侧型颈椎间盘突出　d. 关节突骨赘　e. 椎动脉的起始部偏外与前斜角肌痉挛

周围的交感神经丛以致椎－基底动脉系统的血管发生痉挛而产生症状。

本型的主要症状是头痛、眩晕及视觉障碍。视觉障碍为大脑后动脉缺血所致。其表现常为发作性视力减弱、眼前闪光、暗点、视野缺损，以及复视、幻视等。头痛为椎－基底动脉供血不足致使侧支循环扩张而引起的一种血管性头痛。疼痛常呈发作性，持续数分钟、数小时或更长，偶呈持续性疼痛阵发性加剧。疼痛主要位于一侧颈枕部或枕项部，多呈跳痛（搏动性）或灼痛，并常伴有患区酸胀等异感。发作时，疼痛常由颈后部开始，迅即扩至耳后及枕项部。有时且可向眼眶区和鼻根部放射。有些于发作前有眼前一片发黑或闪光等先兆，并在疼痛剧烈时出现恶心、呕吐、出汗、流涎，以及心慌、闷气、血压改变等植物神经紊乱症状。眩晕是本型最常见的症状。其性质可呈旋转性，即出现自身或周围景物沿一定方向旋转的幻觉；也可呈一般性眩晕，表现为身体摇晃而立行不稳或地面移动、倾斜、下陷等。通常眩晕呈发作性，往往在变换体位、头过度旋转或伸屈时被诱发或增剧。发作的持续时间长短不一，可极为短暂，仅数秒即逝；也可长达几小时或更久。在发作期间，除眩晕外，尚可有耳鸣、听力下降。长期反复者有时可出现渐进性耳聋，故常因眩晕而被误诊为梅尼埃综合征，但自发性眼球震颤及 Romberg 症极为少见。椎动脉型颈椎病人在乳突后下方的椎动脉点多有显著压痛，引颈试验常呈阳性。椎动脉造影检查可发现有椎动脉狭窄、闭塞或畸形等变化。椎动脉型颈椎病病人在转头时出现椎动脉供血不足的一般症状有发作性眩晕、恶心、呕吐等。症状常于头后伸或旋转到某一方位时出现，而头转离该方位时症状即消失。转动头时，病人会突感肢体无力而摔倒，摔倒时神志多半清醒。急性椎动脉供血不足所引起的脑干症状包括枕部跳动感、肢体麻木、感觉异常、持物落地，重者可出现对侧肢体轻瘫。此外，尚有声音嘶哑、失声、口吃、吞咽困难、眼肌瘫痪、视物不清、视野狭窄或复视、Horner's 综合征等脑干缺血表现。

眼底检查对椎动脉型颈椎病有一定的诊断意义，于第一次检查后令病人作伸、屈及旋转头部的运动，再检查眼底，如发现眼底动脉变细，则可考虑椎动脉型颈椎病的可能。X 线平片可见钩椎关节增生、椎动脉造影可见椎动脉有迂曲、变细及压迫现象。本病应与梅尼埃综合征、椎动脉体周围炎、后颅凹肿瘤作鉴别。在过去诊断的梅尼埃综合征中，许多是本型或软组织型颈椎病所引起而不是内耳迷路病变所引起。施杞把椎动脉——颈内外动脉受压而诱发的大脑供血不足，均定为颈椎病的脑型。症状除有头晕、头痛、恶心、呕吐、记忆力下降、视物模糊等外，还有胸闷、心慌及胃肠道症状，血压升高或下降等。

4. 脊髓型颈椎病 颈椎管先天性狭小、椎体骨刺等常是引起本病的骨性因素。在这基础上，加之颈椎椎间盘膨出或突出，后纵韧带肥厚或钙化，黄韧带肥厚，硬膜囊周围脂肪结缔组织变性、增生、堆积、纤维增生，血管粘连组织捆绑等软组织病变因素存在，就会发生对颈脊髓的刺激或压迫而产生症状。也可无骨性因素存在，仅单纯软组织病变就可压迫或刺激脊髓而产生症状。也有认为颈椎不稳、椎体骨刺等对交感神经刺激或压迫，反射性地引起脊髓血管痉挛、缺血栓塞，也会产生脊髓损害的症状。另外，当椎体后方骨赘或椎间盘突出压迫脊髓时，其两侧的齿状韧带（图 3－137）也随之紧张，从而导致脊髓外侧索牵拉的损害。因此，在后路手术时，必须切断脊髓两侧的齿状韧带才能达到充分减压松解的作用。颈脊髓受压的临床表现为不同程度的四肢痉挛性瘫痪。

此型占颈椎病的8%～10%。

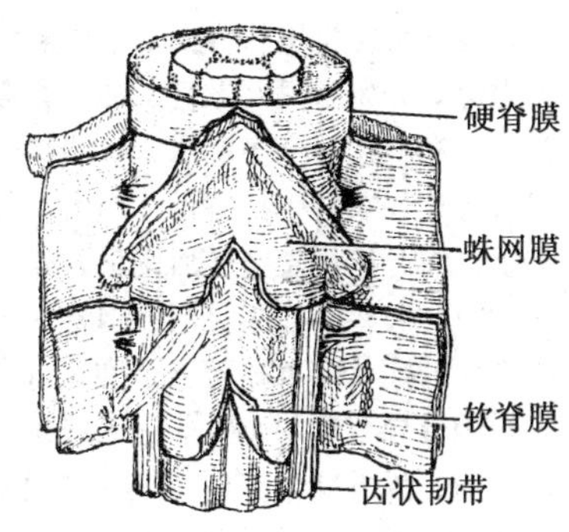

图3－137　齿状韧带与脊髓、脊膜的关系

脊髓型颈椎病多发生于中老年人，起病缓慢，但也有急性发病者。后者往往由于跌倒或从高处坠落且前额首先着地，以及其他可引起颈部过伸的外伤所致。这是由于在颈部突然过伸时，使脊髓受到后突的骨赘与肥厚前突的黄韧带挤压的结果。病变好发于下颈段脊髓，即 $C_{5、6}$ 和 $C_{6、7}$ 椎间隙平面，约占 90%，而且损害主要位于脊髓腹侧的正中或偏向一侧。由于对脊髓的压迫方向与程度不同，临床上即可出现脊髓半侧受压和双侧受压的两种表现。此外，一些病人尚可合并有神经根、椎动脉或交感神经受累的症状。因此，压迫是在脊髓的背侧还是腹侧，是正中还是偏于一侧，是单纯脊髓受累还是脊髓与神经根同时受累，其症状各不相同。主要表现为麻木、酸胀、烧灼感、发僵、无力等，且多先发生于下肢，然后发展到上肢；但也有先发生于一侧上肢或下肢，双侧上肢或双侧下肢者。此外，尚有疼痛、头昏或大小便异常等症状。脊髓型颈椎病的体征也很复杂，典型体征有以下几种。

（1）脊髓单侧受压：较双侧受压少见，可出现 Brown－Sequard 综合征，即表现为病变水平的同侧肢体肌张力增高、肌力下降、腱反射亢进、浅反射减弱并出现病理反射（如霍夫曼征、巴宾斯基征），重者可有髌阵挛或踝阵挛。此外，尚有触觉及深感觉障碍。对侧以浅感觉障碍为主，即温觉及痛觉障碍，然而感觉障碍分布多与病变水平不符合。由于对侧的运动束及本体感觉束尚属正常，故该侧的运动功能良好。另外，病人也常合并有颈部及患侧肩臂部的疼痛症状，但与根性痛不同，并无放射感，咳嗽、用力时一般也不加重。

（2）脊髓双侧受压：早期以感觉障碍为主，也有以运动障碍为主者；晚期则表现为不同程度的上运动元或神经束损害的痉挛瘫痪，如肢体活动不灵、步态笨拙、走路不稳，甚至卧床不起和呼吸困难。本型的主要症状为缓慢进行性的双下肢麻木、发冷、疼痛和走路不稳、发抖及无力等。开始常呈间歇性，如走路多、劳动后出现。少数病人于猛然抬头时发病，顿感全身麻木、双腿软弱无力，甚至跌倒。随病程发展，症状可逐渐加重转为持续性。但大多仍有起伏，天气变化、受寒、疲劳时加重，而卧床休息数日后则又减轻。与此同时，病人还可渐感双上肢沉重无力，一些动作欠灵活，但常无神经根性疼痛。至于膀胱、直肠括约肌方面的症状多不显著，个别人可有尿急或排便无力等。体检时常见双侧脊髓传导束型的感觉与运动障碍。深感觉一般不受影响，但绝大多数却有痛、温觉减退，而且其上界往往低于实际受损的节段平面；常差 5~6 个节段，也有报道相差 9 个节段的。这是脊髓型颈椎病的一个显著特征，故在定位时必须注意。

检查呈现不完全痉挛性瘫痪征象，即四肢肌张力增高、肌力下降、腱反射亢进、浅反射消失、病理反射（霍夫曼征，巴宾斯基征）阳性、踝阵挛及髌阵挛阳性，痛、温、触觉和本体感觉都可有不同程度的障碍。病人往往有胸部和腰部的束带感。感觉障碍常与病变节段平面不相一致，有的甚至呈节段性分布。病情严重者可有括约肌功能障碍，表现为便秘、尿潴留等。完全截瘫者极少见。临床上脊髓 $C_{6、7}$ 完全截瘫者有其特殊的典型体态（图 3－138）。C_6 以下全瘫为患肢呈上举过头、肘关节屈曲、前臂旋前、两手半握拳的体态，而 C_7 以下脊髓损伤，患肢呈肩关节外展，肘关节屈曲，手半握拳放在胸前的瘫痪姿势（图 3－139）。此外，脊髓型颈椎病尚可发现双上肢对称性的某肌群的肌力减弱及萎缩等征象。

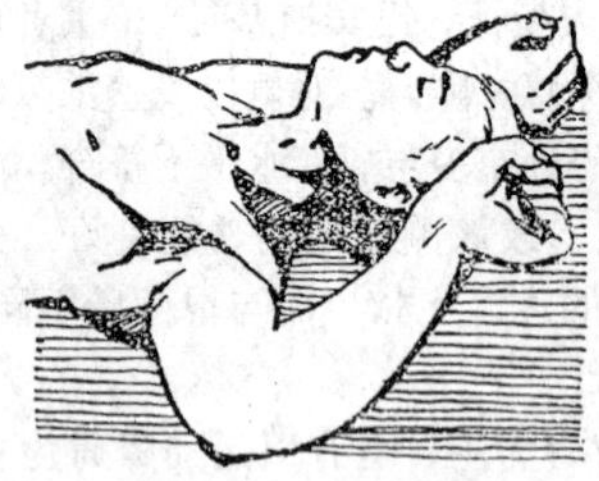

图 3－138　脊髓 C_6 以下横断损伤典型体位

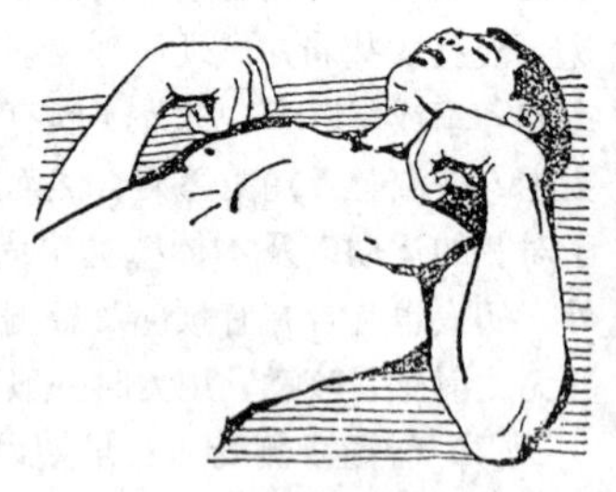

图 3－139　脊髓 C_7 以下横断损伤典型体位

发育性颈椎管狭窄是脊髓型颈椎病发病的重要因素。1968年，Rafael等指出脊髓型颈椎病62%伴有椎管狭窄，早期无症状而到40岁以后出现骨质增生、后纵韧带骨化、黄韧带肥厚、椎间盘突出或椎体半脱位时才出现症状，严重者甚至截瘫。

X线平片检查可见颈椎间隙变窄、椎体骨刺、后纵韧带骨化等变化，也有骨刺明显而无明显脊髓受累，而骨刺很不明显但有明显脊髓受压症状者。脊髓造影对确定脊髓损害是否由颈椎病引起及了解脊髓受压确切部位很有帮助。在病变部位可见造影剂中断梗阻或从一侧通过的“L”形、从两侧通过的“U”形影像。脑脊液动力试验显示有部分或完全梗阻，表明脊髓受压。然而也有完全通畅而造影却显示有梗阻者。

凡有脊髓损害症状者，均须与颈椎病作鉴别。凭借X线平片面即能鉴别有无颈椎骨折、脱位、自发性寰椎脱位、颈椎先天性畸形、颈椎肿瘤、颈性慢性感染等。此外，本病尚需注意与脊髓肿瘤、粘连性蛛网膜炎、脊髓空洞症、原发性侧索硬化、肌萎缩性侧索硬化及后纵韧带骨化等鉴别。

5. 交感神经型颈椎病 位于椎体两旁的交感神经链，由交感神经节（椎旁节）通过短的节间支构成，并借交通支与邻近的脊神经相连。交通支分灰、白两种。白交通支由有髓节前纤维即脊髓侧角交感神经细胞的突起构成，在靠近脊神经前、后根结合处发出，作为白交通支而进入最近的交感干神经节，并于节前进行分支，终于交感干神经节内的末神经元细胞。由交感干神经节发出的无髓节后纤维组成许多灰交通支，其中一些以较短途径与脊神经相通，参与从脊神经节数毫米处发出的窦椎神经的行列中后，主干返回椎间孔内，在椎管内分出上下行支与横支，与对侧及邻近的上下节段相应的分支相吻合，分布于纤维环外层、前纵韧带、后纵韧带、硬脊膜、项韧带，也可支配椎体骨组织。颈部通常由3个交感干神经节组成（图3－133），它们被椎前筋膜覆盖。颈上神经节是所有交感干神经节中最大的，呈梭形，长2cm以上，在$C_{2、3}$横突之前贴于头长肌表面；在颈内动脉之后，上端由颈内动脉神经移行而来，下端以较长节间支连于颈中神经节（有时无颈中神经节，则直接连于颈下神经节），其发出心上神经（组成心丛）和咽喉支（组成咽丛和位于食管壁内的食管丛）。颈中神经节很小，在C_6横突前，发出心神经（组成心丛），并通过交通支与 $C_{4\sim6}$ 脊神经相连。颈下神经节在锁骨下动脉后方，靠椎动脉起始部发出心下神经（组成心丛），多数细丝赴锁骨下动脉构成锁骨下丛。此外，许多小支赴椎动脉构成脊椎丛，还通过交通支入 $C_{6\sim8}$ 脊神经，通过窦椎神经返回椎管。

交感神经型颈椎病可由于颈椎退变、颈椎不稳或椎体外周围软组织病变的刺激、压迫椎体两侧的交感神经链或灰交通支所致；也可为分布在颈脊神经根、脊膜、小关节囊的椎管内交感神经节后纤维（窦椎神经）受到刺激所致，本型约占颈椎病的8%。

交感神经受到刺激后会引起椎动脉收缩，可产生脑供血不足症状，如病人有头昏、头痛、吞咽困难、失声或嘶哑等；交感神经受到刺激后会引起颈内动脉收缩，可产生前额汗腺出汗多、眼睑下垂、视物模糊甚至失明、眼窝胀痛、瞳孔散大等症状；若交感神经受到刺激则引起颈外动脉收缩，可引起脸颊部汗腺出汗多。通过颈上心支和颈中心支，交感神经纤维也分布于心脏。颈椎关节错位和椎旁软组织无菌性炎症，刺激颈上和颈中交感干神经节可引起心律失常，心率增快或减慢。

交感神经兴奋症状有：①头痛、头晕、枕部痛。②眼裂增大、视物模糊、眼窝胀痛、目干、视野内冒金星。③心跳增快、心律失常、心前区疼痛、血压升高等。④肢体烧灼感、刺痒感、麻木感。⑤多汗。

交感神经抑制症状有头晕、眼花、眼睑下垂、流泪、鼻塞、心动过缓、胃肠蠕动增加、肢体怕冷等。

交感神经型颈椎病的表现极为复杂，而且累及的范围也特别广泛。

（1）比较常见的主要症状有疼痛与感觉异常、血液循环失常、腺体分泌紊乱和营养障碍，以及内脏功能紊乱等。

（2）疼痛与感觉障碍时，交感神经紊乱产生疼痛的特点为酸困、压迫性或灼性的钝痛，其疼痛部位多较深在，界线模糊而不具体，并具有弥漫性扩散的倾向，但并不沿周围神经干的径路传布。体检时显示有界线较模糊的痛觉过敏或异常区。疼痛还常伴有肌肉痉挛、强直。在颈肩部的肌腱、韧带和筋膜的附着点，肩关节周围等处有明显压痛。

（3）血管运动与营养障碍时，有眩晕、头痛、肢体发凉、发绀、水肿、汗腺分泌改变、皮肤变薄、关节周围组织萎缩、纤维化乃至关节强直以及骨质疏松或钙化等。

（4）心脏症状，如心前区疼痛，称之颈性心绞痛。此种疼痛常呈时间较长的持续性压迫痛或钻痛，但也可呈发作性出现，往往持续1～2h。发作期多先有肩痛，有的可直接始于心前区。其最大特点是：转动头颈部、向上高举手臂或咳嗽、打喷嚏时，疼痛明显增剧。一些病人在心前区疼痛发作时伴有心跳加速或早搏。心电图检查一般均正常。本病与心绞痛的鉴别如表3－11。

表3－11　颈性心绞痛与心绞痛的鉴别

项目	颈性心绞痛	心绞痛
疼痛部位	先肩部、肩胛间，再转至心前区	心前胸骨后，向左肩、臂放射
颈臂活动、咳嗽对疼痛的影响	加剧	无影响
发作时限	1～2h	5～30min
颈椎病的其他症状	有	无
发作时恐惧感	无	有
硝酸甘油类药物的作用	无效	疼痛减轻或缓解
心电图改变	无	多有

交感神经型颈椎病很少单独出现，多数以复合型或混合型表现，以主要症状来定型。本型颈椎病须与冠心病、神经官能症等疾病鉴别。

6. 其他型　症状复杂。通过研究证实，本病与高血压、低血压、心律失常、脑血管病等近30种疾病或症候群有关。椎体前缘骨刺有时可引起咽部异物感及吞咽困难。有的表现为“冻结肩”及顽固型“网球肘”症状。有的表现为视力下降，如1982年张长江报道了109例颈椎病并发失明及视力下降，经坐位颈椎定点旋转手法或手术而获效。这些病人除视力下降外，尚有视物模糊、眼痛、眼干涩、眼胀、流泪、惧光、眼睑无力、复视、视野缩小、斜视、瞳孔不等大、眼球震颤、视野内有黑红点等。1993年，黄树林报道颈部手法治疗胸闷、心前区刺痛、心律失常等类冠心病35例，取得50%优良率，100%有效率，绝大多数经1～3次治疗后症状缓解，异常心电图恢复，对内科治疗效果不明显者用手法治疗可收到速效。

五、影像检查

1. X线检查 颈椎X线摄片为诊断颈肩部疾病的最基本手段。但单纯X线摄片只能发现颈部的骨性改变，不能反映颈椎的功能改变和椎管内外软组织变化。

（1）椎前阴影：分上下两段，C_5 以上椎前为咽后壁，阴影矢状径不超过4mm；C_5 以下为食管，阴影较厚但一般不超过13mm。过厚则表示有损伤水肿或炎症积液，如结核的椎前或咽后壁脓肿。

（2）侧位片：在最上部可观察环齿关节间隙，成人正常为0.7～3mm，超过3mm，儿童超过5mm应疑有寰枢脱位，也可观察枕、寰、枢三者关系。自硬腭后缘至枕骨大孔后唇之连线称Chamber－Lain线，正常齿状突尖不超过此线。如高于此线应诊为颅底凹陷症（图2－11）。自硬腭后缘至枕骨最低点划线称Mc Gregor线，正常齿状突尖男性不高于此线8mm，女性不高于10mm，超过者也为颅底凹陷症（图2－11）。

（3）动力性侧位片：颈椎的过伸过屈位X线片对判断颈椎的稳定性有重要价值。病人站立尽量前屈，下颌抵住胸骨柄后摄片；然后头颈后抑，面部向上，两眼直视天花板摄侧位片。颈椎节段性失稳时，该节段前后水平移位大于3.5mm或两椎体前方张开角度大于11°（图2－5）。

颈椎病X线摄片一般包括正位、侧位、左斜位及右斜位4张片子，可发现以下改变：

（1）椎体骨赘：以前缘最多，侧缘次之，后缘最少。后缘的骨赘小于3mm时多无临床意义，大于3mm时有可能压迫脊髓或神经根、椎动脉而产生症状。骨赘最易发生在应力最大部位，故以 $C_{4、5}$、$C_{5、6}$ 及 $C_{6、7}$ 最多见。

（2）正常颈椎形成向前突的弓形。根据Borden的测量，弓的顶点在 C_5 椎体后上缘，弓的高度为12mm±5mm：大于17mm为曲度增大，小于7mm为弓平直。弓顶在 C_5 椎体后上缘以上者为上移，以下者为弓顶下移。

（3）钩椎关节正位片宽约2mm，钩突呈三角形，侧位呈扇形。退变时钩突肥大增生，常合并钩椎关节部间隙狭窄。

(4) 颈项韧带钙化或骨化：以项韧最常见，前纵韧带次之，后纵韧带钙化或骨化较少见，但因其处于椎管腔中，其钙化或骨化有时可形成对脊髓的压迫。黄韧带钙化最少见，有时也可引起脊髓或神经根压迫。

(5) X线所见椎间隙显示椎间盘高度，椎间盘脱水退变则椎间隙变窄，$C_{2、3}$、$C_{3、4}$及$C_{4、5}$间隙大致相等，$C_{5、6}$较宽，$C_{6、7}$最宽，C_7、T_1又较窄。狭窄部位常合并椎体骨刺。

(6) 颈椎旋转在X线片上可出现棘突偏歪，椎体后缘双边，关节突的双突影像。

(7) 颈椎滑脱绝大多数发生在$C_{3、4}$，滑脱发生于椎间隙狭窄上方或上段。有的病人在前屈位和后伸时才发现滑脱，所以有的病人要做动力性侧位片，以发现有无滑脱。

(8) 关节突关节在发生退变时，可出现关节间隙模糊、关节面粗糙硬化、间隙变窄和边缘骨刺。后关节半脱位多与椎体滑脱并存，侧位片示上关节突与上位椎体后缘重叠。

(9) 椎间孔由相邻两个颈椎椎弓根的上下两个切迹组成，神经根在椎间孔中只占1/3～1/2；椎间孔大小个体差异很大，要小到一定程度才会对神经根产生压迫。斜位片椎间孔（C_3以下）正常呈长方形或椭圆形，前后壁光滑。龙层花、魏征观察1 000个椎间孔，椭圆形占77.1%，圆形占8.3%，肾形占5.9%，不规则型占8.7%。后二者被认为是颈椎关节错位体征之一。何欣等做了330名健康成人颈椎间孔X线测量，在男女3 960个颈椎间孔中，近似椭圆形最多，其次是近似圆形，最少为细长形，三者之比为17.6∶2.5∶1。横径与纵径比值在近似椭圆形为2∶3，近似圆形为1∶1，细长形为1∶3。有人报道，颈椎间孔高男性11mm，女性10mm；横径男性6mm，女性5mm。还有人统计颈椎间孔最小数值：男性平均长度为5.7mm、高度为7.5mm，女性平均长度为5.8mm，高度为6mm。认为小于此数值为狭窄。

(10) 张口位摄片可见齿状突有无脱位、骨折，正位片观察寰枢椎两侧关节平面是否平行，关节间隙等宽约3mm，寰椎两侧下关节面最外缘间的连线叫寰底线，其中点作垂直线正通过齿状突轴线（图2－7），否则为移位。

（11）测量椎管矢状径：侧位片椎板联合影之前缘最凸处，向椎体后缘作直线为椎管的矢状径，我国正常成人男性为17mm，女性为16mm。正常人颈脊髓的矢状径为8～9.8mm，黄韧带厚1.5mm（腰部为4～6mm），故颈椎管矢状径11～12mm为相对狭窄，小于11mm为绝对狭窄。由于靶距不一，放大率不等，故测其椎管比值较妥。椎管比值＝颈椎椎管矢径（*B*）/颈椎椎体矢径（*A*），正常大于0.75，狭窄为小于0.7。比值愈小，椎管愈窄。Murone于1974年测量，椎管矢状径最小在C_3，而C_1最大。颈椎在极度伸屈时，矢状径变化的平均值是2.1mm。

发育性颈椎椎管狭窄是一种普遍性椎管狭窄，故超过3个节段$B/A<0.75$，是X线诊断发育性颈椎椎管狭窄的标准。

（12）颈椎退变以$C_{5、6}$最明显，$C_{6、7}$次之，$C_{3、4}$间隙最少。退变主要表现是椎体骨刺、椎间隙变窄、钩椎关节间隙狭窄、边缘硬化和骨刺。X线断层摄影可发现深在的结构较小的病变，前后或左右每隔3～10mm照1张，共4～6张。

2. 造影　对诊断颈椎病有一定帮助，但造影剂剂量必须要够，即不少于6ml。造影时要让造影剂集中后再倒，倒时头务必后仰才不致很快流过去。碘苯脂是常用的颈部造影剂。在注射造影剂之前先做奎氏试验，头部处于过伸位时压颈，则其梗阻程度显著增加乃至完全梗阻。头于自然位压颈常见蛛网膜下腔部分梗阻，完全梗阻者少见。然后再留取2～5ml脑脊液做常规与生化检查。生化检查显示有轻度蛋白含量增高，但一般无显著增高现象。

颈椎病的确诊首先依据详细的病史及全面系统的体格检查，X线、CT、CTM、MRI等只是诊断的辅助手段而已。CT或MRI出现假阴性或假阳性结果屡有报道。脊髓造影在此段显影也常不甚理想，对部分病例有较明显副作用和有产生继发性蛛网膜炎的可能。只有当详细检查后仍无法确诊时才考虑做脊髓造影或CT、MRI等检查。

六、治疗

患本病后，除四肢严重瘫痪者以外，均应首先采用非手术治疗。

1. 中西药物　一般应用布洛芬、消炎痛、双氯灭痛等消炎止痛剂，病重者可肌内注射骨宁针、强痛定针。使用调节神经药物维生素 B_1、腺苷 B_{12}、甲钴铵等。中老年人长期服用维生素 E，有头晕症状者服用谷维素，有手足麻木症状者应用复方丹参片、天麻片等。病重者应用脱水剂、抗过敏剂及免疫抑制剂及改善脑微循环药物，如维脑路通、低分子右旋糖酐、氟桂嗪等，必要时适当应用激素制剂，症状减轻后逐减量至停药。近期有报道应用 GM—1（单唾液酸四已糖神经节甘糖、momo-sialotetrahexosylganglioside）治疗脊髓型颈椎病。本药有增加脊髓病变部位血液循环、改善神经传导、消除自由基对神经细胞膜损害的作用，还有明显的促进病变脊髓的修复和功能恢复作用。常用剂量为 20～40mg/d，肌内注射或缓慢静脉滴注。剂型为每支 2ml（20mg），5ml（100mg）。

另有报道用白芍、川断、木瓜、甘草治疗神经根型颈椎病；对脊髓型用活血化淤之桃红四物汤加减。还有报道用三黄葛根汤治疗各类颈椎病，不加减。方用：黄芪、黄精、葛根、地龙、鹿含草、威灵仙各 30g，川芎、赤芍各 15g，防已 20g，桂枝、制大黄各 10g，甘草 9g。本方有益气化淤、补肾填精、祛风通络等功效。有较好消炎、止痛、解痉等作用，通过研究还发现有改善微循环、促进关节软骨细胞修复、降低血液黏稠度，有较强的活血化淤及增加脑供血等作用。

有人认为，脊髓型颈椎病是肝肾不足、督脉空虚所致，督脉属脑络骨，为阳脉之海，督脉空虚则脊髓失养而为病。肝肾亏损精气不足逐致下肢萎弱不用，正是脊髓型颈椎病所表现萎症的病理特点，故治则为补益肝肾、温通督脉兼补气活血祛风通络，方用宗弗伯雄“温经养荣汤”：炒白芍、炒生地、拌熟地、全当归、杞子、川断肉、党参、鸡血藤各 9g，桂枝、三七末（冲）各 3g，红花、真鹿筋（先煎）、川芎、苁蓉、陈皮各 5g，炒砂仁 2g。腰部束带感者，加川楝子、小茴香；肢体麻木不仁者，加炮山甲、刘寄奴、地鳖虫、防风；颈项痛者，加羌活、威灵仙。方中：真鹿筋、肉苁蓉温肾壮阳通督脉，川断、杞子温养肝肾并强壮筋骨，桂枝、炒白芍疏风于肝经，红花活血，生地养阴，砂仁理气，熟地养血补肝肾，党参补气挟正，当归、川芎活血消肿，鸡血藤补血行血并舒筋活络，三七活血、祛淤、止痛，陈皮理气和中。

2. 手法治疗 颈椎病分为神经根型、脊髓型、椎动脉型、交感神经型、软组织型和其他型6型。颈椎病手法治疗适应于软组织型和颈椎结构不稳、小关节错位所致的神经根型、椎动脉型和交感型。脊髓型单靠手法治疗效果不甚理想，必须结合颈椎瞬间大力量牵引或颈硬膜外腔注射方可取得满意疗效，少数非手术治疗无效的严重病人可考虑手术治疗。

在手法治疗前首先要判明是椎管外软组织病变引起，还是病变脊椎旋转移位压迫椎动脉或脊神经椎管内病变引起。

（1）软组织型颈椎病：软组织型颈椎病主要由颈椎椎管外软组织病变所引起（椎管内软组织病变引起症状分别在其他各型中叙述）。本型症状明显而颈椎摄片仅有轻度退行性病变，年龄多在40岁以下，以低头工种女性多见。软组织病变相应部位上有明显压痛点可寻及。颈项部压痛点对本型有一定的定位意义，压痛点反复检查可提示病情的动态变化。压痛点的分布反映了软组织型颈椎病的基本病情，与病情有平行关系。压痛点有一定规律性，多在横突、椎板、棘突间等软组织附着部位。颈项部软组织病变除可引起颈项痛、颈僵硬、头颈活动障碍外，上颈部软组织病变可引起头枕部疼痛、头皮增厚感、偏头痛、耳鸣、重听、耳部吊紧感、视物模糊、复视、飞蚊症、眼干涩、眼眶痛、视力下降、脸颊痛、记忆力下降、失眠等症状，下颈部软组织病变可引起肩背部疼痛、心律失常、心慌、憋气、咽部异物感等症状。以上症状的形成主要为软组织病变（无菌性炎症、肌紧张性增加、肌束内压增高等）刺激或嵌压了其中血管神经（包括交感神经）所致。

手法具体实施：①施手法前详细检查颈项部软组织压痛点分布，以确定病变部位及范围。②用手掌或指腹广泛抹摩病变侧颈项部软组织，使局部产生热感。③病变部位采用揉法，从上至下逐一进行，每处1~2min。④与软组织走行成垂直方向持续推移病变部位软组织，每处持续推移30~45s，上下3回。⑤各压痛部位给予点按，从上到下逐一进行，每处持续点按1~2min。⑥用手掌广泛拍打病变侧颈项部软组织，从上至下4~5遍。⑦病变侧软组织再从上至下做放松软组织手法3遍。以上手法每日1次。本手法口诀：一摩、二揉、三推移，四按、五拍、六放松。

（2）因颈椎不稳、关节错位、颈椎旋转移位所致颈椎病：因颈椎不稳，某一节段颈椎产生小关节错位或旋转移位，压迫颈脊神经根、椎动脉或刺激交感神经等，可引起上肢痛麻、眩晕、头痛、耳鸣、视力障碍、脸部少汗或多汗、心律不齐、心动过速或过缓等症状。采用手法治疗可收到立竿见影的效果。每日 1 次，直至症状完全改善。

手法的具体实施：颈椎前屈时似一根有韧性的竹棍，一端固定，另一端施力，使弯曲。就颈椎而言，T_1 固定，头部为游离端，前屈时颈椎后部的椎间隙，颈中部张开最大，要获得颈下端也有较大张开就需要较大的前屈幅度。颈椎后部张开角度愈大，颈椎后关节相对拉开愈大，嵌插程度就愈小，灵活度就愈大，手法整复愈易成功。

由于头后大直肌、小直肌、头上斜肌、头下斜肌等短肌均起于头枕部而止于上颈椎的肌棘突或横突上之故，颈后仰及旋转活动主要发生在上颈椎。加之寰枢椎解剖特点，$C_{1、2}$小关节面接近水平位，故颈后仰时上颈椎灵活性最大，纠正错位手法愈易成功。对其他部位颈椎，当颈椎后仰时，承重点落在椎体后上，而 $C_{3\sim7}$小关节形成嵌插而相对稳定。因此，要纠正 $C_{1、2}$错位时头要后仰，纠正 $C_{3\sim5}$错位时低头 30°则可，纠正 $C_{6、7}$错位时要低头 40°才易成功。

在颈椎某一节段发生病变时，会产生该阶段的局限性旋转错位，此时棘突会突向健侧、关节突关节部位在患侧突起（扪之饱满）。所以，做旋转手法时，头要向健侧弯，拇指在健侧推突起的棘突或拇指在患侧向深部推按突起的关节突关节部位。

1）坐位手法：

A. 托颈，即牵引拔伸可增加手法效果。本手法前后均须做托颈手法，且在整个手法中都贯穿向上牵伸头的作用。病人端坐，术者在其后，双肘固定于病人双肩上，双手托住病人的两侧下颌角，相对用力，托头向上牵伸持续 2min，然后两手抱头在轻度牵引下徐徐向健、患侧旋转 45°再至中立位将头稍前屈，再做左右侧弯和旋转各 1 次。

B. 定位旋转手法，即病人低头，头向健侧弯，下颌向对侧向上旋，同时逐渐仰头。术者弯腰，胸部压病人头，以帮助病人侧弯和旋转，另一手掌托住病人下巴，拇指推病人下颌关节部位，四指向下拉下颌，借助腕力沿矢状轴旋转头面部，这时下颌会继续向上抬；另一手的拇指同时在健侧推偏歪的棘突或在患处推压突起的关节突。在感到头旋转的力达拇指时，再适当突发加力，常可听到“喀哒”声。该手指在旋转复位时起定位和支点作用。

C. 旋转手法，即病人依病变部位决定低头或仰头，术者一手扶头，一手托下颌，随病人旋头下颌向患侧向上旋至最大程度时，术者助之，常可听到响声。或术者站在病人后侧，用肘环抱病人下颌，另一手五指分开，置病人头顶一侧，术者肘上提头颈，同时将下颌向上旋扳，此时头顶的手同时向对侧推头以协助旋转力度，常可听到响声。

D. 侧推手法，即病人头稍低，术者一手按肩，另手扶一侧头顶，两手向相反方向用力推头，牵张一侧颈部，两侧各1次。本手法要点：拔伸、健弯、旋颈、按突、侧推。

2）仰卧位手法：病人仰卧位，头弯向健侧，双手置胸前，全身放松；术者骑马式站立床旁，而后五指分开，一手放置于一侧下颌处，另一手放另侧头顶部，当一手向上旋推下颌时，另一手同时推头以增加旋转幅度，常可听到响声。

以上手法同时辅以中药内服可增加疗效。方用三黄葛根汤。

（3）按摩手法的作用：①疏通脉络，止痛止麻。②松解粘连，缓解症状。③缓解肌紧张及痉挛。④加宽椎间隙，改变椎间孔的形态与大小，扩大椎管容积，正复半脱位。因而，按摩手法可改善脊神经和交感神经的功能。在做颈部手法时，颈椎的旋转一半以上由 C_2 完成；颈椎旋转复位主要作用在上颈段，C_7 不移动；愈往上，旋转度数愈大，如 C_1 棘突在旋转复位时可偏正中45°。旋转时，同侧椎间孔挤小，对侧牵引增大；旋转50°时，对侧椎动脉血流减慢，幅度再大甚至血流停止。旋转手法后大多头痛、头晕、恶心、呕吐、胸闷、胸痛、背痛、肩痛、吞咽异物感等症状立即消失或大部消失。

3. 颈部牵引 适度牵引可提高手法疗效。牵引可分坐位牵引、卧位牵引、立位牵引和徒手牵引等。任何手法在牵引下都可增加疗效，因此，颈椎牵引在颈椎病治疗中起着重要作用：解除肌肉紧张或痉挛，减少椎间盘压力，扩展椎管容积、拉伸皱折的黄韧带，增大椎间隙和椎间孔（牵引时间隙可增大2.5～5mm），松解椎管内粘连，改善压迫物和被压迫组织的解剖关系。

（1）徒手牵引：方法简单，即术者徒手拔伸头颈部。根据观察，用手力可增加椎间隙1mm，椎间孔从10mm增至13mm。

（2）坐位牵引（图 3－140b）：坐位用枕颌带牵引时，牵引重量必须超过病人头本身的重量（体重的 7%）才有牵引效果，少数牵引力需增至 25kg，每次 15～30min，20 次为 1 个疗程。除椎体后缘骨赘压迫脊髓，牵引角度须保持平直外，一般牵引是在头前屈 20°～30°下进行，$C_{6、7}$及 C_7、T_1 病变牵引时，前屈角度须增大至 40°，而 $C_{1、2}$病变牵引时角度要以后仰 5°～10°为佳。牵引毕，前屈牵引者要让病人后仰再松下牵引带；而后仰牵引者要让病人稍前屈再松下牵引带。

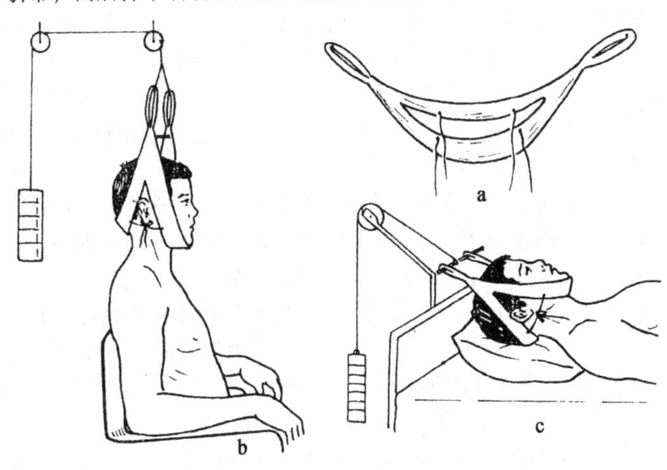

图 3－140　枕颌带牵引

a. 枕颌带　b. 坐位牵引　c. 卧位牵引

有人提出用身体重量进行牵引效果会更好。使用坐、立两用颈牵器，从 1/2 体重开始，日增 5kg 至身体全重。每日牵引 2～3 次，每次牵 2～5min，间隔不定。牵引时，在病人的双侧肩部上方加外力，可增加 5～15kg 力量。

（3）立式牵引：病人离地悬吊在立式牵引架上，术者在病人颈部先做按摩以松弛颈部软组织，然后瞬间（1～2s）加上术者在病人两肩向下压的力，瞬间牵引力可达病人和医生二人的体重之和。有人发现，用其他方法牵引无效的病人，有的采用这种大重量的牵引方法能收到较好效果。

具体牵引法：让病人站在颈椎牵引架下，将下颌部和枕部用吊带固定稳妥，切勿压迫血管和气管，然后摇动手轮缓缓吊起，使病人双足离开地面。视病人忍耐程度，术者双手附于病人双肩或用双手抱腰部，在瞬间（1～2s）加压牵引，有时术者也使双足离开地面，此时牵引重量为术者和病人体重之和（150～250kg）。以后，还要在牵引的情况下，对病人颈椎进行前后20°～30°和左右旋转20°～30°的活动。这时多数病人可听到弹响。每次牵引1min左右，每日或隔日1次，牵引后进行枕项肩部按摩，颈椎病人多经1～7次可治愈。7次为1个疗程，少数需要1～2个疗程。凡经1个疗程无效者，无须再追加疗程。本法对神经根型颈椎病最适合。椎动脉型只牵不旋。对新鲜骨折错位常经1～2次牵引即可复位，在牵引时同时手法整复，将错位椎体推回原位，牵引后必须戴颈围，以限制颈部活动。

（4）卧位牵引：对少数病重不宜坐立位牵引的病人，可采用平卧持续牵引法（图3－140c）。病人仰卧位，使用颌枕带，牵引重量为4～8kg。除饮食及睡眠外，每次连续牵引2h，休息1h。

4. 颈围（颈领） 颈围可用硬纸、皮革或充气袋等做成。使用颈围（颈领）可以限制颈椎的活动，减少神经根的磨损，减轻椎间关节的创伤性炎症，并可使颈肌得到休息，有利于病变的恢复。应注意，必须到病状消失2～3周后方可停止使用。

颈围的制作很简单，用普通硬纸板或X线胶片、皮革均可，尺寸按照自己的颈部高度及周径剪裁，一般长42～45cm，宽8～10cm，两端比中间稍窄，硬纸板、胶片或皮革的外面用海绵包裹再做一布套，两端安上暗钮或系带均可，使用时应能使头前屈15°～20°为宜，即颈围后应从枕骨结节至C_7棘突，前部应从胸骨柄上缘到下颌骨。白天带上，晚上休息时可除去。

5. 颈枕 颈枕可以防止睡眠时颈椎过度的旋转和屈伸活动，利用睡眠时肌肉放松之际用头自重进行牵引，以调整颈椎两侧力的平衡，能维持和恢复颈椎的正常生理弧度。颈枕可自己制作，颈枕为圆柱形，颈枕长43cm，直径15～18cm，表面用尼龙布或的确凉布作材料，里面塞满富有弹性的聚脂纤维、鸭绒或碎海绵、棉花等，但一定要填塞得紧、实，使颈枕柔中有刚，不致被压瘪。颈枕应用于头枕大粗隆下的颈部。

颈枕不仅可以治疗颈椎病，同时还能起到保护颈椎、预防颈椎病的作用。

6. 理疗 选用醋离子透入或蜡疗，中频或 N－M 综合治疗仪。作用：①增加病变局部血液循环，消除软组织或神经根的炎性水肿，有利无菌性炎症恢复。②缓解颈肌痉挛。

7. 注射疗法

（1）病变局部注射疗法：用于颈型，在软组织压痛处，即病变局部注射含有确炎松 A 的常规配伍混合液，每处约 5ml。病变范围大、压痛点多者，注射部位也多。用本法必须注意无菌操作。注射的同时使用少量的维生素 B_1 可大大提高效果。

（2）椎间孔注射疗法：对神经根型颈椎病常可收到十分明显效果。

1）方法：病人仰卧，肩下垫枕，使头后仰，令病人头转向健侧并向健侧倾斜 15°。在以症状、体征与颈椎 X 线片三者结合考虑的颈椎病变部位上，常规消毒后进行穿刺。穿刺前将胸锁乳突肌向前推开，在胸锁乳突肌后缘垂直进针 1.5～2.5cm 就可抵触骨性的横突，于此部位注射含 5mg 地塞米松或含 2.5ml 确炎松 A 液的 0.25% 利多卡因（或普鲁卡因）复合液 20ml，每 5～7d 治疗 1 次；注射液中加入适量维生素 B_1，将会进一步提高治疗效果。

2）颈椎横突定位法：相当于乳突下一横指水平为 C_2 横突，下颌下缘水平为 C_3 横突，胸锁乳突肌后缘中点相当于 C_4 横突，锁骨上一横指相当于 C_6 横突。横突下内即为椎间孔部位。

（3）颈椎椎体外注射疗法：对交感型颈椎病效果十分满意。

方法：病人仰卧位。肩下垫枕头稍旋向健侧。用 0.25%～0.5% 利多卡因（或普鲁卡因）20ml 加地塞米松 5～10mg（或确炎松液 2～2.5ml）作为注射液。以 X 线结合临床判定的病变颈椎为中心，用左手食、中二指垂直压于颈动脉与气管之间，指端稳定地压于椎体前侧面。在颈动脉内侧刺入约 1cm 即可触及椎体。在椎前筋膜、前纵韧带与骨膜下浸润注射，其范围应包括 2 个椎体。每 5～7d 治疗 1 次。注射液中加入适量维生素 B_1 将会进一步提高治疗效果。

（4）颈硬膜外腔注射疗法：对脊髓型颈椎病常可收到很好效果。注射液也为 0.25%～0.5% 利多卡因（或普鲁卡因）加地塞米松 5～

10mg（或确炎松 A 2.5ml）和维生素 B_1 100mg。

以上注射疗法，当病人因高血压、糖尿病等原因不宜用地塞米松或确炎舒松 A 时，可改用骨肽，并增添维生素 B_{12} 500μg 注射，其他成分不变，也会收到一定的治疗效果。

8. 功能锻炼 可以改善椎间关节功能，改善病变部位血液循环而有利病变康复，纠正不良姿势而使颈肌紧张与松弛得到调整。简单的锻炼方法就是头的前屈、后伸和侧屈运动及头的左右旋转锻炼。每次锻炼不少于5min，每日 2 次，持之以恒。具体锻炼方法见“第三篇第一章第一节（枕项线综合征）”。

9. X 线治疗 对某些合并有反复发作性椎动脉综合征、心前区疼痛或神经根性痛的重症颈椎病病人，可试用 X 线治疗。每次（6.45 ~ 77.4）$\times 10^{-2}$C/kg（25 ~ 30R），照射区为［（6 × 6） ~ （8 × 10）］cm^2，间隔 3 ~ 4d，共行 8 ~ 10 次为 1 个疗程，总放射量为0.645 ~ 0.774C/kg（250 ~ 300R）。

10. 手术 对非手术治疗无效、症状反复发作及严重疼痛或瘫痪病例，应采用手术治疗。手术方法有后路椎板切除术，前路椎间盘切除、椎体间植骨、骨刺切除，椎动脉减压等。一般在神经根型切除 2 个椎间盘、脊髓型切除 3 个椎间盘，然后移植自身髂骨块，尽早起床活动。手术效果尚满意。

颈椎病手术治疗始于 20 世纪 40 年代，起初采用后路椎板减压，因条件所限，疗效不甚满意。1958 年，Cloward、Smith 和 Robinson 分别开创颈椎前路手术，取得了较好治疗效果，也大大推动了颈椎病的基础研究和临床研究。单纯前路手术不能充分减压，也不能有效地处理椎管内软组织（如后纵韧带与黄韧带的肥厚、钙化，神经根袖肥厚，硬膜囊及神经根周围脂肪结缔组织堆积，纤维间质增多等），因此疗效的提高受到影响。近年来，随着对颈椎病认识的深化、手术技术的提高、器械的创新，后路手术的显著减压效果和良好术后反应已得到确认。许多病人合并有发育性椎管狭窄和后纵韧带骨化，采取后路手术已有一致意见，因而后路手术适应范围当比前路更广泛，从而手术有从前路转向后路的趋势。陈道莅等进行广泛性颈椎管后路减压，长期随访无 1 例发生颈椎半脱位等脊柱不稳情况，术后优良率 87.4%，有效率 96.1%。不近期疗效好，远期疗效也优良。

颈椎（特别上颈椎）的后关节突整个位于椎管外侧，这一特点保证了广泛椎板切除既能彻底减压又能完全保留后关节突，有助于颈椎稳定性的维持。为了达到充分减压，椎板切除的数目和范围必须足够，宽厚度要达到椎管外侧边缘。在接受手术治疗的病人中，椎间盘突出压迫已不是唯一因素，硬膜囊与神经根周围脂肪纤维间质增多、黄韧带肥厚、小关节增生等都是不可忽视的因素；压迫不仅来自椎管前方，而后方及侧方都已成为不可忽视的压迫因素。因此，单靠前路手术是无法解决的。陈道莅等手术的127例中，半数以上在术中可见相邻椎板上下缘相互重叠并连同肥厚黄韧带紧紧压榨包裹硬膜囊，将其切除后硬膜囊上可见到一系列横行压迹。这些是从前路无法解决的。此外，有人采用单纯前路减压而不植骨，疗效与骨融合组无差异。

七、特殊类型的颈椎病

1. 颈椎后纵韧带骨化症

（1）病因：后纵韧带细长而坚韧，位于椎管前壁，主要由胶原纤维构成，分深浅两层：深层纤维只与相邻两椎体上、下缘之间紧密连接，浅层纤维起止间隔3~4个椎间和椎体。上颈段的后纵韧带骨化，有固定作用，使下颈段椎间盘代偿活动增加，诱发椎间盘突出，成为脊髓型颈椎病病因之一。

颈椎后纵韧带骨化症（ossification of cervioal posterior longitudinal ligamet，简称OPLL）是引起颈椎管继发性狭窄，压迫脊髓和神经根，出现脊髓损害和四肢功能障碍的原因之一。临床上不易与脊髓型颈椎病相鉴别。由日本学者Tsukimoto1960年首先报道1例。之后日本东京大学整形外科观察20岁以上成人4 353例颈椎X线片，发现84例患颈椎后纵韧带骨化，占1.7%。由于日本人的发病率高，曾被称为“日本人病”。1964年，Terayama正式命名为：颈椎后纵韧带骨化症，以区别其他病变引起的脊髓型颈椎病。国内的统计发病率为0.54%~1.9%。65岁以上发病率高达5.1%。

（2）临床表现：本病好发于中年以上男性。男性发病率明显高于女性，男∶女=3.5∶1。临床症状与其他原因引起的脊髓型颈椎病相似，以脊髓损害症状为主，颈后伸限制较前屈明显，有些作者认为本病为骨化组织压迫脊髓前动脉，使中央沟动脉供血发生障碍所致。病始于脊髓中心，先出现上肢瘫痪，以后才波及椎体束的外侧部，出现下肢瘫痪。因此，本病早期多为手指麻木感、手握力减弱、不能做精巧动作，也可能遍及全上肢。除完全瘫痪外，大多感觉并不完全丧失。运动方面虽有早期手及前臂肌力减弱，但常不被注意。因此，最常见主诉为步行困难。部分病人出现括约肌功能和性功能障碍。检查可见四肢有不同程度感觉异常，上、下肢肌力不同程度减弱，肌张力增高，可出现四肢腱反射亢进及髌阵挛、踝阵挛。霍夫曼征及巴宾斯基征阳性，步态笨拙，出现痉挛性瘫痪，有的病人可见肌肉萎缩。

（3）检查：颈椎后纵韧带骨化症仅凭临床表现难以确诊，明确诊断方法是依据颈椎X线平片、常规侧位断层片、脊髓造影、CT、MRI等检查。X线侧位片可见沿颈椎椎体后缘有索条状或间断片状阴影，好发于 $C_{1\sim5}$，按日本学者意见大致可分为四型（图3－141）。

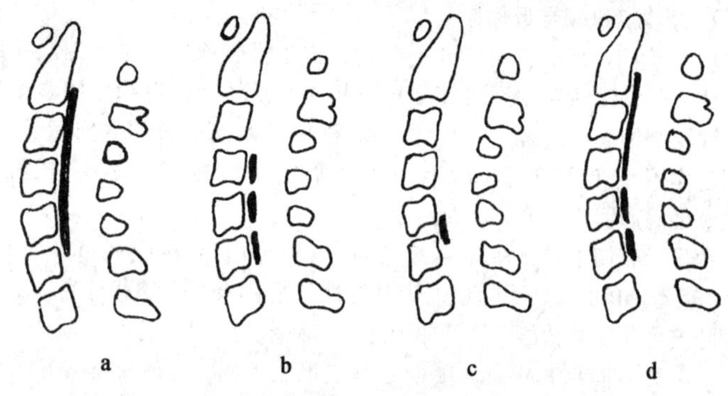

图3－141　OPLL骨化类型示意

a. 连续型　b. 间断（节段）型　c. 局灶型　d. 混合型

1）连续型：呈索条状骨化阴影，跨越数个椎体长度，骨化组织与椎体可稍有分离或与之相连，在相当椎间盘部位略突向椎管内。

2）间断（节段）型：呈片状骨化阴影，多位于颈椎椎体后缘，在椎间盘外呈中断现象。

3）混合型：骨化阴影在上部颈段为连续型，而在下部颈段为间断型，在间断部位的椎间盘活动范围加大（用颈椎过伸、过屈侧位拍片可得到证实）。

4）孤立型（局灶型）：多在下颈段，其骨化阴影局限于椎间盘的水平面，有时较为隆起，易引起压迫脊髓的症状。后纵韧带骨化的厚度，不超过椎管矢状径的30%，无脊髓受压或轻微受压的症状；若超过40%，则受压明显，为手术指征。

用碘苯脂做脊髓造影，头低俯卧位观察可见 OPLL 部位有不完全或完全性梗阻征象。

CT 是诊断 OPLL 理想方法之一，CT 能发现 X 线片不能发现的骨化灶，能清楚显示骨化灶的形态与大小，能清楚显示椎管、硬膜囊与骨化灶的相互关系及其造成的狭窄程度，可判别脊髓受压范围和程度。

（3）治疗：后纵韧带骨化厚度小于椎管矢状径 30% 时，可采用非手术治疗，如颈牵，应用神经营养药、血管扩张剂、活血化淤中药，颈硬膜外腔注射等；若厚度超过 40%，采用硬膜外腔注射无效者，可考虑手术治疗。多数学者主张采用后路全椎板切除术。前路手术创伤大易加重脊髓的损害，使瘫痪加重。前路手术仅适用于颈椎中下段，受累段较少的病例。骨化灶位于椎管中央及合并椎间盘突出的局限型 OPLL 病人，此时应用前路手术也应慎重。术后用石膏围领保护 12 周。后路手术有报道用揭盖式椎板切除术：先咬除棘突，在椎板两侧用小颅骨钻“V”形开槽，仅留内板，然后在薄的骨槽外打开一缺口。椎板连同黄韧带一同揭起，这可避免分次咬椎板时对脊髓造成的无形挤压损伤。也有报道用单开门术或双开门术加中央植骨固定术。后路术卧床 2 ~6 周，可带颈围，3 ~6 个月后去除颈围。

2. 颈椎黄韧带钙化症　颈椎黄韧带钙化症首先由日本学者南光于1976年报道 1 例，此后对于此疾患的报道逐年增多，目前已被公认是一种独立的疾患。

（1）症状：本病多见于老年人，绝大多数在 60 岁以上，并以女性占绝大多数。男：女 =1：(5 ~5.5)。始发以上肢麻木及感觉异常最为多见。常有明显的脊髓后索损害症状如振动觉与位置觉障碍等，同时还有颈部疼痛、颈活动受限、手内在肌萎缩、四肢痉挛性瘫痪等表现。

（2）检查：查体时颈过伸可诱发上肢放射痛（Jackson 试验阳性），锥体束征可呈阳性。

X 线侧位片可见椎板后方或椎板之间豆粒大小钙化影，其形状多为圆形或椭圆形，也可为三角形。斜位片可见钙化影位于椎间孔前方，颈后伸可见钙化影响椎管内突入。如钙化影较小或较淡，辨认有困难时可摄断层片以进一步明确诊断。

黄韧带钙化最多见于 $C_{5、6}$ 水平，其次为 $C_{4、5}$ 与 $C_{6、7}$，发生于 $C_{2、3}$ 和 C_7、T_1 者最少。病变范围多为 2 个以上节段，而在同一节段内又以两侧对称病灶多见。两侧病灶与单侧病灶的发生之比为 2∶1，单侧病灶以右侧为多见。

X 线片尚可观察到其他颈椎退行性病变，发育性椎管狭窄等变化，也见同时合并颈椎后纵韧带骨化者。尤其要提出的是，在颈椎黄韧带钙化症病人中，相当一部分合并有膝、肩、肘等其他部位的钙化。

CT 也可清晰显示椎板腹侧钙化灶；脊髓造影可见与钙化水平一致的完全性或不全性梗阻。

（3）治疗：一般认为当脊髓和（或）神经根受压症状明显时应行后路减压手术。彻底切除已钙化的黄韧带组织，手术疗效尚满意。

近年来有人采用药物治疗也取得一定疗效。例如，非类固醇类抗炎药，可抑制前列腺合成、抑制非特异性炎症反应，并可抑制间质细胞的分化。有用后症状与钙化影均消失的报道。此外，二磷酸盐在体内可抑制钙化过程。有报道用药 3 周后双下肢痉挛状态改善且肌力增加，2 个月后断层片钙化影已不明显，2.5 个月后钙化灶已全部吸收。

3. 颈椎间盘突出症　因急慢性损伤引起颈椎间盘向后外侧突出、继发性椎管内软组织病变刺激或压迫颈脊神经或脊髓而引起症状的疾病，叫颈椎间盘突出症。

（1）病因：颈椎间盘在承重情况下频繁活动，退变发生得较早，尤其下颈椎负重较大，又处于相对固定的胸椎之上，故活动较多，易劳损而发生退行性病变。颈椎一般于 25 岁就开始出现退变。退变多发生在 $C_{4、5}$、$C_{5、6}$ 和 $C_{6、7}$，共占 82%，其中 $C_{5、6}$ 就占 50%。退变椎间盘的髓核含水量降低和纤维环的纤维肿胀、变粗，继而发生玻璃样变性，甚至断裂。椎间盘变性后，椎间隙变窄，其耐压性及耐牵拉性能减低，椎间盘可发生局限性或广泛性向四周隆突，椎间隙进一步变窄。此时，在头不断屈伸活动下，不但纤维环可进一步向椎管内膨出，而且髓核也可经破裂的纤维环裂隙突出于椎管内。由于椎间隙变窄，脊椎就不稳定，就会出现轻度滑椎和椎间活动度加大，继而椎体、小关节、钩椎、椎板就会产生骨质增生（附着于骨上的韧带牵扯，形成骨膜下血肿，血肿机化、软骨化后形成骨赘）。由于椎间隙变窄，则关节突重叠、错位，或形成椎间孔上下径变小。这些骨性变化均促使颈椎间盘变性、脊椎不稳。因此，颈椎间盘退变、变性是产生骨性病变的基础，而所有这些骨性病变又是一些颈椎病发生的基础。在这基础上再发生椎管内软组织病变就可产生症状。也就是说，在大多数情况下单纯性的颈椎骨性病变不引起症状，只有在软组织病变（无菌性炎症的炎性渗出、组织变性、纤维化及钙化等）时才会和血管及神经压迫刺激而产生症状。

（2）分类：由于颈椎髓核位于纤维环中央偏前，所以颈椎间盘突出症的发病率仅为腰椎间盘突出的 1/10，发病年龄多在 30 岁，老年人在外伤后也可发生，男∶女 =2∶1。根据其向椎管内突出位置的不同，可分为以下 3 种类型。

1）侧方型：突出部位在后纵韧带的外侧，钩椎关节内侧。因此压迫神经根而产生根性症状。

2）旁中央型：突出部位偏于一侧而介于脊神经根与脊髓之间，产生两者同时受压症状。

3）中央型：突出部位位于椎管中央，脊髓的正前方可产生脊髓两侧受压症状。

（3）临床表现：侧方突出型由于颈脊神经受到刺激或压迫，轻者出现麻木感，重者受累神经节段出现剧烈疼痛。疼痛可因大小便或咳嗽而加重。此外，尚有痛性斜颈、肌肉痉挛及颈活动受限等症状。被动活动颈部或从头部向下在纵轴方向加压时，均可引起疼痛加重。受累神经节段有感觉运动及反射的改变，有关肌肉肌力下降和肌肉萎缩等现象。

旁中央突出型除有侧方突出型的症状、体征外，尚有不同程度的单侧脊髓受压症状，即 Brown – Sequard 综合征。中央突出型没有颈脊神经根受累症状，在脊髓受压节段或在该节段以下有不同程度的脊髓长束受损症状，严重者可发生瘫痪。

X 线摄片正位片可见颈椎有侧凸畸形，侧位显示生理弧度减少或反张，病变节段椎间隙变窄，反复发作和病程长者可见椎体骨刺。颈脊髓造影在椎间盘突出相应节段平面可见充盈、缺损、部分梗阻或完全梗阻。脑脊液动力试验可显示梗阻或部分梗阻，脑脊液蛋白含量可能升高。

（4）治疗：轻者采用休息、颈牵、颈围、理疗、药物及颈硬膜外腔注射，多数可获较满意疗效。非手术治疗无效或脊髓受压严重者可行手术。

4. 颈椎管狭窄症 像腰椎一样可分为发育性狭窄及继发性狭窄。临床上继发性狭窄虽远较单纯发育性狭窄者为多，但发育性狭窄往往是继发性狭窄发病的解剖基础。发育性椎管狭窄可存在于脊椎各节段，但临床上对腰椎注意得多些，而往往将发育性颈椎管狭窄并入颈椎病中进行阐述。实际上，颈椎管狭窄对脊髓损害远较腰椎管狭窄对马尾损害要重要的多，更应单独列出，专题讨论。

1968 年 Rafael 等强调，发育性颈椎管狭窄是患颈椎病的一个因素。脊髓型颈椎病病人 62% 伴有颈椎管狭窄。

（1）诊断：诊断颈椎管狭窄须具备下列条件。①无明显诱因的慢性发病。②出现典型的脊髓受压症状及锥体束征。③X 线片椎体后缘增生不超过 3mm，无后纵韧带钙化或融合椎等畸形。④椎管矢径/椎体矢径连续 3 节段在 0.7 或以下。⑤CT 或其他方法测定椎管实际矢径值在 10mm 或以下。

颈脊髓的正常矢径是在 7mm 或以上（8.2～9.8mm）；正常颈黄韧带厚度 2～3mm；正常颈椎椎管除 $C_{1、2}$ 较宽外，$C_{3\sim7}$ 数值较接近，男性平均值是 17mm，女性 16mm，中国人颈椎管矢径比欧洲人小 1.6～2.6mm；颈椎在极度伸屈时矢径变化的平均值是 2.1mm，从测量中发现矢状径最小值明显分布在 C_4 节段。而 Murone 于 1974 年测量 20 名日本正常成年男子，颈椎椎管矢径最狭窄部位在 $C_{5、6}$。Murone 认为，颈椎管矢径 11～12mm 脊髓有可能受压，为狭小椎管；10mm 或以下则会出现脊髓受压症状，为椎管狭窄症。

（2）治疗：脱水消肿治疗，神经性营养药使用，改善颈椎血液循环药物（维脑路通、低分子右旋糖酐等）及脱敏剂和改善免疫反应药物应用等。颈部硬膜外腔注射疗法常可使大多颈椎管狭窄症病人的症状获得明显改善效果。非手术治疗无效而脊髓受压症状重者，可手术减压，扩大椎管。周秉文等指出前路椎体开槽手术大而范围受限、减压不彻底。推荐采用“Z”字椎板成形或开门椎管扩大术，棘突骨支撑植骨效果较好。棘突骨支撑加黄韧带关节囊牵拉缝合可有效防止再关门；取棘突骨方便，无须另切。正常 $C_{6、7}$ 棘突长 2.5～3cm，截取 1.5～2cm 支撑植骨足够用，且棘突中央有髓腔便于穿线固定。

5. 青年型颈椎病　颈椎病是以退行性改变为主的慢性颈部疾患，多见于中年以上，但也屡见于青年人，苏葆生等门诊统计青年型颈椎病约占颈椎病的 27.5%。

青年型颈椎病起病急，病程短。青年人活动多，因外伤致病者较中老年人多。外伤造成颈椎骨折、颈椎间盘突出、颈部软组织损伤机会多。除此之外，青年型颈椎病者多是从事长期低头工作的工种如缝纫、财会、工艺美术等，也有一些是睡觉姿势不良、枕头不适或受风寒等引起。

大多青年型颈椎病病人经颈椎牵引、按摩等非手术治疗收效快、效果好。青年人处于生长发育期，除采取积极合适治疗方法外，心理康复非常重要。例如预防外伤，纠正生活中不良姿势，选用合适高度的枕头，长期从事低头工作者要做工间操及自我颈部按摩进行保健治疗，对于巩固和提高疗效是必不可少的。

八、易与颈椎病混淆的疾病

1. 急性颈髓中央损伤综合征　杨伟民等报道的17例中，12 例为颈过伸位损伤，2 例为屈曲损伤，3 例不详。临床特点为上肢瘫重于下肢、手腕重于上臂及肘部、四肢运动受累；16 例有排尿障碍；瘫痪肢体的触觉、位置觉、震动觉仍存在，而痛温觉在损伤平面以下减退或消失。过伸及垂直压缩性损伤都可发生颈脊髓中央损伤。恢复顺序：下肢→膀胱→上肢→手部（或不恢复）。

2. 枕颈部畸形　常见枕部畸形有：齿状突发育不良（短小、骨化不全）、齿突畸形、寰椎椎弓发育不良、枕寰融合（单、双侧）、寰椎枕骨化、寰椎椎动脉沟环畸形、枕骨大孔狭窄等，常使颈脊髓在枕骨大孔和寰椎前后弓部位受压，变细。畸形同时常合并有寰枢椎半脱位、颅底扁平或凹陷。MRI 常可见到小脑、延髓及脊髓的发育异常同时存在。可见小脑扁桃体症（Arnold - Chiari 畸形），延髓变长变扁，其下端下移至枕骨大孔下方或进入椎管。

（1）诊断：无诱因突然起病或慢性发病，也可在外伤诱发下发病，出现下肢无力或麻木，逐渐加重。

1）局部症状：如上颈部或枕颈部不适疼痛，运动，尤其旋转运动受限较明显。

2）眩晕：孙静宜报道 3 984 例颈性眩晕症，其中 493 例是由上颈段病损引起，上颈段病损中又以先天性畸形为多数，先天性畸形中又以寰椎椎动脉沟环畸形最多，通过直接对椎动脉刺激压迫而产生眩晕症状；也可通过交感神经反射使椎动脉痉挛而产生眩晕症状。

3）神经系统症状：①单纯上颈段神经根刺激或压迫症状，如枕大神经痛、耳大神经痛等。②颈脊髓压迫症，如下肢跛行无力、步态不稳，严重者瘫痪不能离床活动。③枕骨大孔区综合征，表现为上颈神经根压迫症、后 4 对脑神经损害、颈髓压迫症和小脑损害。④脊髓压迫症合并上颈神经根损害。

骨性畸形 X 线片即可识别，临床症状并非完全取决于畸形类别和程度，不是畸形越严重症状越重。有的病人显示齿状突畸形、寰枢椎移位。MRI 见硬膜囊有压迫而症状并不严重，但一些畸形并不严重的病人症状很重。临床症状在一定限度内和其不稳定程度有关；不稳定程度越大，症状和体征越重。

（2）治疗：颈牵和颈围使用、高位颈硬脊膜外注射疗法等常可收到一定效果，必要时采用颅底牵引、手术减压、枕颈植骨融合，有呼吸困难者行气管切开。

3. 颅底凹陷症 属上颈椎与颅底先天性畸形的一种，为先天性骨发育异常或后天继发于软骨病、畸形性骨炎、成骨不全等疾患。颅底凹陷症是寰枕部畸形中最常见，最具临床意义的一种。其他尚有扁平颅底、寰枕融合、颈椎融合、枕骨大孔狭窄、齿状突发育不全及环枢椎先天性脱位等，而神经组织畸形，主要为小脑延髓下疝。

（1）临床表现：①疼痛性斜颈、后发际低下。②进行性四肢痉挛性瘫痪和感觉异常。③小脑共济失调，步态不稳易摔跤。④水平性眼颤、听力障碍、发音或吞咽困难。⑤可因某次头颈部的轻度外伤而加速症状的出现，并反复发作逐渐加重。产生这些症状有3种原因：与椎动脉供血改变有关，与颈椎退变程度有关，与寰椎椎管的内径大小有关。

本病初发症状往往较轻，病情进展缓慢。儿童期可出现上述第一组症状及颈部僵硬，活动不灵，但不出现神经症状。损伤或颈椎退变可加速症状的出现。

X线可见颈椎发育不良，颈枕融合、枕骨大孔窄小。腭枕线（又称chamberlain线）为硬腭后端至枕骨大孔后唇间连线，本病齿状突超过连线。自硬腭后缘至枕骨最低点划线称Mc Gregor线，齿状突超过连线8mm（女性高于10mm），对诊断本病有助。测量寰椎前结节后缘到齿状突前缘距离对诊断慢性寰枢关节脱位有助，此时该距离超过3mm。于颅骨前后位片上，两侧乳突内侧面与颅底交接点之间的连线称为二腹肌沟线（Fischgold线，图1－40）。在正常情况下，齿突尖应位于此线下方4mm多，如距离减小乃至齿突尖高出此线以上，则为颅底凹陷症。另一方法为作两侧乳突最低点之间的连线，如齿突尖高出此线12mm以上，则为颅底凹陷症。

（2）治疗：无神经症状者采用药物治疗及颈围固定，并随访观察；对神经症状轻者采用颅骨持续牵引，待症状减轻或消失后做头颈胸石膏固定3个月，以巩固疗效；对神经症状较重者，特别伴有慢性寰枢关节脱位未能整复者，采用枕颈融合术；对神经症状严重、病程长、经牵引治疗3周无效者，应采用枕骨大孔后缘扩大，C_2棘突、椎板及硬膜外瘢痕广泛切除，充分减压松解；对寰枢关节不稳者，加做枕颈后路骨融合。本病采用高位颈硬脊膜外注射疗法，在一些病例也可取得良好效果。

4. 恶性肿瘤转移、浸润所致肩臂痛 偶有甲状腺癌浸润右侧臂丛，引起右臂部剧烈疼痛。周玉珍报道11例因恶性肿瘤引起的颈肩痛，其中肺尖癌4例、胃癌5例、胸壁肉瘤1例、甲状腺癌右肱骨转移1例。疼痛表现颇似颈椎病或肩周炎。

Pancoast综合征为肺尖部肿瘤侵犯臂丛所致。肩部及上肢剧烈疼痛并随病变进展逐渐表现为患手无力，鱼际肌萎缩和霍纳征。若肿瘤先侵犯星状神经节，则霍纳征早期出现。检查常可在锁骨上窝触到肿块，X

线可见肺尖致密阴影。

5. 寰枢椎结核

（1）临床表现：寰枢椎结核较少见，如未能及早诊断治疗，常引起严重并发症甚至死亡。

无明显诱因持续性枕部疼痛、颈活动受限，常用手支撑下颌部及寰枢后部分压痛，是本病早期临床表现。X线检查是诊断本病重要手段。枢椎下缘咽后壁软组织影超过7mm，寰枢椎骨质破坏或断层上虫蚀状改变。原发于寰枢关节的结核，骨质破坏一般较轻，表现为骨质疏松脱钙、关节间隙模糊、间隙变窄、齿状突变细、边缘虫蚀状改变。寰枢向前或侧方半脱位。

（2）治疗：抗结核药使用；颈椎牵引；外固定。较大脓肿者行病灶清除，寰枢不稳者做枕颈融合术。

6. 肋骨－锁骨综合征（图3－142） 肋骨、锁骨本身无病变，但由于肩胛带松弛与下降，以致锁骨与第一肋间隙变窄，从而使臂丛神经和锁骨下血管受压而产生症状。本病常见于肩部负重或其他经常使肩部向下和向后牵引的职业劳动者。如向下压患肩或将上肢向后伸展时诱发或加剧手臂疼麻症状可考虑本病可能。

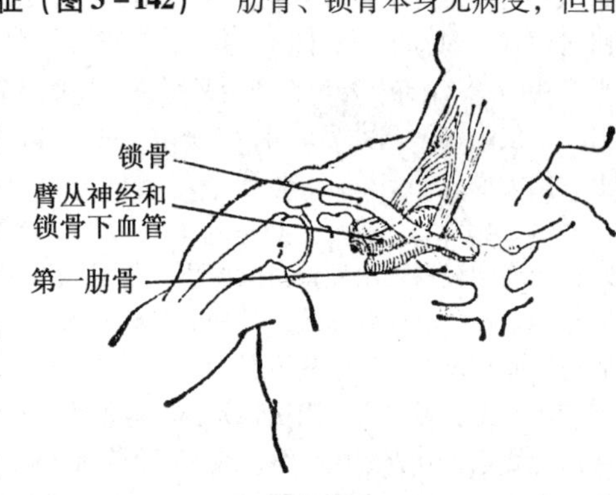

图3－142 肋骨－锁骨综合征

（神经、血管受压）

7. 胸小肌（过度外展）综合征（图3－143） 胸小肌起自第二至第五肋的前中部，继之向外上方斜行并合成一腱止于喙突上。在喙突下方和胸小肌腱后侧有臂丛和锁骨下血管通过而达腋下。某些需经常向上举手及上肢不断处于外展姿势的劳动者如油漆工等，由于胸小肌痉挛和无菌性炎症对臂丛神经和锁骨下血管刺激、压迫而产生症状。手臂上举、外展和轻度背伸时，出现上肢麻痛、桡动脉搏动减弱或消失。有时在喙突下锁骨下动脉处闻及血管杂音，喙突内侧的胸小肌附丽区有明显压痛等特征可诊断本病。若嘱病人做胸肌收缩动作，或两臂做抗阻力内收或强度外展动作，即有脉搏消失及麻痛加剧。

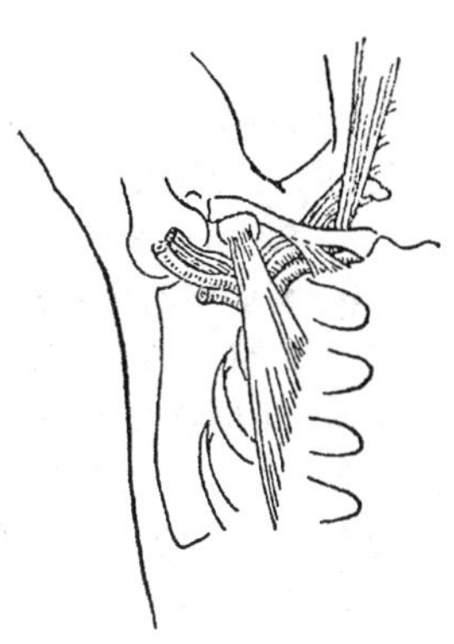

图3－143　胸小肌综合征时上肢过度外展使神经和血管受压

8. Paget－Schrötter 综合征

（1）病因：本病又叫外伤性锁骨下静脉痉挛或急性锁骨下静脉血栓形成。系以上肢静脉血运障碍为主要表现的临床症候群。肩过度外展、外旋（如网球、棒球或其他职业性活动），使锁骨下静脉在前斜角肌与锁骨间或第一肋与锁骨下肌肌腱之间受压、折曲，以致静脉痉挛、内膜损伤及血管周围纤维化等，偶发急性血栓形成从而出现上肢静脉回流障碍的症状。

（2）临床表现：主要为患侧上肢发绀、水肿、皮下静脉扩张及疼痛等。这些症状在手臂剧烈活动后尤显。此外，亦可合并有患肢感觉过敏或迟钝、肌力下降，以及皮肤发凉、脉搏减弱、血压下降等。但以静脉血运障碍最为突出。必要时可借静脉造影检查以协助确诊。

（3）治疗：

1）一般治疗：指适当休息及应用止痛、镇静剂、B族维生素、血管扩张剂等。应用强力脉痔灵（aescuven forte）以利静脉及淋巴的回流。每片150mg。本药为马罂子提取物。用药方法：第一周饭后，日服3次，每次300mg。第二周改为150mg，饭后，日服2次。连服20d为1个疗程。服用3d后可见效果。本药可增强静脉回流，改善组织肿胀；减低静脉渗透压，有利静脉壁修复；增强静脉壁弹性，阻止胶性物质的渗出。

本病也可采用针刺和局部理疗，在急性期可用三角巾悬吊患臂，以减轻压迫。发病期间要注意避免肩部负重及提举重物。

2）病变部位注射疗法：依不同病变可行臂丛、颈交感神经节及前斜角肌注射疗法，详见“第三篇第一章第一节”。

3）手术：根据不同病变施行颈肋切除、前斜角肌下端肌附处切断或第一肋切除术，以解除对臂丛神经和锁骨下血管的压迫，其中纤维索条的切除尤为紧要！

9. 胸廓出口狭窄综合征 详见“第三篇第一章第一节”。

10. 锁骨下动脉偷窃综合征

（1）病因：又称锁骨下动脉逆流症、“盗血”或“偷窃”综合征。由于锁骨下动脉在发出椎动脉的近端（或头臂动脉在发出椎动脉的近端）发生狭窄（如先天性、肿瘤、手术后等，也常由于动脉粥样硬化症而发生狭窄或闭塞所致等），使锁骨下动脉远端及患侧椎动脉压力低于对侧椎动脉内压力，而在患侧上肢用力活动时，对侧椎动脉的血液经脑基底动脉血流可经患侧椎动脉反流入锁骨下动脉内，好像脑部的一部分血液被锁骨下动脉偷窃去了（图3－144）。由此而引起椎－基底动脉及患侧上肢缺血的一系列的症状，称为锁骨下动脉偷窃综合征。

（2）临床表现：其临床症状与椎动脉受压的症状很相似。本症发病男∶女＝3∶1。主要症状为：①患肢（包括手指）疼痛、沉重及冷感的上肢缺血的表现。②肌力减弱，握物无力，手中握物易掉下。③感觉麻木等。还有脑部症状，如头痛、头晕、晕倒、视力降低、耳鸣等。此外，有的病人还有血压降低、脉搏减弱、患侧锁骨下动脉狭窄处可闻及杂音等症状。本病的发作常与患侧上肢的过度活动有关，而不是由颈部转动所诱发。

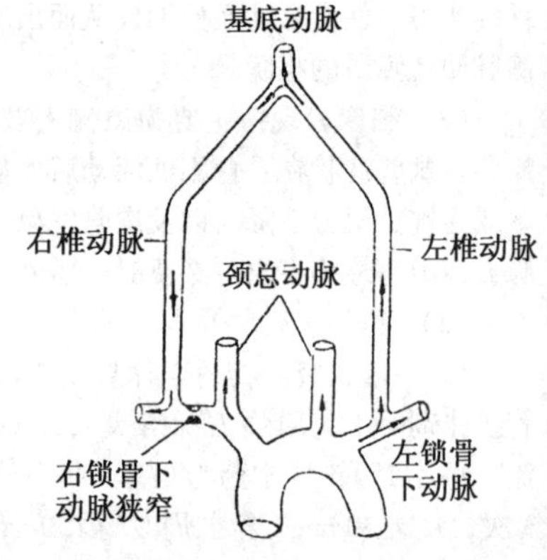

图3－144 锁骨下动脉逆流示意

（3）治疗：使用血管扩张剂，消除造成动脉狭窄的原发因素。

11. 颈肋综合征 颈肋综合征由C_7产生，也称C_7胸化，是一种先天性发育畸形。颈肋发生率为0.5%～1%，产生症状者仅占10%左右。两侧同时发生者占50%以上，但左右均不对称。临床症状常发生于一侧，且产生症状最多者为短颈肋和纤维带；完整的长肋造成臂丛和血管受压的机会却较少。

（1）病因：臂丛神经和锁骨下动脉由前、中斜角肌间隙与第一肋骨上面的三角形间隙内穿出。如有颈肋或颈肋－第一肋纤维带存在，可能会压迫臂丛神经或锁骨下动脉，其中臂丛受压最重者常为 C_8 和 T_1 组成的下干，故颈肋所引起的神经症状以尺神经和正中神经的受损症状为主（图 3－18）。

本病多见于女性，多在 18～20 岁之后发病，且紧张劳动或外伤可诱发。有些病例可于中年后和颈椎病同时出现症状。病人外貌常较特殊，如颈长、双肩下垂，严重者犹如“海豹”，即双肩犹如颈部的延续。

（2）症状：主要因为臂丛下干及锁下动脉受压引起，常表现为疼痛。早期局部钝痛，继而出现前臂及手尺侧的放射痛，且常因抬头、吸气或转头时诱发或加剧，疼痛不一定局限在 C_7 和 T_1 的神经分布区内，往往扩及整个上肢。除疼痛外，患手麻木、苍白、发凉、桡动脉搏动减弱。病程长者手小肌肉无力或萎缩。

（3）检查：颈部或锁骨上窝处可扪及一硬物，患臂后伸时尤显。偶见霍纳征。Adson 试验大多阳性。

X 线可见颈肋，但由于多数颈肋并不产生症状。故必须结合其他临床表现全面分析方能确定其致病意义。

（4）治疗：①臂丛神经注射或患侧星状神经节注射。②无效者行手术，切除部分颈肋或纤维束带等致压因素的组织。

12. 前斜角肌综合征 详见“第三篇第一章第一节”。

13. 寰枢椎损伤 在临床上寰椎与枢椎损伤较下颈椎损伤少见，平时多由较大的间接暴力所引起，如自高处跌落头部触地、重物猛击头部，偶或用力上跳而头顶冲撞坚硬的障碍物等。由于伤者的年龄、具体受伤情况及颈椎退变程度不同，故发生损伤的性质亦有区别，如发生上颈椎扭伤、半脱位、脱位或骨折等，其中寰椎齿状突骨折、寰椎脱位或寰枢椎骨折脱位等，往往合并有严重的上颈髓损伤，其诊断多不困难。但某些不伴有明显神经症状的单纯型寰枢椎损伤，却往往易受忽视，甚至造成严重的后果。现仅将此类寰枢椎损伤简介如下。

（1）寰枢关节扭伤与半脱位：寰枢关节扭伤既可单独发生，亦可合并有半脱位，二者在临床表现方面并无显著的区别。由于关节囊或韧带撕裂、出血及肿胀使枕神经根受压，从而即可出现剧烈的颈枕部局限性和根性痛、头颈部活动受限、颈肌痉挛及强迫头位等临床症状。体检时常见局部轻度肿胀和压痛，尤其是枕大和枕小神经出口处的压痛更显著。颈椎 X 线正侧位摄片检查多无改变，张口位或可能范围的过屈、过伸位摄片，有时可显示寰枢椎半脱位。

（2）寰椎前、后弓骨折（Jefferson 骨折）：本病多因自高处跌落头顶触地，偶于直立位时因高处重物坠落打击头顶所致。由于在解剖结构上寰椎侧块的上、下关节面均向内侧倾斜，当暴力由头顶部经枕骨髁传至寰椎后，其两侧块即受上、下挤压而向侧方滑动，以致寰椎的两个薄弱部分前弓和后弓裂开而骨折。此外，由于寰横韧带的牵拉作用，有时侧块的内侧缘尚可出现撕脱性骨折。

此种骨折的临床表现常与其他颈椎骨折时不同，往往无明显的神经症状，而主要是持续性枕后疼痛、颈部僵硬及活动受限。少数病人亦可因合并有轻度的脑损伤而于伤后产生短暂的昏迷。体检时一般无神经损害的体征，可有咽后壁血肿，但呼吸多不困难。张口位 X 线摄片检查常见寰椎左、右侧块向外方移位 2～4mm，但 C_2 椎齿状突多居中；侧位片一般无骨折线发现，寰齿关节亦正常。在前后位断层摄影时，偶尔可见侧块内缘有小的撕脱骨折碎片。

一般情况下，C_4 以上损伤，因膈神经受累，多数致命；C_5 损伤，上肢完全不能动，置于躯干两侧；C_6 损伤时，上肢高举过头、外展、屈肘、前臂旋后，两手半握（图 3－138）；C_7 损伤时，上臂外展、屈肘、手置胸前，两手半握（图 3－139）。

颈椎的治疗可采用头颈胸石膏固定、颈托固定或自身悬吊牵引。

14. 枕下骨关节病 在寰枕关节或寰枢关节发生退行性变时，常患有慢性枕下疼痛。病者多在 45 岁以上。疼痛一般在清晨醒后较重，往往因睡眠姿势不当或突然翻身时发生，或平时从事需较长时间坚持某种固定姿势的工作，或因不在意的剧烈头部运动（如猛回头）后出现。严重时，疼痛可呈闪电样由枕下向头顶乃至前额放射，并且常伴有该侧眼球酸胀感。病者经常感到颈部僵硬，因怕出现疼痛而不敢回头，以致头部旋转运动明显受限，有时在头部活动时且可闻及异响。

体检时常见枕大神经出口处（相当于风池穴）有放射性压痛，针刺患侧枕部皮肤常较对侧敏感或迟钝。如行枕大神经普鲁卡因或利多卡因局部注射，则往往使疼痛迅即缓解，并有颈部突然变得轻松感。行颏枕手法牵引（引颈）试验亦可产生暂时的同样效果。

X 线检查多无显著的异常发现，但许多有典型枕大神经痛的病人，常于张口位显示齿状突与左右侧块内缘间的距离不对称的现象。少数病人可见寰枢关节或寰枕关节骨质增生或轻度脱位等改变。

本病的诊断多不困难。由于临床症状和 X 线改变之间并无一定的平行关系，因而对 X 线检查阴性或改变轻微者也不能排除本病的可能性。如发病年龄较大，疼痛与头位和活动密切有关，以及具有颈椎病的其他表现（臂神经痛、椎动脉综合征等），可作为本病诊断的参考。

第二节　腰椎间盘突出症

因腰椎间盘突出刺激或压迫脊神经或脊髓而引起腰臀腿痛麻、困胀等症状的疾病，叫腰椎间盘突出症。腰椎间盘突出症又称腰椎纤维环破裂症或腰椎髓核突出症。自 1934 年 Mixter 和 Barr 报道髓核摘除术治疗腰椎间盘突出症以来，国内外报道甚多，对此病存在已无争议，但对其发病机制仍有不同看法，如有的病人突出的髓核已经摘除而还有症状；有的病人通过有效的非手术治疗后症状已消除而造影或 CT 复查时还存在突出物。腰椎间盘突出症的真正的病理机制仍在进一步探查之中。

腰椎间盘突出症的发病率为 4%～7%，约占门诊腰腿痛的 15%。男性常见，易发生于 20～40 岁，占 80%。下腰段突出最常见，约占 98%。

一、实用解剖

1. 脊柱　脊柱为人体躯干的支柱，具有保护脊髓和维持身体运动平衡的功能。整个脊柱由 33～34 个椎骨构成，其中包括 7 个颈椎、12 个胸椎、5 个腰椎、5 个骶椎及 4～5 个尾椎。但在成人，骶椎和尾椎分别融合为骶骨和尾骨。正常的脊柱具有 4 个生理弯曲：颈部和腰部向前凸，胸部和骶部向后凸。除 $C_{1、2}$及骶骨、尾骨外，其余椎骨的解剖结构基本相似，前面为椎体，后面为椎弓根、椎板及其附件（横突、上关节突、下关节突）与棘突组成，中间是椎孔，各个椎孔相连形成椎管，内含脊髓和马尾。相邻的下位椎骨的上关节突和上位椎骨的下关节突相连形成小关节结构，或称后关节；而下位椎骨的椎弓根上切迹和上位椎骨的椎弓根下切迹相对形成椎间孔，有脊神经和血管通过。各椎骨借椎间盘、关节和韧带相互连接。沿椎体的前、后面各有一条坚强的韧带，由枕骨一直延伸至骶骨，在椎体前者为前纵韧带，在椎体后者为后纵韧带。相邻两椎骨的关节突间有关节囊、韧带，椎板间、横突间和棘突之间由黄韧带、横突间韧带和棘间、棘上韧带相互连接（图 3 – 145）。腰椎的椎体较大，横径长而前后径略短，椎弓特别发达，椎间孔也大，横突较长无孔，棘突则短而粗，几乎呈水平方向伸向后方。腰椎的小关节面呈矢状面排列，上关节突的关节面朝内，为凹面；下关节突的关节面朝外，是凸面。腰部的椎管较宽大，呈三角形，其中容纳的主要是马尾。骶骨位于最后一个腰椎下面，为盆腔的后壁，上宽下窄，类似一倒圆锥体，其最上 3 节的两侧各有一耳状面，与髂骨相连接形成骶髂关节。骶骨内有骶管，是椎管的最下部分，其末端为一裂孔，开向骶骨下端的背面，称骶裂孔，由韧带覆盖。骶骨的前面（盆面）有 4 对骶前孔，较大，后面有 4 对骶后孔，较小，均与骶管相通，是相应的 $S_{1\sim4}$ 神经的前、后支及其伴行血管的通道。

2. 脊髓　脊髓位于椎管内，呈圆柱形，前后略扁，平均直径约 1cm。成人的脊髓由寰椎上缘伸延至 L_2 上缘平面，全长 40 ~ 50cm，相当于椎管全长的 2/3。但脊髓的粗细上下不一，有两处膨大，即颈膨大和腰骶膨大，分别为发出上肢和下肢周围神经的部位。脊髓的下端呈圆锥形，称脊髓圆锥，其位置相当于 L_1 下缘水平，由其尖端向下伸出一条线状的终丝，其末端附着于尾骨上。按发出脊神经的数目，脊髓分为 31 节，计颈髓 8 节、胸髓 12 节、腰髓 5 节、骶髓 5 节及尾 1 节。

由于成人的脊髓比脊柱短，因而，脊髓与脊柱相应的节段平面并不一致。脊髓各节段位置比相应的脊椎高，因此，愈位于脊髓下位的脊髓的神经根则愈向下偏斜，在腰段的脊神经几乎垂直下降，形成马尾（cauda equina），由 L_2 至尾节共 10 对神经根组成（图 3 – 146）。上部颈髓（$C_{1\sim4}$）与上部颈椎基本一致，下部颈髓较相应的颈椎高出 1 个椎体，

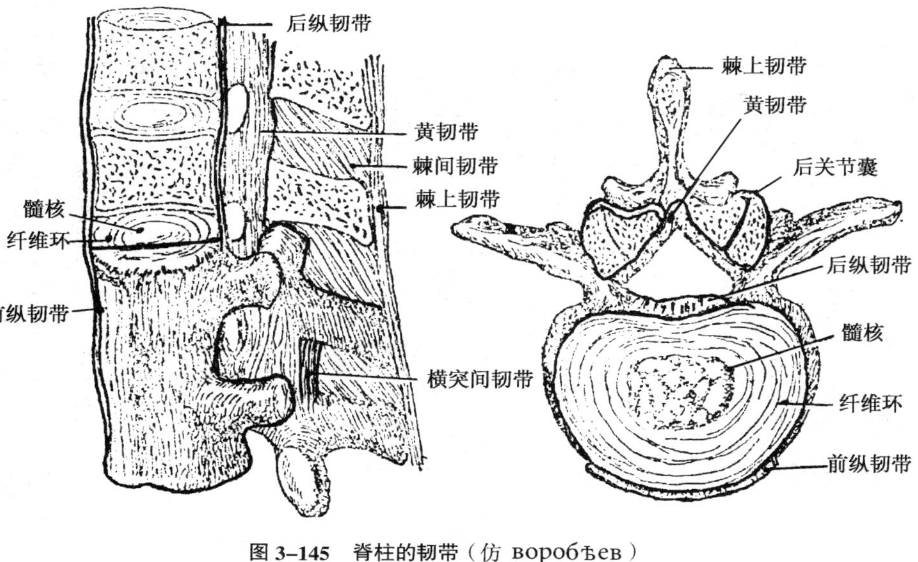

图 3–145　脊柱的韧带（仿 воробъев）

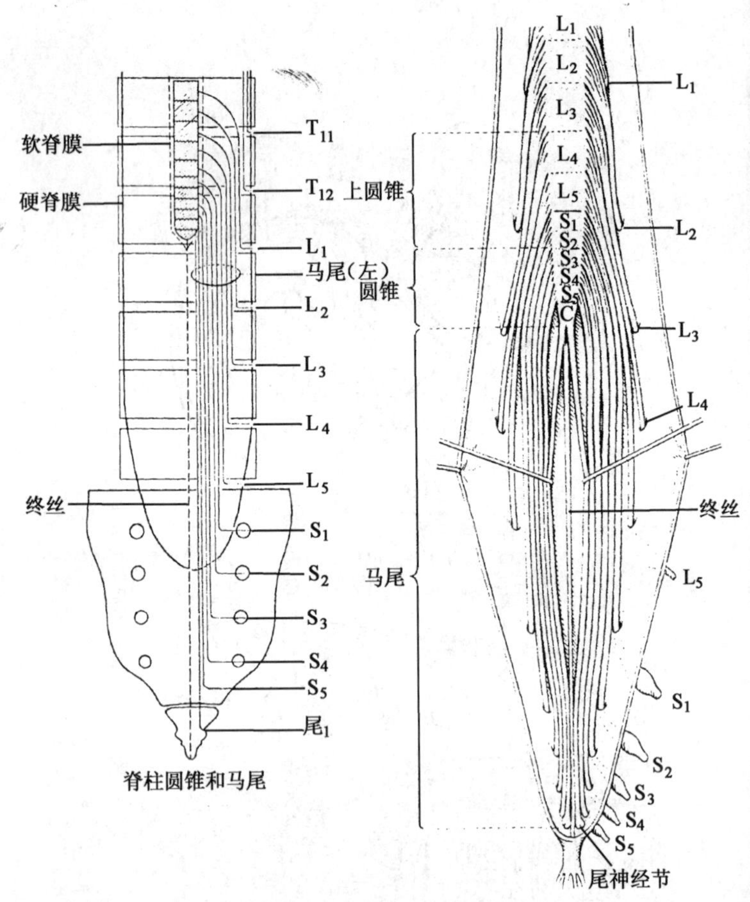

图 3－146　脊柱圆锥和马尾

上部胸髓（$T_{1\sim6}$）较相应的胸椎高出 2 个椎体，下部胸髓比下部胸椎高出 3 个椎体，腰髓相当于 $T_{10\sim12}$ 椎平面，骶髓则位于 $T_{12}\sim L_1$ 之间。临床上经常利用可摸到的棘突来确定脊髓的节段平面，如 C_2 棘突与 C_3 髓节相对，C_6 棘突与 T_1 髓节相对，T_{10} 棘突与 L_1 髓节相对，$T_{12}\sim L_1$ 的棘

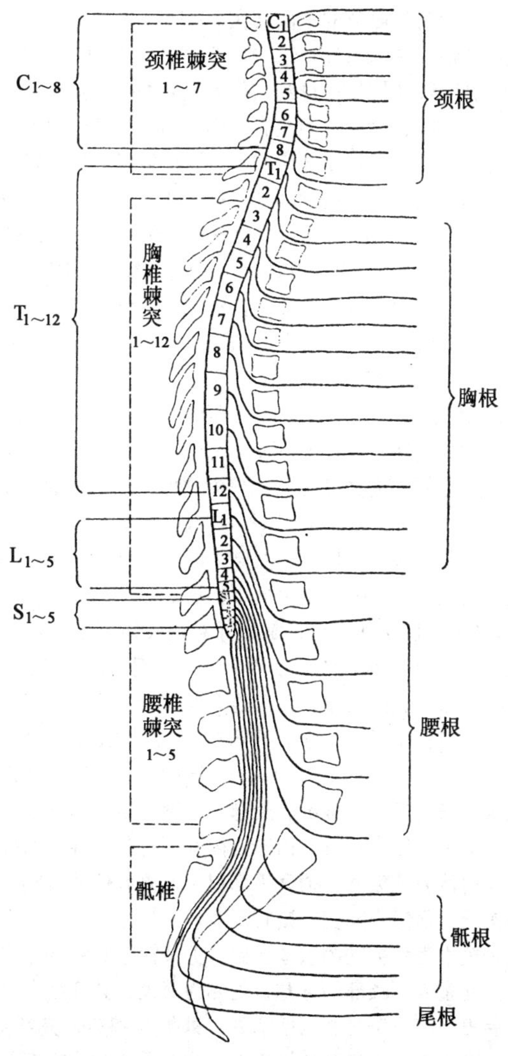

图 3－147　脊髓、脊神经节段与椎骨的关系

突则相当于骶髓与尾髓节的平面（图 3－147）。

脊髓由灰质和白质所组成，在其横切面上可见灰质位中间，类“H”形或飞蝶形，周围是白质。脊髓的表面有几条纵行的沟裂，前正中裂和后正中沟将脊髓分隔为左右对称的两半，其间由前、后灰白质联合相接。每侧的前、后外侧沟为前、后脊神经根的出入处，并将每侧的白质划分为前索、侧索及后索（图 3－148）。

（1）灰质：正中是中央管，贯穿脊髓的全长，其上端与第四脑室相通，内含脑脊液，但至 40 岁以后多闭塞。脊髓灰质的前角短粗，含运动神经细胞；后角细长，含感觉神经细胞；侧角乃中间外侧三角形的突起部分，仅下颈、胸及上腰段（$C_8 \sim L_3$）有之，内含植物神经细胞。

（2）白质：由许多神经传导束所组成，其中最主要的有以下几束。

1）皮质脊髓侧束（锥体侧束）：是主要的运动神经传导束，发自对侧的大脑中央前回，下行至延髓与脊髓交界处交叉至本侧（图 3－149），位于脊髓侧索的较后部分，呈椭圆形。此束在颈部较粗大，向下则逐渐变细。束内的纤维排列次序为：内侧部纤维至颈髓，外侧部至腰、骶髓。因此，在髓外病变累及该束时，患侧的下肢运动最先发生障碍，而髓内病变时，麻痹则由上向下扩展。

2）脊髓丘脑侧束和前束：是传导对侧肢体痛觉、温觉及部分触觉的传导束。侧束位于侧索的较前部，前束位于前索的较后部，二者相接。其纤维起自对侧的后角，经前连合交叉至本侧并上升，行经延髓、脑桥、中脑而终止于丘脑的腹后外侧核。由此发出第三级神经元，经内囊后肢而达中央后回（图3－150）。在脊髓内脊髓丘脑束的纤维排列由外向内依次为来自骶部、腰部、胸部及颈部，由后向前分别为传导温度觉、痛觉、触觉及压觉纤维。由于束内纤维有节段性排列次序，故髓外病变由外向内侵犯该束时，损害平面以下对侧肢体的浅感觉障碍乃由下向上逐渐扩展，而髓内病变时则相反。

薄束和楔束为传导同侧肢体肌肉、关节深感觉和部分皮肤触觉的传导束，位于后索内。颈部的脊髓，内侧为薄束，其纤维来自骶部、腰部及下胸部后根，终止于延髓的薄束核；外侧为楔束，其纤维由上胸节、颈节后根而来，终止于延髓的楔束核。此束受累时，损害平面以下同侧肢体的深感觉即发生障碍。

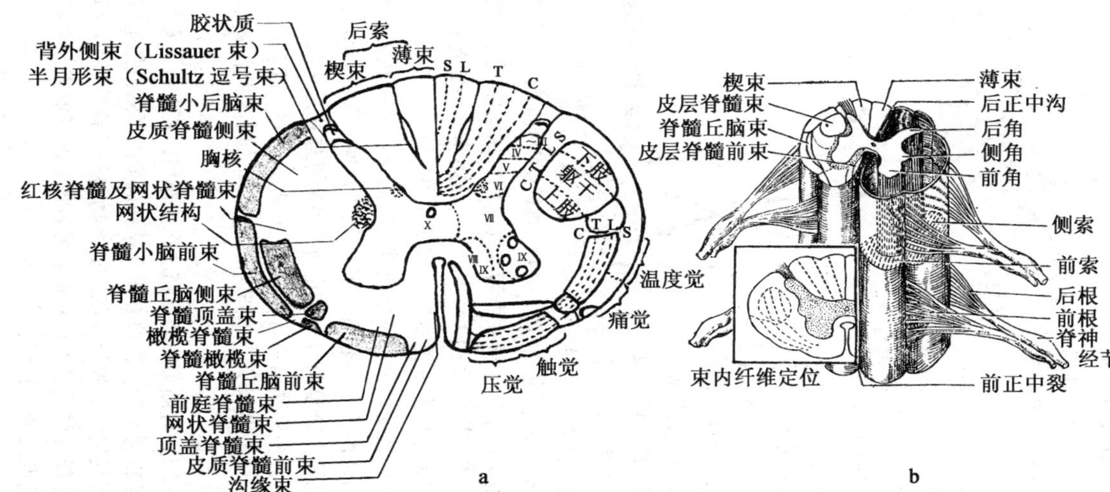

图 3-148　脊髓的结构

a. 脊髓横切面（显示上、下行传导束的局部解剖与细胞层状结构）　b. 脊髓内部结构与脊神经（节段纤维）

3. 脊膜 脊髓及其下面的马尾外包3层被膜，即硬脊膜、蛛网膜及软脊膜（图3－151）。

（1）硬脊膜：简称硬膜，系脊髓最外面和最坚厚的被膜，呈管形，其上端与硬脑膜相续，向下通常伸延至S_2水平成一圆锥形的盲囊而终止。硬脊膜较硬脑膜薄，而且内外两层分开。其外层已成为椎管的骨膜，内层较厚，临床上所称的硬脊膜通常即指内层硬膜。硬膜内层包裹着脊髓，称硬膜囊。硬脊膜与椎管骨膜之间的空隙称硬脊膜外腔，内含脂肪结缔组织和静脉丛。借结缔组织小梁硬脊膜与前面的后纵韧带、后面的椎板及黄韧带相连接而得以固定（图3－151）。硬脊膜囊终端的定位见表3－12，硬脊膜囊前间隙的宽度见图3－152及表3－13。

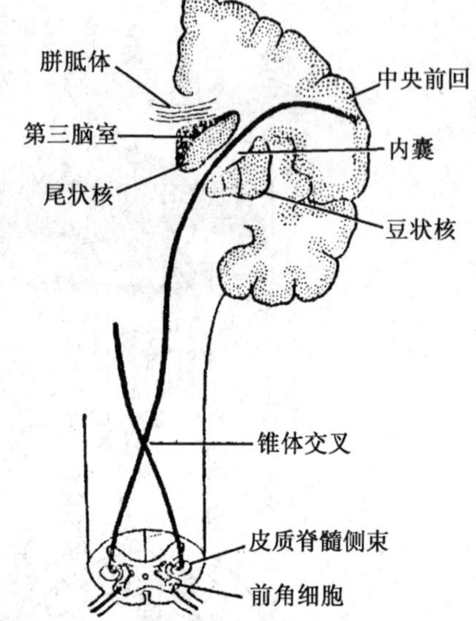

图3－149　锥体束的传导通路（仿Brain）

由硬脊膜的两侧随每对神经根向椎间孔各伸出一筒状的硬脊膜突，并与衬其内面的蛛网膜一起包裹在神经根的外面，形成神经根的脊膜鞘。在进入椎间孔后脊膜鞘与椎间孔的骨膜相互连接，一旦穿出椎间孔后两膜又分开，其中脊膜鞘则与脊神经的外鞘融合在一起。前、后神经根通常位于统一的脊膜鞘内，但偶尔亦有变异，即两根各具单独的鞘膜，至神经孔处再合二为一。

硬脊膜具有防止脊髓感染和损伤的保护作用，其上有丰富的神经末梢，对各种刺激较为敏感，往往在遭受某种病变的刺激或压迫时，临床上即可出现一些反射性的神经症状，如植物神经性疼痛及感觉异常等，久之可发生硬脊膜纤维化及增生肥厚。此种改变尤其好发于脊膜鞘，以致产生神经根的刺激或压迫症状。

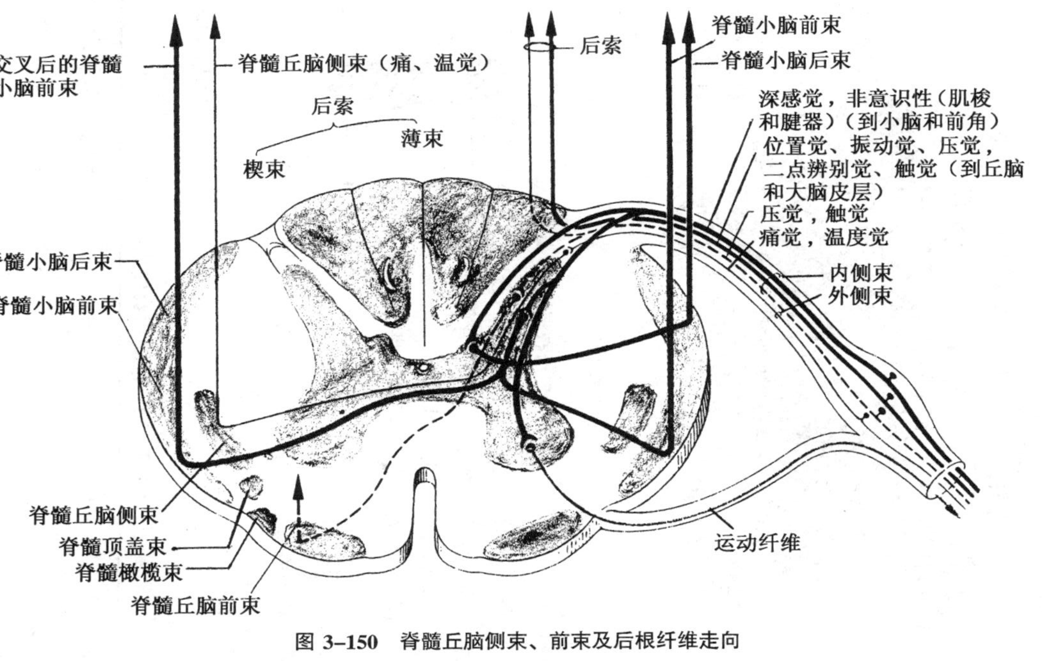

图 3–150　脊髓丘脑侧束、前束及后根纤维走向

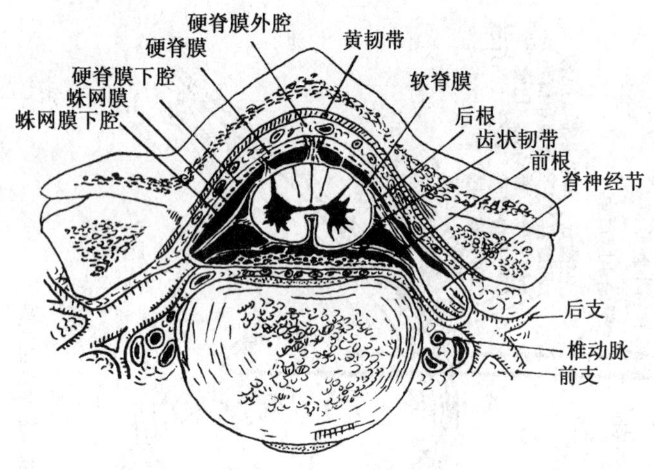

图 3－151　椎管的内外结构

(2) 蛛网膜：此膜无血管，薄而透明，与硬膜之间有一狭窄的空隙，称硬脊膜下腔。蛛网膜与软膜之间为蛛网膜下腔，内含脑脊液，上面与颅内蛛网膜下腔和脑室系统相通，下端止于 S_2 水平。此腔在下腰部较大，其中仅容纳马尾与终丝，故临床上通常经腰部进行蛛网膜下腔穿刺（简称腰穿），以避免损伤脊髓，并易于成功。蛛网膜下腔的容积见图 3－153。

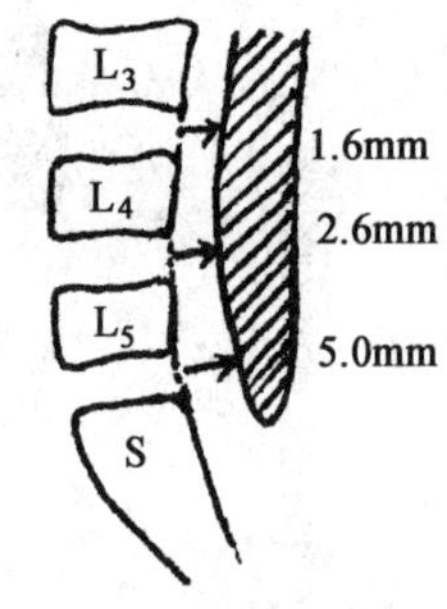

图 3－152　硬脊膜囊前间隙宽度

表 3－12　硬脊膜囊终端的定位

部位	L_5	L_5、S_1	S_1	$S_{1、2}$	S_2	$S_{2,3}$	S_3	合计
例数	1	6	55	33	75	13	4	187
比例	0.5%	3.2%	29.4%	17.7%	40.1%	7%	2.1%	100%

表 3-13　硬脊膜囊前间隙的宽度（mm）

节段	例	范围	均值	标准差	标准误
$L_{3、4}$	155	0.5～2.4	1.6	0.07	0.005
$L_{4、5}$	126	1.0～6.0	2.6	0.14	0.012
L_5、S_1	170	2.0～10.0	5.0	0.22	0.017

蛛网膜在遭受侵害时，具有与周围组织发生粘连的倾向，即粘连性蛛网膜炎。尤其是在脊髓背侧的蛛网膜，由于和软脊膜之间有很多纤维组织小梁相连接，粘连改变更加明显，往往造成对脊髓及神经根的压迫，严重者且可引起蛛网膜下腔完全梗阻的现象。

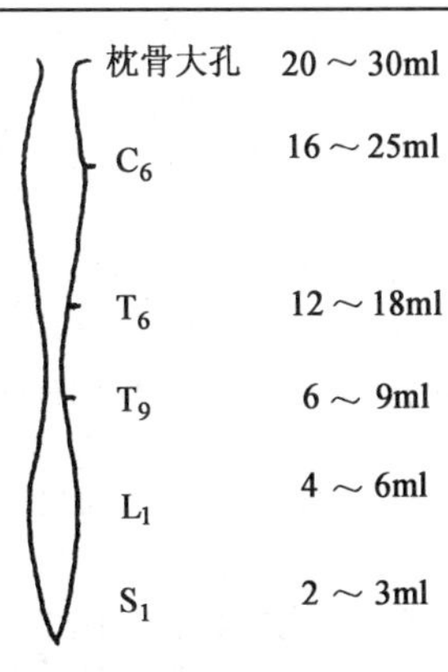

图 3-153　蛛网膜下腔的容积

（3）软脊膜：紧附于脊髓和神经根的表面，并有软膜膈伸入脊髓的沟裂内。此膜富有血管和神经，进入脊髓内的血管外包软脊膜鞘，而血管周围间隙则与蛛网膜下腔相通。

（4）齿状韧带：系由脊髓两侧的软脊膜沿冠状面向外所伸出的长带形纤维组织薄膜，其外缘因有许多三角形的突起而呈锯齿状（齿状韧带即由此得名），每个齿尖将蛛网膜推向外侧并附着于硬脊膜的内面（图 3-137、图 3-151）。此韧带由枕骨大孔一直伸延至 L_1 平面，位于前后神经根之间，并将蛛网膜下腔分隔为前后两部分。每侧齿状韧带的齿数为 19～23 个，大致排列整齐，与硬膜囊壁的神经根出口相互交替排列。

齿状韧带对脊髓有很大的固定作用，借此韧带以及蛛网膜膈等的支撑，而使脊髓较稳定地悬在蛛网膜下腔之中，不至于因脊柱的剧烈运动而发生严重移位。此外，在施行硬脊膜内手术时，为暴露脊髓的前侧，也必须将齿状韧带切断。

4. 脊神经根　脊神经根共31对，计 8 对颈根、12 对胸根、5 对腰根、5 对骶根和 1 对尾根。每一脊神经由前根（运动根）与后根（感觉根）所构成。前根系源自脊髓前角和侧角（仅胸、上腰髓节）细胞的传出纤维，由前外侧沟成 2～3 行离开脊髓；后根则为发自椎间神经节（后根神经节）细胞的中央突成 6～8 束沿后外侧沟进入脊髓，而其周围突则参加周围神经。由于脊柱长而脊髓短，二者的节段平面不一致，故各髓节神经根在椎管内的长度亦不等，即越向下神经根越长。有人测得 C_1 根为 3mm、T_1 根 29mm、T_{12} 根 81mm、L_1 根 91mm、L_4 根 170mm、S_1 根 185mm。此外，各神经根在蛛网膜下腔内由脊髓至相应椎间孔之间的走行方向亦不同，例如，上颈部神经根呈水平方向，下颈部神经根走行稍偏向下方，胸部神经根更朝下倾斜，腰骶部神经根几乎垂直下行，因而形成很长的马尾。马尾由 L_2 至尾节共 10 对神经根组成。就腰椎而言，$L_{1\sim3}$ 神经根的分出点在 $L_{1\sim3}$ 椎体的中 1/3 处，之后各自从相应的椎弓根下缘穿椎间孔而出，因此 $L_{1\sim3}$ 神经根一般情况下是不通过椎间盘的；L_4 神经根在 $L_{3、4}$ 的椎间盘处经过，而于 L_4 神经根管穿出，所以 $L_{3、4}$ 椎间盘突出可压迫 L_4 神经根。而 L_5 神经由 L_4 椎体下缘从硬脊膜囊分出，通过 $L_{4、5}$ 间的椎间盘，由 L_5 椎弓根下缘穿椎间孔而出；S_1 神经根由 L_5 椎弓根下缘从硬脊膜囊分出，通过 L_5、S_1 间的椎间盘，从 S_1 孔穿出。所以 $L_{4、5}$ 椎间盘突出症，压迫的是 L_5 神经根；L_5、S_1 椎间盘突出症，压迫的是 S_1 神经根。因此，神经根的走向与椎间盘突出症的症状有很大关系。

除 C_1、S_5 和尾神经外，其余诸脊神经在穿出脊膜腔后均通过相应的椎间孔出椎管。大多数的后根神经节位于椎间孔内，但下腰段神经节的近端伸入椎管内，而骶、尾部各神经节则完全位于椎管内。在椎间神经节的外方，前、后根的纤维随即混合而形成感觉和运动纤维混合的脊神经。J Nageotte 将离开脊膜腔至神经节这一段神经根称为根神经，而位于椎间孔内的一小段已混合的脊神经称混合性根神经。由神经节至神经丛的脊神经，J. A. Sicard 称之为神经索（funiculus）。

（1）神经根与脊膜的关系：当神经根穿出硬脊膜囊向椎间孔伸延时，除紧附于本身的软脊膜外，其外面仍覆其他二层脊膜而形成包围神经根的脊膜鞘（图 3－154）。脊膜鞘的近端称脊膜根囊，此囊与蛛网膜下腔相通，内含脑脊液，系蛛网膜下腔呈漏斗状向外突出的部分，终止于椎间神经节的近端。在根囊的底部有两个蛛网膜开口，由根间隔分开，称脊膜根孔，前后根分别经此二孔伸出至根袖内。根袖为脊膜鞘的远端部分，它仅剩一层硬膜紧包前根和后根神经节，二者之间有根间隙相隔。在神经节或其外方，脊膜鞘与椎间孔的骨膜相连接，从而使脊神经在此处被固定。出椎间孔后，脊膜鞘立即和骨膜分开，并与脊神经外鞘融合在一起。

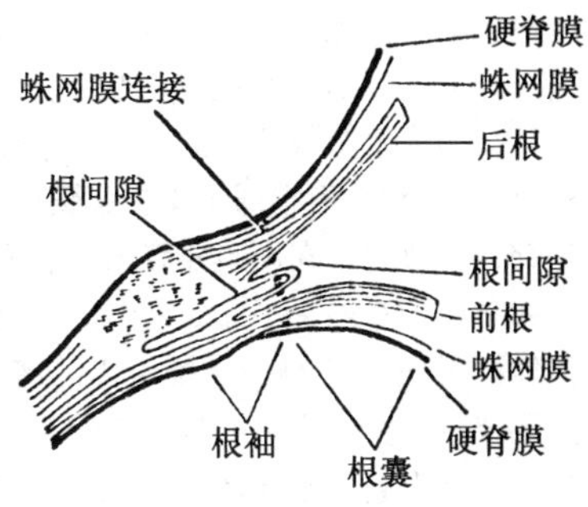

图 3-154 脊神经根与脊膜的关系

在腰骶部，通过硬脊膜外腔的神经根、脊膜鞘及其根囊部分均较长，而且越至下节段越长，神经根离开硬膜囊的角度也越来越小。因此，在脊椎或硬脊膜外腔内发生病变时，下腰部较上腰部的神经根容易受累。

临床上根据神经根的不同部位的损害特点，将其分为硬脊膜内神经根和硬脊膜外神经根两部分，二者以硬脊膜囊为界。在硬脊膜囊及蛛网膜下腔内的前后根为硬脊膜内神经根，常因脊髓、脊膜病变而受累。包在脊膜鞘内的根神经、神经节及混合性根神经，乃硬脊膜外神经根，多因椎骨病变而遭损害。

（2）神经根与椎间孔的关系：腰部椎间孔较宽大，呈不规则三角形，其上下壁为椎弓根，前面为椎体、椎间盘和后纵韧带，后侧为后关节及其关节囊，神经根通过椎间孔时，占据其上部，周围有一些血管和蜂窝组织。上腰部的椎间孔最大，但至下腰部则逐渐变小，神经根却相反而逐渐变粗。例如，上腰部神经根与椎间孔截面积大小之比为 1:1.9；下腰部，则为 1:1.5。此外，腰椎间孔的长度也愈至下节段愈长，如 $L_{4\sim5}$椎间孔为 4~6mm，而 $L_5\sim S_1$ 椎间孔则为 10mm。L_5 神经根在硬脊膜外腔内，尚经过一狭窄的沟槽，即侧方隐窝，前面是 $L_{4\sim5}$椎间盘，后侧为同节脊椎的上关节突，其宽度为 7.33mm ± 0.53mm。由此可见，L_5 神经根很粗，但通道狭窄，椎间孔较长，故每在其周围组织发生病变时，则较其他腰神经根容易受到损害。

（3）神经根与椎间盘的关系：下腰部椎间盘的后方正中部是马尾，后侧部乃为下节神经根的近端，再偏外则为同节神经根的远端（图 3 - 155a）。因此，下腰部每支脊膜鞘内的神经根与上节和同节 2 个椎间盘相邻，换言之，在硬膜外腔内一个椎间盘同时与上下两支神经根接触。也就是说，在同一平面，椎管内和近椎间孔部位的突出可压迫不同的脊神经根（图 3 - 155b）；椎管内的突出压迫的是下一节的神经根，近椎间孔部位的突出压迫的是同节的脊神经根。在临床上，不同类型腰椎间盘突出所引起的不同神经根受压，即与这一解剖特点密切有关。例如，后中央型突出所压迫的是马尾，后侧型为下一节段神经根的近端，而后外侧型则为同节段神经根的远端部分，若突出物很大，也可同时压迫同节段与下节段的两个神经根。

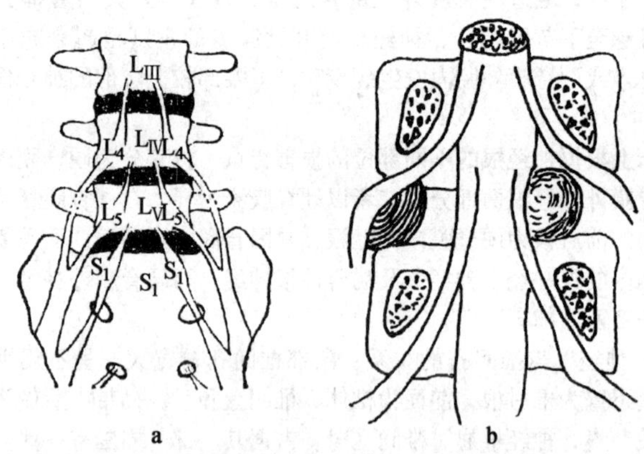

图 3 - 155　下腰部神经根与椎间盘的关系

a. 正常下腰部神经根与椎间盘的关系

b. 同一平面椎管内、椎间孔外突出可压迫不同的脊神经根

（4）脊神经的分支：前后根混合并伸出椎间孔后，脊神经分成 4 支：后支、前支、交通支和脊膜支（图 3 - 156）。

1）后支：转向背侧，分布于背部的骨膜、关节、韧带、肌肉与皮肤。

2）前支：较粗大，加入相应的神经丛，但胸神经并不形成神经丛，而直接至各相应的肋骨间隙，即肋间神经。

3）交通支：分白、灰两支，它们连接脊神经与交感神经节。白交通支为由脊髓侧角细胞发出并随前根出椎间孔而至交感神经节的有髓鞘节前纤维，仅胸及上腰段脊神经有之。灰交通支系由交感神经节发出的无髓鞘节后纤维，加入脊神经的前支和后支。

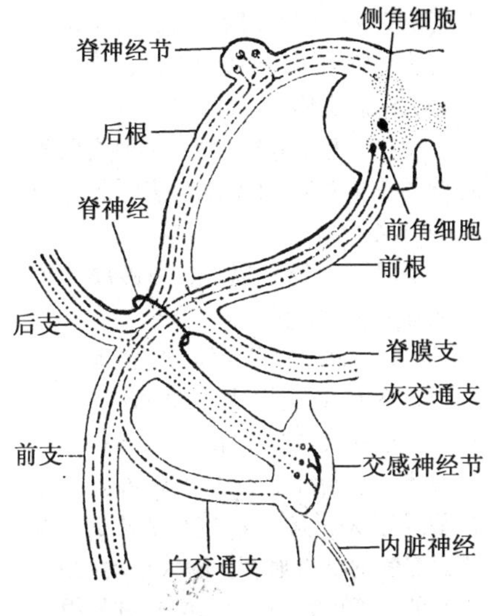

图 3－156　脊神经根和分支模式图

（引自 Mumehthal M er 和 Schliack H）

4）脊膜支：或称返神经，由脊神经分出后再经椎间孔返回椎管内（图3－156），并组成前后脊膜丛，其纤维分布于脊膜、骨膜、关节囊、后纵韧带、纤维环后部及血管壁上。脊膜支内混有节后交感神经和传入纤维，而腰骶部脊膜支内的节后纤维，据认为主要来自 L_2 交感神经节。因此，当椎骨或椎管内病变刺激脊膜丛的神经纤维时，临床上即可产生植物神经性疼痛及感觉异常的表现。

5. 脊髓的血液供应

（1）动脉血供应：脊髓的血液供应来自脊髓前动脉、脊髓后动脉与脊神经的前后根动脉，而其中最主要的是少数几支根－髓动脉和由其所组成的大部分脊髓前动脉。

1）脊髓的动脉供血分区：根据脊髓血液供应的特点，Lazorthes（1957）将脊髓由上而下划分为三段动脉供血区（图 3－157）。

上段：颈髓和 2～3 节上胸髓，由来自椎动脉的 2～4 支根动脉供血。其中 $C_{1\sim4}$ 髓节主要由颅内段椎动脉分出的脊髓前后动脉供应。下颈髓靠2～3支根动脉供应，其中较恒定者为伴行 C_6 神经的根动脉，后者有颈膨大动脉之称。

中段：$T_{4\sim8}$ 髓节，主要由来自肋间动脉的一支根动脉供血，该动脉常与 T_7 神经伴行。

下段：T_9 髓节以下，由腰膨大动脉或称大根动脉供血。

2个动脉床的交界处为脊髓薄弱的部位，容易遭受损害。Zülch（1954）认为，这些交界区常位于 T_4、$C_{3\sim4}$ 及 L_1 髓节。实际上，脊髓动脉供血的个体差异很大。其中的一个变异是：胸腰段脊髓的供血血管，除大根动脉外，在它的下面尚有一与 L_5 或 S_1 神经根并行的附加根动脉，称 Desproges－Gotteron动脉，其供血区主要是脊髓的圆锥。此动脉具有重要的临床意义，可在 $L_{4\sim5}$ 或 $L_5\sim S_1$ 椎间盘突出时因压迫 L_5 或 S_1 神经根而损伤该血管，使脊髓圆锥发生急性或慢性缺血。

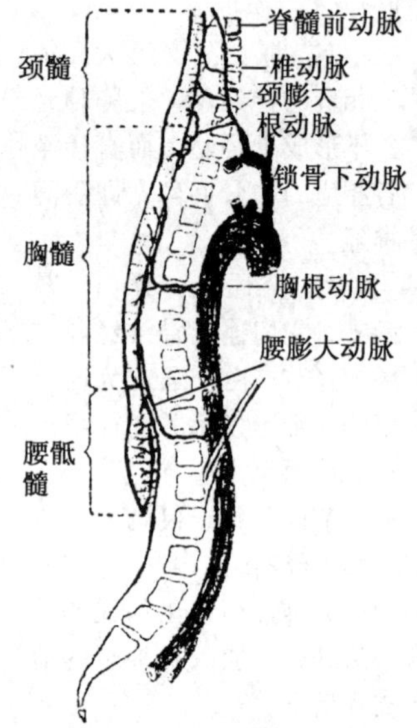

图3－157　脊髓的动脉供应

（仿 Lazorthes）

发自颅内段椎动脉的脊髓前、后动脉，大约仅下行至 C_4 髓节以下的脊髓前、后动脉时，由根动脉相互吻合而形成。

2）根动脉：是椎间动脉（节段动脉）中间支在进入椎间孔后的分支。颈部椎间动脉由锁骨下－椎动脉分出；胸部以下为主动脉系统的肋间动脉，有时亦可由腰动脉或骶正中动脉分出。前后根动脉中有细小动脉止于神经根上；根－软脊膜动脉加入软脊膜内动脉网；根－硬脊膜动脉至硬脊膜；仅有少部分达脊髓，称根－髓动脉，为脊髓的主要供血来源（图3－158）。根－髓动脉的数目变异较大，在成年人，一般只有4～8支前根－髓动脉及6～28（中等数为11～16）支后根－髓动脉。前根－髓动脉与后根－髓动脉数目之比约为1∶3.7（Tellinger，1966）。

前根－髓动脉抵达脊髓前正中裂，再分为升支和降支，沿该裂向上

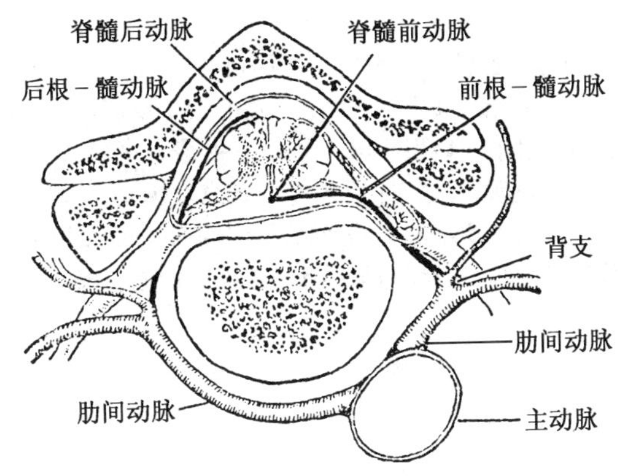

图 3-158　脊髓根动脉的起源

和向下行走，并与相邻的同名动脉的升、降支相吻合，从而形成单一的脊髓前动脉。后根-髓动脉进至两侧的脊髓后外侧沟，亦向上和向下分出升、降支，并与相邻者吻合而形成左右两支脊髓后动脉。在脊髓表面，两侧脊髓后动脉之间，以及前后脊髓动脉之间组成动脉网，称动脉冠，供应脊髓表浅的白质血液（图 3-159）。

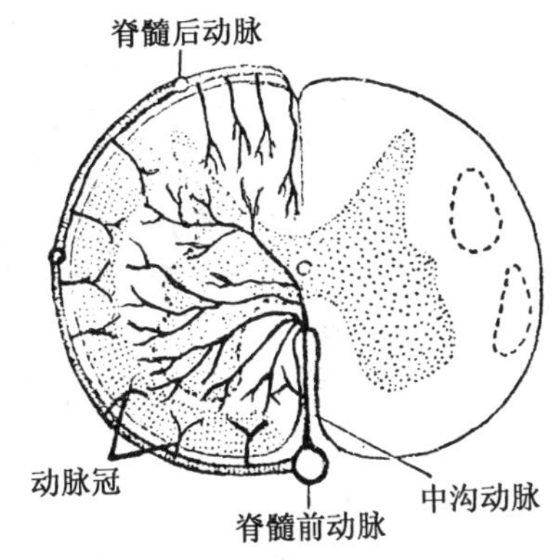

图 3-159　脊髓的动脉供应
（横切面）

3）脊髓前动脉和脊髓后动脉：脊髓前动脉分出中沟支，每脊髓节约 5 支以上，总共有 180～300 支。中沟动脉在进至前正中裂底时，左右交替（在腰骶部同时分出左右支）入髓内，称中沟连合动脉。由此再分出升支、降支及水平支，并相互吻合，供应前 2/3 乃至 4/5 的脊髓血液。脊髓后动脉的管径较细，分出内支和外支。其中内支入脊髓内并相互吻合，供应脊髓后 1/3 部分的血液；外支则与脊髓前动脉环支吻合而组成动脉冠。

（2）脊髓的静脉回流：脊髓的静脉回流大致与动脉相仿，血液由髓内均匀地向外周回流，在脊髓表面相互吻合而形成前、后纵行的静脉干及静脉冠，再通过前、后根静脉（共 11 ~40 条，平均 23 条）注入椎管内静脉丛（位于硬膜外腔，前后各有 2 条纵静脉窦）及行经椎间孔的椎间静脉。颈部的椎间静脉经椎静脉入上腔静脉，而颈以下的椎间静脉则经肋间静脉、腰静脉及骶静脉注入下腔静脉回流。

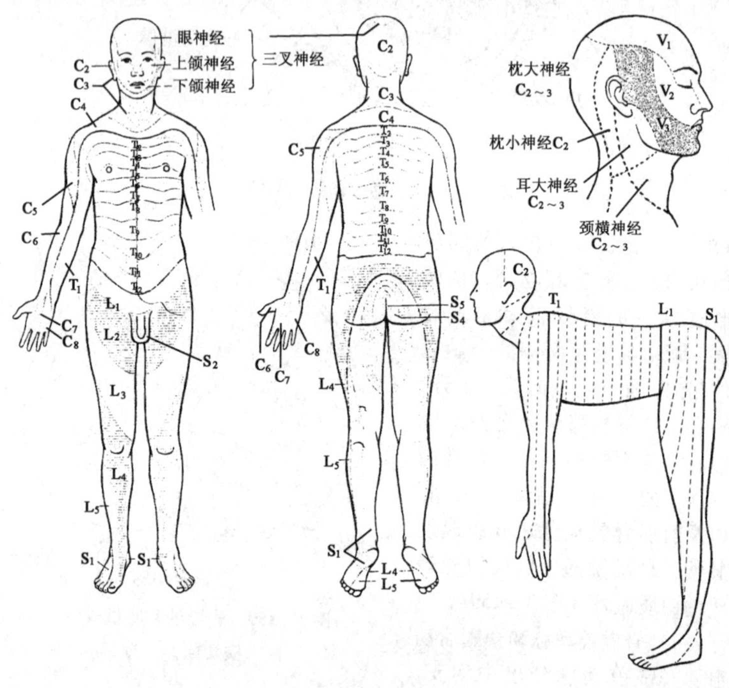

图 3 –160　脊髓节段性皮肤感觉区

6. 脊髓节段与周围神经的皮肤感觉区　许多原始动物的身体往往成若干体节，每一体节的皮肤，肌肉和脏器均由同一节的神经所支配。在进化的过程中，人类身体的结构仍保留某些原始分节的特征，其中皮

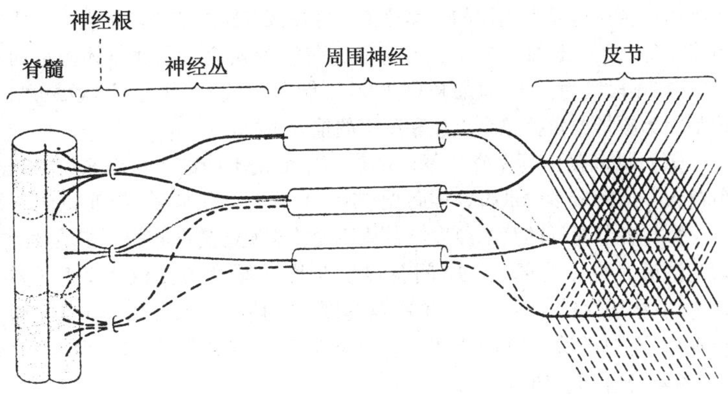

图3－161　相邻皮节的重叠

（神经根在丛内分成周围神经，在皮肤上呈节段排列，节段相互重叠）

肤感觉的节段性分布尚较清楚，在躯干上尤其明显。每一脊神经后根的纤维均分布至体表皮肤的一定区域，其大致的范围称为皮节或根区，在躯干部为环带状，而在四肢上则呈纵条形排列（图3－160）。实际上，每一根区都与上、下相邻的根区彼此相重叠（图3－161）。因此，当一个脊神经或其后根损害时，一般并不产生感觉缺失。但若某一后根遭到刺激时，则可在其根区内出现根性痛（常为放射性痛）的现象（表3－8）。在临床上，此种疼痛对定位诊断具有重要的参考价值，往往较其他的神经功能障碍更有助于判断脊髓及其神经根的损害平面。

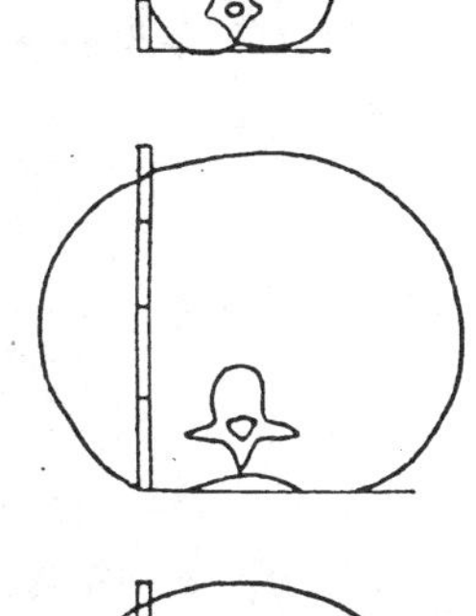

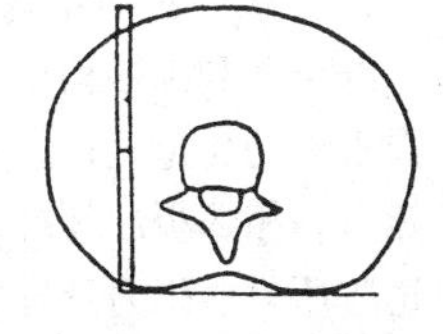

图3－162　颈、胸、腰段脊椎在其横断面与相应解剖部位的矢径比

7. 椎间盘　除$C_{1\sim2}$外，直至$L_5\sim S_1$均有椎间盘结构，总数为23个。

（1）椎间盘与躯体相应水平位横断面的比值：脊柱各节段椎间盘的矢径与相应水平面

的躯体矢径比值是不相同的。其比值与脊柱该节段的活动范围大小、负荷多少等有关。例如，在胸段，脊柱的矢径为相应水平面躯体矢径的1/4，在颈段则为1/3，而腰段则为1/2（图3－162）。其比值腰段最大，这是因为腰椎要负荷整个上肢和躯干的重量之故。

（2）椎间盘厚度：脊柱不同部位其厚度是不同的，一般来说，凡负荷大、运动较多的部位，椎间盘较厚，$L_5 \sim S_1$ 之间厚度达17.1mm。

脊柱各节段椎间盘的厚度与椎体厚度的比值也是不同的。在颈段活动范围最为明显的部位，椎间盘厚度与椎体厚度的比值为2/5（即40%）；腰段活动范围稍差，椎间盘厚度与椎体厚度的比值为1/3（即33%）；而胸段活动范围最小，椎间盘厚度与椎体厚度的比值为1/5（即20%）（图3－163）。

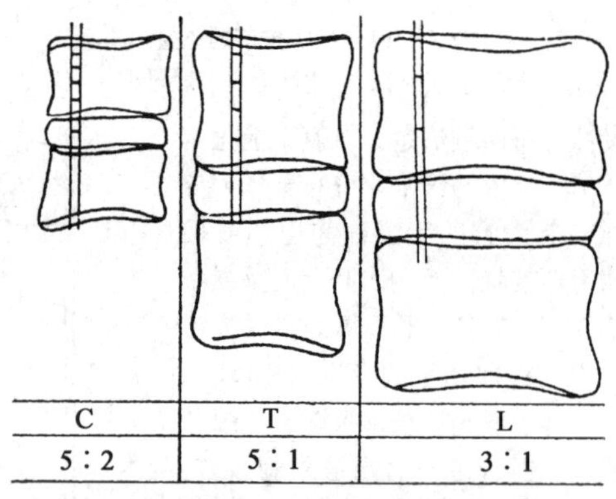

图3－163　椎间盘厚度与椎体厚度及其比值

（3）椎间盘的结构：椎间盘相当于一个微运动关节，由透明软骨板、纤维环和髓核构成。纤维环主要由致密胶原纤维及纤维组织构成，蛋白多糖的含量很低，其纤维呈向心性板层状排列，纤维和椎体呈45°角走行，相邻板层纤维走行方向呈90°角相互交叉。纤维环的这种结构可适应压力、张力及脊柱的屈曲和旋转应力。纤维环前部较厚，有较坚韧的前纵韧带紧密附着；后部较薄，较疏松地与后纵韧带附着。后纵韧带在椎管两旁较薄弱。纤维环最外层不但与前、后纵韧带相融合，且有纤维深入椎体缘的骨皮质内，因此，椎间盘十分牢固地连接2个相邻椎体，正常情况下，不可能有滑动现象。

椎间盘上下各有一薄的透明软骨板，通过一层薄的骨性终板与椎体相连。

髓核占全部椎间盘体积的 40%，在椎间盘中基本位于椎间盘的中央，但在脊柱各节段髓核的位置并不完全都在中央。把各椎体的矢径等分为 10 等份，可见颈椎髓核位于椎体前缘 4/10 与后缘的 3/10 处，占 3/10，并在运动轴的正下方；在胸椎，髓核在椎体前缘 4/10 与后缘的 3/10 处，也是占 3/10，但它在运动轴的后方；在腰椎，髓核在椎体前缘的 4/10 与在后缘的 2/10 处，占 4/10，有一较大的接触表面，它正在运动轴的上下方（图 3－164）。

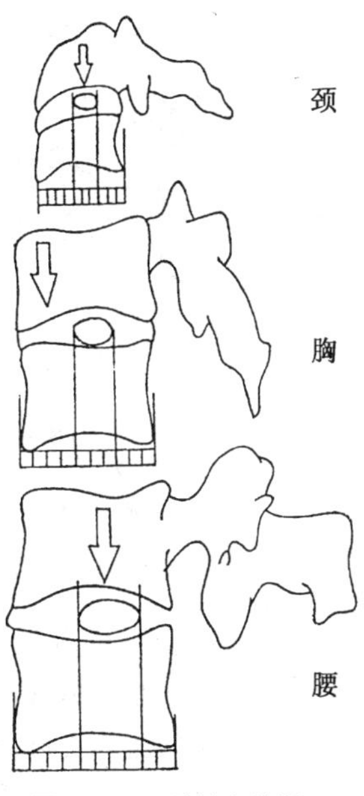

图 3－164　髓核在椎间盘中的位置

髓核是柔软的胶状物质，富有弹性，由类软骨细胞组成，含蛋白多糖与 90% 的水，基质为幼稚的胶原纤维，具有亲水性，受压可变形，因此具有流体力学的特征。髓核被胶原纤维包绕，与纤维环之间无明显界线。因此，髓核被包藏于一密闭容器之中，能按流体力学定律平均分布由椎体传来的压力。髓核内部可耐 300kg 的压力。随体位改变，椎间盘内压不同，坐位比站立位内压高 50%～90%，而平卧比站立位小 50%～60%。髓核内压力还将因脊柱的不同倾斜而改变，坐位情况下，当靠背椅的角度向后倾斜时，随着倾斜角度的增加，髓核内压力将逐渐下降。体重 70kg 人，直坐时，腰曲变平，间盘内压升高达 140kg；坐并前倾 20°角，腰椎后凸，间盘内压上升至 190kg；直立时，腰椎前凸增加，重力线靠近髓核，内压为 100kg；侧卧位下降为 70kg，仰卧位为 20kg。有人测量 L_3 椎间盘在各种体位下所承受的负荷：坐位时为 1 500kPa，站立时为 941kPa，卧位为 343.2kPa。

髓核可随脊柱的前屈、后伸运动而改变其在椎间盘中的位置。脊柱

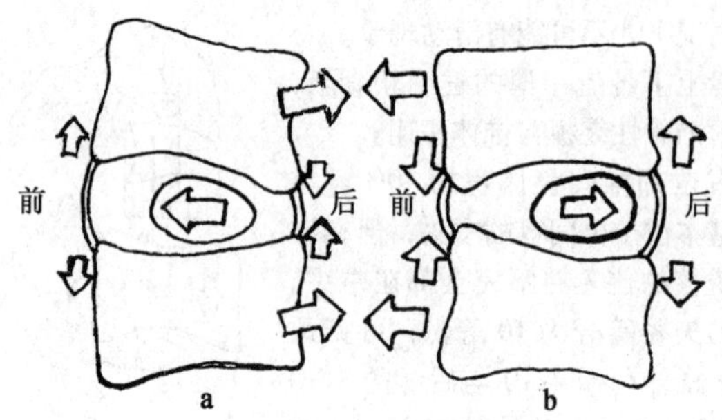

图 3－165　髓核与运动的关系

a. 腰后伸时，椎体间隙前宽后窄，髓核向前移动

b. 腰前屈时，椎体间隙前窄后宽，髓核向后移动

前屈时，髓核向后移动（图 3－165a）；脊柱后伸时，髓核向前移动（图 3－165b）。

（4）椎间盘的营养交换：椎间盘原有血液循环于 20 岁以后消失，但椎体海绵骨仍有丰富的血供，椎间盘依以下 3 种方法从其中获取营养：①淋巴液通过软骨板的弥散渗透。②髓核中黏多糖蛋白成分，使髓核保持一定渗透压，有从椎体吸取营养液的作用。③依靠椎间盘内压改变的唧筒样作用，可使椎体内液体向椎间盘中流进流出而进行营养交换。因此，腰部适当的活动锻炼，有利于椎间盘的营养交换和病变的修复。

（5）椎间盘的功能：椎间盘功能与其含水量有密切关系，而水分是靠其中黏多糖蛋白含量来稳定的。

1）由于腰间盘前缘厚度大于后缘，形成了腰椎前突的生理曲线。

2）位于椎体之间的椎间盘保证了两椎体间存在一定的距离，而不是椎体与椎体间的骨性摩擦和撞击。

3）增加了脊柱的长度，脊柱全长 1/4 是由椎间盘形成的。

4）椎间盘是椎体间主要的坚强连接装置，对维持脊柱稳定性具有重要作用，当髓核摘除后，纤维环松弛，椎间活动增加，上下关节突压力及摩擦增大时，可引起或加重其退行性变，致神经根受累，产生类似椎间盘突出的症状。

5）椎间盘相当于一个微动关节，是脊柱运动的主要结构之一。纤维环纤维的板层状结构和走行方向有利于脊柱的运动。在相邻椎骨运动中，髓核有如同滚珠的支点作用，随脊柱的屈伸而向后或向前移动。

6）椎间盘还能保护和控制脊柱的各种运动。纤维环和髓核共同阻止2个相邻脊椎间的太大活动，当垂直径传来活动力使髓核可通过减少垂直径而增大水平径来抵消一部分活动力；而在脊柱前屈时髓核向后移、后伸时向前移的活动中，纤维环的功能之一就是抵制髓核的移动。

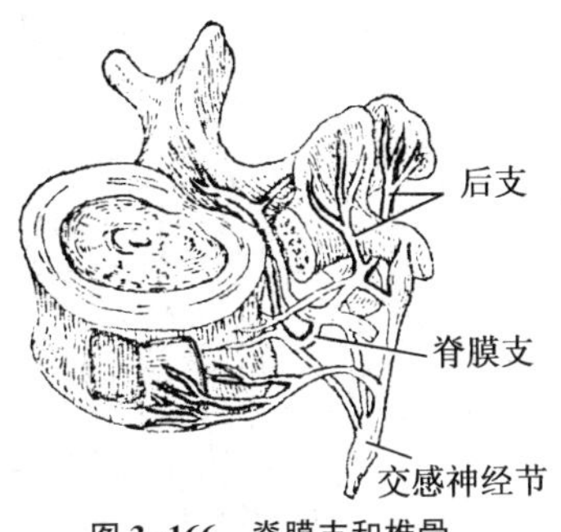

图 3-166　脊膜支和椎骨的神经分布

7）椎间盘是吸收震荡的主要结构，起“弹性垫”作用，能承受体重并将施加于脊柱的力吸收和重新分布。

8. 椎间盘与椎管的神经支配（图 3-166）　过去大多认为椎间盘没有神经支配，现在有人认为，纤维环外层和神经根对疼痛最敏感，术后3~4周，刺激上述结构时可重新出现术前的症状。越来越多的证据表明：后纵韧带完全受神经支配，有疼痛感受器的无髓鞘神经纤维末梢支配后部纤维环，甚至穿入髓核。髓核中可发现纤细的神经纤维，其中绝大部分是裸露的神经末梢，很可能是痛觉的感受器。也有人证实，窦椎神经支配后纵韧带、纤维环、硬膜外间隙的神经血管和前部的硬脊膜。窦椎神经支配同一节段的这些组织外，同时支配上下两个节段的这些组织。在椎间盘的放射性裂隙中裸露的神经纤维伴随肉芽组织而存在于椎间盘退变的这些裂隙中。这就解释了无椎间盘突出的盘性疼痛的原因。周围神经病变也可在其所支配的皮区产生感觉障碍，皮肤感觉的周围神经分布见图 3-167。

二、脊柱和脊髓的生物力学

1. 脊柱的基本生物力学功能

（1）将头和躯干的载荷传递到骨盆。

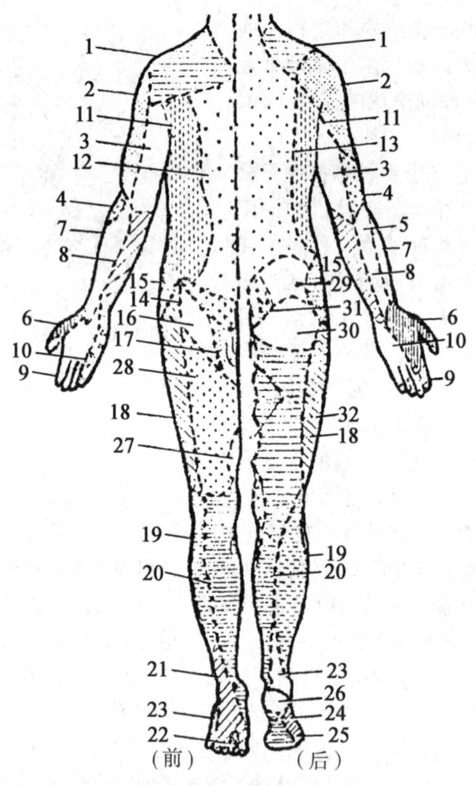

图 3－167　皮肤感觉的周围神经分布（引自 Joschko）

1. 锁骨上神经　2. 腋神经　3. 臂内侧皮神经　4. 臂后皮神经（桡神经）　5. 前臂后侧皮神经（桡神经）　6. 桡神经浅支　7. 前臂外侧皮神经（肌皮神经）　8. 前臂内侧皮神经　9. 正中神经　10. 尺神经　11. 肋间神经外侧皮支　12. 肋间神经前皮支　13. 肋间神经后皮支　14. 髂腹下神经外侧皮支　15. 髂腹下神经前皮支　16. 生殖股神经股支　17. 生殖股神经生殖支和髂腹股沟神经　18. 股外侧皮神经　19. 腓总神经（坐骨神经）　20. 隐神经（股神经）　21. 腓浅神经　22. 腓深神经　23. 腓肠神经（胫神经）　24. 足底外侧神经（胫神经）　25. 足底内侧神经（胫神经）　26. 胫神经跟骨支　27. 闭孔神经　28. 股神经前皮支　29. 臀上皮神经　30. 臀下皮神经　31. 臀中皮神经　32. 股后皮神经

（2）提供在三维空间的生理活动（沿横轴、矢状轴和纵轴的屈伸、侧弯和旋转、平移活动）。

（3）保护脊髓，脊柱由韧带和椎间盘提供内源性稳定，而肌肉给予外源性支持。

2. 脊柱的功能单位（活动节段） 由相邻的2节椎骨及共同的软组织构成，能显示与整个脊柱相似的生物力学特性的最小的功能单位（活动节段）。椎体、椎间盘和前、后纵韧带组成活动节段的前部，相应的椎弓、椎间小关节、横突、棘突和韧带构成其后部，在椎弓和椎体之间为椎管。

3. 脊柱的活动 脊柱的运动通常是多个活动节段的联合动作，包括沿横轴、矢状轴和纵轴的屈伸、侧弯、旋转和平移。限制脊柱任何部分的活动，即可增加其他部分的活动幅度。

影响脊柱活动的3个因素：①因小关节面的方向不同，不同节段的活动幅度也各不相同。②肋骨框架可限制胸段脊柱的活动。③骨盆的倾斜可增加躯干的总活动度。颈椎小关节面的方向使其能做较大幅度的屈伸、侧屈和旋转活动。下面是一组胸段和腰段功能单位活动幅度的代表数值：上胸段屈伸活动为4°，中胸段6°，下胸段（2节）12°；腰活动节段的屈伸幅度由头端至尾端进行性增加，到腰骶段可达20°。侧屈幅度为：下胸椎最大，为8°～9°；上胸段及腰段6°；腰骶段3°。旋转幅度为：$C_{1、2}$之间最大，可达47°；上胸段为9°；向尾端逐渐减少，至下腰段仅2°；但腰骶段又增至5°。

在临床上无法测定脊柱的节段活动，而只能获得数个活动节段联合动作的数值。由于个体差异太大，加之性别、年龄的影响，脊柱功能活动幅度的正常值是不存在的。脊柱屈曲的最初50°～60°主要出现在腰段，随后骨盆的倾斜，可提供进一步屈曲。由于关节面方向、棘突完全垂直和肋骨架的限制，整个胸段脊柱几乎不能屈曲。躯干侧屈活动位于胸段与腰段脊柱。胸的关节面方向允许胸段脊柱做侧屈活动，但这种活动受到肋骨架的限制。腰段旋转活动受到关节面方向的限制，故脊柱旋转活动主要存在于胸段和腰骶段。

旋转时常伴有脊柱的侧屈活动，即二者具有共轭性。在颈椎和上胸椎，侧屈时伴有的旋转，使棘突转向侧屈的凸侧；而腰段恰好相反，侧屈时棘突转向侧屈的凹侧。这种共轭性，可以解释单侧关节突脱位的原因。

4. 椎间盘 椎间盘构成脊柱整个高度的20%～30%，其主要生物力学功能为对抗压缩力，对脊柱活动也有决定性影响。健康的青年和成年早期，椎间盘较厚，其可能达到的伸屈和侧弯活动也较大。

椎间盘和后方的小关节面共同承受躯干的所有压缩载荷。椎间盘承受的压力远大于其上面的体重。在坐位时，腰椎间盘上的载荷约为躯干重量的 3 倍；而活动时还要加上动力性载荷，使椎间盘载荷达静态的 2 倍。

椎间盘耐压能力很大，在试验中，载荷增加到破坏程度时，骨骼首先受到破坏。如软骨终板破裂，则盘内物质将进入椎体，这可能是 Schmoal 结节的形成原因。椎间盘的承载方式很复杂，通常是压缩、弯曲和扭转的组合。椎间盘的机械性能与结构、作用力的方向有密切关系，其结构有利于压缩，但并不有利于对抗其他力的作用，对张力特别是扭力的耐受性能力不如压缩力。

Farfan 认为，扭转为椎间盘损伤的主要原因。试验证明，扭转可致纤维环中斜行纤维的破裂。扭力与压缩力一起作用时，首先造成纤维的破裂，然后使髓核经破损处突出。椎间盘横截面上的剪切强度（前方和侧方）约为 260MPa，足以应付一般的外力；只有在暴力很大时，才能使正常的椎间盘发生异常的移位。

椎间盘和韧带组织一样为弹性物质，具有蠕变和滞后现象。蠕变现象是指物体受载后，即使载荷不变，受力体仍将随着受载时间的延续而持续变形。脊柱畸形病人术前使用的矫正支架就是以这一性能为基础设计的。滞后现象为物体在去载后一段时间内仍能继续维持受载时功能的一种现象。人们在跳跃时，椎间盘即凭借其滞后作用继续吸收震荡的能量；载荷愈大，滞后作用也愈大，从而具有防止损伤的功能。年轻人椎间盘的滞后作用最大，腰椎的滞后作用大于胸椎。老年人的椎间盘因变性，逐步丧失了储存能量和分布应力的能力，因而抗载能力减弱。

5. 椎体 椎体的强度随年龄增长而减弱，尤其是超过 40 岁之后，椎体强度逐年减弱明显。Bell 等人确定了椎体强度与骨组织的关系，椎体的骨组织减少 25% 时，其强度减弱 50%。

在生理状态下，椎体承受大部分载荷，这种载荷从椎体上方的软骨终板，经过椎体的外壳皮质骨或中部的松质骨而传递到下方的软骨终板。椎体两种成分对压缩载荷的承受比例，在40岁以下时，皮质骨占45%，松质骨为55%；40岁以后，皮质骨承担65%，松质骨为35%。

将一个装满水而封口的底径大于高度的铁皮罐加热，由于水变为蒸汽而在罐内出现向外的压力。工程力学分析，罐壁的应力远低于罐顶和罐底；后者因而外凸，罐壁则保持完好。这个实验显示了软骨终板的受力和损伤机制。

6. 后部结构 对脊柱活动起控制作用。脊柱各节段的关节面方向，相对于横截面和冠状面而发生变化。$C_{1、2}$关节面方向与横截面平行，故在$C_{1、2}$之间有充分的旋转活动。其余颈椎的关节面方向与横截面呈45°角，与冠状面平行，因此允许做屈伸、侧屈和旋转活动。胸段脊柱的关节面与横截面呈60°角，与冠状面呈20°角，可做侧屈、旋转和一定的屈伸活动，但受到肋骨架的限制。腰段关节面与横截面呈90°角，与冠状面呈45°角，允许做屈伸和侧屈活动，但几乎不能做旋转活动。腰骶关节与腰椎间关节不同，允许做一些旋转活动。

近年来的研究表明：关节突关节的承载功能不容忽视，载荷在椎间盘与关节突关节面之间的分配因姿势体位而有不同变化。关节面承载0～33%的负荷。脊柱在过伸位时，关节面的承载功能特别明显。椎间关节和椎弓还具有重要的抗剪切力功能。在椎弓根不连或关节突损伤时，椎体有向前移位的危险。

横突和棘突是脊柱肌肉附着部位，这些肌肉的活动可引起脊柱运动并提供脊柱的外源性稳定。

7. 肋骨框架 对于脊柱来说，肋骨框架具有3种生物力学功能：①使脊柱在前方和侧方免受打击。②肋椎关节及其周围韧带的存在，加强了脊柱对称位的抵抗能力和能量吸收能力。③更重要的力学功能为明显增加了惯性矩，使胸段脊柱对抗旋转力的能力大大加强。

肋骨架的存在，使正常脊柱的轴向刚度增加了40%。但在脊柱侧凸时，肋骨架对抗牵张能力减弱。做头盆牵引时，侧凸病人的T_{12}、L_4间隙（模型）增宽度为正常的2.6倍。

8. 脊柱的韧带 多数由胶原纤维组成，承担着脊柱的大部分张力载荷。除黄韧带以外，脊柱韧带的延伸率均极低，故可与椎间盘一起，提供脊柱的内源性稳定。韧带的黏弹性使其能控制脊柱活动于生理限度之内，既允许充分的活动，又能保持姿势位置，并使维持姿势的能量消耗降低至最低程度，还能吸收能量以保护脊髓。上述有利的生理功能特别是能量吸收，随年龄的增长而逐渐减退。

纵向连接椎弓的黄韧带含弹性纤维的百分比很高，其弹性使其在脊柱伸展时缩短，屈曲时延长，并保持恒定的张力。由于黄韧带与椎间盘活动中心有一定的距离，故黄韧带的张力可使椎间盘内出现持续的静止应力，或称预应力，亦即椎间盘内始终存在着一定的内压；腰椎间盘不承担负载时，具有 100kPa 的内压力。这种预应力有利于脊柱的稳定，为脊柱提供了内源性支持。这种预应力由黄韧带的拉力产生。年轻人早晚身高平均可增加 1. 1cm，超过 70 岁的人，变化很小。宇航员从太空返回地球，身高可增加 5cm。

9. 肌肉　剥去肌肉的脊柱为一不稳定结构。肌肉为保持姿势的必要条件。神经和肌肉的协同作用产生脊柱的活动，主动肌引发和进行活动，而拮抗肌通常是控制和调节活动。

三、腰椎间盘突出的病理进程

1. 病理变化的进程　髓核位于椎间盘中央，在下腰椎则较偏向后方。髓核被挤压，纤维环后方破裂，髓核从破裂处向后方疝出至后纵韧带前或穿破后纵韧带进入椎管，是椎间盘突出的主要病理变化。

人在 30 岁左右，纤维环发育中止，变性开始，弹性与韧性减低。各板层间纤维相互摩擦，致纤维变粗、透明变性，最后导致纤维破裂，出现许多向心性小裂口和空隙。裂缝一般发生在后外侧，这是因为人在生活中做腰前屈动作远多于后伸活动。腰前屈时，纤维环后部拉伸力较前部大，因此退变发生又早又重，裂隙也多。加之腰前屈时髓核向后移动挤压，使髓核就有可能挤入裂隙中。髓核挤入小裂隙中不仅影响纤维环修复，并且在活动中髓核不断地挤向裂隙中使裂隙不断增大，直至破入椎管内。在这过程中，任何腰部损伤或不妥当活动，都可加大裂隙宽度，加速髓核向椎管内突出的进程。

胸椎椎管狭窄及椎间盘突出较少见，这是由于胸椎生理后凸曲线的支重点主要落在椎体及椎间盘的前部及外侧部，其退变性骨质增生也主要见于椎体前外侧，后侧则不多见。因此，椎体后缘骨质增生所致的胸椎椎管狭窄，远比颈、腰椎少见。又由于胸神经根支配的皮肤感觉区不像颈腰神经丛分布得那么清楚，故其临床症状也不易明确而易于疏漏，以致延误诊断。

胸椎椎管狭窄及椎间盘突出的病理改变主要来自椎骨退变增厚的椎板、关节突与黄韧带，椎板间隙缩小，使本来就细小的胸椎椎管更加狭小，脊髓受压。一般以胸中下段多见，也有高位至上胸段的。此外，胸椎关节突关节肥大、肋椎关节增生改变等，也是构成“狭窄”的另一病因。病人往往有双下肢无力、发紧感、步态不稳，躯干皮肤感觉减退平面不一致、双侧不对称，肌力下降，下肢腱反射亢进，病理反射阳性，括约肌功能轻度障碍或正常。经脊柱椎管造影、CT等影像学检查，即可得出诊断。诊断过程中应与脊髓肿瘤、蛛网膜炎、胸椎椎间盘突出等相鉴别。

2. 椎管内软组织病变　是腰椎间盘突出症的主要病理变化。

既然腰椎间盘突出不一定都产生症状，那么产生症状的原因在哪里？作者认为原因就是椎管内软组织病变。只有腰椎间盘突出合并椎管内软组织病变时才会产生症状。椎管内软组织病变包括急慢性创伤、过敏性或免疫性炎症和软组织的退行性改变。前者可引起椎管内无菌性炎症，后者可引起组织肥厚肿大，造成椎管容积减小。椎管内软组织包括黄韧带、硬膜囊、蛛网膜及神经根周围脂肪结缔组织、后纵韧带、关节突关节囊、神经根袖及椎间盘突出于椎管内部分等。黄韧带肥厚或钙化，硬膜囊及神经根周围脂肪纤维间质增多，结缔组织的堆积和变性，后纵韧带的肥厚、钙化，关节囊的增大肥厚，椎间盘突出部分的钙化等，都会造成腰椎间盘突出病人的椎管容量的进一步减小，使原来并不受压者此时产生了对神经压迫，或使原来压迫不重者此时产生了明显压迫，继之而产生了疼痛症状。由此才能解释为什么腰硬膜外腔注射等并不针对突出物进行治疗的措施也会收效，也能解释腰椎间盘突出症病人经非手术治疗措施治愈后，在劳累或发热、感冒之后又再次复发的原因。

四、腰椎间盘突出症引起症状的机制

1. 机械压迫学说 与肢体周围神经比较，肢体周围神经的外膜有很好的抗拉力，在神经外膜周围有大量的疏松结缔组织。神经根只有薄弱的神经内膜和束膜，保护结构较薄弱，对压力、张力的适应性很差。脊神经根受压的病理生理反应不仅决定于应力（压力、张力）的大小，也决定于应力作用于神经根的方式。例如，对脊神经根的直接压迫大于同样压力的间接压迫；椎管狭窄症对马尾和神经根的作用是通过影响其周围的血液循环来实现的，是间接压迫，而椎间盘突出是对神经根的直接压迫，使神经根产生变形、移位和神经内压增高。由于压力对神经根或硬膜囊周围感觉神经纤维的直接刺激而产生了疼痛症状。此外，腰椎间盘突出症病人多有椎间隙变窄、脊椎小关节松动，上下关节突常会产生错位，有时还会发生滑膜嵌顿。而小关节囊滑膜含丰富的感觉神经纤维，这些机械性刺激也常会引起剧烈的腰痛症状。

2. 化学刺激学说 Macnab 在给病人椎板减压之后，放置 2 根导尿管，一根放于病变部位神经根出口处，一根放在病变上一节段的正常神经根出口处，病人清醒后，使 2 根导尿管分别膨胀起来，病变部位导尿管诱发下肢疼痛，而非病变部位只引起下肢麻木而无疼痛，这些用单纯机械压迫就很难解释，因而提出化学性神经炎学说。脊神经根与肢体周围神经有显著不同，脊神经的神经外膜组织极不发达，神经内膜、神经束膜也非常薄弱，无化学屏障功能，因而易受周围刺激而产生化学神经炎。髓核内所含烯糖蛋白对神经根有强烈的化学刺激性，突出髓核在神经根周围弥散性刺激，因而产生了化学性神经炎。炎症又诱使神经根周围血管通透性改变，大量释放组胺和 5 - HT（血清素）、化学性刺激原，使神经根炎症加重，形成了恶性循环。Holt 在尸体研究中发现：椎间盘正常者，邻近的神经组织 92% 正常；而椎间盘有退变者，其邻近神经 60% 显示有神经内膜炎。Linclah 和 Rexeol 证明：在腰椎间盘突出症手术时做神经根活检，78% 有神经内膜炎。

3. 自身免疫学说 髓核组织是体内最大的无血管的几乎封闭的结缔组织，在正常情况时是排除在机体免疫机制之外的。髓核突破纤维环或后纵韧带包围之后，在修复过程中新生血管长入髓核组织内，髓核内的糖蛋白和B蛋白便成为抗原。机体在这种持续抗原的刺激下产生免疫反应，免疫性炎症对感觉神经的刺激而产生了疼痛症状。

以上机械压迫、化学刺激、自身免疫均会引起神经根或硬膜囊周围的无菌性炎症。粘连是炎症反应的后果之一，因此，无菌性炎症反应是发病的共同的病理基础，突出髓核的持续性压迫只是引起神经根周围软组织无菌性炎症的因素之一，并不是唯一因素，在治疗时应予注意。

五、椎间盘突出症的命名和分类

有关椎间盘突出的描述很多，有称之为腰椎间盘疝（herniated disc）、腰椎间盘滑出（slipped disc）、椎间盘挤出（extraded disc）、椎间盘破裂（ruptured disc）、椎间盘失张（soft disc）、椎间盘坏死（sequestraed disc）等。

陶甫把腰椎间盘突出分为成熟型（纤维环完全破裂）、中间型、幼弱型（纤维环部分破裂）。根据病理变化进程又分为可逆性和不可逆性两类。所谓可逆性，其症状时好时坏、时重时轻，认为是突出物可大可小可无之故。所谓不可逆性，一般治疗症状不能缓解而必须手术，陶甫把中央型椎间盘突出和成熟型归为此类。

Macnab依照髓核突出情况分为：①突出型（prolapsed Intervertebral disc，简称PID），椎间盘髓核疝出程度较轻，被膜厚实。②被膜下型（extruded intervertebrad disc，简称EID），突出物被膜较薄，可隐约看见被膜下的白色髓核组织。③破裂游离型（sequestraed intervertebral disc，简称SID），后纵韧带及被膜已破裂，髓核及软骨碎片进入椎管内，在游离状态下压迫硬膜囊和神经根。

按照突出部位，把椎间盘突出可分为：①髓核向椎体松质骨内突出，形成许莫结节（Schmorl node）。②向椎体侧方突出的外侧型（abdullah），称之为极外侧椎间盘突出（extreme latera lumbar disc herniation）。③向后部中央突出的中央型。④向后部两侧突出的侧位型，本型又分为只向一侧突出的单侧型，两侧均突出的双侧型。⑤相邻或不相邻椎间隙同时发生多处突出的多突型。在本组分类中，前两型一般不产生症状，但也见有报道L_5神经根在其从椎间孔出来后即被嵌压在外侧型突出物之中的。

作者认为以下分类法既简便又适合于临床需要，即把腰椎间盘突出分为腰椎间盘膨出（bulging disc）、腰椎间盘突出（protruded disc）、腰椎间盘脱出（prolapsed disc）（图 3－168）。

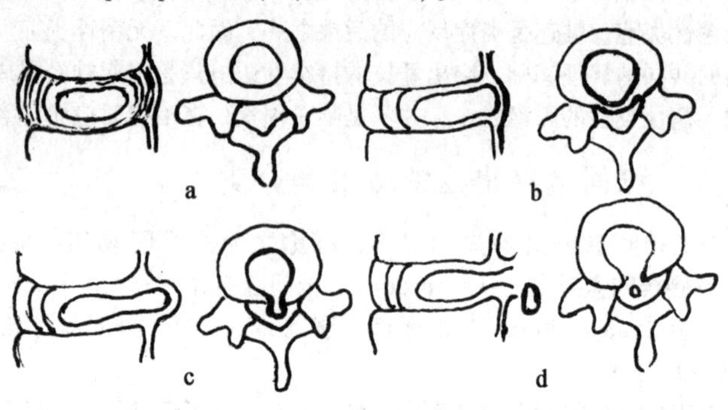

图 3－168　腰椎间盘突出的分类

a. 正常　b. 椎间盘膨出　c. 椎间盘突出　d. 椎间盘脱出

1. 腰椎间盘膨出　突出物常有薄的外层纤维环包裹，后纵韧带通常未穿破，膨入椎管内最大距离不超过 3mm。

2. 腰椎间盘突出　突出物高度超过3mm，从纤维破裂口突入椎管，有的表面覆有后纵韧带，手术发现的是一个明显的圆形凸出，切开后纵韧带被膜，突出的髓核常会自动地从切口中挤出；有的突出物已穿破后纵韧带，手术中不用切开被膜就可从神经周围摘除突出的髓核组织。

3. 腰椎间盘脱出　突出物穿破纤维环外层，脱离椎间盘本体，可游离于上一椎体或下一椎体后侧；也可突破后纵韧带游离于神经根周围或硬膜囊前侧，偶尔可破入硬膜囊内压迫脊髓。游离的突出物可成为纤维化或钙化的髓核组织或椎间盘碎片。形状可大可小，小者如米粒，大者可达 20mm。周立平报道 1 例突入物游离至椎管后方，造成双小腿无力，不能行走，平卧时双下肢不能伸直。手术时见 L_5 硬膜囊后外方有一扁平椭圆形退化的髓核组织。

腰椎间盘膨出大多不会引起压迫症状，但在椎管处于狭窄的临界状态时，膨出的椎间盘也可引起症状。因此，需要强调的是：椎间盘突出不一定都产生症状，而椎间盘膨出不一定都不引起症状。

六、腰椎间盘突出症的症状

腰椎间盘突出症的症状多种多样，包括所有种类的腰痛症状，认为是椎体周围的无菌性炎症刺激了椎体周围的交感神经和感觉神经所致。腰椎间盘突出症常有椎间隙变窄的变化，可引起腰椎小关节错位和关节囊的损害，关节囊中感觉神经末梢受刺激而引起了腰深部疼痛。腰椎间盘突出症病人常有腰骶部疼痛症状，疼痛较深在，疼痛可轻可重。轻的久坐后才产生症状；重者痛不可忍，卧床不起，稍动就痛，翻身也极为困难。

卧床休息后腰痛症状逐渐减轻或消失，但有的病人数日或数周后出现下肢症状。一般 1/6~1/5 病人只有腰痛症状而不出现下肢症状，也有只有下肢症状而无腰痛症状的。腿痛症状的程度差异很大，如有的早期就出现了小腿和足部麻木不适；有的一开始就是一侧下肢疼痛并伴有麻困症状；有的只有下肢的困胀症状；也有的开始是一侧下肢症状，不久出现另一侧症状，一侧重一侧轻或原来的一侧症状消失。上部腰椎间盘突出症多表现为股前侧的股神经痛症状，下部腰椎间盘突出症多表现为股后侧的坐骨神经痛症状。有的病人先有腰痛后出现下肢症状，或两者同时存在；也有出现下肢症状后腰痛症状减轻或消失。

下肢症状常与走、站有关。有的病人久站、远行后才出现症状，有的病人表现为持续性痛麻，走站后症状增重。症状重者影响行走活动，严重者下肢瘫痪。

典型的腰椎间盘突出症病人，不同的神经根受累，所呈现的临床表现见表 3-14。

齐继峰报道，S_1 神经根受压使跟腱反射减弱，在俯卧位容易检出，坐位次之，仰卧和跪位检查不灵敏。

表 3-14　腰椎间盘突出时、不同神经根受损的临床表现

椎间盘水平	$L_{3\sim4}$	$L_{4\sim5}$	$L_5\sim S_1$
受损神经根	L_4	L_5	S_1
压痛点	L_3 棘突旁	L_4 棘突旁	L_5 棘突旁
疼痛放射区	大腿前外侧、膝及小腿内侧	沿坐骨神经及其腓支至小腿前外侧，常波及蹞趾	沿坐骨神经及其胫支至小腿后侧并波及足跟和外侧三足趾

续表

感觉障碍区	大腿前外侧、膝及小腿前内侧	小腿前外侧，足和第一、第二、第三趾背侧	小腿后外侧、足外缘及第四、第五趾背
运动障碍	伸膝、收髋可轻度无力	踇趾，有时全部足趾背屈无力	第二至第五趾，有时踝和踇趾跖屈无力
反射改变	膝腱反射减弱，跟腱反射正常	膝腱、跟腱反射一般均正常，有时因 $L_{4,5}$ 和 $L_{3,4}$ 之间常存交通支使 $L_{4,5}$ 绝变，膝腱反射也显示减弱	膝腱反射正常，跟腱反射减弱或消失

七、腰椎间盘突出症的体征与诊断

1. 体征

(1) 90%以上病人都显示有轻重不等的功能性脊柱侧弯，多数病人固定在一个方向，少数时左时右，因此，大多病人都有特殊的强迫体位表现，如病人生理前弓消失，腰椎凸向患侧（躯干向健侧弯），痛侧骨盆倾斜（患侧骨盆高、健侧骨盆低）。这是为了减少神经根受压和紧张，减轻疼痛所致，对腰椎间盘突出症的诊断有一定帮助。腰椎间盘突出症的这种侧凸，仅指病变节段而言，上腰段及胸脊柱的侧凸（即“S”形的上面弯曲部分）系代偿性改变。腰椎间盘突出症的这种状态，Sicard 曾认为同侧侧凸主要可使椎间孔增大，以减轻神经根的受压状态。但近年来常认为与神经根和突出物位置有关（图 3-169），突出物在神经根肩部（外上方）者占多数（陶甫分析占 94%，林安侠报道占 72%），此时体态出现上述改变；而突出物在神经根腋部（下内方）时，出现的侧弯变化则相反；如突出物在神经根前侧，可滑至内侧或外侧，其侧弯呈两侧交替变换。

(2) 压痛点检查对病变定位有一定意义。小腿肚压痛，提示 S_1 病变存在；胫骨前侧间隙压痛，提示 L_5 病变；股四头肌压痛，提示 L_4 神

侧，其侧弯呈两侧交替变换。

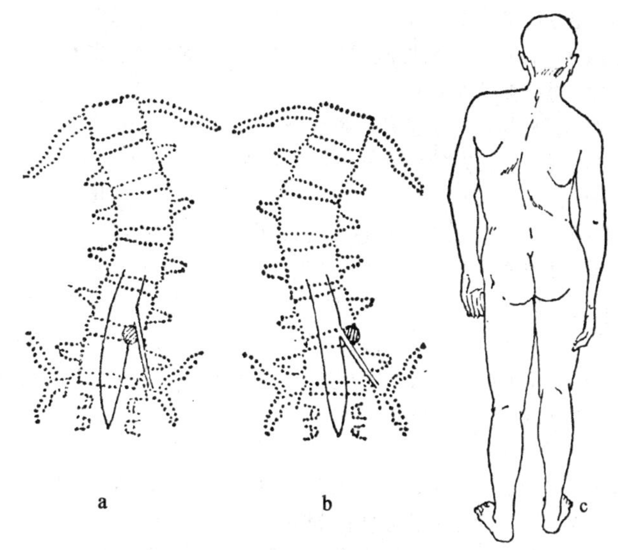

图 3－169　脊柱侧突与椎间盘突出的关系

a. 突出的髓核位于神经根的内侧，下腰椎凸向对侧　b. 突出的髓核位于神经根的外侧，下腰椎凸向同侧　c. 右侧坐骨神经痛的脊柱侧凸

（2）压痛点检查对病变定位有一定意义。小腿肚压痛，提示 S_1 病变存在；胫骨前侧间隙压痛，提示 L_5 病变；股四头肌压痛，提示 L_4 神经根受累。椎管内病变有时在坐骨大孔内上缘、骶髂关节部位及坐骨神经的径路上可寻及到压痛点，但这些压痛点无定位意义。病变相应节段的棘突用叩诊锤或拳叩击时如有放射性叩击痛，常提示相应节段椎管内病变存在。脊髓肿瘤或脊柱结核时，也在病变节段的棘突常有叩击痛存在。由棘突向外 1.5～2cm 处如有放射性压痛，对相应节段神经根的病变存在有一定诊断意义。髂后上棘和髂嵴的后内缘，骶髂关节上方为 L_5 棘突旁部位，在此处有放射性压痛，提示 L_5 神经根病变存在。有时，腰臀部找不到压痛点，症状及其他体征均不典型，也要考虑是由腰椎间盘突出症引起的腰腿痛的可能。

（3）腰椎间盘突出症病人常伴有下肢的感觉障碍，最早出现的是触觉改变，接着是痛觉的改变。初期敏感，久者感觉迟钝或消失。皮肤的感觉区常不是单一脊神经支配的，每个部位都有重复支配，因此，皮肤感觉障碍检查只供定位参考。

（4）腰椎间盘突出部位不同，对下肢腱反射出现不同的影响，病久者常出现支配肌肉的无力和萎缩。腰椎间盘突出症出现运动障碍较少，病程长、病情重者，有时会出现部分运动障碍。上腰部突出，常会影响股神经，出现股四头肌肌力减退，病久者股四头肌萎缩；下腰部突出，常致坐骨神经受累，出现腓肠肌张力下降，踇伸肌肌力减退，病久者常有足背伸肌群明显萎缩，使胫骨前嵴明显突出。L_5 神经支配的足踇长伸肌无力甚至瘫痪是较常见的体征，有报道占 $L_{4、5}$突出的76.2%。

腰椎间盘突出症病人，依其受累的神经根不同，可产生相应支配肌肉与分布皮节的障碍（图3－170）。

2. 各种试验

（1）屈颈试验：头被动前屈时硬膜囊向头侧移动而牵扯硬膜，神经根也被牵张，引起受累侧的下肢疼痛。

（2）压颈静脉试验：检查者用双手同时压迫两侧的颈静脉（同腰穿时做奎氏试验），使脑压及椎管内压力突然升高而冲动神经根。如引起腰腿痛放射痛为阳性。示神经根性病变。

（3）增加腹压试验：令病人做咳嗽或用力闭气动作，使腹压以致椎管内压力突然增加而冲击神经根。出现腰腿放射痛麻为阳性，示神经根病变。

（4）腹部加垫试验阳性：按压病变间隙的棘突或椎板部位向下肢传射的痛麻于腹下加垫后减轻而胸下加垫后增重，也为腰椎内病变的体征。

（5）直腿抬举试验（laseque test）：0°～30°时，神经根在椎管内无移动，此时受限为腘绳肌痉挛所致；30°～90°时，$L_{2、3}$神经根无移动，L_4 移动0～2mm，L_5 移动3～5mm。故此试验时，对下腰椎的突出诊断有意义，阴性不能排除 $L_{3、4}$以上的椎间盘突出。

（6）改进的直腿抬高试验：病人坐于床边，两小腿自然下垂，髋、膝关节屈曲90°，检查时仅将患侧小腿伸直，引起痛麻状者为阳性，这种检查比较自然。

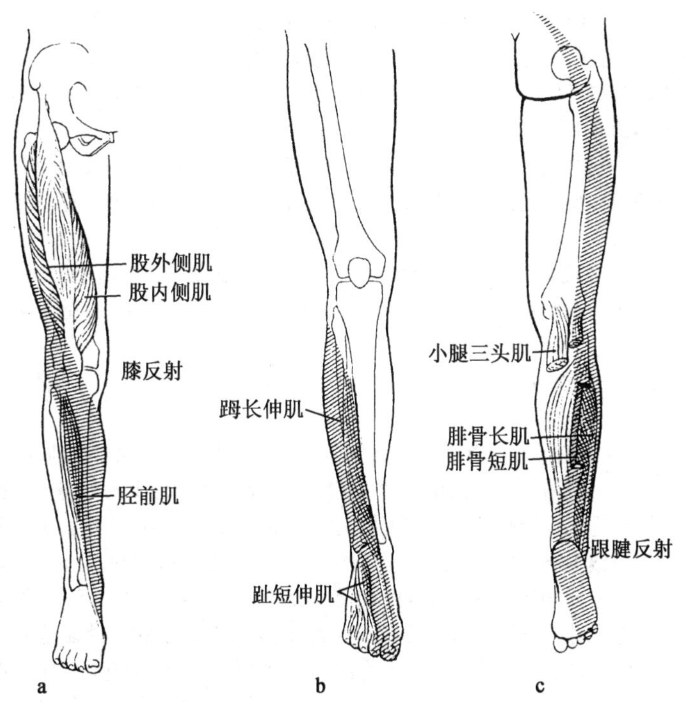

图 3－170　腰椎间盘突出神经根与支配肌肉及皮区障碍关系

a. L_4　b. L_5　c. S_1

（7）内收内旋髋试验：坐骨神经在下肢内收时牵张较紧，外展时稍松弛，故一般内收时痛重。病人仰卧位，两下肢伸直。将患侧下肢稍抬起，然后用大力将大腿内收、内旋，或先屈膝，再内收、内旋髋，以使腰骶神经受到牵拉。产生放射性痛麻者为阳性，对腰椎间盘突出症的诊断有一定帮助。

（8）股神经牵张试验：

1）跟臀试验（图 1－53）：俯卧位，一侧膝关节完全屈曲，正常时足跟可接近同侧臀部，而 $L_{2、3}$ 神经根发生病变时，此时随着牵张力的提高而感到腹沟部位和大腿前方疼痛，为阳性。

2）直腿伸髋试验（图1－54）：俯卧位，双下肢伸直。检查者一手托住患侧膝部，另一手按住骶髂关节部位或托足背，用力将下肢向上抬起使髋关节后伸，若出现腰及股前侧放射痛，则为阳性。对上腰椎间盘突出的诊断有一定帮助。

3）展髋试验：病人健侧卧位，两下肢伸直。将患侧下肢抬起使髋关节外展，如大腿前侧痛为阳性。对上腰椎间盘突出的诊断有一定价值。

（9）弯腰试验：当弯腰90°时，$L_{2、3}$神经根移动最大，L_4移动最小，L_5、S_1无移动，所以弯腰试验对$L_{2、3}$和$L_{3、4}$的上腰部突出诊断意义较大。

以上检查时对腰椎间盘突出症的诊断与定位的参考作用归纳于表3－14中。

（10）椎间盘突出平面与神经根关系：在腰段，每个椎间盘同时与本节和下一节两个神经根相接触，稍偏内是下一节神经根的近端，稍偏外为即将进入椎间孔的同节神经的远端。由于腰段的后纵韧带较窄，髓核大多稍偏内侧突出，因此，压迫的是下节的神经根。所以，$L_{3、4}$椎间盘突出压迫L_4神经根；$L_{4、5}$椎间盘突出压迫L_5神经根；L_5、S_1椎间盘突出压迫S_1神经根。少数稍偏外侧的突出，可在近椎间孔处压迫同节段的神经根，而个别较大的突出物甚至可突入椎间孔内压迫同节段的神经节与脊神经。突出物在一个平面上同时压迫上下两节段的神经根比较少见。中央型椎间盘突出往往使马尾受累，突出物主要压迫两侧的下骶部（$S_{3\sim5}$）神经根；若在$L_{1\sim2}$之间，则是压迫的脊髓圆锥。

3. X线检查　正位片见侧弯多由突出间隙为中心，脊柱向健侧倾斜，向患侧凸弯，突出间隙（患侧）较宽（图3－168c）。侧位片示腰椎前凸减少或消失，甚至后凸，突出间隙后方较宽。病久椎间隙变窄，椎体相对边缘有硬化和凹陷不整表现，小关节退行性变，上下关节交错，下位椎骨的上关节突尖端插入隐窝，神经孔变小，小关节面边缘有骨质增生、硬化。

4. 腰椎穿刺检查　对可疑有脊髓肿瘤、粘连性脊髓蛛网膜炎、后正中型椎间盘突出或其他一些椎管内病变者，均须进行腰椎穿刺以测定脑脊液压力和蛛网膜下腔通畅情况，并留取少量的脑脊液供分析化验。

穿刺时，病者常取侧卧位（偶为坐位），双膝、髋关节尽量屈曲，头颈前倾，使腰部后弓以求进针顺利。一般多由 L_2 以下棘突间隙进针。两侧髂嵴最高点连线与棘突中线的交叉点，即相当于 $L_{4、5}$ 棘突间隙或 L_4 棘突的部位，可借此作为穿刺点的表面标志。刺入蛛网膜下腔后，当有脑脊液从针内流出，应随即将针芯插入并准备测压。在测量脑脊液压力前，务必嘱病人将头颈部及双下肢徐徐伸开，全身放松；测压后，留取 2～5ml 脑脊液做分析化验。

（1）脑脊液动力学检查：正常人于卧位时脑脊液的压力为 0.8～1.8（坐位时 2.5～3.0）kPa，随呼吸运动有少许波动，其幅度一般不超过 98Pa。为检查蛛网膜下腔的通畅情况，临床上常采用下述 2 种脑脊液动力学试验方法以帮助测定。

1）压颈试验（Quecken 试验）：刺入脊髓蛛网膜下腔，接上测压管并测量初压后，以两手食指、中指和环指同时压迫两侧颈静脉10～20s，在蛛网膜下腔通畅的正常情况下，因颅内静脉压升高，脑脊液回流受阻，故脑脊液压力迅速上升至最高点（可达 3.9～4.9kPa）；解除压迫后，则脑脊液压力迅速下降，15s 左右当恢复至初压水平。在穿刺部位以上的蛛网膜下腔完全梗阻时，初压低，压颈后脑脊液压力不上升。部分梗阻时，初压稍低或正常，加压或去压时脑脊液压力上升与下降均较缓慢，或呈跳跃式上升，或上升虽快但下降慢，或下降很少而不能回至初压水平。

2）压腹试验（Stookey 试验）：用手掌或拳头压迫脐周围 20s，因腹腔大静脉及椎静脉丛压力增高，使椎管内脑脊液回流受阻，故脑脊液压力亦随之迅速上升，可达 2.5～3.0kPa，解除压迫后，则压力迅速下降。若上胸段和颈段椎管腔完全梗阻，则压腹后脑脊液压力迅速上升很高，有时甚至可高出正常情况压颈时的脑压；若梗阻发生于下胸段或腰段时，则压力上升很小或不上升，即梗阻平面越接近腰穿的部位，压腹时脑压上升则越小。借此试验可帮助判断椎管腔梗阻平面的大致部位。

（2）脑脊液实验室检查：经腰穿所取出的正常脑脊液无色透明，内含蛋白量 150～450mg/L，石炭酸试验（Pandy 试验）呈阴性反应。在成人的脑脊液中，细胞数为（0～5）$\times 10^6$/L，大多数是淋巴细胞，不含红细胞，葡萄糖含量为 2.5～4.5mmol/L，氯化物为 120～132mmol/L。

在椎管内肿瘤等非炎症性脊髓压迫症时，脑脊液内蛋白含量增高，可达1～5g/L以上，甚至可呈黄色脑脊液，久置后凝固，但细胞数一般不增多，即所谓“蛋白－细胞分离现象”。脊髓蛛网膜炎或脊髓炎等椎管内炎症性病变，往往可伴有不同程度的蛋白量和细胞数均增高的现象，尤其是在炎症的急性期，细胞数的增多更为明显。此外，在某些椎间盘源性脊神经根病时，脑脊液内的蛋白含量亦可有轻度的增高现象，但对临床诊断的意义不大。

5. 诊断

（1）通过详细询问病史和各种检查，大多腰椎间盘突出症病人就可获得明确诊断。对少数不能明确诊断的病人，可进一步做椎管造影、CT、MRI等检查以帮助本病诊断和定位。有报道脊髓造影与CT联合（CTM）可进一步提高诊断率（达95%）。

一定要避免草草询问几句病史，不做体检，就叫病人做CT、MRI等检查。把仪器的检查结果作为诊断的唯一依据，常会造成诊断上的失误而延误治疗。一定要牢记：再先进的仪器检查，其结论只能作为临床诊断的参考。

（2）腰椎间盘突出不等于腰椎间盘突出症：

1）一些病人采用推拿、牵引等非手术治疗后症状明显减轻或消失者，再做椎管造影、CT或MRI复查，发现大多突出物依然存在且有更甚者。

2）某些行开窗式髓核摘除术或经皮穿吸髓核术的病人，虽然髓核不存在了，但病人仍有症状。

3）采用Omnipaque等碘水造影剂行腰椎管造影786例，造影证实压迹确实存在，但有12例经造影后症状就获明显减轻或消失，未再进行其他处理。分析原因，可能此时造影剂作为一种扩容剂注入后松解了椎管内神经周围粘连，改善了椎管内病变局部的血液循环所致。

4）腰椎间盘突出症病人使用硬膜外腔注射大多可收到很好效果，这种治疗本身并没有波及突出的椎间盘组织。

5）27例造影证实，有压迹病人，因其同时腰臀部软组织病变十分明显，做了椎管外腰臀部软组织松解术后症状已获明显改善或消失，未再施行椎管内手术。

6）Macnab 提出脊髓造影约 5% 在 $L_{4、5}$发现有充盈缺损而病人并没症状；陆一农指出，因其他原因做脊髓造影时，发现有突出者达 30%之多，但并无症状。以上这些证实，腰椎间盘突出并不一定都引起症状，当病人有症状时才称之为腰椎间盘突出症。因此，腰椎间盘突出并不等于腰椎间盘突出症。

（3）腰椎间盘突出症合并椎管狭窄时的诊断问题：腰椎间盘突出症合并腰椎管狭窄者国内报道占 25.4% ~74%。作者自 1978 年以来共施行椎管手术 636 例，经随访和有完整资料的 246 例进行了分析统计，单纯腰椎间盘突出症者 59 例，占 23.98%；单纯腰椎管狭窄者 54 例，占 21.95%；腰椎间盘突出、腰椎管狭窄并存者 133 例，占 54.06%。总数 192 例的腰椎间盘突出症中，合并腰椎管狭窄有 133 例，占 69.27%。因此，一发现有椎间盘突出就诊断为椎间盘突出症显然是不合适的。但两者同时存在时，作者认为以下情况有利于鉴别：

1）腰椎间盘突出症在 20 ~40 岁发病率较高，腰椎管狭窄症在40 ~60 岁发病率高。两者同时存在时，40 岁以上者腰椎管狭窄多为椎管内主要病理现象。

2）病人仅有间歇性跛行症状，在久站远行时才出现腰腿痛麻症状或使原症状加重者，多为腰椎管狭窄所致。

3）病人出现的下肢痛麻症状，腰椎管狭窄病人很少会于咳嗽、打喷嚏等腹压增高时加重。

4）有的病人症状很重，但检查时腰椎管狭窄症病人很少或查不出阳性体征，甚至直腿抬举试验也可为阴性。

5）X 线、CT、MRI 或手术中发现虽有腰椎间盘膨出或突出，但同时又发现有椎管明显的骨性或（和）软组织性狭窄因素存在，此时腰间盘变化是脊椎诸多退行性病变的形式之一，腰椎间盘突出是在其他因素形成椎管狭窄基础上，使椎管容积进一步减少才产生对神经卡压而发生症状的。中老年椎管组织多有退行性病变，在此基础上，椎间盘轻微膨出就可能使临界容积状态的椎管产生对神经压迫而产生症状。此时椎间盘病变是次要因素而椎管内其他组织的退行性病变是产生症状的重要因素。因此，此时不能诊断为腰椎间盘突出症而应诊断为腰椎管狭窄症。

6）腰椎管狭窄症较腰椎间盘突出症单根受压的症状较轻，神经根受激惹的症状较轻，休息后疼痛缓解，常无神经功能缺失体征，也不像腰椎间盘突出症那样常有急性损伤史。

7）$L_{1\sim4}$神经根从硬膜囊分出后较水平地沿同序数的椎弓根内面下行，经椎间孔穿出，一般不经过椎间盘。因此，有 $L_{1\sim4}$神经根受压症状时，多为狭窄所致。然而 L_5 神经根自 L_4 椎体下缘离开硬脊膜囊后向下、向外呈45°下降，跨过 $L_{4、5}$间隙的椎间盘，经侧隐窝从 L_5 椎弓根下缘穿出。S_1 神经根从 L_5 椎弓根下缘由硬脊膜囊发出向下向外方下降的倾角更大，跨过 L_5、S_1 椎间盘从 S_1 孔穿出。因此，有 L_5 与 S_1 神经根受压症状时，才需要鉴别是腰椎间盘突出症或腰椎管狭窄症。

八、治疗

1. 非手术治疗 通过临床观察，大约60%的病人通过综合性非手术治疗就获得症状消失或明显减轻。

（1）休息：急性期需卧床休息，卧床休息可减低椎间盘的压力，平卧时比站立椎间盘内压减少50%～60%。休息能减轻对神经根的挤压刺激，有利于神经周围炎症的恢复；休息还能避免髓核进一步挤入椎管，一般需卧床休息3周。休息的形式从仰卧床上完全不动，直至避免前屈动作和对腰椎的前屈伤力。在椎间盘组织中，腰前屈会使其中的髓核向后（椎管）移动。不断的前屈，髓核通过后部椎间盘纤维的裂隙，逐渐增大髓核突出的程度。腰部制动可通过“人”字形石膏、石膏背心或某些形式的腰围来达到，以保护受累小关节再受到机械伤力和运动的伤害，并创造使纤维组织代替突出髓核，修复受累间盘组织的条件。腰椎盘在坐位的负荷比直立时大得多。有人利用压力传感器测量 L_3 椎间盘在各种体位下所承受的负荷力，如表3－15所示。由表看出，对腰椎间盘突出症病人最起码的要求是：多躺少走忌坐。

（2）消炎止痛剂：可服用消炎痛、安络痛、双氯灭痛片、氨糖美辛片、炎痛喜康片等。肌内注射药有复方氨基比林、赐他静、安痛定、强痛定、哌替啶、曲马多等。

（3）镇静剂：安定、异丙嗪、安眠酮、10%水合氯醛等。适当使用止痛剂和镇静剂，可减轻病人疼痛症状，消除精神紧张因素，有利病

表 3-15　髓核内压力测定

不同体位	70kg 体重，在 L_3 椎间盘内所测压力（kg）
平卧位	30
站立位	70
直坐，无支持	100
走路时	85
盘坐时	90
侧弯	95
咳嗽时	110
跳跃时	110
牵拦用力时	120
笑	120
前屈 20°	120
负重 20kg（屈膝，直背）	210
负重 20kg（直膝，屈背）	340
双手提重 10kg，腰前屈 20°	185
平卧位加 30kg 牵引	10
平卧位，双侧直腿抬高	120
屈膝位坐起来	180
伸膝位坐起来	175
等距的腹肌练习	110
走动背伸	150

变恢复。同时，使用镇静剂也可提高止痛效果，减少止痛剂用量和并发症。根据 WHO 提出的止痛剂 3 个阶段使用方案，对有严重疼痛症状者，作者认为也应采用按时给药方案而不是疼痛时才用药，第一阶段用药效果不佳时，再考虑用第二、第三个阶段的药物（第一阶段为单纯应用止痛剂；第二阶段为止痛剂加镇痛剂应用；第三阶段为吗啡类制剂的应用）。

（4）脱水剂使用：有利于椎管内病变软组织消肿和炎症性渗出的吸收。改善受累神经周围狭窄状态。常用的口服药：双氢克尿塞，使用

1周以上者需同时服用氯化钾液（片）。也可用速尿20mg，每8h服1次，同时服氯化钾。此外，也可静脉注射高渗葡萄糖、20%甘露醇及10%低分子右旋糖酐等。β－七叶皂甙钠注射液（sodim β－aescinate inj）因有明显的抗渗出、消肿、消炎和改善血液循环作用，近年来也常用于腰椎间盘突出症的非手术治疗和术后应用。5mg/支，每日10～20mg（不超过30mg）静脉滴注。药液注意勿漏于血管外。

（5）抗组胺与免疫药物：一些人认为，腰椎间盘突出所以会产生症状，常和自体“过敏”、“免疫”反应有一定关系，因此常同时使用抗组胺类药物或免疫抑制剂来抑制这些反应。常用的抗过敏药物有扑尔敏、息斯敏、异丙嗪等，常用的免疫抑制剂有硫唑嘌呤、环磷酰胺、甲氨蝶呤等。腰椎间盘突出症病人使用免疫抑制剂尚无成熟经验，但常有合并使用增强机体免疫力以对抗免疫反应的药物，如驱虫净（左旋米唑）、转移因子、干扰素等。左旋米唑用法是每周用药2d，每次50mg，日服2次。

（6）激素类药物：有抗过敏及抑制免疫反应作用，也有改善椎管内无菌性炎症的作用。由于长期应用会带来一些副作用，所以症状较重病人才考虑短期应用。口服药有强的松、地塞米松片等，一般使用7～10d；严重病人每日静脉滴注地塞米松10mg，一般连续滴3d。高血压、糖尿病、孕妇慎用或忌用。

（7）神经营养性药物：常用药物有维生素B_1、维生素B_{12}、甲钴胺、腺苷B_{12}、辅酶A、细胞色素C、ATP等。

（8）秋水仙碱：小剂量的秋水仙碱就有治疗腰椎间盘突出症的作用。Rask报道有效率为92%。方法：国内报道用0.5mg，每日2次口服，用药3～6周。也有用1mg，每日3次口服；第二、第三天为1mg，每日2次；第四天起为1mg，每晚1次，维持2周。秋水仙碱有抑制胶原合成、抗炎、消肿、止痛和促进突出椎间盘萎缩等作用。

秋水仙碱的副作用多在每日2～3mg的剂量时发生，减轻或停药后自行消失。副作用主要有恶心、呕吐、腹痛、腹泻等，一般较轻。每日1mg的剂量很少有副作用。因此，Rask认为秋水仙碱比阿司匹林更安全和易耐受。静脉注射秋水仙碱个别出现注射部位疼痛，持续1～2周，经热敷和口服苯海拉明（25～50mg，每日3次）后很快消失。注药时应避免药物外渗引起疼痛。

超大剂量应用可引起急性中毒，出现水样便、血便，进而水电解质紊乱、休克、肾损害（表现为少尿、血尿）。对骨髓也有抑制作用，可引起粒细胞减少、再生障碍性贫血，有时有周围神经炎、脱发等发生。故在治疗期应定期查血、尿常规。秋水仙碱对年老体弱，尤其是肾功能不全、胃肠病或心脏病病人慎用，孕妇禁用。

（9）腰椎牵引：

1）牵引的作用：①牵引能进一步减轻椎间盘压力，牵引时椎间盘内压比卧位时小 20% ~30% 。②能增加椎间隙宽度。③能扩大椎管容积，拉伸曲皱的黄韧带。④能分离神经周围粘连。⑤能改变突出物与神经根解剖位置。⑥能使椎间孔扩大，减轻神经根的卡压。⑦牵引能使关节囊和后纵韧带紧张，对椎间盘施加向心性压力，避免髓核进一步被挤出。

2）牵引时间：从数分钟起，持续半小时至一小时，每日 1 次。

3）牵引力大小：Judowich（1954）通过对活体和尸体的研究指出：少于体重的 26% 的拉力，对腰椎无任何影响。吕裕生报道牵引的有效率为 74% ，牵引力以超体重 10kg 增加椎间距最明显，平均增值为 0. 153cm；超体重 20kg 的拉力，椎间隙增加数反而减小，且病人有不适感，并提出牵引体位一般以腰部微前屈为宜，此时正常弧度变直，牵引力作用更接近椎体后缘，有利于腰椎间后缘的分离，从而使后纵韧带紧张，对突出髓核施加向心性压力。但突出物已穿破后纵韧带或与神经根已紧密粘连时，牵引效果就差，个别甚至加剧症状。所以，吕裕生认为病程长、反复多次治疗，本次发作症状严重并伴有下肢肌力、反射和感觉改变，同时对牵引反应不佳者，应停止牵引治疗。陶甫提出，中央型腰椎间盘突出症应禁用牵引和按摩。

4）牵引方法：除卧位牵引外，尚有立位牵引、悬吊牵引和倒悬牵引。有报道，病人坐位应用颈椎牵引架固定大腿于坐凳上，拉紧胸牵引带至 60 ~70kg，持续 15 ~20min，术者坐于病人后背，双手扶肩，一手拉、一手推肩以左右旋转腰部各 1 次，在旋腰过程中可听到响声。简单的家庭自行牵引方法为：将床的一头的 2 个床脚上垫3 ~4 块砖，使床面呈 30° ~40°倾斜角，病人仰卧于木板床上，头躺于床高的一侧，两腋下各套以垫海绵的软环，用绳索将两环固定于床头栏杆上，利用病人身体自重进行牵引（图 3－171a）。为提高疗效，两足踝部也可套以软环用绳索各系 2～3 块砖。每天牵引 4～6h，中间可休息 2～3 次，每次 0.5h，2 周为 1 个疗程。

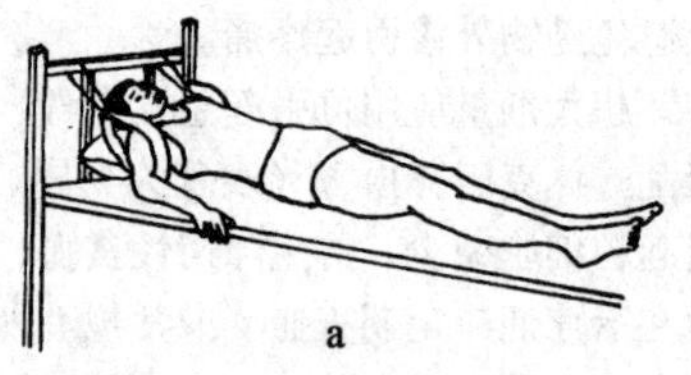
a

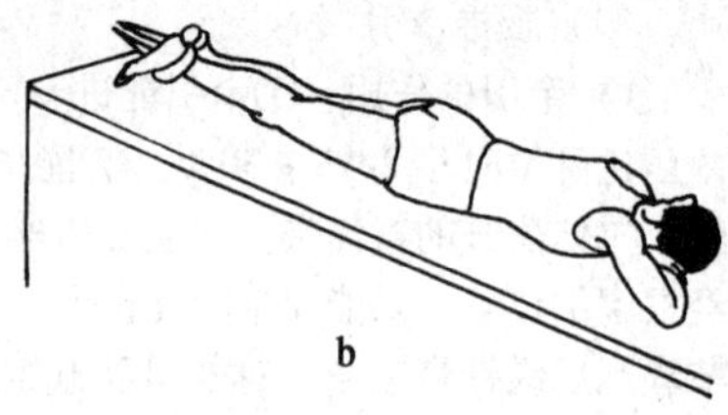
b

图 3－171　自重牵引
a. 仰卧头高位　b. 俯卧头低位

病人也可俯卧于木板床上，脚置于床高的一侧，两踝各缚以软环，固定于床脚栏杆上（图 3－171b），每日牵引 1 次，每次 20～40min。牵引后继续卧床休息 1～2h，2 周为 1 个疗程。

在家庭，病人也可利用门框进行牵引（图 3－172）：病人先站在小凳上，两手攀住门框后，双脚离开小凳，身体悬空，像拉单杠一样使身体前后左右摆动和扭动。这样病人可利用自己的下半身体重进行牵引。如果病人的胳膊有劲，还可在脚上挂上沙袋以增加牵引的力量，提高疗效。如果病人手劲不够，可用布带于门框上拴两个圈套，牵引前先将手腕套在圈套里再攀住门框，以防手没劲时掉下来。

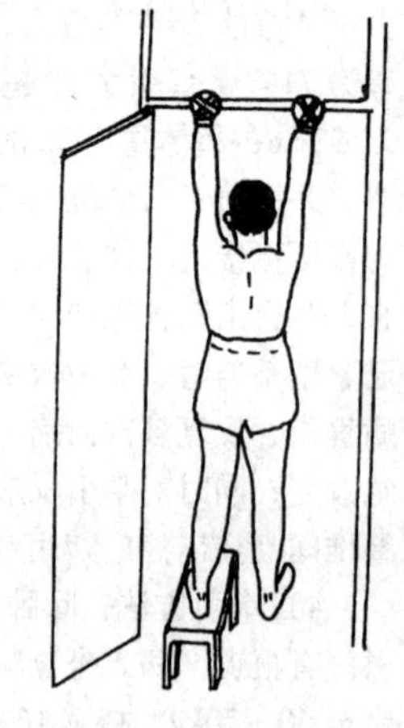
图 3－172　门框牵引

作者研制的自重倒悬床牵引疗法（图3－61），是利用病人自身体重进行倒悬牵引，治疗早期腰椎间盘突出症、腰椎小关节紊乱症等取得了满意疗效。详见“第四篇第二章第二节”。

（10）推拿手法：手法确能改善一部分腰椎间盘突出症病人症状，其机制是：①牵张了神经根，松解了神经根周围粘连。②能改变突出物与神经根关系，使小的纤维环碎片移位进入“静止区”不再压迫神经根。③使新鲜小的髓核突出回纳。④使髓核“突出”转化为“脱出”，脱出物游离于硬膜外间隙中并逐渐被吸收。

陶甫提出中央型腰椎间盘突出症者禁用推拿手法。推拿手法的具体操作见“第四篇第二章第四节”。

（11）中频或神经肌肉综合治疗仪：每日治疗1～2次，10次为1个疗程，该仪器能治疗较深组织的病变，改善被压迫神经的血液循环，减轻椎管内无菌性炎症。

（12）腰硬膜外腔注射疗法：①能改善椎管内血液循环，有利于无菌性炎症的恢复。②有液体松解椎管内粘连作用。③有免疫抑制作用，减轻免疫反应。④能抑制神经对H物质的反应，阻断疼痛的恶性循环。常用药物：0.25%～0.5%利多卡因液20ml，加入维生素B_1液100mg，确炎松A注射液25mg，5～7d行硬膜外腔注射1次。

（13）锻炼：急性期过后应在床上进行腹肌锻炼，以利于椎管内静脉回流，减轻被卡压神经淤血状态。腹肌锻炼具体方法见“第四篇第一章第十八节”。

综合性非手术治疗绝大多数在1周内均可收效。有效者可再继续治疗一段时间以巩固疗效和取得进一步的效果；无效者则要注意心理因素和社会因素的影响，应予适当调整并须做腰椎管造影、CT或MRI以判断诊断的正确性；症状严重而久治无效者须考虑手术治疗。黄公怡提出非手术治疗以3～6个月为宜，盲目的长期推拿按摩或不恰当的手法治疗，不但无明显效果，而且延误病情使局部病变加重，增加治疗的复杂性。

2. 髓核化学溶解术（chemonuleolysis） 详见“第四篇第二章第五节”。

3. 手术 作者采用腰椎管内软组织松解术（lumbar intraspinal softtissue lysis）。手术较彻底，疗效高，术后并发症少。对少数非手术久治无效者或中央型腰椎间盘突出症病人，可考虑手术治疗。手术适应证只占总数的5%～10%。手术指征：①腰椎间盘突出症诊断明确，经系统正规非手术治疗 3 ~6 个月无效者。②虽然非手术治疗有效，但疗效不能持久，反复发作且症状严重，不能走站而影响生活者。③Marvin 指出，马尾神经损伤的膀胱功能障碍以及进行肌萎缩是手术的绝对指征。④有截瘫症状者。⑤急性突发性腰椎间盘突出症，疼痛剧烈无法缓解并持续加重者。⑥合并有其他病理情况如腰椎峡部不连及脊椎滑脱者等。

椎管内软组织松解术曾在颈腰痛杂志及国际会议上报道，详细内容请见“第四篇第二章第六节”。

在以上各种治疗中要提醒注意的是：CT 或 MRI 显示有椎间盘突出者，不一定都引起症状，而引起症状的椎间盘突出，在病理变化上常常就不单纯是椎间盘突出的问题了，如神经根或硬膜囊周围的无菌性炎症、粘连、黄韧带肥厚等，这时在治疗中若单纯针对突出椎间盘处理，可能效果就不会很理想。

4. 提高腰椎间盘突出症手术的远期疗效　为什么有少数病人腰椎间盘突出症手术后还残存部分症状，甚至疗效不明显？为什么有少数病人术后半年或一年又出现了严重腰腿痛症状？原因是多方面的。有病人自己的因素，也有医源性因素。根据千例手术的体会，作者认为手术操作不彻底是重要因素之一。

（1）手术不论切口大小，对病人来讲都是一种创伤，并且费用也较大。此外，手术不是治疗腰椎间盘突出的唯一手段。准确掌握手术适应证是提高手术疗效的重要因素。随着非手术治疗手段疗效的不断提高，需要手术的比例愈趋下降。作者对颈、腰椎间盘突出症和颈、腰椎管狭窄症采用 RP 液椎间盘突出部位或狭窄部位椎管内注射疗法，直接将高效药物注射到椎管狭窄或椎间盘突出处，使药物直接在病变部位发挥作用，这样，不仅疗效显著，并且安全性高，几乎无任何并发症和副作用，因此，需要手术的比例也明显下降至10%以下。非手术治疗无效或疗效不巩固、短期反复发作者，或症状十分严重并且有脊髓或马尾受损症状者，才要考虑做手术。

（2）医生要以高度责任感进行手术操作。应该做到的要尽量做到，这是提高手术远期疗效的十分重要的因素。本手术过去称为“髓核摘除术”。如果手术医生也真的把注意力只集中在突出的髓核操作上，把髓核一切除就匆匆收兵，一些病人的手术远期疗效必然会受到影响。对大多数椎间盘突出症病人来讲，突出的髓核并不是引起症状的唯一病理因素。此时，在椎管内还会存在小关节肥大、黄韧带肥厚及神经根周围粘连带、硬膜囊外纤维索条或脂肪纤维团块压迫等病理因素，手术时要尽量消除椎管内一切可能再引起症状的潜在因素，这样手术的远期效果才会令人满意。不要单纯以“小切口”为目标，以创伤小为理由，只单纯做髓核的摘除，这样一来术后产生残留症状，疗效不显著的比例就会提高，因所谓“粘连”而产生的复发率也一定是不会低的。如果手术做得彻底些能大大减少术后残余症状或不让症状再发，那么，手术后的远期疗效就会大大提高；就是切口稍大些，病人也会接受的。因为病人做手术的目的主要是为了消除痛苦，今后尽量能不复发，而切口大小是次要的。

由于在做椎管内手术时注意了“不单纯追求小切口”的问题，而着重注意了手术的彻底性，因此，手术远期效果比近期效果更好，尤其近 10 年来作者的手术复发率几乎是“0”，这是和一般报道不同的。

九、几种特殊类型的腰椎间盘突出症

1. 坐骨神经瘫痪型椎间盘突出症　占腰椎间盘突出症的1%～4%，80%为单一神经根型，L_5 常见。急剧臀部疼痛后不久就有下肢肌肉的瘫痪、跛行，肌肉萎缩发展快。早期手术，瘫痪可望得到恢复，瘫痪后 1 个月再手术则效果差。

2. 少年椎间盘突出症　青少年椎间盘正处于发育阶段尚未发生退行性病变化，纤维环不易破裂，因而不易发生椎间盘突出。本病发生年龄小于 20 岁，占腰椎间盘突出症的 1%～2%，石道原报道为 3.71%，青少年腰椎间盘突出症仅在椎间盘存在缺陷或较明显外伤时发病。临床表现与成年人有很大差异，症状轻而体征相对明显。腰腿痛较轻，神经功能改变较少，而腰部异常僵硬，脊柱异常后突或侧弯，病变多发生在 $L_{4、5}$；皮肤感觉障碍少，有臀部或下肢痛症状。1973 年 Bulos 指出：脊肌痉挛、脊柱活动受限、腰前屈困难等症状比成人常见。直腿抬举试验呈强阳性。青少年型腰椎间盘突出症，体检常不易确诊及定位，X 线片常无特殊发现，造影对诊断是必要的。由于常见明显外伤史致软骨终板破裂，且与局部纤维环一起突入椎管，一般突出较大，非手术疗法常无效。手术应将突入椎管内之软骨板及纤维环一并摘除，手术效果满意，优良率可达94%，比成年人手术效果好。

3. 马尾神经综合征型腰椎间盘突出症 当马尾神经被巨大的突出物或游离椎管内的椎间盘突出碎块压迫时，两下肢会出现全部或部分的瘫痪，包括括约肌的功能失调。急性或亚急性发作，L_5、S_1 常见，其次为 $L_{4、5}$。但临床上这两平面所致症状常缺少差别。运动障碍，即瘫痪常波及胫前肌和小腿肌。当 $L_{3、4}$ 受累，可造成膝无力，$L_{4、5}$ 平面被挤压时，可造成双足下垂；L_5、S_1 平面被挤压时，除足背屈无力外，同时有括约肌功能失调。只有急性发作后早期手术才能得到充分的恢复，括约肌功能得到控制；病程较长者手术效果差。故每一例有马尾神经综合征的腰椎间盘突出症病人，原则上均要尽早手术。

4. 母孕期和产后瘫痪型腰椎间盘突出症 怀孕期间的特殊体位，分娩时机械损伤，产后肌肉张力下降及内分泌改变等，可使腰椎间盘突出症发生于怀孕期或分娩期。

5. 高位腰椎间盘突出症（$L_{1\sim3}$间隙） 占腰椎间盘突出症的3% ~ 9.25%。上腰部突出可引起大腿前疼痛（股神经痛）、大小便障碍或低位截瘫，弯腰试验阳性，股神经牵张试验阳性。高位腰椎间盘突出症中有慢性或复发性下腰痛者只占 15%。高位腰椎间盘突出症下肢肌肉瘫痪重，感觉减退广泛，不能用单一神经根受压来解释，临床表现较复杂，腰背部压痛范围较广。

6. 孤立性（单个性）腰椎间盘吸收症（isoalted disc resorption in the lumbar spine） 1970 年 Crock 首先提出，1976 年提出这是引起神经管狭窄重要原因，1981 年报道 108 例，以双侧神经根受压占多数。

（1）临床表现：①病程长，症状模糊，有缓解期。②腰痛、臀痛及下肢放射性痛较顽固，病重者可有马尾损害症状。③感觉反射减退不具特异性。④神经根牵拉征阳性少。

（2）X 线平片：①L_5、S_1 间隙前缘小于 15mm，后缘小于 5mm。②邻近椎间盘的两椎体终板硬化。③真空症，即椎间隙显示黑色阴影。④骨赘形成，椎间后部可有骨桥形成，侧位片可见关节突进入椎间孔。

有腰痛者 48% 椎间隙狭窄，无腰痛者只有 6% 椎间隙变窄。

活、工作者，是手术指征。手术是切除 L_5 下关节突内缘和 S_1 上关节突内缘和尖端，使 L_5、S_1 神经管得到充分减压。

7. 中央型腰椎间盘突出症 发病率为3.6%～11.5%，方国华报道为47%。临床症状多不典型，无明显强迫侧位体征。突出愈靠中央，单侧神经根受压症状愈轻，肢体抬举试验的阳性率愈低。中央型腰椎间盘突出症还会同时出现上下脊神经受压症状，如 $L_{4、5}$ 中央突出会同出现对 L_5 和 S_1 神经根的压迫。这需与同侧上、下两个单个突出压迫神经根相鉴别。一神经根受压症状出现后超过 3 个月再出现下一神经根受压症状，则为上、下两个单个突出压迫所致；第二根神经根受压症状在 3 个月之内发生者，多是中央型椎间盘突出所致。

中央型椎间盘突出症也会出现两侧神经根轻度受压症状，常一侧稍重，一侧较轻。巨大型中央椎间盘突出会出现马尾神经受压症状，如会阴部麻木、大小便困难，甚至双下肢运动障碍（瘫痪），应在缜密观察下进行综合性非手术治疗，必要时应尽早手术。

8. 多间隙腰椎间盘突出症 多间隙腰椎间盘突出会产生多根神经受压的表现，但大多数前后相继发生，很少同时产生。1987 年宋一平报道了 3 例，1 例为 2 个间隙、4 个突出（$L_{4、5}$ 及 L_5、S_1 两间隙双侧突出），2 例为 3 个间隙、6 个突出（其中 1 例为 $L_{1、2}$，$L_{3、4}$ 及 $L_{4、5}$ 三间隙双侧突出；另 1 例为 $L_{3、4}$，$L_{4、5}$ 及 L_5、S_1 三间隙双侧突出）。作者在 192 例腰椎间盘突出症手术中，发现 1 例右侧 S_1 神经根前方有较大突出，上一间隙的左侧 L_5 神经根前方也有突出，一并予以切除。发现两间隙右侧有突出物者 6 例（L_3 及 L_4 右侧两神经根同时受压 1 例；L_4 及 L_5 右侧两神经根同时受压 1 例；L_5 及 S_1 右侧两根神经根同时受压 4 例）。发现两间隙左侧同时有突出物者 11 例（L_4、L_5 左侧两脊神经同时受压 3 例；L_5 及 S_1 左侧两神经同时受压 8 例）。此外，还发现 1 例双侧 L_5 神经根肩前方有突出，左侧 S_1 神经根腋前方也有突出物压迫。因此，在手术中，不要一发现突出物予以摘出后就告手术结束。要注意横向与纵向的探查。一般要探查 2～3 个间隙，才不至于遗漏病变而影响手术的近期或远期疗效。

第三节　腰椎管狭窄症

由椎管管壁的骨关节、软组织退行性改变为主要病理变化和（或）同时伴有椎间盘膨出或突出等原因引起的腰椎管容积绝对或相对狭小，造成对其中马尾或（和）神经根卡压而产生的一系列症状的疾病，叫腰椎管狭窄症（lumbar spinal stenosis syndrome，简称 LSSS）。

LSSS 多发生在先天性或发育性腰椎管狭窄的基础上，有人称之腰椎管狭窄（LSS）。实际上，LSS 只是解剖上的形态异常名称，不能作为疾病的诊断名称。通过长时间大量病例观察发现，从 X 线片测量腰椎管绝对数值，有的虽然超过了狭窄的临界值，而病人不一定有神经被卡压症状（先天性小椎管，其神经也细，故相对容积并不一定小）；一些病人虽有症状但经非手术治疗获效者，其骨性椎管虽然仍然狭小，但卡压症状却明显减轻或完全消失。相反，另一些病人，从测量上虽然腰椎管没有狭小或绝对数值并没超过临界值，但因腰骶神经后根节异位增大或神经根共根、近根、同孔型变异，神经根本身容积增大，与椎管形成相对狭窄也会产生被卡压症状。还有一些 LSSS 病人 X 线片测量并没明显狭小，但病人症状明显。这是由于椎管内软组织退行性增厚所致。因此这些病人手术中实际的椎管测量值要比 X 线片测量小的多。所以作者认为：当未造成对马尾或（和）神经根卡压而无症状的，虽然测量有腰椎管狭窄存在，并未构成"疾病"，此时"腰椎管狭窄（LSS）"只是解剖学上的形态变异名称；当造成对马尾或（和）神经根卡压而产生症状时，病人才会作为"疾病"前来求诊，对此疾病就应命名为"腰椎管狭窄症（LSSS）"。

LSSS 并不少见，但只是近 40 年才逐渐对它有了真正认识。自 1934 年 Mixter 和 Barr 提出"腰椎间盘突出症是引起腰腿痛原因"后，颈椎椎管狭窄，尤其是继发性颈椎小关节改变，可引起脊髓或神经根受压而产生症状，已引起一些学者注意，而对腰椎管狭窄当时还没引起认识。1953 年 Schlesinger 和 Taveras 指出：腰椎管狭窄合并腰椎间盘突出会出现多发性神经根炎或马尾受压的典型症状。1954 年 Verbiest 作了有意义观察，发现不存在腰椎间盘突出，而仅有椎管结构上的狭窄时，就会对神经根和马尾形成压迫而产生症状。1955 年 Verbiest 又提出：椎管狭窄症 = 椎管先天性狭窄 + 退行性变。即在椎管先天性狭窄基础上同时有黄韧带肥厚、椎间盘变性的骨赘，故当时又称本病为退行性马尾神经根炎。然而，这概念在当时仍未引起大多数学者注意。直至 1961 年 Blan 和 Logue 提出腰椎管狭窄可引起“马尾性间歇性跛行”的报道后才引起大家注意，此后陆续出现一些报道，逐渐肯定了 LSSS 这个概念并对其认识也一步一步深化。国内自 1974 年以来有关 LSSS 的报道也逐渐增多，并在一些认识上，取得了新的进展。

由于“椎间盘突出”常和“椎管狭窄”合并存在，因此，不要一发现有椎间盘突出就诊断为椎间盘突出症，而要从病人的症状，术前的各种检查或手术中的综合发现，来决定是诊断腰椎间盘突出症还是 LSSS。1993 年，腰椎不稳和腰椎管狭窄专题研究会提出：腰椎间盘突出症和 LSSS 的区分，主要靠症状、体征、病理、影像等检查及手术所见。$L_{1\sim4}$ 神经根从硬膜囊分出后较水平地沿同序数的椎弓根内面下行，经椎间孔穿出，一般不经过椎间盘，因此，有 $L_{1\sim4}$ 神经根受压症状时，多为狭窄所致。然而，L_5 神经根离开硬膜囊后向下外呈 45°下降，经侧隐窝从 L_5 椎弓根下缘穿出。S_1 神经根向下外方下降的倾角更大。因此，L_5 及 S_1 神经根受压是椎间盘或 LSS 造成的区分难度就较大。有的学者认为术中所见是较有利的证据，如拟对狭窄进行手术，术中见腰椎间盘纤维环已破裂，髓核脱出，则尽管有狭窄的影像学表现，仍诊断为腰椎间盘突出症；若拟腰椎间盘突出手术，术中发现明显狭窄征象，椎间盘仅仅是退行性改变引起的纤维环膨隆，则应诊断为 LSSS。作者在手术中发现术前一侧腿痛病人，椎间盘突出却位于椎管中央；而有的病人手术中从两侧神经根前方均摘出了突出的髓核，但病人术前只有一侧下肢症状。一些非手术治疗腰椎间盘突出症获愈者，重做造影、CT 或 MRI 复查，发现大多突出物依然，个别有更甚者。作者用 Omnipaque 等碘水造影剂对准备手术的腰椎间盘突出症病人造影 786 例，造影证实有明显压迹，但有 12 例造影后症状明显减轻或消失，未再做手术；作者还遇有已行经皮穿吸髓核术或开窗式髓核摘出术，髓核不存在但病人仍然有症状；宣蛰人、柳登顺等报道施行腰部椎管外软组织松解术治愈部分经造影证实的椎间盘突出症病人，这些病人既存在腰椎间盘突出又存在腰臀部软组织病变。施行腰臀部软组织松解术后，突出髓核依然存在但病人症状消失了。这证明，即便腰椎间盘突出较显著，但在病人却不是发病的主要矛盾。所以，诊断应结合发病的最主要病理变化是较妥当的。只要有明显骨性或（和）软组织性的 LSS 依据，不管术前各种检查证实或手术中发现有腰椎间盘突出，就应诊断为 LSSS。因为，这时的腰椎间盘突出多是椎管退行性改变的多种表现中同时存在的一种形式而已。相反，椎管中其他各组织基本正常或仅有轻度的骨性或软组织退行性改变表现，这时虽然椎间盘突出并不很大，却因此产生了症状，就应诊断为腰椎间盘突出症；单纯的开窗式或经皮穿吸式手术对这些病人是可取的。但这种病人相比下并不多见，因为在术前各种检查证实无椎管明显退行性改变者，在手术中仍可见到明显的软组织或（和）骨组织退行性改变的依据。

一、症状

LSSS 的症状多种多样，有的很轻，仅在活动后出现一侧下肢困胀感；有的很重，病人不能起床活动，影响生活和工作，更甚者产生瘫痪。根据其表现，LSSS 症状大体上可分为两种类型，即马尾性间歇性跛行型和坐骨神经痛型。这两种类型的症状都是行站时发作，休息时缓解。

1. 马尾性间歇性跛行　国外报道，大约 75% LSSS 病人有间歇性跛行症状。病人一侧或双侧下肢无力，在站立一段时间或行走一定距离后，出现下肢困胀、麻木、疼痛等症状，而下蹲或平卧休息后消失，继续站行，则出现症状的间隔时间进行性较前减少。病人骑自行车无妨，“骑车可骑百里，行走不及百米”就是对其症状的很好描述。LSSS 的这种间歇性疼痛和感觉障碍的出现，是由于马尾或神经根局部缺血所造成。正常的行走活动，由于下肢肌肉的舒缩，使马尾或神经根生理性充血，因而局部血液循环改善。但在狭窄部位由于马尾或神经根受压，充血受阻，血液循环得不到改善，继而产生淤血，造成马尾或神经根狭窄，引起局部血液循环障碍而产生症状。1964 年，Evens 在改变 LSSS 病人吸张力氧情况下，测量了跛行时间，发现吸入高张力氧的病人行走较长时间才产生症状且休息后症状也缓解得快，提示 LSSS 病人的下肢痛麻无力与活动时马尾的局部血液循环的氧供情况有关。严重的 LSSS 病人可出现括约肌或性功能障碍。徐惠康对 25 例原因不明的排尿功能障碍病人进行了腰骶部椎管内探查，均发现硬脊膜外腔有明显软组织增生病变压迫，彻底切除病变后，20 例痊愈，4 例好转。

2. 坐骨神经痛 轻者仅有腰部僵硬，活动不灵活。大多病人有下腰痛和骶部疼痛或腰骶部烧灼感，活动无力，以后出现一侧或两侧下肢酸痛麻胀。有的病人先有腿痛后出现腰痛，也有的腰腿痛症状同时出现。有的病人双下肢交替疼痛，常常伴有下肢麻木无力、小腿后外侧与足部麻木、步态不稳等感觉和运动障碍，但较腰椎间盘突出症轻。以上症状于病人腰后伸时常诱发产生或使原症状加重。所以，LSSS 病人不能坚持较长时间的观看粘贴或挂于墙上的大字报或展览图片；病重者也不能仰卧平睡，否则症状加重。这是由于腰后伸时椎管容积进一步减少之故。1960 年，Bleg 从尸体上观察研究发现，腰椎前屈至后伸可发生以下情况：①腰椎管缩短 2.2mm，所含神经组织也变短变宽。②黄韧带松弛，横断面增大。③椎间孔变窄。④各椎间盘均向椎管内轻度后凸。而腰椎前屈时，椎管容量比伸直增加 3.5 ~ 6.0ml，前屈时硬脊膜囊矢状径、椎管长度、椎间盘后方高度均大于伸直位。正常椎管在硬脊膜囊外、神经根周围存在一定的潜在腔隙，因而容许硬脊膜囊及神经充分移动；而狭窄的椎管，硬脊膜外间隙消失，其内外脂肪变薄或消失，硬膜囊呈紧缩状态，无搏动。神经根周围间隙也消失而被紧紧卡压。因为狭窄的椎管牵扯并阻碍了神经组织的移动，致使微血管也受压而对其供应减少，所以产生了症状。下蹲休息或腰前屈位使椎管容量增大可缓解症状。

LSSS 引起的坐骨神经痛症状，有时可为持续性，并在活动时更重，休息时减轻。咳嗽、打喷嚏时很少使疼痛症状加重，这是与腰椎间盘突出症的不同之处。也有极少数 LSSS 病人的症状远比腰椎间盘突出症重，其腰痛常伴有向两侧下肢不对称的放射疼痛，疼痛呈持续性，即便休息也不能缓解，故易被误诊。

要注意，LSSS 病人会存在腰骶神经根变异的可能性。这时由于存在非单根性损害而出现多样化的症状。

椎管分中央和外侧部（侧隐窝），椎管中央部的矢状径和外侧部的变小，就会导致椎管容量的减少，如果超过临界线就会对马尾或神经根产生卡压而出现症状。

中央椎管狭窄可产生明显的马尾性间歇性跛行而无神经根痛，造成的原因为先天或发育因素，大多有综合性退行性改变，如椎体后缘骨质增生、中央型椎间盘突出、后纵韧带或椎间盘钙化、椎板和黄韧带增厚、腰脊髓腔扁或呈三叶状。

3. 侧隐窝狭窄 有根性疼痛而无明显间歇性跛行。原因为椎体后侧方增生、椎弓根发育较短或结构不良、小关节突增生、椎间盘退行性病变或手术后间隙变窄，造成侧方黄韧带短缩变厚。

中央与外侧部混合性狭窄则间歇性跛行与根性神经痛均存在。

二、体征

本病多见于中老年，男性多见。

症状重，体征少，是 LSSS 的主要特征。一些病人腰活动受限，椎旁肌痉挛，在棘突旁可寻到压痛点，直腿抬举试验和加强试验阳性。下肢外侧或小腿、足外侧感觉迟钝。患侧下肢肌肉萎缩、肌力减弱，踝关节背屈力量及足趾背伸肌力减弱，膝反射或踝反射减弱，严重者出现轻瘫。一些病人腰椎生理前凸消失，令病人做腰向后背伸活动会出现下肢麻木或疼痛症状。病人仰卧平睡，于其腰下垫 20～30cm 高薄枕时，一些 LSSS 病人会出现下肢痛麻症状或使原症状加重者为腰垫枕试验阳性，对诊断有一定帮助。病人俯卧位时胸下垫 20～30cm 薄枕，有的病人会出现患侧下肢症状并在病变相应节段的椎间隙部位可寻到压痛点。按压此部位有时会出现向臀部及下肢的放射性疼痛。此为胸下加垫试验阳性，对诊断 LSSS 有一定帮助。

Kemp 试验：病人伸膝直立，检查者纵向用力，使病人向后侧、患侧侧弯，出现患侧下肢痛者为阳性，对诊断侧隐窝狭窄有一定帮助。令一些 LSSS 病人先做爬梯、行走等活动，再做检查，体征的阳性率就会增高。

有的病人脑脊液蛋白质含量增高，最高者可达 4 000mg/L。Blan 和 Sogue 指出，蛋白含量高低取决于狭窄程度和穿刺位置（如一些蛋白含量高的病人在小脑延髓池穿刺，所得数值可接近为正常）。

三、影像学检查

1. 腰椎X线检查 腰椎X线正位片可见小关节突明显肥大，骨硬化并内聚，显著地靠近中线，下关节间距变小、椎间隙变窄。侧位片可见椎弓根短缩，小关节突增生肥大，小关节间隙变窄，关节面硬化，椎间孔前后径缩短，椎体后缘骨唇增生，椎体滑脱，$L_{4\sim5}$或$L_5\sim S_1$间隙可能变窄以及椎间盘钙化突入椎管等改变。

测量X线片的椎管横径（两侧椎弓距离），$L_3\leqslant23mm$、$L_4\leqslant25mm$、$L_5\leqslant27mm$为狭窄。椎管横断面积$<100mm^2$为狭窄。多数学者认为，测量椎体后缘至棘突根的椎管矢状径，对诊断LSSS的价值较横径为大。椎管矢状径10～12mm为相对狭窄，<10mm为绝对狭窄。由于X线投照有一定放大率，正位为1.138，侧位为1.246，给测量会带来一定误差。因此，提出用椎体和椎管矢状径乘横径的比值来判断椎管是否狭窄的准确性较单纯测量椎管为大。椎管矢状径×横径∶椎体矢状径×横径<1∶4.5为狭窄。

正常人神经根粗约3mm，测量侧位片椎骨上切迹宽度，为椎弓根长度也是侧隐窝的矢状径（其距离大约相当于关节突的最前点和相对椎体后面的距离），正常时>5mm，当<3.5mm时怀疑侧隐窝狭窄，<3mm为狭窄。必须指出的是，椎管的测量数值不一定与临床症状成正比。有的测量数并无明显狭窄而症状可能很重；测量发现的狭小椎管，可为LSSS发病的基础，但并不一定都有症状；这是因为先天性小椎管其神经也必细。

2. 腰椎管造影 是诊断LSSS的非常重要手段，有利于估计狭窄的范围和了解有无多发性狭窄可能。但造影剂要有足够量，以保证蛛网膜下腔尽可能充盈和显示阻塞部位上、下椎管情况。剂量一般10ml已足够。LSSS病人可见后方或侧后方的造影剂的充盈缺损或神经根袖的中断或移位。电视屏幕观察下令病人做腰前屈活动，可见缺损范围变小而后伸时范围增大。俯卧位造影摄片，因黄韧带向椎管内突入从后方压迫椎管，因而可见后方压迹，此时不仅易显示后方病变，更易显示椎管前方的容积性占有物。正常造影剂柱前后的厚度为8～15mm，LSSS病人常因黄韧带肥厚、椎板增厚等因素使造影柱变细。其标准是造影剂厚度与椎弓根距离的比值≤50%。一些 LSSS 病人因同时存在来自前方的椎间盘突出的压迫，使造影剂在病变部位完全中断，在电视屏幕观察下令病人做腰前屈活动或咳嗽，可见造影剂细柱通过狭窄部位的影像。

刘广杰等观察发现：造影剂的正常宽度不一定无狭窄，因为它不能反映椎管管壁形状及容积的真实性。

3. CT 扫描 能清楚显示椎管各横断面的骨性及软组织结构，尤其是关节突、侧隐窝、椎间盘和椎管内外结构等的变化。因此，对 LSSS 的诊断具有很大的价值。但 CT 常易受扫描平面的选择、影像技术的误差及扫描医生技术水平的影响，使 CT 扫描结果准确率下降。有的病人症状很明显而 CT 扫描阴性，但做腰椎管造影却发现有狭窄影像，手术证实狭窄性病变的确存在；有的 CT 显示双侧隐窝明显狭窄而病人仅一侧症状。有人报道，CT 扫描符合率仅为 75.4%，而造影加 CT 的诊断率可高达 98%。

4. 核磁共振（MRI） 能清楚显示硬膜囊受压的椎间盘、黄韧带或小关节突的致压因素，故对诊断 LSSS 的价值也很大。但因其检查价格昂贵，尚不能适应于国情，且 MRI 有扩大真实现象导致过多的手术减压。此外，MRI 显示马尾粘连和神经根异常不如脊髓造影。因此，MRI 不能代替椎管造影，在目前也不宜作为常规手段来推广。

四、诊断

1. LSSS 的诊断 主要还是依靠医生的基本功。详细地询问病史，认真地检查病人，是诊断最可靠依据。

一些因各种原因无条件做椎管造影或 CT 扫描、MRI 等检查者，但因症状重非手术治疗无效，又确需手术者，若通过认真听取病史、详细检查能获取明确诊断，就应不延时机地毅然给予手术。手术证实，确有明显 LSS 病理变化存在。说明诊断是正确的，手术是必须的，术后疗效也是十分满意的。因此，少数必须手术的病人因经济等原因未行造影、CT、MRI 者，只要诊断明确，符合手术指征者，不要求病人术前一定要做 CT、MRI 等特殊检查。对这些病人的手术证实手术无一例失误。

2. 鉴别诊断 主要是与腰椎间盘突出症的鉴别。黄迅报道 43 例 LSSS 手术，合并腰椎间盘突出 30 例，占 70%。邵宣、王福权、郑进佑、胡晓京、魏启赞、廖可国等报道，在腰椎间盘突出症手术中发现同时合并 LSS 者，分别为 25.4%、35%、40.2%、52%、72.1% 和 74%。Burtoar 等报道腰椎间盘突出症手术失败者侧隐窝狭窄和中央椎管狭窄各占 8% 和 14%。因此，在手术前诊断为腰椎间盘突出症者，不要忘记同时有存在 LSS 可能；而诊断 LSSS 者，在手术中一定要探查是否有椎间盘突出。两者同时存在时，究竟诊断什么这是困惑临床医生的问题。两者鉴别请参看本章第二节“腰椎间盘突出症”的诊断中介绍。

五、分类

1. 原因分类 LSSS 按原因分类，可分原发性和继发性狭窄。

2. 解剖分类 按解剖部位分类，可分为中央椎管狭窄、侧隐窝狭窄和椎间孔狭窄（有的学者不把椎间孔狭窄归入 LSSS 范围）。

3. 病理因素分类 按造成狭窄的主要病理因素可分为黄韧带肥厚性狭窄、小关节退变性狭窄、椎板增厚、椎板间角改变性狭窄、椎间盘膨出性狭窄和椎弓根崩裂滑脱性狭窄等。

4. 时髦分类 大多数学者把 LSSS 分为发育型狭窄（development spinal lumbar stenosis）、退变性狭窄（degenerative lumbar spinal stenosis）和医源性狭窄（iatrogenic lumbar spinal stenosis）。

六、病因与病理

椎管是由椎骨的椎孔相连而成的。椎管的前方结构是椎体（或椎间盘）的后缘及覆盖其上的后纵韧带；椎管的两侧结构从前至后是：椎弓根（或椎间孔）的内缘、上下关节突（或关节突关节）内缘、椎板内缘及覆盖其上的黄韧带；椎管的后部正中骨性结构是棘突的基底部。

椎管内主要容纳的是脊髓、马尾及神经根。

除先天性发育性骨性小椎管外，构成椎管的以上各组织如果产生扩容性病变，如椎体后缘的增生，椎间盘的膨出或突出，后纵韧带的肥厚、钙化，椎弓根的增厚或（和）内移，关节突关节的肥大或（和）内聚，椎板的增厚，黄韧带的肥厚、钙化等，均可产生解剖上的椎管狭窄（LSS）。如果因此狭窄产生了对脊髓、马尾或神经根的刺激或压迫，就可产生症状，此时就应称为椎管狭窄症（LSSS）。

作者通过对 LSSS 的手术观察发现：每一手术病人造成椎管狭窄的椎管内各病变组织的组合不尽相同，可谓一个人一个样。从椎管形态及造成狭窄各因素的病理进程，没有一个人和另一个人是完全一样的。尽管这样，这些病人的病理变化还是存在着一定的共同规律。下面就 LSSS 病理变化的共性进行讨论。

1. 椎管狭窄的病因与病理 儿童椎管在13～14岁时即达到成人值。而椎管狭窄症多在成年后发生。说明即使有发育性椎管狭小，而症状则是在脊柱发生病变后才出现的。大多数 LSSS 是在先天性小椎管基础上发病的，这类椎管的矢状径多在 12mm 以下，椎板厚度大于 5mm，甚至有 10mm 以上者。有的学者指出，椎板与硬脊膜囊呈一定的倾斜角。椎板间角正常为 30°～128°，平均为 70°～90°，椎板角度小，就可造成椎管狭窄。因此，椎板上部也是狭窄常见部位。L_4 及 L_5 椎板厚度一般为 5～8mm，若超过 8mm 就为椎板增厚，若超过 10mm 就可产生椎管狭窄。椎板增厚、缩短、重叠，椎板间隙变窄，关节突呈球根状增大并向中线靠近等，使椎板间隙几乎闭锁，造成椎管容积进一步减小，给手术进入椎管造成困难。椎管的继发性狭窄可在原发解剖狭窄的基础上形成或在原正常椎管上形成。Kirkaldy－Willis 强调，56% LSSS 有腰椎间盘突出或其他退行性改变，30% 存在发育畸形。1982 年，中华医学会脊柱疾患专题会议指出："退行性改变是 LSSS 的重要发病原因，先天性发育性原因则少见。"随着脊柱的退变、椎间隙变窄、椎间盘的椎管内膨出或钙化、椎体唇样增生、后纵韧带钙化、小关节增生肥大、黄韧带肥厚或局限性钙化等变化，使已狭窄的椎管进一步变小，形成对马尾或神经根的卡压而产生症状。Macnab（1950）和 Newman（1963）提出退变性脊椎前移滑脱所致的 LSSS 病人有马尾性间歇性跛行和坐骨神经痛症状。正常黄韧带厚度在 4mm 以下，而 LSSS 病人常在 4mm 以上，甚者超过 8～10mm。黄韧带退行性增厚是造成 LSSS 的重要因素之一。1993 年，国际腰椎研究会（ISSLS）提出：有时即使黄韧带厚度正常，也可因黄韧带退行性改变使弹性减弱，在站立时突入椎管，使临界的椎管容积进一步减小，因此卡压神经而产生症状。

郑进佑报道 68 例腰椎间盘突出合并 LSSS 的手术病例，其中侧隐窝狭窄 53 例，占 77.9%；中央椎管狭窄 9 例，占 13.3%；混合性狭窄 6 例，占 8.8%。魏启赞报道 86 例腰椎间盘突出症，62 例合并侧隐窝狭窄，占 72.1%。陆裕朴等 225 例腰椎管狭窄症手术病例，侧隐窝狭窄 195 例，占 86.7%。因此，侧隐窝狭窄在 LSSS 中占绝大多数。

2. 侧隐窝狭窄的病因与病理 侧隐窝（lateral recess）是神经根走向椎间孔的通道，是椎管向两侧的延伸部。正常时上腰椎的椎管呈卵圆形或三角形，没有侧隐窝；下腰椎的椎管呈近三叶状或三叶状（trefoil patten，图 3－173），这时，才有侧隐窝存在。椎管形态是一种解剖类别而非病理结果。三叶状椎管在正常人群的出现率为 5%～12%。故侧隐窝也并非病理结构。侧隐窝后侧由上关节突前面和椎板上缘组成，前侧由椎间盘和椎体后缘的外侧部组成，外侧为椎弓根内侧壁，内侧为硬膜囊及硬膜外结缔组织。构成侧隐窝各组织的增厚、肥大或形态改变如椎体唇样增生、椎间隙变窄、椎弓根缩短、上关节突增生或前移或骨折移位、黄韧带肥厚等，都会造成侧隐窝的解剖狭窄。造成对走行其中的神经根的刺激或压迫，称为椎管的侧隐窝狭窄症。椎体后缘到上关节突前缘的距离为侧隐窝的前后径，正常时 > 5mm，< 4mm 时怀疑狭窄，≤3mm 为狭窄，≤2mm 为绝对狭窄。神经根袖外膜增厚、神经根增粗、腰骶神经根的变异和异位增粗的腰骶神经根节，也会形成侧隐窝的相对狭窄而产生卡压症状。

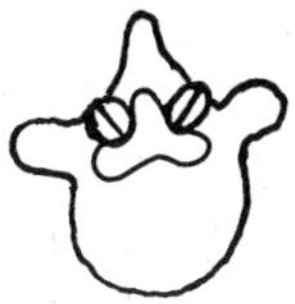

图 3－173 三叶状椎管

3. 椎管内软组织病变是产生 LSSS 的主要因素 LSSS 病人的病理变化，先天性骨性狭窄是一因素，但更重要的是软组织因素。刘广杰对 126 例 LSSS 病例分析发现：管腔变窄多来自软组织的增厚。因此，一些 LSSS 病人术中实际测量值要比 X 线片测量的椎管骨性矢状径值小的多。例如，有一病人 X 线测得的椎管矢状径为 12mm，而手术中测得的椎管真正矢状径仅为 5mm。作者在手术中对狭窄病因的观察还发现：黄韧带退行性增厚、关节囊增厚、神经根袖增厚、椎间盘后突等软组织退变是狭窄的更重要因素。骨组织增生或发育性狭窄是造成狭窄的较次要因素。

单纯性腰椎间盘突出症病人，病程超过半年者多合并有黄韧带肥厚和其他组织的退行性改变征象。

作者对 LSSS 行椎管内软组织松解术时发现，几乎所有病人均有黄韧带肥厚，其中约 30% 病人合并黄韧带局限性钙化。一些病人侧隐窝部位的黄韧带软骨化或钙化，手术中一小片一小块地把它从神经根周围仔细剔除下来。真正需要部分或全部咬除上关节突者甚少。这些也证实椎管狭窄的主要病理变化是椎管内软组织。

要注意识别位于侧隐窝或神经根管中的梭状的异位腰神经后根节和腰骶神经根变异可能。L_5 和 S_1 神经根变异较多见，其中神经根起源异常最常见。这种异常包括头侧、尾侧、邻近、共根变异。这些变异本身不会引起症状，但由于异位于侧隐窝中的腰神经后根节体积比正常大（甚者增大至 2 倍）以及增粗的神经根或 2 个神经根位于同一侧隐窝，从同一椎间孔穿出，就会形成局部的相对狭窄。

杨长春等报道腰椎间盘突出症手术 820 例，38 例再手术，占 4.6%。其中，5 例系医源性 LSSS。分析原因是由于单纯性开窗式摘除椎间盘，手术难以彻底处理，因视野不清造成的手术创伤、止血不良、硬膜损伤修复不良、脑脊液漏而发生的粘连瘢痕等。再次手术见神经根被紧张的拘束在瘢痕组织下方，而没发现有髓核突出。因此作者指出 LSSS 不宜采用开窗式手术。也有报道医源性 LSSS 发生于脊柱融合术后和髓核溶解术后。

作者通过对 187 例椎管内软组织松解的分析发现，单纯性腰椎间盘突出症病人病程超过半年者多合并有黄韧带肥厚和其他组织的退行性改变征象。

七、治疗

约 60% 的 LSSS 病人通过综合性非手术治疗症状消失或明显减轻。这些非手术治疗措施是：

1. 应用消炎止痛剂 如服用消炎痛、安络痛、双氯灭痛片、氨糖美辛片、炎痛喜康片等。肌内注射药有复方氨基比林、赐他静、安痛定、强痛定、哌替啶、曲马多等注射液。

2. 应用镇静剂 如安定、异丙嗪、安眠酮、10% 水合氯醛等。适当使用止痛剂和镇静剂，可减轻病人疼痛症状，消除精神紧张因素，有利于病变恢复。同时使用镇静剂也可提高止痛效果，减少止痛剂用量和并发症。根据 WHO 提出的止痛剂三阶梯使用方案，对有严重疼痛的 LSSS 的病人，作者认为也应采用按时给药方案，而不是疼痛时才用药；第一阶梯用药效果不佳时再考虑第二、三阶梯的药物。

3. 使用脱水剂 有利于病变软组织消肿，改善狭窄状态。常用的口服药是双氢克尿塞，使用 1 周以上时，要同时服用氯化钾片。此外，也可用速尿 20mg，每 4h 服 1 次，同时应用氯化钾；或静脉滴注高渗葡萄糖，20% 甘露醇及 10% 低分子右旋糖酐等。

4. 使用抗组胺药物 一些人认为，椎管内软组织病变和“免疫”过敏有一定关系。因此，同时使用抗组胺药物以利病变恢复。常用药物有扑尔敏、息斯敏、异丙嗪等。

5. 适当使用激素类药物 利用其抗过敏和消除无菌性炎症作用来改善椎管内软组织病变。症状较重病人才考虑短期应用。可口服强的松片、地塞米松片等，一般使用 7 ~ 10d。严重病人每日静脉滴注地塞米松 10mg，一般连续静脉滴注 3d。注意用药期间的血压、血糖变化。高血压病人慎用或忌用。

6. 使用神经营养性药物 维生素 B_1、维生素 B_{12}、甲钴胺、辅酶 A、细胞色素 C、ATP 等药物应用。

7. 腰硬膜外腔注射疗法 于0. 25% ~0. 5% 利多卡因液 20ml 中加入维生素 B_1 注射液 100mg，确炎松 A 注射液 12. 5 ~ 25mg，硬膜外腔注射（5 ~ 7d 注射 1 次）能改善椎管内病变组织的血液循环、消除软组织的无菌性炎症，也有松解粘连的作用，是治疗 LSSS 疗效好、收效快的十分重要的非手术治疗手段。大多数病人治疗 1 次后就可收到明显效果。

8. 腰椎牵引 能扩大椎管容积，能拉伸曲皱的黄韧带，能分离神经根周围粘连；病人若同时有腰椎间盘突出或膨出者，牵引能改变其与神经根的解剖位置，减轻对神经卡压。

9. 使用中频或神经 – 肌肉综合治疗仪 每日1 ~2次，10 次为 1 个疗程。该仪器能治疗较深组织的病变，对 LSSS 病人，它能改善被卡压神经的血液循环，能减轻椎管内软组织的无菌性炎症。

10. 卧床休息 有利于 LSSS 软组织病变恢复，减轻对神经的卡压。

11. 锻炼 在床上进行腹肌锻炼，有利于椎管内静脉回流，减轻被卡压神经的淤血状态。

12. 排除其他疾病 在对 LSSS 病人的治疗中，尤其疗效不甚满意的，要考虑合并有其他致痛疾病的存在，如风湿及类风湿关节炎等，否则对这些病人即便采取了治疗 LSSS 有效手段，但病人仍不能摆脱其他疾病引起的疼痛折磨。

13. 排除精神因素 中老年人多数有一定的 LSSS，但并不一定产生症状，因此对有症状者还要评价心理精神因素。此时应对病人同时进行心理治疗或同时合用镇静药物。

14. 辅助治疗 在 LSSS 病人，椎管容量处于临界状态，因此，此时任何构成锥管内容量增大的因素，均可诱发症状或使原症状加重。因此，一切发热性疾患、免疫性疾病、受寒着凉、劳累过度等能引起椎管内软组织无菌性炎症，因而产生组织肿胀、渗出等病理变化，这些均可使经治疗症状已缓解的病人再度出现症状。这时除了采取治疗 LSSS 的措施外，也要注意处理这些疾病。

以上非手术治疗，绝大多数在 1 周内可收效。有效者再继续治疗，以巩固疗效和取得进一步的效果。无效者则须做腰椎管造影、CT 或 MRI 以判断诊断的正确性，对严重的 LSSS 病人则考虑手术治疗。国外有人观察 32 例没经治疗的 LSSS 的自然转归，发现 70% 症状无改变，15% 减轻，15% 加重，在 4 年内没有发现退行性病变明显加重的证据。故预期的临床观察对治疗是可行的。

15. 手术治疗

（1）开窗术：主要用于侧隐窝狭窄和单纯腰椎间盘突出的病人。用小娥眉凿凿去病变椎间隙上一椎板下缘，然后，用椎板钳继续扩大，以显露侧隐窝部位的神经根和突出物。单纯追求小切口，有可能会影响手术彻底性且易误伤神经。

（2）半椎板切除术：适用于腰椎间盘突出合并侧隐窝狭窄者。

（3）全椎板切除术：适用于全椎管狭窄及难以确定狭窄类型和范围者。

（4）扩大椎板切除术：指全椎板切除加部分上关节突切除术。

（5）椎管次全环切术：适用于椎体后缘显著增生突入椎管形成骨嵴者。手术牵开硬脊膜，用铲状凿铲除骨嵴并用刮匙刮平。

（6）椎板扩大成形术：以病变部位为中心，上下各跨 1～2 个棘突做后正中切口，钝性分离棘突至椎板的两侧肌肉，牵开肌肉，用小号骨刀或微型钻，切断病变节段的关节突内侧的两侧椎板，切断棘上、棘间韧带，分离椎板之椎管内面的粘连，将椎板棘突骨块完整取下，放入生理盐水中待用。其他操作同上介绍的全椎板切除术。术终检查取下的椎板、棘突骨块，如有椎板增生、增厚应咬除或磨薄，椎板切断线两侧各钻一小孔并穿4号线，椎板复位后并打结固定，上下棘间、棘上韧带各缝2~3针以加强固定。检查固定满意后分别缝合各层。术后卧床休息3~4周后即可在颈围或腰围保护下床活动。

（7）椎板间开窗减压，经后方椎体间植骨融合术（posterior lumbar interbody fulion，简称PLIF）：可保持原椎间隙高度，并使椎体周围纤维环紧张，有利于脊柱的稳定和生物应力。适于退变性LSSS伴（不伴）滑脱及腰椎术后的瘢痕性椎管狭窄。

（8）椎板间开窗，腰椎屈曲，棘突间植骨融合术：腰椎屈曲可增大椎管容积并使腰部应力前移，减缓后柱的退变发展。基本手术同开窗术，只是在术终切断棘间韧带。在棘突间椎板上方行自体髂骨的“H”或“井”字植骨，以维持后腰前屈位。术后屈髋屈膝卧床3个月。

（9）全椎板切除加横突间植骨融合术：适于年龄较轻的退变性腰椎滑脱所致的LSSS及退变不稳且在术中又切除关节突>1/2的病人。

有作者分析以上手术影响疗效的因素有：①术中减压不够，如术前狭窄范围估计不足；术中松解不彻底，尤其侧隐窝减压不够，定位错误。②术后不稳及滑脱，可引起术后顽固性腰背痛及复发性腰椎管狭窄症，影响术后晚期效果。术前椎体向后或侧方滑脱或椎间楔形变使术后不稳因素增加，尤其发生在$L_{2、3}$和$L_{3、4}$椎间时，更易产生不稳和滑脱。③术后粘连所产生的复发性LSSS常发生在术后3~5年。从生物力学角度看，限制脊柱任何部位的活动，都会增加其他部分的活动幅度而影响脊柱的稳定性。

（10）椎管内软组织松解术：对LSSS病人采用椎管内软组织松解术（lumbar intraspinal soft－tissue lysis，简称LISL）取得了十分满意的效果，长期随访疗效巩固，无产生滑脱等脊柱不稳等症状。作者提出椎管内软组织松解术名称，是基于造成LSSS的主要因素是软组织病变，强调软组织处理对LSSS手术疗效好坏影响的重要性。手术中切除椎板等骨性组织除了扩大骨性椎管腔外，更重要的是为了更好处理硬膜囊及神经根周围的软组织。

1）椎管内软组织松解术的内容是病变节段椎板的次全切除、增厚黄韧带的切除、硬膜外脂肪纤维组织的剔除、上关节突内侧部分或大部切除。脊神经根周围的血管纤维束带和粘连组织的松解，如有髓核突出者，还应包括突出髓核的摘除。椎板次全切除是指病变侧椎板切除至关节突内侧而另侧部分切除，棘突随之一并切除。这样，不仅有利于病变节段椎管内全面、彻底的处理，有利各组织清楚显露和避免损伤神经，完善止血，并且由于椎板间角与椎板增厚也是椎管致狭因素之一，所以椎板的次全切除也有利于椎管减压扩容、消除椎管致狭因素。通过大量手术观察，大多 LSSS 病人虽然术前只有一侧病痛，但手术中发现椎管内各组织的病理变化大多并不只局限于病变的一侧，病变间隙的黄韧带肥厚、硬膜外脂肪中纤维间质增多等改变是病变间隙全椎管的改变，且健侧神经根周围也常见有粘连、黄韧带变厚钙化等变化，只是健侧还没出现症状而已。因此，椎板次全切除有利于椎管内软组织的彻底松解，有利于侧隐窝扩大和对侧神经根的探查，对提高手术疗效、减少术后复发是十分必需的。

长期外科工作的体会之一，就是不论做什么手术，手术野一定要清楚，手术目的物一定要显露清楚并明确目的物和邻近组织器官的关系，这样手术才能做到既彻底又不易损伤周围组织、术中止血好、术后并发症少。只求切口小而手术野暴露不清楚，不仅手术不易彻底，而盲目钳夹常是手术失误出事的重要原因。

由于手术名称是椎管内软组织松解术，重点是处理椎管内病变的软组织。因此，对一些椎体骨赘和突出髓核钙化粘连等，手术确有困难者，不主张强行切除，这样不仅可以避免出血和损伤神经，并且通过长期随访证实只要椎管内软组织松解的彻底，手术疗效一样优异。

2）脊神经良好松解的标准是神经根没有血管束带捆绑，神经根不被周围粘连牵扯，神经根在通道中能自如向内移动 10mm，向外移动 5mm。中央椎管良好松解的标准是硬脊膜囊外脂肪纤维组织剔除干净，无血管束带捆绑约束，硬脊膜囊能自如推动，硬脊膜搏动好，8 号橡胶管上下插入通畅。

曾绍荣等报道：硬脊膜囊搏动良好或用硅胶管试验上下椎管通畅，

可视为中央椎管无狭窄，而不能视作侧椎管无狭窄而无须做减压的标志。手术中要注意，勿把在侧隐窝中梭形的异位腰骶神经节当做神经纤维瘤或神经鞘瘤切除或行活检。正常腰骶神经节位于侧隐窝之外，其大小为中部横径平均 5. 78mm，最大 7. 86mm。异位的腰骶神经节比正常大，有时可为正常的 2 倍，呈梭形，表面有怒张静脉，切开可见迂曲的神经纤维。作者在 246 例中发现有 2 例异位于侧隐窝中的腰骶神经节。手术时也要考虑到腰骶神经根的解剖变异的可能。作者在 246 例手术中发现腰骶神经根变异者 2 例。因此，手术尽量在直视下看清各组织解剖关系，并了解组织性质后才能钳、夹、剪、切，以免伤及变异神经根。

3）LISL 术后处理：36~48h 拔除引流物，术后卧床 3~4 周，之后在腰围保护下开始行走活动，活动量要由小至大逐渐进行。3 个月内避免久坐，1 年内不能负重。

4）LSSS 的手术效果：王惠生报道 54 例全椎板及小关节部分切除，术后满意率为 100%。术后 3~5 年有 5 例出现症状复发。造影显示减压段软组织狭窄，术中证实为瘢痕组织粘连。Jeffrey 等报道术后 1 年满意率为 89%，术后 3~5 年满意率下降至 57%。因不稳定或再次狭窄而手术者占 17%。作者柳登顺对 187 例 LSSS 采用 LISL 手术。术后随访半年至 16 年，平均随访 4 年，发现手术远期满意率较近期更佳。这是与一般报道所不同的。分析远期疗效增高的原因：①术后心理、精神及体力的康复是需要一定的适应时间。②虽然 LISL 手术后病人大多症状明显减轻，但症状的完全消失有的是需要一定时间的，这是因为随着手术的松解减压，局部受压状态的消除和局部血液循环的改善，原来卡压所产生的神经周围炎症变化是需要一定时间逐渐恢复的。③手术造成的椎管内、外的组织损伤和对神经的牵拉刺激等也是需要一定时间逐渐恢复的。④手术后肌力恢复和脊柱两侧力的平衡恢复和调整也是逐渐的。因此，术后残存的一些轻度症状经过一段时间的锻炼和自我调整而自行消失。所以手术的远期疗效要比近期好。

第三章　神经（干）病变引起的颈腰肢痛

第一节　脑神经病变引致的疼痛

一、三叉神经疼痛综合征

三叉神经疼痛综合征（neurodynia trigeminus syndrome）是一种比较常见和最典型的由神经病变引起的疼痛性疾病。其特征为面部三叉神经分布区出现反复发作性、闪电样、短暂而尖锐撕裂样剧烈的疼痛。本病多发生于40岁以上的中老年人。女性略多。常给病人造成极大的痛苦，而治疗却比较困难。

三叉神经为第五对脑神经，是混合神经，含有较多的面部感觉部分和较少的支配咀嚼肌运动部分，并与植物神经有广泛联系。三叉神经的感觉神经纤维至脑干的三叉神经核，运动神经纤维来自脑干的三叉神经运动核。

1. 解剖（图3－174）　三叉神经自脑桥臂发出至颞骨岩部尖，感觉根有三叉（半月）神经节，运动根则在节的内下方通过，不参加该节的组成，但加入第三支即下颌神经。因此，三叉神经发出的3支中，第一、第二支为感觉神经，第三支为混合神经。

三叉神经的分支见图3－175。

第一支为眼神经，穿海绵窦，经眶上裂入眶，再分为以下3支。

（1）鼻睫神经：分布于眼球、眼睑、泪囊及鼻黏膜。

（2）额神经：经眶顶骨膜下前进，又分为3支：①眶上神经，经眶上切迹（或孔）至额部皮肤。②额神经额支，分布于额部皮肤，在眶上神经内侧。③滑车神经，由滑车的上方出眶外，分布于鼻背及内眦附近。

（3）泪腺神经：分布于泪腺及上睑。

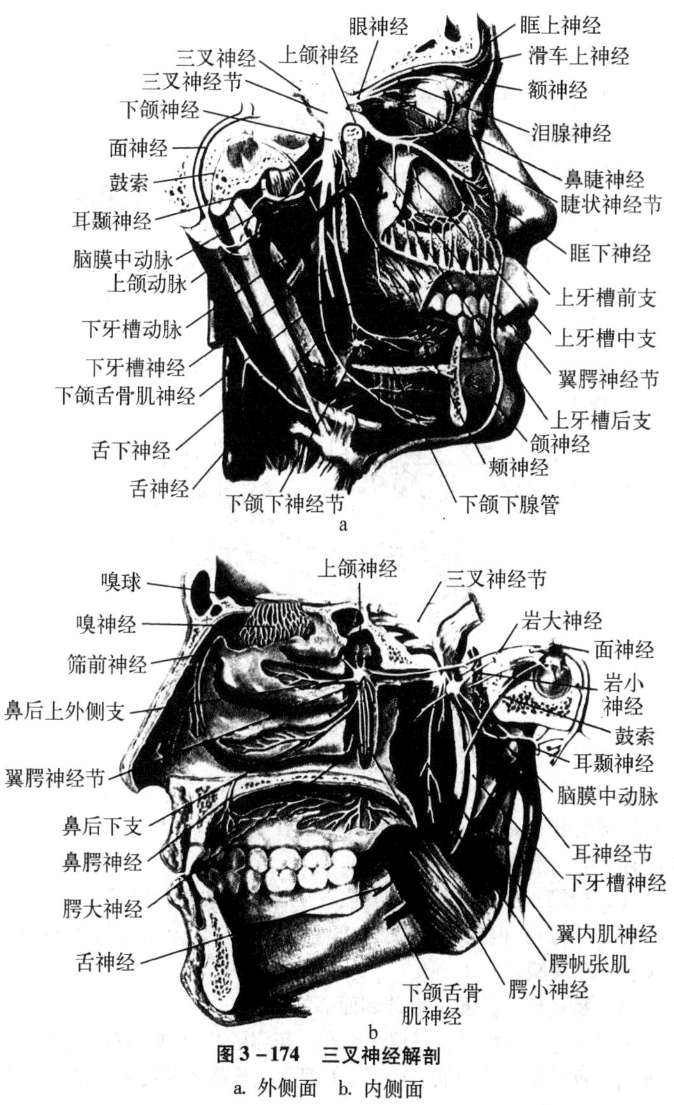

图 3-174　三叉神经解剖

a. 外侧面　b. 内侧面

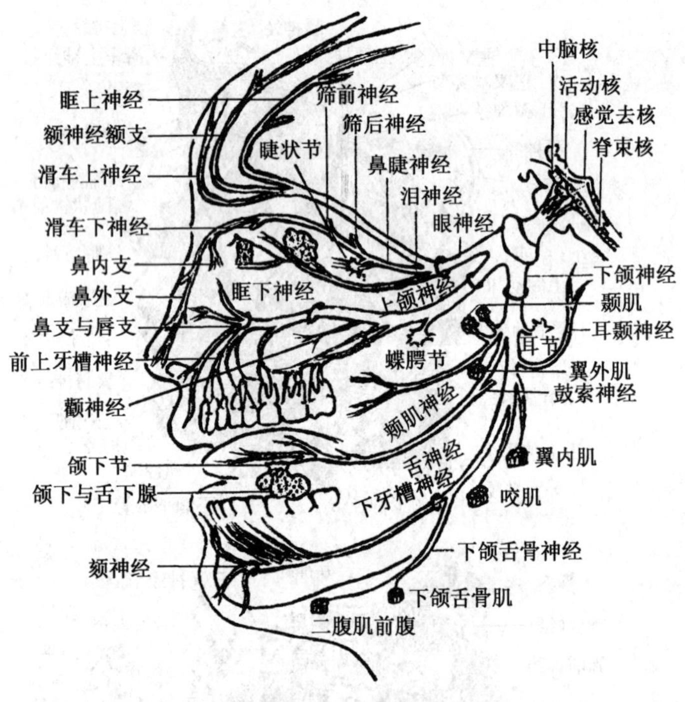

图 3－175 三叉神经的分支

第二支为上颌神经；经圆孔入翼腭窝，其主要分支有以下 4 支。

(1) 眶下神经：经眶下沟、眶下管出眶下孔，分布于下睑、鼻和上唇等部皮肤和黏膜。眶下神经在眶下管中发出，分布到尖牙、门牙及其附近牙龈的前上牙槽神经。

(2) 蝶腭神经：起于翼腭窝内，至该窝内的蝶腭神经节。

(3) 上牙槽神经：一部分来自上颌支，一部分来自眶下神经，至上颌各牙和牙龈。

(4) 颧神经：分布于颞部和面部的皮肤。

第三支为下颌神经，是混合神经，经卵圆孔出颅，其运动支分布于咀嚼肌（翼外肌、翼内肌、咬肌、颞肌）。下颌神经的主要感觉支有以下 4 支。

（1）耳颞神经：在卵圆孔下方，以 2 根起于下颌神经，2 根中央行有脑膜中动脉，绕下颌关节后方再上升达颞浅动脉后方，分布于耳郭及颞部皮肤。

（2）下牙槽神经：沿翼外肌内侧面下行，经下颌孔入下颌管，分布于下颌的牙齿和牙龈。下牙槽神经之终支为颏神经，由颏孔穿出，分布于颏部及下唇皮肤。

（3）颊神经：分布于颊部皮肤和黏膜。

（4）舌神经：分布于舌前 2/3 的黏膜，司味觉及一般感觉。

2. 病因 本病是由多种原因引起的一种面部三叉神经分布区内的疼痛综合征。

（1）三叉神经节与后根的血管改变：许多人认为，三叉神经痛之所以好发于中、老年人，可能与其供血的血管硬化（透明变性、纤维化及至闭塞）密切有关。

（2）半月神经节退行性变：有人认为，三叉神经痛与半月神经节或后根退变有密切关系。Reaver 1967 年应用电子显微镜观察，发现半月神经节细胞脱髓鞘、轴突肥大并产生微小神经瘤等改变。

（3）颈椎病：有人提出，上颈椎病变如寰椎齿状突半脱位刺激三叉神经脊髓束，或因脑组织向枕大孔方向移位使三叉神经根在岩骨嵴处受牵，或由于椎－基底动脉供血障碍等，以致三叉神经纤维产生脱髓鞘变化而发病。

（4）牙－颌系统病变：有人认为，50% 以上的三叉神经痛与牙－颌系统病变有关。如固位牙、牙根病、颞下颌关节半脱位、拔牙后瘢痕及神经瘤等，皆可使牙槽神经遭受慢性刺激而致病。

（5）三叉神经后根附近的肿瘤与血管畸形：脑桥小脑角肿瘤或血管畸形，可直接刺激三叉神经后根及半月神经节，或因牵拉后根使其在岩骨嵴上狭窄的硬脊膜孔处受压而产生典型的三叉神经痛。

（6）颅底脑膜病变：后颅窝及三叉神经池蛛网膜粘连可能会引起三叉神经痛的报道也很多。

（7）颅骨改变：Sicard 发现右侧的圆孔与卵圆孔较左侧明显狭窄，因此，三叉神经痛好发于右侧的第二、第三支。Gardner、Dohn 于 1966

年观察130例三叉神经痛的颅骨X线片，发现80%有患侧颞骨岩部抬高改变，认为此种改变可使三叉神经受牵拉而发生神经纤维脱髓鞘变化，以致相邻两纤维之间会发生“短路”，使微小的触觉刺激通过“短路”传入中枢，而中枢传出的冲动也可再经“短路”变为传入冲动，迅速积累起来而引发疼痛的发作。此外，还有人认为：一侧的颅底凹陷症、扁平颅或狭颅症等颅骨畸形，也可能与部分三叉神经痛有关。

（8）其他：有人报道，多发性硬化症、延髓空洞症等由于刺激三叉神经脊束核而发病，也有人推测三叉神经的病毒性感染以及过敏性或免疫性炎症也和三叉神经痛有一定关系。1981年Janelta认为，最常见的发病原因是血管（多为小脑上动脉）盘绕三叉神经尚无髓鞘的神经根起始部，因此采用显微血管减压可终止三叉神经痛的复发。少数病人可见静脉压迫三叉神经根部。

3. 临床表现 本病属慢性疾病，大多呈渐进性加重，可持续数年乃至数十年，也可有间歇性自行缓解期，但自愈的机会很小。

（1）疼痛的部位：疼痛常局限于一侧面部三叉神经分布区内（图3-176），且以右侧居多，双侧同时受累者很少见（2%～5%）。多为三叉神经的一支受累，常同时或先后侵及第二支，但3支均受累者少见。其中95%以上为第二支或第三支，或二者均受累，侵犯第一支者少见。三叉神经的3个不同分支受累时可引起脸部不同部位的疼痛。

上颌支受累时，疼痛主要局限于眶下支及上牙槽支分布区内，致上唇、鼻翼、上牙及下眼睑发生疼痛，少数疼痛位于颧或颞前部。下颌支受累时，疼痛常位于下牙槽支分布区内，即下牙、下唇及颏部疼痛，偶有舌部及面颊、耳颞部发生疼痛。侵犯眼支时，疼痛多以眉弓、前额为主，偶或位于眼眶内上角或眼球。

（2）疼痛性质：短暂而反复发作性疼痛是三叉神经痛的最重要特征。常呈尖锐撕裂样剧烈疼痛骤然发作而无预兆，大多数持续数秒至一二分钟又骤然停止。间歇期间完全无痛，经一段时间后又突然发作。发作时常伴有血管运动、分泌功能的失调。一般疼痛多在白天发作，而夜间常停止或减轻。因此，如果疼痛主要在夜间睡眠时发作或发作时间超过半小时以上者，则对三叉神经疼痛综合征的诊断应慎重，须考虑有无其他原因。

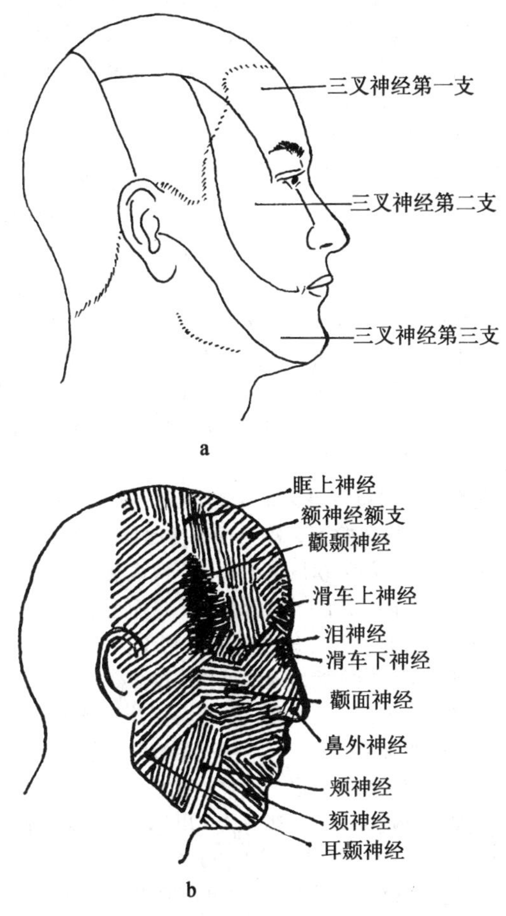

图 3－176　三叉神经的感觉分布区

a. 三叉神经的 3 个不同分支受累时，可引起脸部不同部位疼痛　b. 三叉神经分支的感觉分布区

发病初期，发作次数较少，间歇期也较长；但随病程延长，发作频度逐增，疼痛程度也逐渐加重，间歇期也逐渐缩短。个别严重者疼痛可

连绵不断，终日不止。此外，疼痛可呈周期性发作，尤其在发病后的最初几年内，每次发作期可持续数周至数月，然后突然疼痛自行缓解，间歇数周、数月乃至数年后再度复发。以上缓解及复发常和季节有一定关系，一般常于冬夏季节缓解，而春秋季易复发。

（3）疼痛的触发点与诱发因素：约 1/3 以上的病人面部的一定区域特别敏感，此区域内轻微的刺激即可引起疼痛发作。因此，称这个区域为“触发点”。因似枪械的扳机一触即发，故又称“扳机点”。一个病人可有一至数个触发点，其范围多比较局限，常位于三叉神经受累支的分布区内，大多集中在口鼻部位，如上颌支病变，触发点常位于上唇、鼻旁、上牙龈等处；下颌支病变，则常位于下唇、颏部、下牙龈或舌部。但触发点的位置有时也可与受损支的分布区不相符，而位于同侧三叉神经的另一分支的分布区内，甚至在上颈段脊神经的分布区内，如乳突部、颈部等。轻触该区迅即诱发疼痛，但有时持续重压该区还可制止疼痛的发作。

此外，某些面部的机械性刺激，如谈话、进食、咳嗽、洗脸、剃须、刷牙、打哈欠或冷风吹面，甚至头部活动，均可引起发作。因此，病人异常恐惧，对自己的活动极为小心，不敢说话、洗脸、漱口，进食也很少，以致面容污秽，并由于营养补入不足而逐渐消瘦。

（4）并发症及体征：发作时病人的表情十分痛苦，有些病人似乎遭到突然的打击而震惊或突然表现木呆并维持该姿势而不敢动；另一些病人则表现为突然呻吟，不停地吸气、咀嚼，并急躁地以手掌用力揉搓面部或拍打身躯。严重者在发作时常伴有患侧的部分或全部面肌放射性抽搐，有的颈肌也随之抽搐，称为“痛性抽搐”。此外，发作期间也可合并有某些植物神经症状，如面部潮红、出汗、眼结膜充血、流泪、流涎或流涕等。

检查时一般体征很少，既无痛区的感觉障碍，也无其他较明显的局灶性神经体征，仅个别较重病人可见患侧面部的皮肤肿胀或由于长期揉搓造成的痛区皮肤粗糙、色素沉着或眉须脱落等。偶在受累神经穿出的骨孔处，如眶上切迹、眶下孔或颏孔处，扪及压痛。

（5）双侧性三叉神经痛：较少见。有人认为本型和三叉神经的中枢系统受损有关。如可能发生于多发性硬化症、颅底脑膜粘连、颅底凹陷、狭颅症或动脉硬化等。疼痛先始于一侧，经数月或数年后再出现于对侧，而双侧同时发病者罕见。两侧同时疼痛者，其性质相同，部位也大多对称。发作时可同时开始或先由一侧开始，待疼痛高峰时对侧再出现疼痛，然后同时停止。可仅在先发一侧有疼痛触发点；也可双侧均有触发点，但刺激任一侧触发点均可引起双侧疼痛。

4. 诊断 由于临床表现较典型，诊断并不困难，下面几点可作为本病诊断依据。

（1）短暂发作性闪电样剧痛，每次发作的持续时间一般不超过1~2min。

（2）疼痛局限于一侧面部三叉神经的1支或2支，偶或3支的分布区域内。除个别的双侧性三叉神经痛外，疼痛从不扩展至对侧。

（3）间歇期间可无任何疼痛，即使个别严重者在间歇期间仍有疼痛症状，但其性质与发作期的疼痛也迥然不同，一般仅为轻度的钝痛或感觉异常。

（4）常有触发点，轻触该区即可引起疼痛发作，而且其位置多在受累的分布区内，这对受累神经支的定位也有一定意义。

（5）通常患区内既无感觉障碍，也无其他局灶性神经体征。

（6）如对受累神经支配的患区，或对触发点所在区的三叉神经分支以局部麻醉，则在药物有效时间内会停止疼痛发作。

（7）如果三叉神经痛为持续性疼痛、阵发性加剧或疼痛发作时间较长，并且随病程延长，还逐渐出现三叉神经分布区内的感觉障碍，角膜反射减弱或消失，咀嚼肌无力、萎缩，面神经、听神经、展神经等邻近脑神经功能障碍，以及其他一些表现如颅内压增高、脑脊液细胞数增多（脑膜炎）或蛋白量增高（肿瘤）；颅骨X线摄片检查显示某些异常改变者，对三叉神经疼痛综合征的诊断就要谨慎。此时要考虑由脑桥小脑角肿瘤，如胆脂瘤、听神经瘤、脑膜瘤、血管瘤等，以及三叉神经半月神经节肿瘤、鞍旁型垂体瘤、颅底蛛网膜炎、颅底恶性肿瘤（如鼻咽癌和各种转移癌）、上颈髓或延髓空洞症及某些颌面部病变等引起的继发性三叉神经痛的可能。因此，要治疗三叉神经痛就必须先治疗原发病灶。

5. 鉴别诊断

（1）症状性三叉神经痛（symptomatic trigeminal pain）：

1）引起三叉神经某一分支分布区内的症状性疼痛的原因可有牙齿疾病和鼻窦炎、鼻部或口腔骨折或肿瘤、眼部炎症、多发性硬化、带状疱疹等。这种疼痛并无上述三叉神经痛那种典型的阵发性撕裂样痛。青光眼或虹膜炎可能是眼和前额痛的原因，典型青光眼发作可引起类似典型三叉神经痛的突然剧痛发作。

2）Charlin 疼痛综合征：包括单眼内眦的剧痛，与眼炎的严重程度无关。还有鼻根部疼痛，患眼流泪与鼻流水样液体，提示睫状神经节受刺激是此征的原因。

3）Gradenigo 综合征：三叉神经额支分布区疼痛伴展神经瘫痪，其发生与岩骨尖的含气小房的炎症有关。

4）Bing-Horton 体征（红斑性面痛）：局部疼痛伴同侧面部潮红，与原发三叉神经痛不同的是本征发生于睡眠时，发病时间短。发作时流泪、流涕。本征伴霍纳综合征者并不少见，岩大神经刺激可能为其原因。

5）海绵窦内的颈内动脉瘤：可刺激三叉神经第一、第二支，引起支配区的疼痛。

6）波及面部的疼痛：还要考虑到来自颞下颌关节的放射痛（Costen综合征），疼痛原因为风湿性颞动脉炎引起并与耳颞神经痛相关。

（2）其他累及三叉神经的疾病（other diseases ivolving）：

1）在颅内引起神经病变的原因有脑膜炎、肿瘤（脑桥小脑角区）和各种耳炎。

2）神经核及中枢通路由于其他因素造成的循环性或退变性过程（进行性球瘫痪、延髓空洞症），常引起感觉缺失，但无疼痛。

3）牙关紧闭系咀嚼肌强直性痉挛的结果，其原因可见于脑桥急性脑炎病变、狂犬病、破伤风等。由于肌肉异常强直，病人不能张口、牙关紧闭。

6. 三叉神经痛的治疗

（1）药物治疗：

1）颅痛定（rotundin），镇痛药，每片 30mg，每次口服 60～120mg，每日 3 次。偶可出现眩晕、乏力等副作用。与咖啡因合用，可减少副作用且有协同作用。

2）强痛定（bucinperazine），镇痛药，每片30mg，每次口服30～60mg，每日3次。注射剂每支50mg或100mg，皮下注射或肌内注射，每次50～100mg。偶可出现恶心、头晕、困倦等副作用。

3）卡巴咪嗪（carbamazepine tegretol），也称卡马西平、痛痉宁、酰胺咪嗪或得理多，每片100mg。1958年在瑞士首先合成的一种抗癫痫药，最初只用于治疗癫痫，近年来也被认为是治疗三叉神经痛的最有效药物。

用法：从每次100mg，每日服2次开始，以后每日增加100mg，直至疼痛停止（可增至每次200～400mg，每日3次），饭后服用。持续维持有效量2～3周，然后逐渐减量，找出最小的有效维持量（如每次100mg，每日2～4次）连续服用数月。

4）苯妥英钠（dilantin），在未开始应用卡巴咪嗪之前，曾被认为是治疗三叉神经痛的首选药物，但至今仍未失去其治疗价值。此药也是一种抗癫痫药物，据认为其药理作用和卡巴咪嗪类似。

用法：初服0.1g，每日3次，以后每日增加0.1g，直至疼痛停止（如0.2g，每日3次），继续应用2～3周，然后（或出现中毒症状时）逐渐减量，并以最小有效量维持数月。其主要副作用为共济失调（头晕、走路不稳等）、视力障碍、牙龈增生及白细胞减少等。本药如和氯丙嗪合用，则疗效尤佳，每次可配合服氯丙嗪25～50mg，作为维持量的最小有效量，有时可减至每日服苯妥英钠0.05～0.1g和氯丙嗪25～50mg。

5）曲马多（tramal），为人工合成的非吗啡类新型药，安全、强效镇痛，无成瘾性。胶囊每丸50mg，每次50～100mg，每日2～3次。

6）维生素B_{12}是辅助治疗用药。500～1 000μg肌内注射，每日1次，10～15次为1个疗程。也可作为三叉神经病变部位局部注射的配伍药物。

7）七叶莲片或针剂，每次4片，每日3次口服；或2ml，每日2次，肌内注射。

8）枸骨注射液，2ml，每日2次，肌内注射。

9）中药验方：①桑葚，单味，作用为补肝益肾，熄风滋液。每日

100g，清洗后水煎，每日服3次，连服数日。②葛根12g，元参30g，麦冬30g，山豆根5g，当归10g，银花叶10g，生甘草15g，海桐皮3g。每日1剂，清洗后水煎，每日服3次。可通经络，益血气，滋阴降火，散淤止痛。③五苓散：茯苓、白术、泽泻、桂枝各9g，猪苓15.5g。水煎服，每日1剂，早晚分服。用于郁闷不畅、口淡不渴、纳呆而舌苔厚腻者。④郁李仁9g，柴胡6g，川芎30g，白芷9g，白芍15g，白芥子9g，香附6g，甘草6g。煎服，每日1剂，早晚分服。除上述病症外，又有痰多涎盛、痰阻经络，可用本方理气化痰、通络止痛。⑤当归15.5g，川芎12.5g，生白芍25g，白芷12.5g，制白附12.5g，全虫9g，薄荷9g，制川草乌12.5g，钩藤31g，陈皮12.5g。煎服，每日1剂。可除风散寒、解痉镇静止痛，适用于头部冷痛，遇冷加重，似有冷风外冒而兼有痛区肌肉痉挛者。⑥羚羊角1.5g，天麻15.5g，钩藤31g，川芎15.5g。煎服，每日1剂，早晚分服。可平肝泻火、熄风镇痛。适用于兼有头面灼热、口渴目赤、便干脉弦等风热症状者。⑦防风10g，细辛6g，地龙10g，川芎12g，白芷12g，当归15g，天麻9g，元胡12g，全蝎9g，蜈蚣9g，僵蚕12g，甘草12。煎服，每日1剂。热重加桑叶，头顶痛加藁本，后脑痛加羌活，二侧痛加白芍，偏头痛加吴茱萸。⑧细辛3g，马前子6g，麝香0.3g，冰片0.6g。研成细末，适量散撒于胶布上，帖于患侧下关穴或触发点上。

（2）理疗：

1）有报道，应用“间动电流”治疗三叉神经痛可取得一定疗效。间动电流又称Bernard电流，是将正弦交流电整流后叠加在直流电上而形成的一种脉冲电流，具有止痛、促进局部血液循环、减轻水肿及改善组织营养状态等治疗作用。此外，间动电流还可使感觉冲动的传导受抑制，从而使痛阈升高、交感神经的兴奋性降低等。

方法：将直径2cm左右的阴极置于受累神经的出口处，或疼痛触发点所属的神经干走行区，如耳前、眶下孔或眶上孔等。酌情选择密波、疏密波或间升波，亦可在一次治疗中先后并用。先给直流电，常为1～3mA（曾行酒精注射者可为8～9mA），后通脉冲电流，由小量开始，逐渐增大至出现可忍受的强烈震颤感为止（不应有疼痛），并由此开始计时。一般每次治疗时间为1～2min，每日或间日1次，5～6次为

1 个疗程，必要时休息 7 ~ 10d 后再进行下 1 个疗程。

2）也有报道应用射频温控热凝术治疗三叉神经痛取得较好效果者。射频温控热凝术是将一根外皮绝缘的射频针，由面部经颅底卵圆孔刺入三叉神经半月节及感觉根，继而通入高频电流实施温控热凝治疗，使神经节细胞和感觉根纤维发生持久的蛋白变性，从而达到长期止痛目的。一次治疗，止痛率达 70%，2 ~ 3 次治疗的最终止痛率为 97.7%。

（3）针刺治疗：可依受累神经分支的不同而选穴，如第一支痛则选病侧鱼腰、攒竹，第二支痛选四白、颧髎，第三支痛选下关、颊车，配合穴位有合谷、风池等。也可直接针刺眶上孔、眶下孔或颏孔的神经分支。每日 1 次，强刺激或中等刺激，捻转 1 ~ 2min 后留针或电针治疗 15min，10 次左右为 1 个疗程。

（4）鼻黏膜局麻剂注射或涂抹疗法：本方法是通过对蝶腭神经节活动的调节作用而促进三叉神经的功能恢复。其方法为：于患侧鼻腔内的中鼻甲或下鼻甲后部黏膜下注射 1% 的普鲁卡因或利多卡因 1ml，或用 4% 的可卡因涂抹该部黏膜，每日 1 次，连续治疗数日。

（5）神经干注射疗法：见“第四篇病变部位注射疗法”中的脑神经（干）注射疗法。

（6）手术治疗：经药物、病变神经注射疗法等综合治疗无效，病情严重，而身体条件允许者，可考虑行手术治疗。手术大致可分为以下 4 种：

1）三叉神经周围切断术，又分颅外周围支切断或撕脱术（一般于眶上孔、眶下孔或颏孔等三叉神经出口处施术）和颅内周围支切断术（多从颞部入路）。

2）三叉神经感觉根切断术，为目前首选的术式，有经颞部或枕下二种入路，适应于三叉神经第二、第三支疼痛者。

3）延髓三叉神经脊束切断术，仅适用于个别伴有严重的第一支痛者，或在双侧三叉神经痛时选一侧行此术治疗。

4）半月神经节及后根减压术，适用第一支痛的年轻人或双侧三叉神经痛者。此术仅限于切开神经根鞘膜而保全神经根，故面部感觉不丧失或部分丧失。但术后复发率高。

此外，还有三叉神经根嵌夹、冷冻（ -40℃冷冻 3min）治疗方法及γ刀等手术方法。

在以上介绍的各种手术治疗方法中，尚无任何一种是比较理想的，即便各有一定疗效，但都存在严重的缺点，如手术可能失败、术后复发率高及可能会产生严重并发症，甚至死亡等。故在治疗三叉神经痛的过程中，必须重视其他方法的治疗，只有通过系统非手术治疗无效时才考虑手术治疗。

二、面神经疼痛综合征与特发性面神经麻痹

（一）面神经疼痛综合征

面神经分为两大支，较大一支为面神经本部，是支配面部表情肌的运动性神经；另一支为很细的中间神经（intermediate nerves），内含躯体和内脏传入纤维。中间神经具有数种传入、传出部分。传入神经纤维属于膝状神经节的神经元，这与脊神经节相似。这些神经元为假单极神经元。部分传入神经纤维还传导来自舌前2/3味蕾的神经冲动。因此，面神经疼痛综合征（neurodynia facialis syndome）又叫膝状节神经痛（geniculate neuralgia）或中间神经痛，因由Hunt首先报道，故又称Hunt综合征。本病比较少见，可能因面神经的膝状神经节遭受到无菌性炎症刺激或某种病毒感染，或由于颅底骨折、动脉瘤、邻近的感染病灶等而使该神经节及其感觉纤维受到影响所引起。

1. 解剖特点 膝状神经节是面神经的一个组成部分，即中间神经的神经节，位于颞骨岩部的面神经管内。面神经是混合神经，其本身相当于运动根，中间神经近似感觉根（所不同的是内含副交感纤维），而膝状节则相当于脊神经的后根神经节或三叉神经的半月节。

面神经的运动根和中间神经在脑桥小脑角处分别出脑干后，在听神经上面进入内耳门，经内耳道底转入面神经管，只是接近膝状神经节时两根合并。在面神经管内，面神经依次发出岩浅大神经、镫骨神经、鼓索神经等分支，最后其主干经茎乳孔离开颅骨而进入腮腺，由此再发出各分支至面肌。面神经内大部分是运动纤维，支配镫骨肌、枕肌、耳后肌群、茎突舌骨肌、二腹肌后腹、各面肌及颈阔肌的运动。其感觉纤维和副交感纤维则组成中间神经，传导舌前2/3的味觉以及鼻腔、口腔的一部分黏膜和外耳的一部分皮肤的一般感觉、面肌的深感觉及支配舌下

腺、颌下腺和泪腺的分泌活动。

本病主要为面神经中的中间神经病变引起的症状，中间神经的解剖如下。

(1) 感觉纤维：细胞体即位于膝状神经节内。其中枢突经中间神经入脑干，传导外耳部痛、温觉而终止于三叉神经脊束核，传导面肌深觉的入三叉神经中脑核，其余的止于延髓孤束核。其周围突则主要加入下列分支：

1) 岩浅大神经。借其深支入鼓室丛，与舌咽神经共同传导鼓室、咽鼓管及乳突气泡的一般感觉，而另一部分纤维则经翼管神经达蝶腭神经节，并随其后鼻神经、腭后神经等分支至鼻腔后部、软腭及咽部的一部分黏膜。

2) 岩浅小神经。乃由膝状神经节至鼓室丛的纤维和来自舌咽神经的鼓室支的纤维相吻合而构成，先入耳神经节，然后借其分支达腮腺，参与传导腮腺的感觉。

3) 另有少量纤维随面神经主干出颅骨而达外耳，并与迷走神经的耳支共同传导一部分外耳道、鼓膜和耳郭的一般感觉。

(2) 味觉纤维：细胞体也位于膝状神经节内，其中枢突经中间神经进入脑干，并与舌咽神经的味觉纤维一起终止于孤束核，而周围突则经鼓索神经、三叉神经第三支的舌神经达舌前2/3的味蕾。

(3) 副交感纤维：起自脑桥的上涎核，一部分岩浅大神经至蝶腭神经节，其节后纤维经三叉神经上颌支的颧颞神经和眼支的泪腺神经达泪腺，少量纤维至鼻咽部黏膜腺体；另一部分则经鼓索神经、舌神经至颌下神经节和舌下神经节，其节后纤维分布于颌下腺及舌下腺。

2. 临床表现 典型 Hunt 综合征表现为一侧外耳部的疼痛，外耳道、耳郭至鼓膜或舌前部有带状疱疹，以及出现不同程度的周围性面瘫。疼痛主要位于外耳道、耳郭及乳突部，往往较剧烈并呈灼痛感，严重时可波及半侧面部以至鼻咽部。病人常伴有耳鸣及泌泪、泌涎等功能障碍，以及患侧舌前2/3味觉过敏或减退、听力改变及眩晕（听神经受累）等症状，偶有患侧外耳及面部感觉过敏、耳下压痛等。

此外，少数病人可仅表现为一侧的耳部剧痛，而无带状疱疹、面瘫和味觉、听力改变等症状，即耳痛型。此种疼痛也具典型神经痛的反复发作性，起始较急，但疼痛多呈深在灼痛性质，发作持续时间较长，数十分钟或数小时，严重时还可由外耳道向同侧面部、舌外缘、咽部以至颈枕部放射。检查时常无明显阳性体征，偶尔外耳道或鼓膜有疼痛触发点，轻触就可诱发疼痛。

3. 诊断与鉴别诊断 根据一侧外耳部疼痛并合并有带状疱疹、周围性面瘫，以及味觉或听力改变等特征，典型者诊断并不困难，但对于单纯耳痛型者，则须注意与其他面部神经痛相鉴别。

（1）耳颞神经痛：疼痛部位在外耳道前及颞部为主，而且多于进食时出现，发作期常伴有同侧面部充血及多汗。此外，在外耳道与下颌关节突之间常有压痛，于该部位施局麻能使疼痛缓解。

（2）舌咽神经痛：疼痛位于舌根、咽及耳深部，通常由吞咽动作诱发，而且在发作期常伴有流涎症状，因此鉴别不难。但在耳型舌咽神经痛（鼓室神经痛）时，二者的表现极为相似。若耳痛与吞咽动作有关，或由刺激外耳道、鼓膜外侧面所引起，则对鉴别有意义。但此种情况少见，而且刺激外耳道诱发疼痛也并不能证明是舌咽神经痛。故有人认为，只有在开颅手术时分别用电刺激舌咽神经和中间神经根以复制疼痛发作才能做出鉴别。

（3）喉上神经痛：疼痛适于一侧喉部，然后反射至外耳，而且常由吞咽动作引起。此外，在喉上神经穿过甲状舌骨膜处常有压痛，于该处施局麻则可缓解疼痛症状。

（4）Sluder 神经痛：由于广泛性副鼻窦炎侵及翼腭神经节所致。出现眼痛、鼻根部疼痛、上颌痛。疼痛可放射到颈肩部，泌泪和泌涎功能受损。

4. 治疗 主要采用综合性非手术治疗，如应用止痛剂、镇静剂、维生素 B_1、维生素 B_{12}、烟酸、654－2 等药物，并配合针灸；耳部利多卡因离子透入、超短波或间动电流理疗常可收到一定效果。在外耳道周围使用常规配伍的合剂注射也有一定疗效。茎乳孔部位面神经注射疗法也能收到一定效果，具体操作方法详见“第四篇第三章第二节”。

（二）特发性面神经麻痹

1. 发病机制与病因 在软组织病变引起症状的机制中曾谈到：病变软组织对其内的感受器或走行在其周围的神经刺激和压迫就可引起症

状。由于这些受累神经可以是感觉神经、运动神经，也可是交感神经。因此引起的症状，可能是疼痛、麻木，也可能是以冷灼为主的症状，如果运动神经受累，就可引起该神经所支配的肌肉麻痹或痉挛。

面神经分为两支，会引起面神经疼痛综合征的为一支很细的中间神经支，上面已做了详细叙述。另外一支为较粗的面神经本支，其主要是支配脸部表情肌的运动神经，其发生病变可引起面肌痉挛或麻痹等面神经功能障碍的症状。因此面神经发生病变最容易引起的症状是病变一侧面部表情肌的麻痹和面神经本支某一分支的面肌痉挛。面神经麻痹多为急性发病，因此称为特发性面神经麻痹（exploring idiopathic facial paralysis），它是一种常见病，以急性进展性的面部表情肌麻痹为主要特点，治疗不当会长时间残留面瘫后遗症。特发性面神经麻痹又称 Bell 麻痹（Bell palsy）、自发性面神经瘫痪（Idiopathic facial paralysis）、面神经炎（facial neuritis）等，属祖国医学口僻、口㖞的范围，又称“吊线风”。以前由于发现约 20%病人带状疱疹病毒抗体效价升高，故多认为本病的发病机制与病毒感染的免疫反应或病毒感染后的变态反应有关，因此长期以来一直沿用“激素疗法”。近年来发现，本病的主要发病机理是面部受风寒冷刺激引起的面神经营养血管痉挛、缺血，以及面神经走行途中受到病变软组织嵌压、刺激，造成的面神经水肿、细胞浸润、髓鞘脱失，由此产生了面神经功能障碍的症状。晚期严重病人面神经可发生轴突变性，就会留下长时间面瘫后遗症。根据此机理，以改善面神经微循环为主，并用激素治疗，显著提高了以往的治疗效果。

2. 症状 本病男性多于女性，20～40 岁多见。有的病人发病前有病毒感染的前驱症状。多数病人发病前有受风着凉史和病前 1～2d 有同侧耳后或乳突区疼痛病史。本病以单侧周围性面神经麻痹为最常见。所有病人均为急性发病，往往在清晨起床时突然发现面部麻痹，大多于 48～72h 内面神经麻痹达到高峰，少数 4～5d 症状达高峰。所有病例均表现为患侧上、下面部表情肌麻痹，前额皱纹消失，眼裂扩大，鼻唇沟平坦，口角下垂，面部运动时脸部皮肤、软组织被动牵向健侧，并且病侧不能做皱额、蹙眉、闭目、露齿和吹口哨等动作。病人做闭眼动作时眼球向上翻，患侧尤甚，称之为 Bell 征。有的病人患侧有泪液外溢症状，系泪点外翻所致；有的病人有舌前 2/3 味觉障碍症状，为鼓索神经受累所致；有的有听觉过敏症状，为镫骨肌神经分支受损所致。

3. 治疗 早期治疗者，70% ~80% 可在 1 ~2 周内开始恢复，1 ~3 个月基本治愈。但也有长期难以恢复或恢复不完全者。还有出现面肌痉挛者，瞬目时上唇抽动、露齿、病侧眼睛不能自行闭合，精神紧张时尤为明显。

（1）保暖：轻度面神经麻痹病人只要避免受风着凉，注意面部保暖，会有一定的自愈率。

（2）理疗：患侧面颊部及乳突部应用中频中药导入或微波治疗，可改善病变局部血液循环、消肿。

（3）药物治疗：由于以前认为本病发病机理和病毒感染的免疫反应有关，故一直采用皮质激素治疗。如应用地塞米松、泼尼松、强地松等，并且强调急性期尽早使用。尽管在治疗中注意到采用逐渐减量的原则，但 1 个疗程约需 6 周，激素的副作用比较明显且持续时间也较长。单纯激素治疗方法，是在急性期采用 5% 葡萄糖液 250ml（糖尿病病人改用生理盐水 250ml）中加入地塞米松静脉滴注，每日 1 次。地塞米松用量：1 ~3 日为 20mg，4 ~7 日为 15mg，8 ~14 日为 10mg。此后，改为地塞米松口服：15 ~21 日为 1.5mg/次，3 次/d；22 ~28 日为 1.5mg/次，2 次/d；29 ~35 日为 0.75mg/次，3 次/d；36 ~42 日为 1.5mg/次，2 次/d。之后停用地塞米松。

近年来发现，面神经营养血管痉挛、嵌压学说是引起面神经麻痹的主要机理。因此，从 20 世纪 90 年代以来，主要采用以改善面神经微循环、治疗面神经走行途中受嵌压部位的软组织病变为主，激素治疗为辅的治疗方法，大大提高了面神经麻痹的治疗效果和早期痊愈率。此时应用激素的主要目的是抑制血管源性水肿和治疗病变软组织的无菌性炎症，而不是对免疫反应的调节。因而采用的是短程激素疗法，从而也大大减少了激素的副作用。

改善面神经微循环的药物主要是低分子右旋糖酐和解除血管痉挛较理想的钙拮抗剂尼莫地平。具体治疗方法：低分子右旋糖酐 500 ml 中加入复方丹参 20 ml，维生素 C 5g，同时加入一定量的地塞米松静脉滴注。1 ~7 日加入地塞米松 10 mg，8 ~12 日 5 mg。另外，从治疗第一日开始口服尼莫地平 40mg，每日 3 次，连用 3 周。其他药物如维生素 B_1、

维生素 B_{12}及吗啉胍（病毒灵）等抗病毒药物配合应用。麻痹重者，也可配用新斯的明 15mg，每日 1 次或加兰他敏 2.5mg 肌内注射，每日 1 次。

于永发等报道治疗 30 日，单纯激素治疗组的总有效率为 80.4%，其中显效率为 19.8%、痊愈率为 24.2%。以改善面神经营养血管微循环为主的治疗方法组，以上 3 项数字依次为 24.2%、26.3%和 32.7%。疗效评定标准：面部表情肌恢复正常为痊愈，仅埋睫征阳性和（或）鼻唇沟稍浅为显效，显效与无效之间为有效。

（4）针灸治疗；单纯针灸治疗，就可取得一定疗效。如果采用针灸和其他方法的联合治疗，就可大大缩短治疗的疗程并大大提高治疗效果。对面神经麻痹的针灸治疗，作者根据面部表情肌的麻痹情况，采用面部皮内透针治疗，配合远端选穴的针灸治疗。

1）透针治疗：①不能皱额、蹙眉，取阳白透鱼腰，太阳透阳白。②眼裂大、不能闭目，取丝竹空透太阳，四白透承泣，四白透颧髎或地仓、巨髎透下关。③口角向上歪斜，取地仓透下关，地仓透颧髎，迎香透四白，迎香、四白透水沟。④下唇不能露齿或不能吹口哨，取承浆透地仓，地仓透四白或巨髎。留针 10~15min，其间提插 3 次。

2）配穴：合谷、内庭、曲池。留针 40min，10min 捻针 1 次。如下颌或颈部不适，可配颊车、耳垂、大迎等。

面神经麻痹病程越短、病情越轻者，治愈率愈高。神经变性是造成本病留有后遗症的主要原因。

（5）按摩手法治疗：

1）腔外手法：

A. 治疗穴位：风池、阳白、攒竹、四白、地仓、颊车、翳风、迎香、合谷、足三里、太冲等。

B. 操作：①分别点按患侧以上穴位 1min。②分别按揉患侧以上穴位约 1min。③捏提法：用拇指、食指、中指和无名指，轻轻提捏患侧面肌，松紧适宜，反复施术 5~8 次。

C. 擦法：术者用一手四指或小鱼际肌置于患侧面部，适当用力轻轻擦抹，方向从下至上，以面部产生温热感为度。

2）腔内手法：先让病人伸出舌，看舌尖有无偏歪，取棉签醮配好的黄连溶液，以测试患侧有无味觉障碍。术者右手戴消毒手套，病人患侧在左，术者伸右手拇指入口腔；患侧在右，则术者伸右手食指入口腔。另一指则放在脸颊外，两手指隔着脸颊部的软组织，仔细探摸患侧脸颊内有无块状或索条状阳性物，然后两手指（一指在口内，另一指在脸颊外）相对捏揉这些阳性物使其由硬变软，由大变小，并通过数次治疗后消失，则症状也会随之减轻、消失。

若病人伴有味觉障碍，则用戴手套的拇指和食指揉捏患侧前2/3舌体从后至前往返6~8次，揉捏程度以病人感微痛为度。治疗后可立即用黄连液棉签测定味觉恢复情况。

以上口腔内、外手法，每日1次。

（6）面神经注射疗法；详见“第四篇第三章第二节”，即乳突前面神经干穿刺注射疗法及乳突后面神经干穿刺注射疗法，必要时加用病变部位局部注射或针灸治疗面神经走行途中受嵌压部位的软组织病变。

（7）星状神经节注射疗法：可改善面神经循环，解除血管痉挛，消除神经鞘水肿，防止继发性神经变性。隔日注射1次，10次为1个疗程。注射用药：0.5%利多卡因或0.25%布比卡因10~15ml中加维生素$B_1$100mg、维生素B_{12}500μg。有报道，在发病一周内治疗则100%有效。具体治疗操作方法，详见“第四篇第三章第五节”。

（8）病人的自我治疗：

1）病人要注意保暖，不用凉水洗脸，避免风寒侵袭，避免劳累、疲劳，保证充分睡眠。

2）病人每日对着镜子做龇牙咧嘴怪样动作2次，每次15min左右。

3）病人自己用患侧手掌从下至上，从下颌部至患侧额顶部，擦抹患侧脸额部（包括眼部、颞部），使患侧皮肤发热发红，每次不少于50回，每日3次。

三、舌咽神经疼痛综合征

舌咽神经疼痛综合征（neurodynia glossopharyngeus）是一种特殊病症，即舌咽神经病变引起的以舌咽部及耳深部的阵发性短暂发作性剧烈疼痛为主要特征的一种疾病。其发病率与三叉神经疼痛综合征相比约为1:88。发病年龄多在35岁以上，男性居多。本病1910年由Weisenburg

首先报道，1927 年 Dandy 报道采用舌咽神经根切断术治疗获得成功后才被视为一种独立的脑神经痛疾病。

1. 解剖特点 舌咽神经为第九对脑神经，系混合性神经，内含运动、感觉和副交感神经纤维。舌咽神经起自延脑，成 4 ~6 支根丝由橄榄体外侧伸出，并斜向外前方，与迷走神经、副神经一起经颈静脉孔穿出颅腔（图 3－177）。在颈静脉孔处有 2 个神经节：上神经节（颅内）和下神经节（颅外）。在分出鼓室神经及与迷走神经耳支相吻合的小分支后，舌咽神经主干自颅底向下通过颈内动脉和静脉之间、茎突及其附着肌内侧，并绕茎突咽肌下缘弯向前行而达舌咽部。

舌咽神经大部分纤维是感觉纤维，来自位于颈静脉孔处的上神经节和岩神经节细胞。这些节细胞的中枢突经神经根进入延髓的孤束核，另

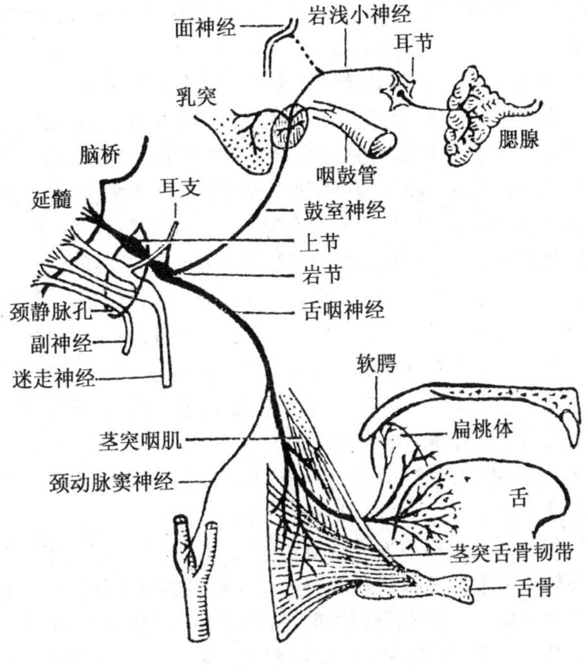

图 3－177 吞咽神经的分布

有一小部分传导外耳部的痛、温觉纤维终止于三叉神经脊束核。其周围突一部分随主干至舌咽部（咽支、舌支、扁桃体支），传导咽壁、软腭、腭垂（悬雍垂）、舌后部、扁桃体的感觉及舌后 1/3 的味觉；一部分经鼓室神经（Jacobson 神经）至鼓室，传导鼓室、鼓膜内侧面、乳突气泡及咽鼓管的感觉；另有少量纤维加入迷走神经耳支而达外耳道，传导外耳道和鼓膜后侧的痛觉和温觉。此外，舌咽神经尚有一小分支至颈动脉窦和颈动脉体（即窦神经），传导颈动脉窦的特殊感受器冲动，参与调节心跳、血压和呼吸的活动。

舌咽神经的运动纤维源于延髓的疑核上部，可能仅单独支配茎突咽肌，后者具有上提咽腔上部（腭弓）的功能。其副交感纤维起自延髓的下涎核，经鼓室神经至鼓室，并与交感神经共同组成鼓室丛，由此经岩浅小神经通过蝶岩裂出颅而达耳神经节，然后再发出节后纤维经耳颞神经至腮腺。

由以上的舌咽神经解剖生理可知，当该神经受刺激时，即可产生舌咽部和耳部疼痛、舌后部味觉异常、唾液分泌增多及心动过缓等症状。

2. 病因 舌咽神经痛可分为原发性和继发性（症状性）2 种。原发型的病因尚未明确，据认为可能和某些原因如无菌性炎症引起舌咽神经以及迷走神经纤维脱髓鞘性变，而使其传入冲动发生“短路”有关。继发型则可由舌咽神经病变或其周围组织的各种病变刺激所致，如脑桥小脑角和后颅窝底的肿瘤、蛛网膜炎、异位动脉粥样硬化、茎突过长或茎突舌骨韧带钙化、鼻咽部和扁桃体区肿瘤、慢性扁桃体炎或扁桃体切除术后瘢痕，以及舌咽神经纤维瘤等。也有人认为本病如同三叉神经痛一样，是由血管压迫舌咽神经近端无髓鞘的神经根部分引起。因此，手术将血管改位可治疗本病的疼痛。

3. 临床表现 原发性舌咽神经痛的临床特征为：一侧舌咽部出现短暂发作性刀割样、烧灼样或钻刺样剧痛。

（1）发作情况：疼痛发作常无预兆而骤然发生，多始于一侧的舌根和扁桃体，迅速扩及咽喉和软腭，并向同侧的耳道深部、下颌角放射，偶尔亦可波及耳颞部或颈枕部。每次发作的持续时间一般很短，仅数秒钟至数十秒钟即骤然停止。间歇期长短不一，间歇期中一切如常，可无任何疼痛。

(2) 疼痛触发点及诱发因素：舌根、扁桃体窝或咽喉等部常有触发点，不慎触动则可引起疼痛发作。因此，疼痛常因吞咽（尤其是较冷或较热食物）、张口、伸舌、谈笑、打哈欠或咳嗽等动作而被诱发。病者常对上述的各种活动极端小心，不敢谈话，惧怕进食，甚而连唾液也不敢咽下，以致病者常取低头姿势任其自动流出。有时在夜间睡眠中，即可因无意识咽下唾液招致疼痛发作而惊醒。

(3) 并发症及体征：在严重的疼痛发作期，有时可伴有咳嗽甚至喉痉挛，以及同侧唾液分泌增多等。个别重病例，偶尔发生心动过缓、心跳暂停、全身性低血压，以致因脑缺氧而出现短时间的意识不清、昏厥或抽搐。一般认为是由于舌咽神经的分支窦神经过度兴奋，从而反射性引起迷走神经功能亢进所致。

检查时一般无明显阳性所见，偶于同侧下颌角后有压痛，或舌后部对苦味感觉过敏（即各种味觉刺激均感受为苦味）。

此外，在临床上也偶见舌咽神经痛合并有其他面部神经痛症状者，如在发作期疼痛可向三叉神经第三支分布区内放射，或疼痛扩展至眼和鼻根部，并伴有流泪、流涕等，即蝶腭神经痛发作的症状。

(4) 病程：舌咽神经痛的病程通常呈慢性进行性经过，发作次数可逐渐增加，疼痛程度亦越来越重，并可由于长期影响进食而营养失调，以致病者日益消瘦、憔悴、精神抑郁、孤独等。

(5) 鼓室神经痛：或称耳型舌咽神经痛，系由于舌咽神经的分支鼓室神经受累所致。此型在临床上罕见，其表现特点为阵发性短暂剧痛仅局限于一侧的耳深部及耳后部（即鼓室、鼓膜内侧面及乳突气泡等鼓室神经分布区）。严重时，疼痛也可放射至咽部、下颌角乃至颈部。疼痛可自发或因触碰外耳道（如挖耳、洗耳等动作）而被诱发，但舌咽部一般无触发点，故吞咽等动作并不引起疼痛发作。

4. 诊断与鉴别诊断　原发性舌咽神经痛的诊断根据为：①疼痛主要位于一侧的舌根、扁桃体、咽后部及耳深部。②呈短暂发作性剧烈的疼痛，常因吞咽等动作而被诱发，如疼痛不为发作性而呈持续性，则应考虑咽部恶性肿瘤的可能。③舌根部、扁桃体窝，偶尔在外耳道可有触发点。④以4%可卡因溶液喷涂于触发点，则可使疼痛暂获缓解。其中最后一点对本病的确诊颇有意义。临床症状较典型者，舌咽神经痛的诊断并不困难，但须注意与下列疾病相鉴别。

（1）三叉神经痛：舌咽神经痛极易与三叉神经第三支的舌神经痛相混淆。但在舌神经痛时，疼痛的部位系在舌前部而非舌根，通常还累及下颌神经的其他分布区，并且不向外耳道放射。此外，触发点一般位于口腔前部（舌尖、牙龈）或下唇、颏部，而不在舌根、扁桃体附近，故诱发疼痛的动作常为咀嚼、洗脸等，吞咽多不引起发作。必要时，可行下颌神经注射以助鉴别。

（2）喉上神经痛：与舌咽神经痛颇相似，发作性疼痛亦位于一侧的咽喉部，有时且可向耳部放射，并常由吞咽动作所引起。但喉上神经痛的发作通常仅起自一侧的喉部，即相当于梨状隐窝处，该区常有触发点而不在舌根或扁桃体附近。此外，常于喉上神经穿过甲状舌骨膜处（颈部外侧甲状软骨稍上方）有压痛点；在该区行局麻，疼痛往往暂获缓解，可资鉴别。

（3）膝状节神经痛：亦为一侧耳部剧痛，但部位多较浅，发作时间较长，而且常伴该侧外耳道或耳郭带状疱疹及周围性面神经麻痹等症状。个别不典型病例，如仅表现为耳痛者，则极易和耳型舌咽神经痛相混淆，有人认为只有行后颅窝手术探查并分别刺激面神经的中间神经及舌咽神经根以复制出疼痛发作，才能做出最后鉴别。

（4）耳颞神经痛：疼痛亦呈阵发性，并位于一侧的耳部，但痛区以耳前及颞部为主，发作的持续时间亦较长，而且常伴有该侧腮腺分泌增多，以及其分布区内皮肤充血、多汗等症状。另外，舌咽部无触发点，吞咽动作并不诱发疼痛等，可资鉴别。

（5）舌痛：主要症状为一侧或双侧舌痛。其实，舌部并非有真正的疼痛，而仅为感觉异常，如被热水烧烫感、刺痒，偶有麻木、蚁行等感觉，而且多位于舌尖或其侧缘，舌背和舌根部则较少见。疼痛乃自发性出现，其程度不一，时轻时重，并且多与情绪改变有关。本病常见于神经功能紊乱性疾病病人。据认为是一种舌部交感神经痛，可能与消化系统功能失调有一定关系。舌痛有时可被误诊为较轻型的舌神经痛或舌咽神经痛，但一般舌痛不呈发作性出现，无触发点，另外亦不受咀嚼、吞咽等动作影响，可作为鉴别诊断的主要依据。

（6）继发性舌咽神经痛：疼痛常为持续性而阵发性加重，早期虽可呈发作性出现，但一般持续时间多较长，并且亦无触发点。检查时可见患侧有某种程度的舌咽神经功能障碍（如舌咽部感觉和舌后部味觉减退、咽反射迟钝、软腭运动无力等），或其他阳性神经体征（如第十、第十一对脑神经损害），以及有局部病变发现，如鼻咽部肿瘤、茎突过长、茎突舌骨韧带钙化或慢性扁桃体炎等。

（7）舌咽神经损害综合征（syndrome of impairment of the glossopharyngeal）：特征为舌后 1/3 味觉消失（无味）、催吐和腭反射消失、咽后部、扁桃体和舌根部感觉消失和轻度咽下困难（吞咽困难）。

5. 治疗 继发性舌咽神经痛应首先针对其病因治疗，即去除原发病灶，如手术切除扁桃体、过长的茎突或颅后窝颈静脉孔附近肿瘤等。

原发性舌咽神经痛的治疗原则大致与三叉神经痛相似，可优先采取综合性非手术治疗，无效时再进行外科手术。

（1）药物治疗：可应用痛痉宁（tegretol、carbamazepine，卡马西平）、苯妥英钠、氯丙嗪、维生素 B_{12} 等，其用法可参考三叉神经痛的治疗。有人认为，痛痉宁对舌咽神经痛的疗效较三叉神经痛差，故宜与苯妥英钠合用，即每日加服苯妥英钠 0.1～0.2g。

对于伴有颈动脉窦性昏厥的病人，可服用复方丹参片，每次 5 片，每日 3 次；颠茄酊（或片剂）0.5～1ml，每日服 2 次；或阿托品片 0.3mg，每日 3 次口服；发作期，则静脉注射阿托品 0.5～1mg。

（2）间动电流治疗：一般多采用对置法。可根据疼痛的部位将两极对置于左右下颌角后（以舌咽痛为主者）或两侧耳屏部（以耳痛为主者）。此外，亦有人用并置法或单极法，即将小型阴极（直径 0.5cm）置于口腔内患侧的舌根部，另一阳极放在该侧下颌角后，或其他任一部位。一般认为，采用间动电流与药物（维生素 B_{12} 1 000μg 和氯丙嗪 25mg，每日 1 次肌内注射，以及口服苯妥英钠 0.05～0.1g，每日 2 次）综合治疗，则收效较显著。

（3）局部注射疗法：通常不进行舌咽神经干酒精封闭，但可将常规配伍的合剂（其中利多卡因浓度可提高至 1%）5～10ml 注射于患侧舌根部、扁桃体窝或咽壁的触发点周围，或舌咽神经干，有时甚至可收到较持久的止痛效果。此外，亦可用 10% 可卡因涂抹于舌咽部触发点的表面，每日 3 次。也可于咽部、舌根部喷雾 1% 地卡因，可立即缓解疼痛。

舌咽神经干注射疗法：一般在茎突内侧施行。病人仰卧位，头转向健侧。穿刺点取乳突尖端与下颌角之间连线的中点。以眼科球后，针头自该点垂直方向刺入皮肤，缓慢进针1.5～2cm，可触及茎突，然后使针尖沿茎突前滑过0.5cm，回抽无血即可注入常规配伍的合剂5～10ml（其中利多卡因浓度可提高至1%）。

（4）手术治疗：

1）扁桃体切除术：当触发点位于扁桃体窝者，施行该侧扁桃体切除术可收效。

2）颅外舌咽神经干切断术：疼痛区域仅局限于舌咽部者，可于颈部施行舌咽神经干切断术，常可收效。此手术操作并不困难，但疼痛以耳部为主或累及耳部者常无效。

3）颅内舌咽神经根切断术：一般认为，此手术是目前治疗原发性舌咽神经痛的最有效和较理想的方法。手术于局麻下经枕下入路在后颅窝底部进行，其操作并不很复杂，一般也比较安全，既能充分切断神经根而使止痛彻底，又可对其周围进行探查以进一步查明原因。为慎重起见，在术中临行神经根切断之前，宜用器械或电流刺激该神经根，观察能否复制出典型的疼痛发作，以作为最后确诊的证据。

此外，亦有人主张应将舌咽神经根和与之相邻的最高位的3～5根迷走神经根丝一并切断，认为其疗效更佳。

4）三叉神经脊束切断术：与舌咽神经根切断术的止痛效果相似，尤其适用于舌咽神经痛合并有同侧三叉神经痛者。但由于本手术对三叉神经脊束切断的范围不易掌握准确，危险性亦较大，故目前较少采用。

四、迷走神经疼痛综合征

迷走神经疼痛综合征（neurodynia vagus syndome）的发生和其他神经痛相似，当该神经遭受刺激性损害时，亦可在其感觉分布区出现疼痛。但由于在解剖结构上迷走神经和舌咽神经的关系密切，故二者往往同时受累。临床表现比较典型的迷走神经痛乃是其分支喉上神经痛。此症较为罕见，在文献上仅有个案报道。一般认为，继发性喉上神经痛可由其周围病灶刺激或压迫所致。如某些后颅窝底病变、颈部肿瘤、动脉瘤、淋巴结肿大，或某些颈部手术后瘢痕粘连及局部的慢性炎症等。至于原发性喉上神经痛的病因，目前尚不明确。

1. 解剖与生理 迷走神经与舌咽神经的中枢起源和周围支配并无明显的分界，只是在离开延髓后分为迷走神经和舌咽神经 2 个神经干。但迷走神经的分布却极为广泛。迷走神经在舌咽神经之下和副神经之上，有 12 ~ 16 根丝由延髓的侧方伸出，并经颈静脉孔出颅腔。迷走神经和舌咽神经一样，也有 2 个神经节，在颈静脉孔内有颈神经节，稍下方（1 ~ 1.5cm）又有一较大的结状神经节，2 个节之间有副神经的内侧支加入。进入颈部后，迷走神经主干沿颈内静脉与颈内、颈总动脉之间垂直向下伸延，经胸上口入胸腔，然后再穿过横膈的食管裂孔而达腹腔（图 3 - 178）。

迷走神经的运动纤维起自延髓的疑核，支配咽、喉及软腭的肌肉；而副交感纤维则源于第四脑室底部的迷走背核，分布于胸腹腔各内脏器官。迷走神经的感觉神经元位于颈神经节和结状神经节内。颈神经节的周围支分布于一部分脑膜、外耳道、鼓膜和耳郭，其中枢支则进入三叉神经脊束核，传导一般感觉。结状神经节的周围支传导咽、喉、气管、食管及各内脏的感觉，而其中枢支则终止于孤束核。

在喉上神经痛时，疼痛的范围主要局限于以感觉纤维为主的迷走神经分支，如喉上神经、耳支及脑膜支的分布区内。

（1）脑膜返支：起自颈神经节，经颈静脉孔返回颅腔，分布于后颅窝底硬脑膜。

（2）耳支：源于颈神经节，与来自舌咽神经的一小分支吻合后，沿颈静脉外侧向后至颈静脉窝，并经乳突小管入颞骨岩郭。由鼓室乳突裂出岩郭后，在外耳道后侧复分成两支（其中一支与面神经的耳后支相吻合），分布于外耳道后壁、鼓膜外侧面及一部分耳郭凹面的皮肤。

（3）喉上神经：起自结状神经节，斜越颈内动脉内侧面而沿咽缩肌向前下方伸延，中途有来自颈上交感神经节和咽丛的吻合支加入。在舌骨大角处，该神经分为内支和外支：喉外支与甲状腺上动脉并行，支配咽下缩肌和环甲肌；喉内支则属纯感觉神经，与喉上动脉一起穿过甲状舌骨膜入喉，分布于声门裂以上的喉黏膜、会厌及部分舌根，在喉下部并与来自喉返神经的喉下神经相吻合。

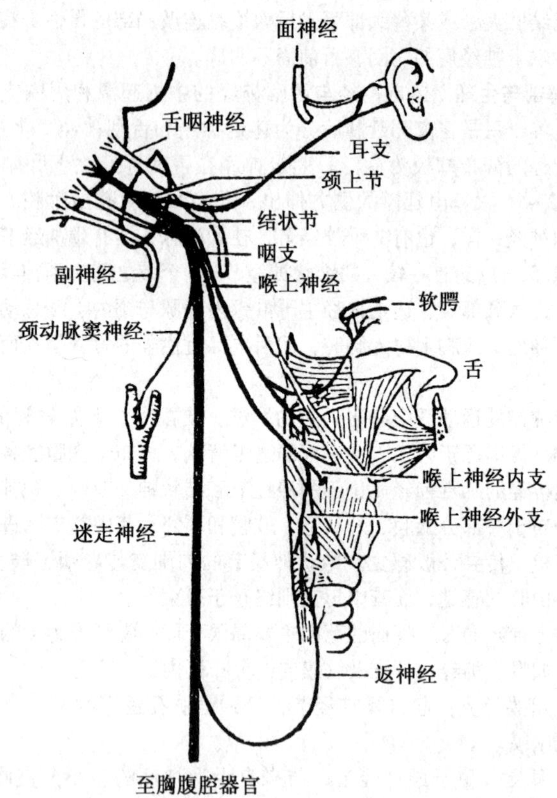

图 3－178　迷走神经的分布

2. 临床表现与诊断　发作性剧痛位于一侧的咽喉部，并可向同侧下颌角、外耳道（耳支）乃至枕部（脑膜支）放射。疼痛常由吞咽动作所引起，可持续数分钟至数十分钟，起止均骤然。发作期，有时可伴有剧烈的干咳、恶心、面部潮红、多汗、唾液分泌增多、呼吸急促或心跳缓慢等，偶尔在疼痛高峰时甚至可出现短时间的昏厥现象。痛侧的喉部梨状隐窝附近常有疼痛触发点。另外，在颈外侧甲状软骨和舌骨之间，即相当于喉上神经内支穿过甲状舌骨膜进口处，常有显著的压痛。

本病酷似舌咽神经痛，但根据疼痛起自喉部（甲状软骨和舌骨韧带的后外侧）、触发点位于梨状隐窝、喉上神经进口处有压痛、麻醉该区可使疼痛暂获缓解等特征，可对本病做出诊断。

3. 治疗 同舌咽神经痛的治疗原则。可应用痛痉宁、苯妥英钠、维生素 B_{12}，以及阿托品、颠茄等药物，亦可行针刺或患侧喉部及疼痛放射区间动电流治疗。也可行喉上神经注射疗法进行治疗，常可取得一定效果。方法：从喉上神经穿过甲状舌骨膜处（患侧甲状软骨稍上方）压痛点部位穿刺进针，注入常规配伍的合剂 5ml（其中利多卡因的浓度由 0.25%可提高到 0.5%~1%）。非手术治疗无效者可考虑行颈部喉上神经内支切断术。如合并有舌咽神经痛，则经枕下入路在后颅窝底行舌咽神经与上部迷走神经根丝切断术。

第二节　脊神经病变引起的颈腰肢痛

一、膈神经疼痛综合征

膈神经为混合性神经，有运动纤维和感觉纤维，主要来自 C_4 神经前支，也有 $C_{3、5}$ 神经前支纤维的参加（图 3-179）。膈神经疼痛综合征（neurodynia phrenicus syndrome）系指由膈神经径路上的各种刺激性、压迫性病变所致的一种疼痛综合征。临床上较少见，而且大多数为左侧膈神经病变所引发的症状。

1. 解剖 膈神经在颈部由前斜角肌上端的外缘经该肌前面一直降到下端的内缘，然后经锁骨下动、静脉间入胸腔，支配膈肌的运动（图 3-180）。膈神经还有感觉支分布于胸膜、心包膜、膈和膈下面（肝上面）的腹膜。

2. 病因 常为继发性膈神经损害，由膈疾患、颈淋巴结肿大、肿瘤压迫（如颈部或纵隔肿瘤、锁骨下动脉或主动脉瘤）等所致，个别亦可与风湿病、结核、疟疾等感染，酒精或铅金属等中毒，以及臂丛阻滞麻醉或其他原因而致的膈神经损伤等有关。膈神经麻痹常见原因为 $C_{3\sim5}$ 脊髓前角细胞损害所致。

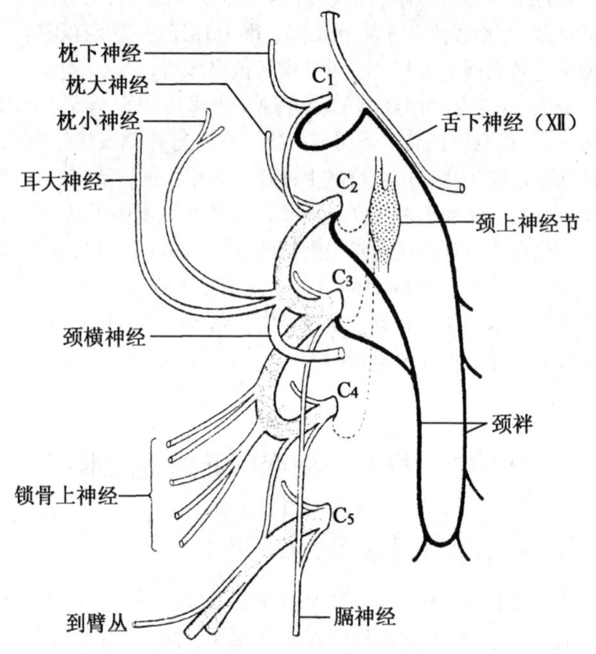

图 3－179　膈神经的组成

3. 临床表现与诊断　膈神经受损后多表现为膈肌运动障碍，即运动型，一般称之为膈神经麻痹，但此型亦常合并有不同程度的疼痛症状。单纯疼痛型，即膈神经痛，则较少见。

膈神经麻痹可发生于双侧或单侧，其主要表现为膈肌瘫痪的症状，如体力劳动时闷气、咳嗽困难、呼吸增快、呼吸辅助肌活动过度、吸气时腹部显著内凹而呼气时则凸出，以及胸腹部 X 线透视显示横膈活动减少并升高等。上述表现主要见于双侧膈肌麻痹，若为单侧膈神经受累，则其症状较轻，但 X 线透视亦可发现一侧膈肌活动受限的征象。据此不难对膈神经麻痹做出诊断。

膈神经痛通常发生于一侧，而且大多数为左侧。其主要症状乃是膈区、颈深部及肩部疼痛，其中常以肩部（横膈牵涉痛区）出现最早和

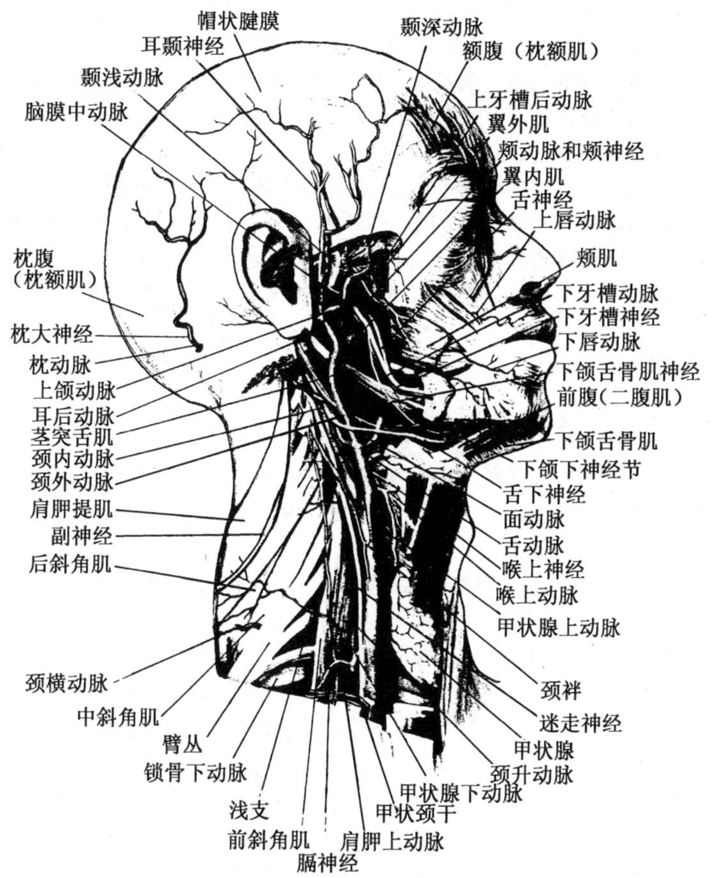

图 3－180　头颈部右侧面肌肉、血管和神经

较重，甚至可向上肢乃至手指放射。有的表现为肝区疼痛。疼痛可呈发作性出现，或为持续性质，呼吸、咳嗽、吞咽或其他膈肌活动时均可诱发或加剧疼痛。因此，这些活动可因疼痛而明显受限，以致呼吸短促、吞咽及咳嗽均感困难。此外，疼痛尚可伴发呃逆，有时甚至极为顽固。

检查时常见患侧的肋骨游离端（肋弓）、颈部斜角肌前接近胸锁关节处，以及肩峰等部位显著压痛。

膈神经痛的预后一般良好，但常有复发的倾向，其诱因往往是受凉、胃肠功能紊乱等。根据神经性疼痛和压痛的典型部位，以及好复发等特征，即可做出诊断。但必须注意排除心、肝、胃、肺等内脏病变所致的牵涉痛，相应的内脏病史及其他主要症状和体征可资鉴别。

4. 治疗 首先进行病因治疗。其他治疗与一般的神经痛治疗原则类似，可采用药物、针刺、理疗及膈神经注射疗法。对于个别顽固性疼痛并经非手术治疗无效者，可考虑行单侧锁骨上斜角肌前膈神经切断术。选择此处切断膈神经是为了保留膈神经与锁骨下神经的吻合束，以尽量减少对膈肌功能的影响。

二、臂丛神经疼痛综合征

引起臂丛神经痛的原因分为根性、丛性及干性 3 种原因（图 3－181）。其中，根性是引起臂神经痛的最常见原因，丛性次之，而干性少见。

根性引起的臂神经痛已在颈椎椎管内疾病中详细讨论，干性引起的上肢疼痛已在椎管外软组织病变引起的上肢痛的有关章节中详述，这里仅讨论由于不同原因造成的臂丛病变而产生的疼痛综合征。临床上，臂丛病变引起的臂丛神经痛并不少见，但是由于臂丛来源于下颈椎和 T_1 神经根，因此，常与根性引起的症状相混淆。二者的症状表现虽较相似，但其发病原因却有很大的区别。根性臂神经痛常因颈椎及其周围软组织病变和椎管内软组织病变所引起，而臂丛神经痛综合征（neurodynia plexus brachialis）则主要由锁骨上、下窝的各种病变所引起（图 3－182）。故此，有必要将根性与丛性引起的 2 种疼痛综合征分开，以利于诊断和治疗。

1. 病因

（1）臂丛损伤：为常见病因。除弹伤、刺伤、肱骨颈部骨折、肩关节脱位、锁骨骨折及新生儿产伤外，诸如剧烈的牵拉或扭转手臂、头固定时臂部过度运动或臂固定时头部过度运动等原因均可引起臂丛损伤。

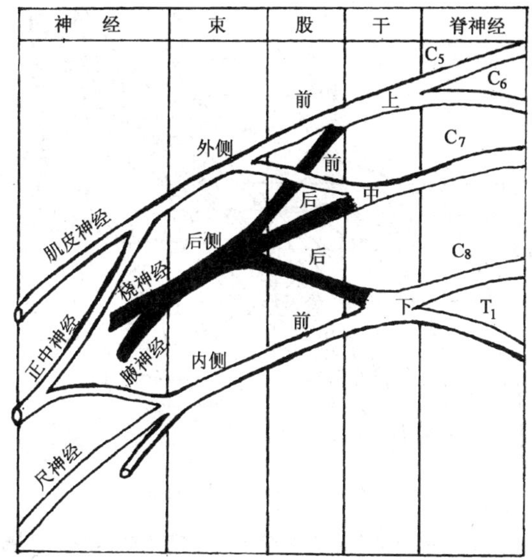

图 3－181　臂丛神经的组成

（2）胸廓上口诸组织异常：如颈肋、第一肋骨畸形、前斜角肌病变、锁骨下动脉病变，以及造成锁骨与肋骨间隙狭窄的其他原因等，均能使臂丛受到刺激或压迫而引起臂丛神经的痛麻症状。

（3）肿瘤与淋巴结病变：如甲状腺肿瘤或肺上沟肿瘤可侵犯臂丛，或颈根部及锁骨上下窝的淋巴结因不同原因引起的肿大等，也可刺激或压迫臂丛而产生上肢的痛麻等症状。

（4）肩关节炎与肩关节周围炎：有时也可累及部分的臂丛而产生症状。

（5）感染、中毒与变态反应性、免疫性臂丛炎症：由这些因素引起的单纯性臂丛神经炎极为少见，多因臂丛周围组织的炎症扩散或感染、中毒或血清性多发性神经炎时而受累。

2. 临床表现

（1）疼痛：发病初期多呈间歇性，继而可转为持续性并阵发性加

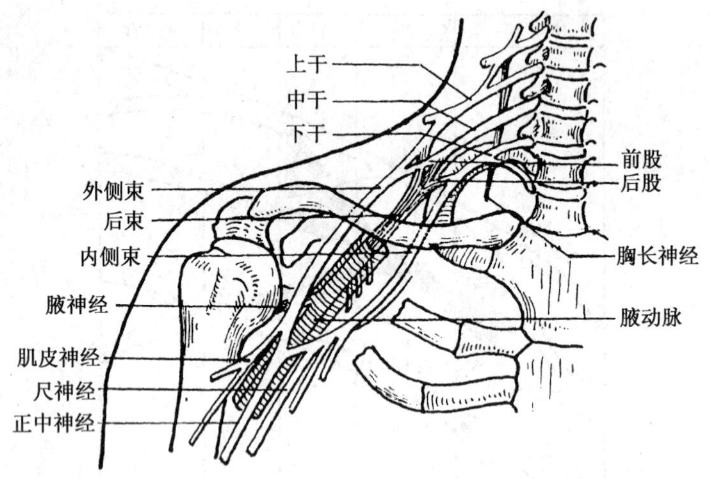

图 3－182　臂丛神经的位置

重。疼痛的部位，开始时主要在锁骨上、下窝的臂丛解剖区域，不久即可扩展至肩后部，并向上臂、前臂以至手放射。其性质可呈钝痛、刺痛或灼痛，并常伴有较弥散的酸、沉、麻、冷等异常感，有时甚至可累及胸背及颈枕部。上肢活动，尤其是外展、上举等牵拉臂丛的动作，往往可诱发或加剧疼痛，以致病者尽量避免梳头、搔背等活动，而采取收臂、屈肘和头颈部向患侧倾斜的姿势，以求臂丛神经松弛而减痛。

（2）压痛：锁骨上、下窝，肩胛冈上方，腋窝及上肢各周围神经干，如上臂肱二头肌内缘、肱骨内上髁后方、肘关节内侧中间或前臂内侧正中等处常有明显的压痛。

（3）神经牵拉体征：臂丛神经牵拉试验及直臂抬高试验大多明显阳性。

（4）神经功能障碍：其程度不一，多数较轻或不明显。严重臂丛损伤病例，除疼痛症状外，尚可产生不同程度的臂丛神经麻痹现象。

在临床上，一般根据臂丛损害的部位及其表现不同，主要将其分为上臂丛麻痹和下臂丛麻痹两型。

1）上臂丛麻痹（erb－duchenne型）为$C_{5、6}$神经根的上干损害所致，引起腋神经（三角肌）和肌皮神经（二头肌和肱肌）功能丧失，桡神经（肱桡肌、旋后肌）功能部分丧失。此型特点是上肢近端麻痹，而手及手指的功能保留。臂和前臂外侧有感觉缺失。

2）下臂丛麻痹（dejerine－klunmpke型）为C_8、T_1神经根或下干损害所致。引起尺神经和正中神经的受损症状为主，如前臂内侧及手部尺侧疼痛和感觉障碍，手部无力及手内在肌萎缩以致呈“爪形手”。如有星状神经节的交感神经纤维受损，则可出现霍纳征，以及患肢皮肤颜色改变、脱屑和手指肿胀、指甲变形等。此外，由于在解剖位置上、下臂丛和锁骨下动脉毗邻，故而常合并有上肢供血不足症状，如手部皮肤发凉、苍白或青紫，以及桡动脉搏动减弱等。当损害发生在高位连合支（到眼去的交感神经纤维发出处）时，则伴有霍纳征，即瞳孔缩小、上睑下垂、眼裂变小。感觉障碍在上肢内侧。

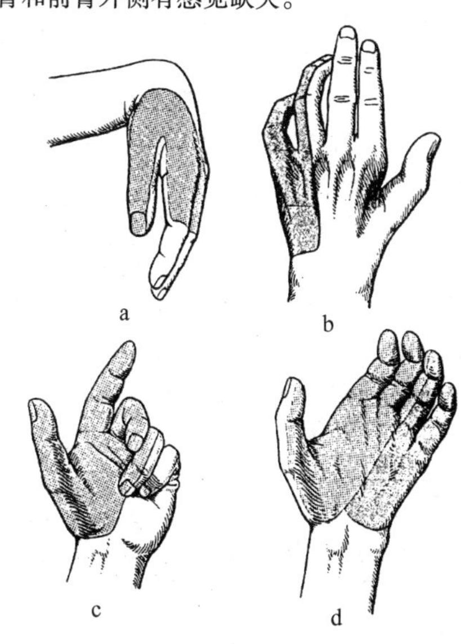

图3－183　弛缓性瘫痪综合征

a. 腕下垂（桡神经）　b. 爪形手（尺神经）　c. 祝福手（正中神经）　d. 猿手（正中神经和尺神经）

严重的臂丛病变依病变部位的不同，可引起上肢相应肌肉的萎缩和弛缓性瘫痪并形成手的特殊姿态（图3－183）。

3. 诊断　根性与丛性臂神经痛的临床鉴别见表3－16。

表 3-16　颈胸神经根性病变与臂丛病变的鉴别

鉴别的项目	神经根	臂丛	
		上臂丛	下臂丛
疼痛的主要部位	颈部	肩	手
压痛点	颈椎棘突、横突	锁骨上窝、神经干	锁骨上窝、神经干
感觉障碍区	根性分布	肩部、上肢外侧	前臂和手的尺侧
肌萎缩	较轻	肩胛带肌肉	前臂屈肌和手部小肌肉
肌紧张	颈肌	上臂	一般无
运动障碍	轻或不明显	上臂及前臂无力	手及手指无力
反射改变	轻或不明显	肱二头肌	肱三头肌、桡骨膜
血管营养障碍	多不明显	较轻	明显
脑脊液变化	可有椎管梗阻及蛋白量细胞数改变	正常	正常

（1）颈肋：如遇有下臂丛（C_8、T_1 神经）及锁骨下动脉受压症状，尤其是伴有霍纳征者，则提示病变位于下部颈椎旁，应特别注意检查有无颈肋。其主要症状为颈肩部疼痛，并向前臂及手尺侧放射，举物或提物等上肢伸展运动可使疼痛加剧。除疼痛外，常伴有手部发凉、苍白或发绀，以及桡动脉减弱等血管症状。颈根部有时可触及一硬性肿块，X 线摄片检查可显示 C_7 椎横突过长或颈肋。

（2）前斜角肌综合征：主要表现为上肢疼痛、沉重及血管症状。疼痛多位于前臂及手的尺侧，重则呈放射性刺痛或灼痛，头颈部旋转可使疼痛明显加剧。触诊可发现前斜角肌紧张与压痛。如以 1% 利多卡因液 5ml 直接注入前斜角肌后疼痛可获暂时缓解，即可确定诊断。

（3）锁骨上窝肿物：如源于甲状腺或肺尖部的原发性或转移性肿瘤、淋巴结结核、霍奇金病等，均可浸润臂丛而产生肩臂部剧烈疼痛。体检时可在锁骨上窝部扪及肿块。肿块病理活检则可明确诊断。

（4）变态反应性臂丛神经炎：常因上臂部注射异种血清而引起。

多于应用血清后1周左右，呈急性或亚急性起病。首发症状为一侧上肢剧烈的疼痛并伴有短期发热等全身症状。臂丛区及上肢周围神经干压痛，患区可有感觉神经、运动神经及植物神经功能障碍的表现。

4. 治疗 首先针对病因治疗。但在急性期尚应同时采取对症治疗措施，以缓解疼痛症状、减轻病人精神上的紧张状况。

（1）制动休息：使用颈围和上臂三角巾悬吊，可以减轻神经根的磨损和对臂丛的牵张，使神经根和臂丛的受压和反应性水肿减轻，从而有利于症状的缓解。

（2）药物治疗：可选择应用止痛剂、镇静剂、营养神经药物（维生素 B_1、维生素 B_{12}、甲钴胺等）、血管扩张剂、激素、脱水剂及中草药等。

在药物治疗神经痛方面，还需介绍2种药物：一是神经妥乐平（neuetropine），对治疗症状性神经痛有一定疗效，成人每日皮下、肌内或静脉注射3.6u（详见椎管外软组织病的药物治疗章节）；另一为神经营养因子，是一种使神经损伤得以再生、修复的活性物质。

（3）理疗：选用超短波、紫外线、间动电流、感应电及电脑中频等。

（4）针刺治疗：选择神经根、臂丛或周围神经干比较显著的压痛点或选择缺盆、肩隅、曲池、合谷、内关、外关或后溪等穴，强刺激或电针治疗。

（5）臂丛注射疗法：常可收到很好疗效，详见“第四篇第三章第三节”。

三、肋间神经疼痛综合征

肋间神经疼痛综合征（neurodynia intercostales syndrome）系指胸脊神经或肋间神经因不同原因发生病变而产生的一种胸部肋间或腹部呈带状区疼痛的综合征。

1. 病因 大多数肋间神经疼痛综合征属继发性（症状性），常由胸椎退化、胸椎结核、类风湿性脊椎炎、胸椎肿瘤、胸椎损伤、脊柱畸形、脊髓瘤或脊膜炎症等病变刺激或压迫胸神经根所引起（根性肋间神经痛），也可因肋骨、后纵隔或胸膜病变及主动脉瘤等侵犯肋间神经而致（干性肋间神经痛）。原发性肋间神经疼痛综合征可因传染病（如感冒、疟疾）引起，而感染性或中毒性肋间神经炎则较少见。

某些内脏疾病，如肺支气管、心脏及腹腔脏器病变等也常可有类似肋间神经痛的牵涉痛症状，有时会被误诊为肋间神经疼痛综合征。此外，从解剖学方面来看，许多上胸背部肌肉是由颈神经所支配，因此，颈神经病变引起的肩胛区较深在的肌肉疼痛，也往往会被误认为是上部胸神经根病变所引起的症状。

2. 临床表现 典型肋间神经疼痛综合征的症状是由后向前，从胸椎沿相应的肋间至胸骨呈半环形的剧烈放射性疼痛。若病变发生在下胸椎节段的肋间神经，其疼痛症状则由背部向腹部呈带状区放射。在临床上大多数为一侧的单支或少数几支肋间神经痛，但某些感染性胸神经根炎或胸段脊膜炎等，也可累及双侧的多支肋间神经。此种疼痛的性质多为刺痛或灼痛，可呈持续性或阵发性出现，且常伴有患区的肌肉痉挛。深吸气、咳嗽、打喷嚏或脊柱活动等，常使疼痛明显加剧，以致病人尽量避免做这些动作。体检时常见患部的胸椎棘突、棘突旁、肋间隙、胸骨旁、腋下或腹壁有压痛。根性痛时，屈颈或压颈试验可呈阳性。此外，受累神经的分布区内亦常有感觉过敏或减退，偶尔有肌肉萎缩等体征。

根据致痛病因性质的不同，除肋间部疼痛外，尚可产生其他症状表现：如某种病变同时侵及肋间神经和椎旁交感神经干时，可出现心前区痛或腹痛等症状，并有患区血管运动障碍的表现；病毒感染性神经节炎，往往合并有早期低热等全身症状及患区典型的带状疱疹；某些胸段脊髓或脊膜病变，常伴有下肢的感觉、运动障碍及大小便功能紊乱等症状。

3. 诊断 为了确定肋间神经痛的症状与病因诊断，首先应注意病史及体格检查，另外，胸椎 X 线摄片、腰穿脑脊液动力试验与化验检查亦有重要意义。必要时，尚需进行胸部 X 线透视或摄片及心电图等检查，以排除心、肺疾患所致的疼痛。

病史对诊断与鉴别诊断具有重要的参考价值。通过详细询问病史，一般可大致确定是否属于肋间神经痛，并可对其致病原因提供重要的线索。为此，需着重了解发病是急起或隐袭，有无胸部外伤、经常肩背负重、感染或胸腹腔脏器疾病等历史，疼痛的部位、性质、放射范围及时限，与体位、运动或咳嗽的关系如何，有无其他的伴随症状等。

体检时，应注意检查有无胸脊柱侧凸、生理弯曲改变或成角畸形，背部或胸壁软组织有无肿胀和充血的现象，脊柱活动是否受限，压痛的部位及范围，局限性或沿肋间较广泛的压痛如棘突旁、相应的肋间以至胸骨旁有无放射感，患区有无感觉障碍与肌肉萎缩，屈颈、压颈、击顶试验是否阳性等。如怀疑为椎管内病变，必须做详细的神经系统检查、腰穿脑脊液动力试验和化验检查，必要时尚应行脊髓造影检查，以协助确诊。X 线摄片检查，仍是目前诊断脊椎病变的最重要方法，一般对疑似病者，如有条件均应拍胸椎正、侧位 X 线片，以明确胸椎病变的部位和性质。

4. 治疗 原发性肋间神经疼痛综合征均以采用非手术治疗为主。在疼痛发作期，须卧床休息，应用止痛和镇静剂、抗过敏剂、B 族维生素等药物。局部理疗（如中频、短超波等）、针灸及中草药等均有一定疗效。椎旁脊神经及肋间神经注射疗法常可收到很好效果（具体操作方法详见“第四篇第三章第三节”）。对胸椎转移癌所致的顽固性疼痛，也可试用相应神经根酒精注射疗法。

四、阴部神经疼痛综合征

阴部神经疼痛综合征（neurodynia pudendus）为阴部神经因不同原因发生病变而产生的会阴部发作性奇痒、异痛等症状的疾病。

阴丛和尾丛神经，以阴部神经为最大。阴部神经与股后皮神经（即小坐骨神经）的会阴支，是会阴区主要的皮神经（图 3-184、图 3-185）。

阴部神经丛为骶丛的下端部分，由 $S_{2\sim4}$ 神经的前支所组成，位于梨状肌下方、尾骨肌前侧，其前有骶外侧血管纵向通过。该丛与骶丛、尾丛及腹下植物神经丛之间有广泛的吻合支，它所分出的神经主要分布于盆腔器官、外生殖器及会阴部的肌肉和皮肤，其中有肌支至提肛肌和尾骨肌，直肠中神经至直肠和提肛肌，膀胱下神经至膀胱底，阴道神经至阴道上部，以及阴部神经等分支。

阴部神经为阴部神经丛的最大分支，内含许多副交感神经纤维。该神经与阴部内动脉相伴行，自坐骨大孔出骨盆，经梨状肌与尾骨之间绕过坐骨棘的后面，再由坐骨小孔反回盆腔，并在提肛肌下方沿坐骨直肠窝的外侧壁穿过闭孔内肌筋膜所形成的阴部管（Olcok管）而达会阴部（图3－185）。在坐骨直肠窝内靠近坐骨结节的内侧缘，阴部神经呈扇形分出许多分支至肛门、阴茎（阴蒂）及阴囊（阴唇）区。其主要分布有：①直肠下神经，至肛门外括约肌及其周围皮肤。②会阴神经，其深支至肛门外括约肌前部及会阴部肌肉，而浅支则为阴囊（阴唇）后神经至会阴部及阴囊（阴唇）后侧皮肤。③阴茎（阴蒂）背神经，分布于阴茎（阴蒂）的皮肤（图3－185）。

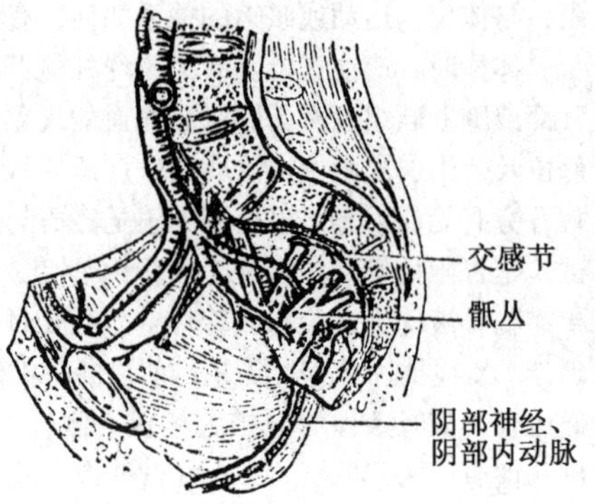

图3－184 阴部神经

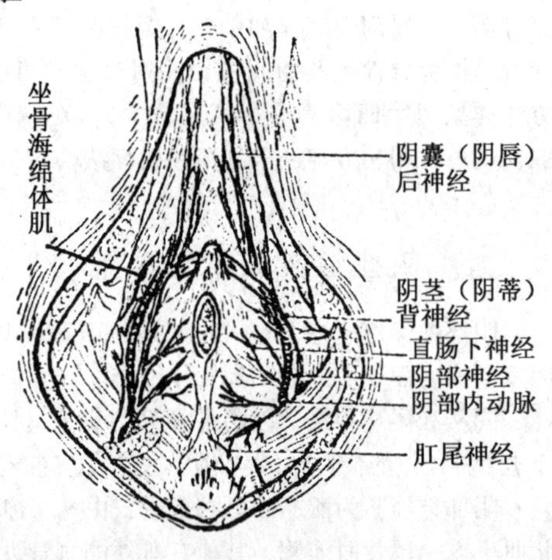

图3－185 阴部神经的分支

1. 病因与病理 阴部神经疼痛综合征可因某些盆腔器官的炎症或肿瘤、外伤及糖尿病等引起，也可由脊髓圆锥、马尾或相应部位的脊椎病变所致。该神经在受累后常发生轴突及髓鞘变性反应以致神经束梭状增粗，从而出现神经刺激及损害的临床症状。

2. 临床表现与诊断 本症主要表现为肛门、外生殖器及会阴部发作性奇痒和异痛，有时可相当剧烈，以致病人坐卧不安。偶尔亦可伴有括约肌症状，如大小便轻度失禁、里急后重或排尿困难等。检查可见会阴部皮肤感觉过敏、异常或减退，肛门括约肌松弛及提肛反射改变等。

为进一步明确本症的原因，应进行腰骶椎 X 线摄片、前列腺或妇科检查，并根据病史、主要的症状表现及阳性体征以确定病变的部位及性质。

3. 治疗 首先针对病因进行相应的治疗。原因未明的阴部神经痛，一般采用药物、针灸、理疗及骶管注射疗法、骶前神经丛注射疗法（参看“第四篇第三章第三节”及本节“十”）或阴部神经注射疗法等非手术治疗。对于剧烈的发作性奇痒或异痛，如普鲁卡因阻滞有效但不持久者，可行阴部神经干酒精注射疗法，而个别极为顽固的痒痛，非手术治疗无效时，则可考虑进行外科手术，切断一侧或双侧的阴部神经。

（1）阴部神经分支注射疗法：病者仰卧，两腿举起呈膀胱截石位。用左手食指伸入直肠内导向，以求穿刺部位准确并避免损伤直肠壁。在坐骨结节的内后侧进针，直达其内后缘，再深入 2cm 左右至坐骨直肠窝，此处为阴部神经作扇状分支的部位，针尖接近神经或注药后应有异感出现。回抽试验无血即可注射常规配伍的合剂 15～20ml。

（2）阴部神经注射疗法：病人体位及穿刺部位同上。先用左手食指伸入直肠内并摸到坐骨棘，沿坐骨结节内后侧朝坐骨棘进针，直达其下缘或再深入少许至该棘的后外侧面，并稍加调整针尖的方向，当病者出现会阴部异感时，即提示已刺中阴部神经干，回抽无血则注入 10ml 常规配伍的混合液，或先注射 2% 利多卡因 2～4ml，待神经麻痹后再注入 85%～95% 酒精 1～2ml。

五、尾神经疼痛综合征

尾神经疼痛综合征（neurodynia coccygeus syndrome）是指尾椎或尾丛神经病变引起的一系列疼痛症状。

1. 解剖与生理

（1）尾椎：尾椎乃尾骨的退化遗迹，一般由 4～5 节组成，相互之间为软骨连接，通常至中年以后（尤其是男性）多长合在一起。其中仅第一尾椎尚有横突和相当于上关节突的尾骨角，后者朝上并与两侧的骶角相对。骶尾骨之间，即 S_5～Co_1 则由椎间盘相连而形成骶尾联合。

此外，骶、尾骨之间尚借许多韧带相固定，其中主要有前、后纵韧带的延续部分及一些骶尾韧带。

（2）尾神经丛：尾丛位于尾骨、尾骨肌及骶结节韧带的前面，由 Co_1、S_5 及部分 $S_{3、4}$ 神经的前支所组成（图 3－186），并与阴部丛和椎旁交感神经干下端的纤维相吻合。尾丛神经的肌支主要至提肛肌，其感觉分支为 3～5 支较细小的肛尾神经。后者沿尾骨肌前面和提肛肌后侧至尾骨尖，并经其外侧通过而分布于尾骨区及肛门周围的皮肤。

2. 病因与病理

（1）尾骨损伤：为尾神经痛的最常见原因。往往由于滑倒时臀部首先着地，或因妇女分娩时损伤，其中大多为尾骨脱位，骨折比较少见。由于尾骨脱位而使其远端向前移位以至成角畸形，或因伤后继发的尾骨变性及增生改变，则可经常刺激或压迫尾神经丛而产生慢性疼痛的症状。

（2）慢性劳损与退化性尾椎病：由于慢性劳损及年龄改变，尾椎可逐渐发生退化性变化，如 S_5～Co_1 椎间盘变性、椎间隙变窄及骨质增生等。此种改变常见于年龄较大并长期从事紧张的坐位工作（如电报员）或经常坐位颠簸的职业者。

（3）盆腔器官疾病：妇科病、慢性前列腺炎、痔疮或尾骨附近的韧带、肌肉慢性炎症等。

（4）骶管内肿瘤：如终丝室管膜瘤、下骶部神经鞘瘤等。

3. 临床表现与诊断 病者以女性居多，急性或慢性起病，发病前多有外伤史，病程常呈慢性经过，且可反复发作。主要症状为尾骨区疼痛，少数亦可同时合并有阴部神经痛。疼痛多呈钝痛、隐痛或灼痛，有时向臀部及腰骶部扩散，快速起立、坐下、行走或大便时均可加重，尤其是尾骨受到触压时疼痛加重更明显，以致病人不能长时间端坐或乘车。除尾骨区疼痛外，病人常有臀部沟里夹着某种异物、腰骶部及两下肢酸困疲劳或直肠下坠等不适感。体检常见尾骨压痛，尾骨肛门区皮肤痛觉过敏或轻度减退。

肛门指诊对确定本症的诊断有很大帮助。将食指伸入肛门内，拇指放在骶尾骨背面，以检查尾骨的形态、活动度及压痛点。在尾神经痛时，常见提肛肌紧张，尾骨远端向前移位以至成角畸形，其活动度减小，并且在骶尾联合处往往有明显的压痛。

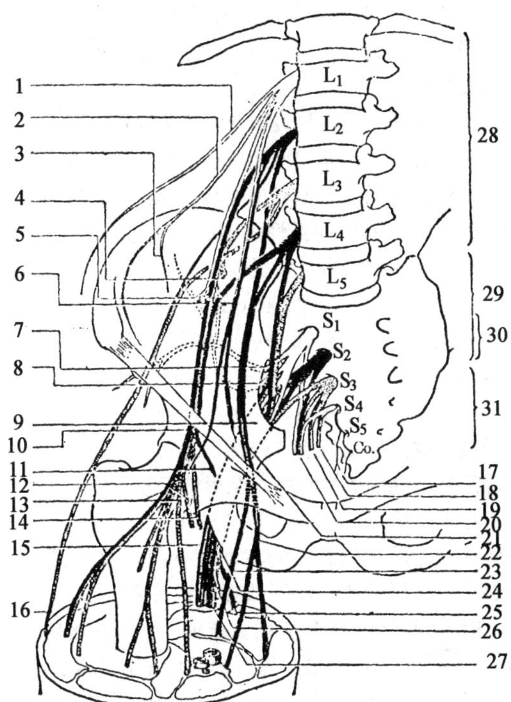

图 3－186　腰骶丛的神经（仿 Mumenthaler 和 Schliack）

1. 髂腹下神经 L_1（T_{12}）至下部腹肌　2. 髂腹股沟神经 L_1 至下部腹肌　3. 髂肌支　4. 至腰大肌支　5. 至髂肌支　6. 生殖股神经 $L_{1、2}$生殖支 L_2、皮支 L_1（股支）　7. 臀上神经 $L_{4、5}$至臀中肌、臀小肌、阔筋膜张肌　8. 臀下神经 L_5～S_2 至臀大肌　9. 坐骨神经L_4～S_3、腓总神经 L_4～S_2、胫神经L_4～S_3　10. 股神经 $L_{1～4}$至腰大肌 $L_{1～3}$、髂肌 $L_{1～3}$　11. 耻骨肌支 $L_{2～4}$　12. 缝匠肌支 $L_{2、3}$　13. 股四头肌支 $L_{2～4}$　14. 隐神经 $L_{2～4}$　15. 腓神经L_4～S_2 至股二头肌短头、胫骨前肌、趾长伸肌、拇短伸肌、腓骨肌　16. 股外侧皮神经 $L_{2、3}$　17. 肛尾神经　18. 尾骨肌支　19. 提肛肌支　20. 阴部神经 $S_{1～4}$　21. 闭孔神经 $L_{2～4}$　22. 前支至内收短肌、内收长肌、股薄肌　23. 后支至内收大肌、闭孔外肌　24. 胫神经 L_4～S_3　25. 半腱肌支　26. 至内收大肌、半膜肌支　27. 至股二头肌长头、腓肠肌、腘肌、比目鱼肌、趾屈长肌、胫骨后肌、拇长屈肌、趾短屈肌、拇短屈肌、跖肌支　28. 腰丛　29. 骶丛　30. 阴丛　31. 尾丛

尾骨X线摄片检查是诊断本症的必要方法，常显示尾骨半脱位或成角畸形，以及退行性改变，如S_5～Co_1椎间隙变窄或不均匀、软骨下硬化及边缘骨质增生等。

以上主要为常见的尾骨损伤及退化性尾椎病所致尾神经痛的临床表现和诊断要点，如疑为盆腔器官疾病所引起的疼痛，则尚需进行妇科或前列腺检查，并结合各病的其他典型症状和体征加以区别。在骶管内肿瘤时，一般无外伤史，慢性进行性病程，疼痛较剧烈，其范围逐渐扩大，而且常伴有括约肌症状，X线摄片检查可见骶骨改变。

4. 治疗 首先针对病因进行相应的治疗。在急性尾骨损伤后，为防止继发尾神经痛，有人主张对一般的尾骨脱位以不施行手法复位为宜，只须卧床休息1～2周，平时保持大便通畅，坐时臀下置软垫。在疼痛发作期，行骶管硬膜外或尾骨旁尾丛神经注射疗法、针灸与理疗如超声波、超短波、碘离子或普鲁卡因离子透入等，常可收效。对于个别的尾骨严重畸形伴长期顽固性疼痛以至影响劳动，并经非手术治疗无效者，可考虑行尾骨切除术。

尾丛神经注射疗法的操作：病者取侧卧位，双膝屈向腹部或肘膝位。严密消毒后，在尾骨成角畸形或退化改变明显的平面（一般为骶尾关节），距中线1.5～2cm的尾骨两旁进针。先由一侧向尾骨背侧皮下浸润注射5ml常规配伍的混合液，然后沿两侧尾骨旁及其前面各浸润注入5～10ml。为避免在进针至尾骨前时穿破直肠，最好事先将左手食指伸入直肠内以控制针尖的方向，并利于向压痛明显处重点注药。药物剂量为20ml常规配伍的合剂。每隔5～7d注射1次，3～5次为1个疗程。

六、股神经疼痛综合征

股神经为混合神经，有感觉神经纤维和运动神经纤维。股神经为腰丛最大的分支，源于$L_{2\sim4}$神经。其起始段位于腰大肌之后，并由其后外侧缘伸出行走于髂肌之前的髂腰肌沟中，下行至腹股沟韧带之后进入股三角。在股三角内股神经位于股动脉外侧，并由此分出许多分支（图3－187）。其运动支在盆腔内分出支配髂腰肌、缝匠肌、耻骨肌和股四头肌；感觉支有股前皮神经，分布于股下2/3的前内侧皮肤；隐神经为股神经的延续终支，分布于小腿、足内侧皮肤。

1. 病因 股神经疼痛综合征（neurodynia femoralis syndrome）大多由继发性股神经病变所引起，其病理变化主要为炎症或炎症变性反应。

（1）脊椎病变：上腰椎椎管内病变和其他退化性骨关节病变、脊椎结核、肿瘤、损伤等。

（2）脊髓与马尾疾病：脊髓肿瘤、粘连性脊髓蛛网膜炎、硬脊膜外脓肿。

（3）盆腔内疾病：盆腔内肿瘤及炎症，如妇科病、腰大肌炎或脓肿等。

（4）神经炎：感染、中毒或糖尿病性神经根神经炎。

2. 临床表现

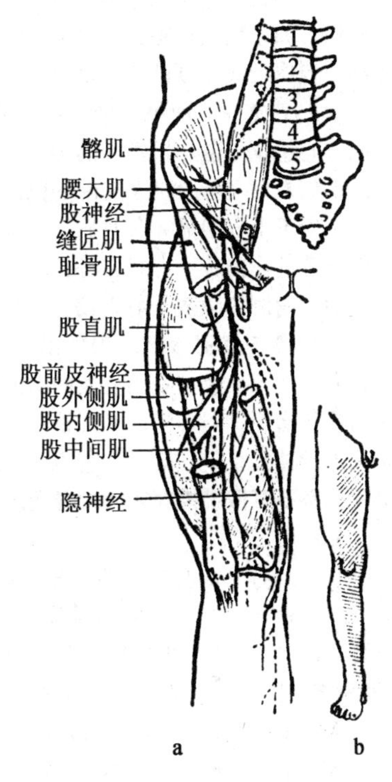

图 3－187　股神经

a. 股神经支配的肌肉

b. 股神经支配的皮肤感觉区

（1）疼痛：为突出症状，位于腹股沟区、股前以至小腿内侧，往往呈放射痛性质。由于在股神经痛时常伴发其他的腰丛神经损害，因而疼痛的区域尚可包括下腹部、阴囊及股内侧，但多以股神经的分布区为主。根性损害时，疼痛主要位于上腰部，并向股前乃至小腿内侧放射，腰部运动、咳嗽、喷嚏时可加重。

（2）压痛：腹股沟韧带中 1/3 处紧靠股动脉外侧、膝关节内侧、内踝后及足内缘常有压痛。如属根性痛，则上腰椎棘突旁压痛最明显，并可向同侧的腹股沟及股前侧放射，另外常伴有腰背肌紧张、脊柱腰段侧凸及活动受限等。腰神经丛受损时，经腹壁压迫该丛（即腰椎旁）可产生剧烈的疼痛。

（3）神经牵拉体征：俯卧或立位行直腿伸髋试验、屈膝试验，股前侧痛；如系腰丛损害，下腹部疼痛较重；若为根性痛，则疼痛始于上腰部，且屈颈或压颈试验可呈阳性。

（4）感觉、运动与反射障碍：股神经分布区内常有感觉过敏、异常或有时感觉减退。根性痛的感觉改变通常呈根型分布，多位于 $L_{3、4}$ 根区。本病常可显示股神经支配的肌肉无力，病程长者肌肉萎缩，但运动障碍一般不十分明显，某些病人可有屈髋、屈膝无力，如上楼梯、跳跃或坐下等动作困难。有时亦可显示股四头肌紧张、肌束颤动、松弛或轻度萎缩。病侧的膝腱反射常较对侧减弱，甚至可完全消失。

3. 诊断与鉴别诊断 根据沿股神经径路上的放射性疼痛和压痛、神经牵拉征阳性及其不同程度的功能障碍等表现，一般不难做出股神经痛的症状诊断。但本症的病因诊断常较困难。因此，须详细询问病史，认真进行神经系统、脊柱、盆腹腔器官等方面的检查，以及腰椎 X 线摄片，必要时做腰椎穿刺和脊髓造影检查等，以进一步明确原发疾病的部位和性质。

股神经痛主要须与下列疾病相鉴别。

（1）髋关节炎：疼痛和压痛以髋关节区为主，髋关节的各种主动或被动活动及下肢伸直叩击足跟时，均使疼痛加剧，托马斯征阳性(即病者平卧位，患侧髋关节屈曲而不能伸直)，局部可有不同程度的肿胀，X 线髋关节摄片检查可发现病理改变。根据以上特征，与股神经痛的鉴别常不困难。对于不典型病例，若在疼痛的同时股前侧尤其是小腿及足内侧皮肤有感觉障碍，则强力支持为股神经痛。

（2）腰大肌炎：髂腰肌炎或脓肿常引起髂腹股沟区剧烈疼痛，有时且可继发腰骶神经丛损害。根据下列临床特征可加以识别：多有感染病史，髂窝肿胀并有明显压痛，髋关节呈痉挛性弯曲，若被动伸直则引起剧烈疼痛。

4. 治疗 采用股神经注射疗法：病者仰卧位，于股三角区先摸出股动脉搏动的所在，于腹股沟韧带下方一横指、股动脉搏动之外侧，垂直或针尖稍偏向头侧进针，刺入 1～2cm，当出现异常感且回抽无血时，即可注入常规配伍的合剂 10ml。

七、隐神经疼痛综合征

隐神经疼痛综合征（neurodynia saphenus syndrome）指隐神经在其径路上受到各种刺激和压迫因素发生病变而产生的一种疼痛综合征。本症在临床上并非很少见，多因隐神经在内收肌管内受压，或者在小腿皮下由于血栓性大隐静脉炎而受刺激所致。

1. 解剖与生理 隐神经为单纯的感觉神经，是股神经延续的一个终支。在腹股沟韧带下方自股神经分出后，隐神经与股动脉和股静脉沿缝匠肌内缘向下相伴而行，并在股内侧面的上、中1/3交界处三者一起进入内收肌管上口（图3－89）。此管又称股腘管、缝匠肌下管或Hunter管，是一个股中1/3段内侧的肌间隙，长6～7cm，位于缝匠肌深面、大收肌与股内侧肌之间，其前壁为股内肌腱板，管的上口与股三角相接，下口称腱裂孔，开向腘窝。在内收肌管前壁即股收肌腱板的下端，有一向前开的小孔，为隐神经与膝最上动脉出内收肌管的孔道。自该孔伸出后，隐神经继续沿股内侧肌与大收肌间沟下行至膝关节内侧，由缝匠肌与股薄肌腱之间穿出筋膜而达小腿前内侧皮下，并与大隐静脉同在一个鞘膜内向下伴行至内踝及足内缘。此神经司理膝内侧、小腿前内侧及部分足内缘的皮肤感觉。

2. 临床表现与诊断 隐神经痛的临床症状依该神经受累的部位不同而异。如在内收肌管内受压的表现，则主要为股下部和小腿前内侧的持续性疼痛及酸困感，走路或伸髋时疼痛增重。行直腿伸髋试验和屈膝试验，股下部内侧痛。若在隐神经的股收肌腱板的出口受到刺激或嵌压，则在股内侧的中、下1/3交界处内收肌管前孔，即隐神经出口处可有明显压痛，并表现为膝内侧及小腿前内侧的皮肤痛觉过敏或减退。若由小腿血栓性大隐静脉炎刺激所引起的隐神经痛，其主要症状为小腿内侧及内踝区较弥散的持续性疼痛，走路、久站后加重，胫骨内缘及腓肠肌有压痛，并可向膝内侧或内踝及足内缘放射。

痛点利多卡因注射对本症的诊断很有帮助。如向内收肌管内或小腿内侧压痛点注射少量的1%～2%利多卡因，如疼痛症状立获缓解，则可确诊。

3. 治疗 首先以病变部位局部注射疗法、中频理疗等非手术治疗为主，个别效果不佳时，可考虑行内收肌管筋膜切开隐神经松解术或大隐静脉剥离术。

内收肌管隐神经注射疗法：在大腿中、下1/3段交界的内侧面，以左手指沿股内侧肌与缝匠肌外缘之间向下压迫至股内侧肌和内收肌间沟，找出具有向小腿内侧传导异感的压痛点，即为内收肌管的隐神经出口处。右手持注射器，由其稍下方进针，针尖稍朝上向压痛点深处斜刺至筋膜，如出现针感或注入少量药物后有异感，则注射常规配伍的混合液5ml。然后继续进针少许，使针尖刚穿过股收肌腱板而入内收肌管内，再注药5ml。因隐神经与血管伴行，故针尖不宜过多地改变方向寻找针感，以免刺破血管而发生血肿。

八、股外侧皮神经疼痛综合征

股外侧皮神经疼痛综合征（neurodynia cutaneus femoris lateralis syndrome）又称感觉异常性股痛综合征，是一种由多种原因引起的股外侧皮神经损害而产生的大腿前侧皮肤感觉异常与疼痛综合征。本症在临床上比较常见，大多发生于中年以上的男性。

1. 解剖与生理　股外侧皮神经为感觉神经，源于$L_{2、3}$脊神经后根。自腰大肌外缘伸出后，该神经斜越髂肌深面至髂前上棘，并在其内侧通过腹股沟韧带下方而达股部（图3-188、图3-189）。然后沿缝匠肌外侧下行，距髂前上棘下方5~10cm处穿出大腿阔筋膜，并分成前、后支至股前外侧皮肤，司该区皮肤的感觉。

2. 病因　较复杂，而且在许多情况下查不出明显的原因。由于本症常见于中年以上并多有腰腿痛病史者，因此认为其发病与退化性腰椎病有密切关系。其次，该神经在通过腹股沟韧带或穿出大腿阔筋膜处时因局部组织纤维化被紧束压迫，也可能是较常见的发病原因。某些病人尚可因内脏下垂、妊娠、疝气，以及长期紧束硬质腰带或裤袋里常装重物等体外的刺激或压迫而致病。此外，诸如感染、受凉、糖尿病、过度吸烟或嗜酒等各种中毒，以及动脉硬化、下肢或盆腔静脉曲张等血管疾病，均可能与股外侧皮神经痛的发病有关。

3. 临床表现与诊断　股外侧皮神经痛大多为单侧性，起病可急可

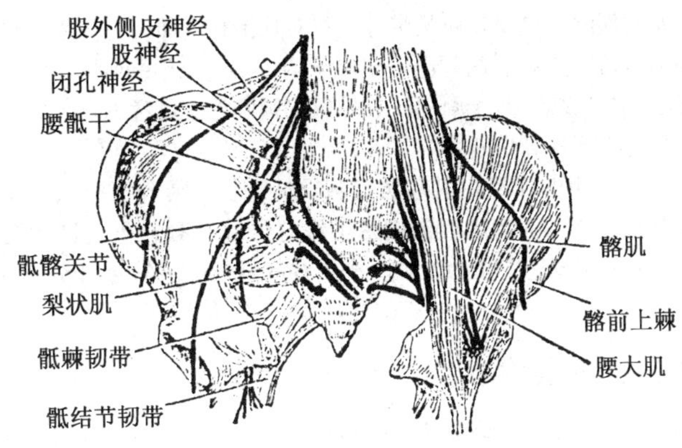

图 3－188　腰骶神经丛与邻近组织的关系

缓。其主要症状为股前外侧皮肤出现各种异常感觉，如麻木、僵硬、刺痒、烧灼或压迫感等，此外亦常伴有疼痛，且多呈刺痛性质。轻者阵发性出现，重则转为持续性，甚至可影响睡眠。感觉异常和疼痛通常在行走、站立时出现或加重，往往使病人产生裤子带刺且不断刺激皮肤的错觉，但在坐下或躺下休息后，多能很快减轻或消失。

检查可发现髂前上棘内侧或其下方有压痛点，股前外侧皮肤常有大小和形状不同的感觉减退区。

根据上述的感觉异常和疼痛的发生部位、性质及股外侧皮神经有压痛和感觉障碍等临床表现特点，本症的诊断一般并不困难。对于反复发作的严重病例，应进行腰椎X线平片，盆、腹腔器官等方面的检查，以进一步查明原因。

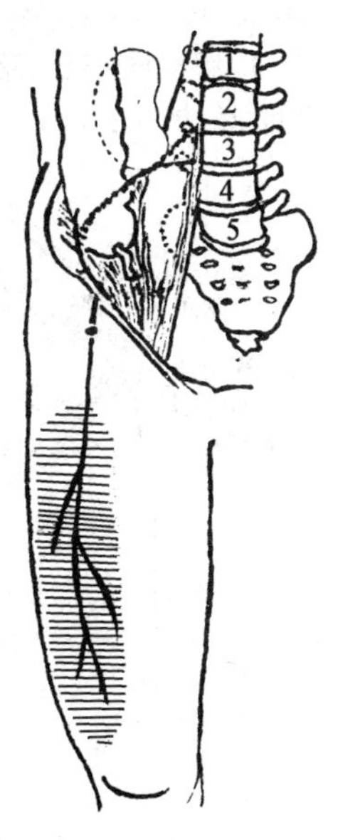

图 3－189　股外侧皮神经及其分布区

4. 治疗

（1）病因治疗：去除可能与致病有关的

因素，如戒烟酒、更换软质腰带等。在对症治疗方面，一般采用局部理疗（间动电流、中频、高频电、碘离子透入等）、按摩或股外侧皮神经注射疗法，常可收效。对于顽固性股外侧皮神经痛，可考虑行神经干酒精注射或阔筋膜下神经切断术。

（2）股外侧皮神经注射疗法：病人仰卧位，结合压痛点，在距髂前上棘内侧 1~1.5cm，腹股沟韧带下缘（皱纹）处，垂直进针至筋膜下，当病人出现异感，抽吸无血，即可注入常规配伍的合剂 5~10ml。

九、髂腹股沟神经疼痛综合征

髂腹股沟神经疼痛综合征（neurodynia iliaca inguinalis syndrome）指由各种原因使该神经及髂腹下神经遭受到损伤、刺激或压迫而产生的一种髂腹股沟疼痛的病症，在临床上比较少见。

1. 解剖与生理 髂腹股沟神经起源于 L_1 脊神经，位于髂腹下神经的下方，并与之平行（图 3-190、图 3-90）。此神经出腰大肌外缘后，

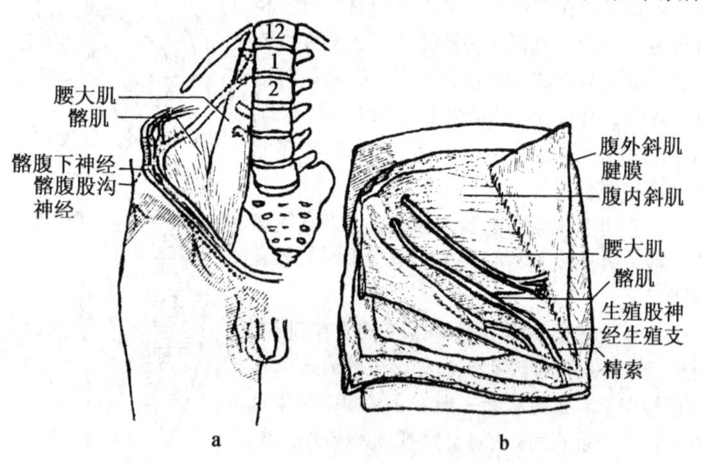

图 3-190　髂腹股沟神经和髂腹下神经

a. 感觉分布区　b. 在腹股沟区的位置

越腰方肌前面至髂前上棘内侧，并先后穿过腹横肌及腹内斜肌。在腹外斜肌腱膜下面沿精索（或子宫圆韧带）继续前行，最后在腹股沟管外（浅）环处穿出腹外斜肌腱膜，并分出终支至耻部、腹股沟及阴囊（或大阴唇）区皮肤。其中皮支分布于耻部、腹股沟及股内侧上端皮肤，阴囊（或大阴唇）前支至阴囊前部（或大阴唇上部）皮肤。此外，该神经尚分出一肌支支配下部的腹壁肌肉。

2. 病因　本症多因施行腹股沟疝修补术、阑尾切除术于术中损伤或术后瘢痕刺激髂腹股沟神经而致，亦可由于腹肌经常剧烈活动（如运动员）使该神经在穿过腹壁各肌层时受到反复牵拉或压迫所引起。

3. 临床表现与诊断　主要症状为一侧腹股沟区剧烈疼痛伴股内侧及阴囊区感觉异常和过敏，直立、行走或咳嗽时症状加重。病者常取轻度髋屈曲和内收姿势，走路时以小步缓行，局部可有明显的压痛点。

痛点利多卡因注射或髂前上棘内侧髂腹股沟神经阻滞，对明确诊断具有重要意义。若在注药后疼痛症状立即缓解，则可确诊。

4. 治疗

（1）局部理疗、压痛点或神经干部位采用常规配伍合剂注射治疗。个别经非手术治疗无效且疼痛顽固者，可考虑于髂前上棘附近行髂腹股沟神经切断术。

（2）髂腹股沟神经注射疗法：病人仰卧位，在髂前上棘内上方 2.5cm 处垂直进针（图 3－191），穿过腹外、内斜肌筋膜时有坚韧感，在腹内斜肌和腹横肌之间注射 3～5ml 药液后拔针至皮下，使针尖略向外下方倾斜重新刺入。如此反复 2～3 次，最后使针尖接触到髂骨内壁，扇形浸润注射常规配伍的混合液共 15～20ml。

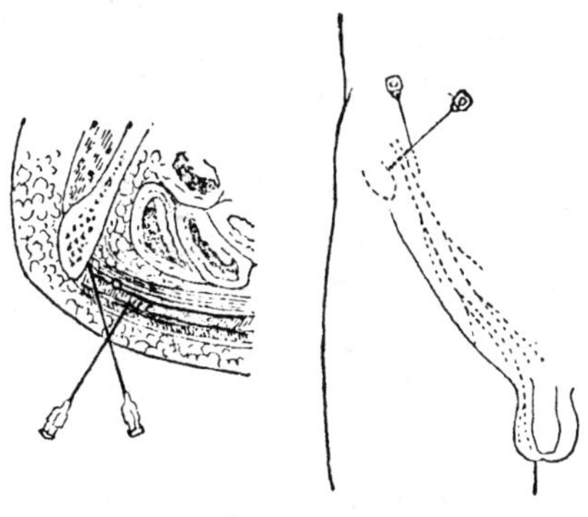

图 3－191　髂腹股沟神经注射疗法

十、坐骨神经疼痛综合征

坐骨神经为混合神经，有运动神经纤维和感觉神经纤维，来自骶丛。骶丛由 $L_4 \sim S_3$ 神经的前支所组成（图 3－186），位于骨盆的后壁，其后面紧贴梨状肌，前方为盆结肠、腹下动脉及输尿管。坐骨神经为骶丛的主要终支，其鞘膜内含胫神经与腓总神经。多数情况下，坐骨神经总干通过梨状肌下缘出骨盆（图3－71、图 3－72），也有坐骨神经总干从梨状肌中间穿出的；约 1/3 胫总神经由梨状肌下缘穿出骨盆，也有腓总神经由梨状肌上缘出骨盆的（图3－73）。

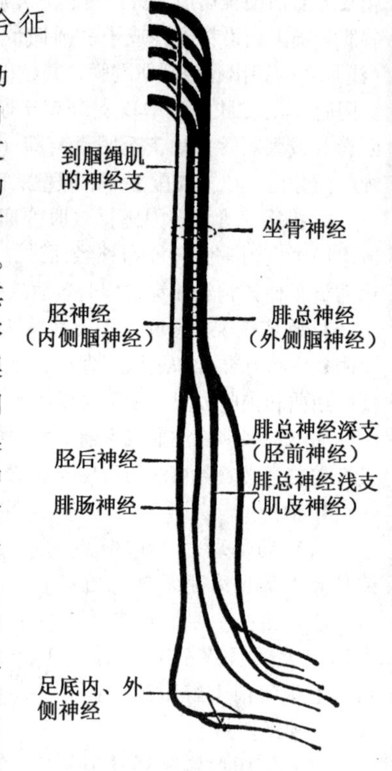

图 3－192　坐骨神经及其分支

坐骨神经通过梨状肌下孔出骨盆后，前面是孖肌、闭孔内肌和股方肌，后方为臀大肌，并在股骨大粗隆与坐骨结节中间偏内下行。至股后部先由股二头肌覆盖，以后介于股二头肌和内收大肌之间，在股部坐骨神经支配腘绳肌及内收大肌。坐骨神经在骨盆出口处断裂，就会引起膝关节屈肌及小腿与足的全部肌肉麻痹。坐骨神经行至腘窝上角处或股下 1/3 处分为胫总神经和腓总神经（图 3－71）。有时此两神经也可于股中部、股上部或直接由骶丛分出等变异情况。坐骨神经及其分支见图3－192，坐骨神经支配的肌肉见图3－193。

坐骨神经疼痛综合征（neurodynia ischiadicus syndrome）系指由多种原因、多种病理因素所引起的一种沿坐骨神经通路及其分布区疼痛的临床综合征，而不是一个独立的疾病。其发病率相当高，是引起腰腿痛的

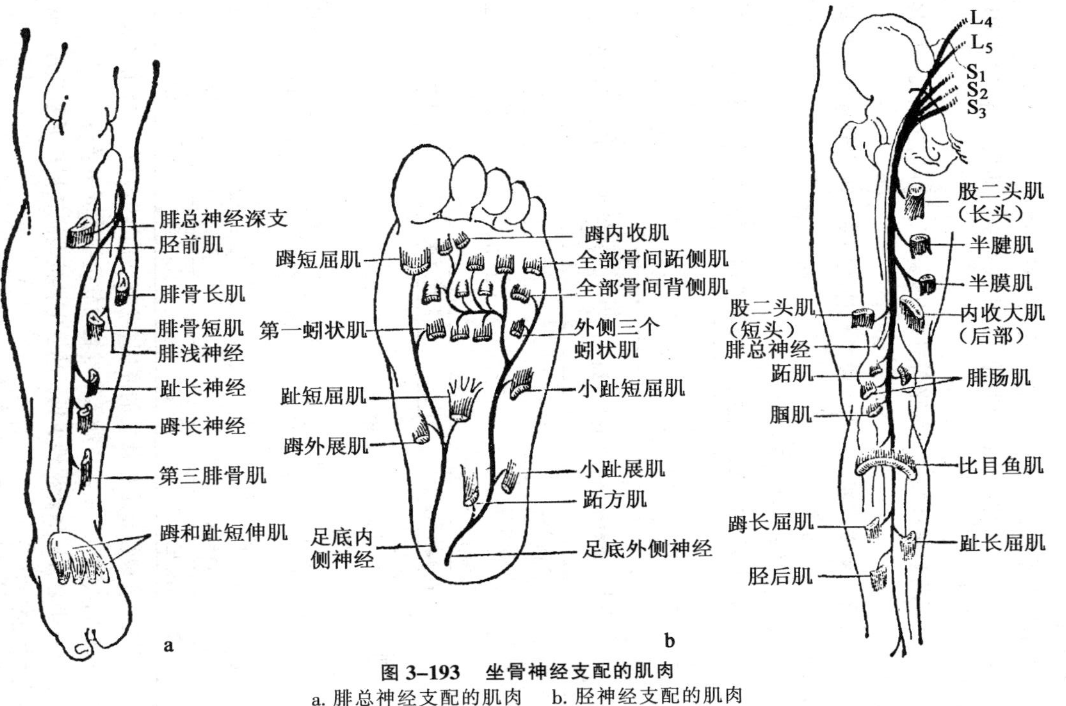

图 3-193　坐骨神经支配的肌肉

a. 腓总神经支配的肌肉　b. 胫神经支配的肌肉

主要原因之一。

从解剖关系来看，坐骨神经痛可分为3种类型：

（1）根性坐骨神经痛：为坐骨神经上段病变，即腰骶神经根病变所引起的症状。

（2）丛性坐骨神经痛：为坐骨神经中段病变，即骶丛病变所引起的症状。

（3）干性坐骨神经痛：为下段坐骨神经病变，即坐骨神经干及其分支病变所引起的症状。

三者的鉴别诊断见表3－17。

表3－17　根性、丛性及干性坐骨神经痛的鉴别诊断

		根性	丛性	干性
疼痛	部位	腰骶部	骶部	臀部以下
	放射区	沿坐骨神经	沿坐骨神经、股前、会阴部位	沿坐骨神经
压痛	棘突旁	明显	无	无
	坐骨神经干	轻	明显	明显
	脐旁及股神经	无	常有	无
神经牵拉征	直腿抬举试验	阳性	阳性（轻）	阳性
	交叉直腿抬举、屈颈、增加腹压	阳性	阴性	阴性
感觉障碍分布区		根型	一支以上周围神经干型	周围神经干型(坐骨神经或其分支)
反射改变	跟腱反射	可有	常有	常有
	膝腱反射	无	常有	无
脑脊液改变		常有	无	无

根性坐骨神经痛是最常见的周围神经疾患，约占全身疾病的3%，神经系统病的20%左右。本病已于椎管内软组织病变中详述。

干性坐骨神经痛较根性少见，丛性坐骨神经痛较根性更为少见，下面分别叙述。

1. 丛性坐骨神经疼痛综合征　丛性坐骨神经痛较根性坐骨痛大为

少见，是由骶神经丛病变所引起的坐骨神经疼痛综合征。由于骶丛和腰丛的解剖位置很接近，故在其附近组织发生病变时往往会同时受累。若以骶丛受累为主时，坐骨神经痛的表现较为突出，但常常超出其一支周围神经的范围，多合并有股神经、闭孔神经或阴部神经发生病变的症状。

（1）病因：绝大多数的骶神经丛病变为继发性，而原发性或中毒性则罕见。其发病原因常为骶髂关节病变、骨盆肿瘤、骨盆外伤、髂腰肌和梨状肌损伤或炎症、盆腔器官疾病（如子宫附件炎等妇科病）、慢性前列腺炎以及糖尿病等。

（2）临床表现：

1）疼痛：以骶部痛为主，向下肢放射的区域较广泛，除沿坐骨神经通路放射外，尚可向腹股沟、会阴部，即股神经及阴部神经的分布区放射。

2）反射性紧张症：脊柱可向健侧凸弯，且患侧腰肌紧张。

3）压痛：即坐骨大孔区及坐骨神经干径路常有明显压痛，有时股神经也有压痛。如行肛诊检查，在患侧的骶骨前常有明显压痛，并向下肢放射。腰椎的棘突旁和棘突间一般无压痛点。

4）神经牵拉试验：即直腿抬高试验一般轻度阳性，交叉直腿抬高征及屈颈试验常阴性。

5）神经功能障碍：如病情较重或病程较长者，可有较广泛的下肢感觉障碍，跟腱及膝腱反射改变，以及臀肌、下肢肌群松弛和萎缩等。偶尔见患肢轻瘫，以致走路时跛行。

6）脑脊液常规化验：正常。

（3）治疗：主要针对引起丛性坐骨神经痛的原因进行治疗。然而临床上并非常可找到明确的原因，且有时病因虽异，它们所造成的神经病理改变及其症状却有很多共同性，因此，对症治疗有时也显得颇为重要。其实，在多数情况下，只有采取病因和对症治疗相结合的方法，才能取得较好的效果。

对症处理有卧床休息，使用一定剂量的止痛剂、镇静剂、B族维生素、血管扩张剂等，急性期可配合应用脱水药物，病情严重者可短期使用激素治疗等。

使用常规配伍的合剂进行骶丛神经的注射常可收到满意的治疗效果。

骶丛神经注射疗法是将药物注射到骶骨前和腹膜后的一种治疗方法。病人取仰卧、两腿分开举起的膀胱截石位或取俯卧位的肘膝屈位（图 3－194）。于患侧肛门后距尾骨尖旁 1.5～2cm 处，用 22 号 12～15cm 长的穿刺针刺入。事前宜将左手食指伸入肛门内作引导，以免刺破直肠壁。先摸出骶尾关节所在，使针尖先触及该关节旁的骶骨下缘，继之沿骶骨盆面并与正中矢状面平行缓缓向前进针。由于骶骨盆面下部较平坦而上部略向前弯，故自其下缘深入6～7cm 后即可抵达 S_2 前孔附近而受阻。然后一面缓慢退针，一面注入常规配伍的合剂 30～40ml，以治疗 S_{2-5} 神经的前支。治疗 S_1 神经的前支时，则退针至骶骨下缘后，使针尖略向腹侧 10°～15°，仍沿骶骨盆面重新刺入，深入 9～10cm 后针尖就可达 S_1 前孔平面受阻，再注入合剂 10～15ml。以上治疗若再同时配合椎旁 $L_{4、5}$ 神经的注射疗法，疗效将会大大提高。

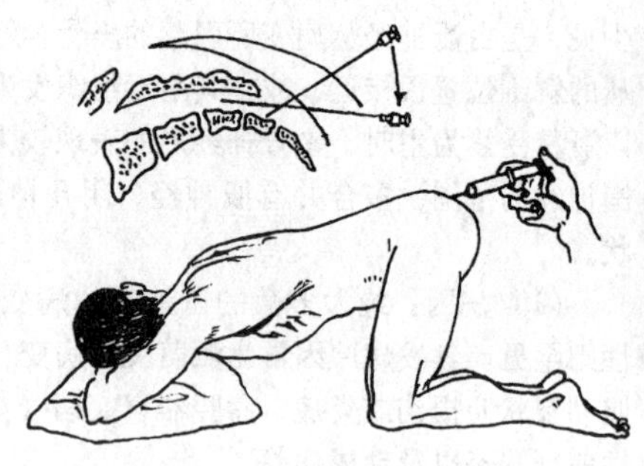

图 3－194　骶丛神经及骶管注射

（肘膝位穿刺方法）

2. 干性坐骨神经疼痛综合征　临床上单纯的干性坐骨神经痛比较少见，一般多为坐骨神经干继发的反应性炎症所致。坐骨神经受损后发生充血、水肿以至逐渐增粗等改变。发病原因常为其周围组织损伤或炎症，其中梨状肌病变常为使之受累的因素。此外，坐骨神经本身的局限性损伤（如刺伤或弹伤）、神经纤维瘤、下肢血管病及个别臀部肌内注射刺激性药物等，均可引起干性坐骨神经痛。

（1）临床表现：

1）疼痛：如臀部、大腿后侧、小腿后外侧及足部剧烈的自发性疼痛，活动时加剧，但咳嗽、喷嚏等动作对疼痛并无明显影响。

2）反射性紧张体征：即脊柱可向健侧凸弯，患腿微屈膝，以减轻坐骨神经的张力。

3）压痛：如坐骨大孔区及坐骨神经干走行区（图3－195）明显压痛并向远端放射。一般在腰骶部无压痛点扪及。

4）神经牵拉征：如直腿抬举征明显阳性，但交叉直腿抬高试验及屈颈试验阴性。

5）感觉运动障碍：较常见的有患侧的臀肌松弛、臀褶襞下垂、腓肠肌萎缩、跟腱反射减弱或消失，以及其分布区内感觉障碍等坐骨神经病变的体征。坐骨神经病变的感觉障碍区如图3－196。

6）植物神经功能障碍较神经根病变明显：常见患肢的足部苍白或轻度发绀，触之肤温发凉（偶发热）、皮肤干燥或多汗，萎缩或粗糙，趾甲不平、易裂等。

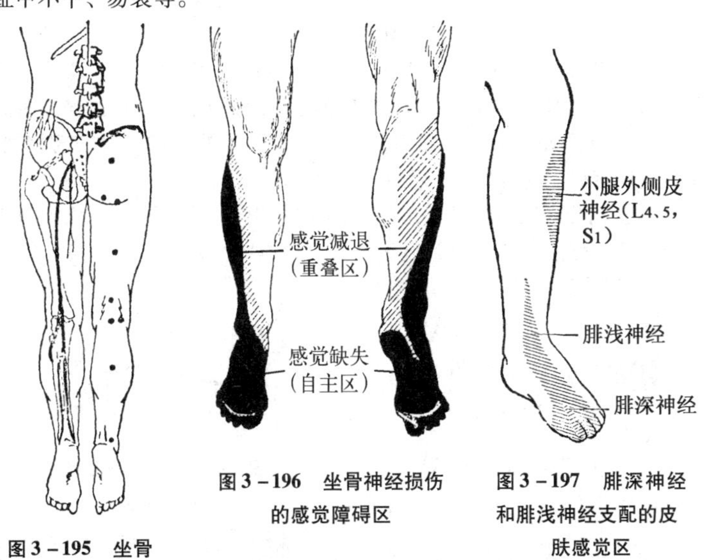

图3－195　坐骨神经痛的压痛点

图3－196　坐骨神经损伤的感觉障碍区

图3－197　腓深神经和腓浅神经支配的皮肤感觉区

7）脑脊液：无明显改变。

（2）诊断：若是胫神经、腓深神经或腓浅神经损害，则可有相应的神经区内疼痛、压痛、感觉障碍及其所支配的肌肉周围性麻痹（图3－197～图3－199），而直腿抬高试验一般为阴性。在腓深或腓浅神经病变时，进行跖屈踝关节，则腓骨肌内疼痛；胫神经病变时，如做背伸

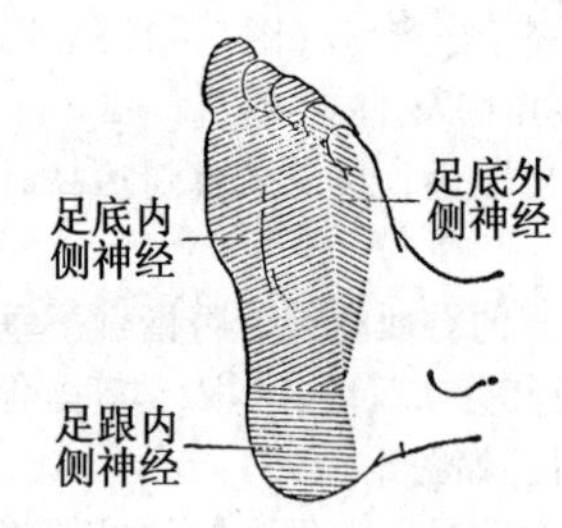

图 3－198　胫神经支配的皮肤区域

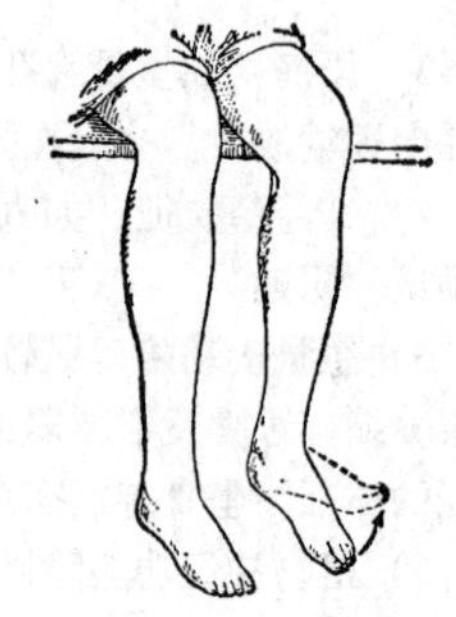

图3－199　右腓总神经损伤足下垂不能伸

踇趾或背伸踝关节，则腓肠肌内疼痛。

1）跖屈踝试验（图 3－200）：病人仰卧位，下肢伸直。骤将患侧踝关节跖屈，若出现腘窝及小腿前外侧疼痛即为阳性，示腓神经损害。

2）背屈踝试验：用力将患侧踝关节背屈（图 3－201），若腘窝及小腿后侧疼痛，则为阳性，示胫神经损害。

（3）治疗：以坐骨神经干病变部位的不同，采取不同部位的坐骨神经干注射疗法，常可收到显著效果。具体操作方法详见“第四篇第三章第三节”。

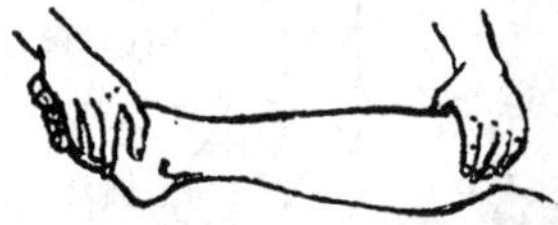

图 3－200　跖屈踝试验

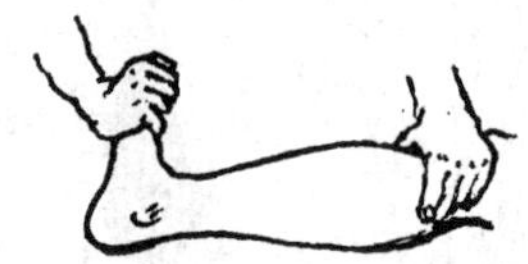

图 3－201　背屈踝试验（Sicard 体征）

十一、臀上皮神经疼痛综合征

臀上皮神经疼痛综合征（neurodynia clunium superiores syndrome）是因臀上皮神经病变而产生的一种疼痛症状，在临床上比较常见。

1. 解剖与生理　臀上皮神经为感觉神经，它并非单独的一条神经，而是由 $L_{1\sim3}$ 脊神经后支的外侧支所发出的一组皮肤分支，一般为 3～4 束（图 3－186），后者分别穿过很厚的腰部肌层和坚韧的腰背筋膜而达皮下，然后在皮下继续下行并跨越髂骨嵴中部至臀部，甚至膝以上部位，分布于臀上外侧以至股骨大转子区皮肤，司该区皮肤的感觉（图3－202）。

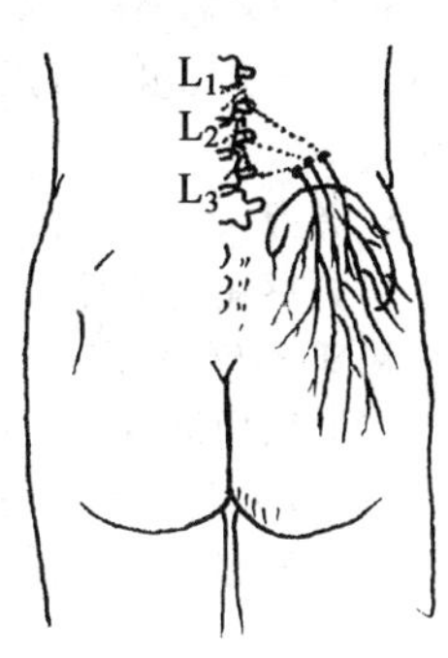

图3－202　臀上皮神经

2. 病因与病理　由于臀上皮神经各支在其行程中穿过坚厚的肌层和腰背筋膜，并跨越坚硬的髂骨嵴始达臀上部皮肤，因此在腰臀部软组织发生急慢性病变时，臀上皮神经亦往往同时受累。一些腰部软组织病变，可以造成臀上皮神经穿出处的筋膜肿胀、纤维增生、挛缩，使该神经在穿出处受到卡压而继发无菌性炎症，出现疼痛症状。

频繁的弯腰活动，可使臀上皮神经在跨越髂嵴处不断遭到磨损；局部的跌打损伤及受风着凉等，也可使神经及其周围发生无菌性炎症，从而出现疼痛症状。该神经发生急性无菌性炎症后，可引起神经充血、水肿以至出血，慢性无菌性炎症则可导致神经轴突和髓鞘的变性反应，神经束呈梭状增粗，从而出现神经痛症状。取病变的臀上皮神经做电子显微镜观察，发现臀上皮神经粗纤维大多变性而细纤维正常或部分变性，周围见许多脱落的异常细胞器，神经鞘增厚，呈多层，色灰暗且透明度差；正常神经鞘仅一层，透明，色很淡。

3. 临床表现与诊断　本症的主要表现为腰臀部弥散性疼痛，尤其是髂骨嵴中部附近较明显，可呈钝痛、酸痛或刺痛性质，有时且可向大腿后外侧扩散。但疼痛范围一般不超过膝部。有些病人还伴有腰、臀、股部的麻木感，活动时疼痛及麻木加重；做弯腰、转体、坐下或起立等动作时，疼痛加重；腰部不能用力，多不能直接站起，需人搀扶或扶膝勉强撑起。部分病人晚上疼痛加重，影响休息。

4. 检查　在髂嵴中部下两横指处有明显压痛，并常可于该处扪及一至数条滚动且高起的纵行索条状物，触压时病人感到酸胀、麻困、疼痛难忍，甚至可沿臀、股的外侧传射到股下部。做躯干侧弯屈伸试验，即让上躯体向健侧弯的同时，再做前屈、后仰动作，此时可出现患侧臀部的牵扯痛。

臀上皮神经部位注射疗法对本症的诊断和治疗均有很大助益。如在髂骨嵴中点下两横指处用5~10ml合剂注射后疼痛症状立获缓解，则可确诊。

5. 治疗

（1）疼痛的急性期，应适当卧床休息，禁止做腰部大幅度活动，以利局部无菌性炎症的消退。

（2）服用消炎痛、双氯灭痛等消炎镇痛药物，可以使疼痛缓解。严重者，需适当服用强的松、地塞米松等皮质激素类药物。

（3）局部使用坎离砂、舒乐热熨剂等外敷，效果好。即使用热水袋，也有一定效果。

（4）其他方法主要有局部中频理疗、按摩及臀上皮神经注射疗法治疗等。个别疼痛较顽固并经非手术治疗无效者，可行臀上皮神经切断剥离术。

臀上皮神经注射疗法的操作：由于臀上皮神经的分支较多而且不集中，故应首先找到臀上部明显的压痛点，此点大多位于髂嵴中点下方两三横指处。先垂直刺入皮肤，然后针尖朝上逐渐向髂嵴下缘斜刺，由浅入深向皮下及筋膜下肌肉浅层做扇形浸润注射，药量为常规配伍的合剂10~15ml。如压痛点位于髂嵴中点的上后方，此点多相当于髂嵴后部上缘与竖脊肌外缘所形成的交角处，亦先垂直刺入皮肤，然后逐渐向内上方斜刺，向皮下及腰背筋膜下浅肌层做扇形浸润注射，药量同上。

十二、跖神经疼痛综合征

跖神经疼痛综合征（neurodynia plantaris syndrome）又叫跖神经瘤痛、跖痛病、Morton结节或神经痛。是由于跖神经的趾间分支受压或受到刺激而发生局限性退变及其周围纤维结缔组织增生所致的一种足底疼痛。本病多见于30~50岁的中、老年妇女，尤其好发生于狭瘦松弛足型者，是引起足底部疼痛的常见原因之一。

1. 解剖与生理 跖神经为由胫神经分出的两终支，即较粗大的跖内侧神经和较细小的跖外侧神经（图3-113），除支配相应的足底肌肉外，跖内侧神经分布于足底内侧和趾底三趾半皮肤，而跖外侧神经则分布于足底外侧的趾底一趾半的皮肤。

跖内侧神经共有4个分支，最内侧的是跗趾固有神经，分布于跗趾内侧缘，其余3支为第一、第二、第三趾的趾底总神经。这3条神经均在相应的趾骨间隙内穿行于跖腱膜与趾短屈肌之间，并在接近跖骨头处又各分为2条趾底固有神经，分别至第一至四趾的相对缘。其中，第三趾底总神经尚接受来自跖外侧神经的交通支，分布于第三、第四趾间。跖外侧神经的浅支也分出2条趾底总神经，外侧支是小趾的趾底固有神经，至小趾的外侧缘；而内侧支又分出2条趾底固有神经，分布于第四、第五趾的相对缘，并与跖内侧神经的第三趾底总神经之间有交通支。

2. 病因与病理 病变一般均位于两跖骨头之间横韧带下的趾总神经分叉处，受累的神经局限性增粗，呈一硬性的菱形结节，其大小约为1cm×1.5cm。结节的形成系由于神经外膜及其周围胶原纤维性结缔组织增生的结果，但神经的连续性仍保留，另外与神经伴行的血管通常亦有管壁增厚和局部血栓形成等改变。

一般认为，本病的病因可能因局部遭受慢性机械压迫和缺血有关，如穿过紧的鞋、经常穿高跟鞋致使足前部负重增大，或经常在坚硬的地面上走路及持续站位工作等。另外，与足底骨和神经的某种解剖变异（如足横弓塌陷等）也可能有关。

最易发病的是位于第三至第四趾骨之间的第三趾底总神经，后者是跖内、外侧神经的交通支；其次是位于第二至第三跖骨间的第二趾底总神经，第一趾底总神经受累则罕见，但亦可多发，甚至双侧同时发病。本病之所以好发于第三趾底总神经，据认为可能由于第三至第四跖骨间隙是内侧和外侧足纵弓的连接处，以致第四跖骨较不稳定、跖骨头易塌陷之故，因而在活动时易使邻近的第三趾底总神经远端遭受机械摩擦的刺激，久之则发生退行性改变及其周围结缔组织增生。

3. 临床表现与诊断 最突出的症状是足底前部疼痛和感觉异常，走路和站立时出现或加剧，尤其是穿着不合适的鞋时更明显。疼痛多位于局部，重时向相应的趾端放射，呈刺痛、刀割样或灼痛性质，以致病人往往被迫休息，迅速脱去鞋子并揉搓受累足趾。检查时，除在相应的跖骨头之间有明显的局部压痛和趾底痛觉过敏外，多无其他阳性体征，X线摄片检查一般亦无病变发现。如行局部利多卡因注射能使疼痛缓解，即应考虑为本病的可能性。

4. 治疗

（1）穿平底、软垫、宽大的鞋子。

（2）避免久站及远行，减少对跖神经刺激。

（3）中药煎洗，有利于跖神经病变恢复。

（4）对足底病变部位行按揉、点压、弹拨手法。

（5）针灸与理疗，也可收到一定效果。

（6）病变部位局部注射疗法，常可收到很好疗效。

（7）以上非手术治疗无效者，可考虑行病变局部软组织松解术和病变结节切除术。

第三节　植物神经病变引致的疼痛

一、胸椎旁交感神经炎

椎旁交感神经节（图3-203）损害在临床上并非少见。病变可侵犯某单个神经节，即产生椎旁交感神经节炎又称胸椎旁交感神经炎（neuritis sympathetic of thoracispinal side），亦可同时累及数个神经节，则称之为多发性椎旁交感神经节炎或交感神经干炎。

1. 病因　椎旁交感神经节炎常由各种急、慢性感染，如流感、疟疾、伤寒、胸膜炎、肺炎或肺结核等所致；或因某些中毒和代谢疾病，如慢性酒精中毒、糖尿病、肝病及血管性疾病等而起。此外，本病亦常继发于椎间盘突出、椎管狭窄症、脊椎结核、脊椎肿瘤或损伤等脊椎疾病。

2. 临床表现与诊断

（1）症状：本病可急性或逐渐起病，病程经过大多较长，而且好经常反复。依病因与损害的程度不同，在临床上可产生两类交感神经功能障碍的表现，一种是由交感神经受刺激而引起的功能亢进症状，另一种则为因其麻痹所致的功能减退现象。

在各种症状当中，疼痛一般较为突出，多位于患侧的胸腹部某带状

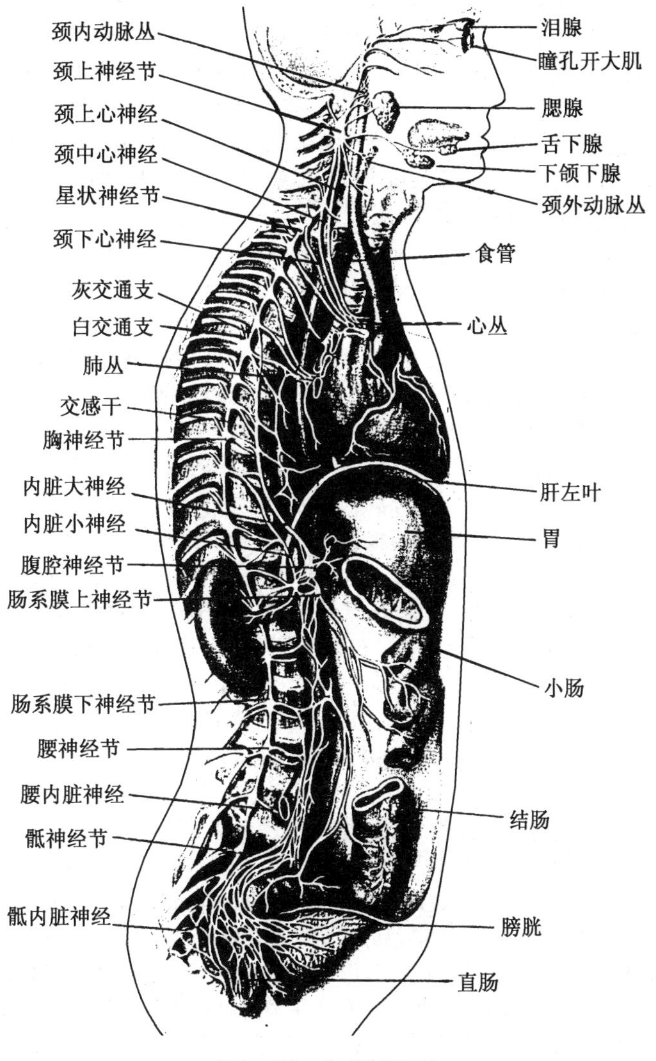

图 3－203　交感神经系统

区，但往往不局限于受累的节段区内，而常向上、下或某内脏区放射，有时其范围相当广泛，甚至可扩及整个半身。疼痛的性质多呈灼痛、刺痛或压迫性痛，可为发作性或持续性，并常伴有痒感，每遇冷、热刺激或天气变化时往往加重。当左侧上胸段椎旁神经节受损时，可有假性心绞痛的表现，如心前区疼痛，并可向头颈部及左上肢放射，有时且伴有呼吸困难、心动过速等内脏功能紊乱现象。若病变侵犯下胸段神经节，则主要表现为腹部疼痛等症状。

（2）体征：体检时常见患区的皮肤颜色、温度及汗腺分泌等改变，如因局部血管痉挛而显示皮肤苍白、发凉、少汗以至汗闭等交感神经刺激征；或由于交感神经麻痹以致血管扩张，其表现则相反。此外，有时亦见皮肤水肿、汗毛粗长或脱落，甚而可有肌肉萎缩及强直等神经营养障碍。患区大多有感觉异常、过敏或减退，但肋间神经的压痛通常并不明显。

（3）诊断：本病的诊断往往较困难。上述的临床表现特点可提供诊断的依据，但必须注意排除胸腹部的内脏疾病，以及脊髓空洞症、胸神经根炎等病变。其病因则可根据病史及相应的检查予以推断。

3. 治疗 首先对病因进行治疗。一般治疗可采用针刺疗法、脊柱部5%～10%普鲁卡因离子透入、超短波或其他透热等理疗。胸椎旁交感神经节注射疗法常可收效。药物方面可用大量维生素 B_1、维生素 B_{12}、甲钴胺、血管扩张剂及654-2等。对于个别重病病人，亦有人主张行背部深部X线放射治疗，每次（2.6～5.2）$\times 10^{-2}$ C/kg（100～200R）。放射前0.5h应用脱水剂，每隔2～3d放射1次，共5～6次。

二、腹腔神经丛疼痛综合征

1. 解剖与生理 腹腔神经丛（neurodynia ganglia coelica）又称太阳丛，位于 T_{12}、L_1 椎前和腹膜后的结缔组织内，在横膈与肾动脉之间并围绕腹主动脉的前面及其两侧（图3-204）。该丛主要由2个较大的半月形腹腔神经节所组成，另外尚包括主动脉肾神经节及肠系膜上神经节。太阳丛接受来自内脏大、小神经，即下胸和上腰段椎旁交感神经节的节前纤维，并且尚有迷走神经的纤维加入。由此再向周围发出许多分支，形如太阳的光芒，太阳丛即因此而得名。这些神经分支又经许多小的副丛，如膈丛、肾上腺丛、肾丛、精索或卵巢丛、上下胃丛、肝丛、脾丛及肠系膜丛等和大部分腹腔器官相联系。腹腔丛为体内最大的内脏植物神经丛，内含交感神经和副交感神经2种纤维，分布于许多重要的腹腔器官，并参与调节其各种复杂的功能活动（表3－18）。

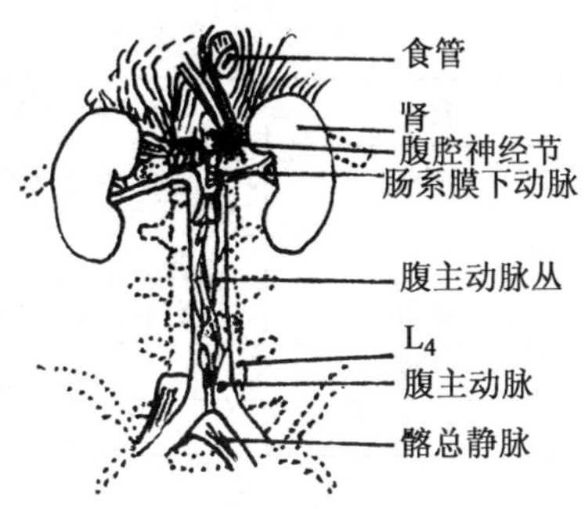

图3－204　腹腔神经丛（太阳丛）

表3－18　植物神经系统的主要功能

器官		交感神经系	副交感神经系
心脏		心跳加快、收缩力增强	心跳减缓、收缩力减弱
血压		升高	降低
血管	心脏	舒张	收缩
	脑	收缩	舒张
	内脏	收缩	—
	皮肤	收缩	—
	生殖器	收缩	舒张
	骨骼肌	舒张	—
支气管		扩张	收缩
支气管黏膜		—	促进分泌活动
瞳孔		扩大	缩小
平滑肌	皮肤立毛肌	收缩	—
	胃肠	抑制蠕动，降低张力	加强蠕动，增高张力
	膀胱逼尿肌 膀胱括约肌	松弛 收缩 } 停尿	收缩 松弛 } 排尿

续表

器官	交感神经系	副交感神经系
肾上腺	促进分泌	—
胰腺	—	促进分泌
唾腺	促进分泌黏稠的唾液	促进分泌稀薄的唾液
泪腺	抑制分泌	促进分泌
代谢	促进异化作用	促进同化作用

2. 病因 太阳丛的损害主要由机械性因素、感染或中毒所引起。其中，体外的机械性因素常为上腹部遭受撞击等，体内的则有胸椎退行性改变刺激交感神经的节前纤维及胃肠下垂、肾下垂、腹主动脉瘤、腹腔淋巴结肿大或肿瘤直接压迫神经丛。各种急、慢性感染，如流感、疟疾、梅毒，尤其是腹膜炎，胃肠、胆囊或胰腺等周围炎，常为引致太阳丛损害的原因。此外，蛔虫症、糖尿病，或酒精、铅金属等体内外中毒等，有时亦可引起腹腔丛神经炎与神经痛。

3. 症状 本病可急性亦可慢性起病。其最突出的症状为上腹部疼痛，主要位于剑突和脐之间。多为钻痛、刺痛或刀割样痛，并常伴有较广泛的腹部紧缩、烧灼或胀满感。疼痛的位置一般较深在而弥散，并常向胸、腰段脊柱沿肋间或向下腹部以至肛门区放射。多数情况，疼痛呈发作性出现，而且与进食无关，可持续数小时，每于情绪激动或体力活动时加重。此种疼痛有时相当剧烈，以致病者呈卷屈卧位，双膝尽量屈向腹部，屏息呼吸而少动。除腹痛外，本病尚可伴有一些消化道及其他的症状，如腹胀、嗳气、便秘或腹泻，有时多尿，以及常感头晕、全身无力、烦躁或抑郁等。

4. 体征 体检时常在剑突下，即相当于太阳丛的解剖位置有显著的压痛点，但腹壁一般并不紧张。此外，在剧烈的疼痛发作期，常显示腹主动脉搏动增强、血压升高、心动过速及瞳孔扩大等体征。

5. 诊断 太阳丛神经痛的诊断，主要依靠上述的临床表现特点确定，其病因诊断则可根据病史及其他相应的检查确诊。然后，类似本病的疼痛症状也常见于某些消化系统疾病，如腹膜炎、溃疡病、胆道结石、胃癌及胰头癌等，尤其是在这些病变的早期，即临床表现仅以疼痛为主而其功能障碍尚不明显时，则往往容易误诊。因此，诊断太阳丛神经痛应十分慎重，必须经仔细的系统检查并排除严重的腹腔脏器病变后，方可考虑本病的可能性。下列几点可作为本病诊断的参考：①疼痛多呈反复发作性质，而且与进食因素无关。②较局限的深在压痛点，其部位固定。③通常不伴有腹肌紧张等腹膜刺激征。④消化道钡餐及其他X线检查无异常发现。

6. 治疗

（1）病因治疗：如抗感染、去除中毒或刺激、压迫因素等。

（2）对症治疗：疼痛发作期，应用解痉和镇痛药物，如氯丙嗪、海特琴、罂粟碱、新斯的明、哌替啶等。同时给予B族维生素（维生素 B_1、维生素 B_{12}）及地巴唑、654-2等药物。

（3）针灸：常可收到一定的效果。

（4）局部理疗：可行普鲁卡因或钙离子透入、超短波或其他透热疗法。

（5）太阳丛注射疗法治疗：一般治疗双侧或仅左侧太阳丛，但腹腔内有明显炎症时禁忌。

方法：病者侧卧位，治疗的一侧在上，膝髋微屈。先摸出 L_1 椎棘突的上缘（亦即相当于 L_1 椎椎体上缘的平面，其前侧即为太阳丛的所在），在背中线外侧4~5cm即为第十二肋的下缘，此处即为穿刺点。以22号10~12cm长的穿刺针，与皮肤约成60°向内斜刺，深约3cm，先找到 L_1 横突。然后将针退至皮下，使针尖稍向外、向上（10°~15°）重新刺入，紧靠 L_1 横突上缘滑过，直达 L_1 的侧面，此时，有触及骨骼的感觉。继之将针尖斜面转向朝内，凭术者的感觉沿椎体骨面向前滑行，如阻力太大，可将穿刺针退回少许，并使针尖再微向外倾斜重新推入，直至沿骨面的滑动感消失。再将针尖斜面转向外侧，深入1~1.5cm，即达椎前太阳丛附近；成人距离皮肤的深度为7~8cm。回抽试验无血，即可注药。若注射时阻力较大，说明针尖仍在腰肌或膈肌脚内，可再推进少许以达腹膜后间隙内。每侧注入20~30ml常规配伍的合剂。

第四章　因骨关节错缝引起的颈腰肢痛

骨关节错缝也称骨关节紊乱，包括关节对合不良、关节细小错动、关节滑膜嵌顿及由其继发的一系列临床症状，是指脊柱四肢的关节在外来暴力、慢性劳损等因素作用下，使其相对位置关系发生细小错动尚未引起完全脱位，且不能自行复位及发生滑膜嵌顿造成功能障碍而言。此症在颈腰肢痛的病因中占很大比例，在治疗上以手法矫正为主。

第一节　脊柱椎后小关节错缝

脊柱椎后小关节错缝也称为脊柱椎后小关节紊乱，是指脊柱中的上位椎体的下关节突和下位椎体的上关节突所组成的关节突关节，在外来暴力及慢性劳损等因素作用下，导致其相对应关节发生细小错动而不能自行复位所造成的一组临床症状。根据其解剖位置的不同，分为颈椎小关节错缝、胸椎小关节错缝、腰椎小关节错缝。

一、颈椎小关节错缝

1. 病因病理　颈椎的关节突较为低小，下位椎体的上关节突面朝上偏于后方，上位椎体的下关节突面朝下偏于前方。其中，C_2 的上关节面近于水平，在 6°～20°之间，$C_{3\sim7}$ 的上关节面逐渐向额状位移行，$C_{3\sim6}$ 上关节面与水平面呈 45°～60°角，而 C_7 上关节面一般与水平夹角在 60°以上。所以，颈椎有较大幅度的屈伸、旋转和侧弯范围。由于颈椎后关节囊松弛，可滑动，横突间缺乏横突韧带，因此，颈椎的稳定性较小。当颈椎受到不良应力，如行驶的汽车急刹车时乘客头部前后摆动，睡眠中枕头过高过低致颈部悬空或扭曲，或睡眠中由于肌肉充分放松时猛然翻身旋动颈部等，均可使小关节超出正常活动范围而发生移位。此外，由于工作中姿势不良，低头过久发生慢性劳损及颈椎间盘退变萎缩后，椎间隙变小，椎体向前滑动致使椎后小关节受到不良应力或发生位移（图 3 - 205）。移位发生后，可致使关节滑膜嵌顿在椎后关节中。此外，上、下关节突发生向前后左右等细小错动，使关节突关节面的排列失去正常关系，棘间、棘上韧带紧张，颈部肌群痉挛，失去平衡协调，将错位的小关节交锁在不正常的位置上，就会发生颈后关节错位。

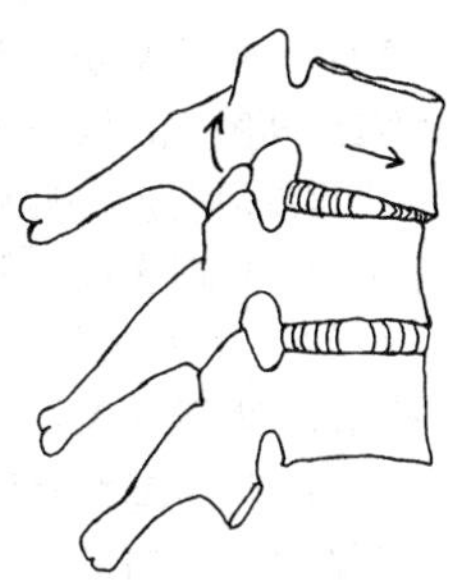

图3 - 205　颈间盘退变前滑移后继发颈后关节错缝

2. 临床表现与诊断　病人一般均有外伤史或慢性劳损史。因外伤所致者一般发病较急，伤后即感颈部疼痛、活动不利，动则痛剧，并可出现头颈偏歪等。如寰枢椎错位，则可出现明显头晕症状。此外，部分病人由于椎体错位后继发椎动脉扭曲、椎间孔变形而出现头晕、手麻等症状。

因慢性劳损退行性病变所致者一般病史较长，可与颈椎间盘退行性病变等并见。病人自觉颈部僵痛不舒、转动不利、后脑部沉痛等，部分病人合并椎动脉、神经根、交感神经等受激惹症状。

检查时可发现颈部肌肉痉挛、僵紧，头部偏歪或前倾、顾盼不便。于患椎棘突旁约后关节处有深压痛。移位明显者在触摸时，将手指上下触动能感棘突偏歪或台阶状不平整。

X 线片检查可有颈椎生理弧度变直、双边征（提示旋转移位）、双突征（提示左右移位）、椎体后缘连线在某节段不连续（提示前后移位）等，寰枢关节错位可见“八”字影不对称。此外，从正位片尚可见棘突偏歪、偏离中线等。

3. 治疗

（1）手法治疗：手法治疗的目的是使错缝的小关节复位，以解除疼痛、恢复颈部功能。由于颈后关节面各节段朝向有所不同，故复位手法亦有所差别。

1）寰枢椎关节错位矫正法：病人坐位，头部中立位，以右寰齿间距变窄为例。医者站于病人右后侧，以左手拇指、食指推开软组织，分别压于C_2横突的右、左侧以固定 C_2 椎体，另用其余三指与大鱼际相对夹持固定下颈段。医者之右手掌心对准其左下颏部，握住下颌骨（图 3

-206）。然后嘱病人头部略向左侧偏歪，以松开患侧寰齿间隙，再用右手将病人头部转向右侧，转到一定程度后再加一脆劲扳动，发力方向是向右并略带上提。此时多能感到指下滑动及听到清脆的关节归位声，示手法成功。复位成功后，病人可立感头晕改善，眼睛明亮。

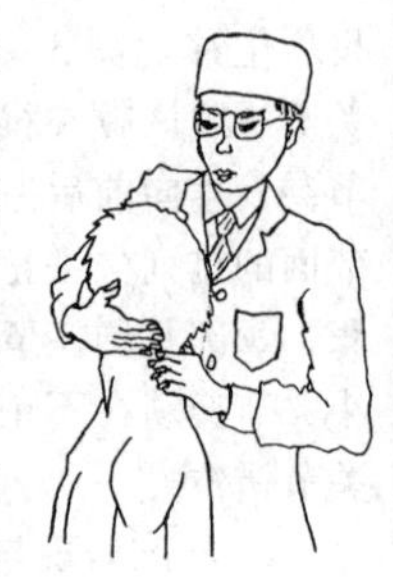

图3-206 寰枢椎错缝矫正法

2）$C_{2\sim5}$椎后关节错位矫正法：病人坐位，头部前倾约30°，医者站于病人身后，食、中指分开分别置于其下颌骨上下边缘以夹持面颊部。以棘突向左偏歪为例。医者左手拇指后伸顶于患椎棘突左侧，准备向右推顶，右手拇指后伸压于患椎右侧横突处准备向前左方推压。复位时，将病人头部前倾30°并偏向右（健）侧，将其头部向左旋，当拇指感到旋转应力传递到患椎时，瞬间发力，用一向左向上的脆劲扳动，同时双手拇指一右推、一前拉，协同用力，完成复位（图3-207）。感到拇指下关节轻微错动，并闻及清脆的关节归位声，示手法成功。

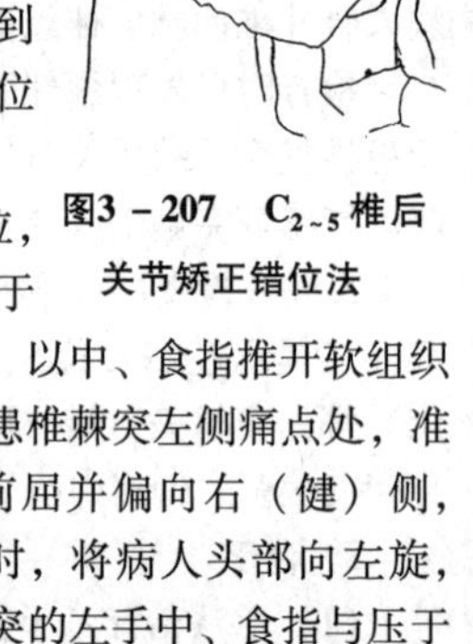

图3-207 $C_{2\sim5}$椎后关节矫正错位法

3）$C_{5\sim7}$椎后小关节错位矫正法：病人坐位，头部尽量前屈，以左侧关节错缝为例，医者站于病人左后侧，左手从病人颈前绕到其颈右后部，以中、食指推开软组织后钩住患椎右侧横突，医者右手拇指则推压于患椎棘突左侧痛点处，准备向右上方推顶，复位时，将病人头部尽量前屈并偏向右（健）侧，以增加左（患）侧关节间隙，有利复位。同时，将病人头部向左旋，当感到旋转应力到达患椎时，钩住病人右侧横突的左手中、食指与压于其左侧的右手拇指协同用力，以一个向左并带向上旋提的脆劲扳动，此时多能感到指下滑动及听到清脆的归位声，示手法成功（图3-208）。

（2）颈后关节错缝手法注意事项：

1）诊断明确。对于非手法适应证的颈部疾患应忌用或慎用，如颈部结核、髓型颈椎病等。

2）定位准确。复位过程中要找准应力点，以免复位不成功或纠正患椎时又导致其余正常椎体的人为的医源性错位。

3）用力协调。注意双手及各指间用力的协调性、统一性。

4）掌握力度。扳动用力应该稳准而力出瞬间，幅度以超过其锁定角度5°～15°为宜。

5）复位后再做颈部的端提摇摆手法，使颈后关节在活动中更加磨合。

（3）其他治疗：复位后可酌情加一颈托固定1～2周，注意患部保暖，睡眠采用舒适的枕头。局部外敷内服中药及理疗等，参见有关内容。

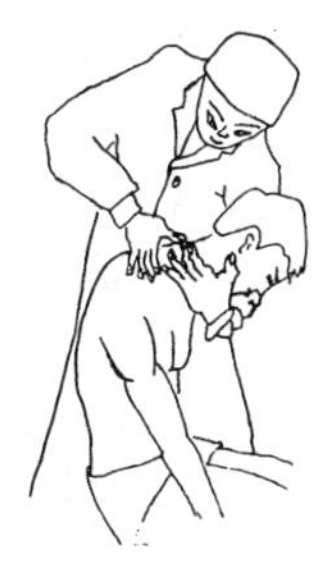

图3－208　$C_{5\sim7}$椎后关节错缝矫正法

二、胸椎小关节错缝

1. 病因病理　胸椎后关节面与水平面呈60°，与额状面约呈20°，并且前有肋骨做支架，所以其活动度较小，其连接较为稳定，一般不易受伤。造成胸椎小关节错缝的原因也不外乎外来暴力与慢性劳损。如做前滚翻时背部过度屈曲，造成胸椎后关节前屈后突型错位。胸椎受到旋转外力时，则可将椎后关节向侧方扭开。此外，若长期坐位、低头、驼背，亦可造成椎后关节偏离，发生前屈后凸型错位。错位发生后，可将关节滑膜等嵌入关节间隙内，阻碍关节复位。若错位长时间未得到矫正，则可造成椎旁肌肉痉挛，形成筋结筋块，两侧肌力不协调，将关节交锁在错误的位置上。

2. 临床表现与诊断　胸椎小关节错缝一般为前屈后突型错位和旋转错位。病人有前屈驼背或旋转外力受伤史或长期低头驼背劳损史。错位后后背疼痛，如负重物、活动不舒、咳则痛剧。部分病人伴胸闷憋气或伴有交感神经受激惹症状。

检查发现：患椎及相邻椎体有棘突上或棘突旁深压痛，并可触及患椎高突或棘突偏歪。病史长者可触及椎旁肌肉有筋结筋块等条索状软组织异常。

X光片检查可见胸椎弧度异常，患椎部棘突偏歪或错缝处椎体后缘自然连续弧线中断等征象。

3. 治疗　本病的治疗主要靠手法矫正，再辅助一些其他治疗手段。

（1）手法治疗：

1）指跪推压法：病人俯卧位，头部偏向健侧。医者经触诊找准患椎后，用右手中、食指屈曲跪压于患椎棘突旁，左手掌根叠压于右手中、食指背侧协助用力（图3－209）。令病人深吸气，然后自然吐出，在其呼气将尽时双手协同瞬间发力下压，发力方向是向前、下方，力量略偏于患侧。此时多能感到指下轻微滑动并闻及清脆的关节归位声，示手法成功（该手法适用于后突型或旋转型错位）。

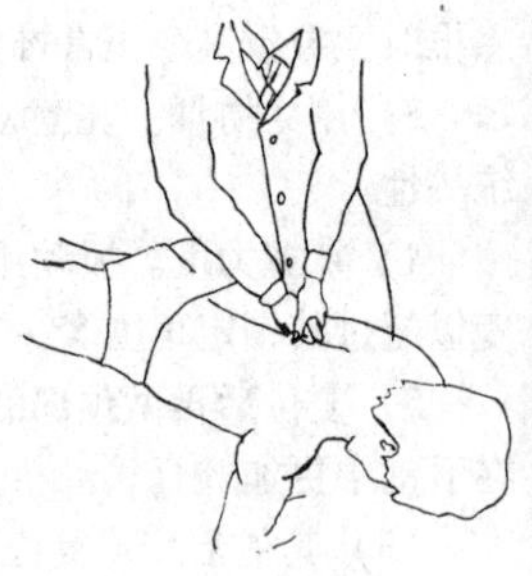

图3－209　胸椎小关节错缝指跪推压法

2）坐位膝顶法：病人坐位，双手指于颈后交叉抱头，医者站于病人身后，右腿抬高屈膝，踩在病人的坐凳上，以膝盖顶住患椎。医者之双手穿过病人腋下，从肘间空隙穿出，握于病人前臂近腕关节处（图3－210）。复位时，嘱病人深吸气，然后自然吐出，在其呼气末时医者双手、右膝协同瞬间用力，使病人背部后伸上提，并用膝盖推顶患椎。此时，多能听到清脆的关节归位声，示手法成功（该手法适用于后突型错位）。

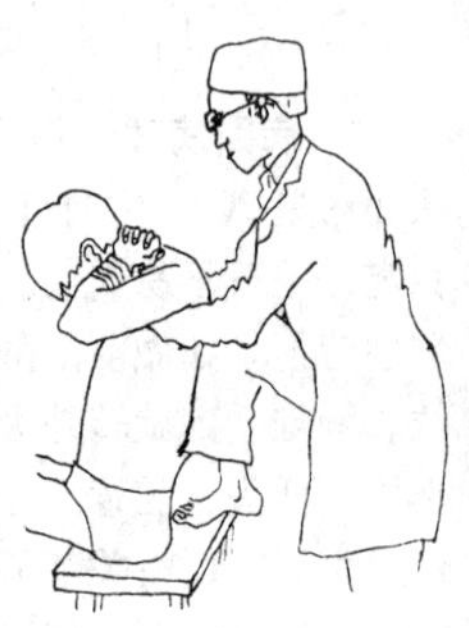

图3－210　胸椎小关节错缝的坐位膝顶法

3）坐位旋扳法：以棘突向右偏歪为例。病人坐位，助手面对病人，以双腿夹紧病人左大腿，双手压于大腿根部，维持病人坐位。术者正坐于病人之后，右手从患侧胸前绕过，扳握病人左肩部，肘窝卡住病人右肩。左手拇指顶住偏向右侧的棘突，然后让病人前屈，右侧弯、右旋。当脊柱旋转力传到患椎左拇指下时，瞬间发力将棘突向左推顶，同时扳其左肩之右手将其肩头继续向右扳动并略带上提。此时多能触及指下轻微滑动并闻及关节归位声（图3－211）。该手法适用于旋转错位之棘突偏歪病人。

4）下胸段（$T_{10\sim12}$）错位矫正法：病人侧卧位，患侧在上，健侧下肢伸直，患侧下肢屈髋屈膝置于健侧前上方。以左侧胸后关节突错位棘突左偏为例，医者右手食、中指指腹扣在患椎棘突下方，右肘压于病人的左臀外上方髂后上棘处使骨盆前旋。医者面对病人，左手指置于患椎棘突左侧，左肘推压于病人左肩前使病人躯体后旋，当感到旋转应力传递到患椎时，令病人深吸气，然后自然吐出，在其呼气末时瞬间发力扳动，双肘一推一拉，此外，右手食指配合右肘后拉的同时，将患椎左偏之棘突拨向右侧，完成矫正（图3－212）。

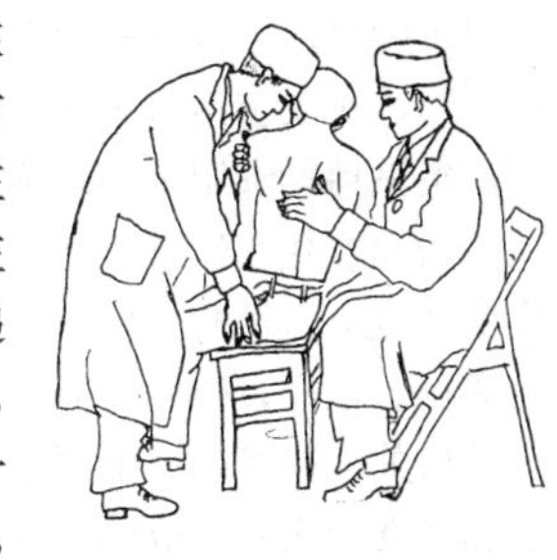

图3－211　胸小关节错缝的坐位旋扳法

（2）胸椎小关节错缝手法注意事项：

1）诊断明确。对于不宜手法治疗的胸椎疾患，如骨肿瘤、严重骨质疏松等，则忌用本手法治疗。

2）配合呼吸运动。力出骤然，用力稳、准、快。

3）定位明确。使应力集中以矫正患椎，又不致造成医源性正常椎体错缝。

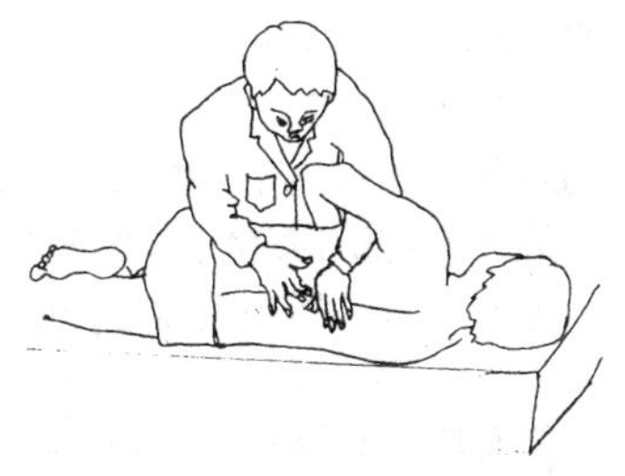

图3－212　下胸段错位矫正法

4）对于 T_{10}、T_{11}、T_{12} 等下位胸椎体，由于其解剖结构的特殊性，应使用第四种手法为宜。

（3）其他治疗：胸椎小关节错缝矫正后，宜休息1～2周，并对椎旁的筋结对症采用按摩、外敷中药、理疗等。外伤所致者应辨证根据伤气、伤血的不同，予以中药内服，如柴胡疏肝散、复元活血汤等，则疗效更佳。

三、腰椎小关节错缝

1. 病因病理　腰椎小关节为上位椎体的下关节突与下位椎体的上关节突相对应，内衬滑膜，外包绕关节囊而成，其关节面约与水平面呈90°，与额状面呈45°，至骶髂关节时，则由直立面逐渐变成水平面。

所以，腰椎活动范围较大，较为灵活。当腰椎在毫无准备的前屈和旋转时，腰椎小关节后缘张开，关节内负压增大，将滑膜吸入。此时，如果腰部突然后伸，则滑膜来不及退出而被嵌在两关节面之间，形成腰椎小关节滑膜嵌顿，造成椎后关节之间相互交锁，导致错位发生。此外，当腰椎间盘退行性病变后，因髓核脱水萎缩、容积压缩，致上下两椎体相互靠近。这样，椎后关节受其不良应力影响发生位移而导致错位。这也是椎后关节错缝的一个常见原因。椎后关节的滑膜和关节囊对于牵拉刺激和炎性反应极为敏感。当关节错位或滑膜嵌顿后，关节滑膜可因关节挤压而造成严重损伤，关节囊由于受牵拉而导致充血、水肿，引起剧痛和反射性腰肌痉挛。所以，如果不及时矫正错位，则会在此基础上发生炎症和粘连、韧带变性等，形成慢性腰痛。

2. 临床表现与诊断 病人多有腰部扭伤、闪腰史或弯腰位突然直腰的外伤史，或长期慢性腰痛史。因外伤所致者，一般伤后即发生难以忍受的剧痛，痛苦面容，不敢活动，腰部功能丧失，惧怕他人搬动，咳嗽或大声说话均可使疼痛加重；或以手支腰，小步慢行，不敢扭动腰部。

检查可发现腰肌痉挛僵紧，于受累椎旁有明显深压痛，并可触及棘突偏歪等。部分病人疼痛放射至臀部，但一般不放射至下肢（这与腰间盘突出有别）；慢性腰椎小关节错位者，一般感长期腰骶部疼痛、下坠，伴某一方位活动受限，如旋转、前屈等。触诊可发现受累椎旁深压痛，棘突偏歪等。

X 片检查，可有腰椎弧度变直、椎后关节排列方向不对称、椎后关节间隙不等、椎间隙不等、脊柱侧弯等影像学表现，但诊断主要依据临床症状和体征。

3. 治疗 腰椎小关节错缝主要靠手法矫正，以缓解疼痛、恢复脊柱力学平衡，再配合一些其他辅助治疗手段。

（1）手法治疗：

1）牵抖法：病人俯卧位，腹下垫一薄枕，医者握住病人双踝关节，一助手把持病人双腋下做对抗牵引约 1min 后，术者维持牵引将病人腰部提离床面，然后做小幅度抖动，将力传递到腰部，并嘱病人放松。然后突然发力，将患腰部提牵抖动（图 3－213）。术毕嘱病人慢慢起床，此时病人多能感觉腰部轻松，症状改善，示手法成功。

2）扳臀推肩法：病人侧卧位，患侧在上，屈髋屈膝，置于健侧下肢上前方，健侧下肢伸直。医者站于病人前侧，一手向后上方推其腋下使其身体后旋。另一手肘关节压于其臀部髂后上棘处向前下方拉动，使其骨盆旋前，同时该手拇指压于患椎处。复位时，双手协同用力，一推一拉，使腰部旋转（图 3－214）。当定点于患椎上拇指感到旋转应力传递到患椎时，瞬间发力扳动，发力方向是上推下拉。此时拇指多能感到指下椎体轻微错位并可闻及清脆的关节归位声，疼痛随之缓解，示手法成功。

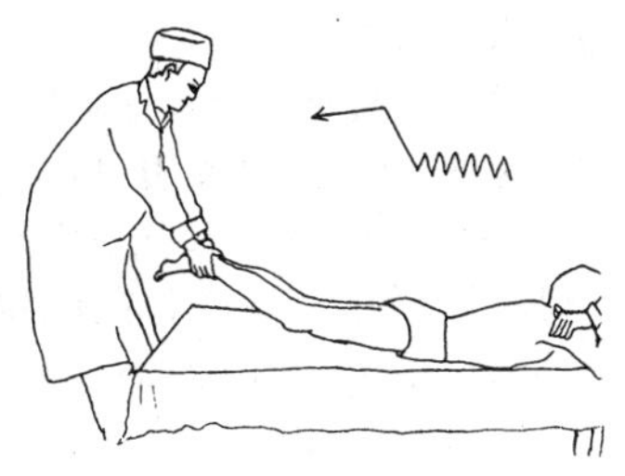

图 3－213　腰椎小关节错缝牵抖法

3）坐位旋扳法：以右侧腰椎后关节错缝为例。病人坐位，一助手面对病人，以双腿夹持病人左（健）侧大腿，并用双手协助固定其左大腿，以维持病人身体正坐位。术者站于病人右后侧。右手穿过病人右腋下至颈后，把持颈部。术者的左手拇指则顶压于患椎右侧压痛处。复位时，术者右手按压病人颈部，使之腰部前屈 40°～80°（节段越低、前屈幅度越大），再向右侧弯并向后侧旋转。当术者左手拇指感到旋转应力传递到患椎时，瞬间发力，用右手将病人腰部向右后侧扳动，并加一上提用力，同时左手拇指向左顶推患椎棘突。此时感到指下椎体轻微错位，有“喀哒”归位声。疼痛随之缓解，示手法成功，将病人恢复

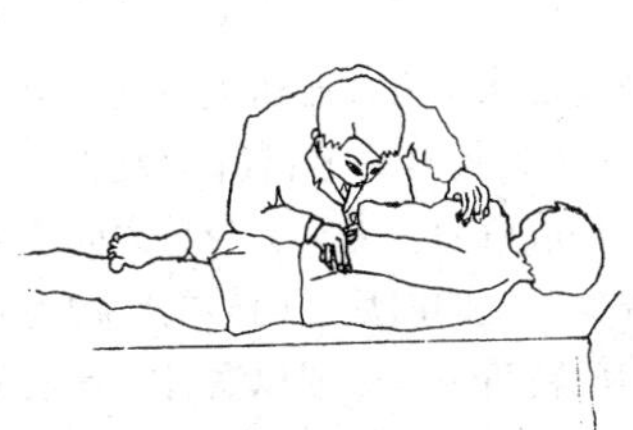

图 3－214　腰椎小关节错缝扳臀推肩法

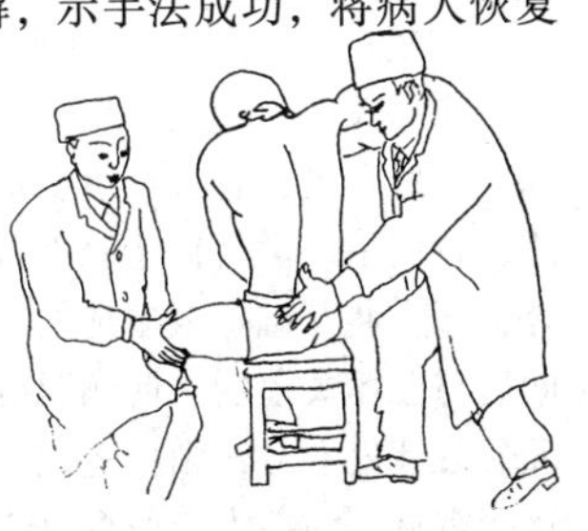

图 3－215　腰椎小关节错缝坐位旋扳法

立位（图 3-215）。

（2）腰椎小关节错缝手法注意事项：①诊断明确。②定位准确。③注意在复位过程中牵引用力的运用。

（3）其他治疗：腰椎小关节错缝手法矫正后。宜卧硬板床休息 1~2 周，患部保暖，在腰围带保护下适当活动，其余如中药外敷内服、理疗方法，详见“第四篇第一章”。

第二节　四肢骨关节错缝

四肢骨关节错缝，是指四肢骨连接的关节面在外来暴力等因素的作用下，关节对合面发生细微错动，不能自行复位而引起的一组临床症状。因其与脊柱椎后小关节在结构、发病、诊治上有所不同，故分而述之。临床上较易发生的四肢关节错位缝有骶髂关节错缝、小儿肱桡关节错缝、腕骨间关节错缝、小儿髋关节错缝、膝关节错缝、踝关节错缝等，其在治疗上也主要靠手法矫正，再辅助以其他治疗方法。

一、骶髂关节错缝

1. 病因病理　骶髂关节是人体负重的枢纽，脊柱所承受的重量通过它传导到下肢，而在坐站时坐骨结节与下肢受到的外力也通过该关节向上传导。骶髂关节由骶骨的耳状面与髂骨的耳状面紧密对合，外由关节囊和坚强的韧带包绕而成，属平面少动关节，结构稳定，活动范围小。骶髂关节错缝的发生，主要由暴力所致。一般来讲，突然跌倒时臀部或下肢着地，脊柱所承受重力与地面的反作用力在骶髂关节处会合造成骶骨向下，髂骨向上产生细小错动，导致骶髂关节错缝的发生。此外，若在此基础上或单纯的身体忽然前仆或后仰，由于上身重力向前或向后与骶髂关节后、前侧肌群反应性收缩产生的向后、向前的作用力在骶髂关节处会合，则会造成骶髂关节的旋转错位。一般以髂骨下端前旋错缝常见。女性由于骨盆较为宽大，所以，其骶髂关节的应力也就更大，而且由于妊娠和分娩等因素使得骶髂关节变得较为松弛，故在受到牵拉、碰撞、扭转时，就更容易发生错缝。

2. 临床表现与诊断 病人多有外伤史，自诉下腰、臀部疼痛或伴受累侧下肢酸困无力，行动受限、跛行，行走需扶拐或搀扶，翻身、弯腰、仰卧甚则大声谈笑均可使疼痛加剧，并自觉一侧腿长或腿短。

检查发现，痛点位于髂后上棘下方，新伤者患部可有肿胀，陈伤者可触及筋结筋块。触摸双侧髂嵴不等高，部分病人测量双下肢不等长（0.3～2cm）方有诊断意义。另外，床边试验，骨盆挤压、分离试验，单髋后伸试验等阳性。一般来讲，患侧下肢短缩，髂后上棘突起者为后上型错缝，较常见；受累下肢变长，髂后下棘凹陷者为前下型错缝，较少见。

X线检查，多数正常，错缝明显者可见骶髂关节缝变宽或变窄、骶髂关节上缘不连续等，陈旧性损伤者其关节边缘尚有增生、硬化等影像学改变。

3. 治疗

（1）手法治疗：本病的治疗以手法复位为主，先在局部按摩，以疏通经络，缓解痉挛，然后予以手法复位。

1）推送复位法：病人俯卧位。一助手握住患侧踝部向下牵引，另一助手双手叠压于健侧坐骨结节向上推顶，术者立于患侧近腰部，以双手放于患侧髂后上棘向下推送。三人协同用力使其复位（图3－216）。该手法适用于后上型错缝。

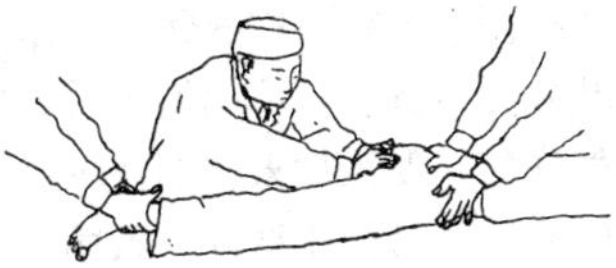

图3－216 骶髂关节错缝推送复位法

2）手牵脚蹬法：以右侧骶髂关节错缝为例。病人俯卧位，医者站于其右侧，以左脚蹬住其坐骨结节并向上蹬顶，以两手握住患侧踝部向下牵引，手脚协同用力，完成复位（图3－217）。该手法适用于后上型错缝。

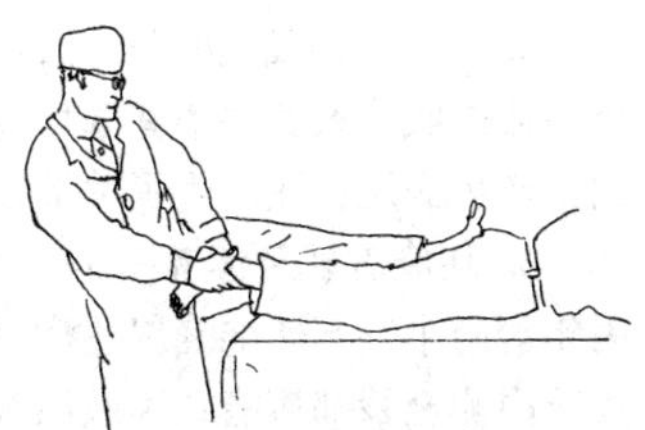

图3－217 骶髂关节错缝手牵脚蹬复位法

3）过伸推压复位法：病人侧卧位，患侧向上。医者站于其背侧，一手压住骶骨，一手握住踝部使其屈膝，并向后牵拉使患侧髋关节后伸，先轻轻拉动几下，然后两手协同用力，用重力一推一拉，带动髋骨后旋而完成复位（图 3－218）。该手法适用于髂骨前旋型骶髂关节错缝。

4）牵抖法：病人俯卧位，一助手双手把持于其双侧腋下以稳定躯体，医者站于床尾，以双手握住其双踝向下牵引，力量偏于患侧，在牵引的同时，抬高下肢，将其小腹提离床面，然后上下抖动。协助其关节自身复位能力以帮助其复位。该手法适用于多种类型的错缝。

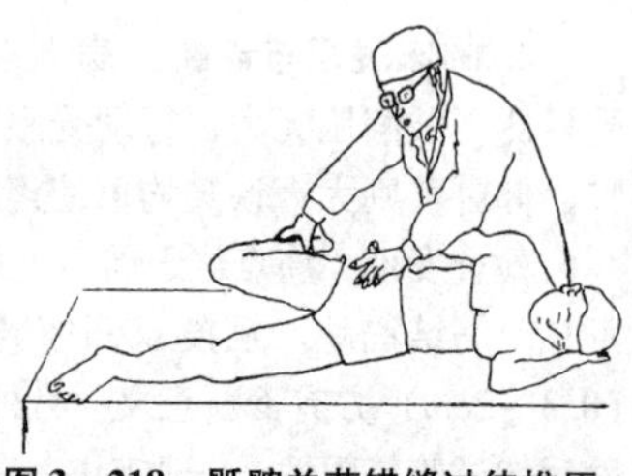

图 3－218　骶髂关节错缝过伸推压复位法

（2）其他疗法：手法复位后宜卧硬板床休息 1～2 周，局部保暖防风寒，并可做理疗、热敷等以改善局部循环，促进炎症吸收。外敷、内服中药参见有关内容。

二、小儿髋关节错缝

小儿髋关节错缝，是指股骨头与髋臼间发生微小错动，或将关节滑膜挤压卡入关节腔所致的一系列临床症状。因其仅发生于儿童，故称小儿髋关节错缝。本病发生后，少量病人可自行复位，多数病人须矫正才能恢复。如该病未得到及时矫正，则局部的挤压、牵拉会使周围软组织肿胀，关节内压增高，致循环受阻，可继发股骨头骨骺无菌性坏死。发病年龄以 5～10 岁居多，2～5 岁次之。成人罕见。女多于男，约 6∶4。

1. 病因病理　小儿髋关节发育尚不完全。在发育过程中常有股骨头与髋骨生长速度略有差异，致其关节面对合有异于正常，且由于其韧带、关节囊等较成人松弛，故当在跳跃、跌倒、跳皮筋时，使下肢过度外展或内收，致髋关节间隙增宽，关节内负压将关节滑膜吸入关节间隙内，产生嵌压，或产生了关节面之间的细小错动，导致本病的发生。

2. 临床表现及诊断　病人为儿童，多有跌滑蹦跳病史；部分病儿因年龄尚小，不能准确叙述病因。病儿伤后即感髋关节疼痛，并可涉及大腿内侧至膝部疼痛；不敢屈髋活动，跛行；下肢略呈外展、外旋状。

检查可发现骨盆倾斜，双下肢相对长度不等。于腹股沟中点或髋关节外侧大粗隆后上方凹陷中可有深压痛。主动内收或外旋髋关节可使疼痛加重。

通过 X 线片及实验室检查等排除其他疾病后，符合上述症状及体征即可诊断为本病。

3. 治疗 对于本病的治疗上，以手法解除滑膜嵌顿、矫正错缝，再配合患肢制动、中药内服、熏洗等，常可收到满意疗效。

（1）手法治疗：病人仰卧，双手交叉放于头下，一助手站于健侧，一手按压健侧膝部，一手按于患侧髂骨上，固定骨盆并避免其躯体扭动。医者站患侧，一手握其踝部，一手握膝关节，先做屈髋屈膝试验；如有疼痛则不强屈，以免加重滑膜卡压。在无痛范围内做伸屈髋膝的活动，至病儿肌肉放松并能主动配合时，屈髋屈膝至最大限度并停留 1min，待疼痛稍缓解后，做以下手法：患肢变长者应屈髋屈膝内旋内收患肢，患肢变短者应屈髋屈膝外展外旋患肢，并稍晃动并略带牵引，然后快速将患肢伸直，手法完毕（图 3-219）。待病儿肌肉放松后，双下肢即可等长，疼痛缓解，功能恢复，若不能恢复，可重复手法一次。

（2）固定方法：复位后卧床休息，避免患肢负重，患部保暖。对于陈伤者，尚须做固定处理：将患肢双侧下肢用绷带包扎在一起，勿令分开。1～2 周可下地活动。本病不宜做牵引治疗，以便利于韧带、滑膜的肿胀消退，炎症吸收，并回弹原位。

（3）药物治疗：一般新伤者可辨证内服肢伤药，陈伤者可辨证服用舒筋汤。患部外敷活血止痛类中药散剂，3d 后可用下肢损伤洗方熏洗患部，以协助功能恢复。

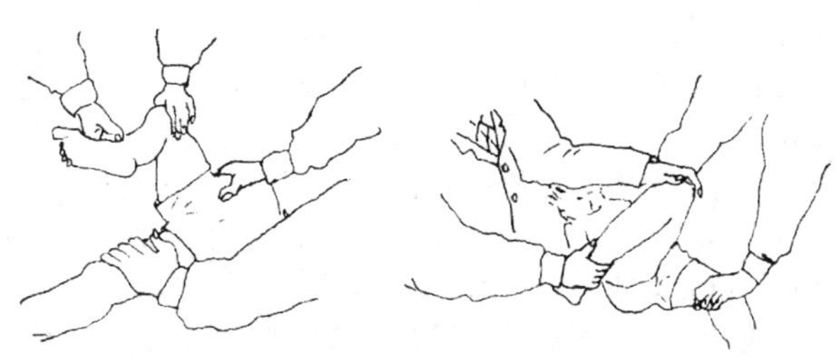

图 3-219　小儿髋关节错缝矫正法

a. 内收患肢　b. 外旋患肢

三、膝关节错缝

膝关节错缝是指由于膝关节不协调的动作导致内外侧半月板发生细微的、超越正常的错移，不能自行复位的一种病理改变，可以靠手法协助其归位。

1. 病因病理 膝关节外侧半月板近于“O”形，内侧者近于“C”形，由弹性纤维软骨构成，可随膝关节的活动而发生前后左右的轻微位移，以使胫股关节面在各个运动方向都更加适应。它主要有以下作用：①吸收震荡。②加深关节凹，增加关节稳定性。③扩大了胫股关节接触面，减小了单位面积上的负荷。④起到活动楔形填充物的作用。

当膝关节在发生剧烈的运动如猛烈的跳跃、不协调的起蹲、过度的扭转等时，均可造成半月板发生细小的位移而不能回位，导致本病的发生。此外，部分病人由于半月板先天性发育不完全，如盘状半月板的存在，就更易导致膝关节错缝的发生。

2. 临床表现与诊断 病人有外伤史或不协调的膝关节运动史，伤后膝关节屈伸功能障碍，跛行；关节交锁于半屈曲位，压痛点一般位于膝眼及膝关节外侧间隙处。符合上属临床表现及在通过X线片等检查排除关节内游离体、半月板撕裂等后，即可诊断为本病。

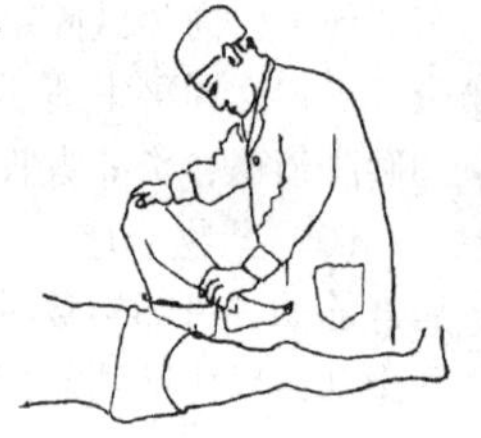

图3-220 膝关节错缝校正法

3. 治疗

（1）手法治疗：在膝关节错缝中，可能有前后左右等多种类型，但均可用以下手法治疗。病人仰卧位，医者一手握住其踝关节近小腿处，另一手扶于膝上，反复做膝关节的屈伸及半屈位的旋转活动，直至听到关节内有艰涩的碾磨声后，膝关节疼痛缓解，功能改善，示手法成功（图3-220）。在俯卧位做反复的伸屈以活动膝关节，也能帮助复位。

（2）药物治疗：内服药可用活血舒筋汤等，并配合局部外敷消肿止痛类中药散剂如双柏散等，并可酌情使用理疗、针灸、中药熏洗等以协助治疗。

四、踝关节错缝

踝关节错缝是指胫距关节面在受到外来暴力的作用下造成其关节面发生细小错动或将关节滑膜嵌入其关节间隙中所引起的临床症状。

1. 病因病理 踝关节是由胫骨下端与腓骨下端外踝所形成的向上的凹形关节面“骑”于距骨体上，并由周围的关节囊、内外侧副韧带包绕固定而成。距骨前宽后窄，故当踝关节跖屈时，距骨前方伸出于关节外面，此时关节处于不稳定状态。此时若受不良外力作用，使踝关节内、外翻或旋转时，就可造成距、胫关节面之间的细小错动。此外，由于踝关节韧带松弛，特别是外、前侧韧带，所以当踝关节极度内翻或过度背伸、跖屈超出其活动范围时，将发生关节的一过性脱位；在关节恢复正常位置时，常可将松弛的滑膜挤入关节间隙或关节复位不全，也会导致本病的发生。

2. 临床表现及诊断 病人有外伤史，伤后踝关节肿胀、压痛、功能障碍，呈关节交锁；足跟不能着地负重，否则引起剧烈疼痛；被动活动关节时可闻及关节对合不良所产生的“吱吱”摩擦涩滞声。

X 线照片有时可见胫距关节间隙不等，并可排除骨折、完全性脱位等疾患。

与踝关节扭伤的区别：①踝关节扭伤疼痛一般在一侧，压痛与肿胀部位一致，多在内或外侧副韧带处。踝关节错缝疼痛多在全关节，部分出现关节肿胀。②踝关节扭伤在做与受累韧带相对的关节活动时疼痛加重，踝关节错位则各个方向均有活动受限，且有足部不能着地负重。踝关节错缝可与踝关节扭伤并存。

3. 治疗

（1）手法治疗：病人仰卧于床上，一助手以肘部托着患侧腘窝，另一手扶于膝前；医者一手握住足跖部，一手托住足跟，先试行轻微活动踝关节，令病人放松。然后，医者双手瞬间突然用力牵引踝关节，再做踝关节屈伸旋转，闻及关节归位弹响声及感到艰涩的摩擦音后，疼痛减轻、功能改善、关节滑利，示手法成功（图 3－221）。复位成功

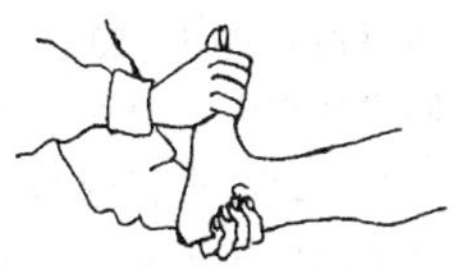

图 3－221 踝关节错缝矫正法

后脚部即可着力负重。此后就转入一般踝关节扭伤的治疗。

（2）药物治疗：早期可辨证内服桃红四物汤等，后期则内服壮腰补骨丸。外用药早期外敷消淤止痛类中成药散剂，如双柏散等，后期则中药熏洗、按摩，促进功能恢复。

五、小儿肱桡关节错缝

小儿肱桡错缝又称小儿桡骨头半脱位，仅见于儿童，1～3 岁发病率最高，是一种常见的骨关节错缝。

1. 病因病理 幼儿桡骨头发育尚不完全，桡骨头与桡骨颈直径几乎相等。且桡骨头环韧带较为松弛。当给幼儿穿衣、牵拉玩耍等时，其前臂在旋前位受到成人的提拉，使肱桡关节间隙增大、关节内负压骤增，环韧带滑出粗短的桡骨颈被吸入肱桡间隙内，桡骨头于旋前位不能回纳，导致本病。

2. 临床表现与诊断 病儿的患肢有被纵向牵拉伤史。病儿因疼痛而啼哭，并拒绝使用患肢，也怕别人触碰。患肢呈略屈肘耸肩位。前臂旋前贴于胸前，不敢旋后，不敢抬举，不能屈肘。桡骨头处可有疼痛或压痛，一般无肿胀及畸形。符合上述症状及体征，并结合 X 线片排除其他肘部疾患，即可诊断为本病。

3. 治疗

（1）手法复位：以右手为例。家长抱病儿正坐，医者与病儿相对，医者之左手掌托住其肘关节，左拇指按压于其前外侧桡骨头处；右手握其腕部，在牵引下将其前臂旋后，一般在旋后过程中即可复位（图 3－222）。若此时尚未复位，则维持牵引至肘关节伸直旋后位再屈曲肘关节，同时左手拇指按压桡骨头，即可复位。复位成功时，可感到指下关节归位的弹响。复位后，病儿肘部疼痛消失，停止哭闹，开始使用患肢，并能上抬取物。以上两点是小儿肱桡关节错缝复位成功的标志。

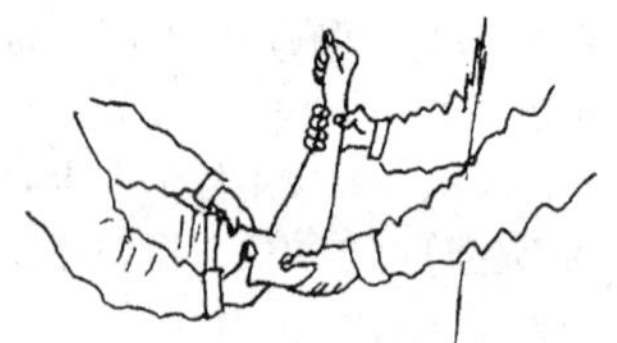

图 3－222　小儿肱桡关节错缝校正法

（2）复位后注意事项：复位后，一般无须再用药，嘱病儿家长为其穿、脱衣服时多加注意。特别防止旋前位牵拉患肢，以免形成习惯性脱位。随着年龄增长，骨与软组织的逐渐发育，6~7岁后，一般就不会再发生本病了。

六、腕关节错缝

1. 病因病理 腕关节是一个复合关节，由桡腕关节、腕骨间关节、腕掌关节等多个关节构成。灵活而活动范围大，由于8块腕骨形态不规则，故其与桡、掌骨相关节处及腕骨间关节之间的结构不太稳定，而且腕部缺乏坚固保护性韧带，故当腕关节做过度伸屈、旋转动作或受外来暴力的作用时，容易使其关节间稳定性遭到破坏，发生细微错动，不能自行归位，导致腕关节错缝的发生。

2. 临床表现与诊断 病人有腕部受伤史，伤后腕关节肿胀压痛明显，伸屈或旋转活动受限，移位明显者或有弹性骨性突起，被动活动时引起疼痛加重，有时尚能感到因关节对合不良而产生艰涩摩擦。做X线片检查，排除腕部骨折脱位后，符合上述症状，即可诊断为本病。

3. 治疗

（1）手法治疗：病人坐于医者对面，手心向下。助手以双手握住病人肘部做对抗牵引，医者以双手分别捏住病人的大小鱼际，拇、食指则前伸分别压于腕关节背、掌侧的疼痛处（图3-223）。嘱病人放松，然后瞬间突然发力，牵引腕部，然后维持牵引做腕关节的屈、伸、桡偏、尺偏、环绕、抖动，并用拇、食指按压痛点，活动过程中常可听到关节归位的弹响声或涩滞的摩擦音，腕关节疼痛缓解，关节滑利，功能改善，示手法成功。

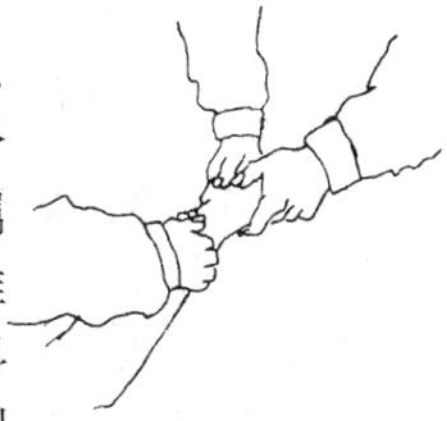

图3-223 腕关节错缝矫正法

（2）药物治疗：腕关节错缝手法后，就转为一般性腕关节扭伤，可适当辨证内服中药，局部早期外敷消淤止痛类中药，如双柏散等，后期则用松白活节汤或上肢损伤洗方熏洗，促进功能恢复。

第五章 其他疾病引致的疼痛

第一节 股骨头无菌性坏死

股骨头无菌性坏死（aseptic necrosis of femoral head）包括股骨头缺血性坏死（avascular necrosis of femoral head）、创伤性与非创伤性股骨头坏死（traumatic & nontraumatic necrosis of femoral head）及其他各类非细菌性感染（如非化脓性、非结核性等）引起的股骨头坏死。

股骨头无菌性坏死是指股骨头活组织无菌性坏死的自然病理和修复过程。活组织是指骨细胞、骨髓、脂肪细胞、造血细胞等。从病变开始至股骨头塌陷、髋关节的骨关节病，病程一般 3 ~ 5 年。90% 是单侧，10% 是双侧，90% 是头下型。

一、髋关节的解剖

髋关节是全身最深的关节，也是最完善的“球凹”型关节，其构造既坚固又灵活。

1. 髋臼（图 3 – 224） 髋臼呈倒杯状，约占球面的 2/3（170° ~ 175°），位于髋骨外侧面中部，朝前外下方。髋臼由耻骨体、坐骨体和髂骨体三部分构成。髋臼的顶占髂臼总面积的 2/5，由髂骨构成；髋臼的后壁由坐骨构成，占总面积的 2/5；髋臼前壁由耻骨构成，占 1/5。髋臼的上部厚而坚强为一强有力支点，直立时可将体重传至股骨头。髋臼的后下部为另一有力支重点，在坐位时传递体重至坐骨结节。

髋臼并非整个覆盖关节软骨，其关节面呈半月形，上部较宽，前后略窄。髋臼的边缘呈堤状，称髋臼缘，其下缘有一切迹称髋臼切迹。切迹中架有一坚韧的髋臼横韧带，恰好把髋臼下部的缺口弥补成完整的球窝。横韧带和切迹之间的孔隙有股骨头韧带动脉通过。髋臼的中央深而粗糙无关节软骨覆盖，称髋臼窝。髋臼窝与切迹相连，内有股骨头圆韧

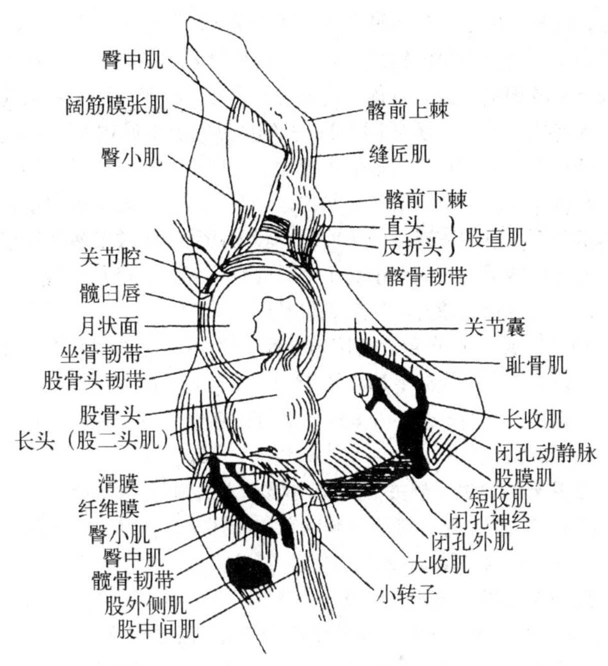

图 3-224 髋关节内部结构

带，其余部位为可移动性的脂肪纤维所充填，当关节内压增高或下降时，这些脂肪纤维组织可被挤出或吸入，以维持关节内外压力的平衡。髋臼缘和髋臼横韧带周边镶有一圈纤维软骨，称髋臼唇，可增加髋臼的深度。髋臼唇平面与身体矢状面之间形成向后开放 40°，与水平面之间形成向外开放 60°，髋臼中轴为髋臼轴，也指向前外下方，与水平面形成 30°～40° 角。带有髋臼唇的髋臼口内缘直径为 45.5mm（42.8～48.2mm），其中男性平均直径为 33.3mm，女性平均直径为 34.4mm。

2. 股骨近端 股骨头朝上、内前呈球形，占直径 4～5cm 圆球的 2/3，其顶端稍后有一小窝，称股骨头凹，为股骨头韧带附着部。除此凹之外，股骨头均覆以透明软骨，但软骨厚薄不一。中央部承载负荷最大，故软骨厚，周边承重力小，软骨较薄。股骨头关节面与髋臼软骨密切对合，倒杯状的髋臼约包裹股骨头面的2/3，但头的前上面显露于髋臼唇外方。这是由于髋臼轴指向前下，而股骨颈轴指向前内上所致。

头下方较细部分为股骨颈，指向前内上方，上缘短而下缘较长。股骨颈下端接股骨干，两者之间形成一角度为颈干角或内倾角，正常为110°~140°，平均127°，儿童的角较大，一般为150°~160°，随年龄上升而逐渐减小。颈干角可增加下肢的运动范围，并使躯干的力量传达到较宽的基底部。股颈体连接处的前面有转子间线，为关节囊及韧带附着处。外侧有大转子，内侧有小转子，后面有连接大小转子的隆起，称转子间嵴，为起自骨盆壁的小外旋肌附着处。

3. 髋关节囊 关节囊近端附着于髋臼边缘、盂缘及髋臼横韧带，远侧前面止于转子间线向下达小转子，后面在转子间嵴内侧约1.25cm，相当于股骨颈中外1/3交界处。所以股骨颈前面全包在关节头内，而后面只有2/3在关节头内。

4. 髋关节的血供 髋关节周围主要有六组血管供应股骨头和颈的血运，即旋股内侧动脉，旋股外侧动脉，闭孔动脉，臀上、下动脉，股深动脉第一穿动脉（图3-225、图3-226）。

5. 股骨头血供 股骨头血供分为3组：第一组为支持带动脉，3~4条，在股骨颈后上、下部，从边缘沿骨膜深面上行至股骨头中心；第二组滋养动脉，在干髓内走行；第三组头凹动脉，由闭孔动脉后支发出，经髋臼横韧带下方进入。其中支持动脉最重要，是缺血性坏死最重要原因，其不走行在关节囊内，而紧贴于骨骼走行。股骨头韧带动脉并不为股骨头供血。

6. 髋关节的神经支配 支配髋关节的感觉神经前后方各有2条。前方神经来自闭孔神经和股神经；后方的来自臀上神经及坐骨神经。支配髋关节的神经变异较多，起始处也不同，一般认为90%以上由闭孔神经参与髋关节的神经支配。因此，髋关节的神经支配以闭孔神经为主，由于其同时支配膝关节，故髋关节病病人常常会感到膝关节疼痛，很容易产生错觉。

二、股骨头无菌性坏死的病因

股骨头坏死不是单纯性疾病，是多种因素所导致的一种共同病理过

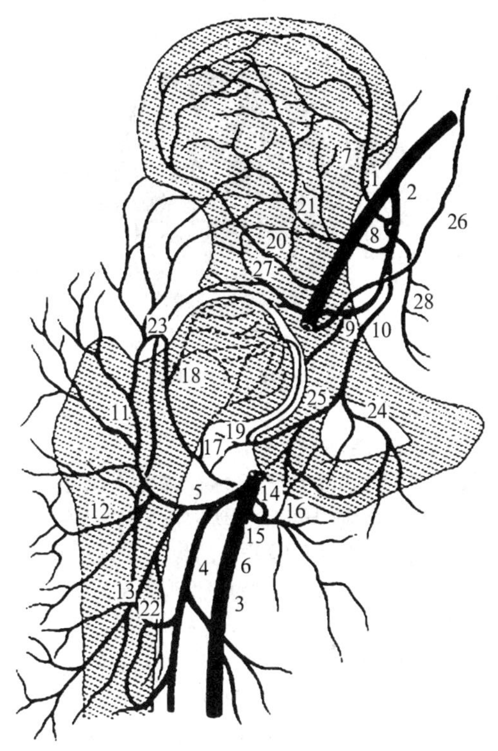

图 3-225　髋部的动脉分布

1. 髋外动脉　2. 髂内动脉　3. 股动脉　4. 股深动脉　5. 旋股外侧动脉　6. 旋股内侧动脉　7. 髂腰动脉　8. 臀上动脉　9. 臀下动脉　10. 闭孔动脉　11. 升支（旋股外侧动脉）　12. 横支（旋股外侧动脉）　13. 降支（旋股外侧动脉）　14. 深支（旋股内侧动脉）　15. 横支（旋股内侧动脉）　16. 升支（旋股内侧动脉）　17. 下支持带动脉（旋股内侧动脉）　18. 上支持带动脉（旋股内侧动脉）　19. 髋臼支（闭孔动脉）　20. 浅支（臀上动脉）　21. 深支（臀上动脉）　22. 第一穿动脉　23. 十字吻合　24. 前支（闭孔动脉）　25. 后支（闭孔动脉）　26. 腹壁下动脉　27. 旋髂深动脉　28. 骶外侧动脉

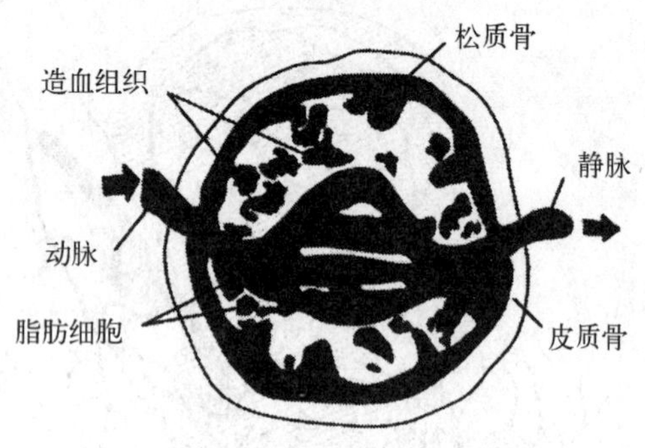

图 3-226　骨内血循环

程的疾病。

1. 创伤

（1）股骨颈骨折约占全身骨折的 3.6%，但其发生的坏死率约占 36%，且青壮年股骨颈骨折导致股骨头缺血坏死率更高，Protgman 报道高达 86%。作者认为，青壮年需较大的暴力才会产生股骨颈骨折，因此，造成髋臼和髋关节周围软组织的损伤也较大，所以造成股骨头的血液循环障碍也较大之故。

一般认为，外伤性股骨头缺血性坏死绝大多数发生在骨折后的 1～5 年。实际上，从组织学标准来看，远比 X 线上显示的坏死率高得多，北京积水潭医院 1979 年报道为 46.8%。从骨折类型来看，囊内型明显高于囊外型，骨折线越靠近股骨头，其坏死率越高；骨折移位越严重，坏死率越高。陈旧性股骨颈骨折比新鲜骨折的股骨头缺血坏死率高。从复位质量看，错位越严重，复位过牵者，坏死率越高。因错位分离均可使尚未断裂血管受压或拉紧。复位质量一般以 X 线上 Garaen 对线指数为标准。正位片股骨头内侧骨小梁与股骨干呈 160°角，侧位片头与颈中心呈 180°（160°～180°）。一般认为凡是旋转角度大于 20°者，大多将会发生坏死。

（2）外伤性髋关节脱位：股骨头脱出髋臼，导致股骨头圆韧带牵拉断裂，关节囊紧张甚至撕裂，组成股骨颈基底血管环的旋股内外侧血管发生扭曲、牵伸、受压，甚至撕裂。如果未能及时复位，可引起上述血管断裂或闭塞，发生骨坏死。单纯髋脱位引起股骨头坏死率为10% ~ 30%，合并骨折时坏死率更高，为54.6%。Arlet还认为，如果脱位超过24h再复位，坏死率接近100%；如果脱位后在几小时内及时复位，则坏死率仅为20% ~30%。故外伤髋脱位应及早复位。

（3）轻微损伤：早期X线上无任何异常，潜伏期几个月甚至几年，然后出现股骨头坏死现象。发病率为6% ~36%。轻微损伤的类型有2种：①间接损伤，为经大转子或通过屈曲的膝关节（汽车挡板）或垂直摔下的损伤等。②阻力损伤，通常是被迫极度髋外展或内旋所致。轻微损伤后发生骨坏死的机理有人认为可能与创伤后发生相应神经的病变有关，如创伤后的反射性交感神经营养不良而导致双侧骨坏死等。

2. 激素因素与脂肪代谢紊乱 临床发现，非创伤性骨坏死（包括激素因素）常与血液中的胆固醇和甘油三酯含量增高有关。脂肪代谢紊乱与肾上腺皮质功能亢进或长期超生理剂量应用激素或短期过大剂量使用肾上腺皮质类固醇激素有关。如治疗类风湿、红斑狼疮等疾病以及器官移植后长时间或短期大剂量应用激素引起股骨头缺血的发病率各家报道不一，一般为30% ~50%，男性：女性约为4.13：1，其中约50%为双侧性。

实验证明，长期使用激素，髓脂细胞大量繁殖，使股骨头髓内压由25mmH_2O上升至60mmH_2O，股骨头血量明显减低。还有人认为，血管内、外脂肪栓塞和压迫，使股骨头血供产生障碍。脂肪栓来自囊性脂肪肝，实验也证明大量激素使骨细胞内脂肪堆积逐渐膨大，骨细胞核挤向一边，逐渐胞膜破裂，使骨细胞死亡。长期服用激素病人的脂肪代谢紊乱者占13% ~30%。

Tisher报道，85%病例用激素超过半年才出现股骨头坏死征象。Ihde报道1例1.3岁病例服激素总剂量为2 100 ~2 600mg时出现股骨头坏死。除上述脂代谢紊乱外，激素可使成骨细胞的成骨活力降低、肠内钙吸收障碍、甲状旁腺功能亢进，从而骨质减少，相对成骨率和钙化率下降，造成骨质疏松，在机械力下使软骨下骨小梁发生微细骨折，致骨坏死。这是这类骨坏死难以修复的关键。也有人认为，血管和血流动力学障碍也是激素性骨坏死的重要因素。激素使血小板生成增多、血黏度增高、末梢小动脉炎，在此基础上发生栓塞。激素使髓内静脉淤滞，引起髓内高压，导致髓内微循环缓慢、骨髓组织缺氧、水肿、血液渗出，加重微循环障碍，最终骨细胞缺血坏死。长期服用激素的病人，脂代谢异常者占13%～30%。激素性缺血性骨坏死好发于负重和活动较多的关节，因此，髋关节最易受累。

激素性骨坏死的机理有：

（1）脂肪栓塞和骨细胞脂肪变性因素：认为脂肪栓子停留于股骨头内终末动脉，导致这些血管阻塞，从而引起供应区的骨组织坏死。这些脂肪栓子的形成是由于大量或长时间摄入激素后，血清内脂类含量明显增高，总胆固醇、甘油三酯、磷脂、游离脂均升高，形成高脂血症。血内脂肪的乳化不全，脂蛋白球相互联合在周围血管中形成脂肪栓子。同时高脂血症使股骨头内骨细胞胞质出现脂质沉积。沉积物增多并融合成脂肪滴，多个脂肪滴融合成大的脂滴，引起骨细胞内的占位性病变，将细胞核挤向陷窝一侧，引起核固缩、裂解，直至细胞死亡。骨细胞的脂肪坏死，这也是骨坏死的早期病理变化。

（2）微血管损伤因素：激素引起的高脂血症，血中游离脂肪酸增多，同时合并血内和骨内前列腺素 E_2、血栓素 B_4 和白三烯 B_4 增多，导致骨内小血管炎症和损害，使血管渗透性增加、触发血管内凝血。血管本身炎症加上激素对血管壁的影响，可引起股骨头内小动脉炎，病变血管脆性增加，导致头内多灶性、多阶段髓内和骨内出血、血供中断，同时，坏死细胞释放的氧自由基对血管内皮细胞的损害等导致恶性循环，从而引起骨缺血坏死。

（3）骨内压增高造成的静脉淤滞因素：为什么脂肪栓塞只堵塞股骨头承重部位而不堵塞其他区段？为什么只发生一侧？为什么儿童服用大剂量激素却很少发生股骨头坏死？Larson 等早在 1938 年就报道了骨内高压与骨坏死的密切关系。一些学者发现坏死股骨头经减压后症状会有明显好转。

（4）骨质疏松（累积性细胞应力）因素：长期使用激素可引起骨成长速度减慢，骨吸收增加而产生骨质疏松。当负重时，股骨头前外上区域易受负重的机械性压力影响，使已有骨缺失的骨小梁产生疲劳性骨折。多数骨小梁的骨折，可导致股骨头部分塌陷，此外塌陷的骨小梁压迫其附近的动脉及微血管，最终导致股骨头缺血性坏死。

3. 放射病 骨坏死是放射治疗的重要并发症，其中股骨头缺血性坏死最常见于女性生殖系癌的放疗中。这是因为放射可损害骨内各种细胞，包括造血细胞、脂髓细胞、成骨细胞、破骨细胞等引起的直接损害和骨内血管受损，包括血管内膜水肿、肥厚，管腔狭窄，血管壁硬化或钙化，血管壁通透性和脆性增加，血栓形成，引起骨微循环障碍所致的间接损害。

4. 减压病 潜水员、沉箱工人、隧道工人、航天飞行员等，由于环境压力改变，减压速度过快，幅度太大，以致减压前已溶解于体内的气体（主要是惰性气体氮）此时又游离了出来，形成气泡而栓塞脉管和/或压迫组织造成骨坏死。以股骨头，股骨远、近端，胫骨上端，肱骨头及肱骨上端多见，也有发生在其他骨的报道。减压病形成的骨坏死率，各家报道不一，为3%～60%。

长时间暴露于高气压环境中由于脂肪细胞的钠泵功能受到影响，脂肪细胞肿胀，在一个恒定的骨腔中受到挤压，骨细胞和脂肪细胞均受到血供的影响，造成骨细胞和脂肪细胞坏死，脂肪分解的产物可刺激新骨生成，因而出现典型的减压性骨坏死的病状。Janes 报告在一次潜艇失事中，5 名艇员暴露于 360.5m 深海洋中 2.5～3h 后脱险，均患减压病，其中 3 人在 12 年后患骨坏死。

5. 血液病

（1）血镰状细胞贫血：由于镰状细胞较僵硬，不易变形，易在窦状隙淤滞，发生梗死，缺氧进一步加重，导致血红细胞进一步镰状化，酸中毒、内皮细胞损害、微循环痉挛栓塞和梗死，产生疼痛症状，继之产生骨缺血坏死。

（2）地中海贫血：可刺激骨髓的代偿性造血功能，使骨髓过度生长和活跃，红骨髓大量扩张，髓腔扩大，骨皮质菲薄，骨小梁吸收，纤维组织增生硬化，进而发生慢性骨梗死。梗死常位于长骨端关节下区或骨干，如股骨头、肱骨头等部位。

（3）血友病：血友病是先天性凝血因子Ⅷ缺乏（甲型血友病）或Ⅸ因子缺乏（乙型血友病，又称圣诞节病）或Ⅵ因子缺乏（丙型血友病）所引起的出血性疾病。其中甲型血友病多见。该病有出血倾向，轻微外伤即可引起严重出血。血友病病人的关节囊内和骨内大量出血，关节内压和骨内压持续增高，压迫上干骺动脉和股骨内微循环、骨小梁坏死、吸收，导致缺血性骨坏死。

6. 酒精中毒 临床发现慢性酒精中毒与骨坏死有明显关系。有饮酒习惯者再服用大量激素，股骨头坏死的发生率比单纯大剂量服用激素者几乎大 20 倍。有作者观察到单纯服用强的松 16 例，最大剂量 612 000mg，有饮酒习惯者在32 400mg 时就产生股骨头坏死。1984 年，日本木下报道1 098例特发性骨坏死中，男性占 2/3，其中饮酒者占 60%，并且每日饮酒量超过 0. 54L。由于酒精中毒的个体差异很大，故应用多少量可产生骨坏死尚无确切标准。John 认为，100% 纯度的总酒量大约 150L；Hungerf 认为，平均每日饮纯酒精 57g，可使成人出现骨坏死和各种促凝血因子降低的可能性。酒精中毒引起骨坏死的机理，可能也和病人血中胆固醇、甘油三酯增高有关。

7. 痛风及高尿酸血症 痛风者骨坏死率为 4% ~25%，高尿酸血症者骨坏死率为 16% ~39%。其机理可能是：

（1）高尿酸血症引起脂肪代谢紊乱，导致动脉粥样硬化的发病率增高。

（2）高尿酸血症，尤其是肥胖的痛风病，可导致体内脂肪水平的提高，从而引起骨脂肪栓塞。

8. 髋关节的先天性发育不良 儿童髋臼发育不良，如扁平髋等所致的股骨头坏死，我国占 1% ~1. 5%。髋臼发育不良使臼头失去正常匹配，致髋关节活动摩擦因素增大，关节囊周围软组织也受到牵扯、血管扭曲，造成了软骨软化和缺血、坏死。

9. 其他 妊娠、胰腺炎、糖尿病、铁中毒、静脉源性疾病（如栓塞性静脉炎等），绒结节性滑膜炎、甲状旁腺功能亢进、骨质疏松等骨代谢性疾病，神经营养性骨关节病、股骨头骨骺疾病，支气管哮喘病，黏多糖代谢病，髋发育不良，以及结缔组织疾病中的红斑狼疮、类风湿性关节炎等与股骨头缺血性坏死也有一定关系。

三、股骨头坏死分期

股骨头坏死进行分期的目的是指导治疗，评估各种治疗方法的效果和预后。目前，临床上分期方法很多，但较常用的是 Ficat 分期法。该方法是根据 X 线和髂关节的功能检查，将股骨坏死分为 4 期。其他方法还有 Marcus 法、Ohzono 法、Steinberg 法等，骨微循环协会（ARCO）将 Ficat 分期法和 Arlet 分类法结合，根椐股骨头损害范围、部位进行分类。兹将 Ficat 分期方法介绍如下。

Ficat 和 Arlet（1977）根据 X 线片和骨功能检查将股骨头坏死分为 4 期，这一分类系统主要应用于有症状的股骨头坏死。同时也可应用于其他部位累及骨骺和关节的骨坏死，是目前应用最广泛的分类体系。

1. Ⅰ期 这一期特点是缺乏放射学征象，但有髋关节僵硬和疼痛，常伴有一定程度关节活动受限。然而也有一些静止病例，尤其是肾移植病人到了较晚期阶段仍无临床症状。大多数情况下，在出现临床症状的早期并无 X 线征象，若进行血流动力学、核素和组织病理学检查可以确诊。

2. Ⅱ期 此期的特点是 X 线片上有骨重建的迹象而股骨头外形和关节间隙仍无改变。骨反应有 3 种类型，即骨质疏松型、硬化型和硬化 - 囊性变型。

（1）骨质疏松型：可以以几种方式出现，一种是弥散性的，局部有重叠现象，累及髋臼，股骨头轮廓模糊，但关节间隙仍正常，看起来和创伤后骨质疏松非常相似。偶尔有病例这种表现是暂时的，数月后可消失。另一种是显微囊性变骨质疏松，表现为在不同的部位出现一个或多个囊性改变，可出现在股骨头与股骨颈交界上缘，软骨下区域，偶尔在靠股骨头中心远离关节面的部位出现。它们与骨性关节炎的囊性变有明显区别。

（2）硬化型：特征是股骨头整个或部分均匀一致的骨硬化。偶尔呈斑点状表现。这一型较Ⅱ期其他型预后要好。

（3）硬化 - 囊变型：较前面几型更为常见，特征为密度增高区与放射透亮区混合交替存在。

3. Ⅲ期 此期的特点是股骨头的连续性遭到破坏。股骨头部分塌陷或变扁有可能在前后位 X 线片上不能被发现，因此在决定这一疾病分期前进行侧位和断层摄片非常重要。先前位于股骨头前外侧的塌陷部分可与以后发生的位于内侧的相连，与髋臼负重区范围相对应，局限的死骨部位与股骨头受压区相对应，而不是有些作者所宣称的死骨形状与上面的骨骺动脉区域相一致。其实是死骨开始碎裂并嵌入股骨头内，使股骨头上缘变扁并形成关节间隙增宽的。股骨头球形消失代表松质骨压缩，是骨坏死的重要征象。这一征象也可在新月征或圆锥形塌陷的压缩中看见。但是因存在各种较小的塌陷时，股骨头的球形只有小部破坏，没有骨分离。其意义目前还有争论，这种现象在正常髋关节中也可出现，相反在无死骨形成情况下，也可发生迅速塌陷。根据放射学观点，有作者报道这种现象与迅速破坏的骨关节炎相似。

4. Ⅳ期 为股骨头坏死演变的最后阶段，其特征是软骨进行性恶化，表现为后期关节间隙狭窄和典型的骨关节炎表现。为适应股骨头扁平畸形，髋臼顶也发生变形。由球状体关节变成圆柱状关节，虽保留了较大的屈曲范围，却导致外展和旋转功能几乎完全丧失。

在Ⅰ期和Ⅱ期所有类型中，关节间隙和股骨头轮廓保持正常，因为股骨近端大体解剖学动态未受到破坏，被称为无并发症或单纯坏死。出现新月征是骨小梁死骨的前兆，表示进入了Ⅱ期和Ⅲ期之间的过渡阶段。Ⅲ期和Ⅳ期出现形态改变和不可逆的并发症，包括骨骺的塌陷（Ⅲ期）和关节间隙的狭窄（Ⅳ期）。这些变化导致关节功能的恶化。同时 Ficat 和 Arlet 还提出了一种特殊的骨坏死类型，即骨软骨类型，其特征是早期即产生关节间隙的狭窄，这与骨关节炎的演变过程非常类似，称缺血性髋关节病变。

四、股骨头坏死的诊断

股骨头缺血性坏死易与腰椎间盘突出症、腰椎管狭窄症相混淆，更易和上腰椎间盘的突出症、狭窄症相混淆。当股骨头缺血性坏死病人出现股膝痛等下肢症状时，CT 或 MRI 又有椎间盘突出或椎管狭窄影像出现时，就更易疏忽“股骨头缺血性坏死”的存在了。有的甚至做了手术，因效果不佳而做进一步检查时，才发现了“股骨头缺血性坏死”的存在。因此，对每一个病人切莫只凭一张片子就下诊断。

治疗股骨头坏死，早期诊断十分重要。对大量使用激素者和有髋部不适、僵硬等症状者，应半年摄片检查一次，必要时断层摄片。

根据病人的症状、体征，结合髓心活检、骨内压测定和髋关节的影像学检查（如 X 线、CT、MRI、核素检查等）大多可获明确诊断，但仍有少数病人的确诊，尤其早期诊断会存在一定困难。因此就要通过以下三个步骤进行：

（1）怀疑期：病人有髋部不适、僵硬、疼痛和活动轻度受限症状，X线片正常或接近正常。

（2）可能（疑似）期：根据血流动力学或核素检查的阳性结果以及髓内压增高，压力试验阳性。髓腔静脉造影淤滞、骨扫描吸收增加等客观依据，可列入可能阶段。

（3）确诊期：各种影像学检查和组织学检查出现明显阳性结果。

1. 症状

（1）疼痛：最早出现的是臀部、股内侧及腹股沟中点下方的疼痛或膝部疼痛。开始是走远路痛，以后可呈现持续性或间歇性疼痛，有的病人晚上也痛（骨内压增高的静止痛）。还有一些髋部外伤的病人，在疼痛缓解后数月或数年后又出现髋部或膝部的疼痛。减压病常在异常减压几分钟至几小时就出现疼痛。以上外伤性和减压病的疼痛出现后数月或数年后才能在X线片上显现影像异常征象。而长期服用激素常在3～18个月后，酒精中毒数年至数十年，股骨颈骨折合并脱位在15个月至17年后出现疼痛症状，其中80%～90%的病人在伤后3年内发病。

（2）活动受限：早期髋关节活动正常或感到活动僵硬，不能迈大步，下蹲困难。有的病人表现为向某一方向的活动障碍，特别外展、外旋活动受到限制，这是一个重要体征。应在平卧位伸髋及屈膝屈髋90°位进行屈、伸、内收、外展及内旋检查，早期双侧对比才能发现异常。随病情发展活动范围缩小，晚期由于关节囊肥厚挛缩，髋关节向各方向活动严重受限，髋关节融合，出现髋关节僵直，患肢肌肉萎缩。

（3）跛行：早期病人由于股骨头内压增高，可有间歇性跛行，休息后好转。晚期股骨头塌陷者，因患肢缩短而跛行（腰椎间盘突出症病人患肢多为长）。骨性关节炎病人由于疼痛及晨僵，常有跛行，晚期由于屈、伸、外旋、内收异常致畸形跛行加重。有的病人有弹响髋症状，行走或伸屈髋关节时出现响声。

2. 体征　大转子叩痛，局部深压痛，内收肌止点压痛，部分病人足跟部叩痛可呈阳性，早期由于髋关节疼痛，Thomas征、“4”字试验阳性。晚期由于股骨头塌陷、髋关节脱位，Allis征及单腿独立试验

(Trendelenburg）征可呈阳性。伴阔筋膜张肌或髂胫束挛缩者，Ober 征可呈阳性。其他体征还有外展外旋受限或内旋活动受限，患肢可以缩短、肌肉萎缩，甚至有半脱位体征。伴有髋关节脱位者，还可有 Nelaton 线上移、Bryant 三角底边小于 5cm 和沈通线不连续。

3. 检查

（1）髓心活检（core biopsy）：髓心活检所取标本为股骨头松质骨组织，对股骨头缺血性坏死早期诊断是很重要的。在取材的同时，它又进行了髓内减压，从而打破了静脉淤滞而造成缺血的恶性循环，对股骨头的修复有利。从治疗上讲，髓心活检由于减低了髓内压，可以缓解疼痛，防止病情的进一步发展，促进股骨头血管的再生。

（2）髓内压（IMP）测定：早坏阳性率达 85%，人体股头内髓内压正常为 25mmHg，30mmHg 是正常上限，超过 100mmHg，动脉血流易受阻而产生坏死。

将套管针插入骨髓腔并与压力计相连时所测定的压力为髓内压（intramedullary pressure，IMP）。Azuma 称“骨内压”（intraosseous pressure），也有叫骨髓压（bonemarrow pressure）。IMP 受针刺深度、呼吸等多种因素的影响。

（3）关节镜检查：关节镜检查具有损伤小、操作简单的优点，可以直接观察髋关节内部病变，但其观察视野局限。在关节镜的监视下，观察股骨头关节表面的损伤情况，不仅可以了解关节软骨是否有断裂，判断塌陷的程度，从而决定是否采用保留关节的手术或选择何种手术方法；将一些小的骨赘及凹凸不平处用刨削器进行修整，使术后疼痛症状得以缓解；能对滑膜的病变进行治疗。关节镜的应用，在放大 20 倍的情况下，不仅可以观察到股骨头内的骨组织坏死范围、程度，使治疗更加准确，避免了死骨的残留，而且还能在术中进行微观检查，使诊断更加明确。通过关节镜观察能直接取组织活检。

股骨头缺血性坏死有四大特点：疼痛、塌陷、跛行、功能障碍。总之，早期诊断可以防止股骨头塌陷，是治疗股骨头缺血性坏死的关键。目前公认早期发现股骨头缺血性坏死的方法有 DSA、MRI、组织的检查，其次为骨内静脉造影、放射性核素扫描、CT（具体内容详见有关章节）等。而组织的检查方法包括髓心活检、骨组织内压测定和髋关节镜检查。

（4）骨血流量测定：为单位时间内单位截面流过的血量。器官血流量是指单位时间（1min）内流经这一器官、组织的血量，由于解剖区域性特点，每一支血管血流量下降或阻塞会引起界限清晰的缺血性损害。如股骨圆韧带动脉阻塞会引起股骨头坏死，结扎骨干动脉可导致骨皮质内层坏死，而结扎骨膜动脉可导致骨皮质外侧坏死。因此，股骨头缺血性坏死的核心问题是各种原因引起的血液循环障碍。骨血流量的测定方法，有直接测定方法（如置管引流测定骨的静脉血流量，用滴定法进行测定）和间接测定。后者又有许多测定方法，如指示剂廓清技术、指示剂稀释法、放射性核素^{51}Cr标记细胞稀释法、骨内放射活性物质转运速度率的测定、骨内温度变化的测定等。由于器官或组织流入和流出血管非常繁多，因此精确测定血流量是不可能的，其测定结果只是相对的，仅供参考用。

4. 股骨头坏死的影像学表现

（1）X线表现：骨坏死后数月才能在X线片上出现影像变化，此时的X线征象为：

1）初期：股骨头呈斑点状骨质疏松，股骨头皮质下方出现新月状透亮影（新月征）和内部裂隙样透明线（裂隙征）。

2）中期：股骨头皮质可以呈台阶状断裂形成角和基底处出现平行的双皮质征（双边征）。这些均是股骨头塌陷的早期现象，随后股骨头广泛脱位和碎解，其内可见死骨、裂隙、硬化和透亮区，股骨头压缩变扁平，轮廓不规则，关节腔最初因股骨头变扁而增宽。股骨头完全碎裂后，基底部可出现病理骨折，股骨颈下方可出现皮质增厚或骨膜增生，股骨颈成为关节端，关节间隙可呈不规则狭窄，髋臼关节面增生硬化，Sheaton线不连续。股骨头的碎裂片可成为关节游离体。

3）晚期：股骨头正常骨结构完全消失，股骨头明显变扁或蕈状变形，内有弥漫或局限性硬化或囊变区，股骨头增粗，可有关节半脱位。继发性骨关节退行性病变时，关节间隙明显变窄，髋臼缘和股骨头基底部增生，髋臼关节面出现硬化并囊变。股骨头碎解与髋臼变扁，使下肢缩短。

根据股骨头X线上的密度改变，可分为三类：

1）单纯硬化：股骨头密度增高，其邻颈部可出现横行硬化带（颈横线）。

2）混合硬化：硬化区和透明区并存，可出现伴有硬化边的囊状透明区。

3）死骨：呈单纯硬化或混合硬化密度，周围伴有并行的透亮带和硬化带。

（2）核素骨扫描检查：放射性核素显像（ECT），也称核素骨扫描（bone scanning），1971 年 Subramanian Mc Afee 提倡用^{99m}锝（^{99m} Technetiam，^{99m} Tc）标证，磷酸盐作为骨示踪剂（亚甲基二磷酸盐 MDP），可获清晰的影像。

比 X 线早半年至一年显现骨内缺血征像。由于放射性核素在自发衰变中能发射出 γ 射线，因此，将放射性药物引入病人体内后，利用显像仪器能够准确获得核素及其核素标记物在脏器、组织的分布和量变规律，从而达到诊断疾病的目的。

核素显像与其他影像学检查有本质不同，其成像取决于脏器或组织的血流、细胞功能、细胞数量、代谢活性和排泄引流情况等因素，而不是组织形态和组织密度的变化。而 CT、MRI、超声显像主要是显示脏器或组织的解剖形态变化。与其他显像技术的不同处，也表现在核素检查不同脏器和组织需用不同的放射性药物；同一器官或组织的检查，因“目的”不同也需用不同的显影剂。

骨骼显像要用^{99m}Tc－MDP 静脉注射。静脉注射后，这些核素会聚集在矿物质化的骨组织内，在股骨头区的图像上为闪烁点，闪烁点浓度与骨组织的量成正比。活骨骨组织量减少，闪烁点亦小。因此完全无血液循环的股骨头吸收核素就较正常少得多，闪烁点消失，称“冷区”稀疏，见于早期病变。修复期，由于血管再生，骨内血供增大，活骨骨组织超过正常，就出现闪烁点浓集。双侧股骨头的闪烁摄像图对比，闪烁点的稀疏和浓集就可清晰显现，对股骨头缺血性坏死的早期诊断的准确率可达 95%。

1）骨平面显像：正常情况下，整骨盆轮廓清晰，双侧髋关节呈对称性放射性聚集，分布较均匀。股骨头缺血坏死早期病人股骨头区放射性分布减低，而后期由于变形的股骨头与髋臼之间磨损充血，则表现为关节周围放射性浓聚增高，中心呈放射性减低，形成“炸面圈”样图像。

2）骨动态血流显像：正常血流相时，静脉注射显影剂后 8～12s，局部较大血管显像，随后骨骼和软组织呈一过性放射增高，分布均匀，两侧对称；血池相时，显影剂大部分仍停留在血液中，大血管显影，软组织轮廓更加清晰，分布均匀，骨骼区的放射性有所减低，延迟相时，骨骼显示清晰，双侧对称，血液中的放射性明显减低，反映显影剂真正在骨骼中的沉积量，同骨静态显像。而在股骨头缺血性坏死的早期，在静态影像尚未出现放射性减低时，即表现为血流相动脉血流灌注减低，血池相出现局部过度充盈，放射性分布异常浓集。

3）骨断层显像：髂骨局部断层显像有助于发现某些位置较深或细小的病变，对诊断股骨头缺血性坏死是重要的补充。通过计算机重建后获得横断面、矢状面和冠状面三个切面的断层图像。正常情况下，双侧股骨头断层影像放射性分布对称，双侧髋关节无明显放射性分布减低或异常放射性浓集。当有股骨头缺血坏死时，在断层影像上，由于避免了正常组织的掩盖而使缺血坏死病状的放射性缺损显现得更加清晰。

由上述可见，核素检查的显像优于 X 线检查，能早期发现异常的坏死征象，并在股骨头缺血坏死的不同病期，其图像改变也有不同。在坏死早期，骨三相显像为血流灌注减少，而随着并发滑膜炎时其髋臼部位的炎性充血，则可表现为放射性浓聚增加。由于核素检查为一种非特异性检查，只能确定病变的存在而不能确定病因和病变性质，因此要准确诊断仍需结合病史和体检。

（3）CT 检查（图 3－227）：与 X 线检查相比，CT 检查具有如下优点：①适宜观察股骨头前部情况，此处为发生坏死的常见部位。②可发现中央部位早期硬化改变。③可观察死骨大小及松质骨内极小的囊性吸收情况。④早期发现关节囊改变及关节腔内积液。⑤对观察皮质骨与软骨下缺血性坏死造成的骨折比 MRI 更优越。

参照 Ficat 股骨头坏死的四期分类，CT 有如下表现：

Ⅰ期：骨质无明显异常，但可有滑膜增厚，关节囊肿胀，关节腔积液，关节间隙相对增宽。

Ⅱ期：股骨头形态正常无塌陷，正常时股骨头中心因持重应力作用

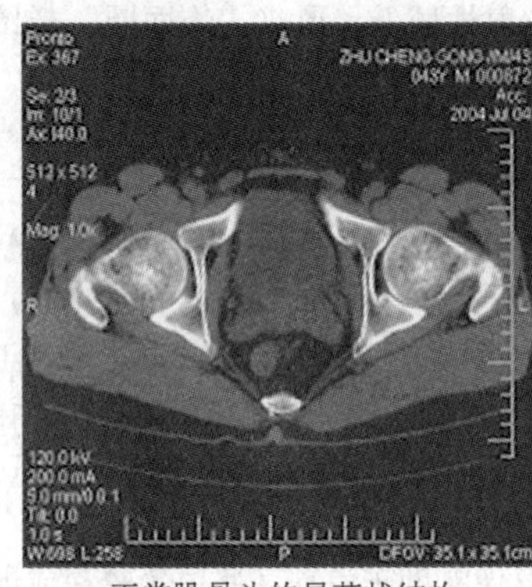

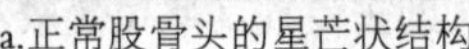
a.正常股骨头的星芒状结构

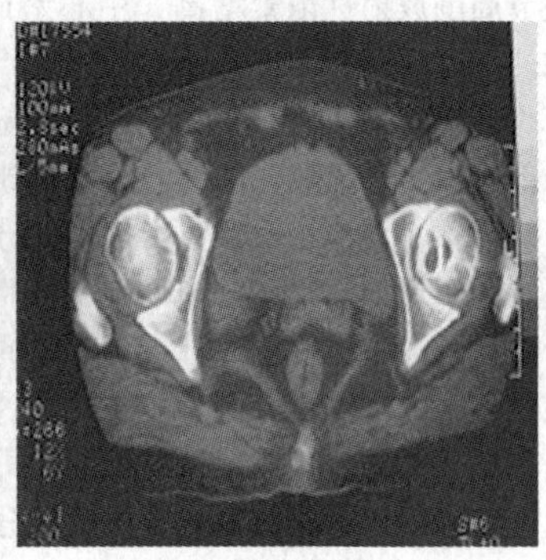
b.股骨头缺血性坏死

图 3 –227　股骨头坏死的 CT 显示

骨小梁生理性密度增高呈“星芒状”，当发现骨缺血性坏死时，星芒状骨纹间骨小梁吸收呈不均匀大网眼状，由于反应性增生，使星芒状骨纹增粗、扭曲、浓密。

Ⅲ期：此期又称塌陷前期。股骨头变平，股骨头前上部关节面下见窄细状透亮带，即“半（新）月征”。

Ⅳ期：股骨头塌陷变形，股骨头内见不同程度囊变，周围可有硬化或不规则形因塌陷所致的浓度区，可见碎骨片或关节游离体，也可见骨刺、关节间隙狭窄、关节半脱位等继发性退行性骨关节病征象。

也有作者将Ⅰ、Ⅱ期称早期，Ⅲ期为中期，Ⅳ为晚期。

（4）MRI 检查（图 3 –228）：MRI 是诊断股骨头坏死最敏感方法。股骨头血供中断 2 ~5d，骨髓内脂肪坏死，MRI 即可显示股骨头信号减弱，几乎无假阴性。与其他影像学比较，MRI 不仅早期可以确定诊断，还可对病变进行分期、分型，有利于采取合理的治疗方法。

参照 Ficat 分期，MRI 的股骨头坏死显示如下：

0 期：病人无显示症状，常规 MRI 显示正常，但在 MRI 动态扫描上，由于在骨扫描时股骨头摄取示踪剂减弱，局部呈现缺血性冷点，这冷点可表现为增强、减弱。

Ⅰ期：时有轻度症状，股骨头不变形，关节间隙正常。T_1 加权股

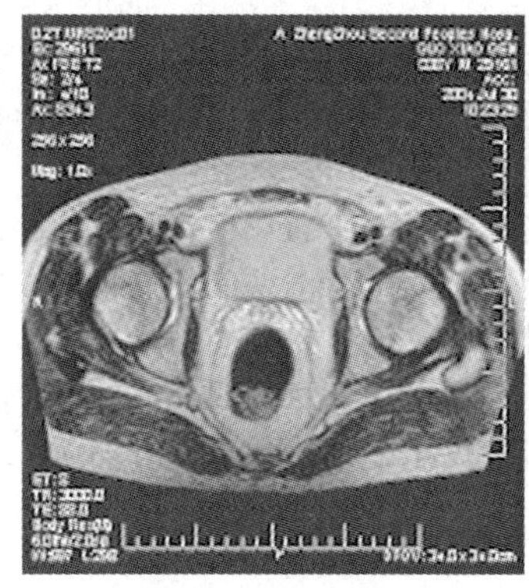

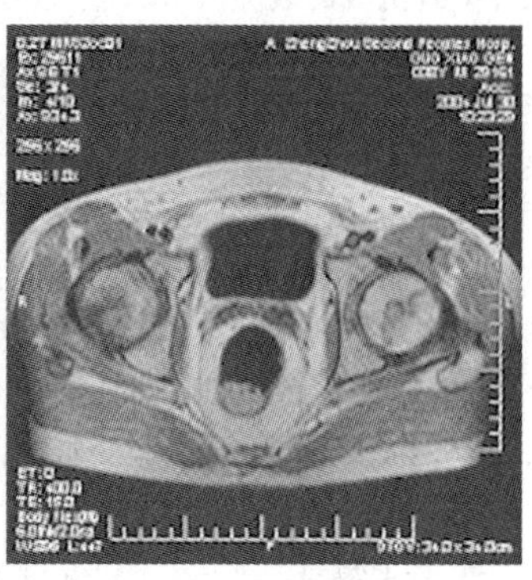

a. 双侧股骨头缺血性坏死的 MRI 表现(轴位 T_2、T_1 加权像)

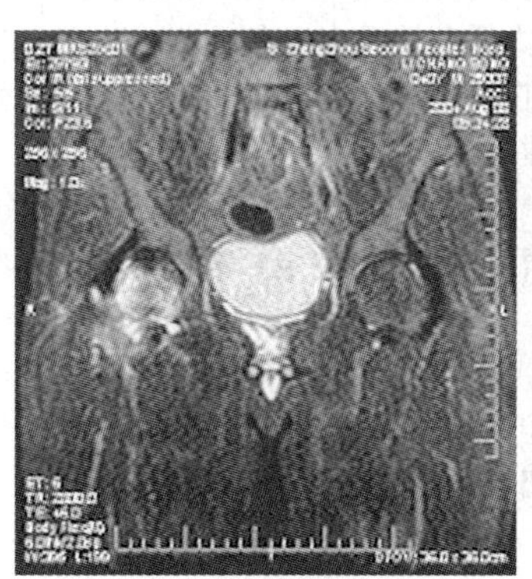

b. 右股骨头缺血性坏死 MRI 像（冠状位脂肪抑制）

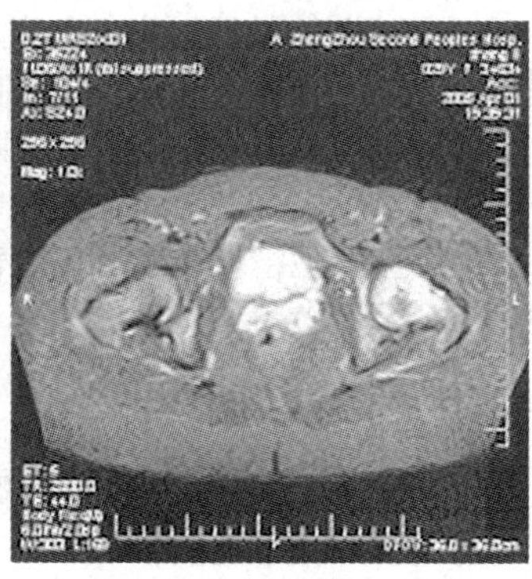

c. 右股骨头缺血性坏死的 MRI 像（轴位脂肪抑制）

图 3－228　股骨头无菌性坏死的 MRI 显示

骨头负重区（外上方）显示低信号，T_2 加权呈高信号。

Ⅱ期：股骨头不变形，关节间隙正常，T_1 加权为新月形边界清楚的不均匀低信号，T_2 加权示中等稍高信号，周围有不均匀稍低信号环绕，呈典型的双线征，位置基本与 CT 的条状骨硬化一致。

Ⅲ期：股骨头变形、软骨下骨折、塌陷，新月影形成，但关节间隙正常。T_1 加权呈带状信号，T_2 加权呈中等或高信号，为关节积液进入软骨下骨折线的裂隙。

Ⅳ期：关节软骨被完全破坏，关节间隙变窄，股骨头显著塌陷变形，髋臼出现硬化，囊性变及边缘骨赘等非特异性继发性骨关节炎征象。这方面显示不如X线及CT。

此外，MRI另一征象是关节积液，T_2加权积液程序对股骨头缺血性坏死可行分期：Ⅰ期，关节内积液；Ⅱ期，股骨头颈两侧积液；Ⅲ期，积液在环状带部位使关节囊扩张。

Ohzon结合病变部位将股骨头缺血坏死分三型：A型病变位于股骨头内侧，很少进展；B型病变居中，预后差；C型病变位于外侧面，预后最差。

5. 其他检查

（1）用C－反应蛋白（CRP）测定股骨头坏死也有一定价值。

（2）采用髓内静脉造影观察骨内循环情况，如有无骨干反流、中心静脉窦有无迂曲等。当坐骨支和前支不充盈时有早期诊断价值。因血管个体变异较大，准确性有时会受到一定影响。

（3）血胆固醇、甘油三酯检查、β脂蛋白检查、血沉检查、血氧分压检查、肝超声波检查等对诊断和预后的估计有一定参考意义。

五、股骨头坏死的治疗

1. 治疗原则

（1）保持股骨头外形，使头尽量深入髋臼内，有利修复。

（2）改善股骨头血液循环。

（3）减少骨关节病并发症。

（4）尽早治疗，在股骨头发生塌陷之前，尤其争取在第二期内获愈。

（5）要避免长期卧床静止休息。

2. 治疗方法

（1）及时终止及治疗引起股骨坏死的原发因素，如终止饮酒和减少或停止激素应用等，治疗贫血、痛风、类风湿，认真处理髋关节的脱臼和骨折等。

（2）在病变进展期需短期卧床，以避免股骨头负重受压，有利于病变恢复。在卧床情况下，做髋关节的伸、屈、外展、内收活动锻炼，有利于血液循环的恢复。

（3）在病变急性进展期也可行患肢短期的皮牵引，以缓解肌肉痉挛，将股骨头承受的压力降低至最小并防止股骨头对臼压力。也可用海绵牵引带每日以5~6kg牵引重量进行持续牵引3~4h，牵引间隙期在床上做髋关节活动锻炼。

（4）病变进展期有时须行外展45°、外旋10°石膏固定，对儿童可使用Bobechko外展支架，这样股骨头进入髋臼较深，有利于股骨头血液循环恢复，并对髋臼的压力也较均匀。石膏2~3个月换1次。

（5）对早、中期股骨头坏死病人，可令病人双足并拢，一手扶桌，下肢做外展、外旋活动的下蹲再站立的锻炼，每次做20~40遍，每日2次。

（6）高压氧舱治疗：高压氧疗法适用于缺血坏死的可逆期。每日治疗1次，约3个月（100次）见效。高压氧后病人症状可获改善，有的X线显示也有改善。这是由于在0.2~0.3MPa（2~3个标准大气压）下吸入纯氧，动脉血的氧分压可增高20倍，此时血浆中氧的溶解度由常压的0.3%增至4.5%~6%容积（增加15~20倍），接近组织的耗氧量。因此使缺氧的组织细胞能迅速改善缺氧状态，有利于症状改善和骨组织的修复。

（7）物理疗法：

1）电磁场治疗：电磁场可改善实验动物的骨代谢、增加新骨形成，降低骨吸收率并促进血管再生，提高成骨细胞分化能力，促进骨损伤修复。临床发现，电刺激不仅可促进新血管形成，还可促进胶原和蛋白多糖这两个骨组织主要物质的合成。电刺激方法有两种：一种是将电极插入中心减压隧道内对坏死组织区域进行直流电刺激；另一种是将电磁极置于髋部皮肤表面，应用非侵入性脉冲电磁场（DEMF）进行治疗。这种方法虽可缓解一部分股骨头坏死病人的症状，但治疗的确切疗效尚待观察。

2）微波治疗：距皮肤10~12cm，每次治疗15~20min，每日1次，15次为1个疗程，也有一定效果。

3）脉冲超短波疗法：能改善毛细血管血流变，有助于股骨头坏死病灶吸收及骨修复。

4）中频治疗：治疗作用可深及髋关节，能改善其血液循环，促使血管再生和骨修复。

（8）拔罐疗法：使病变局部在负压作用下，血液微循环外周阻力下降，微血管跨壁压力增高，从而血流量增加，血流动力学及血流获得改善。

（9）药物治疗：

1）血管扩张剂应用：①复方丹参片，每次2片，每日3次。②盐酸苄唑啉片（妥拉苏林），25mg/片，每次1片，每日3次。③地巴唑片，25mg/片，每次25～50mg，每日3次。④烟胺羟丙茶碱片（脉栓通片），100mg/片，每次200mg，每日3次。⑤氢化麦角（如二氢麦角碱）是α受体阻滞剂，作用于毛细血管前小动脉，有扩张血管，降低骨内压作用，因而能减轻疼痛。⑥海特琴（hydergine）为α受体阻滞剂，可扩张毛细血管和小动脉、降低骨内压，对早期股骨头缺血有治疗作用，注射后15min疼痛可缓解，也可皮下或肌内注射0.15～0.6mg/d，每日或隔日注射1次，也可舌下含服0.75～2mg/d，每日分数次含化。⑦甲基黄酸酚妥拉明（phentolamine methanesulfonas）为短效α受体阻滞剂，能减弱或消除肾上腺素、去甲肾上腺素的血管收缩作用，使周围血管扩张，尤其以小动脉、毛细血管扩张作用为显，使血管血流量增加，对缺血的改善作用较强，每日肌内注射5～10mg。⑧其他药物有盐酸罂粟碱、654－2片、阿托品、东莨菪碱、芙呋胺脂、硝苯吡啶等，Naftidrofury l也有降低骨内压效果，长春胺对消炎镇痛无效者有时可收到镇痛作用。

国内有人经旋股内、外侧动脉、闭孔动脉插管注入罂粟碱、尿激酶、复方丹参混合液进行介入治疗，治疗后病人症状减轻，关节活动有不同程度改善。

2）降脂药物：在形成股骨头无菌性坏死机理中，讲到其也和血脂增高有关。因此，适当服用降脂药对病人是有好处的。其中安妥明（氯贝丁酯，clofibirate）实验证明，不仅有预防激素引起的脂肪细胞增生和肥大，纠正脂质代谢紊乱作用，还有预防髓内压升高和降低已增高的髓内压的作用。另一种药为洛伐他丁（美降脂，lovastation），不仅能降低胆固醇，还有对抗激素诱导骨髓前体细胞分化成脂肪细胞的作用，对保持骨髓微循环中脂肪和造血组织的适当比例起着平衡作用，从而有预防骨坏死作用。另外，洛伐他丁也有预防和阻止激素引起的骨质疏松等作用。

3）纠正凝血机制紊乱的药物：纠正凝血机制紊乱以预防血栓形成，与中医治疗股骨头坏死的活血化淤有相似之处。使用羟甲雄烷吡唑（康力龙）和双香豆素可纠正血栓形成倾向和低纤维蛋白溶解能力，能缓解股骨头坏死病人的症状，延缓病情发展。有报告使用 Stanozolol（6mg/d）68 周，髋部疼痛完全消失，影像学检查也由 Ficat 分类的Ⅱ期转为Ⅰ期，血液学检查出由高凝状态恢复正常。也有报告用 Coumadin 治疗一位 Ficat Ⅱ期股骨头坏死病人，血液学检查存在抗活性蛋白 C 和高脂血症，20 周后疼痛消失，影像学显示病变停止发展，血液学检查恢复正常。

4）非甾体抗炎止痛剂对软骨的影响分 3 类：①对软骨有损害的药，如阿司匹林、水杨酸、萘普生等对软骨代谢有抑制作用。②对软骨无不良影响的药，如炎痛喜康。③对软骨代谢和蛋白聚糖合成具有促进作用的药，如双氯芬酸钠、舒林酸硫化物和 benoxaprofen、扶他林，能减缓关节软骨退变，具有软骨保护作用。

5）Arterparon 是一种糖类物质，具有保护软骨免遭破坏作用，能刺激软骨和关节内滑膜的代谢，具有加强软骨营养、促进健康软骨生成功能。关节内注射后药物直接作用于软骨和骨膜，可减轻滑膜组织水肿、改善软骨的营养状态，有利于软骨修复。

6）有报道左旋多巴（L－Dopa）对股骨头坏死的修复有促进作用，用药 8 周后效果明显。股骨头修复是指活骨部分间质细胞及毛细血管增生，侵入死骨间替代坏死的骨髓组织，未分化的间质细胞附着于死骨表面，分化为成骨细胞形成新骨。在服用左旋多巴时可促进生长激素（growth hormone，GH）的分泌。GH 能够在体内促进合成代谢和细胞增殖，促进软骨内骨化，加速骨折愈合。

7）中药治疗：患臀中药熏蒸，同时内服二仙汤。经临床观察，中药二仙汤对缓解股骨头坏死病人的疼痛症状，改善病灶区血液循环和促进骨坏死组织的修复，都有一定作用。方剂组成为：仙茅 15g，仙灵脾

15g，巴戟天15g，黄芪30g，当归10g，鸡血藤30g，牛夕12g，盐炒黄柏10g，木瓜15g，路路通10g，每日1付，水煎2剂，去渣留汤液约600ml，分3次饭后服用。寒湿者加萆薢30g，细辛3g；湿热者将盐炒黄柏改为生黄柏，加苍术10g，生薏米30g，木通10g；痰淤者加白芥子10g，僵蚕15g。

中、晚期股骨头坏死病人需服用中药桃红四物汤。方剂组成为：川芎、当归、赤芍、熟地、桃仁、红花。在补血、改善病灶区血液循环的同时加强破血祛淤、降低髓内压的作用。

（10）温针治疗：主要适用Ⅰ、Ⅱ期股骨头坏死病人。但对中晚期病人，由于温针治疗可改善股骨头的血流循环，因而可明显改善病人的疼痛等症状，并可控制病情进一步发展。随着针刺部位肌紧张的改善，髋关节的功能也会逐渐有所恢复和改善。因而，温针治疗对中、晚期股骨头坏死病人也不失为一种有效的治疗方法。

1）针具：为了更好的发挥温针的“热”效应，因此针具选用由80%白银掺杂铜、铬熔炼而成的银针进行治疗。针粗0.8～0.9mm。通过大量病例观察，证实针粗小于1mm，进针痛感与一般常用针具无明显差异。因此，进针前穿刺部位无须做皮丘麻醉。针柄长度5～6cm。针体长度依人体部位不同，分为6cm、8cm、10cm、12cm和15cm五种。

2）施针：股骨头坏死病人如果不伴有股内收肌痉挛，于以下2个部位采用10cm长银针进行穿刺：①病人俯卧位，于患侧臀部股骨大粗隆顶端（上缘），从前（腹倒）向后（背侧），每间隔1cm施针3～4枚。针刺方向为向内、向后、向上，针尖直达患侧股骨头留针，无须提插捻转。4～5d后，于上穿刺部位向下（远端）1cm，并平行于原穿刺线再穿刺3～4针。再隔4～5d后，又在第一次穿刺部位距原针眼0.5cm布针3～4枚。再隔4～5d后第四次治疗时，又在第二次穿刺部位距原针眼0.5cm布针3～4枚。第五次治疗于第二次穿刺部位向下（远端）1cm，并平行于第二次穿刺线再穿刺3～4针。依此类推。②于患侧腹股沟韧带中点下2cm、外侧1.5cm处垂直进针，针尖直抵骨质（股骨头）后留针。此处血管、神经从外侧向内侧的排列为：NAVEL，即股动脉的外侧是股神经，内侧是股静脉。针刺时必须避开神经和血管0.5cm距离。③如果股骨头坏死病人同时伴有股内收肌痉挛，患侧髋外展、外旋功能受限，则除上述患侧臀部需行温针治疗外，还须选用6～8cm银针在患侧的耻骨联合及耻骨上、下支部位行温针治疗，每次治疗选3～4处，针尖直抵骨质后留针。④如果股骨头坏死病人的患侧坐骨结节内下部内收大肌附着处也有疼痛症状，则在此处也可间隔布针2～3枚，针斜刺达骨膜后留针。

3）置艾：以上银针穿刺成功后，针的外露部分置于底部有许多网眼的“温针罐”之内（详见“第四篇第一章第九节”）。然后，从市售的艾条上截取2～3cm艾段置于银针的尾部，使银针的尾部埋裹于艾段之内。最后，点燃艾段。待艾段燃尽并无余热后，向上拔去“温针罐”。这样，银针尾部的燃艾余灰就随之留在“温针罐”内一同被移走。最后拔针，每一针眼涂抹2%碘酒。48h内针眼处避免与水接触，以预防针眼处感染。

温针治疗期间，如果病人感有烧灼痛，可用酒精棉球捏压针暴露部分降温；若针暴露部分不多，可用盛有5～10ml的60%～73%酒精的注射器，通过长穿刺针，向针暴露部位滴注1～2滴酒精以降针温。

（11）注射疗法：

1）病变局部注射疗法：在治疗前必须详细检查病人，查清病人在臀部、股内收肌附丽区、膝部等软组织病变的具体位置，在每一病痛处注射下述混合液5ml。注射部位及深度的准确性直接而显著的影响疗效，每5日注射1次，每次治疗前都必须认真体检，以便根据病变部位的改变而增减注射的部位或改变注射的部位，10次为1个疗程。

注射药液：每20ml中含0.25%～0.33%利多卡因16ml、维生素$B_1$2ml、骨宁注射液2ml。0.25%的利多卡因有阻断植物神经纤维，扩张血管的作用；维生素B_1调节神经营养作用；骨宁注射液是从新生动物长骨中提取的多肽活性物质，可调节骨代谢、促进骨生成，并具有消炎镇痛作用。

2）患髋关节腔注射疗法：

A. 操作方法：屈髋膝，外展外旋位，取患侧腹股沟中点的外侧2cm、下侧2cm处为进针点，常规消毒后，用长穿刺针直刺达4～5cm时可抵遇股骨头的骨质，稍退针后注入下述混合液10～15ml，每5日注射1次。

B. 注射药的配制：每15ml中含0.25%~0.33%利多卡因12ml，维生素B_1 1ml，骨宁注射液2ml。也可不用骨宁而用左旋多巴或Arterparon注射液或金葡注射液替代。前3种药的作用前面已有介绍，金葡注射液，又叫金黄色葡萄球菌滤液注射液，商品名“思复胜”，主要成分为蛋白质、多肽、十八种氨基酸、游离凝固酶，有促进毛细血管生长、促进骨修复的作用。每5日注射1次，10次为1个疗程。

以上二种注射疗法，可同时采用，也可交替采用。病变部位注射疗法应用Ⅰ、Ⅱ期股骨头坏死病人，可明显缓解病人疼痛症状，改善髋关节功能，随着股骨头血液循环的改善，坏死骨组织也可逐渐得到修复，不仅可停止病变进展，数月后X线等影像学检查也可显现修复的影像。

（12）手术治疗：

1）股内收肌切痕松解术：股骨头坏死病人多有内收肌痉挛，故病人分髋困难。股内收肌切痕松解术可恢复患髋的外展、外旋功能，改变股骨负重面，改善股骨承重力，使股骨头能深入髋臼内并改善股骨头血液循环约1/3。

2）钻孔减压术：方法同髓心活检法。自大粗隆区顺股骨颈方向至股骨头软骨下钻1~2个隧道，以降低髓内压。颈干角正常为110°~140°，平均127°。股骨头坏死由多种原因引起，但最后均出现骨内微循环受阻、血流淤滞，因而髓内压增高，形成恶性循环导致股骨头缺血性坏死。钻孔减压可以阻断上述的恶性循环、降低髓内压力，改善静脉回流，促进血管再生，减轻症状，延缓病情发展。早期采取减压甚至可停止病情发展。钻孔直径小于股骨颈直径20%时，一般不会引起骨道骨折。钻孔骨道骨折的主要原因是钻孔部位偏低，其次才是钻孔直径过大的原因。Hungerford等认为，钻孔应靠近干骺部侧方臀大肌和髂胫束联合腱进入股骨后外侧部，如果太靠近远端，会侵犯应力线，增加骨折的危险性。Springfield和Erneking认为，应在股骨大转子顶点下4cm处钻孔。术后2个月内不负重情况下活动髋关节或做股四头肌等长收缩锻炼也可减少骨折发生。同时注意及时清除钻孔中骨质再钻，可避免股骨头破裂。

具体操作：于患侧大转子外侧部纵切口，沿肌纤维分开阔筋膜张肌和股外侧肌，暴露大转子外侧面，在股骨颈延长线上凿开骨皮质，荧光屏观察下用一中空的活检钻头向股骨头钻孔，钻头达股骨头关节软骨下

4~5mm（图3-229）。另用软细的空心钻经原隧道口插入头部，按不同方法在头部钻数个支道。钻出的骨柱经10%甲醛固定后送检以确诊。手术也可在暴露股骨大转子后于基底部下2~3cm处，顺股骨颈方向钻入一导针，深达股骨头前、外、上侧区，透视证实位置满意后，再用环锯沿导针钻入软骨下坏死区，取出骨柱送检。钻头需穿达坏死区才会收效。术终分层缝合股侧肌、阔筋膜张肌及皮肤，伤口内置引流管。术中要避免钻入头关节面太深或向后穿破股骨颈。

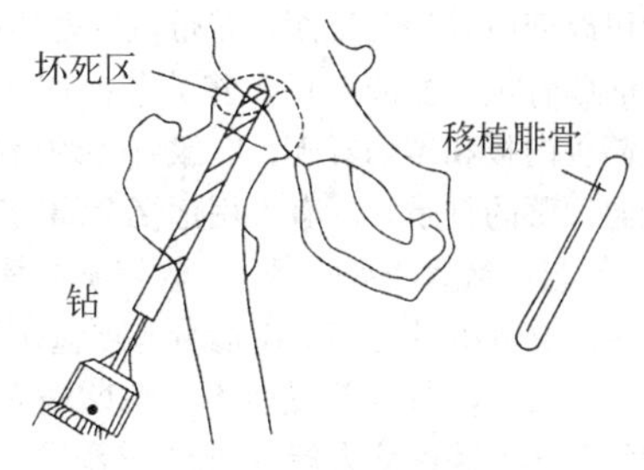

图3-229　钻孔减压皮质骨移植示意图

钻孔减压术对早期股骨头坏死病人的有效率约为91.7%，术后4周可见到股骨头血液循环恢复的征象。

3）中心减压直流电刺激加松质骨填充术（图3-230）：有人认为，单纯中心减压而不植骨易出现应力集中而导致股骨头塌陷，在减压隧道内填塞来自大转子部的网状松质，不仅有减压效果，且可以作为骨架，促进新骨形成和血管生长。也可同时用直流电（DC）插入股骨头进行电刺激。

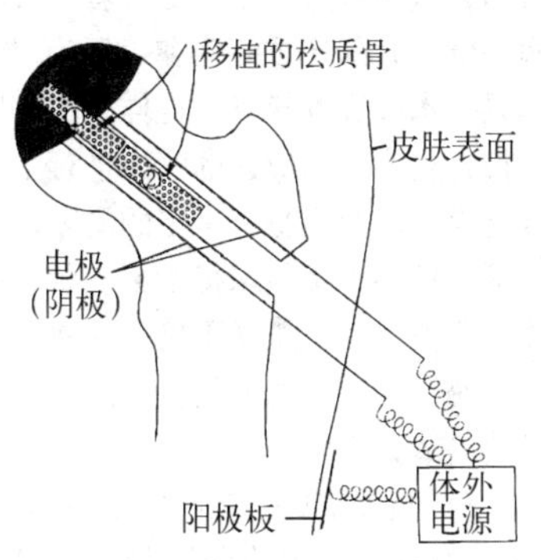

图3-230　中心减压直流电刺激加松质骨填充

有作者不主张在中心隧道中移植由髂骨、大转子部、胫腓骨来的皮质骨，认为这样会增加股骨头中已存在的死骨，并且中心隧道作为骨内的缓冲区也被消除，失去了减压作用。

4）其他手术有：①滑膜切除术（可改善股骨头血液循环）。②带旋股外动脉骨块植入股骨头。③带血管阔筋膜包裹股骨头上。④外展截骨可改变股骨头负重面。⑤带血管蒂的髂骨骨膜植入骨坏死区，可为坏死的股骨重建血液循环。髋关节前侧入路，取10cm×7cm带旋髂血蒂的髂骨内板和髂棘骨膜，在股骨头颈衔接处开槽，清除坏死骨质后植入带血管蒂的骨膜。⑥有人用记忆金属网球支架置入已清除坏死灶的部位（支架与该区大小要一致），取带旋髂深动脉及静脉蒂的髂骨块封闭股骨头颈交界处的骨窗。⑦股骨头严重病损者行人工股骨头置换，髋臼也有严重病损时行全髋置换术。晚期病人的手术一般指征：50岁以下的股骨头坏死晚期病人行病灶死骨刮除、硬化区钻孔、松质骨填充；50岁以上的病人行人工股骨头置换，或全髋置换。

尽管人工关节置换术的疗效并不尽善，但是由于该手术对术者和医院带来的经济效益，目前有不断扩大手术适应证的趋势——在有些单位，只要诊断为股骨头坏死，不管男女老少，不论是Ⅰ期或Ⅱ期，就动员病人做全髋置换术。更甚者，有的单位一确诊为股骨颈骨折，就利用病人骨折时的严重疼痛和以后有“骨坏死”可能性，就动员病人做全髋置换术或头置换术，这样就使一些本不该过早施行人工关节置换术或不符合置换术适应证的病人进行了手术。由于股骨头坏死多是血管性因素造成，病变本身有一定的局限性并不会无限扩展，作者认为用其他非手术或较小手术能取得改善症状，缓解病情发展者，就尽量不采用人工关节置换手术，这样不仅手术费用小得多，病人也避免了一次较大的手术创伤，并且用的还是自己的关节。只要疼痛减轻，还能动，还是用自己的关节为好！

5）髋关节周围软组织松解术：国内杨述华自1985年以来采用Haning－Hip松解术治疗股骨头坏死病人55例，平均49.2岁（14～62岁），随访1～8年（平均24.6个月），获得满意效果。病人的疼痛减轻或消失，关节活动度增加，屈曲平均增加12.3°（外展5.6°，内收5.2°，内、外旋8.3°）。

髋关节疼痛是股骨头坏死主要症状。疼痛可引起关节周围肌肉痉挛，日久导致髋关节周围软组织挛缩，造成髋关节负重力线及受力点改变，影响股骨头静脉回流，进一步增加骨内压，加重关节面软骨病理改变，加重关节病变，形成恶性循环。根据髋周围软组织挛缩情况，分别松解股内收长肌，股直肌，臀中、小肌，梨状肌，髂腰肌及阔筋膜张肌等附丽区，可以减少肌张力，从而减少关节面的压力，改变关节面生物应力的不合理分布，使股骨头应力集中点移位，中断应力集中点局部病理变化的恶性循环。切断髋关节囊外部分挛缩的肌肉以降低关节内的压力。

本手术优点在于比截骨术、人工关节置换等手术创伤小，费用低，术后恢复快，疗效好，术后疼痛减轻或消失，髋关节活动范围增大，对于年轻病人是一种较为理想的治疗方法，不适合做全髋关节置换的病人也可选用此手术治疗。

（13）股骨头坏死的介入治疗：股骨头坏死的核心问题是各种原因引起的股骨头的血液循环障碍。介入治疗的原理是经导管直接将大剂量溶栓药和扩血管药注入到股骨头供血动脉内，较长时间维持局部药物高浓度，使病变血管再通，应急血管开放，血供增多，继而增加侧支循环和疏通股骨头营养血管，并促进代谢产物的清除，使坏死骨质逐渐被吸收，新骨形成，股骨头得以修复；随着血液循环的改善，股骨头的髓内压力迅速下降，病人的疼痛也随之得到了明显的缓解，症状改善。而髓内压的降低，又进一步的改善股骨头的血液循环。李喜东等动物实验研究表明：经介入治疗者较对照组骨组织中的空骨陷窝数明显减少，骨小梁增粗增多；软骨下区血管数目增多；血管直径增粗；骨髓腔内脂肪直径明显缩小；血管内脂肪栓子消失。临床应用也证明了这一点。

1）适应证：临床症状明显，有较严重的持续性腿痛，跛行，经非手术治疗无效，经 X 线、CT 或 MRI 检查确诊为股骨头缺血性坏死者，可考虑实行该手术。股骨头缺血性坏死的Ⅰ、Ⅱ期为最佳应用期。

2）禁忌证：无绝对禁忌证。心肺功能不全、出血倾向、60 岁以上病人作为相对禁忌证。术前准备：让病人了解手术过程，以便病人术中配合。术前检测血常规、凝血纤溶、胸片、心电图、肝肾功能等。

3）手术操作过程：病人平卧于导管床上，于腹股沟区采用 Seldinger 穿刺技术经股动脉穿刺插管，将 5F-Cobra 导管和导丝先后插入旋股内、旋股外动脉和髂内动脉壁支或闭孔动脉，先行血管造影，高压注射 60%泛影葡胺造影剂 8～12ml，速度 3～5ml/s。了解髋关节供血情况，观察股骨头及颈区供血的血管数、实质染色和血液回流情况。造影后，经导管分别往上述3支靶血管内缓慢注入罂粟碱10~30mg，尿激酶40~50u，低分子右旋糖酐40~70ml（或0.25%利多卡因液20~30ml），川芎嗪60~80mg，脉通液500ml，腹蛇抗栓酶0.25~0.5u等。上述药物分配为股深动脉及分支为总药量的2/3，髂内动脉壁分支为1/3。这些药有扩张血管，溶解血栓，活血化淤，改善微血管血液循环作用。注药完毕后再行血管造影，与注药前对比，可以观察到患侧股骨头供血血管增粗，数目不同程度地增加，在注药过程中查凝血酶原时间，若大于正常值的2倍，药量应减少或暂停；若有出血等严重并发症，应停止注药。拔除导管的时机为凝血时间恢复正常，凝血酶原活动度大于50%，凝血酶原时间小于18s。

在介入治疗完毕拔除导管后应压迫止血。股动脉穿刺点压迫止血15min，确认穿刺点无出血后，加压包扎，平卧，患侧制动24h。术后常规口服肠溶阿司匹林和潘生丁，尽量减少病人负重，若有必要，7d后行第二次介入注射治疗，以加强疗效。以后间隔1~2个月再重复1次。一般需行3次介入治疗。

4）疗效评价：经过一次介入治疗后，病人疼痛明显减轻，经3次介入治疗后，半年内复查，X线、CT或MRI可见股骨头坏死部分死骨清除，囊变区有新骨生成，但是，塌陷的股骨头难以恢复到正常形态，但病人临床症状大部分消失。

曹建民报道，360例股骨头缺血性坏死病人介入溶栓治疗后，患髋关节疼痛、活动和行走的改善率分别为93.68%、75.56%和63%。不同期别的股骨头缺血性坏死治疗后髋关节活动和行走改善率存在明显差异。Ⅰ期治疗后疼痛缓解率100%；Ⅱ期治疗缓解率98.77%；Ⅲ期缓解率为64.6%；Ⅳ期为10%。治疗后功能改善：Ⅰ期100%；Ⅱ期95.35%；Ⅲ期48.57%；Ⅳ期10%。行走能力：Ⅰ期较治疗前100%有改善，Ⅱ期93.62%有改善，Ⅲ期改善率为38.16%。

总之，介入溶栓治疗股骨头缺血性坏死具有创伤小，并发症低，血管再通率高，能有效地改善股骨头的血液循环，临床症状和髋关节活动功能改善明显。

（14）股骨头无菌性坏死的手法治疗：对早、中期股骨头坏死病人进行手法治疗，可以增加股骨头的血供，改善髋关节的功能障碍，缓解病人的疼痛症状。

手法分三步。病人俯卧位，双手向后置身体两旁，下颌骨正位放于枕头上，身体呈直线，检查病人双侧下肢的长短，大多数病人的股骨头坏死侧的下肢较健侧缩短。

第一步手法为患髋搓抹手法。病人侧卧位，患侧在上，在患侧臀股部行大面积搓抹手法，手掌紧贴皮肤并向深部稍用力，向股部远端单方向反复搓抹，使手法部位感到温热为止。

第二步为股内收肌手法。病人仰卧位，先在股内收肌的耻骨联合，耻骨上、下支附丽区及股内上髁部位行“刮”、“剥”手法，再在股内侧行持续移位手法（口诀是：一摩二揉三推移，四压五捋六捏拿。具体操作详见“第四篇第一章第八节”）。

第三步是骨盆移位手法。股骨颈骨折是整个髋关节内外的一种综合损伤，股骨颈骨折只是其中比较显现而引起人们的注目而已。因此，在治疗上如果只注意骨折的处理，而置髋臼“移位”和周围软组织损伤于不顾，是引起股骨颈骨折后容易引起股骨头缺血性坏死的真正原因。股骨颈骨折只占全身骨折的3.6%，但股骨头坏死率则占到20%~36%，还有15%的骨折不愈合及髋关节创伤性关节炎的发病率，这是其他部位骨折绝无仅有的现象。作者认为，这是由于中外、中西、手术与非手术治疗股骨颈骨折都是以处理股骨颈断端骨质为中心的治疗模式所造成的。髋臼是由髂骨体、耻骨体、坐骨体三部分组成，外力不仅造成股骨颈骨折，亦可造成这几部分骨体的分离、移位，使髋臼面不平整；由于软组织损伤使股骨头的力点也有所改变，则髋关节原本的“磨合”活动变成了“摩擦”活动，摩擦力超过了股骨头的承受范围，就会出现股骨头坏死。作者认为，股骨颈骨折病人100%都有骨盆移位（与健侧比较有1~3cm的移位）。因此，要求股骨颈骨折病人必须首先正复骨盆的移位，然后再处理骨折，在髋臼的控制、保护和指导下骨断端进行修复、塑型。这样骨折修复后才会减少股骨头的坏死率及不愈合率。因此，对早、中期“股骨头坏死”以手法治疗时，骨盆移位的正复手法至关重要。骨盆移位的手法有以下几种。

1）患肢（短腿）牵引：产生骨盆移位的病人，大多会出现一侧腿长、一侧腿短的情况。中年以上的亚健康人群，大多都有轻度的骨盆移位存在。观察发现：无论男或女，左腿长的占绝对多数，最多的是股骨向左前方与右后方转位。因受力方向的不同，股骨颈骨折可引起不同方位的骨盆移位，且大多会出现患侧腿短的情况。因此，在损伤后早期适度牵引患肢，是治疗骨折的需要，也是整复骨盆移位、预防股骨头坏死的需要。

2）旋、收手法：仰卧位，术者左手置髌上，右手抓握踝部，给病人的长腿在屈曲膝、髋的状态下行内收、内旋并伸直下肢的手法。短腿行相反手法，即短腿在屈膝状态下行外展、外旋并伸直下肢的手法。以上手法 20~30 回/次，每日 1~2 次。

3）按压双膝手法：病人仰卧位，屈膝，术者双手重叠置于膝上，给短腿做向上、向内（腹部）按压膝关节手法，每次 20~30 回，每日 1~2次；给长腿做向外、向下（床面）按压膝关节手法，每次按压 20~30 回，每日 1~2 次。

4）膝关节上下推动手法：病人仰卧，屈髋，如果病人是左下肢长，则在右侧臀部下垫直径 5~10cm 枕头，再用带子在膝上把双侧股骨下端捆绑在一起，然后屈两膝。术者双手分别握拿两膝下外侧，调整两膝的内中线使之与人体中线（脊柱向下的延伸线）一致，之后向上、向下（头尾侧）推两膝，使两膝逐步贴近胸部。若病人出现痛不可忍现象，则可减小推动膝上下的活动幅度。经过双膝的上下推动后，腰椎间隙逐渐舒缓，身体柔松，两膝也可逐渐贴近胸部了。继续进行该手法，就能纠正骨盆的紊乱，使两下肢等长了。每次上下推动膝关节 50 回，每日 1~2 次。

5）跪位纠正法：这是病人自己配合纠正右下肢短的动作手法。病人跪位，使左膝后退 3~5cm，两脚放在左侧外，左臀部坐在左足跟的内侧，两手斜向左后方，使上半身尽量向左侧与左后方扭转，这时若出现咔吱声响，便是在纠正脊柱和骨盆的转位。为了在做动作时能保持正确的伸展左足尖和两膝贴紧的姿势而不使股骨外展，可用带子将两膝绷在一起（图 3-231a），或由助手按住两膝，使之在做动作时固定不移。

由于在做动作前病人就存在左腿外展和左髋关节向前方转位的左腿长的情况，所以就会影响病人向左侧和向后方转身的动作，因而病人在做上述动作时就需要术者从后方尽力把病人两肩旋向左后方（图 3-231b）。这样，在脊柱和左大腿向左后方扭转中由于脊柱和骨盆的转位而得到纠正，病人的症状也随之得到改善。

最后，病人靠自己的力量把上半身倒向左前方呈跪倒叩头的姿势（图 3-231c），并保持该姿势到身体舒适为止。

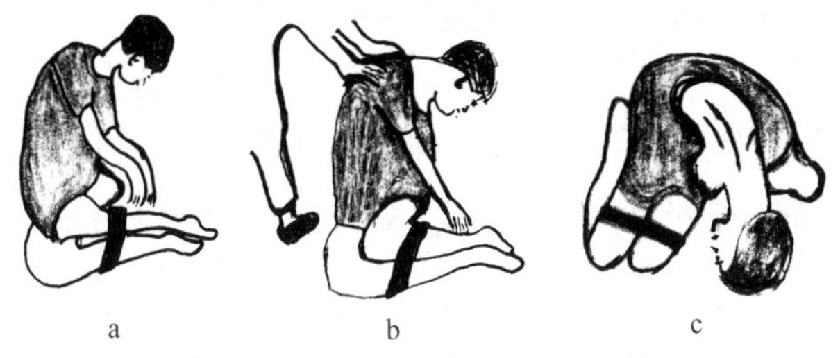

a　　　　b　　　　c

图 3-231　骨盆移位的跪位纠正法

如果疼痛或不适症状仍未解除，是左股骨转动仍未彻底矫正所致。术者在病人身后可做一次或数次猛然把上半身向左后方旋转的手法。若疼痛消除，记住这个扭转角度，并以右腿先站起来，然后向左转身。

根据有人提出的股骨转位是各疾病之根源理论，以上纠正左下肢长的手法，可同时治疗右侧牙痛、胃闷胀不适、恶心呕吐、胃痛、右侧腰痛、左侧骶髂关节部位疼痛，以及右侧肩酸痛、右侧偏头痛、右侧眼痛、右侧麻木、右侧颈项痛等症状。

此外，我们常用的纠正骨盆移位手法还有 2 种：①病人俯卧位，术者站在患侧（短腿侧）臀纹以下地方，双手掌抵压在患侧的坐骨结节部位上。助手站立在术者对侧的稍上地方，双手放在健侧臀上部的髂嵴部位上。当术者在坐骨结节部位的双手掌用力向上（病人头端）推臀的同时，助手在髂嵴部位的双手同时向下推健侧的臀部。共做 3~5 次，有时可听到骨盆复位的“咔嗒”声。最后助手两手掌固定在病人季肋部位或双手钩在腋下以向上牵引；术者在轻轻抬举伸直的患肢 10°状态下，并在患肢外展、外旋的情况下，双手握住患踝向下持续牵引 3~5min，全部正复手法结束。②病人仰卧于治疗床上，两臂置于身旁。术者站在患侧，以右侧为患侧（短腿），健侧下肢屈曲外旋，足底朝向患侧膝部。患侧外展，使小腿置于床外。术者一手按住患侧肩部以固定躯干，另一手扶持患侧膝部，让患腿尽量抬举，在膝关节尽量伸直情况下向健侧（左侧）甩，使患侧膝落在健侧膝以上的位置上，两大腿形成交叉姿势。术者顺势向下压一下患腿，以加大旋转幅度，此时可听到“咔嗒”声。然后在术者的扶持下，尽量让病人自己按照相同的轨迹恢复患侧下肢到原来外展位，如此反复5次为1个治疗。

以上7种骨盆移位正复手法可同时选用几种操作，以增加疗效。

六、“置换术”的适应证

对晚期股骨头无菌性坏死病人，施行全髋骨或股骨头置换术的确是一种有效治疗方法。但是由于手术创伤较大、花费极高，并且手术疗效也并非十全十美，也常会有一定的并发症发生。人们必然会考虑“置换术”是否一定是股骨头坏死晚期病人的必由之路。大多数晚期股骨头坏死病人是中老年人，已脱离繁重的体力活动，晚期病人的患肢可能会短一些，走路会有些跛行，但只要能控制病情发展，能无痛苦地完成一定的生理功能活动，对生活无多大影响，大多病人对此已很满意了。

在医学技术方面，我们的确要向国外学习，但并非原封不动地完全照搬，因为搬抄过来的东西大多比较昂贵，不适合目前大多中国人的经济状况。我们国家的中医药是世界之最，国外对外科范围的治疗大多比较“机械”，把人的构件都看成是“死”的东西。缺一块补一块，如椎间盘突出，挖出了“髓核”，还要装一个“人造髓核”进去。有必要吗？而我国的中医则是把这些构件看成是整体的一部分，从人的整体去分析病情，就是局部的病变也会动员全身的功能去协同治疗它。因此，对晚期股骨头坏死病人，我们能否认真的从自己的“宝库”中挖掘些东西，在防止早、中期股骨头坏死进一步恶化方面发挥出应有的作用，在控制晚期病情方面有新的突破。

此外，一般不要做创伤较大、价格昂贵的“置换术”，应根据晚期病人的不同病情，选用一些中小类型手术，也能达到上述的治疗目的。因为股骨头坏死大多是缺血性的无菌性坏死，并不是肿瘤、特异性和非特异性炎症引起。因此，没必要一上来就行全骨宽或股骨头置换术。治疗股骨头坏死的中西医方法甚多，根据病人的病情，或用一种或一组治疗方法，大多都能收到减轻或消除病痛、改善病变部位血运，稳定及改善病情的目的。用自已的股骨头，哪怕只有1/2或1/3，也比用“假体”好！

七、股骨颈骨折后股骨头缺血性坏死的预防

由于股骨颈骨折后容易产生股骨头缺血性坏死，所以现在只要诊断出股骨颈骨折，有的大夫就动员病人做全髋置换术，很少再做骨折的正复治疗。

1. 解剖 股骨颈骨折的发生率约占全身骨折的3.6%，但骨折后发生股骨头缺血性坏死的发生率却占36%，而且青年的发生率更高，Protgman报道高达86%。这是因为青壮年需较大的暴力才会产生股骨颈骨折，造成髋臼和髋关节周围软组织损伤也较大，从而造成股骨头血液循环的破坏也较大。股骨颈骨折后，股骨头坏死发生率高的主要原因有两点：一是髋关节因素，二是髋关节及上股骨干周围的软组织因素。股骨颈骨折后，一般是把注意力都集中在骨折的处理上，忽视了髋关节和周围软组织损伤的处理。

（1）髋关节因素：众所周知，关节是由“臼”和“头”组成，本身不会运动，只是活动的“枢纽”装置，活动的动力来自关节周围肌肉的舒缩运动。全身其他关节的“臼”都是一块骨头组成，只有髋关节的“髋臼”是由耻骨体、坐骨体和髂骨体3块组成。髋臼的顶占髋臼总面积2/5，由髂骨构成；髋臼的后壁由坐骨构成，占总面积的2/5；髋臼前壁由耻骨构成，占1/5。髋臼的上部，厚而坚韧为一强有力支点，直立时可将体重传至股骨头。髋臼的后下部为另一有力支重点，在坐位时传递体重至坐骨结节。暴力造成股骨颈骨折的同时，多数情况下必然会造成“髋臼”的损伤和组成髋臼三骨的分离、错位，使原本光滑的髋臼面变得不光滑了，使髋关节原本的“磨合”活动变成了“摩擦”活动，增加了关节磨损，使股骨头关节面容易遭到损伤、破坏，影响股骨头的血液供应；同时，由于髋臼力线的改变，使整个骨盆也随之产生旋转移位，使股骨头关节面和髋臼关节接触面发生改变，促使股骨头关节面更容易遭到损伤、破坏，加重了股骨头的血液供应障碍，继而逐渐产生了股骨头缺血性坏死。此外，暴力外伤也可造成髋臼切迹下横韧带的损伤，并使这两者的股骨头韧带动脉遭到破坏，进一步影响股骨头的血液供应。

（2）软组织因素：供应股骨头的血管，神经都是走行于软组织之

中。暴力首先造成软组织损伤，继而才造成骨折。暴力下不仅损伤了软组织，也使走行在其中的血管，神经遭到压迫和破坏，因而就会影响到股骨头的血供。此外，如果也不注意软组织损伤的处理和康复，损伤后期，损伤软组织之间及损伤组织周围就会产生粘连，加之损伤组织的纤维化、瘢疤化，都会造成对血管的嵌压和压迫而进一步影响股骨头的供血，逐渐产生股骨头的缺血性坏死。因此，施行髋关节周围软组织松解术，可明显改善股骨头的血液循环，不仅可控制病情的发展，也可使病人的症状得到显著改善，并可使一部分要施行全髋置换的病人避免了一次高额费用。

2. 预防 股骨颈骨折后，在注意正复骨折的同时，更要重视对髋关节的骨分离、骨盆旋转移的正复，就会减少骨折后股骨头缺血性坏死的发生率。

此外，发生股骨颈骨折后，在处理骨折的同时，要注意保护好周围的软组织，避免对周围软组织的进一步损伤。事后要重视对软组织损伤的处理，认真采取一些治疗软组织损伤的措施，促使软组织损伤尽快康复，较完美恢复，减少损伤软组织周围粘连组织的形成，减轻损伤软组织的纤维化、瘢疤化的程度，就必然会明显减少股骨颈骨折后股骨头坏死的发生率。对软组织已经产生纤维化、瘢疤化并已出现股骨头早期坏死征象的病人，尽早施行软组织松解术，可控制坏死的进展，可改善股骨头的血液供应，明显改善病人的症状。

因此，股骨颈骨折后，股骨头的缺血性坏死是可以预防的。股骨颈骨折后不做正复治疗就直接施行髋关节置换术是不妥当的。

第二节 痛 风

痛风是指嘌呤在人体内代谢过程中，由于代谢障碍生成尿酸过多或肾脏排除尿酸减少，使血尿酸增高，尿酸钠盐析出、沉积，致机体组织发生无菌性炎症，长期发展致痛风石形成、关节畸形、功能障碍及肾实质性病变等的一种疾病。

一、病因及发病机制

痛风主要是尿酸在体内过多而超过正常范围引起，即为高尿酸血症。尿酸是嘌呤核苷酸的最终分解代谢产物。尿酸一方面是由食物中的嘌呤经氧化分解而来，另一方面由核酸和其他嘌呤类化合物代谢分解而来。在嘌呤的合成和代谢过程中，合成和分解速度处于相对稳定状态，它的调节除各环节都有酶参与调控外，还受负反馈调节机制因素的影响，而使嘌呤合成代谢处于正常水平。例如，各种嘌呤核苷酸产物（腺苷酸、鸟苷酸和次黄嘌呤核苷酸等）对谷氨酰胺磷核糖焦磷酸胺转移酶负反馈抑制作用，鸟苷酸和腺苷酸对次黄嘌呤核苷磷酸脱氢酶的负反馈抑制作用。肾脏是排除尿酸的主要器官，约有2/3经尿中排除，其余1/3则由肠道排泄或在肠道中被细菌所分解，从而使尿酸在血中保持一定范围。正常情况下，血清尿酸测定：男性为0.149～0.417mmol/L（2.5～7mg/dl）；女性0.089～0.357mmol/L（1.5～6mg/dl）。尿酸在细胞外液的浓度，取决于尿酸生成的速度和主要经肾排出尿酸速度之间的平衡关系。尿酸生成增多或排泄减少，或虽排泄不减但生成超过排泄，均可使尿酸积累。由于尿酸溶解度小，当尿酸盐在血浆的饱和度超过0.42mmol/L（7mg/dl）时，将因过饱和而在组织内，如关节、软组织、软骨、肾脏等处沉积，可造成痛风的组织学改变。但不是所有的高尿酸血症病人都发展为临床痛风。

高尿酸血症和痛风均可分为原发性和继发性。

1. 原发性痛风 是一组异质性疾病，一部分由先天性嘌呤代谢紊乱所引起，如对正常嘌呤核苷酸合成的负反馈作用控制的敏感性降低、在代谢过程中酶的缺陷等。另一部分与遗传缺陷有关，如肾小管分泌排泄尿酸功能障碍所致。另外，原发性痛风发病的因素还有不少病人有阳性家族史，家族成员中可患痛风或无症状的高尿酸血症。肥胖、糖尿病、高血压、动脉硬化、冠心病常与痛风伴发。高嘌呤食物对于具有痛风素质者可成为发病的促进因素。饮酒、创伤和受寒，可使急性痛风性关节炎发作。

2. 继发性高尿酸血症及痛风症 可见于各种肾脏疾病（包括高血压性心、肾疾病）引起的肾功能减退，结果尿酸排泄减少，血中尿酸增高。还可见于血液病，如红细胞增多症、慢性白血病、慢性溶血性贫血等，淋巴瘤及各种骨髓增生性病变，这些病人细胞中有大量的核酸分解，因此尿酸生成增多。又如多种恶性肿瘤病人，由于细胞坏死或因化疗、放疗，使尿酸生成增多，导致血中尿酸增高。另外，一些药物如噻嗪类利尿剂、速尿、乙胺丁醇等，抑制肾小管分泌尿酸而排出减少，都可形成高尿酸血症。

二、临床分期

1. 无症状期 此期仅限于血尿酸增高而不发生临床症状，故又称之为高尿酸血症。男性病人大都从发育年龄后血尿酸增高，女性者较多见于绝经后。事实上，有高尿酸血症者中仅小部分病人发生痛风症状，其中部分病人则表现为尿酸肾结石或尿路结石，或仅有心血管系统的表现，此期在临床上往往被忽视，以致被漏诊或误诊。

2. 急性期 为急性关节炎的特有表现，主要是由于尿酸钠盐析出沉淀于关节组织中，导致关节急性炎症反应。

（1）促使尿酸钠盐沉淀为无定形微小结晶的条件：①尿酸盐与血浆白蛋白及 α_1 球蛋白、α_2 球蛋白结合减少。②局部 pH 值降低。③局部温度降低等。

（2）关节组织中特有结构：主要是由于血管较少，运动后更易发生缺氧，加速糖分解而形成乳酸，于是 pH 值降低，可使尿酸钠沉积增多；加上基质中黏多糖类含量较丰富，因此，尿酸较易沉淀。

（3）尿酸钠盐沉积后被白细胞所吞噬，引起细胞死亡而释放溶酶体酶类，作用于关节腔内组织，激发炎症激肽释放，导致急性关节炎症反应。

3. 慢性期

（1）痛风石形成：当尿酸盐在机体组织内沉积到一定量的时候，痛风石形成，其发生率随病程而递增，与血尿酸浓度高低亦成正比。沉积部位除中枢神经系统外，可在身体任何组织中，以关节及肾脏较为多见。

（2）慢性关节炎伴关节畸形：慢性关节炎是由急性关节炎演变发展而来，主要为滑囊增厚、血管翳形成、软骨退行性变、骨质侵蚀而缺损（尤以骺骨部为多见）、骨边缘增生、关节周围纤维化，可发展为骨关节畸形僵硬。

（3）肾脏病变：当尿酸钠盐沉积于肾小管，引起亨利袢萎缩变性、管腔扩张，附近间质组织中有巨细胞炎症反应，相应肾小球纤维化而发生肾小球硬化，毛细血管基膜增厚。最终导致肾衰竭。在治疗肿瘤时，由于采用化疗及放疗，产生急骤性血尿酸浓度增高，引起肾集合管、肾盂肾盏及输尿管中尿酸盐结晶沉积而发生阻塞，导致急性肾衰竭。另外，尿酸盐在肾脏易形成肾结石，结石成分纯为尿酸者占84%，其余尚含有磷酸钙、草酸钙和碳酸钙等成分。肾结石一般呈环形；中央透光，周边往往有钙化，常为多发性结石，大小不等，随尿酸盐沉积而增大。20%尿酸排出量属正常的痛风病者，在尿酸排出量增高的病人中可达40%。有时呈泥沙样物排出。

临床上，此组病人常较肥胖，伴高血压、高甘油三酯血症、糖尿病、动脉粥样硬化、冠心病、肾小动脉硬化及脑动脉硬化等，不少病人以心血管并发症或肾衰竭而死亡。

三、临床表现

本病在各种年龄均可发病，但以40岁以上者较多见，男女比例约为20∶1。病程较长，可达一二十年以上。急性期则表现为关节炎疾病，起病急骤，常在午夜突然发病，每因关节疼痛而惊醒。初时为单侧关节炎症，偶有双侧同时或先后发作。受累关节以跗趾及第一趾关节为最多见，其次为踝、手、腕、膝、肘和足部关节，肩及髋关节则很少累及。如病情反复发作，则可发展为游走性多关节炎。受累关节局部红、肿、热、痛及功能障碍，大关节受累时可有关节腔积液。有时常伴有全身中毒症状，如寒战、发热、周身无力、四肢酸软等症，有时伴厌食、头痛等，一般10d左右症状可缓解，关节功能逐渐恢复，此时受累关节局部皮肤可出现脱屑和瘙痒，为本病特有症候，但非经常出现，以后每年均有发作并逐渐加重。复发时可发生于同一关节，也可发生在不同关节，炎症消退后可完全恢复正常。间歇期可以持续数月或数年；有些因急性期症状轻微，未被注意，待出现关节畸形后才被发现。当疾病进一步发展可转变为慢性关节炎期。此期尿酸钠盐在关节内沉着逐渐增多，发作逐渐频繁，间歇期渐缩短，关节累及渐增多，炎症渐入慢性阶段而不能完全消失。由于痛风石不断沉积增多、关节组织被破坏、纤维增殖、骨质增生，常导致关节肥大、畸形、强硬和活动受限，此时炎症已不明显，仅遗留下慢性关节病变。

当脊柱、胸锁关节及肋软骨受累时，有时可出现胸痛、颈腰背痛、肋间神经痛及坐骨神经痛等。

皮肤改变是当痛风石在外耳的耳轮、对耳轮、跖趾、指间、掌指关节等皮肤结缔组织中沉积时，常可见大小不等、呈黄白色结节状赘生物；如痛风石逐渐增大，其外表皮菲薄，可溃破而形成瘘管，经常有白色粉末状尿酸钠结晶排出。由于尿酸有制菌作用，继发性感染较少见。瘘管周围组织呈慢性炎症性肉芽肿，除非将此痛风石刮除，否则不易愈合。

肾脏病变为尿酸盐在肾髓质和锥体沉积，导致肾间质性炎症和血管损害。病情为慢性经过，病人可有高血压、间歇性蛋白尿、尿相对密度（比重）低、血尿素氮升高，晚期肾功能不全。肾结石时可有肾绞痛，血尿。

四、检查

1. 血尿酸测定 急性发作期一般超过0.42mmol/L（7mg/dl）才有诊断价值，有时可正常，尤其在使用排尿酸的药物，如水杨酸、强的松、皮质醇等肾上腺糖皮质激素时，一般不会增高。缓解期可正常，可增高。血尿酸值与临床症状严重程度不一定呈正比。

2. 尿酸测定 高尿酸血症可分为产生过多型、排泄减少型、混合型和正常型4种。限制嘌呤饮食5d后，每日尿酸排除量超过3.57mmol（600mg），可认为尿酸生成增多。

3. X线检查 急性早期除软组织肿外，骨关节可正常。慢性期关节炎区除尿酸钠盐沉着阴影外，有骨软骨缘或骨骺部分骨质圆形或不规则穿凿样透亮缺损，为本病的典型X线片表现。肾脏平片可发现含钙盐较高的结石阴影。X线还能做骨密度检查，可早期发现受伤害关节的骨密度下降。

4. 急性关节炎关节腔穿刺 取滑囊液进行旋光显微镜检查，可发现白细胞内有双折光现象的针形尿酸盐结晶，对诊断有较大意义。光学显微镜检查的阳性率仅及旋光显微镜的半数。

5. 痛风石特殊检查 对痛风石含有的尿酸钠盐可做活检或特殊化学试验鉴定，还可做紫外线分光光度计测定及尿酸酶分解鉴定。

6. 超声显像 尿酸性尿路结石，X线检查不显影，但超声检查可显影。混合型结石，X线和超声检查均可显影。

五、诊断依据

本病可根据病史、典型临床表现进行X线片检查、血尿酸等化验，必要时可做痛风石活检或穿刺鉴定，一般情况下诊断不难。可参考1977年美国风湿协会9条标准：①急性关节炎发作1次以上，在1d内达高峰。②急性关节炎局限在个别关节。③整个关节呈暗红色。④第一跖趾关节肿痛。⑤单侧跗关节急性发作。⑥有可疑或确实的痛风史。⑦高尿酸血症。⑧非对称性关节肿痛。⑨发作可自行终止。具备3条以上即可确诊。在基层医疗单位，无条件检查确诊，可行秋水仙碱诊断性治疗，秋水仙碱的药理作用主要为阻碍白细胞的化学趋化性，减轻炎症反应。此药对急性痛风病有特效，采用此方法，以助鉴别诊断。

六、鉴别诊断

1. 风湿性关节炎 典型表现为游走性多关节炎，以对称性累及膝、踝、肩、腕、肘、髋等大关节为主，常伴风湿热、皮肤及心脏等表现。血清溶血性链球菌抗体测定示抗体增加（包括抗链球菌溶血素“O”>500u，抗链球菌激酶>80u，抗透明质酸酶>128u），C反应蛋白多阳性，黏蛋白常增高，蛋白电泳示α_1、α_2及γ部分增加等。血尿酸不高。

2. 类风湿性关节炎 多见于年轻女性，好发于手足近端小关节和腕、膝、踝、骶髂、脊柱等关节，一般属多关节性、对称性和游走性。手指指间关节呈梭形肿胀，血尿酸不高，类风湿因子阳性，血清白蛋白降低，球蛋白增高，免疫球蛋白IgG、IgA及IgM均增高。全身症状重，发作时间、疼痛程度都没有痛风发作的临床特点。久后有关节面狭窄不平，晚期有骨质缺损和骨质疏松等特征。有时部分关节面融合在一起。

3. 化脓性关节炎和创伤性关节炎 创伤性关节炎有外伤史，化脓性关节炎滑囊液培养可得致病菌，二者滑囊液检查白细胞内无尿酸钠盐结晶，血尿酸不高。

4. 假性痛风 为焦磷酸盐代谢障碍所致，多见于老年人。主要侵犯大关节（常见膝关节），四肢小关节少见。急性发作很像痛风，也可夜间发作，但较轻；后期可致关节畸形。X线照片特征可见关节软骨钙化，关节穿刺液镜检呈雪花样（焦磷酸钙结晶），血尿酸不高，对秋水仙碱治疗无效。

5. 尿路结石 需与其他成分的结石相鉴别：草酸钙、磷酸钙、碳酸钙结石，X线检查显影，易与混合型尿酸结石混淆，但后者有高尿酸血症及相应痛风表现。

6. 其他 慢性肾小球肾炎、颈肩背痛疾病常有痛风类似症状，须做血尿酸及其他检查，以助鉴别。

七、防治

防治对痛风的发生、发展具有重要作用。目前临床防治原则须做到早期发现、早期鉴别、早期确诊、早期治疗，尽快终止急性关节炎发作，防止关节炎复发，纠正高尿酸血症，防止尿酸钠盐沉积于肾脏、关节等引起各种并发症，防止痛风石形成，从而达到预防的目的。

1. 一般处理 调节饮食，防止过胖。蛋白质摄入量限制在每日1g/kg体重左右，糖类占总热量不超过50%～60%，果糖宜少摄取，避免进食高嘌呤食物，如肝、肾、心、脑、鱼卵、蠔、沙丁鱼、豆类、发酵的食物等。严格戒酒，避免过度劳累、紧张、受寒、关节损伤等诱发因素，有食物过敏者应避免。多饮水，每日尿量在2 000ml以上为宜。对病人家族进行普查，及早发现无症状的高尿酸血症者，予以医学监护，定期复查，如血尿酸高达0.42mmol/L以上时，应使用排尿酸或抑制尿酸合成药物，使尿酸血浓度恢复正常而防止本病发生。

2. 急性期治疗 绝对卧床休息，抬高患肢，避免受累关节负重，采用热敷或外敷三圣散于受累关节，以便消炎止痛。一般应休息至关节痛缓解72h后始可恢复活动。早期用药疗效较好，如延迟用药，疗效可随时间的推移而下降。常用药物有下列几种。

（1）秋水仙碱：为治疗本病特效药，能迅速缓解痛风急性发作，愈早用愈好。首次剂量为0.5~1.0mg口服，以后每小时0.5mg，直至疼痛缓解或出现恶心、腹泻等胃肠反应时停用。缓解疼痛所需剂量一般为4~8mg，症状可在6~12h内减轻，24~48h内控制，以后可给维持剂量0.5mg，每日2~3次。有胃肠反应者，可将此药1~2mg溶于20ml生理盐水中，于5~10min内缓缓静脉注射，但应注意不能外漏于皮下。视病情需要，每6~8h可重复1次，但24h内不宜超过5mg；有肾功能不全者，则24h内剂量以不超过3mg为宜。治疗过程中需定期检查血象，以防白细胞减少。秋水仙碱为治疗痛风急性发作的特效药，但其治疗量与中毒量颇为接近，因此目前临床大多采用非甾类药物、激素类药物及小剂量秋水仙碱片等联合应用，达到了优势互补作用。

（2）非甾体类药物：非甾体类药物（NSAID）的效果不如秋水仙碱，但较温和，发作超过48h也可以用。此类药物很多，最广泛应用的是吲哚美辛，每次25~30mg，每日2~3次。最早运用的是保泰松。保泰松和羟基保泰松，首次量为0.2~0.4g，以后0.1g，每日3次。炎痛喜康20mg，一般每日1次，饭后服用，连服3d。萘普生2.5g，每日2次。布洛芬0.2g，每日3次。优洛芬50mg，每日3次，饭后服用。其他还有阿明洛芬、酮洛芬、阿西美辛、尼美舒利、舒林酸、美洛昔康、吡罗茜康等。症状消退后，应逐渐减量。

（3）促肾上腺皮质激素（ACTH）：对严重病情，秋水仙碱等无效时，可采用本品25mg加入葡萄糖水中静脉滴注，或用80~120mg分次肌内注射。有人将皮质醇25~50mg注入炎症关节，可使症状迅速于24~36h内缓解，但不做静脉滴注。此组药物疗效迅速，但停药后易于“反跳”复发，可加用秋水仙碱0.5mg，每日2~3次，以防止“反跳”。

（4）糖皮质激素：能迅速缓解急性发作，但停药后往往出现“反跳”现象（复发），因此只在秋水仙碱、非甾体类药物无效时采用。可用一般剂量的泼尼松或氢化可的松治疗，必要时可用曲安西龙（去炎松）5~20mg关节腔注射。

（5）中药：治疗原则以散寒除湿为主，辅以祛风通络。常用处方为防己茯苓汤加减，其中有黄芪、防己、茯苓、桂枝、熟附子、秦艽、木瓜；发热者加西河柳、老桑枝。

3. 发作间歇期和慢性期的治疗　为了预防急性痛风复发，防止发展至慢性期和防止各种并发症发生，在此阶段中仍须继续坚持饮食控制，多饮水，防止外伤、精神紧张及疲劳，使用排尿酸或抑制尿酸合成药物，以控制高尿酸血症，使之维持正常范围。

（1）排尿酸药：适用于血尿酸增高、肾功能尚好、血尿素氮在14.3mmol/L（40mg/dl）以下者。

1）羧苯磺胺（丙磺舒）：从小剂量开始，每日初用0.5g，分2次口服，以后于2周内渐增至维持量1～1.5g/d，分3～4次口服；最大剂量为每日3g，除非已试用2～3个月疗效不佳时才可增大到此剂量。易有胃肠反应、皮疹、头痛、药热等副作用。偶可引起急性痛风发作，发作时可辅以秋水仙碱治疗。

2）苯磺唑酮：从小剂量开始，初用每日100mg，分2次口服，以后于10d内渐增大至300～400mg，分3～4次口服，每日最大剂量为600mg。副作用有胃肠道刺激、皮疹等，消化性溃疡者禁用。

3）苯溴酮：对肾功能不全者其疗效优于其他排尿酸药，毒性低，有效剂量为每日25～100mg。

采用排尿酸药物时必须注意下列几点：①当肾功能较差而非蛋白氮在28.6mmol/L以上时，不宜采用，应给以抑制尿酸合成药物。②每日尿酸盐排出为在900mg以上者也不宜采用，必须给予抑制尿酸合成的药物。③不可与抑制尿酸排出的药物合用。④治疗中须口服碳酸氢钠等碱性药物以碱化尿，并多饮水，每日3 000ml以上，以利尿酸排泄。⑤不可与水杨酸类同用，因水杨酸盐有抑制羧苯磺胺等排尿酸作用。⑥排尿酸治疗时动员尿酸至血循环，可诱发痛风急性发作，可合用秋水仙碱0.5mg，每日2～3次，起防治作用。

（2）抑制尿酸合成药：异嘌呤醇能抑制黄嘌呤酶，使次黄嘌呤及黄嘌呤不能转化为尿酸。适用于尿酸生成过多，血尿酸增高显著，对排尿酸过敏或无效，肾尿酸结石形成或反复发作，肾功能较差，血尿素氮在14.3mmol/L（40mg/dl）以上，以及其他不适宜使用排尿酸药物的病人。每次100mg，每日2～3次口服，可增至每次200mg，每日3～4次。与排尿酸药合用可增加疗效，但一般无须联用；如有肾功能不全者，以单用为妥。本药副作用有皮疹、腹痛、腹泻、肝和骨髓损害等。用药期

缓解。

（3）秋水仙碱小剂量治疗：由于急性痛风反复发作，慢性炎症经上述治疗仍不能得以控制，局部仍有酸痛或急性发作，采用小剂量秋水仙碱 0.5mg（或 1.0mg），2~3 次治疗即可控制症状。

（4）中药治疗：以祛风散寒除湿、活血通络、滋养肝肾为治则，常用方剂为独活寄生汤加减，内有独活、桑寄生、秦艽、熟地黄、黄芪、党参、桂枝、熟附子等。

（5）其他：关节活动障碍，可进行手法推拿、理疗和体疗。痛风石较大或经皮肤溃破时，可用手术将痛风石剔除。

第三节　类风湿关节炎

类风湿性关节炎是一种非特异性炎症，以多发性和对称性关节炎为主的慢性全身性的自身免疫性疾病。关节病变以滑膜炎为基础，并逐渐发展至关节周围各种软组织和骨骼。自发性的发作和缓解为本病的特点。

一、病因

有关类风湿性关节炎病因的学说很多。类风湿性关节炎与免疫机制有关，这其中即包括细胞免疫，也包括体液免疫反应。有些病人对一种感染物质有遗传性敏感，这与 HLA-DR4 抗原有关，能激发 T 细胞和 B 细胞的免疫反应。还常有某些感染，如病毒或支原体等的持续感染。目前认为，上述病原体能使体内某些 IgG 分子发生变性，这种自身抗体以 IgG 分子具有免疫原性，能刺激机体产生抗变性 IgG 的自身抗体。这类自身抗体以 IgM 为主，也可以是 IgG 或 IgA 类抗体，临床称为类风湿因子（RF）。当变性 IgG 与类风湿因子（抗变性 IgG 抗体）在关节内结合，形成免疫复合物并反复沉积于关节滑膜时，可使机体内补体系统激活，产生的趋化因子（C_{3a}、C_{5a}、C_{567}）有白细胞诱性，吸引中性粒细胞向免疫复合物沉积部位聚集。中性粒细胞在吞噬免疫复合物过程中，释放出溶酶体酶，如葡萄糖苷酶、蛋白降解酶和胶原酶等，引起体液免疫反应。因此，类风湿关节炎一旦开始，由于上述自身免疫作用而使关节炎不断地向前发展。这种复杂的炎症反应与自身抗体的存在有关联，将导致滑膜增殖、血管翳形成、炎性细胞（淋巴细胞为主，嗜中性少量）聚集呈小结状和软骨退变。

最近，又找到另一些自身抗体，这些抗体主要针对胶原Ⅱ型（软骨）和胶原Ⅲ型（滑膜）。

在病因学中除了细菌、病毒等感染引起的因素外，尚有寒冷、潮湿、疲劳、营养不良、外伤、精神及内分泌和遗传等因素，尤其是寒冷和潮湿常为本病的重要诱发因素。

二、病理

本病为结缔组织疾病的一种，以关节病变为主，除关节外还可见累及皮肤、心肺、眼、脾、淋巴结等脏器、血管和神经等组织。类风湿性关节炎的基本病理是滑膜炎，由急性转为慢性。病变组织的变化虽可因部位而略有变异，但基本变化是相同的。病变特点有：

（1）弥漫或局限性组织中淋巴细胞或浆细胞的浸润，甚至淋巴滤泡形成。

（2）血管炎伴随内膜增生，致管腔狭小、阻塞，或管壁的纤维素样坏死。

（3）类风湿性肉芽肿的形成。

在疾病发展过程中，滑膜大致包括炎症（渗出、浸润）、增生、肉芽组织形成诸阶段。早期滑膜充血、水肿、纤维蛋白渗出，滑膜内有典型的单核细胞、淋巴细胞和浆细胞浸润。有些细胞常聚集成结节。关节内有积液，滑液内有大量中性粒细胞。炎性肉芽组织将侵袭滑膜下结缔组织，引起肿胀，并侵及关节囊和韧带。由于关节内积液过多，使关节囊膨胀，导致关节松弛，发生病理性半脱位，甚至完全脱位。这些肉芽组织逐渐被修复性纤维变性的组织和瘢痕所替代，使关节挛缩，造成关节畸形。

这些肉芽组织布满整个关节面，形成血管翳，干扰关节软骨摄取来自滑膜的正常营养，引起软骨坏死。在关节边缘，肉芽组织侵蚀软骨下骨，产生局部骨溶解，吸收后形成囊性变。在血管翳和软骨下肉芽组织的影响下，软骨逐渐被吸收而消失。关节周围的骨组织出现骨质疏松，随着时间的迁延，最终在关节面上形成纤维性粘连，产生纤维性强直，再转化成骨性强直。至此，类风湿性关节炎的病理进程也告结束。

除关节外，关节周围的肌腱、腱鞘也可发生炎症，使该组织纤维中有淋巴细胞、单核细胞及浆细胞浸润，严重者可见与皮下结节类似的纤维素样坏死，产生类似的肉芽组织浸润，晚期发生钙化，影响关节功能；肌肉发生萎缩，继而发生挛缩，使关节功能进一步丧失。

关节外的病变有类风湿性的皮下小结，是本病的特征性病变。小结一般为0.5～2cm，多发生在关节附近的骨隆起处。见于10%～20%的病例。这是在受压力或摩擦的部位皮下或骨膜上出现的类风湿性肉芽肿结节。中央是一团由坏死组织纤维素和免疫复合物沉积形成的坏死性物质，边缘为栅状排列的组织细胞，外层为有单核细胞浸润的肉芽组织。同样的肉芽肿结节也可见于内脏器官。类风湿性血管炎不少见，也是类风湿性关节炎的基础病变之一。脊柱的病变（特别是$C_{1、2}$）可引起神经根刺激症状或脊髓的损害。

三、临床表现

约80%病人的发病年龄在20～45岁，大多在15岁以后发病，40岁左右发病率达高峰，女性多于男性，女性与男性之比约为3∶1。

1. 起病　初发时起病多较缓慢，发病前多有受冷、受潮或过劳、精神创伤、外伤或感染等因素存在。关节症状出现前，可有乏力、低热、关节麻木酸痛、食欲减退、全身不适及体重减轻等前躯症状，可持续几周到几个月不等。随后发生一个或数个小关节疼痛、僵硬，个别也有侵犯大关节者，为游走性。以后逐渐发展为对称性、多发性关节炎。少数起病较急，多数关节同时被侵犯，伴有发热、出汗等全身症状，与风湿热极其相似。

2. 关节的改变　类风湿关节炎可侵犯任何关节，常从四肢远端的小关节开始，再上行累及其他关节。所以，手与足的小关节，特别是近端指间关节、趾间关节最常受累；其次为掌指、趾、腕、踝、肘、膝、肩和髋关节等亦常被累及。滑膜炎发生后，关节症状逐渐明显，开始时为关节自发性疼痛，或早晨觉患处关节发紧、僵硬，称为晨僵。这是一个几乎不变的表现，持续15min以上，其强度和持续时间可作为对病变活动性的估价及判断指标之一。随着病情的发展，关节肿痛逐渐明显，近端指关节肿使手指呈梭形肿胀。由于肌萎缩和肌挛缩使关节畸形，关节囊和关节韧带松弛和以后继发的挛缩，造成关节的病理性半脱位或完全脱位；关节软骨被破坏和软骨下骨被侵蚀，最终使关节发生骨性强直，如髋关节则强直于屈曲外展位、手的掌指关节强直于尺偏畸形位，严重影响病人的正常活动，甚至生活不能自理。

对类风湿关节炎病人功能状态的评定，现一般分为四级：

Ⅰ级：病人完成正常活动的能力无任何限制。

Ⅱ级：虽有中度限制，但仍能适应。

Ⅲ级：重度限制，不能完成大部分的日常工作或活动。

Ⅳ级：失去活动能力而卧床，或仅能应用轮椅活动。

3. 关节外症状 10% ~20%病人在关节的隆突部位如上肢的鹰嘴突、腕部及下肢的踝部等出现皮下小结，不易被吸收，出现后常数月或数年不见消散。此外，少数病人还伴有其他结缔组织病损，如心包粘连、血管炎、弥漫性肺间质纤维化、周围神经病变和慢性小腿溃疡等也偶可发现。

4. 类风湿性关节炎的其他类型

(1) 史蒂尔病：多见于儿童，可有高热、贫血及淋巴结、肝、脾大。关节炎可与周身表现同时出现，但也可在周身症状出现后数周、数月以至二三年始出现。10% ~20%青年型病人，类风湿因子阳性率很低，类风湿性结节少见；以多关节炎起病者，半数先后累及颈椎的小关节，影响颈的活动。

(2) 雷斗综合征：其特征是类风湿性关节炎伴有尿道炎及结膜炎。多见于男性，最初有尿道炎症状，可持续数日或数周，并有前列腺炎及膀胱炎症状，结膜炎出现较晚，可累及角膜及虹膜。

(3) 中枢型类风湿关节炎：常见于青壮年，发病率多在21 ~30岁，男性占绝大多数，男女比例约为10∶1，是侵犯脊柱和骶髂关节为主的一种类风湿性关节炎类型。有的作者将其另外分出作为一个独立疾病——强直性脊柱炎来对待。

四、检查

1. 实验室检查 血红蛋白减少，白细胞计数正常或降低，但淋巴细胞计数增加。血沉加快，但久病者可正常。约70%的病例可出现类风湿因子阳性，但阳性类风湿因子并不一定是类风湿性关节炎，其他结缔组织疾病也可为阳性。

2. 关节腔穿刺 可抽取到不透明草黄色渗出液，滑液中的白细胞明显增多，达$2\times10^9\sim75\times10^9/L$，且中性粒细胞占优势。细菌培养阴性。黏稠度降低，黏蛋白凝固力差，滑液的糖含量降低，用相差显微镜可找到类风湿细胞。渗出液中补体的相对浓度（与蛋白质含量相比较）降低，并可得到类风湿因子的阳性反应。

3. X线表现 早期可见周围软组织阴影肿大，骨质疏松，骨密度减少，正常骨小梁排列消失，关节间隙因积液而增宽。以后关节软骨下有囊腔形成，附近骨组织呈磨砂玻璃样改变。关节间隙因软骨面被破坏而变狭窄。晚期可有关节半脱位或骨性强直。X线片通常取手腕部，多示典型改变。

五、诊断和鉴别诊断

根据1977年美国风湿协会确诊类风湿性关节炎标准为：

（1）晨僵至少1h（≥6周）。

（2）3个或3个以上关节肿（≥6周）。

（3）腕、掌指关节或近端指间关节肿（≥6周）。

（4）对称性关节肿（≥6周）。

（5）皮下结节。

（6）手X线片改变。

（7）类风湿因子阳性（滴度1:32）。

确诊为类风湿性关节炎需具备4条或4条以上诊断标准。其敏感性为93%，特异性为90%。本病须与下列疾病相鉴别：

1. 风湿性关节炎 本病多发生于青少年，起病较急，主要侵犯大关节，为游走性，局部红肿，愈后不留畸形及功能障碍，易侵犯心脏。皮下小结较多见，分批出现，数日或数周消失。血清内抗链球菌溶血素

“O”、抗链球菌激酶及抗透明质酸酶均为阳性。水杨酸制剂治疗效果常迅速、显著。

2. 增生性骨关节炎 发病年龄多在40岁以上，隐性起病，主要累及脊椎骨、膝、指关节，局部无异常。关节畸形和肌肉萎缩不多见；X线示关节边缘呈唇样增生或骨刺形成，关节周围骨质有钙质沉着；血沉正常，类风湿因子阴性。

3. 结核性关节炎 多见于青少年，起病较缓，主要侵犯脊椎骨、髋、膝、踝、足，局部红肿可破溃，有窦道、畸形及功能障碍。X线发现的病变范围，常较在临床症状上有相同程度的类风湿性关节炎更为广泛。关节腔内渗出液做结核杆菌培养或动物接种常为阳性。

4. 其他结缔组织疾病（兼有多发性关节炎者） 系统性红斑狼疮与早期类风湿性关节炎不易区别。两者的实验室检查如类风湿因子和狼疮细胞都可为阳性，仅蝶状红斑或多形红斑的出现有助于鉴别诊断。系统性红斑狼疮多有心、肾等内脏累及，而且显著的关节畸形比较少见。结节性多动脉炎的病变很广泛，常有内脏累及和嗜酸粒细胞增多。皮肌炎的肌肉疼痛和水肿并不限于关节附近，心、肾病变也很多见，而关节病损则很少见。

六、治疗

类风湿性关节炎治疗的目的是：

（1）让病人了解病的性质和病程，增强病人与疾病作斗争的意志，克服困难，与医生密切配合，做好功能锻炼。

（2）缓解疼痛。

（3）抑制炎性反应，消散关节肿胀。

（4）保持关节功能，防止畸形的发生。

（5）纠正关节畸形，改善肢体功能。

目前尚无特效药物，常用的有水杨酸类药物，金盐制剂，青霉胺，皮质激素，非甾体类药物如炎痛喜康、双氯灭痛、优洛芬、萘普生等，免疫抑制剂如环磷酰胺等，免疫增强剂如左旋咪唑，中草药如蛇酒、雷公藤等。另外，理疗如热水袋、热浴、泥疗、蜡疗、电疗、红外线等，可同时配以手法推拿按摩治疗。除上述治疗外，应鼓励病人在能够耐受疼痛的情况下多活动关节，加强锻炼，避免受累关节长期处于畸形体位。在早期可采用临时夹板固定，不但能解除疼痛，还可防止畸形，又可随时卸下夹板，便于进行关节的治疗和锻炼。选择肿痛明显的关节，行常规配伍的合剂局部注射，常能迅速改善关节的肿痛症状且副作用甚微。手术治疗可达到改善症状、增进关节功能的目的。

第四节　骨质疏松症

骨质疏松是指单位体积内骨组织量减少而骨质成分不变的一种病理状态。

骨质疏松症并不是单一的疾病，而是有多种病因造成骨钙代谢异常所致，有些学者也称本症为骨质疏松综合征。本症可发生于各年龄段，但一般多见于女性，尤其在停经期后，特异型的骨质疏松可发生于30岁以下。

一、病因

1. 物理因素　因骨折、骨病或患其他病长期卧床而活动减少的病人，可出现失用性骨质疏松。

2. 先天性因素　在骨形成不全症、高胱氨酸尿症、赖氨酸尿症、马方综合征及埃当综合征等先天性疾病中都有不同程度的骨质疏松。

3. 营养因素　营养不良可引起负氮平衡，导致骨质疏松症。缺钙、镁、磷、氟等，缺维生素C，高钠饮食，维生素A或维生素D过剩等，都可引起骨质疏松。

4. 内分泌因素　性腺功能不全、库兴综合征、垂体功能紊乱、甲状腺功能减退等，都可破坏体内氮的平衡，导致骨质疏松。

5. 药物因素　长期或过量应用皮质醇类药物、甲氨蝶呤、肝素等可诱发骨质疏松。

6. 血液因素　患淋巴瘤、骨髓瘤、白血病、地中海贫血、肥大细胞症的病人都可出现骨质疏松。

7. 其他因素　如年龄的增长，酒精中毒，动脉硬化，机体“慢性酸中毒”，某些肝、肾病等，可导致骨质疏松。

二、病理

本病骨吸收增加，骨形成减少，骨小梁及致密骨质均减少，但前者减少的比例要大得多，骨骼强度减弱，当受到并不大的外力作用时，就可能出现骨折或塌陷变形。椎骨以松质骨为主，其骨质代谢功能比坚质骨明显增快，一旦发生骨质退行性改变、骨质疏松时，则也较明显地反映在椎骨松质骨上，脊柱的重力承受功能即受到影响。一般正常椎骨松质骨承受力为4 136.88～5 515.20kPa（600～800Id/in^2），而骨质疏松时的承受力则降为2 068.44kPa（300Id/in^2），甚至更少。

三、临床表现

1. 发病 早期一般无自觉症状，随着病程的进展可出现：①腰背部持续性疼痛，这是由于椎骨体发生变形引起椎旁肌肉痉挛及脊柱韧带异常紧张所致，负重活动时，症状加重。②可有局部压痛。③胸椎的压缩骨折可导致神经根的压迫，引起胸骨后疼痛及腹部疼痛。④自发长骨骨折，多见于前臂远端和股骨颈。⑤病变晚期，多节胸、腰椎体压缩致使胸椎后凸，形成驼背，腰椎前凸消失，肋弓和髂嵴间的距离缩短，胸腰间横皮纹加深，身长缩短，脊柱活动受限，呼吸幅度变浅，肺交换气体不足，易出现肺部反复感染，影响心、肺的动力性功能。

2. 实验室检查 骨质疏松症病人的血清钙、磷、碱性磷酸酶值一般都在正常范围，这和骨软化症病人的血化学变化有明显的区别，在临床鉴别诊断时可作为有用的参考。在停经或老年性骨质疏松病例中，尿钙可下降，由于制动或因皮质醇类药物诱导的骨质疏松病人可出现高钙尿症。尿的磷值由于受饮食的影响很大，故意义不大。

3. X线表现 X线片在骨质疏松的早期表现不明显，当病程进展到骨密度降低20%～30%时，X线片才能显示出脱钙。最明显的脱钙区为胸椎、腰椎和骨盆。椎体塌陷时，可呈双凹形，椎间盘向上、下椎体膨胀而呈双凸形，椎体变形呈鱼尾状，髓核凸入疏松的椎体，形成Schmorl结。有些病人椎体的塌陷可表现为前方楔形或完全被压扁。此外，由于长骨骨内膜吸收过多，长骨皮质变薄，强度减弱，骨脆性增加，可出现自发骨折，常见于股骨颈、前臂远端骨和肋骨。

四、诊断

骨质疏松症病人往往都是在出现了较严重的临床症状后才被发现，而对本病只有早期诊断，早期治疗，才能控制骨质疏松的进展，减少并发症的发生，故早期诊断尤为重要。目前，诊断骨质疏松最佳的手段是测量骨密度，借此还可估计骨质疏松的程度及评价骨质疏松的疗效。骨密度测量方法有：

1. X线片法 肉眼观察X线片上骨皮质厚度与形态，骨小梁数目、形态及排列来判定有无骨质疏松，并可粗略地将骨质疏松分为轻、中、重三度。此法无须特殊仪器，快速简明，但不能做出定量诊断及早期诊断。一般来说，当肉眼识别出X线片骨密度改变时，骨量的丢失已超过25%。

2. 定量CT测定法（QCT） 根据人体组织对X线吸收不同而X线光子衰减计算出骨组织及其他组织的密度。

3. 光子吸收骨密度仪法 此法测量骨密度的理论依据是单能光子束或双能光子束穿透骨组织时，光子束的能量因骨组织的吸收而减弱。

4. 光子散射法 其原理为在γ线或X线与物质作用时，可产生康普顿电子、γ光子能量减弱及方向改变，用高敏探头测量γ线作用于骨骼时产生的康普顿射线，可测算出骨密度。

5. 中子活化分析法 其原理为先用核射线轰击人体内无放射性的 ^{48}Ca，使其成为有放射活性的 ^{49}Ca，然后用高分辨探测器对 ^{49}Ca 发出的高能γ射线进行测量，从而测算出骨密度。

6. 超声骨密度测量法 这是近些年来发展的新技术，其原理为应用定量超声仪测量外围骨，如跟骨的超声传导速度（SOS）及超声振幅衰减（BUA）来测定骨密度和骨强度。由于此法具有廉价、操作简单、精密度高、无射线、快速等优点，已受到国内外临床的广泛欢迎。WHO诊断骨质疏松症的标准适用于定量超声。BUA的诊断标准为：正常人为 $< -1s$（s为较正常年轻人均值是1个标准差。此为我国标准，不同国家标准不一样），骨量减少为 $-1 \sim -2.5s$，骨质疏松症 $\leqslant -2.5s$。

五、治疗

控制或延缓骨质疏松病程的进展，缓解疼痛，避免并发症的发生是治疗骨质疏松症的目的，对内分泌性、营养性、血液性等病因引起的骨质疏松，应先治疗原发疾病，对老年退行性骨质疏松，则主要是对症治疗。根据治疗骨质疏松药物的作用机制，可大体将其分为三类：①抑制骨吸收的药物，如钙剂、降钙素、雌激素、雄激素等。②促进骨形成的药物，如氟化物、活化性维生素 D_3 等。③其他如无机磷盐、蛋白质、中草药等。

1. 钙剂 钙的不足是骨质疏松症病人骨吸收亢进的一重要因素，骨质疏松症病人的钙缺乏量一般为每日 500mg 以上，视病情每日补元素钙量为 500~1 500mg。乳酸钙、葡萄糖酸钙等药物，7~8g 中含 1g 元素钙，而 2~3g 碳酸钙、磷酸钙可提供 1g 元素钙。

2. 雌激素 主要作用是抑制骨吸收，减少骨量的丢失，可每日服雌二醇 0.625mg，再加黄体酮 2.5mg，每个月连服 3 周，间歇 1 周，如此反复进行。

3. 降钙素 具有强大的抑制骨吸收作用，对本病的腰背疼痛有较好的快速缓解作用。常用的有：益钙宁，10u，肌内注射，每周 2 次；或密钙息，50u，肌内注射，每周 3 次。

4. 维生素 D_3 具有抑制骨吸收，增加肠道对钙的吸收功能，并可防止继发性甲状旁腺功能亢进。可用 0.75~1μg，口服，每日 1 次；或维生素 D_3 注射液，60 万 u，肌内注射，每日 1 次。

5. 氟化物 可促进骨细胞活动，降低骨矿盐的可溶性，抵抗骨吸收。常用氟化钠，每日口服 60~150mg；或特示宝片，每次口服 1 片，每日 3 次。

6. 联合疗法 由于本病的成因很多，单一的药物治疗往往难以获得良好的效果，目前多主张联合用药。即应用钙剂配合降钙素或雌激素或维生素 D_3 或氟化物不同方法，都有效果满意的报道，至于哪种最科学、最合理、最有效，现尚无定论。

第五节　子宫内膜异位症

当具有生长功能的子宫内膜组织出现在子宫黏膜以外的部位而产生症状时，称子宫内膜异位症（endometriosis），是较常见的良性疾病。异位的子宫内膜绝大多数局限在卵巢、子宫骶骨韧带、腰骶部深层软组织等盆腔内的组织上而产生下腹痛、腰骶痛等症状，也有子宫内膜移位生长在距子宫遥远的部位，如手、臂、臀、大腿、淋巴结等处，而引起相应部位的疼痛症状。子宫内膜异位于腰骶部深层软组织而产生腰骶部疼痛者，称之为“子宫内膜异位性腰骶痛（lumbosacral pain cause endometriosis，简称 LSPE）”，其发病率近年来有明显增高趋势，但常被误诊而得不到有效治疗。因此，特在这里提出，以引起注意。

一、病因

子宫内膜异位症为良性疾病，但具有原处转移和种植能力。有些学者认为月经期脱落的子宫内膜碎屑随经血逆流，经输卵管进入腹腔，种植于卵巢表面或盆腔的腹后壁而引致内膜异位病。此外，剖宫取胎手术后形成的子宫内膜异位症是医源性的。LSPE 近年来呈增高趋势，可能和近年来剖宫产增多有一定关系。也有人认为，子宫内膜碎屑通过淋巴或静脉向远处播撒至手、臂、肺、胸膜、大腿、臀、淋巴结等处。还有一些学者认为，异位的内膜可因细胞免疫缺陷而发生。

子宫内膜异位至盆腔的组织上后，腹腔镜可见病变组织有紫褐色沉积者，有的可见白色深浊灶、火焰状红色灶、腺样息肉灶，也可在异位的组织上见到散在紫褐色出血点或结节，也可相互粘连融合成块，并向组织深层发展。在病灶处取少量组织进行病理检查，可见到典型的异位内膜腺体或腺样结构、内膜间质及其出血灶。病程长、病灶局部异位内膜反复出血，上述典型的组织结构可能被破坏而不能见到，见到的是一纤维粘连块。这是因为异位内膜可随卵巢周期而有增生期和分泌期的变化。但大多数异位内膜，特别是晚期病变者，往往仅表现为增生期变化。这可能与异位内膜周围组织过度纤维化，以致供血不足所致。

二、症状

病人多为30～40岁的妇女。一部分病人与遗传有关，直系亲属中有此症者发病率较对照组明显提高。腰骶部疼痛为主要症状，病人诉疼痛位置较深在，不能诉具体部位，只能讲腰骶部这一片疼痛，可放射至会阴部、肛门或大腿部。病初大多疼痛和卵巢的周期性排卵有一定关系。常于经前1～2d最剧，至月经干净后随异位内膜出血停止而逐渐缓解以致消失。妊娠或服用性激素使排卵受到抑制时，能暂时阻止疼痛症状，也有周期性腰骶痛不与月经同步而出现较晚者；少数病变严重的病人诉长期持续性腰骶痛，至月经期疼痛更剧。病变后期，月经周期变化和腰骶部疼痛无明显关系。病人常呈持续性腰骶部疼痛，劳累和天气变化可使症状加重而经期并不明显增重。这时内膜异位病灶处的病理变化呈现的是以纤维增生为主的病理变化，最易被误诊。

子宫内膜异位症引起的腰骶疼痛，在有的病人常和痛经症状同时存在。有些病人除腰骶痛外，还有肛门坠胀感和性交痛症状，经期尤甚。也有的病人还有腹泻或便秘，甚至有周期性便血症状。如果病人还有卵巢子宫内膜异位囊肿存在，囊肿破裂时可引起急性腹痛和腹膜刺激征。

子宫内膜异位症病人的不孕率较正常人高。正常妇女不孕率为15%，子宫内膜异位病人可高达40%。

一些子宫内膜异位症病人有剖宫产史。

三、检查

青壮年妇女一些不明原因的腰骶痛，要考虑本病的存在。这些病人在腰骶部疼痛部位上找不到明显压痛点，CT或MRI检查也不能发现明显异常，即使检查有椎间盘突出或膨出存在，常和临床症状、体征不一致，且按椎间盘突出症进行牵引、按摩等各种方法长期治疗无效，依据CT或MRI的定位显示个别病人做了手术，有的并没发现髓核突出存在；有的只有轻度膨出。手术中虽然都做了髓核摘除，这些病人术后腰骶痛症状依然存在。

典型的子宫内膜异位症表现为子宫被粘连，致后倾固定；子宫亦可稍增大，子宫的一侧或双侧附件处扪及与子宫相连的不活动的肿块，有压痛；子宫骶骨韧带、子宫后壁或后凹陷处可扪及有米粒至蚕豆大小等形状不规则的硬结节，触痛明显。子宫内膜异位引起的腰骶痛病人，于病人诉说的腰骶部疼痛部位上找不到明显压痛点，而于下腹部深压、触及下腹部或盆腔后部深层腰骶部组织时，常有明显的深在压痛存在。瘦弱病人的明显压痛处有时似乎还可扪及索条状或大小不等的小块，这些小的阳性物不能移动，但有明显压痛。

确切诊断为在压痛点大致定位的基础上行腹腔镜检查，在腹后壁找到病灶后行病理切片检查，必要时可行剖腹探查以明确诊断。

也可对怀疑 LSPE 存在的病人，先按 LSPE 进行实验性治疗，治疗有效，则 LSPE 的诊断就可基本确立。

青壮年妇女长期不明原因的腰骶痛且久治症状不消者，应考虑 LSPE 的可能。

四、预防

1. 防止经血倒流 经期不做盆腔检查，如必须，操作应轻柔；先天性生殖道畸形及后天性阴道狭窄、宫颈粘连等，应尽早手术治疗，以免潴留的经血倒流腹腔。月经前应禁止做各种输卵管通畅实验，以免内膜碎屑进入腹腔。

2. 应避免中孕期做剖宫产 如确需手术，应该用纱布保护好子宫切口，防止子宫腔内容流入腹腔；缝合子宫壁时，缝针避免穿过子宫内膜层；缝合腹膜后需用水反复冲洗腹壁切口。

3. 其他 同时合并有痛经的婚龄妇女，若情况许可，采取婚育方式可中止腰骶痛和痛经的症状。长期服用避孕药片抑制排卵可促使子宫内膜萎缩和经量减少，可减少子宫内膜异位症的发生。

五、治疗

根据病人年龄、症状、病变部位、范围及对生育的要求，在妇产科医师协同下开展治疗工作。重要的是从事颈腰痛的防治工作者，要考虑到本病存在可能。

如腰骶痛症状较轻，经期症状加重也不明显者，可给予阿司匹林或抗前列腺素抑制剂如消炎痛等对症治疗。并做 6 个月随访观察，必要时同时请妇产科医师做盆腔检查1次。

对腰骶痛症状较重而与月经周期有明显关系者，可采用性激素以抑制排卵，以达缓解症状的目的。常用药物有妇康片（炔诺酮)、妇宁片(甲地孕酮)、安宫黄体酮（甲孕酮）等。自月经第六至二十五天服药，每日4~8mg以抑制排卵，可连服3~6个月。也有人提出用雄激素也有缓解疼痛的作用，如小剂量甲基睾丸素每日5mg舌下含服，连续服3~6个月。也可服用丹那唑（dannagol）暂时减少卵巢激素分泌的假绝经疗法进行治疗。由于停药后症状可复发且症状更重，加之药物副作用较大，治疗过程中易发生突破性出血，还可能对肝脏造成损害，因此对确实不能耐受手术的病人外，一般不宜采用假孕疗法。

对盆腔有较大包块而诊断尚未十分明确者，以及肝功能异常者，忌用性激素治疗。

对腰骶痛症状较重者，可采用骶管注射注入常规配伍的药液30ml，可明显改善病人的症状。

症状严重、非手术治疗无效者，可进行子宫内膜异位组织的切除术。

第四篇

治　疗

第一章　椎管外软组织病变引致的颈腰肢痛

由于椎管内软组织和椎管外软组织病变引起的颈腰肢的治疗方法不同，所以，为了获得有效治疗，首先要把这两类病变区别开来。椎管内软组织病变引起的颈腰肢痛的治疗方法，已在第三篇中作了详细的介绍，本章主要介绍的是椎管外软组织病变引起的颈腰肢痛的治疗方法。由于下面介绍的一些治疗方法，有的是针对病变局部进行处理的，因此在治疗前还要明确椎管外软组织病变发生的具体部位、组织，以求得更有效的治疗效果。

一、明确治疗对象

要十分清醒地认识到，医生面对的是需要医治的病人，而不是一台损坏的仪器。因此，在治疗时必须考虑到病人的精神、思想和心理状况，尤其是疼痛病人存在着这方面的因素较多。还要考虑到病人的特殊要求。因此，在遵循一般治疗规律和处理原则下，最好针对每个病人而制定出一些相应的治疗方案。

1. 要有应变特殊情况的治疗手段　如果这个病人是一位国家元首，要在1h后接待另一个国家的总统；如果她是一个女足运动员的主力，正在争夺奥运会冠军；就是一个普通平民，如果今天就是他的婚禧之日，请柬早已发出，宾客几小时将纷沓而至……医生要会对这些特殊问题采取相应的合适的治疗措施，既要达到减轻病人痛苦的目的，又要使病人能光彩地完成他的使命。不能像社会上的某些门诊部那样，只会用所学到的一方一法去治疗所有的颈腰肢痛病人。

2. 要减轻病人思想负担 有的病人的病痛本身并不太重，但精神和心理负担很重。病人会问：我的病痛是不是因骨质增生压迫了神经所致？我会不会是目前还治不好的类风湿关节炎？病人的一位朋友患剧烈背痛是癌转移所致，于是病人会问：我是不是也是由癌肿引起……这类病人求诊的主要目的是想得到明确诊断。因此，医生对这些病人就必须详细说清其病情，克服其精神障碍和减轻其心理负担，最后开一些口服的镇静剂、止痛药和 B 族维生素就行了。

3. 时效效应 在目前快节奏工作和生活的时代，对多数病人来讲，需要的是花费在治疗上的时间要少而效果要好的治疗方法。希望医生采取让他们往医院跑的次数尽量少就能缓解他们病痛的方法。一些老人虽然退休了，但是含饴携孙、烧饭做菜等使他们也感时间紧迫；青壮年是当今“时间就是金钱”的实施者，时间当然更为可贵了。他们常常以减少睡眠获取时间来应付工作，何况治病呢？这些病人虽然也会考虑到治疗的费用问题，但只要能真正达到上述目的，钱还是愿意花的。

4. 副作用 有的病人怕痛，怕药有副作用，所以也怕使用药物治疗，但是却有时间去接受其他治疗。因此，这类病人在治疗时就不能采用针灸、病变部位注射疗法和药物治疗等，而应采用理疗、按摩等方法。

二、尽早治疗

颈腰肢痛和其他疾病一样，也需要争取早日治疗。早期治疗不仅病人的软组织病变范围较局限，并且也相对容易治疗、治疗收效快、康复得快且彻底。大多病人在早期病变只局限在一侧，如不及时治疗，病变范围就会扩大。这是因为病变部位的软组织为了减少疼痛，就要尽量避免活动，这样它的活动通过机体的“系列补偿调节（serial compansatory regulation）”功能，就要以增加同侧其他无病变软组织的工作量来补偿，以维持原来的活动功能。例如一侧腰骶肌病变，开始只局限于 L_4 椎板部位，但为了减少疼痛，就在活动时尽量避免这组肌纤维的伸缩活动。如人体在向病侧弯曲时，通过系列补偿调节机制就要以增加同侧无病变的骶棘肌的收缩功能进行补偿来达到向病侧弯曲的目的。久而久之，同一侧原没病变的软组织在长期增大负荷的活动状态下也发生了病变，造成了病变在同侧的范围扩大。此外，原需要两侧软组织共同完成的功能，如需要两侧骶棘肌共同收缩完成的人体前屈、后伸和维持站立的功能，由于一侧软组织发生了病变，在需要完成这些功能时，就需要通过"对应系列补偿调节（crresponding compensatory regulation）"功能以增加无病变侧软组织的工作量进行补偿来达到这些功能的实现。久而久之，对侧的软组织在长期增大负荷的活动状态下也发生了病变。造成了病变从一侧向另一侧的范围的扩大。随着病变范围的扩大，病人的疼痛面积也增大，给治疗也带来了困难。因此，软组织病痛也要尽早治疗。

第一节　制动休息

急性发作的颈腰肢痛症状很重的病人，常不能认识到病变部位的制动休息对他们是一个积极而有意义的有效治疗措施，却认为"休息"不是"治疗"。对于急性软组织病变及慢性软组织病变急性发作期的病人，病变部位的制动休息是必需的。病变部位软组织的制动休息有利于病变的恢复，避免病变组织受到进一步的损害而使病变加重，使病变的恢复期及疼痛延长。因生活或工作的需要，在急性期不能完全卧床休息的病人，可根据软组织病变部位的不同而采用一些不同的简单的病变组织局部制动休息方法。例如：

（1）肩臂部软组织急性病变时，可采用患臂三角巾颈部悬吊法制动休息，以减少肩臂部软组织的活动，有利于病变的恢复；头颈部软组织病变时，可使用颈围制动法以减少神经根的磨损，使颈肌得到休息，有利于劳损性病变的恢复。颈围至症状消失 2～3 周后方可停止使用。颈围的制作很简单，用普通硬板纸或废 X 光胶片、皮革均可。尺寸按照自己的颈部高度及周径剪裁，一般长 42～45cm，宽 8～10cm。两端比中间稍窄，硬纸板、胶片或皮革的外面用薄海绵或泡沫塑料包裹，再做一个布套，两端安上纽扣或系带均可。使用时，应能使颈略前屈15°~20°为宜，即颈围后部应从枕骨结节至 C_7 棘突，前部应从胸骨柄上缘到下颌骨。白天带上，晚上休息时可除去。

（2）腰部软组织病变可以使用石膏腰围。对石膏腰围的要求是：穿上后病人能自如活动和处理日常生活和工作，并使病人感到舒适。在易压迫的部位必须加上厚棉垫以保护。制作石膏腰围时，为使腰部伸直，可让病人一只脚放在小凳上站直，还必须使其紧贴腹部塑铸。以便利用腹压支撑脊柱而减轻腰肌的负荷。石膏腰围的边缘曲线必须与下肋缘、髂嵴塑铸得当，以防病人变换身体姿势时产生摩擦。为便于晚上病人休息，可将石膏腰围做成前后两半，白天穿上（穿时前后两半用缚带缠捆就可），晚上脱下。为了减少石膏腰围的重量，可用塑料作为原材料，由医生根据病人体型，像制作石膏腰围一样制成塑料腰围。这种塑料腰围具有重量轻、可塑性好、强度大、清洁干净等优点。石膏或塑料腰围只是在急性腰痛病人不能卧床休息的特殊情况下使用，不要作为一种常规的治疗手段。不愿穿石膏或塑料腰围的病人，也可使用紧身的带有坚强腹部束带的腰支架制动休息法；对膝部软组织病变采用夹板固定制动法；对踝部软组织病变使用石膏托制动休息等。

对腰部及下肢的软组织急性病变，卧床休息是一种最简单而有效的制动方法。病变部位软组织制动休息或卧床休息是软组织急性病变引起的急性剧烈性颈腰肢痛的积极而意义的治疗方法之一，也是急性病变或慢性病变急性发作期康复的最好方法。制动休息或卧床休息到急性期过去后再下床步行，或颈部病变在上肢体活动时已无明显疼痛时为止。之后，病人在疼痛日益减轻情况下逐渐增加活动范围和活动量。

第二节　止痛剂的应用

“疼痛”是人们的一种不愉快的主观感受和情绪伤害。对引起痛感受的“阈度”和对疼痛的忍受程度，人与人之间相差很大，可谓因人而异，并且也显著地受到精神、情绪的影响。

2004 年 10 月 11 日是世界第一个镇痛日，其口号是：免除疼痛是人类的基本权利。有多种方法来消除人们的疼痛症状，但使用止痛剂是最主要、最方便、最直接、最基本的方法。

一、疼痛的度量

长期以来，人们一直在寻找能对疼痛定性、定量的客观指标。疼痛时心跳、呼吸加快，代谢增加、血压增高，疼痛部位肌电图测定有紧张性电位存在，皮肤痛点处的皮肤温度、电阻值等均有些变化。但这些变化都缺乏特异性和恒定的规律性，且其测定数值受外界因素的影响较大。如皮肤“点体温”测定数值大小明显受“点测量笔”按压皮肤的压力大小的影响。因此，这些检查都无法拿来作为“疼痛”的定性、定量指标。

目前临床上常用的对疼痛程度的度量办法是一种模糊的、灰色计量方法，即把学生用厘米直尺，改装成刻有 0 ~ 10 个等距离标记的“疼痛强度测量尺”。把疼痛程度分为 0 ~ 10 个等级。0 为不痛，1 ~ 3 级为轻度疼痛，4 ~ 6 级为中度疼痛，7 ~ 9 级为重度疼痛。第 10 级为剧烈疼痛，可用“痛不欲生”、“痛不可忍”来形容这个等级的疼痛程度。令病人根据自己当时的疼痛程度来确定在“疼痛强度尺”的位置，在病历本上加以记载。经治疗疼痛减轻后，下次复诊时再叫病人确定这时的疼痛在“疼痛强度尺”上的位置，再记录在第二次的复诊病历本上。这样，就能把病人的主观的痛感受，转化成可比较的“数字”了。对确定病人的疼痛程度和判别治疗效果有了相对客观的可比较的“指标”了。

二、颈腰肢痛与晚期癌痛等病人使用止痛剂的不同

颈腰肢痛病人使用止痛剂的原则，与对原发病目前尚缺乏有效治疗的难治性三叉神经痛、舌咽神经痛、类风湿性关节炎等疼痛病人及晚期癌痛等疾病不尽相同。颈腰肢痛病人适当应用止痛剂对于缓解病人痛苦、消除疼痛带来的一些精神心理因素是必要的，但不能是唯一的治疗手段。颈腰肢痛病人若也像晚期癌痛病人一样只靠止痛剂治疗，就会延误病情，引起病变范围的扩展和病情的加重。也不可能企望使用止痛剂后一下子就能使疼痛完全消失，更重要的是要同时紧跟上针对引起颈腰肢痛病因的一些有效的治疗手段。在这些治疗方法的应用下，随着病痛减轻，逐渐减少止痛剂的用量。对严重的颈腰肢痛病人一开始就可使用

止痛作用较强的止痛剂。在其他治疗方法的配合应用下取得效果后，要有计划地逐渐减少止（镇）痛剂的用药量。若引起颈腰肢痛的病因尚未完全治愈，止痛剂减量太快又出现疼痛加重现象时，要及时恢复到减量前的用量，维持一段时间后再逐渐小剂量的减少用量。对应用止痛剂效果不明显的病人，可以同时适量加用非那根（异丙嗪）、舒乐安定等镇静剂配伍应用，以增加止痛剂的效果并减少因疼痛而造成的病人心理紧张因素。作为医生，对颈腰肢痛病人切不可只指望用止痛剂使病人从疼痛中解脱出来，对病人只是简单地一开止痛剂就打发之。对颈腰肢痛病人来讲，切不可使用止痛剂后不痛了就误认为病已好了。颈腰肢痛病人使用止痛剂的目的，就是使病人能在疼痛减轻或消失的情况下，等待确诊病因和医生对病因治疗的效果显现。实际上，止痛剂只是一种辅助治疗手段，主要是依靠医生的正确诊断，针对性的选择一些治疗软组织病变的有效措施，才能尽快地使病人从疼痛中真正解脱出来。使用止痛剂只是为了更好地实施这些有效的治疗手段而已。

对于晚期癌肿及目前尚缺乏有效治疗的疾病引起的疼痛，为了提高有限的生存生命质量，使用有效的止痛剂可能是唯一的治疗手段了。对于止痛剂的应用必须注意是：不要等病人因疼痛而渴求时才给予。止痛剂要从过去的“按需”给药，改变为“按时”给药，并且在一开始就要给予相对足够的量。具体内容详见下面的“止痛剂三阶梯使用原则”介绍。

三、止痛剂的4－By使用原则

对于需长时间使用止痛剂的病人，应按“4－by”原则给药：

1. by the ladder（阶梯给药） 即先用一般止痛剂，效果不满意时用较强止痛剂，仍不满意，再用弱阿片类药物，最后使用强阿片类药物。每增级前先合用镇静剂以增加止痛效果，无效再增级。

2. by mouth（口服给药） 应尽量首选口服给药途径，这样不仅用药方便，不伤及皮肤血管，也利于病人长期用药。

3. by the clock（按时给药） 在前次药效消除前给予下次剂量，可避免病人在病变没治愈前再次接受疼痛的煎熬。

4. by individual（因人而异用药） 不同病人对止痛剂不同品种的

敏感性和达到止痛效果的剂量不完全相同。在同一类药中，有的对这种药有效，有的对那种药有效；对同一类、同一种药有效的病人，有的用小剂量就起效，有的要用较大剂量才有效，个体差异很大。止痛药应根据每个病人的需要由小到大，直至病人疼痛消失才能称为有效。

四、常用止痛剂

常用的消炎止痛剂有：肠溶阿司匹林、炎痛喜康、双氯灭痛、水杨酸镁、萘普生、布洛芬、芬必得（布洛芬缓释胶囊）、氨糖美辛等。成瘾性、麻醉性止痛剂如吗啡、哌替啶、芬太尼、强痛定等，在急性剧烈性颈腰肢痛病人也可短暂使用。

（一）常用西药止痛剂

1. 去痛定（Piminodine） 其镇痛作用较哌替啶强、每次肌内注射 10～20mg，必要时每 4h 1 次。口服每次 25～50mg。

2. 颅痛定（Rotundine） 有镇静及催眠作用。镇痛作用较哌替啶弱但比消炎止痛剂强，对慢性疼痛、钝痛效果较好。有片剂和针剂二种类型。

3. 反胺苯环醇（曲马多、Tramal） 为人工合成的非吗啡类新型安全、强效镇痛药。有较好的临床镇痛效果而很少有阿片类药的副作用。胶囊每粒 50mg，每次 50～100mg，每日 2～3 次。针剂每支 50mg 或 100mg，每日每千克体重肌内注射或静脉注射 1.5～2mg。1 个疗程可达 3 周。

止（镇）痛剂的种类很多，可根据每个地区具体情况选用。除非症状剧烈病人外，对一般的颈腰肢痛病人，选用止（镇）痛剂类的一般消炎止痛药就能达到辅助治疗的目的，不必强求使用某一种特定的药。但不管用哪种止（镇）痛药，按“时”给药，开始给“足”及逐渐“减量”的用药原则是不变的。

除内服止痛剂外，还有外用止痛剂可以配伍应用：①芬太尼软膏，可通过皮肤给药达到止痛效果。②10% 地卡因软膏，可通过阴道等黏膜给药达到止痛效果，适用于阴道痉挛、疼痛病人，用药 10min 后发挥作用。③硝酸甘油贴可用于痛经、肠痉挛、尿道痉挛性疼痛等病人。每 4～5h 可释放硝酸甘油 10mg，将贴片分成四等份，贴于腹部。每日 1

贴，大多4d可缓解疼痛。

（二）常用中药止痛剂

中医药是我国之瑰宝。不论是用于疾病的治疗还是预防，已成为世界医学领域中的重要组成部分，在疼痛治疗方面也不例外，不少单味中药都具有良好的止痛作用。中药的水煎剂、酒溶剂和药末（冲服）以及中药丸（内服）或膏（外用），都能发挥止痛效果。辨证使用单味止痛中药或配伍的中药止痛方剂，会获得很好的止痛效果。在大多情况下应用中药止痛治疗，不仅疗效好、副作用小，而且药源充足、价格低廉，因此应当进一步发掘和扩大其应用。

1. 止痛剂的机理　中药止痛剂的止痛机理有二。

（1）中药的双向调节作用：中医认为，机体脏腑功能“失调”是产生疾病和痛苦的根本，中药可使脏腑功能恢复平衡而消除“疼痛”。因而中药“止痛”是通过消除疾病来达到止痛目的的，具有治病和止痛的双向作用。在使用中药止痛剂前，首先应明确疾病的起因，不同的疾病应用不同的止痛剂。例如，中药“细辛”，可治头痛、身痛，尤其头面部痛和牙痛疗效更好。但是由于其药性为辛温性烈，能外散风寒、内化寒饮，故它可治风寒外感之头痛、身痛。头痛、身痛治好了，病也好了。如果阴虚阳亢引起的头痛，使用细辛会愈治愈重。西医的“止痛剂”只有单纯的“止痛”作用，没有治病的作用，不是针对疾病本身的，故用药后虽不痛了，但病并没有好。药效一过痛会再现。

（2）“通则不痛”、“松则不痛”：中医认为活血化淤、理气通络的中药可达“通则不痛”的止痛效果；一些解痉的中药因可达“松则不痛”的目的，因此也具有了止痛效果。由于具有“通络”和“解痉”作用的中药很多，具体挑选哪一种或几种“中药”，就必须先判明每一位有“疼痛”症状的病人，是由哪些病因所引起，据此来选用中药。辨证用药，才能取得预期的止痛效果。

2. 止痛效果

（1）早期应用中药止痛剂效果会更好：疼痛病人早期服用中药治疗，效果会更好。北京中日友好医院李佩文主任医师曾统计300例肝癌病人，服用中药3个月以上者，其疼痛的发生明显轻于不用中药者。

（2）心理调节和饮食调节明显影响中药止痛剂的止痛效果：疼痛

病人应静心、安心治疗，正确对待疾病，避免忧思伤虑和脾气暴躁；否则，不利于疾病的治疗和康复，也会影响中药止痛剂的效果。食物中的花椒、大料、丁香、肉桂等辛温调味品，会影响中药止痛剂的止痛效果，应加以注意。

（3）中、西止痛剂合用效果好：中药与西药止痛剂配合使用，既可增加止痛效果，又可减少西药止痛剂的副作用。例如芍药甘草汤加米壳水煎服，对腹部癌痛有效，又可增加二氢埃托啡（含服）的镇痛效果。透骨草、骨碎补、补骨脂三味中药对骨痛有效，也可加强解热镇痛药及骨转移癌疼痛的止痛效果。肝癌的剧痛常使病人依靠阿片制剂度日，如用蟾酥、元胡、山甲、青皮煎浓汁外敷肝区，会加强止痛效果，并能减少阿片制剂的用量和副作用。

（4）中药内服和外用联合应用：中药止痛剂内服与外用同时应用于同一病痛病人，不仅可提高止痛效果，并且疗效要比单用持久得多，还可降低用药的副作用。中药外用止痛近年发展很快，如冰片溶解于20%～50%浓度的酒精中，就成为简单又实用的外用止痛剂。乳香、没药、血竭、姜黄、红花等都是易溶于酒精的外用止痛剂。

3. 西药和中药止痛剂的不同

（1）中药采集容易：山区、农村可因地制宜采集当地的中药使用，而西药止痛剂必须购买。

（2）中药制作方便：中药制剂除注射用外，制作容易、方便，而西药制作则必须有一定的设备。

（3）中药使用方便：水煎、酒溶、膏、丸、散内服、外用都十分方便。

（4）中药止痛剂治病又止痛：西药止痛剂只有单纯的止痛作用，一种止痛剂可适合内、外、妇各种病痛的使用，但对引起疼痛的疾病没有治疗作用。而中药止痛剂在大多数情况下不仅有止痛作用，也可以治疗引起疼痛的疾病。故疼痛消失了，引起疼痛的疾病也治好了。

4. 常用单味中药止痛剂

（1）常用单味中药止痛剂：见表4－1。

表 4 –1　单味中药止痛剂

药名	性味	功能	主治	剂量(g)
牛筋草	甘、淡、微寒	清热利湿,解毒,止血	风湿性关节炎	15 ~ 30
土牛膝	甘、苦、平	破血,通经,壮筋骨,解毒利尿	跌打损伤,风湿性关节痛,痛经,热淋疼痛	9 ~ 15
羌活	辛、苦、温	发表散寒,祛风胜湿,治风湿兼有炎症者	寒表症,寒热头痛,肢体疼痛;风湿关节疼痛	3 ~ 9
独活	辛、苦、温	祛风胜湿,止痛	风湿关节痛,感冒,头痛	6 ~ 9
五加皮	辛、甘、温	散风祛湿,强健筋骨	风寒湿痹、关节痛拘挛;腰膝酸软、筋骨无力	3 ~ 12
木瓜	酸、温、香	舒筋活络,和胃化湿	湿痹脚气,项强筋急,霍乱转筋	6 ~ 12
威灵仙	辛、咸、温	祛风除湿,通络止痛	肢体疼痛,顽麻不行;脚气肿痛,步履艰难	6 ~ 12
秦艽	辛、苦、平	除风湿,退虚热	风湿肢节疼痛,骨蒸劳热盗汗	3 ~ 12
苍耳子	辛、苦、温	祛风胜湿,通窍止痛	风湿痹痛,关节不利,四肢拘挛	3 ~ 9
豨莶草	苦、辛、寒	祛风湿,利筋骨	关节不利,肢体麻木,口眼歪斜,痛风,坐骨神经痛,降血压	6 ~ 15
乌梢蛇	甘、咸、温,有毒	祛风通络,定惊解痉	肢体麻木,半身不遂	3 ~ 12
白花蛇	甘、咸、温,有毒	祛风通络,定惊	风湿麻痹,筋脉拘急,骨节疼痛;肌肉顽痹;半身不遂,口眼歪斜,语言不清;破伤风	3 ~ 5

续表

药名	性味	功能	主治	剂量(g)
千年健	苦、辛、微甘、温	祛风湿,壮筋骨	风寒湿痹、筋骨疼痛、拘挛麻木等症	3~9
白藓皮	辛、苦、寒	清热解毒,除湿祛风	风湿腿痛;湿热疮疡	3~9
猴耳草	辛、苦、温、气香	祛风湿,利筋骨,活络止痛	风湿关节疼痛、肢节不利等	9~20
海桐皮	苦、平	祛风湿,通经络	风湿关节痛,腰膝痛;气血凝滞之臂痛	3~12
石南藤	辛、甘、苦	祛风湿,壮筋骨	风湿关节痛;劳损筋骨痛	3~9
络石藤	苦、辛、微寒	祛风通络,凉血消痈	风湿关节痛,筋脉拘挛;疮痈;喉痹肿塞,喘息不通	3~12
徐长卿	辛、苦、温	祛风胜湿,散淤止痛	风湿关节疼痛,荨麻疹;跌打损伤,毒蛇咬伤;痧证腹痛	6~15
角篙	辛、苦、微温,小毒	祛风除湿,止泄	风湿腿痛;腹泻	9~15
白蒺藜	辛、苦、寒	疏肝祛风 ,明目	胸肋不舒,乳汁不通;目赤多泪,头晕目眩;皮肤风疹,瘙痒不已	6~12
老鹳草	苦、辛、微温	祛风胜湿,活血止痛	风湿关节疼痛,肢体麻木;跌损扭伤疼痛,红肿	15~30
伸筋草	辛、苦、温	舒筋活血,祛风通络	风寒湿痹,关节疼痛;风痹拘挛,关节不利	9~30
肉桂	辛、甘、大热	温中补阳,散寒止痛	腰膝冷痛,小便不利,水肿气喘;脘腹冷痛,寒疝腹痛,阴寒经痛	3~9

续表

药名	性味	功能	主治	剂量(g)
川椒	辛、大热、小毒	温中止痛,杀虫	脘腹冷痛;风湿痹痛	2~6
荜拔	辛、热	温胃,止吐,止痛	胃寒脘腹痛,吐泻;寒邪外凝,火郁于内的头痛,牙痛(水煎服)	2~6
毕澄茄	辛、苦、温	温中下气,散寒止痛	胃寒疼痛,呕吐,食欲不振;下焦虚寒,小便不利	2~3
细辛	辛、温	散寒祛风(上疏头风,下通肾气),止咳,止痛	主治外感风寒之头痛,身痛	1.5~6
洋金花	辛、苦、温,有毒	除风湿,止痛,定喘	胃痛,腹痛,风湿痛;慢性支气管炎,哮喘	0.15~0.3
景天三七(金不换、土三七)	甘、微酸、平	止血,安神,镇痛	吐血,咯血,牙齿出血,内伤出血,崩漏带下;癔病、心悸失眠、烦躁惊狂;热疖疮毒及虫咬伤	9~15
蚊母草(仙桃草、活血丹)	甘、温	活血,止血,止痛,接骨	咯血,吐血,便血;跌打损伤	9~15
川芎	辛、温、异香	活血,行气,祛风止痛	头痛,身痛,风湿痛;经痛,经闭腹痛	3~9
郁金	辛、苦、寒	行气解郁,凉血破淤	胸胁胀痛,行经腹痛;湿温胸痞,神志不清;吐血,鼻出血,惊痫癫狂	3~9
姜黄	苦、辛、温	破血行气,通经止痛	气滞血淤,胸胁疼痛,经闭腹痛;风痹肢节痛	3~9

续表

药名	性味	功能	主治	剂量(g)
莪术	辛、苦、温	行气破血,消积止痛	淤血腹痛,症瘕积聚	3~9
三棱	苦、平	行气破血,消坚积	淤血腹痛,症瘕积聚	3~9
红花	辛、甘、微温	活血通经,祛淤止痛	跌打损伤,淤血作痛;血淤经闭,症瘕腹痛,产后血晕	3~9
牛膝	苦、甘、平	破淤通经,强壮筋骨,通利关节	腰膝酸痛,关节不利;血淤经闭,症瘕腹痛	6~18
元胡	辛、苦、温	活血,利气,止痛	四肢血滞痛;心腹诸痛,痛经,疝痛	3~9
五灵脂	甘、辛、温	通利血脉,散淤止痛	心腹诸痛,痛经;经前腹痛,产后枕痛	3~9
乳香	苦、辛、温	活血止痛,排脓	胃痛;跌打损伤,痈疽疮肿	3~9
没药	苦、平	活血止痛,排脓	胃痛;跌打损伤,痈疽疮肿	3~12
苏木	甘、咸、平	行气祛淤,止痛消肿	产后血淤,经闭;跌打损伤	3~9
刘寄奴	苦、温	破血通经,消淤止痛	碰伤,跌伤疼痛,刀伤出血	6~9
自然铜	辛、平	续经接骨,散淤止痛	跌打损伤疼痛,配伍土元治骨折	3~9
天麻	辛、甘、微温	祛风解痉,止头目眩晕	惊风痉挛抽搐;头目眩晕,痹痛,肢麻,中风	3~9
白术	苦、甘、温	补脾益气,燥湿利水,固表止汗	风湿身痛,表虚自汗;脾虚湿胜,食少泄泻	3~12
骨碎补	苦、温	补肾壮骨,续折伤	跌打折伤,骨节疼痛;肾虚阳浮之耳鸣,牙痛久泻	6~15
肉苁蓉	甘、咸、温	补肾壮阳,润肠通便	肾虚阳痿,腰膝冷痛;血虚便秘,不育	6~18
杜仲	甘、微辛、温	补肝肾,强筋骨,安胎,降血压	肝肾虚弱,腰膝无力,头晕目眩;阳痿遗精,小便频数;胎动,胎漏	6~15

续表

药名	性味	功能	主治	剂量(g)
续断	苦、甘、微温	补肝肾,续筋骨,止崩漏	腰膝酸软,步履艰难;跌打损伤,筋断骨折;风寒湿痹,肢体疼痛;崩漏,胎动	3~15
菟丝子	甘、平	补肝肾,益精髓	腰痛腿弱,头晕目眩;阳痿遗精,小便频数	6~15
巴戟天	辛、甘、微温	补肾壮阳,强筋骨,祛风湿	腰膝酸软,肢体疼痛;肾虚阳痿,早泄;寒疝,少腹引痛;脚气,下肢肿痛	3~18
枸杞子	甘、平	滋补肝肾,益精明目	虚劳精亏,腰脊酸痛,阳痿遗精;头晕目昏,肝虚流泪	3~12
鸡血藤	苦、微甘、温	补血行血,舒筋活络	血虚经闭,腰膝酸痛,筋骨酸软,肢麻;月经不调,行经腹痛,风湿痹痛	15~60
桑寄生	甘、苦、平	补肝肾,除风湿,强筋骨,益血安胎	腰膝酸痛,关节不利,麻木不仁;胎动不安,胎漏下血	15~30
龟板(败龟板、下甲)	甘、咸、寒	滋阴潜阳,益肾健骨	肾阴不足筋骨不健,腰腿酸软;骨蒸盗汗,头晕目眩,耳鸣耳聋,健忘失眠;劫津动风痉挛抽搐;小儿囟门不合,牙齿迟生;崩漏下血	9~30
合欢(夜合)	性平味甘	花能镇静,安神,解郁,皮能活血,止痛,消肿	失眠,神经衰弱,跌打损伤,疮痈肿毒	6~15
夜交藤(何首乌藤茎)	甘、平、凉	养心安神,祛风通络	失眠,催眠,颈腰肢痛	15~30

续表

药名	性味	功能	主治	剂量(g)
狗骨	性温味辛咸	健脾活络,除风祛湿,消肿止痛	风湿性关节炎,腰腿无力疼痛,四肢麻木,抗炎,减轻关节疼痛	腿骨烧灰6g,每日2次,酒冲服

(2)以痛病因分类选用单味中药:见表4-2。

表4-2　以疼痛病因分类选用的单味中药

病因	药名	性味	功能	剂量(g)
风湿痹痛	千金藤	凉、温、小毒	清热解毒,通经活络,祛风除湿,利尿通淋	9~15
	白毛藤	微寒、甘、微苦、小毒	清热解毒,除湿,祛风,凉血,消肿,利尿	9~30
	紫金牛	平、辛、微苦	通经,止血,祛风,除湿,消疳,解毒	15~30
	老鹳草	微温、苦、微辛	祛风,活血,通经络,壮筋骨,益气血	15~30
	八角枫	温、辛、有毒	祛风除湿,散淤止痛;中毒可用叶子煎服解毒	根:3~9;茎叶:9~15
	艾(全草)	温、苦、辛	理气血,逐寒湿,止血,通经,安胎	6~15
风湿性腰痛	山葡萄	凉、甘、小毒	清热解毒,祛风除湿	15~30
	南蛇藤	温、微辛	祛风利湿,强健筋骨,活血通络,解毒消肿	9~15
	算盘子	凉、苦、微涩	清热消积,活血止痛,祛风止泻	15~30
	角蒿(野芝麻)	微温、辛、苦、小毒	祛风除湿,止泻	9~15

续表

病因	药名	性味	功能	剂量(g)
风湿性腰痛	马尾松	温、苦	祛风除湿,活血止血,消肿散淤,益胃安神,治风湿腰痛与关节痛	花粉:3;松针30~60;松根松节:15~30
	徐长卿	温、辛	祛风,散淤,止痛	6~15
	百蕊草	温、淡、微苦	补虚,益肾,解毒,祛风湿,消食	9~15
	爬山虎(石楠藤)	平、辛、酸	祛风除湿,舒筋壮骨,止痛	15~30
	水苦卖(水莴苣)	寒、微苦、辛	解热,利尿,活血,止血,益肺肾	9~15
	泽兰	微温、苦、辛	破血,行水,化淤,止痛,利尿	5~9
	马鞭草	微寒、苦	破血通经,消肿,杀虫,清热解毒	9~30
风湿性关节痛	羊桃	寒、甘	果实:生津润燥,除烦解热;根藤枝叶:除风渗湿,清热解毒,行气杀虫	9~30
	胡颓子(四枣)	平、酸	益肺气,止咳喘,祛风除湿,止泻,止血	9~15
	凤仙花	种子:温、微苦、小毒;根叶:平、苦、辛、小毒;花:温、甘	根、茎、叶:散血通经,软坚,透骨;花:通经活血,利尿;种子:软坚消积,透骨,通窍	全草:9~15;花:3~6;种子:3~5
	瓜子金	温、平、甘、苦、微辛	强心安神,止咳化痰,活血散淤,止血消炎,开窍,散寒	6~15
	石菖蒲	温、辛	开窍,逐痰,理气止痛,祛风,消肿	6~15

续表

病因	药名	性味	功能	剂量(g)
风湿性关节痛	臭蒲(白菖蒲)	温、辛、有腥臭味	理气止痛,活血,解毒,消肿	6~9
	猕猴梨		清热解毒,祛风除湿,利尿,止血	15~30
	凌霄花	微寒、酸、小毒	祛风,散淤,活血,通经	根:9~15;花:3~9
	曼陀罗(洋金花)	温、苦、辛、大毒	麻醉,止痛,镇咳,平喘,祛风湿	0.3~0.45;花5个,白酒500g泡2周,每次饮半小酒盅,日2次
	接骨木	平、甘、苦	接骨续筋,活血镇痛,祛风利尿	15~30
	野蔷薇	寒、涩、果实温酸	果:祛风湿、利关节;根:除风湿、活气血、缩小便、止消渴	9~30
	锦鸡儿(茶花根)	平、微辛	活血利湿	9~15
	豨莶草	寒、苦、有小毒	祛风湿,利筋骨,疗疮疡	9~15
	活血草	平、微苦、涩	活血,止血,止肌,解毒	9~15
	土谷蛇(蝮蛇)	温、甘、有毒	搜风通络,攻毒定惊,祛风止痛,起萎除癞	1.5~4.5
	莛草	茎叶:微温、辛、有小毒;果实:微寒、咸	茎叶:行气活络,祛风湿,通关节;花、果实:清热明目,消积;根:消水气,治疮肿	3~9

续表

病因	药名	性味	功能	剂量(g)
风湿性关节痛	马尾松	温、苦	祛风除湿,活血止血,消肿散淤,益胃安神,治风湿腰痛与关节痛	花粉:3;松针:30~60;松根松节:15~30
	寻骨草	气微香、味苦	祛风湿,强筋骨	9~30
	老鼠刺(枸骨)	微寒、微苦	祛风凉血,清热解毒,润肺,补肝肾	9~15
	枫香(路路通)	平、苦、涩、气香	祛风除湿,行气活血	9~18
	茜草	凉、苦	行血,止血,消淤,通经,利尿	根:6~15;全草:15~30
	花米托盘(茅梅)	微寒、苦、甘	根:活血调经,祛淤,消肿,止痛,解毒;茎叶:解毒,止痢,止血	9~15
	千年矮(六月雪)	平、淡、微辛	疏风散寒,舒经活络,止咳化痰	15~30
	苍耳	茎叶:微寒、苦、辛;果实:温、甘、苦、小毒	发汗解表,祛风除湿,消肿止痛,不能同服猪肉	9~15
	黄荆	根茎:平、苦、微辛;叶:寒、刻、苦;种子:温、苦、微辛	根:祛风湿,利关节;叶:解表发汗;种子:理气,止咳逆	叶、种子:6~8;根:12~24
	小青藤(木防己)	寒、辛、苦	祛风除湿,通经活络,利尿消肿,解蛇毒	9~15

续表

病因	药名	性味	功能	剂量(g)
风湿性筋骨痛	及已	平、苦、有毒	祛风散寒,行血散淤,杀虫	1.5~6;根:30(或全草60);白酒500g浸泡2周,去渣9~15g,每日1~2次
	南蛇藤	温、微辛	祛风利湿,强健筋骨,活血通经,解毒消肿	6~15
	接骨草	平、甘、苦	接骨续筋,活血镇痛,祛风利尿	15~30
	泡桐	寒、苦	消肿毒,祛风湿	15~30
	土元胡(块茎)	微辛、微苦	活血调经,行气止疼	4.5~9
	水蜈蚣(水莎草)	微温、辛、甘	止咳化痰,解热利尿,祛淤止痛,活血通经	15~30
	鼠曲草	平、甘	理气止咳,和中益气,祛风湿,强筋骨	60g水煎,分2次服
	荞麦三七(野荞麦)块根	凉、苦、涩	行气活血,消肿止痛,清热止痛	15~30
	鸡矢藤	平、甘、苦、涩	开胃消食,祛风通络,养血平肝	15~30
	闹羊花	温、辛、有大毒	搜风散寒,祛湿杀虫,止痒消肿	用根0.9,外用内服要严格控制用量

续表

病因	药名	性味	功能	剂量(g)
头痛	黄独根	平、苦	清热解毒,祛湿化痰,补虚壮肾,杀虫	4.5~9
	其他药有锦鸡儿、胡颓子,上已介绍过,不再重复			
偏头痛	野香薷	微温、辛	发汗解表,祛风镇痛	9~15
	毛茛(牙疼草)	微温、辛、有大毒	活血散淤,解毒消肿、治目翳	9~15,不可内服,仅可外用
	荭草	茎叶:微温、辛、有小毒;果实:微寒、咸	茎叶:行气活络,祛风湿,通关节;花、果实:清热明目、消积;根:消水气,治疮肿	3~9
闪腰岔气	铁篱(枸橘)	温、辛、苦	疏肝理气,行滞化痰,止痛	6~9
肾虚腰痛	水苦荬(水莴苣)	寒、微苦、辛	解热,利尿,活血,止痛,益肺肾,补虚损	9~15
	龙葵	寒、苦、微甘、小毒	清热,解毒,利尿,消肿,止血,补益	9~15
头晕	野香薷	微温、辛	发汗解表,祛风镇痛	9~15

治疗风湿性筋骨痛的土牛膝、艾与马尾松上已叙述，此外，治疗昼轻夜重的神经性肩臂痛的泡桐、治鹤膝风的千金藤、治半身疼痛的老鹳草，上面也已叙述，这里也不再重复。

4. 几种中药止痛剂的止痛特点

(1) 藁本：辛、温，主要治疗风寒引起的头顶痛。

(2) 羌活：解表散寒、祛风胜湿，可用于治疗风湿性关节炎、类风湿关节炎。善于祛散头项脊背部风寒所致头痛。主要治疗后头痛和上半身痛。

（3）独活：性味辛、苦、温。功能为祛风胜湿、止痛。主治风寒头痛、风湿痹痛。但主要是治疗风寒所致的下半身疼痛、肌痛和肾虚腰痛。独活、羌活合用可治风寒所致的全身疼痛。

（4）白芷：辛、温、香。功能发汗散风、消肿止痛。主要治疗风寒引起的前侧头痛或眉棱痛、面颊痛及牙痛，也有通窍治鼻塞及流脓涕作用。

（5）川芎：辛、温、异香。功能：活血、行气、祛风止痛。治疗头痛、身痛、风湿痛，主要治疗风寒所致的两侧头痛。

（6）菖蒲：辛、温。治中焦湿阻或气郁所致的胸腹胀闷、腹痛。此外，本药尚有开窍通痹之功能，故开心窍可治神昏心悸，心绞痛；开九窍而治失声和失明、耳失聪等症状。

（7）蒲黄：甘、平，炒用可止血；生用可行血消淤止痛。蒲黄活血化淤兼凉血、止血并利小便。

（8）五灵脂：为哺乳动物蝙蝠科寒号虫（蝙蝠的寄生虫）的粪块。气臊恶，外表润泽发亮，中心溏软，故又称溏灵脂，为上品。性味甘、辛、温。功能通利血脉、散淤止痛。和蒲黄的活血散淤有不同，本药善于散偏湿之淤。

（9）防风：辛、甘、温。功能解表散寒、祛风解痉。可治：①风寒感冒、头痛寒热。②风寒湿痹、关节疼痛。③破伤风之牙齿紧闭、四肢痉挛。本药与荆芥合用治全身痛。

5. 孕妇忌用的中药

我国人民在长期的医药实践中，摸索总结出某些药物具有损害胎儿乃至堕胎的副作用，孕妇若服用了这些药物，可能会导致胎儿畸形，甚至造成流产。根据这些药物对孕妇及胎儿的危害程度可分为禁用和慎用二类：

（1）禁用的药物：大多是毒性较强或是药性猛烈的药物，如斑蝥、水蛭、虻虫、乌头、水银、巴豆、蜈蚣、三棱、芫花、麝香、大戟、雄黄、芒硝、牵牛、硇砂、商陆、文术等。虽然在一般文献中有的并没把商陆、文术二味中药列入孕妇的禁用范围，但我们根据其药性，认为也应列入妊娠禁用之列为妥。

（2）慎用的药物：包括通经祛淤、行气破滞及辛热滑利之类，如附子、牛膝、丹皮、代赭石、肉桂、天南星、通草、干姜、瞿麦、地胆、桃仁、红花、皂角、大黄、枳实等。虽然在一般文献中有的并没把红花、大黄、枳实三味等中药列入孕妇的慎用范围，但根据其药性，我们认为也需慎用为妥。

祖国医学十分讲究辨证施治，如果病情需要，可根据“有故无殒，亦无殒也”的原则，斟酌应用，如薏苡仁、蝉蜕、槐花、茅根等药也常常出现在孕妇的方药之中，且秋毫无犯而使胎安，孕妇病自祛。

五、止痛剂的三阶梯使用原则

尤其适用于慢性疼痛（非癌性或持续6个月以上的疼痛）和晚期癌肿等目前尚缺乏有效治疗的疾病引起的疼痛。根据WHO制定的止痛剂三阶梯（The 3 - Step Ladder）使用原则，对未使用过止痛剂的轻、中度疼痛病人，于第一阶梯先使用非阿片类止痛剂。如病人正在服用非阿片类止痛药但无效，可加大原止痛药的剂量或加用异丙嗪、安定等镇静药以增加止痛剂的止痛效果；若仍无明显止痛效果，可改用第二阶梯的阿片类药物。对中、重度疼痛病人并正使用第二阶梯的阿片类药无效的病人，可加用相应的伴侣性药物或镇静剂以增加止痛效果；若效果仍不理想，应改用第三阶梯的阿片类药物，必要时可根据具体情况再加大用药剂量或同时服用伴侣性药物和镇静药，以进一步增加止痛效果并减少大剂量用药的副作用和对阿片类药物的依赖性和成瘾性。对一些中度疼痛病人，一开始就可用第二阶梯中的阿片类药物；对一些重度或严重疼痛病人，也可一开始就用第三阶梯中的阿片类止痛药。

采用以上用药方法，80% ~90%疼痛病人能有效解除疼痛。据报道，美国门诊处方所用的止痛药量和抗生素量相等，并正在投入大量资金进行新的止痛药的研究，以开发止痛效果更好而又无副作用和成瘾性的新药。

第一阶梯的非阿片类止痛药对轻度疼痛有效，其中最常用的为非甾体类消炎止痛药（NSAIDs）。这类药物常有“天花板效应”，又称“封顶效应”，即当药物剂量增至一定程度后，疼痛仍不能完全消除时，再增加剂量也不能消除疼痛而只能增加不良反应。因此，当使用一种

NSIDs 药物疼痛得不到消除时，不必再使用其他 NSAIDs 药物，而应先加用镇静药增加疗效，若仍不能提高止痛效果时，可直接使用第二阶梯止痛药物。这类药有阿司匹林、炎痛喜康、扑热息痛（pracetamol，日剂量不应超过 4 ~ 6g，以免损伤肝脏）。三水杨酸胆碱镁（choline magnesium trisalicylate）为非乙酰化水杨酸盐，可使抑制血小板聚集造成的“出血性倾向”的副作用减至最小。口服米索前列腺醇（misoprostol）200mg，2 次/d，引起的无症状性胃肠炎的副作用比雷尼替丁要小；后者剂量为 150mg，2 次/d。

非甾体类药物中，要首选选择性抑制 cox－2（环氧化酶－2）药。这类药能阻断花生四烯酸转化为致痛物质前列腺素而对生理性 cox－1 不产生作用，故不影响胃内保护性前列腺素的合成，因而大大减少了消化道溃疡和出血的副作用。这类药的主要药物有：尼美舒利（nimesalide）、莫比克和普威，其剂量均为 50 ~ 100mg，2 次/d。散利痛 1 ~ 2 片，本药起效快，平均 3 ~ 30min。

反胺苯环醇（曲马多 tramadol）是人工合成的非吗啡类新型的安全、强效的中枢神经止痛剂。它可与阿片类受体相结合，并抑制去甲肾上腺素和 5－羟色胺的重吸收，临床止痛效果好而很少阿片类副作用。止痛作用与哌替啶相似，镇咳为可待因的 1/2。胶囊每粒 50mg，每次 50 ~ 100mg，每日 2 ~ 3 次，针剂每支 50mg 或 100mg，肌内注射或静脉注射，每日每千克体重 1.5 ~ 2mg。曲马多 50mg 治疗癌痛或术后痛的效果，相当于 60mg 可待因或 30mg 可待因与 650mg 扑热息痛合用的止痛效果。曲马多的不良反应有恶心、头晕、便秘及头痛等。

同一类阿片类止痛剂，由一种改换为另一种时，必须要了解这两种药的剂量等效性和它们之间的差异性。对阿片类止痛药产生耐受性者极少。已产生止痛效果后可逐渐减少剂量至维持量。

中度疼痛应用的第二阶梯之阿片类药有：可待因、双氢可待因（dihydrocodeine）、氢可酮（hydrocodone）、羟考酮（oxycodone）与右丙氧酚（propoxyphene）。后者一般不主张常规用，因其半衰期长，其毒性代谢产物去甲丙氧酚（norpropoxyphene）在体内有蓄积的危险。可待因剂量超过 1.5mg/kg 时不良反应率会增高，故应用时要注意剂量限度。

盐酸羟考酮是一种半合成的中枢神经止痛药、是吗啡的变构体。止痛作用与吗啡相当，但成瘾性极小。有周围神经止痛作用的扑热息痛（对乙酰氨基酚）是通过提高痛阈来减轻疼痛的解热止痛药（NSAIDs），它与羟考酮联合作用可大大提高止痛效果而显著降低副作用。以 5mg 盐酸羟考酮与 500mg 对乙酰氨基酚组成的复方胶囊或以 5mg 盐酸羟考酮与 325mg 对乙酰氨基酚组成的复方片剂，取名叫氨酚羟考酮（oxycodone & acetaminophen），商品名叫泰勒宁（mallinckroat）。口服 2 片泰勒宁，相当于 75mg 哌替啶或口服 30 ~ 40mg 吗啡的止痛效果。常用量为每次 1 ~ 2 片泰勒宁，每日 3 ~ 4 次，每日用量以不超过 12 片为宜。用药时要注意其中的对乙酰氨基酚（扑热息痛）的每日剂量要控制在 4 ~ 6g 之内，以免对肝造成损害。

体内缺乏 CYP2D6 酶或接受 CYP2D6 酶抑制剂（如奎尼丁、西咪替丁）或氟西汀（fluoxetine）治疗的病人，其体内可待因不能转变为活性物吗啡，因而服用可待因会无止痛作用。

治疗重度及严重疼痛的第三阶梯阿片类止痛剂有吗啡、氢吗啡酮（hydromorphone）和芬太尼。吗啡和羟考酮的缓释片可每 12h 给药 1 次。羟考酮的不良反应较吗啡少。氢吗啡酮比吗啡的可溶性大 96 倍，止痛效果为吗啡的 4 倍，故可使必须消化道外给药病人的注射或静脉滴注次数减少。目前已研制出氢吗啡酮的长效制剂。芬太尼贴剂的经皮吸收给药，可使止痛效果达 72h 之久。美沙酮（methadone）及左啡烷（levorphanol）不能长期应用，也因其半衰期长，有产生药物蓄积中毒的危险。

第三阶梯使用的强阿片类药无“天花板效应”，只要疼痛加重，就可增加阿片类药的用量；用药量增加，镇痛的治疗效果也会随之增大。若仅为镇痛治疗，就应及时使用最大耐受量的阿片止痛剂。只要正确选择、按时给药，用量恰当并合理地使用辅助药物预防和治疗不良反应，90% 以上中、重度疼痛患者可以消除疼痛。

第三节　维生素类药物的应用

一、B 族维生素

在应用其他各种治疗方法治疗颈腰肢痛的同时，配合使用适量的 B

族维生素药物，可起到调节神经增加治疗效果的作用。经常使用的B族维生素药物有：

1. 维生素B_1 口服20～30mg，每日3次；针剂每支100mg，肌内注射，或椎管内注射与椎管外软组织病变部位注射时配伍应用。

2. 维生素B_{12} 口服用腺苷B_{12}，每片500μg，每日3次；针剂每支250～500μg，肌内注射，或椎管内注射与椎管外软组织病变部位注射时配伍应用。弥可保，又名甲钴胺（methycobal），效果较上明显，口服剂型每片500μg，每日3次，每次1片。注射剂型每支500μg，间日肌内注射1次。

二、维生素E

维生素E能使多种不饱和脂肪酸免受氧化，从而保持细胞膜和细胞器的完整性与稳定性；维生素E能保护硫基不被氧化而保持许多酶的活性；维生素E能降低组织的基础代谢，提高氧利用率，使机体对缺氧的耐受力增高。此外，维生素E能抑制人体过氧化脂的生成和沉积，减少脑组织及其他组织细胞中脂褐质的形成，因此，有预防和延迟衰老的作用。人体在40岁之后，组织、器官渐趋老化，在同样的劳动条件和外界环境下，容易产生劳损性病变和其他疾病。在人体的新陈代谢过程中可产生一种使人衰老的“游离基”物质，这种物质随年龄增加而不断增多，它的含量愈多，人的衰老愈明显，而维生素E可干扰“游离基”对人体的致衰作用。因此，对颈、腰椎管狭窄症及肩、膝关节等以退变为基础引起的颈腰肢痛病人，在运用其他治疗方法的同时，常配合使用维生素E，每次100mg，每日2～3次。有人对日服300mg连服3年的病人进行肝、肾、甲状腺及血红细胞、白细胞、血糖等项检查，除少数人有胃肠不适、乏力等现象外，均未发现其他毒副作用。

第四节 有关细胞免疫及抗过敏药物的应用

在颈腰肢痛病因学中所提及，一些颈腰肢痛为过敏性与免疫性因素所致，一些因风寒湿因素所致颈腰肢痛与长期在风寒湿环境中机体免疫功能降低有关。因此，对这些病人在使用止（镇）痛剂的同时，常配合使用一些免疫调节剂和抗过敏药物以提高治疗效果。

1. 盐酸左旋咪唑片 一种广谱抗线虫病药，近年发现它又是免疫调节剂，可提高细胞免疫力，因可恢复抑制胸腺淋巴细胞（TS）功能而抑制产生自身抗体的骨髓淋巴细胞（BL）而奏效。每周用药 2 次，每次 50mg。不良反应有头晕、恶心、腹痛等，但较少见。偶尔见血白细胞减少。妊娠早期与肝肾功能障碍者慎用。

2. 昆明山海棠片 具有较强的免疫抑制作用，因而可减轻免疫性炎症的程度。本品能明显地抑制网状内皮系统的吞噬功能。本品还有良好抗炎作用，能抑制炎症时毛细血管通透性的增高，减少渗出，抑制增生，但不具有糖皮质激素样作用。昆明山海棠片的功能有祛风除湿、舒筋活络、清热解毒，有缓解关节疼痛、消除肿胀、改善功能等作用，故常用于类风湿性关节炎的治疗。每次 2～3 片，饭后服用，每日 3 次。

3. 抗过敏药 与止（镇）痛剂常配合使用的抗过敏药物有非那根、扑尔敏、克敏、息斯敏等，有增加止痛剂疗效的作用。

4. 神经妥乐平（neurotropin） 是含有某种非蛋白性生理活性物质的注射液。对生物机体防御性炎症反应有治疗作用。本剂的特征在于对机体功能异常具有调节作用，对免疫、神经系统方面细胞功能的降低具有改善作用，在临床上对于改善疼痛、麻痹症状和冷感、瘙痒、变态反应等症状具有很高的效果。

（1）适应证：颈腰肢痛、症状性神经痛、各种皮肤疾病（湿疹、皮炎、荨麻疹）伴有的瘙痒、过敏性鼻炎及亚急性视神经脊髓病（SMON）后遗症所引起的冷感、疼痛、异常知觉症状等。

（2）用法：每支 3ml，其中含牛痘免疫病毒接种 3.6u。用量：皮下注射或肌内注射 3.6u（1 支）。SMON 病后遗症引起的冷感、疼痛、异常知觉等，每日静脉内用药 7.2u（2 支）。

（3）药理作用：

1）对于疼痛是通过机体的镇痛机制（疼痛的下行抑制系统）产生的激活作用过程而实现的。

2）对于冷感、异常知觉症状，是通过改变与视觉相关的下丘脑神经元散发活动方式的作用，或改善末梢神经障碍所引起的末梢血液循环障碍，或改善因应激反应负荷引起的中枢上的植物神经功能异常而实现的。

3）本剂通过改善鼻黏膜的局部过敏性反应以抑制变态反应，并对各种免疫功能异常具有改善，使其恢复正常的作用。

4）为对于各种外在刺激引起的情绪性兴奋状态具有安定作用。

5）其他作用如对痛觉性疾病的皮肤温度下降具有改善作用，而且对于压迫刺激所引起的缓激肽类物质的游离具有抑制作用。

第五节　激素制剂的应用

与颈腰肢痛最有关联的激素为肾上腺糖皮质激素，其抗炎、抗过敏、抗毒等药理作用，恰和颈腰肢痛的发病病因有着紧密关系而成为治疗颈腰肢痛常用药物之一。

1. 抗炎作用　肾上腺糖皮质激素对炎症有明显的抑制作用，能抑制细菌性炎症和急慢性、创伤性、过敏性、免疫性、化学性、物理性等因素所致的无菌性炎症；可抑制炎性细胞（如淋巴细胞、粒细胞、巨噬细胞等）而被招募到炎症区域，并阻止炎症介质如激肽、组胺等发生的反应，抑制吞噬细胞功能，稳定溶酶体膜，阻止补体参与炎症反应，抑制炎症后组织损伤的修复等。

2. 抗过敏及抑制免疫作用　肾上腺糖皮质激素能缓解过敏反应的症状，减轻其损害。糖皮质激素可通过多个环节抑制免疫反应，抑制巨噬细胞的吞噬功能；降低网状内皮系统功能，消除颗粒细胞作用；可使淋巴细胞溶解，导致淋巴结及脾、胸腺中淋巴细胞耗竭。一般剂量能抑制细胞免疫反应，大剂量则可阻止抗体的形成，故大剂量易造成继发感染。基于以上抗过敏、抑制免疫性反应及抗炎症的作用，故可缓解过敏反应及缓解免疫性疾病（风湿性关节炎、肌筋膜炎等）的症状，对抗异体器官移植的排异反应。

3. 防止炎症损害时修复形成的粘连和瘢痕　防止粘连和瘢痕形成，能减轻由此引起的严重的功能障碍症状。常用的肾上腺糖皮质激素有：泼尼松（强的松，prednisoni），氢泼尼松（强的松龙，hydroprednisoni；prednisolone），地塞米松（氟美松，dexamethasoni），倍他米松（betamethasonum）等。

4. 使用方法 由于激素具有以上作用，对急性剧烈性颈腰肢痛病人和慢性急性发作、症状严重的病人，可连续静脉滴注 3d，以适当减轻病人的病痛，然后再选用其他治疗方法继续治疗。

因创伤所致脊髓、神经的损害，也可选用静脉滴注糖皮质激素进行治疗，以尽快减轻脊髓、神经的创伤性炎症；在对颈腰肢痛病人施行椎管内软组织松解术时，因病变复杂，手术需要在硬膜囊和神经根周围反复操作或需反复牵拉硬膜囊和神经根才能显露视野进行操作，为减轻手术操作的反应，术后在有效抗生素同时应用的情况下，也可连续应用糖皮质激素静脉滴注 3d；因不恰当的颈、腰部手法造成的脊髓或神经根损伤时，也要尽快采用激素静脉滴注，以减轻创伤性炎症对脊髓或神经根带来的损害。

椎管外软组织病变引起的颈腰肢痛，有的病人的疼痛涉及面积大，压痛范围十分广泛，于颈背腰臀部均可查到明显压痛点。在治疗的开始也可先连续应用糖皮质激素静脉滴注 3d，以尽快减轻病人的症状，缩小软组织的病变范围。使较轻的软组织病变在用药后压痛点迅速消失，留下病变较重的压痛点，借助其他有效治疗手段集中力量重点攻克。

每日静脉滴注的常用药物为：10% 葡萄糖盐水 500ml 加地塞米松 10～15mg，一般连续应用 3d 就可，个别症状特别严重者可连续使用5～7d。之后再用其他方法接续治疗。也可在静脉滴注激素的同时就采用其他有效的治疗方法，这样，在停止静脉滴注激素时，其他治疗方法的疗效也可接续上去。上面所提的这种用药的好处是：既能充分发挥肾上腺糖皮质激素作用迅速减轻颈腰肢痛病人椎管内、外软组织的急性无菌性炎症所产生的剧烈性疼痛症状，又能避免长期应用激素所带来的一些并发症和副作用，是应用激素治疗的“扬长避短”的有效方法。

由糖皮质激素如确炎舒松组成的合剂的软组织病变部位局部注射、椎管内注射和特殊注射，都是常用于颈腰肢痛病人治疗的有效方法之一。由于药物直接注射于椎管内、外的软组织的病变周围，所以有用量小、病变部位药物浓度高、作用持久、疗效高、全身副作用小等诸多优点，极适合现代时间紧张的快节奏的生活和工作情况。病人不必每日去医院接受治疗，5～7d 才做治疗 1 次。由于疗效确切，总的治疗次数也比其他治疗方法少得多，并且收效快而显著。因此，这些治疗方法逐渐被人们所认识，愈来愈得到广大颈腰肢痛病人的认可和接受。

采用肾上腺糖皮质激素进行静脉滴注、病变部位局部注射、椎管内注射和其他各种特殊注射时，务必要注意全过程的无菌操作。有高血压、糖尿病、心脏病及细菌性感染同时存在的颈腰肢痛病人，以及有消化道溃疡、出血倾向的病人，应用激素治疗要特别谨慎，要充分分析利弊。确需应用时，必须做好对原有疾病的防范，并严密观察病情。

在一般情况下，为避免副作用的产生，颈腰肢痛病人要避免试图单纯通过长期服用激素来达到解除病痛的目的。对于已长期服用激素并产生“满月”脸、腹痛等各种激素副作用和并发症的颈腰肢痛病人，要立即采用其他有效的治疗方法来积极治疗病人的颈腰肢痛和应用激素所产生的继发病，并同时有计划地逐渐减少激素用量，切不可骤然停用激素而造成病痛的反跳、加重和其他停药征象。

5. 激素的副作用 详见“第四篇第十三节”。

6. 谈“虎”色变大可不必 由于激素的滥用和对激素的不全面、不正确认识，“谈激素色变”大有人在。在病痛的治疗中，只要一提起打针，就会问：用不用激素？实际上，激素和其他优秀药品一样，都是使用范围广、治疗效果确切可靠的上乘药品。是上帝赐给人们的“灵”药。关键是要使用得当。当生命危重时，恰当地使用激素，常可使人起死回生。严重感染、败血症时，高烧不退、神志恍惚不清时，在有效抗生素使用的同时给予适量激素，常可迅速退烧，给抢救提供了时间。激素可以激活人们的生命力，提高机体的应急能力，激素有多种有效的治疗适应范围，一些副作用的产生，完全是由于人们的滥用和使用不当所造成的，这些是完全可以避免的。作者本人一产生病痛，首选的是含有少量激素的病变局部注射疗法，收效快，效果佳，都是一次治疗就获痊愈，没有任何副作用和不良反应。

第六节　中药外治疗法

一、概论

病变部位局部外用中药治疗由来已久。汉代军医有以膏药为主治疗各种创伤的方药和方法，可见早在秦汉时代应用敷贴治伤已很普遍。唐代《仙授理伤续断秘方》介绍了洗、贴、掺、揩等外用方法及用方药治疗骨关节损伤。宋代的《太平圣惠方》、《圣济总录》则比较系统全面地介绍了敷贴药的方药。吴师机根据自己丰富的临床经验，在《理瀹骈文·略言》中提出："凡病多从外入，故医有外治法，经文内取外取并列，未尝教人专用内治也。"又有"外治之理即内治之理，外治之药亦即内治之药，所异者法耳"的新观点，颇为众人所信赖，并为后世医家所推崇。后世医家也在临床工作中积累了很多外治经验，研制了许多行之有效的外治方法和药物。由于这些方法疗效卓著、易于掌握、简便、价廉，所以经久不衰。

例如，目前在临床上常用于病变部的麝香追风膏、伤湿膏及中药热熨剂贴敷、中药药浴及中药的雾化疗法等，都是通过中药的外治方法来达到治疗目的。后面2种方法都是由含有中药成分的水蒸气透过软组织病变部位的皮肤而达到病变组织发挥治疗作用的。水蒸气本身可改善软组织病变部位的血液循环，有利于无菌性炎症的恢复。活血化淤的中药，可舒筋活络、祛淤通脉，从而达到"通则不痛"、"松则不痛"的缓解疼痛的目的。

中药熏蒸疗法是把中药置于床面下的容器中，并在容器中加适量水，然后通过电炉烧沸中药浸液。床面的床板上留置可调节大小的孔洞，病人仰卧于床面上，使床的孔洞恰对准腰背臀部的软组织病变部位，这样，带有中药成分的水蒸气通过床面的孔洞就能对病人的病变部位进行熏蒸。

也有把用水或醋调湿的中药置于带有无数小网眼的电阻丝板上。病人仰卧，在软组织病变下面置入带有中药的电阻丝网板。通过加热，含有中药成分的水或醋蒸气通过病人皮肤达到软组织病变处而发挥治疗作用。"醋"是中药透皮剂，"醋"能使中药成分更易透过皮肤发挥治疗作用，提高治疗效果。故此疗法又称"醋疗"。

还有人根据颈、肩、肘、腰、膝不同病变部位而设计出不同形状的加热罐。加热罐中置电炉丝，温度可通过机器进行调节。预先把活血化淤中药熬煎成膏糊状。病人俯卧或仰卧，病变部位上均匀涂贴备制好的中药糊膏，其上再压盖上加热罐。通过加热使中药雾化，由病人皮肤达到软组织病变部位上而发挥治疗作用。

中药药浴疗法则是病人浸浴于装有中药液的浴缸中，药液中的中药成分通过皮肤达到软组织的病变部位而发挥治疗作用。病人在治疗前必须沐浴以洗净身上的污垢；治疗后再次沐浴以冲洗掉残存于皮肤上的药液。

腰腿酸疼、手足麻木、关节肿胀等症，可用厚朴水做浴液。

跌打损伤引起的软组织肿胀疼痛可用松节、苏木各 250g，赤芍、红花各 60g，川芎、羌活各 40g，水煎做浴液。

风湿疼痛用羌活、独活、防风、五加皮、当归各 80g，水煎二次液倒入浴水中，浸泡。

若是上下肢软组织发生病变，则应用中药对患肢熏洗、浸泡，也可起到中药外治作用。软组织损伤引起的疼痛，可用当归 15g，红花、制川草乌、川椒各 15g，苦参、川牛膝、透骨草、伸筋草各 30g，芒硝 50g（冲入），大黄 20g，水煎后湿敷患处。其他常用的中药洗药成分是：川芎 15~20g、川断15~20g、川木瓜 15~20g、川牛膝 12~15g、红花12~15g、艾叶 12~15g、伸筋草 12~15g、透骨草 12~15g。若病变发生在上肢，则改川牛膝为桑枝 15g 或桂枝 12g。以上中药用水浸泡一夜，第二天烧开后用温水续煎 20min 倒出药液留存。药渣中再加水烧开后用中火续煎 30min 倒出药液，去渣。2 次药水混合在一起，置患肢于药液中浸泡。病变软组织必须要浸泡于药液之中。早晚各浸泡 1 次。每次浸泡前要对药液加温，浸泡后药液保存于阴凉处。药液使用次数决定于保存的环境温度。温度高使用次数少。药液一旦变质就要停止使用。重新再煎制新的中药液备用。

二、具体方法

外治药相当丰富，按剂型可分为敷贴药、涂擦药、熏洗湿敷药与热熨药。

1. 敷贴药　直接敷贴患部的药物，常用的有敷药、膏药。

（1）敷药：将药物碾成粉末加水或酒或蜂蜜调成糊状，直接敷于患部，隔日换药 1 次，以达到活血祛淤、行气通络、消肿止痛、消炎解毒、强筋壮骨之目的。外敷中药方剂如表 4-3。

将表4－3中各药共研粉末。1～7号药用酒4ml，热水6ml，调成糊状；8号药用蜂蜜1g，凉开水10ml，调成糊状，外敷患处，药干后拿掉（13～15h），隔日上药1次。

（2）膏药：是将药物碾成细末配以香油、黄丹或蜂蜡等基质炼制，经现代工艺加工而成的外用贴剂。目前，运用于临床较多的有祛风散寒、温经止痛之风湿痹痛膏，行气活血、消肿止痛之损伤肿痛膏等外用膏药。

表4－3　外敷中药方剂

名　称	组　成	功　用	主　治
肩痛宁散（1号）	当归5g，天麻10g，桃仁3g，红花2g，桂枝2g，三七8g，杜仲3g，元胡3g，秦艽3g，防风5g，伸筋草6g，细辛2g等	祛风散寒、活络蠲痹	肩周炎，因局部感受风寒、湿邪而致肩痹者
壮腰补骨散（2号）	当归8g，杜仲5g，川断5g，牛膝10g，小茴香3g，桃仁4g，红花4g，伸筋草6g，骨碎补15g，熟地10g，升麻15g，麻黄3g，五加皮3g，细辛2g，桑寄生3g，甘草2g等	强腰壮骨、温经通络	肾虚性腰痛、腰肌劳损、腰椎间盘突出症、腰椎管狭窄症等
消增散（3号）	熟地黄12g，鸡血藤9g，骨碎补9g，透骨草6g，淫羊藿6g，莱菔子3g，天麻3g，三七4g，鳖甲3g，桂枝3g，车前草3g，何首乌4g，天麻2g，葛根2g等	舒筋壮骨	各种类别骨质增生、韧带钙化、骨性关节炎、骨化性肌炎，以及筋骨受伤后未能很好修复而致经常性酸痛者
强筋养荣散（4号）	鳖甲4g，鹿角胶4g，川牛膝6g，杜仲6g，锁阳5g，当归5g，熟地5g，白芍3g，白术3g，大川附子3g，千年健4g，人参2g，伸筋草2g等	养肝补筋、养血调气	肌腱陈旧性损伤、韧带松弛、肌无力、肌营养不良

续表

名　称	组　成	功　用	主　治
舒筋散（5号）	伸筋草12g，红花、羌活、独活、防风、续断、丹皮、生草乌、生川乌、煅自然铜、血竭、泽兰、天麻各6g，苏木10g，五加皮、白道各9g，木香、楠香各4g	散结软坚、破粘连	软组织粘连、血肿肌化、瘢痕挛缩、损伤性关节僵硬、失用性关节强直
筋骨养荣散（6号）	鳖甲6g，土元4g，青木香4g，三七5g，木瓜3g，升麻3g，芦荟3g，白术3g，山芋肉6g，桂枝4g，枸杞4g，千年健5g等	养元补损、培固肾命	骨关节劳损、骨软骨炎、骨软化、陈旧性半月板损伤
混元舒筋散（7号）	归尾10g，川芎9g，小茴香6g，紫草6g，血竭5g，三七5g，杜仲5g，桂枝4g，全蝎2g，伸筋草5g，草乌2g，鸡血藤3g，元胡3g等	通络止痛	筋膜损伤、神经痛、深部软组织损伤
风湿宁散（8号）	苍术6g，白术6g，川黄柏8g，川牛膝8g，薏苡仁10g，土茯苓10g，赤芍10g，半支莲5g，连翘5g，木通5g，乳香4g，没药4g，元胡8g，升麻7g，地骨皮20g，雷公藤20g，地龙3g，全竭2g等	搜风剔寒祛湿、通阳宣痹	类风湿性关节炎

2. 涂擦药　是直接涂擦于伤处，或在施行理筋手法时配合推擦等手法使用，或在热敷熏洗后进行自我按摩时涂擦。

（1）酒剂：又称为外用药酒，用药与白酒浸制而成。常用的有活血酒、伤筋药水等。具有活血止痛、舒筋活络、追风祛寒的作用。

（2）油膏与油剂：用香油把药物熬煎去渣后制成油剂，或加黄醋、白醋、收膏炼制而成油膏。具有温经通络、消散淤血的作用。常用的有跌打万花油、活络油膏、伤油膏等。

3. 热敷熏洗药 是将药物置于锅或盆中加水煮沸后熏洗患处的一种方法，即先用热气熏蒸患处，待水温稍减后用药水浸洗患处。每日2次，每次15~30min。每副药可熏洗数次。药水因蒸发而减少时，可酌量加水再煮沸熏洗。具有舒松关节筋络、疏导腠理、流通气血、活血止痛的作用。适用于关节强直拘挛、酸痛麻木或损伤兼夹风湿者均有卓效。多用于四肢关节的损伤，腰背部如有条件也可熏洗。

4. 热熨法 是一种热疗方法。临床多选用温经祛寒、行气活血止痛的药物，用布包裹，加热后热熨患处，借助其热力作用于局部，适用于腰脊躯体熏洗不便之处。主要有下列两种：

（1）坎离砂：用铁砂加热后与醋水煎成药汁搅拌后制成，临用时加醋少许拌匀置布袋中，数分钟内会自然发热，热熨患处，适用于陈伤兼有风湿症者。现工艺革新，接触空气即能自然发热，使用更为方便。

（2）熨药：俗称“腾”药。将药置于布袋中，扎好袋口放在蒸锅中加热后熨患处，适用于各种风寒湿肿痛症。能舒筋活络、消淤退肿。常用的有正骨腾药等。

第七节　中药内服疗法

中药治疗在颈腰肢痛方面占很重要地位，有些疾病单独使用中药治疗就可获得明显疗效，或在采用其他治疗方法的同时配合服用中药，常可明显提高治疗效果。因风寒湿等因素或分娩后受风着凉引起的肩背部广泛性疼痛，又不适宜使用激素治疗的病人，服用蠲痹汤常可收到良好效果。方剂组成为：桑枝、秦艽、羌活、川芎各15g，海风藤、当归各20g，乳香、没药各6g，桂枝、独活、木香、甘草各12g。水煎服，每剂2次煎成60ml，每次20ml，每日3次。本方的功效为益气活血、祛风除湿、宣畅营卫，主治营卫两亏之风痹。

外邪风寒所致头痛、头困重、腰背困重痛，用羌活胜湿汤。方剂组成：羌活、独活、川芎、炙甘草各12g，藁本、防风、蔓荆子各9g。主治风湿在表在上之疼痛。

血府逐淤汤治疗胸痛、呃逆、心悸失眠、内热烦闷等胸中淤阻之症。本方有活血祛淤、行气止痛之功效。方剂组成：牛膝、柴胡、甘草、枳壳、桔梗、桃仁、红花、赤芍、川芎、当归、生地黄。

因肝郁血虚之内风所致胸肋痛、乳房胀痛、头晕、目眩、目胀、耳鸣等用逍遥散。方剂组成：当归、柴胡、白芍、白术、茯苓、甘草，并配用少量薄荷、干姜。功效为镇肝熄风，疏肝解郁，健脾养血。

一切血淤肢痛用身痛逐淤汤。方剂组成：秦艽、川芎、香附、牛膝、地龙、桃仁、红花、甘草、羌活、没药、当归、五灵脂（炒）。多用于淤血痹阻经络而引起的肢体痛、肩臂痛、膝痛、腰痛和周身痛。

六味地黄丸能滋补肝肾，又能补脾阴，为三阴并补之方，故能治疗头晕、目眩、耳鸣、耳聋及腰膝酸困无力、舌燥喉痛牙痛等。方剂组成：熟地黄、山药、山萸肉、茯苓、泽泻、丹皮。本方加入知母、黄柏，则名为知柏地黄丸。其滋阴降火力更大，用于阴虚火旺所致的骨蒸潮热、盗汗等症。有人用此方治疗腰肌劳损而获效。

因下焦湿热所致腰膝痛、足膝红肿热痛可用二妙散。方剂组成：炒黄柏、苍术。前者苦寒清热，苍术苦温燥湿。二药合用起清热燥湿之效。方中加入牛膝、木瓜、五加皮、石楠藤，可加强去湿舒筋、通络止痛之功效。

因血虚所致头痛、头晕，可用四物汤。方剂组成：熟地黄、当归、白芍、川芎。加入白芷、藁本，可加强祛风止痛作用；加入桃仁、红花，白芍易赤芍，可加强活血去淤作用。

肾阴虚所致颈腰肢痛有热象者用左归丸。方剂组成：六味地黄丸方去茯苓、泽泻、丹皮，而加入菟丝子、枸杞子以加强滋补肝肾之力，有补无泻滋补力比六味地黄丸大。凡精血亏损、津液不足均可用。

肾阳虚所致颈腰肢痛用真武汤。方剂组成：熟附子 9g，茯苓 9g，白术 6g，白芍 9g，生姜 9g。有温阳利水之功效，对腰和四肢沉重疼痛有效。

肾阳虚有寒象者用右归丸。方剂组成：左归丸加杜仲、肉桂、当归（便溏勿用）、鹿角胶。主治肾阳不足、命门火衰之阳虚寒湿之全身骨关节痛、腰膝酸软、畏寒肢冷等症。

肾阳不足之腰膝酸软、下半身寒冷、脉虚弱也可用肾气丸治之。方剂组成：干地黄24g，山药12g，山茱萸12g，泽泻12g，茯苓12g，丹皮12g，桂枝6g，炮附子3g。为六味地黄丸加桂枝、附子组成。前者甘润补肾阴；后二药温补肾阳，为主药。因此本方补阳之中兼补阴。由于补阳药多辛躁，易躁伤肾阴，阴阳兼顾则无此弊，效果更佳。

第八节　持续移位手法治疗

持续移位手法是基于对严重颈腰痛病人施行软组织松解术时发现病变软组织多有紧张、痉挛，组织周围多有粘连，病变组织的病理检查多有纤维间质增多，血管周围多有细胞渗出等变化，证实颈腰肢痛病人的压痛点是软组织的病变部位，并且根据其病理变化特点而设计的治疗手法。

在施行持续移位手法之前，要对病人进行全面详细检查，了解压痛点的存在部位，明确软组织病变的范围。持续移位手法主要施行于软组织病变部位的压痛点上。因此，对压痛点下面是什么软组织以及这些软组织如肌腱、神经、韧带等的大概走行方向要有所了解。

持续移位手法的具体操作方法的口诀是：一摩二揉三移位，四压五捋六捏拿。

一、抹摩手法

根据压痛点范围的大小，选用单手或双手拇指或手掌，紧贴在压痛点上的皮肤上，略施压力，从近端压痛点向远侧压痛点做单一方向的较大范围的抹摩手法（erasing & rubbing）。术者的手指或手掌与病人皮肤接触面积越大越好。施手法时与病人的皮肤应有摩擦，速度可快可慢；四肢速度可快些。所用的按压力度要适中，以用力而无痛为准。手法后病变软组织部位略感发热，局部血液循环改善，起到一定镇定作用，有利于下步手法继续进行。根据实施手法的具体部位，除用上述的拇指、手掌进行抹摩手法外，还可选用虎口（拇指与食指所形成之虎口掌面）、单指、掌指、鱼际部位及手背进行抹摩手法。

二、揉法

术者须按顺序对每一个压痛点实施揉法（kneaing）。根据压痛点所在部位及压痛点的范围、压痛点下面病变的软组织的深度，采用手指揉、拇指揉、屈指揉、手掌或掌根揉、鱼际揉、抱拳揉、肘揉等方法。术者对手法部位要施以一定压力，用力要柔和、有力，深透到软组织病变部位，使皮肤以下的各层软组织（包括病变的软组织）能随术者手法而运动。实施揉法时应与皮肤无摩擦，是以带动皮肤以下软组织做顺时针方向慢慢划圈揉动或呈螺旋形移动。揉法速度可慢可快，但太快可加重皮肤以下软组织的损害；速度慢可镇静止痛。揉法有缓解痉挛、行气活血、松解粘连等作用。

三、持续移位手法

持续移位手法（continuous displacement manipulation）操作是本节介绍的6种手法的核心手法，是治疗椎管外软组织病变的关键手法。

操作时依病变部位范围的大小，术者把一手或双手拇指放在压痛点旁边，采取向下（深部）、向外的两种合力进行手法操作。向下（深部）力的大小，取决于对软组织病变的深度的判断。病变组织较深在者，向下用力的力度就要稍大些，使力能发挥在病变组织上。第二种“力”是拇指向外的推力，目的是将病变软组织推离原来的位置。这种向外的推力，必须采取和皮肤下面病变软组织走向相垂直的用力方向。这样在同样的力度下，垂直方向力比斜向力能使被推组织产生较大的位移。使用这种向下（深部）和向外用力的合力下推离压痛点下面的软组织到推不动为止。这时，病变软组织的移位程度就达可能达到的最大限度。同时还必须持续用这种合力维持此移位状态20～45s。这就称为持续移位手法。这种手法能充分松解紧张、痉挛的病变软组织和其与周围组织的粘连，并可使离位的筋腱回槽。

持续移位手法是依据肌肉舒缩的生理特点而设计的，瞬时间的推移手法只会引起肌肉的收缩，达不到使之移位、松弛痉挛的目的。只有做持续性移位手法，才能使肌肉从开始的收缩状态转为松弛状态，才能发挥充分的移位，达到松解粘连、解除痉挛的目的。因此，持续移位手法的“持续”是本手法产生效果的非常重要的关键性操作。此外，我们在临床实践中还观察到：软组织病变愈重，这种手法的“持续”时间还要相对延长些才能达到手法操作的目的。个别病变严重者“持续”的时间长达1min以上。

四、点压

用一手或双手拇指的指端或指腹正对压痛点下面的病变软组织进行点压（finger pressing）。点压不是用纯力，而是发自丹田之气，病变部位较浅、身体弱小者，用力要稍轻些；而身体强壮且病变较深者，用力要稍大些，使力能渗透到软组织的病变部位。点压时病人会有酸痛感，点压的力度以病人可忍为度。在压痛点维持点压时间为20～45s。以充分挤压出病变软组织微血管中的淤滞之血，以有利于微循环的改善。

对每一个压痛点，从近端至远端轮流施行持续移位手法和点压手法，往返3回后再进行第五步手法。

五、捋顺手法

捋顺手法（sliding）是用双手拇指指腹按压于最近端的压痛点上，一般最好左手拇指在最近端，右手拇指紧依左手拇指远端放置。然后，左手拇指保留原处不动，而右手拇指沿着病变软组织的走行方向循序向远端捋下，直至病变软组织尽端；单一方向，不可往返。至尽处后再移至近端做捋顺手法，速度稍慢，不可急躁。若病变范围较大，也可用右手内侧掌面代替右手拇指向远端捋下。一般捋3～5次为宜，无须多操作。本手法作用为舒络活血、理筋回槽、镇定止痛。

六、捏拿手法

捏拿手法（pinching & pushing）是指用拇指指腹与其他四指指腹相对钳拿压痛点下面的软组织（包括病变的软组织）的手法。钳拿之力度不宜太大，以能钳拿起病变软组织而使病人不感到痛为度。一拿一放，并同时沿软组织走行方向由近端向远端移动捏拿。一拿一放速度可快可慢，但要连贯和有节奏性。拇指和其他四指捏拿软组织的用力方向应和被拿的软组织走行方向相垂直。“捏”和“拿”的基本操作手法相似。压痛点的皮下组织较少、病变范围较小者，需用拇指端和其他四指端才能相对钳捏起皮肤和皮下各层组织。此时由于钳捏的组织少，手掌是接触不到被捏的组织的，同时和钳捏的组织接触面积也较少，同样的钳夹力此时就会稍有痛感。但这种痛感，使病人体会到“痛而舒适”、“痛而不苦”。这种运用指端的手法叫捏法。要注意的是，做捏法时千万勿用指甲去钳夹组织。上面所提的拿法，是用拇指指腹和其他四指指腹钳拿皮肤和皮下各层组织，所拿的组织较多和手掌面有接触，由于接触面较大一般不会引起病人的疼痛感。“捏”和“拿”都是一提一放的沿着软组织走行方向移动，在功效上都是起到舒松肌筋、镇定止痛作用。是手法终结时的一种放松手法。

以上 6 种手法的先后顺序和手法的要领已简单地作了介绍。这 6 种手法的总名称就叫“病变部位的持续移位手法”。由于手法重点是在病变软组织上进行，有明确的针对性，所以比传统的系统手法操作效果更为明显。实施这 6 种手法后可改善软组织病变部位的血液循环，有利于渗出细胞的吸收和纤维化组织的软化，有利于病变的恢复。

上海生理研究所观察下肢肌肉或竖脊肌的肌电图变化发现：无腰背痛的正常人在腰背肌肉放松直立时没有电活动或仅有很小的电活动（小于 25μV），而腰背痛病人此时都有紧张性电活动存在。一侧腰背痛者，在痛的一侧可发现紧张性电活动。由此可见，腰背痛病人的病变部位的软组织是处在紧张、痉挛状态中。作者在行软组织松解术时，也可发现腰背痛病人的病变部位的肌肉、筋膜是处于紧张、痉挛状态。当松解病人的这些组织时，似有自行裂开之感。采用持续移位手法就是基于以上机制。由于病变软组织发生了最大程度的移位，并且持续此移位状态一定时间，这样就可十分有效地达到放松紧张、解除痉挛的目的。此外，在手术时发现，有些病人病变部位的软组织粘连十分严重，持续移位手法可有效地松解病变软组织的粘连，减轻病变软组织对邻近感觉神经的刺激与压迫，使症状得到缓解。对不适当活动造成的肌腱、神经、韧带的离位或嵌顿，甚至肌纤维排列紊乱所引起的疼痛，本手法可达到消除疼痛的目的，对有些急性发作的严重颈腰肢痛病人，一次手法后就可收到十分显著的满意效果。通过观察分析，对椎管外软组织病变引起的早、中期颈腰肢痛病人，持续移位手法的总的效率可达 80% 左右。

第九节　针灸治疗

一、一般针灸治疗

压痛点上的针灸治疗，能改变病变部位软组织的微循环，有利于病变部位炎性渗出物和致痛物质的吸收。通过研究也证实针灸能促使体内类吗啡样物质的分泌，提高机体的疼痛阈度，增加病人对疼痛的耐受力。因此，病变部位上的针刺法对椎管外软组织病变引起的颈腰肢痛有很好的治疗作用。

1. 实施针灸治疗时的注意点

（1）椎管外软组织病变引起的颈腰肢痛常常会存在这种情况：软组织病变重的部位所引发的疼痛，作为当时的主要矛盾，会掩盖病变轻的部位所引发的疼痛。体检时由于压痛明显部位的存在，也会掩盖病人对软组织病变轻的部位的压痛的感受而查不到压痛点的存在，即主要矛盾的存在，掩盖了次要矛盾的疼痛症状和压痛的存在。但是随着针灸治疗效果的发挥，主要矛盾解决了，次要矛盾就上升为主要矛盾，表现在再给病人做检查时，原来的压痛点已变得十分轻微或消失，而会出现一些新的压痛点。此时，一些病人也会诉述疼痛部位的“游走”。由于针灸主要实施在软组织病变部位的压痛点上，所以每次治疗前必须对病人做重复检查，要随着压痛点的变化，改变针灸的实施部位，而不是每次都一成不变地在第一次治疗的部位进行针刺治疗。

（2）为了取得良好的治疗效果，不仅要选准压痛点，在压痛点上实施针刺，并且进针深度一定要达到软组织病变组织上，而不是按传统的针灸方法“得气”即止。一般来讲，在同一针刺径路上，针刺达到病变部位上所引起的反应为最明显，引出的针感最为强烈。病变轻者此时产生酸胀困麻感，病变重者还会引起痛感。由于大多软组织病变发生在软组织的骨附丽区。因此，我们针刺的针尖大多要达到软组织的骨附丽区的骨表面，针尖抵触到骨组织时才会真正寻及针刺的敏感点，才算达到了软组织的病变部位。

（3）通过临床观察证实，选用比市售毫针较粗的针灸针进行针刺治疗，效果将会提高。我们应用的是0.8～1mm粗的针，进针时局部不用麻醉，病人也不感到比普通针更痛。

（4）要根据每个压痛点下面软组织的病变范围大小设置针刺的数量。病变范围小者，1根针就可；病变范围大者，在病变区可同时进3～5根针。

（5）每日针灸1次。治疗时要做好针体和病人针刺部位的皮肤消毒工作。发热病人、妊娠妇女、精神病病人及针灸部位存有细菌感染灶者，要谨慎或忌行针灸治疗。对针刺治疗心理紧张的病人要事先做好思想工作以争取病人配合治疗。

2. 传统针灸疗法的十痛穴

（1）头痛：百会、大椎、阳陵泉。

（2）颈痛：风池、增生、大椎。

（3）背痛：募穴、内关、关海。

（4）腰痛：肾俞、腰阳关、秩边。

（5）胸痛：背俞穴、外关、支沟、绝骨。

（6）腹痛：背俞、足三里、条口。

（7）肩痛：风池、肩髃、肩贞。

（8）膝痛：血海、阳陵泉。

（9）肘痛：曲池、尺泽、曲泽、少海、阿是穴。

（10）指、趾痛：合谷、后溪、绝骨、照海。

3. 电针治疗 20世纪70年代，我国针麻及针麻原理的研究取得了很大发展。为了提高针刺麻醉的效果，减少麻醉医师手术中对针刺针的不断捻插的劳动强度，设计制造了电针治疗仪。电针是针刺在一定的穴位上得气后，或针刺达软组织病变部位后，在针柄上通以电流，利用电的刺激代替人工刺激，可节省人力，加强刺激，提高疗效。但必须要能控制输出电压、电流的强度。一般输出的电压超过40V，电流超过1mA，就会有引起触电的危险，应避免。可作为电针刺激的电流有平流电流、脉动电流、交流电流、非纯音的音频电流和调制脉冲电流等。但临床上常用调制脉冲电流。直流电或脉冲直流电有电解作用，易引起折针或组织的灼伤，故不宜作电针治疗仪的输出电流用。后来还设计出626半导体电针治疗仪。仪器大小仅13cm×9cm×（3～5）cm。仪器可和4～6根针通过导线相连。通过仪器可调节每根针的电流强度和频率。626半导电针治疗仪用于颈腰肢痛病人的治疗，于病变部位针刺留针后，对身体强壮、对针刺忍受力大者，可选用较大的电流强度和较快的频率；对身体弱小、对针刺忍受力小者，可选用较小的电流强度和频率。因此，可因人而异地进行调整。通过观察发现，使用电针治疗可提高针灸的治疗效果。有的学者研究发现，低频（2～10Hz）电针刺激可诱发病人在脊髓中释放脑腓肽，而高频（100Hz）电针刺激主要释放强腓肽，以发挥镇痛作用。强腓肽和脑腓肽都是机体释放的内腓素，即内源性吗啡样物质。强腓肽主要在脊髓中起镇痛作用，而脑腓肽则在脑和脊髓中都起作用，强腓肽的镇痛作用比脑腓肽高700倍。还有人发现，用低频电针治疗慢性痛和钝性痛的效果较好，而高频电针治疗急性痛和锐痛效果较好。

因此，电针除用于针麻外，也可用于椎管外软组织病变的治疗。电针由于具有针刺和电的双重作用，因此可以提高针刺的治疗效果。目前的电针治疗仪，多采用振荡发生器输出接近人体生物电的低频脉冲电流，用于电针治疗，其又可用点状或板状电极直接置于穴位或软组织的病变部位上。下面介绍低频脉冲电流各波的大致作用。

（1）密波：一般频率为50～100Hz。能降低神经的应激功能，对感觉、运动神经起抑制作用，常用于止痛、镇静、解痉及针麻等。

（2）疏波：一般频率为2～5Hz。有较强的刺激作用，能引起肌肉收缩，提高肌肉、韧带张力，常用于肌肉无力、瘫痪、萎缩及肌肉关节韧带损伤等。

（3）疏密波：波组排列是疏波、密波交替出现，二者交替持续时间大致各为1.5s，每分钟交替20次左右。其特点是能克服单一波组易产生适应的缺点，具有二者的共同作用。能促进代谢及血液循环，改善组织营养，有消炎、消肿、活血、止痛等功效，用于颈腰肢痛、面瘫、肌无力、冻伤等。

（4）断续波：脉冲排列是以成组的密波出现，断时无脉冲电输出，续时为密波连续，二者所占用时间有一定比例，每分钟均为20次。其特点是机体不易适应，动力作用强，能提高肌组织的兴奋性，常用于萎症、瘫痪及康复锻炼等。

（5）锯齿波：为脉冲波幅按锯齿形自动改变的起伏波。其频率为16～20次/min或20～25次/min，接近人体的呼吸频率。临床上常用于刺激膈神经，做人工电动呼吸，并有提高肌肉兴奋性、调整经络、行气活血等作用。

4. 温针治疗 温针治疗既有针刺治疗的效果，又有艾灸的治疗效果，因此大大提高了针灸治疗椎管外软组织病变所致颈腰肢痛的疗效。在应用温针治疗椎管外软组织病变引起的颈腰肢痛，可获较满意的疗效。

（1）温针治疗的指征：①软组织的特定部位有明显压痛点者。②软组织劳损性病变部位较深者。③采用手法、理疗及其他非手术疗法效果不佳者，而又不适宜采用病变部位局部注射疗法者。④温针治疗对椎管内病变及其他非椎管外软组织病变引起的颈腰肢痛，疗效较差。因此，施行温针治疗前必须详尽检查病人，删除胸、腹腔内脏器的器质性病变所伴存的腰背痛及脊柱的特异性或非特异性炎症引起的颈腰肢痛，更要警惕肿瘤在脊柱上的转移性病变所引起的腰背痛。

（2）温针治疗的疗效：通过临床观察发现，经温针治疗后，症状、体征消失者占59.3%，症状体征明显减轻者占17.3%，症状体征有好转者占1.0%，无效或稍有减轻者占7.6%；因对温针治疗不适应，经治疗疼痛增重而改用其他方法治疗者占4.8%。因此，效果明显者共占76.6%。由此可见，于压痛点上行温针治疗，是治疗颈腰肢痛的一种简便有效的方法。

通过观察还发现：病情重、病程短者温针治疗的效果好。病程半年以上者，温针治疗效果较半年以内者差。因此，对颈腰肢痛病人，应早期采取有效的治疗措施。

（3）温针治疗的方法：采用0.8～1mm粗的不锈钢针或银针。用75%酒精棉球擦敷针及穿刺部位皮肤后，于压痛点上快速刺入。不用麻醉，病人也无明显的进针痛感。针尖抵达病变部位后留针。于针外露部分的皮肤上垫以硬纸或布类加以保护。作者采用江苏宝应县出品的药艾条，用手指截取艾条2～3cm置于针尾部（注意不要损坏艾条外的包裹纸），使针尾部被包裹在艾条中（图4－1）。点燃针尾艾条，直到针尾艾条燃尽无余热后，去除保护皮肤的硬纸或布类，拔针。如此为1次温针治疗。

如果使用银针，由于银针的传热性能好，病人常会有烧灼感，须注意避免针烧伤。当病人诉烧灼感难忍时，应在针外露部分上裹以酒精棉球以降针温。

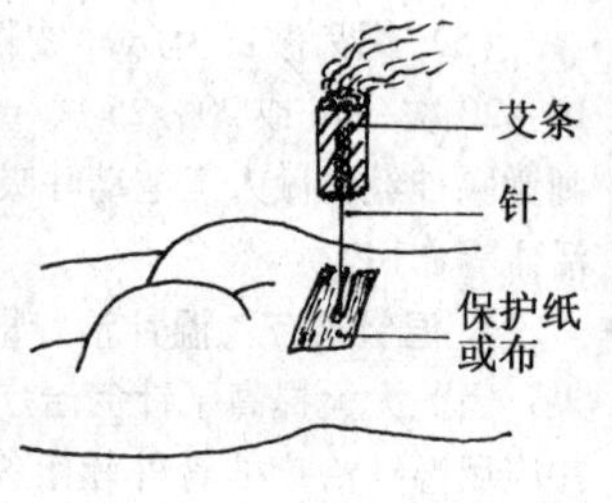

图4-1 温针治疗示意

进针部位与深度的正确与否，对疗效的影响很大。一般来讲，针尖大多需抵达骨面。在一般情况下，隔日行温针治疗1次，急性病人或痛苦甚重者，也可每日1次。

（4）温针治疗的部位：颈腰肢痛病人常见的压痛点及施针部位如下（图1-11）。

1）肩胛提肌的肩胛骨内上角附丽区。肩胛骨内上角为肩胛提肌的骨附丽区。此处病变除可引起颈背痛症外，尚可引起头枕部痛、太阳穴痛、记忆力减退、背部荷重感等症状。单侧病人可引起偏头痛。病人不能持久坐位看书，否则痛重。只有双手托住下颌，帮助支撑头部重量才能减轻症状。严重者低头及颈部活动受限。于肩胛骨内上角垂直进针，针尖必须抵达肩胛骨。针尖稍向内侧移即有落空感，证明针确实在肩胛骨内上角部位。如果偏向肩胛骨内侧进针，就有刺破胸膜之危险，应注意避免。

2）冈下肌。此处病变可引起背痛、背部荷重感、背部麻沉感、冷水浇背感，还可引起上肢的麻痛感。于冈下窝垂直进针，针尖必须有抵达于骨性组织的感觉才行。此时除局部有明显的“酸沉”针感外，有的病人还有放射至患侧上肢的“酸沉麻”感。

3）冈上肌。于冈上窝垂直进针，针尖须抵达骨组织，此处病变除可引起颈背痛症状外，有的病人也可引起患侧上肢麻痛感。

4）棘突间。颈、胸、腰椎的棘突间的软组织病变，因病变部位不同，可引起颈痛、头痛、背痛、腰痛和不能低头、弯腰等不同的症状。于压痛的相应棘突间垂直进针，针尖必须有抵触骨性组织的感觉才行。针不要向头部斜向进针，以免进入椎管腔损伤脊髓或脊神经。

5）横突。横突处软组织附丽区的劳损性病变，因病变部位不同，除引起颈、背、腰痛外，尚可引起头痛、上肢麻痛、胸痛、胸闷及腹痛、腹胀等不同症状。于竖脊肌外缘，压痛点相应的棘突旁开三四横指，垂直或稍向内偏斜进针，针尖必须有抵触横突的骨性感觉才行。除局部“酸沉”感外，因病变部位不同有时还会有向头部、上肢、下肢或胸部、腹部的放射性“酸胀”感。

6）椎板。棘突间与横突之间的部位为椎板，是竖脊肌所在。此处病变，有和横突相同的症状。针尖也必须有抵触椎板的骨性感才行。也会有像横突一样的放射性“酸胀”感。腰痛常常可以伴存腹痛，但以横突及椎板处软组织病变最易引起腹痛。随着腰痛症状的治疗，腹痛也随之消失。

7）十二肋缘下。十二肋缘下为下后锯肌、腰髂肋肌和腰背筋膜前叶等附丽区。此处病变可引起腰痛，咳嗽、打喷嚏可使疼痛增重。病人睡觉时翻身困难，不能弯腰和束腰带，患侧季肋部有疼痛、不适感。由下稍向上偏斜进针，针尖务必有抵触十二肋的骨性感。注意正确掌握穿刺部位，针尖偏深就有穿透胸膜的危险。

8）臀上皮神经。臀上皮神经的病变可以引起腰臀痛及患侧下肢的放射痛。于髂嵴中部下两横指进针，除局部“酸沉”感外，常有向下肢的放射性“酸胀”感。

9）阔筋膜张肌。髂前上棘后一横掌处为阔筋膜张肌与臀大肌交接处，此处阔筋膜常常较其他部分容易产生病变。阔筋膜张肌发生病变，除可引起臀腿痛外，还可伴有下肢外侧麻木感及行走弹响。严重者，两腿外展不能并拢，走路如蟹样横走，病人不能自己剪脚趾甲。从压痛点处垂直进针，除“酸沉”的局部针感外，尚有沿下肢外侧的放射性“酸胀”感。

10）髂嵴上缘外份压痛点。于髂嵴上缘外份至髂前上棘可找到明显压痛点，此处为腹内斜肌附丽区。此处病变，可引起腰际旁侧、腰骶痛或腹壁痛，患肢并易“抽筋”。于髂嵴外份，紧贴髂嵴上缘进针，除局部“酸沉”感外，常可引起腹壁的“酸沉”感。

11）髂后上棘。髂后上棘上份为竖脊肌、腰背筋膜附丽区，髂后上棘下份为臀大肌附丽区。此处软组织发生劳损性病变，可引起腰骶痛和腰臀痛。于压痛点垂直进针，针尖必须抵触髂后上棘骨性组织才行。

12）臀中皮神经。压痛点位于髂后上棘的下方，骶髂关节外缘，有时此处可扪及索条状变性的臀中皮神经，有明显压痛。臀中皮神经的变性，除可引起臀痛外，尚可有腰骶痛。

13）臀下皮神经。位于臀纹线内中 1/3 交界处。垂直进针，除局部“酸沉”针感外，尚有沿下肢后内侧放射性的“酸麻”感。臀下皮神经的变性，除可引起臀痛外，尚可有沿下肢后侧的“麻痛”感和“吊紧”感。

14）坐骨大孔内上缘。此处为臀中肌附丽区，有时可隐约扪及纤维索条状阳性物，为变性的部分臀中肌纤维。臀中部进针，针尖需确切抵达坐骨大孔内上缘的骨性组织才行。为了确定是否为此部位，可向外下方移动针尖，即有落空感（针尖进入坐骨大孔的感觉）。

15）梨状肌下缘。部位在坐骨大孔内上缘压痛点的外下方。由于梨状肌的劳损性病变，部分肌纤维的纤维变性，使肌肉组织缺乏弹性，因此压迫坐骨神经，可以引起患侧臀腿痛麻等症状。患侧下肢因疼痛而不能抬步，行走困难呈跛行。垂直进针，如针尖确切抵达梨状肌下缘，可以引起下肢的放射性“酸沉麻”感。

16）臀下神经部位和臀上神经部位。这两处病变均可引起臀及下肢后侧的麻痛。

17）小菱形肌和大菱形肌。这两处病变可引起背痛和上肢抬举疼痛。

18）小圆肌和大圆肌。这两处病变可引起背外侧疼痛、肩痛、上肢抬举痛重受限。

据观察，同一病人可以存在一个以上的压痛点，因此，可同时在多处施行温针治疗。一般在颈背部以冈下肌、肩胛提肌的肩胛骨内上角附丽区及颈椎横突压痛点多见；在腰骶部，以腰椎横突压痛点最常见，而腰椎椎板压痛点也较常见；在臀部，以臀上皮神经压痛点最常见，而梨状肌下缘及坐骨大孔内上缘压痛点也较常见。

从温针治疗的部位来看，颈胸背部压痛点占 14.6%，腰部压痛点占 52.7%，臀部压痛点占 28.3%。因此，以腰部压痛点最多，臀部次之。压痛点中，腰椎横突压痛点占 29.2%，椎板压痛点占 12.8%，臀上皮神经压痛点占 10.2%，为最常见的压痛点。其次为腰椎棘突间和梨状肌下缘压痛点，分别为 7.9% 和 6.6%。因此，颈腰肢痛病人多在上述5个部位找到压痛点，即上述5个部位的软组织病变是引起颈腰肢痛的常见原因。

腰椎横突、椎板及髂嵴上缘外份的软组织劳损性病变，除可引起腰臀腿痛症状外，常可伴有腹痛。

（5）温针治疗机制：温针治疗既有针刺治疗的效果，又包括了艾灸的优点，针刺的止痛作用已在针麻中得到证实。针刺治疗有促使气血调和、通经活络的作用，因此有助于散淤舒筋而达“通则不痛”的目的。艾灸具有调和气血、舒经通络、解郁止痛等作用，因此，温针治疗进一步提高了针灸的效果。

（6）温针治疗的种类：除以上介绍的一般温针治疗方法外，其他治疗方法如下。

1）温针罐治疗方法：由于病人在治疗过程中不免翻动，会使点燃的药艾落下，虽然病人皮肤预先已有所保护，故不会灼伤病人的皮肤，但不免会烧坏病人四周的衣被，因此于1983年设计了温针罐（图4－2）。

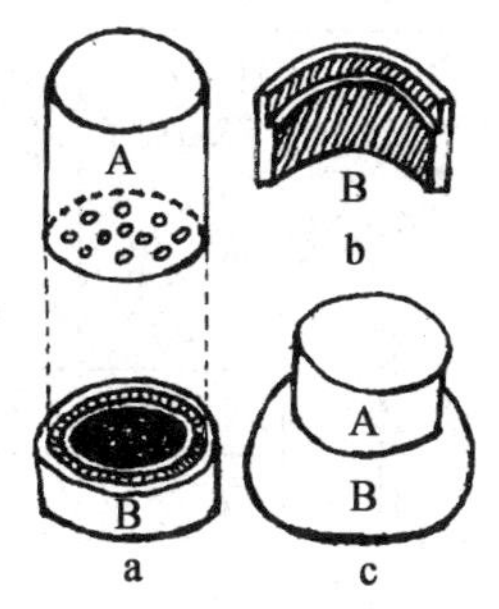

图4－2　温针罐示意

a. 温针罐结构　b. 木圈的矢状剖面图　c. 组装后的温针罐整体示意

A. 底层凿有10个左右小孔的小铁皮罐（顶盖已除去）

B. 高20～30mm的木圈

温针罐由上部铁皮罐和下部木质圆柱圈构成。温针罐是用吃完的番茄酱小铁皮罐制成（直径约6cm），整齐除尽顶层铁皮盖，于铁皮罐底层凿10个左右直径为2～3mm的小孔。再做高2～3cm高的木质圈一个。木质圈的厚度为3～4mm，外径要比铁皮罐直径大。在木质圈的上部周边挖1～2mm小槽，使木质圆柱圈上部的直径恰等于铁皮罐的外径。这样，铁皮罐就能紧密地扣坐于木质圆柱圈的上部。温针治疗操作方法：在压痛点上施针后，先把温针罐扣压在治疗部位上，使针的针尾部从铁皮罐底层的任何一个小孔中穿出，然后再把截取的2～3cm的药艾条包裹于穿出的针尾部，再点燃药艾条。这时点燃的艾条就处在针灸罐内，可充分保护燃烧的药艾不会烧伤病人皮肤和烧坏病人四周的衣被。待药艾燃尽并无余热时，从针尾部向上拔走温针罐时，燃后的艾灰会全部留存在铁皮罐内被移走，在病人针灸皮周围不留任何残留物。

2）热针治疗仪治疗方法：由于燃艾所散发的特殊气味使一些病人不能适应。为了克服燃艾温针所散发的气味，为了使温针的“温度”可因人因病而成为可调、可控，而进一步提高温针的治疗效果，1982年特研制成功DHZ—A型多导联热针治疗仪。

A. 燃艾温针与热针治疗仪的温度比较（表4－4）：燃烧针尾部2.5cm艾条，艾柱全部燃红时温度达到最高点。从开始点燃到最高温度点时所需时间为12min。室温21.5℃时用半导体点测温计测定距燃艾不同距离点的针温。全艾柱燃红时距针尾1cm的针温为42.5℃；1.5cm为34.5℃；2cm为29.5℃。艾条燃尽并没余热的降温时间为9min。

表4－4　燃艾温针与热针治疗仪的温度测定比较

治疗方法 ＼ 挡数 ＼ 针温与升降温时间		达最高温度所需时间	距针尾不同距离时的针温(℃)			降温时间
			1cm	1.5cm	2cm	
热针治疗仪	5	5min	31	29	27	45s
	6	2min15s	43	35.5	30	1min
	7	2min	45	37.5	31	2min
燃艾温针		12min	42.5	34.5	29.5	9min

多导联热针治疗仪通过温度调节钮可以调整针的温度。温度调整钮分0～7挡。在室温21.5℃时用半导体点测温计测定了热针治疗仪5、6、7三挡的温度。距针尾1cm的温度三挡分别为31℃、43℃、45℃；距针尾1.5cm的温度分别为29℃、35.5℃、37.5℃；距针尾2cm的温度分别为27℃、30℃、31℃。由此可见，设计的温度调节钮的“6”挡，相当于燃艾的温度。停止通电后，热针治疗仪下降至手可操作去拔针的28℃，5、6、7三挡所需时间分别为45s、1min和2min。

B. 热针治疗仪与燃艾温针的治疗效果比较：经治疗后症状、体征全部消失而恢复正常工作者为“痊愈”，治疗后症状明显减轻、不影响生活可胜任工作者为“显效”，治疗后症状体征有所减轻者为“好转”，症状在治疗前后无变化者为“无效”。

热针治疗仪治疗的病人，“痊愈”占58%；“显效”占22.67%，“好转”占15.33%，治疗前后症状无减轻者（“无效”）占4%。

与燃艾温针的疗效对比见表4－5：燃艾温针治疗的效果明显者（痊愈＋显效）占76.6%，用热针治疗仪治疗效果明显者占80.67%；应用燃艾温针的总有效率为87.6%，而用热针治疗仪的总有效率为96%。由此可见，使用热针治疗仪的疗效远较燃艾温针为高。

表4－5　热针治疗仪与燃艾温针疗效对比

疗效 / 治疗方法	痊愈	显效	好转	无效	总计
	%	%	%	%	%
热针治疗仪	58	22.67	15.33	4.0	100
燃艾温针	59.3	17.3	11.0	12.4	100

C. 热针治疗仪的操作及特点：DHZ—A型热针治疗仪是集成线路装置。本机器有5组接线孔固定于相应5个治疗床的墙上，每组有8个接线孔可供连针的导线插入、接机。热针治疗仪使用一般市售毫针，但在针尾部固定有一缠绕电热丝的绝缘柱，绝缘柱中央口径和针尾粗细相当，这样才能使绝缘柱和针尾紧密相连。导线接机通电后就可对针加热。在病变部位的软组织上施针后，调节机器上的温度和时间控制旋钮至预定的刻度。针尾部电热丝接上导线接机通电约15min后切断电源，待针1min左右稍冷却后拔针。此为1次治疗。

热针治疗仪有如下特点：①操作简便，使用简便，无副作用。②温度高低可以因病人对热的反应不同，通过温度调节旋钮而随意调节。③治疗时间长短可以依病情不同，通过时间控制旋钮而随意调节。达到预定时间后，机器会发出报警响声，机器上相应床位的指示灯亮起。④本仪器可以5组同时使用，每组各有自己的一套温度和时间控制旋钮。此外，每组有8个接线孔通过导线和针相连接。因此本仪器可以对5组40个部位同时进行治疗。⑤热针治疗仪代替了燃艾温针，不会损坏衣被，不会污染空气，没有特殊气味，有利于工作人员和病人的身体健康。⑥热针治疗仪达到温度最高点的预热时间远较燃艾温针为短，降温时间也快。因此温度较恒定，加之温度和时间又可因人因病不同而随意调节，所以治疗效果较一般燃艾温针更好。

3）银质针针刺疗法：软组织外科创始人宣蛰人教授创始的“银质针针刺疗法”，选用不同长度的1.1mm粗的银质针，于病变部位密集针刺，多者在一病变区可达30针左右。针尾置艾绒球并点燃。由于针体较粗，且银质针导热性能好，在针刺时和点艾后，病人都有一定的疼痛感。所以每一根针的针刺部位在针刺前须做局部麻醉。在同一病变部位可针刺2~3次，间隔4~5d治疗1次。如有多个病变区，可在同一天或不同天轮流进行针刺。据统计，作者在1974~1988年共用银质针针刺治疗12 000多例严重顽固性软组织痛，显效率达90%。

二、特殊针灸治疗

1. 皮内针 取2~3寸（50~75mm）针，距病变部位（压痛点）2寸（50mm）许刺入皮内，沿皮内向病变部位方向进针，针尖达病变部位后，捻转和提插50次后留针5~10min。对治疗椎管外软组织各部位疼痛、麻木等有一定疗效。

2. 竖横针刺法 取4寸（100mm）针。竖刺指顺着肌纤维方向由远端向近端方向穿刺进针；横刺为截断肌纤维的走向穿刺进针，即针灸针和肌纤维方向呈垂直方向进针。竖刺、横刺进针后的针尖可穿过病变区域，也可抵达病变部位为止。停止进针后，进行捻转和提插5~6次后留针5~10min。主要治疗各部位疼痛和肌无力。

第十节 水针治疗

水针疗法又称穴位注射，是中西医结合的一种新疗法，它是根据所患疾病，按照穴位的治疗作用和药物的药理作用，选用相应的腧穴和药物，将药液注入腧穴内，以充分发挥腧穴和药物对疾病的综合作用，从而达到治疗疾病目的的一种方法。

一、作用及特点

1. 作用 水针疗法是以中医基本理论为指导，以激发经络、穴位的治疗作用，结合近代医药学中的药物药理作用和注射方法而形成的一种独特疗法。使用时，将注射针刺入穴位后，做提插手法，使其得气，抽吸无回血后再将药液缓缓注入穴位，从而起到穴位、针刺、药物三结合的作用。一方面针刺和药物作用直接刺激了经络线上的穴位，产生一定疗效；另一方面，穴位注射后，药物在穴位处存留的时间较长，故可增强与延长穴位的治疗效能，并使之沿经络循行以疏通经气，直达相应的病变组织，充分发挥穴位和药物的共同治疗作用；再者，药物对穴位的作用亦可通过神经系统和神经体液系统作用于机体，激发人体的抗病能力，产生出更大的疗效。所以，水针疗法不仅为针刺治病提供了多种有效的特异性穴位刺激物，而且也为药物提供了有相对特异性的给药途径（经络穴位），能减少用药量，提高疗效，是一种很好的治疗方法。

2. 特点

（1）既有针刺对穴位的机械性刺激，又有药物等化学性刺激，二者发生协同作用，更有利于调整机体的功能以达到治疗目的。

（2）水针疗法用极小剂量的药物，就可取得与大剂量肌内注射同样的效果，所以不仅能提高疗效，而且可以减少用药量。由于用药量的减少，相应的某些药物的毒副作用也减低。

（3）一般病人穴位注射以后，即可随意活动，较针刺留针法缩短了治疗时间。

（4）注入的液体用量多时刺激范围大，且吸收需要一定时间，可于穴位内维持较长时间的刺激，延长治疗时效。

二、用具及操作方法

1. 用具 使用消毒的注射器和针头。根据注射药物的剂量大小及针刺的深度选用不同的注射器和针头，常用的注射器为 2ml、5ml、10ml，常用针头为 4～6 号普通注射针头及封闭用长针头。

2. 操作方法

（1）操作程序：根据所选穴位及用药量的不同，选择合适的注射器和针头。将选好穴位的部位充分裸露，找准穴位，避开血管、瘢痕，局部皮肤常规消毒后，用无痛快速进针法将针刺入皮下组织，然后缓慢推进或上下提插，探得酸胀等得气感应后回抽一下，如无回血，即可将药物推入。一般疾病用中等速度推入药液；慢性病体弱者用轻刺激，将药液缓慢轻轻推入；急性病体强者可用强刺激，快速将药液推入。如需注入较多药液时，可将注射针由深部逐步提到浅层，边退边推药，或将注射针更换几个方向注射药液。注射完退针后，如发现针孔溢液或出血，可用消毒干棉球压迫。一般注射后让病人稍事休息，以便观察反应。

（2）注射角度与深度：根据穴位所在部位与病变组织的不同要求，决定针刺角度及注射的深浅。同一穴位可从不同的角度刺入。也可按病情需要决定注射深浅度。如三叉神经痛于面部有触痛点，可在皮内注射成一“皮丘”；腰椎间盘突出症，将药液注入神经根附近，注射时宜适当深刺等。

（3）药物剂量及浓度：穴位注射用药总量应少于常规注射用量，具体用量应按病情、年龄、注射的部位及药物的性质和深度等多方面情况而灵活掌握。一般头面部用药量较小，每穴一次注入药量为0.1～0.5ml。四肢及腰背部肌肉丰厚处用药量较大，每穴一次注入药量为2～10ml。由于穴位注射的部位不同于常规注射部位，所用药液的浓度应小于常规注射浓度，用前一般以生理盐水或注射用水稀释。

（4）疗程：一般每日或隔日注射1次，反应强烈者可隔2～3d注射1次。穴位可左右交替使用。7～10d为1个疗程，休息3～5d再进行下1个疗程的治疗。

三、穴位选择

1. 近部选穴　即在患病的部位，就近选取腧穴进行注射。如膝病取膝关、膝眼。

2. 远部取穴　又称远道取穴，即在受病部位的远距离取穴治疗。如《针灸聚英·肘后歌》说：“头面之疾寻至阴，腿脚有疾风府寻。”

3. 寻找阳性反应点　水针的特点之一是临床常结合经络、经穴的触诊法选取阳性反应点进行治疗。即用拇指或食指指腹以均匀的力量在病人体表进行按压、触摸、滑动，以检查其有无压痛、条索状或结节等阳性反应物，以及皮肤的凹陷、隆起、色泽的变化等。触诊检查的部位一般是背腰部的背腧穴，四肢部则沿经络循行路线触摸，尤其是原穴、郄穴、合穴等特定穴位及一些经验穴位有压痛等阳性反应者，注入反应点往往效果好。

4. 特殊病证的选穴 软组织损伤者可选取最明显的压痛点；较长肌肉的肌腹或肌腱损伤时，可取肌肉的起止点；腰椎间盘突出症，可将药液注入到神经根附近。

四、应用范围与禁忌证

1. 应用范围 水针疗法的应用范围较广。实践证明，许多疾病用水针疗法可以获得痊愈，有些疾病用此疗法配合其他治疗，有缩短病程的功效。

2. 禁忌证 水针疗法一般是很安全的，并无绝对禁忌证，如所取穴位有炎症、湿疹、疖肿或化脓等情况时，可另选具有同样治疗作用的穴位注射。为保证安全，遇到下列情况应慎用或不用。

（1）体质过分衰弱或有晕针史者。

（2）孕妇下腹部及腰骶部不宜用此法。

（3）穴位局部感染或有较严重皮肤病者局部穴位不用。

（4）诊断尚不清的意识障碍病人。

（5）对某种药物过敏者，禁用该药。

五、常用药物

1. 中草药制剂 如复方当归注射液、丹参、骨宁、威灵仙、肿节风、丁公藤等多种中草药注射液。

2. 常用维生素制剂 如维生素 B_1、维生素 B_6、维生素 B_{12}注射液，复合维生素 B 注射液，维生素 C 注射液等。

3. 其他常用药物 如葡萄糖注射液、生理盐水、盐酸普鲁卡因注射液、曲安舒松注射液、注射用水等。

六、注意事项

（1）治疗时应对病人说明治疗特点和注射后的正常反应。如注射后局部可能有酸胀感，4 ~ 8h 内局部有轻度不适，有时不适感持续时间较长，但一般不超过 1d。如因消毒不严而引起局部红肿、发热等，应及时处理。

（2）严格遵守无菌操作、防止感染，最好每注射一个穴位换一个针头。使用前应注意药物的有效期，不要使用过期药物，并注意检查药液有无沉淀变质等情况，如已变质即应停止使用。

（3）注意药物的性能、药理作用、剂量、配伍禁忌、副作用和过敏反应。凡能引起过敏反应的药物，必须先做皮试，皮试阳性者不可应用。副作用较严重的药物，使用应谨慎。某些中草药制剂有时也可能有反应，注射时应注意。

（4）水针治疗用药物一般不宜注入关节腔、脊髓腔和血管内。若药液误入关节腔，可引起关节红肿、发热、疼痛等反应；误入脊髓腔，有损害脊髓的可能。所以，取穴注射药物应避开关节腔、脊髓腔、血管等。

（5）在主要神经干通过的部位做穴位注射时，应注意避开神经干，以不达到神经干所在的深度为宜。如针尖触到神经干，病人有触电感，要稍退针，然后再注入药物，以免损伤神经。

（6）躯干部穴位注射不宜过深，防止刺伤内脏。背部脊柱两侧穴位针尖可斜向脊柱，避免直刺而引起气胸。

（7）年老体弱者注射部位不宜过多，用药量可酌情减少，以免晕针。

（8）注药时如发生剧痛或其他不良反应，应立即停注，并注意观察病情变化。

七、意外及其处置

1. 意外的种类

（1）感染：多由于消毒不严或药液浓度较大，或注射于软组织较薄处长时间不吸收所致。轻者感染局部发炎；重者化脓，甚至形成溃疡，愈合后留有瘢痕。有的发生深部脓肿，出现败血症，如关节腔内感染，可致使关节强直。

（2）神经损伤：多由于针头较粗，刺伤神经干或因药物作用致使神经麻痹。

（3）药物过敏：轻者局部或全身出现药疹，甚者可出现过敏性休克。

2. 处理办法

(1) 一旦发生意外，应以积极态度迅速有效地治疗，以防止继续发展、恶化。

(2) 对于感染者，应做到早期发现，早期治疗，防止化脓。如已化脓，应予以外科处理。

(3) 神经麻痹的治疗，常用维生素 B_1、维生素 B_{12}、加兰它敏等注射，中药内服或熏洗，以及针灸、理疗、功能锻炼等。

(4) 发生过敏反应时，应立即停药，应用脱敏药物进行治疗。如遇过敏性休克者，须迅速抢救。

第十一节　拔罐疗法

拔罐疗法又叫淤血疗法，是根据病变部位的大小选用口径不同的瓷罐、玻璃罐、竹罐等，通过燃烧、蒸煮或抽气的办法，使其罐内形成负压，吸拔在病人病变部位皮肤上的一种治疗方法。本法具有明显的缓解疼痛作用。软组织的急、慢性损伤，如落枕、腰肌劳损等采用拔罐疗法，均可取得好疗效。其中刺络（刺血）拔罐法效果尤为突出。所选择的治疗部位，一般为疼痛明显处和压痛处（阿是穴）。由于许多病变与血热壅滞有关，用刺络拔罐法可去淤血而行血滞，出邪气而畅经络，故临床常用于治疗各种疼痛、炎症和高热等。

一、拔罐器具

1. 玻璃罐　分1、2、3、4 号，1、2 号最常用。1 号容量为 40ml，2 号为 80ml。口径一般为 4～8cm。玻璃罐最宜用于刺络拔罐，因为吸着后可以从罐外面看到罐内部皮肤的变化、出血多少，容易估量吸拔的力量。

2. 竹罐　口径有4～6cm，6～8cm，10～12cm 不同的大小。取相应粗细的青竹，一端留节做底，另一端去节做口，长 8～10cm，壁厚0.1～0.3cm，刮掉外青皮，罐口磨光。小的用于四肢，口径稍大可用于腰背臀部。

3. 其他　用于抽气的拔罐容器为一特制的玻璃罐，实际上是一圆锥形玻璃圈。口较大、磨光，罐底较小，供塞橡皮塞用。橡皮塞可经常更换。

二、操作方法

1. 吸引法

（1）点火吸引法：

1）投火法。罐内投入点燃的火柴、纸张或酒精棉球等。适用于体侧的拔罐，即为罐体侧面留置的拔罐，可避免罐内点燃物灼伤皮肤。

2）闪火法。用镊子夹着点燃的酒精棉球，在罐内绕一下或将蘸有酒精的棉球在罐内壁涂擦一下再点燃之，迅速将罐子叩在皮肤上，此法无烧伤皮肤之弊，但吸力较小。

3）贴棉法。剪边长约1cm的方形棉片（不要太厚），用95%酒精浸湿，贴在罐内壁上中段，点燃后罩于皮肤上。

4）架火法。取一个不易燃、不传热的直径为2~3cm小片状物，如胶木瓶盖、橘皮、萝卜、姜片、土豆片、黄瓜片等，置于治疗部位的皮肤上，其上再放一个酒精棉球，点燃后将火罐扣上。本方法安全，吸着力强。

5）滴酒法。在火罐中段滴1~2滴95%酒精，再将罐横滚几圈，使酒精均匀地附于罐内壁上，但不能流于罐口，以免灼伤皮肤。用火点燃后迅速罩在皮肤上。

（2）抽气吸引法：从特制的抽吸罐橡皮塞做成的罐底上用注射器穿刺抽气，抽出罐内空气使成负压。抽出的空气多，负压就大。因此，负压大小可控制，因而可随意施补或泻手法。从罐外透过玻璃还可看到罐内皮肤的反映。负压不宜太大，以免造成水泡。

2. 起罐方法　一手拿着罐子轻轻倾斜一方，另一手则在火罐倾斜对方罐口附近皮肤上，用手指缓缓按压，使罐和皮肤间形成一空隙，让空气由空隙进罐，吸力就会逐渐消失，火罐就会自然脱落下来，要避免强力拔下火罐，以免损伤皮肤。

3. 拔罐方式

（1）留罐法：一般留罐10~15min，强吸为5~10min，弱吸时间宜长些。

（2）闪罐法：火罐吸住后立即拔下，反复多次，以皮肤渐红为度。适用于局部麻木、感觉迟钝的末梢神经炎、风湿症等。

（3）走罐法：在治疗部位和火罐边缘薄薄涂一层凡士林或其他油、水等，待火罐吸住皮肤后，一手扶罐底，一手扶罐体，在皮肤上下左右慢慢移动，到皮肤出现渐红或出现淤血为止。用于感觉麻木、跌打损伤所致疼痛及脊神经炎等。

（4）刺血拔罐：又叫刺络拔罐。先将选定的治疗部位用三棱针或梅花针点刺，注意点刺的面积应小于罐口，然后将点燃的火罐罩在点刺的皮肤上，使之出血。一般留罐 10～15min，也可稍长。起罐后，用消毒棉球或纱布擦净血迹。此法适用范围较广。

（5）水罐：在火罐内装入容量 1/3～1/2 的温水，闪火后迅速将水罐扣在治疗部位的皮肤上。用于外感风寒、高热无汗、咳嗽、风湿病、胃痛、腰痛等。

（6）针罐：先在病变部位上用毫针针刺后留针，再以针为中心，罩上火罐，留置 10～15min。用于风湿病及疼痛性疾病。

（7）蜡罐：又叫蜡针。病变处用毫针得气后，再套一只特制瓶（如加入半凝状石蜡的青霉素瓶）。其目的是加强针刺的疗效。石蜡保温的时间较长。

三、禁忌证

拔罐无绝对禁忌证。以下情况不宜拔罐。

（1）烦躁不安或全身抽搐、癫痫正在发作的病人。

（2）精神失常、精神病发作期。

（3）久病体弱、全身极度消瘦、皮肤无弹性者。

（4）有出血倾向性疾病，如过敏性紫癜、血小板减少性紫癜、白血病、血友病、血管脆性试验阳性者。

（5）有广泛皮肤病或皮肤有严重过敏者。

（6）恶性肿瘤病人不宜拔罐。

（7）怀孕期妇女的下腹部、乳房部。

（8）心脏病病人出现心力衰竭、肾病病人出现肾衰时，以及肝硬化腹水、全身浮肿者，不宜拔罐。

（9）毛发太多、皮肤太细嫩及皮肤有皱褶的部位，不宜拔罐。

四、竹罐疗法

1. 方法 将已装好中药的包袋放在锅内煮沸，然后将竹管罐放在锅内煮3min，此时最易吸拔且不易烫伤；蒸煮时间一定不能超过5min，否则容易烫伤，煮的时间太短（小于2min），则竹罐不热，不易吸拔。

2. 处方 煮竹管所用药物以通经活血、祛风祛湿、舒筋行气等药为主，可根据病情选用。处方为：

（1）祁艾、麻黄、桔梗、竹茹、透骨草、穿山甲、党参、甘草各6g，杜仲、乌梅、木瓜各9g、乳香、没药各15g。

（2）祁艾、麻黄、防风、木瓜、川椒、竹茹、透骨草、乳香、没药、千年健、威灵仙、羌活、苍术、防己、当归尾、刘寄奴、乌梅、甘草各6g。

（3）羌活、紫苏、祁艾、菖蒲、白芷、甘草各15g，连须葱白30g。

（4）麻黄、祁艾、防风、川木瓜、川椒、竹茹、秦艽、透骨草、乳香、没药、千年健、地龙、川羌、苍术、防己、当归尾、刘寄奴、乌梅、甘草各10g。

（5）羌活、独活、紫苏、祁艾、菖蒲、白芷、甘草各25g，葱100g。

依病情选取以上处方之一，将各药装入布袋内煎煮。药量可根据治疗病人的人次数来加减。

3. 拔罐数目 视病变部位大小决定吸拔竹罐的数目，一般3～4个，大部位可多到10个。根据吸拔竹罐的间距分为密排法和疏排法。密排法竹罐间距不超过1寸（同身寸）疏排法竹罐间距超过2寸。

4. 操作 操作者用镊子从锅内将竹罐夹出，把水甩干净，口向下，迅速投入另一手持拿的毛巾中，把水吸干后立即扣在治疗部位的皮肤上。每次治疗10～20min，每日或隔日治疗1次。10～12次为1个疗程。竹罐的吸力较强，拔罐过紧或时间较长容易发生水泡，故一般拔罐时间不超过20min。此外，在治疗过程中不可移动体位，以免竹罐脱落。

五、药罐疗法

1. 方法 将抽吸罐内装入容量2/3～1/2的药液，病人采取最舒适的体位，药罐迅速扣于治疗部位的皮肤上。注射器从橡皮塞刺入后抽吸罐内空气，从皮肤隆起的高低可判断负压的大小。留罐15～20min，见皮肤呈深红色红晕时起罐。

2. 药液处方 ①薄荷6g，樟脑9g，生姜60g，用70%酒精浸泡2周以上。②川芎、白芷、血竭、小茴香、土木鳖、乳香、没药、乌头、独活、羌活、防风、泽兰、红花，每味等量，用75%酒精浸泡2周以上。③辣椒水、骨质灵擦剂或风湿药酒等。

第十二节 物理治疗

大多数理疗装置，均可用于颈腰肢痛的治疗。理疗可改善病变部位的血液循环，改善病变组织的营养，有利于病变的恢复；大多理疗都有消炎、消肿作用，有的还可调节与病变软组织相伴的植物神经紊乱症状，有缓解疼痛和镇静作用，有的还有松解粘连、软化瘢痕作用。低频及中频电疗可以兴奋神经及肌肉。感应电、干扰电常用于失用性肌萎缩，而三角波、锯齿波、指数曲线波用于失神经支配的肌萎缩，还治疗局部皮肤感觉障碍。

目前，物理治疗仪的种类甚多，各有一定的效果和适应范围。以下介绍几种常用的理疗仪器。

一、红外线理疗

最简单的理疗就是红外线。医用红外线的波长为760nm～400μm。根据其生物学特点分为短波红外线（近红外线）为760nm～1.5μm和长波红外线（远红外线）为1.5～400μm。红外线的波长长，量子能量低，被吸收仅转为热能，无光化学效应。人体吸收红外线的主要是皮肤和皮下组织。长波红外线在2mm内已被吸收，短波红外线也仅剩11%继续深入。因此，红外线的有效穿透深度是不大的。长波红外线主要达皮肤上层0.05～1mm，短波红外线可达皮下血管、淋巴管、神经末梢，穿透力深度为1~10mm。病人也可自制简易的红外线治疗仪进行治疗。制作方法是把3~4只40~60W的普通电灯泡串联起来，就组成了一个简易红外线治疗仪。这时的灯泡已不像原来那么亮，灯丝发出红光，虽然不全是红外线，但已有了明显的红外线治疗作用。将光线对准患处烘烤时要注意皮肤与灯泡应保持一定的距离，避免太近会烧伤皮肤；如果距离太远，又会影响疗效。所以，治疗时要调整到合适的距离。红外线的主要作用有：①解痉镇痛，对粘连、瘢痕挛缩有软化作用。②改善局部环境，促进组织再生。③消炎作用。

二、直流电疗法

此为用直流电作用于病变部位以达到治疗目的方法。直流电可扩张血管，改善血液循环，因而可改善治疗部位的营养和代谢，有兴奋神经的作用等。也可用直流电将药物离子导入人体起到治疗作用，称直流电离子导入疗法。

三、低频电疗法

低频电疗的脉冲电流是一种按一定规律从0或从某一电位水平上瞬间出现或消失的电流。应用频率在1 000Hz以下的脉冲电流治疗疾病的方法，称为低频脉冲电疗法。其中，脉冲方向不变者称为单相脉冲电流，方向变换者称双相脉冲电流。低频脉冲电流主要作用是兴奋神经肌肉组织。常用波形有感应电波、三角波、方波、正弦波、梯形波、双向脉冲波等。主要作用为兴奋神经肌肉组织，促进局部血液循环，镇痛和对中枢神经的镇静作用。

四、中频电疗法

中频电疗法应用频率为1~100kHz的电流治疗疾病的方法为中频电疗法。目前，临床常用的有干扰（或差频）电疗法、正弦调制中频电疗法和等幅正弦中频（音频）电疗法。中频电流比低频电流引起的肌肉收缩要舒适得多，即有缩而不痛之感。中频电流还有镇痛作用和改善血液循环、锻炼骨骼肌等作用。近年来，中频电疗法的电脑化技术更加速了中频电疗法的发展。电脑中频治疗仪是一可编程的物理治疗仪，可模拟中医按摩手法，是传统医学与现代科技相结合、具有中西医结合的综合治疗作用的仪器。因其具有明显的镇痛、消炎、消肿、促进局部血液循环、刺激神经肌肉、增强或放松肌肉等作用，被广泛应用于颈腰肢痛的治疗。电脑中频治疗仪的输出峰值电流为 0 ~ 200mA（负载 500Ω）。中频频率为 1 ~ 15kHz、低频频率为 0 ~ 500Hz。机内存储 20 个常用治疗程序和方波、尖波、三角波、锯齿波、指数波、正弦波等 6 种标准波形外，操作者尚可依经验自编 30 个治疗程序和 8 种随意波形。程序清单和波形既可通过液晶显示，又可通过微型打印机打印出来。治疗仪具有 AC 及 DC 双通道输出、调制中频治疗，中频频率为 0 ~ 15kHz 可调，还能进行直流药物离子导入。随机附带不同大小的硅橡胶无毒电极 7 对。

通过以上介绍可见，电脑中频治疗仪含有中频成分，又有低频成分。因而既有低频电的镇痛、改善血液循环、兴奋神经肌肉组织和消散非特异性炎症等作用，又具有中频电的特点，即作用较深、对人体刺激较小、软化瘢痕和松解粘连等。

五、高频电疗法

电流频率小于 1kHz 为低频电流，1 ~ 100kHz 为中频电流，大于 100kHz 为高频电流。其中超短波与微波的抗炎作用更明显。医学上应用频率大于 100kHz 的高频交流电治疗疾病的方法，叫高频电疗法。高频电流对人体神经肌肉不产生兴奋作用，不会引起肌肉的收缩。中等以上剂量的高频电流作用于人体能引起明显温热效应。高频电的热效应用焦耳 - 楞次定律（$Q = 0.24I^2Rt$；Q 为产热量，I 为电流强度，R 为电阻，t 为时间）可计算。在 R 与 t 不变的情况下，I 增加 1 倍，Q 增加 4 倍。高频电疗法有止痛、改善血液循环及消炎作用。高频电按波长、频率分为长波、中波、短波、超短波、微波 5 个阶段。

小剂量的高频电不会引起温热感和组织温度的升高，但仍有较明显生物效应，可增强吞噬细胞的吞噬作用，促使炎症的局限及恢复，使神经纤维再生速度加快。一般来说，频率越高，非热效应越显著。但热效应明显时，非热效应就受到抑制。因此，在需要非热效应的治疗作用，一定要采用小剂量（小功率）的高频电流，使人体组织无热或仅有微热感。

1. 共鸣火花疗法 为利用放电火花产生的高频电振荡来治疗疾病的方法。这种放电火花是减幅高频振荡，虽然其频率和电压都很高（频率为150～1 000kHz，波长300～2 000m，电压为15 000～30 000V），但电流强度很弱，仅为1～30mA。因此，不会引起皮肤及黏膜明显烧伤而又对皮肤或黏膜有一定的刺激性，可引起刺麻感。这种火花刺激是其他高频电所没有的，除有改善局部血液循环、增加局部组织营养外，还有止痒镇痛和镇静作用。所以，可用于治疗皮神经炎、头痛、神经痛、神经性皮炎。

（1）特点：弱剂量的火花强度，火花细小或看不见火花，病人有轻微麻感，电极需与皮肤紧贴；中等剂量，火花较明显，病人有明显痛麻感，电极要稍离开皮肤（0.2～0.5mm）；强剂量火花多而强，病人有针刺样痛感，电极与皮肤应有一定距离。

（2）治疗方法：①固定法，每次治疗3～10min。②移动法，可先在皮肤上撒少许滑石粉，然后将电极放在皮肤上缓慢移动，每次治疗8～15min，每日1次，10～15次为1个疗程。

2. 短波疗法 波长100～10m，频率3～30MHz的高频电流，称短波电流，用于治疗疾病的方法称为短波电疗法。主要产生温热效应，又称短波透热疗法。用以肌肉痉挛及肌肉、韧带劳损等的治疗。

3. 超短波疗法 波长10～1m，频率30～300MHz的电流为超短波电流，用以治疗疾病，称超短波电疗法。因超短波常采用电容式电极，所产生的电场作用于人体，故又称超短波电场疗法。也用于软组织病痛、肋软骨炎等治疗。

4. 微波疗法 波长1m～1mm，频率300～300 000MHz的特高频电流，称微波电流。治疗方法称为微波疗法。微波的波长分3个波段：分米波的波长为1m～10cm，频率为300～3 000MHz；厘米波的波长为10～1cm，频率为3 000～30 000MHz；毫米波的波长为1cm～1mm，频率为30 000～300 000MHz。医疗上应用较多的波长为12.24cm，频率为2 450MHz的微波，称厘米波。这种疗法也称微波疗法。因微波的温热效应比较明显，欧美称之微波透热疗法，俄罗斯称之特高频疗法。微波作用的最重要特点之一是可以透入较深的组织；因其频率不同，作用深度亦不同。一般情况为频率较低时，穿透组织越深；频率较高时，穿透深度越浅。分米波深度为7~9cm。厘米波最显著的能量吸收发生在表浅组织，吸收深度为3~5cm。毫米波的波长很短，有效穿透深度很浅，通常能量的70%在皮肤的表皮和真皮层被吸收。微波对组织的温热效应以分米最强。微波主要用神经痛、神经炎、神经根炎、颈椎病、骨关节劳损、韧带与肌肉劳损、骨与软组织的退变、脊柱炎、风湿性关节炎、腱鞘炎、肩周炎、肌腱炎、软组织挫伤、肌炎等。

为了更好地在临床上应用高频电治疗，了解其特点是重要的。高频电疗法特点比较见表4-6。

表4-6　高频电疗法的特点比较

名　称	短　波	超短波	分米波	厘米波	毫米波
波长范围	100~1m	10~1m	100~10cm	10~1cm	10~1mm
常用波长	22.12m	7.34m	69cm	12.25cm	8mm
治疗方法	电感场法为主	电容场法为主	辐射场法	辐射场法	辐射场法
作用电流	涡电流为主	移位电流为主	特高频电磁波辐射	特高频电磁波辐射	特高频电磁波辐射
作用深度	较浅，浅层肌肉为主	较深，可达深层肌肉、内脏	深，可达7~9cm	较深，可达3~5cm	浅，主要在表皮
组织产热情况	主要在浅层肌肉产热	皮下脂肪产热较大	产热较均匀，皮下脂肪产热不大	与分米波相似	产热不明显
热外效应	较明显	明显	明显	明显	为主

六、超声波疗法

理疗中常见的超声波频率为800~1 000kHz。超声波在介质穿过时，由于介质吸收超声能而产热。频率愈高，被介质吸收越多，产热量就愈大；超声剂量越大，产热量也越大，热作用也越强。组织的动力学黏性越高，吸收声能也就越多。肌肉组织较脂肪组织吸收能力约大1倍，神经组织比脂肪组织大3~4倍。超声波在两种不同组织交界处产热较多，如皮下组织与肌肉交界处、肌肉与骨骼的交界处等。超声波连续输出比脉冲输出产热多，固定比移动产热多。超声波产热是局部的，近声头处作用强，远离声头处弱；中心部位强，周围区域弱。

超声波治疗的适应证：脑血管意外及其后遗症、癫痫、脑挫伤、脊髓空洞症、脊髓炎、脊髓蛛网膜炎、脊髓前角灰质炎、截瘫、坐骨神经痛及腰骶神经根炎、三叉神经痛、面肌痉挛、感染性多发性神经根炎、末梢神经炎、术后神经痛、慢性腰骶痛、肩周炎、腱鞘炎、网球肘、滑囊炎、肋软骨炎、肌痛、肌痉挛、骨痂愈合不良、乳腺炎、疖肿、蜂窝组织炎、冻伤、捩伤、挫伤、瘢痕组织、溃疡、支气管炎、冠心病、心绞痛、心肌梗死、闭塞性脉管炎、血管神经症、眼底病等。

在治疗因椎管外软组织病变引致的颈腰肢痛前，应仔细找出压痛点，并加标记。超声波头压紧压痛处，以固定法连续式超声 0.5～1.0W/cm^2 找准痛点，此时病人有明显酸胀感（病变部位对超声波最敏感）。立即适当减小剂量，改为连续移动法，在痛点及其周围缓慢移动声头，并随时调整剂量，以病人能耐受的酸胀感为宜。治疗时间为找到最敏感的病变部位后 6～8min，每日 1 次，10 次为 1 个疗程。

有报道称，超声波有助于缩小新鲜突出于椎管内的髓核而减轻对神经根的压迫症状。超声波剂量为 1～2W/cm^2，每次治疗 10min。也有人认为，超声波对腰椎间盘突出症取效是因为减轻了神经根周围的无菌性炎症和粘连的缘故。

七、磁疗法

磁疗法是利用磁场来治疗软组织病痛的一种治疗方法。磁场有止痛、消炎、消肿、镇静等作用。据报道，磁疗法也可用于降低血压、减轻肿瘤症状，以及止泻、平喘、止咳等方面。另外，磁处理水有溶石、排石作用。

附：功能良好的高效电脑中频电疗仪

本书各位作者单位使用的都是北京达轮公司研制的 TL900 电脑中频电疗仪（图 4-3），我们认为，本治疗仪对颈肩腰肢痛等软组织病的治疗适应范围广，是目前各种物理治疗中疗效最好的一种。

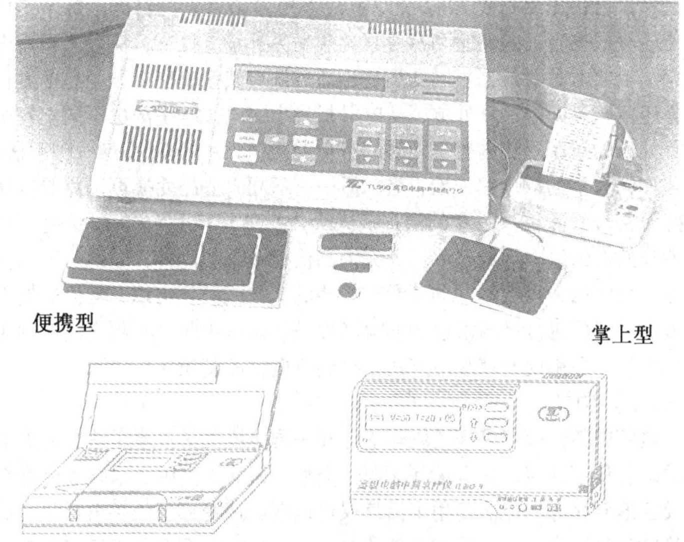

图 4-3　电脑中频治疗仪

(一) 治疗机制

电脑中频治疗仪采用低频调制中频原理，由低频波载在中频波上穿入人体深层进行治疗。因此，具有低频加中频的两种治疗作用。

中频电流能进入人体内部而不致强烈刺激皮神经和感受器。本治疗仪中频的频率在 1～150kHz 范围内，可自由地选择不同的频率，以达到对不同深度病变组织的治疗。低频不具备穿入人体深层的能力，但对人体能产生推拿按摩样作用。本治疗仪是让低频波载在中频波上，可通过调节频率而达到在不同深度进行电按摩治疗。

低频的波形有方波、尖波、三角波、锯齿波、指数波、正弦波等，它们在临床上各具有不同的治疗作用。如方波可刺激神经肌肉，引起血管神经反应，有镇痛和调节植物神经的作用；尖波有软化瘢痕、松解粘连的作用；三角波有刺激不完全失神经的平滑肌的作用，可促进神经功能的恢复；正弦波可刺激正常肌肉组织与失神经的肌肉，用于治疗慢性损伤性炎症。也就是说，可根据不同的病情选用不同的波形进行治疗。本治疗仪已预先编制成20余个专家治疗处方储存于机器内。每个使用单位还可根据自己的经验和专业常见病来另外设置处方，储存于机器内备用。治疗时只要根据不同的病情，通过调节按钮就能十分容易地进行选择应用。不同的治疗处方，从电极板发出的电按摩手法也不同。每个治疗处方的按摩手法内容也随时间有所变换，大约3min变换一种手法。手法如同人手的揉、捏、推、敲、抓……不同手法的变换可以克服以往电疗设备长时间单一程序的治疗病人会产生“适应性”、“耐受性”而影响疗效的缺陷，因此，可以大大提高治疗效果。此外，波形的节奏性变化，可将两种以上不同的刺激有规律的交替或循环出现，能促进局部血液循环，促进静脉与淋巴的回流和促进渗出的吸收，有利于病变的康复。而且，在用此治疗仪治疗的始终还有电针的刺激作用。

（二）功能

电脑中频治疗仪是现代物理治疗和中国传统医学按摩手法、针灸治疗的综合作用功能，具有消除无菌性炎症、镇痛、消肿、预防和治疗粘连及瘢痕软化等功能。使用本治疗仪可以促进病变部位的渗出吸收，促进静脉和淋巴回流，改善病变部位的血液循环，因而有利于病变的恢复和功能的康复。

本治疗仪对软组织的急、慢性损伤，椎管外软组织病变引致的颈肩腰腿痛、膝关节肿痛等，有很好的治疗效果；对腰椎间盘突出症、椎管狭窄症等椎管内病变引致的腰痛和坐骨神经痛，也有很好辅助治疗作用，能促进受累神经组织早日康复。在我们治疗软组织病痛的同时，也观察到本治疗仪对风湿性病痛和尿路结石等也有一定的治疗效果。

（三）操作

根据病变部位面积的大小，选择随机配置的大小不同的无毒导电硅橡胶电极板，把电极板放在患处。还可根据气候变化和病情需要，选用热、凉两种电极板。热电极板的温度，可在0°～85°范围内随意调节。之后再根据不同的病情，按压调节按钮，选择相应的治疗处方。治疗处方可从随机配附的打印机随时打印出来。

此外，本治疗仪还有两路药物离子导入的输出电路，医生可根据病情需要选用不同的药物如骨质增生液、醋等倒少许电极板上，治疗仪可通过皮肤把药物离子导入病变部位。

治疗时间一般每次为20min，每天治疗1~2次。一般治疗1次就可得到一定的治疗效果，急性病痛一般2~3次就可获明显效果；慢性病变10d为1个疗程。

TL980—H便携式电脑中频治疗仪是达轮公司近期获发明专利的新型产品，是大型治疗仪的微型化产品，除有大机器的治疗功能外，尚有可充电之长处，是中频治疗史上的划时代产品。此机器既可使用220V市电，也可使用镍氢充电电池，充电时间由电脑自动控制，不会产生过充现象。充电1次，可治疗15人次左右。因此，可用于出诊治疗、社区服务、家庭治疗和工厂、农村、部队、运动队的现场治疗，十分方便。

使用电脑中频治疗仪，可使病人在十分舒适的情况下完成治疗。

第十三节　病变部位局部注射疗法

一、病变部位局部注射疗法和局封是不同的概念

病变部位局部注射疗法和局封是不同的概念。详见“第一篇第五章第三节”。

对没有明显禁忌证的颈腰肢痛病人，病变部位注射疗法应该成为各种非手术治疗中的首选的治疗方法。

这里还需要强调一点，虽然在颈腰肢痛的各种非手术治疗中，病变部位注射疗法是效果显著、收效快的一种治疗方法，并且这种疗法5~7d才治疗1次，无须病人天天往返医院接受治疗，是十分适合现代快节奏工作、生活的一种治疗方法。但由于颈腰肢痛的发病常和活动有关，而人们在日常生活和工作中又离不开活动。所以不论服用中药、西药和其他各种治疗方法治愈的颈腰肢痛病人，都不能保证今后一定不再发作。病变部位注射疗法在这方面也像其他治疗方法一样，不能保证治好后一生不会再产生颈腰肢痛症状。对颈腰肢痛病人来说，不论采用哪种有效治疗手段治好的病人，今后可能不会再发病，但遇有发病条件又

都有可能再犯。保证根治、保证病人以后一定不会再犯的承诺，是不科学的。

病变部位注射疗法有椎管外软组织病变部位的局部注射疗法、神经干（包括脑神经）注射疗法和椎管内注射疗法。

采用病变部位注射疗法的目的，是把有效的治疗药物直接送到软组织或血管、神经的病变部位上。使药物在病变部位的浓度大、药物能直接和病变组织接触，所以能收到事半功倍的效果，达到疗效高、收效快、用量小、全身副作用小的目的。是各种非手术治疗方法中的十分重要的一类治疗方法。

二、解剖定位

在诊断方面，为了描述发生软组织病变的准确部位，需要解剖定位；开展病变部位注射疗法时，不论是采用椎管外软组织病变局部注射、神经干注射，还是采用椎管内软组织病变的注射疗法，为了提高药物的治疗效果，把药物准确地送到病变组织周围，更需要准确的解剖定位。因此，软组织的诊断与治疗都需要准确的解剖定位。由于其重要性，所以在叙述病变部位注射疗法的其他内容之前，首先介绍解剖定位的方法。

各椎体的横突下内为椎间孔，乳突平面相当于 C_1 平面，乳突下一横指水平为 C_2 横突，相当于下颌骨下缘水平为 C_3 横突（图 4 –4a）。

C_1（寰椎）之侧块外侧：乳突尖与下颌骨角连线之中点，于乳突之前下方扪及的骨性突起，就是 C_1 侧块之外侧缘。椎动脉穿出 C_1 横突孔后，开始走行于侧块外后方，以后经侧块后方，再经 C_1 后弓上方呈水平方向转向后内，通过椎动脉沟，当接近正中线，穿寰枕后膜入椎管。因此，在此处进行注射治疗时，要注意在穿刺时勿伤及椎动脉。此处采用注射疗法可治疗寰枕关节部位的疼痛、椎动脉基底供血不足等。

寰枕关节是整个脊椎关节活动幅度最大的关节，其与 C_2（枢椎）组合在一起，活动范围更大，为全脊柱关节之最。C_2 棘突较大，但外面不易摸到，只有用拇指自枕外隆凸沿中纵线向下深压，凹陷处扪及的骨性突起就为 C_2 之棘突。乳突尖与 C_2 棘突之连线的中点，相当于枕大神经的筋膜穿出处。该处之外方及胸锁乳突肌乳突附丽区后缘之深处，

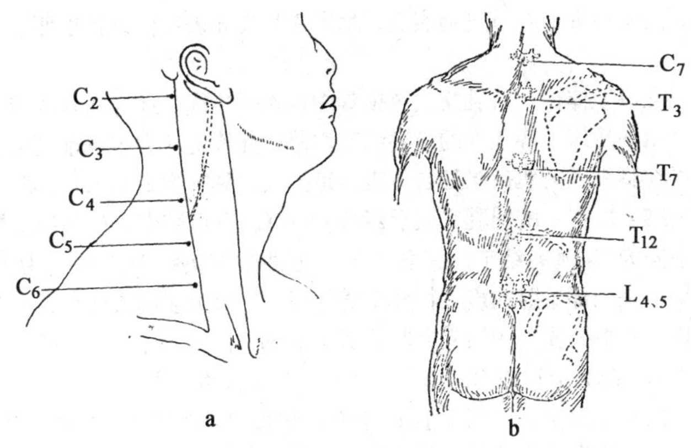

图 4－4　注射疗法定位

a. 颈脊神经定位　b. 脊椎棘突定位的解剖标志

为 $C_{1、2}$横突孔之间的椎动脉所在。因此，在采用注射疗法穿刺时，注意不要伤及椎动脉。

乳突后方，胸锁乳突肌乳突附丽区之后缘处，相当于枕小神经的筋膜穿出处。

颈外静脉与胸锁乳突肌后缘之相交点，相当于胸锁乳突肌后缘之中点，此点位于锁骨上方 2.5～3cm，为 C_4 横突。由此点向内向深处按压，可触及深层纵行的前、中斜角肌间沟，其间有臂丛神经通过。环状软骨之平面，相当于 C_6 平面。此平面线向外延伸与颈外静脉相交点的外侧可扪及一骨性突起，为 C_6 横突之后结节。大多数人的 C_6 横突可自颈部两侧摸到。

C_7 棘突较长较大，因此，当低头时于颈部正中纵线的下部可见一骨性隆起，即为 C_7 棘突。有时 T_1 棘突也较长较大，于低头时也可见突出的骨性隆起。令病人做头颈部摇动，可随头颈部摇动而左右摆动者为 C_7 棘突，而不随之摆动的骨性隆起为 T_1 棘突。

病人仰卧位，肩背上部垫枕，使颈椎有约 30°角后伸。这样颈椎的横突间隙在颈前部可获得满意的增大。同时令病人头向对侧扭转 30°～

45°。通过头的扭转可使颈椎的横突超出胸锁乳突肌外侧（后）缘之外，且使横突前结节更趋表浅，术者更易在体表定位，且也便于穿刺治疗。

在以上体位，自乳突尖至锁骨中点作一连线，此连线就相当于胸锁乳突肌的后缘。各颈椎的横突结节均落在此线上。大多颈椎的横突结节均可在胸锁乳突肌后缘处自体表清楚扪及。乳突尖下1.5cm，相当于C_2横突结节所在。胸锁乳突肌后缘中点为C_4横突结节。C_2与C_4横突结节中间为C_3横突结节。一般人的上下两个横突结节距离约为1.6cm。如果不是颈部短胖或瘦长特殊身材的病人，对大多病人而言，术者四指并拢，中指尖置于胸锁乳突肌后缘中点的C_4横突上，上二指尖会分别置于$C_{2、3}$横突上；下面二指的指尖就会在$C_{5、6}$横突上。

胸骨的颈切迹，相当于T_2平面；胸骨角相当于$T_{4、5}$椎体间隙平面；胸骨体与剑突的连接处，相当于T_9平面；脐部相当于$L_{3、4}$椎体间隙平面。

卧位时两上肢平放于躯干两侧，坐位时两肩要平坦、下垂。此时两侧肩胛内上角之间所连的水平线相当于T_3棘突平面；两侧肩胛骨下角所连接的水平线，相当于T_7棘突平面；骨盆两侧髂嵴最高点之间所连接的水平线，相当于L_4棘突平面（或$L_{4、5}$棘突之间平面）；其下约1.5cm处的平面为L_5棘突的平面。髂嵴的最宽处（即骨盆的最宽处），称髂结节，其双侧连线的水平线为L_5棘突平面。两侧髂后上棘之间所连接的水平线，相当于S_2平面，其上约4cm处为L_5棘突平面。髂后下棘连线的平面为S_3棘突。其他一些特殊部位的解剖定位，将在其相关的疾病的诊断或注射治疗中介绍。

下面把正常骨性标志总结如下：C_1为乳突下缘；C_6为环状软骨，小孩稍高些，老人稍低些；C_7棘突最突出；T_2为胸骨柄上缘；T_3为肩胛骨内上角；T_4为胸骨角；T_7为肩胛骨下角；T_9为胸骨剑突；L_4为髂嵴最高点；L_5为髂嵴最宽处；S_2为髂后上棘；S_3为髂后下棘。

三、禁忌证

（1）发热病人，细菌感染（如肺炎、化脓性阑尾炎及穿刺部位存在疖肿等病人）、特异性感染（如结核病等）、出血倾向病人等，禁忌采用病变部位注射疗法。

（2）糖尿病，高血压，心、肾性水肿，消化性溃疡，恶性肿瘤病人及孕妇等慎用病变部位注射疗法。对严重疼痛确需采用病变部位注射者，可降低注射用药配伍中的糖皮质激素的用量或取消该药成分后加用维生素 B_{12} 500μg，仍可采用病变部位注射疗法来消除存在着这些病人身上的痛苦。真菌感染、病毒感染病人，也不宜在配伍用药中加入糖皮质激素。

（3）对有精神病倾向及精神病、癫痫病病人禁用。

四、病变部位局部注射疗法的操作

1. 装备的基本要求

（1）必须有固定的治疗室进行病变部位注射疗法的操作。治疗室要求：①整洁，除治疗人员外，其他人员（包括病人家属）一律禁止入内。②严禁病人在治疗室中抖、拍衣袜上的脏物。③禁止工作人员在治疗室中吃食物和存放食品，避免引诱虫、鼠进入室内，污染消毒物品。④治疗室上、下午在治疗工作开始前需用紫外线照射消毒 30～40min。⑤每周用来苏儿液擦洗用具和地面 1 次，并每周用乳酸熏蒸消毒治疗室 1 次。

（2）消毒过的用具和穿刺包、敷料等，一定要和已用过的尚未消毒过的用品分别放置，以免误取。

（3）预先制作边长 3cm 正方形小消毒敷料置于消毒筒中备用。

（4）治疗室使用的镊子、止血钳等必须浸泡于加有适量的亚硝酸钠缓蚀剂的 2% 强化戊二醛液中消毒。浸泡时间为 30～40min，紧急使用时的浸泡时间也不得低于 15min。取消毒用品的长钳子也必须浸泡于盛有上述消毒液的容器中，消毒浸泡钳子的长度不得低于全长的 1/2。夹取消毒物品时要用钳子的消毒端，消毒端并必须向下，末端不得向上翘超过水线。

2. 人员要求 进治疗室的人员要戴口罩、帽子。治疗人员的一切操作要严格按无菌操作原则进行，且要求比进手术室更严格、更认真。这是因为：

（1）在手术室即便是做无菌手术，术后为了预防感染总是要常规使用一阶段的抗生素。这样，即便在手术中产生一些无菌操作上的疏忽，也可得到掩饰，不会给病人造成危害。而在门诊治疗室进行病变部位注射疗法的操作后，不可能对每一个病人在治疗后都使用抗生素来预防感染，弥补治疗人员的无菌操作的疏忽。

（2）病变部位注射疗法所用药中常配伍应用一些糖皮质激素，这些药物会降低机体对细菌的防御功能，会减低注射部位局部对细菌侵袭的屏障作用。因此，无菌操作上的任何疏忽，都可能会给病人带来伤害，产生更大的痛苦。所以，病变部位注射疗法确实疗效高，但一定要高度重视无菌操作。

（3）病人除背部注射采用骑跨坐椅，屈曲双上肢置椅背上的姿势外，其他一律采用卧位，位置要舒适。

（4）采用病变部位注射疗法之前，必须要明确诊断。注射部位的准确与否，对疗效有极大的影响。所以，病变部位注射疗法的关键是一定要找准病变部位。对椎管外软组织病变引起的颈腰肢痛来说，因为“压痛点”就是软组织的病变部位，也就是说，关键就是压痛点要找准。因此，在治疗前要详细、全面地寻找压痛点，在压痛点上进行穿刺注药。治疗早、症状轻的病人，可能只有一两处压痛点；病程长、症状重、疼痛范围大的病人，在第一次接受治疗时，可能会寻及十余处压痛点。必须要在所有压痛点上进行注射治疗，才能迅速、彻底地解除病人痛苦。如果病变范围太大，压痛分布涉及颈、背、腰、臀部多处，也可有意识地、分步骤地、分批地进行治疗；治愈一些部位后再进行下一批部位的治疗。也可采用中药内服、熏蒸、药浴、按摩、电脑中频或静脉滴注地塞米松等治疗，待病变局限于几处较重的部位时，在残存的几处压痛点上再进行穿刺注药，一举全歼，使病变得到彻底治疗。

（5）上面已提到了病变部位注射疗法的好坏与注射部位选择的准确性有很大关系。这里还要提的是除此之外，也与穿刺深浅能否达到病变组织、注射药物能否真正直接送到病变组织周围有很大关系。椎管外软组织病变大多发生在软组织的骨附丽区。对肌肉组织而言，其骨附丽区有两处：一处是起点，另一处是远端的止点。由于起点多是作为肌腱的支持点，而止点多与启动关节的运动有关，所以病变容易发生在肌肉远端的止点处。因此，病变部位局部注射疗法在穿刺进针时务必使针尖抵触病变软组织的骨附丽区。同时，由于病变部位常不是一个点，而是附丽区的一个范围，所以穿刺针达骨附丽区软组织病变处后也不能像肌内注射那样把药物在一个点上一次性推入就行了，而是要在附丽区的一个小范围内进行扇状移动，使药液充分在病变区弥散、浸润，这样药液才能和病变组织充分接触而发挥良好的治疗效果。如果治疗前的诊断是枕大神经炎、臀上皮神经炎、腓浅神经炎等，显然引起疼痛原因是在神经穿出筋膜时受嵌压所致。神经发生继发性炎症的关键就在神经穿出筋膜的部位。这时就要求把药物送到神经穿出的筋膜部位，以消除该处筋膜的肿胀和无菌性炎症，达到治疗该神经继发性炎症的目的。这时，一方面要在反映病变存在的压痛点上进行穿刺，一方面要在穿刺过程中注意病人的反映。针尖达病变部位后会引起强烈的针感，病变轻者产生酸胀、沉重和麻感，病变重者会产生痛感。针尖寻及敏感的痛处是针尖正确达到软组织病变处的重要标志；而在非病变部位，针感就不会有如此的强烈。针尖抵触到受累的神经时，还会有向神经支配区放射的痛麻感。

(6) 因椎管外软组织病变引起的颈腰肢痛病人，在接受治疗之前最好嘱其洗澡更衣，病变在足部的，最好治疗之前先洗足更袜。在病变部位局部注射之前，注射部位的消毒是十分重要的。在病变部位注射疗法中，主张仍用经过几乎一个世纪考验的碘酒、酒精作为皮肤消毒剂来消毒注射部位的皮肤。先用2% ~4%（儿童用1%、婴儿用0.5%）的碘酒消毒，稍干后再用75%酒精脱碘。

采用病变部位注射疗法治疗后，需在每个穿刺部位上覆盖边长3cm的正方形消毒敷料，以避免尘污对穿刺部位针眼的侵袭。24h内穿刺部位不能着水、淋湿。

五、药物配伍及用药机制

1. 药物配伍 在选用病变部位注射的药物前，必须明了选用药物的目的，以决定选用哪一类药物。所选用的药物必须确切、可靠，不可只为求新、求奇、求异。所用药物必须经过各种毒化指标检验，并经过长期临床应用对治疗颈腰肢痛效果确切而毒副作用小的药物。经过我们反复筛选和长期临床应用，认为病变部位注射疗法的用药，以下面3种药物配伍是最为合适的选择。

（1）0.25%～0.3%利多卡因：曾用0.25%～3%的普鲁卡因，效果很好，但每一位接受治疗的病人都必须先做过敏试验，不仅延长了病人治疗等待时间，也增加了工作人员的工作量。利多卡因不仅有普鲁卡因所有的优点，且其弥散作用强，麻醉力量大，持续时间长（普鲁卡因45～60min，利多卡因为1.5～2h）。更重要的是，利多卡因除用量过大（用量超过1g，即0.25%400ml以上）会产生中毒反应外，几乎不产生过敏反应。

使用浓度为0.25%～0.3%时，就可达到病变部位注射疗法的各种治疗目的，即可阻断植物神经的传导且有轻微的感觉神经的阻断作用；0.5%浓度就有明显阻断感觉神经的传导；0.8%～1%的浓度就有明显阻断运动神经的传导。由此可见，使用0.25%～0.3%浓度的利多卡因就能在病变部位注射疗法中充分发挥其治疗作用。所以配置0.25%利多卡因为最佳浓度。对于疼痛症状严重病人，可在注射时加入一定量的2%利多卡因溶液，以适当提高利多卡因的注射浓度，使病人治疗后症状可立即获得明显改善。此时，利多卡因的浓度可由0.25%提高至0.5%。疼痛症状十分剧烈病人，利多卡因浓度甚可提高至1%。对病变范围广泛、注射部位多的病人，利多卡因一次注射的总容量不宜超过50ml（500mg），以免引起利多卡因中毒反应。

（2）维生素 B_1 或维生素 B_{12} 注射液。

（3）确炎舒松A注射液：对糖皮质激素禁忌者，可用微量或不用。

在应用上述3种配伍药物时，还要注意抽吸药物的顺序：应先配制和抽吸0.25%利多卡因，然后再抽吸确炎舒松，最后抽吸维生素 B_1 或维生素 B_{12}。因确炎舒松是一混悬剂，在抽吸前一定要摇匀。

以上3种药物配伍形成的混合液，就是用于椎管内、外软组织病变引起的颈腰肢痛病人，行病变部位局部注射、神经干（包脑神经）注射和椎管内注射的常规用药。

2. 配伍用药的机制　上述3种药物的配伍，是使病变部位用药能取得良好疗效的保证。

（1）0.25%～0.3%利多卡因：局麻药的浓度不同，对神经类型的阻断也不同。局麻药从低浓度至高浓度对不同神经的阻断顺序是：交感神经、副交感神经纤维的传导在局麻药低浓度时就首先被阻断；然后随着局麻药浓度的增高，痛觉、温觉神经纤维的传导被阻断；局麻药浓度再增高，触觉、压觉的神经纤维传导也被阻断；局麻药的浓度再继续增高，则运动神经纤维的传导最后被阻断。

0.25% ~0.3% 利多卡因在病变部位主要发挥的是对交感神经和副交感神经纤维传导的阻断作用，并对痛觉神经纤维的传导有轻微的阻断作用。因此，在病变部位注射 0.25% ~0.3% 利多卡因后，可以扩张病变部位的微血管，改善病变部位的血液循环，有利于炎性渗出的吸收，达到消肿、消炎和促进病变康复的目的。由于该浓度的利多卡因对痛觉神经纤维的传导也有一定的阻断作用，因而也可适度减轻穿刺注药时的疼痛感，有利于消除病人的精神紧张。病变部位注射疗法中，利多卡因的浓度一般不宜超过 0.5%；浓度过高会引起运动神经纤维传导的阻断，尤其是多处病变部位局部注射或椎管内注射后由于运动神经纤维传导的阻断会产生短暂的运动功能障碍，给门诊病人的治疗带来诸多不便。

（2）维生素：配伍用药中使用维生素 B_1 或维生素 B_{12}，可以起到调节神经和协同其他配伍药物的作用，以达到提高治疗效果的目的。

（3）糖皮质激素：具有抗炎、抗毒素、抗过敏等作用。糖皮质激素对物理性、化学性、机械性和生物性、过敏性、免疫性等各种有害刺激引起的炎症反应有明显的抑制作用。在急性炎症的早期，可抑制毛细血管的渗出及细胞的浸润、游走和吞噬反应，并消除细胞间质水肿，使炎症消退，红、肿、热、痛等症状得到缓解。对急性炎症的修复期和慢性炎症，能抑制成纤维细胞的增生和肉芽组织的形成，有预防和减轻瘢痕及粘连形成的作用。由于引起颈腰肢痛的软组织病变的病理性质就是“无菌性炎症”，所以，不论是慢性颈腰肢痛病人或颈腰肢痛的急性发作期，都是使用糖皮质激素的适应证。近年来还发现激素类药物，尤其是促肾上腺皮质激素或肾上腺皮质激素，对神经细胞有直接刺激作用，许多神经细胞有激素受体的表达。此外，还发现这些激素还兼有神经营养因子样作用，对神经损伤有修复作用。因此，糖皮质激素是病变部位注射疗法的用药配伍中的重要组成成分。

在选用糖皮质激素方面，也历经了一个阶段的筛选过程。开始用的是强的松龙（prednisolone）和醋酸氢化可的松（hydrocortisoni acetes）。这2种均为混悬液，每支125mg/5ml，抽吸前摇匀。治疗后会有高达约50%的病人出现疼痛更为剧烈的现象。这是药物反应，医学上叫做反跳痛。反跳痛过去后就会出现治疗效果。如果因反跳痛的“痛”不可忍，自己服用止痛片就可缓解。病人治疗后的反跳痛是一个亟待解决的问题。于是把糖皮质激素改用为地塞米松（氟美松，dexamethasioni），每支2mg或5mg透明液体；效果不亚于上2种药，并且几乎没有反跳痛存在。大多在注射后1~2h就可发挥明显的治疗效果。唯一不足的是疗效持续时间较短，需要间隔2~3d就接续治疗才能巩固疗效。20世纪70年代引进使用确炎舒松A注射液，具有效果佳、维持时间长、反跳痛又极少的特点。即确炎舒松A有强的松龙、醋酸氢化可的松和地塞米松的优点，而又没有这几类药的缺点。

到目前为止，确炎舒松A是国内病变部位注射疗法中用药效果好，副作用小的糖皮质激素。

3. 配伍液中各种药物的用量

（1）病变部位局部注射疗法：每一部位抽吸0.25%利多卡因4ml（手、足部2ml），维生素B_1 0.25~0.5ml（12.5~25mg），确炎舒松A 0.25~0.5ml（2.5~5mg）。不论局部注射部位有多少，每次用量维生素B_1不能超过2支（200mg），B_{12}不宜超过2支（1 000μg）、确炎舒松A不能超过50mg（1支）。

（2）腰硬膜外注射疗法：0.25%利多卡因20ml（骶管注射用30~40ml），维生素B_1 100mg，确炎舒松A 12.5~25mg（1/4~1/2支）。确炎舒松A的每次用量最大不宜超过25mg。

（3）神经干注射疗法：每次用0.25%利多卡因10~15ml，维生素B_1 50~100mg，确炎舒松A 12.5mg。

对使用糖皮质激素有禁忌的病人，在上述配伍药中不用或微量使用确炎舒松A。此时为增加疗效，可添用维生素B_{12} 500μg及骨肽注射液适量。此种药物的配伍方法，虽然疗效较前者差些，但仍有很好的治疗效果。

4. 配伍用药中有关糖皮质激素的一些问题

（1）长期使用糖皮质激素的不良反应：

1）会产生医源性肾上腺皮质功能亢进的一些症状，如长期使用超生理量的糖皮质激素，会引起“满月”脸、向心性肥胖、痤疮、多毛、水肿、高血压、高血脂、低血钾、肌萎缩、伴腰背痛的脊柱骨质疏松、精神欣快等。停止药后一般能恢复正常。

由于以上原因，高血压、动脉硬化、心肾性水肿及糖尿病病人慎用。如必须应用时，应分别加用排钠利尿药和补充钾盐，并增加胰岛素等降糖药物的用量，以防不良反应出现。骨质疏松者，应加用小量同化性激素（诺龙苯丙脂、康力龙等），并适当补钙盐及维生素D。

2）诱发或加重感染。使用糖皮质激素能降低机体的防御能力，使隐匿感染灶扩散、加重或易出现新的感染；在激素应用下，这些感染症状又常易被掩盖而被忽视。因此，感染性疾病要使用激素时，必须要同时应用有效抗生素。结核病病人如要使用本类药物，也必须同时配用适当的抗结核药物。真菌感染、病毒感染者，一般不宜使用皮质激素。有些病毒感染如水痘，应禁用皮质激素。

3）诱发或加重溃疡。糖皮质激素能增加胃酸分泌，并减低胃黏膜保护和修复的能力。较长时间使用可诱发或加剧溃疡病，增加胃痛症状甚至出血、穿孔。故溃疡病病人应慎用。

4）诱发精神症状。长期大量使用糖皮质激素的病人，可发生欣快、激动、失眠症状，个别可诱发精神病。儿童可引发惊厥，癫痫病人可诱发癫痫的发作。因此，有精神病倾向、精神病及癫痫的病人应禁用。

5）妊娠期禁用本类激素，以免引起畸胎，如腭裂、兔唇等先天性畸形。

6）反跳现象。突然停药后会出现症状的反跳加重。如急性关节炎病人骤然停止使用皮质激素后，会使病情恶化。

（2）糖皮质激素与其他药物的相互作用：

1）本类药可升高血糖、减弱口服降糖药物或胰岛素的作用。

2）本类药可使水杨酸盐的消除增快，降低其疗效。二者合用，引起消化性溃疡的危险性加大。

3）苯巴比妥、苯妥英钠、利福平等肝酶诱导药，可加快本类药物的代谢，使用本类药的维持量需加大。

4）本类药与噻嗪类排钾利尿药等都能促使排钾，合用时要注意补钾。

5）本类药可使口服抗血凝剂的疗效下降，故合用时抗血凝剂的剂量需加大。

（3）病变部位注射疗法中使用糖皮质激素的注意点：千万不要把使用激素当做一般的常规用药或唯一的治疗手段，更不要为了取得暂时的疗效而不顾病人的整体的、长期的健康状态。

糖皮质激素虽然具有抗炎、增强免疫力等作用，但是由于长时间使用会产生上述的各种不良反应，所以选择应用时必须要严格掌握好适应证。例如，对症状剧烈的颈腰肢痛病人，可在其他治疗方法配合应用的情况下，于3d或1周的短期内静脉滴注糖皮质激素，以迅速缓解症状后用其他有效的治疗方法接续治疗。这样可以扬其长、避其短。决不能企图借助长期口服激素来达到解除病人痛苦的目的。这样做的结果，必然是给病人带来一些应用皮质激素的不良反应。

在颈腰肢痛的治疗方面，采用病变部位注射疗法使用很小剂量的糖皮质激素就能达到良好的治疗效果且又无副作用的目的。这是因为把药物直接送到病变部位不仅因用量比口服、肌内注射、静脉给药要小得多，较少产生激素的不良反应，并且病变局部的药物浓度也要比其他途径给药高得多，且药物还能和病变组织直接接触。由于病变组织直接浸浴于药物之中，所以疗效显著，持续时间长故无须每日用药，间隔5～7d才治疗1次。病变范围广的病人，需一次在较多病变局部同时注射，在治疗5～6次之后；或少数病程长、病理性质以组织变性和纤维增生为主的病人，因疗效不易巩固，短时间内症状就会复发而需反复治疗者，此时要密切观察有无因药物在体内累积而产生的一些激素的不良反应。如已产生“满月”脸、痤疮、多毛等现象者，要及时停用激素，也可在配伍中加用维生素 B_{12}、骨肽以代替确炎舒松A。高血压病人禁止服用糖皮质激素类药物；只要不是严重的高血压病人，病变部位注射疗法也不是绝对禁忌。为预防高血压病人在治疗之后的血压升高，可在治疗当日和次日，在服用降压药时适当加量或增加服药次数就可。对患严重高血压及糖尿病等不能使用糖皮质激素的病人，在病变部位注射的配伍药物中取消糖皮质激素成分而用维生素 B_{12} 和骨肽取代糖皮质激素，虽然疗效稍差些，持续时间也略短些，需要缩短为 3～5d 治疗 1 次，但也可取得良好的效果，仍不失为治疗软组织病变引起的颈腰肢痛的一种效果确切的重要治疗方法之一。

（4）激素毒副作用可用中药防治：由于注射疗法在颈腰肢痛的治疗中是一种常用的主要方法，虽然在治疗中注意了上述所谈问题，由于少数不宜使用激素的隐匿性疾病的病人和少数对激素制剂敏感的病人，少数病变范围广、每次注射部位超过 10 处而治疗次数又超过 5 次者，仍不免会出现一些激素的毒副作用。此时，可采用中药防治。

1）要根据具体情况辨证选择用药。如表现为痤疮、烦躁、咽红肿痛、多毛、舌红脉细数，甚至血糖、血压升高者，属阳热亢进，治以清热解毒，可选大黄、金银花、连翘、生地、丹皮、黄连等。如表现为肥胖、钠水潴留、水肿、腹胀纳差、苔腻脉滑等，则为气虚水泛，治以益气行水，可选黄芪、太子参、白术、茯苓、泽泻、苡仁、川芎、生姜等。如表现为体倦乏力、面色㿠白、食欲不振、便溏、舌淡脉细弱，甚至骨质疏松、血钾降低、尿蛋白居高不下等，则属气阴两虚，治以补气滋阴，可选冬虫夏草、黄芪、人参、丹参、女贞子、麦冬、五味子等。清热解毒可以使毒邪外泄；益气行水可以利尿消肿；补气滋阴可以鼓舞正气，抵御毒邪的侵入和战胜毒邪等。如此治疗，既可以不停止激素的使用，又可减少其毒副作用。

2）激素的毒副作用也可表现在对肾脏的损害上，此时使用中药冬虫夏草、大黄、川芎、丹参、黄芪、积雪草等对激素所致毒副作用有一定的抑制或改善作用。经大量临床观察和实验研究证实，冬虫夏草能促进肾小管上皮细胞的再生与修复，可以加快激素致肾损伤的肾功能恢复，对肾缺血、缺氧损伤具有明显的保护作用。常用量为每日 6～10g，隔水蒸服，或与其他中药配伍制成散剂或胶囊服用。大黄不仅能抑制细胞的过度增生和肥大，还能抑制细胞外基质的结聚，延缓间质纤维化；不过大黄的煎服法很有讲究，用开水泡服可以促进胃肠蠕动而致腹泻，与其他中药一起水煎不仅促进胃肠蠕动还可以改善胃肠血液循环，若长时间煎熬则有收涩作用，这里一般取前两种煎服法。大黄的用量也因人而异，一般常用量每日 10g 左右。川芎可以增加肾血流量、保护肾小管功能；丹参也可以改善肾血流量，另外还可以促进肾小管上皮细胞的修复；黄芪可以防治肾小管的损伤；积雪草可以防治肾小球的硬化等。这4种中药日常用量均为15~30g。

第十四节　小针刀与小宽针疗法

一、小针刀疗法

1. 适应证

（1）颈腰肢痛病人经各种非手术治疗收效甚微或治愈后反复发作时，小针刀作为一个闭合性的微小型的软组织松解术，可收到一定的疗效，并且由于操作简单，有利于基层单位的推广应用。

（2）小针刀只适用于软组织病变局限的颈腰肢痛病人。对症状严重、病变范围大的病人，宜行正规的软组织松解术，以求在较短的时间内能较彻底地解除病人的痛苦。

（3）小针刀治疗适应于椎管外软组织病变引起的颈腰肢痛病人。腰椎间盘突出症、腰椎管狭窄症等椎管内软组织病变引起的颈腰肢痛是不适用小针刀治疗的。这是因为：

1）小针刀是一种闭合性微小软组织松解术。椎管外软组织病变，通过体表压痛点检查可确定软组织病变部位，以利于小针刀进针部位的选定。对椎管内软组织病变，虽然通过体检和MRI等检查，只可大致确定病变的脊柱节段，使用小针刀难以达到真正的具体的病变部位，并且极易损伤脊神经及其周围的血管或椎管内的血管。

2）椎管内软组织病变引致的颈腰肢痛，某些病人症状与体征都不很典型，如果把CT或MRI作为唯一的诊断和定位依据，是很容易误诊的。有的病人手术证实，影像学上发现的阳性节段和手术发现的节段不一致；有的在影像学上可显示上下左右多处病变存在，影像上病变“明显”的一侧可能病人没症状，而病变轻的一侧使病人有明显症状。这些是闭合性小针刀操作无法鉴别的。

3）有些髓核突出病人，神经根周围广泛粘连，神经根和髓核也粘连固着，直视下手术分离尚需付出很大艰辛并要谨慎，用闭合性插入的小针刀解除神经根周围粘连则是不可思议的。

4）从椎管内软组织松解术看，腰椎间盘突出症病人大约69.27%同时伴有根管或中央椎管的狭窄存在。此时，“髓核突出”只是椎管内诸多软组织病变中的一种而已。即便小针刀能解决“髓核”问题，椎管内黄韧带肥厚、关节突关节肥大、内聚等问题是难以通过小针刀操作解决的。因此，千万不能盲目扩大小针刀的适应证范围，否则不仅解除不了病痛，反而增添一些不必要的伤害。

2. 小针刀的针具 小针刀选用刚、柔相宜的合金钢制成，使其具有一定硬度，又有一定韧性，不易在操作中产生折断现象。小针刀的针柄长2cm，扁形，以便于术者握持操作。针体为细圆柱形，直径1mm。针体长度有4cm、8cm、12cm等几种类型。根据病变部位的深浅可选用相应长度的针刀进行治疗。小针刀的针尖部长约1cm，末端扁平带刃，刃口长0.8～1mm，分楔形齐平口、斜口尖刀片状和镰刀形3种。根据松解病变的需要，用末端不同形状的针刀进行操作。不论末端刀刃是什么形状，均呈扁平状，与扁平的小针刀的针柄在同一平面水平，操作时就可从刀柄的方向来判别在病变组织内操作的针末端刀刃面的方向。

3. 针刀的具体操作 针刀必须浸泡在加有适量亚硝酸钠缓蚀剂的2%的强化戊二醛液中消毒，浸泡30～40min，紧急时浸泡时间也不得低于15min。取针刀的长钳子也必须浸泡于盛有上述消毒液的容器中，消毒浸泡钳子的长度不得低于全长的1/2。夹取小针刀时要用钳子的消毒端，消毒端必须向下并不得向上超过水平线。

小针刀的进针部位皮肤要用碘酒、酒精消毒，操作者要戴消毒手套，手术部位铺上消毒洞巾。如果需做另一部位小针刀治疗，则把前次用过的针刀用无菌敷料擦干净，置无菌敷料中保存，术者也要保持手套的无菌状态。由助手帮助消毒病人另一施针部位的皮肤，术者另取一消毒洞巾盖上后再进行操作。把保持无菌状态下的前次用过的小针刀，用碘酒、酒精擦抹后可再次应用；若有质疑，则必须更换针刀与手套。

治疗效果的好坏很大程度取决于软组织的病变部位和其深度要选准。由于椎管外软组织病变大多发生在软组织的骨附丽区，所以针刀大多必须在软组织的骨附丽区进行操作。具体操作的注意事项如下述。

（1）在小针刀治疗前后必须详细检查病人，必须要找到软组织病变部位的压痛点。选压痛程度最重的压痛点进行针刀治疗。先在进针部位用甲紫或美蓝做好标记，稍干后并用碘酒固定标记。

(2) 以做好标记的压痛点部位为中心，用碘酒和酒精消毒 8~10cm 范围内的皮肤，铺上洞巾。用戴消毒手套的左手拇指尖按压在进针部位的皮肤上，并深压软组织贴紧骨面。这样可以尽量向两侧推开针刀进针途径的软组织（包括一些重要血管和神经），并且针刀通过较短的距离就能抵达病变软组织的骨附丽区。

(3) 扁平的针刀的刃口斜面，必须平行于针刀下面的软组织走行方向。这样在操作时就可避免损伤血管、神经。

(4) 针刀需在软组织的骨附丽区进行操作。根据需要进行切、铲、剥离等操作，以达到分离粘连，解除嵌压，松解病变软组织，消除对神经、肌肉及肌腱等软组织的一切压迫与刺激因素的目的。

(5) 操作后的针刀部位皮肤毋须缝针。拔除针刀后局部覆盖以无菌小纱布，以保持操作部位的洁净，不受污染。

(6) 针刀治疗后 20~30min 内针刀部位需制动，并令病人自己按压针刀切口 5~10min 以避免渗血。30min 后即可恢复病人的自如活动。

(7) 针刀治疗后 4~5d 内针刀操作部位禁止淋水、潮湿。5~7d 后揭去覆盖在针刀部位上的小纱布。

(8) 针刀后一般无须使用止痛剂和抗生素。

二、小宽针疗法

小宽针针刺综合疗法是黄荣发医师以祖传针灸疗法为基础，通过医疗实践，不断改进针具与手法，创造出的以小宽针针刺为主，以拔火罐、按摩为辅的综合疗法。经过 30 多年的临床实践，所用针具不断改进，综合疗法日臻完善，临床疗效不断提高。

1. 小宽针的针具

(1) 小宽针的形状和制作要求：

1) 小宽针的形状：小宽针是长、宽、厚各异的一组六种型号的剑形钢针。其材料以镍铬不锈钢为最佳。

2) 制作要求：制作时要求针体笔直、光滑平整，针尖锋利，厚度、宽度均匀，无锈痕、无卷刃，尤其要注意针体的四个平面厚度必须均匀，不可偏斜。小宽针针刺综合疗法的创始人黄荣发之长子黄东平医师设计制作的“中医针刺用小宽针”获国家外观设计专利（专利号：ZL00311046X）。

3）不同型号小宽针的应用：小宽针有六种不同型号，目的在于术者按部位（穴位）选择应用。用之得当，有益无损，用之失宜，则影响疗效。选择针号，必须根据体形胖瘦、年龄大小、病变部位的深浅、肌肉的厚度及病情的不同灵活运用。

Ⅰ号针：长13cm、宽0.4cm、厚0.2cm。主要用于体形肥胖者，以及针刺肌肉丰满的部位（穴位）如环跳穴。

Ⅱ号针：长12cm、宽0.4cm、厚0.2cm。主要用于中等胖瘦者。

Ⅲ号针：长11cm、宽0.35cm、厚0.18cm。应用范围较广，常用于一般体形病人的头面、腰背部穴位，以及稍瘦病人的环跳穴。

Ⅳ号针：长10cm、宽0.3cm、厚0.16cm。常用于消瘦的成人的腰背部穴位，以及针刺小儿环跳等穴位。

Ⅴ号针：长9cm、宽0.25cm、厚0.14cm。应用范围较广，常用于成人的四肢末梢穴位和小儿委中、腰背等穴位。

Ⅵ号针：长8cm、宽0.2cm、厚0.12cm。主要用于小儿头面部及四肢末梢的一些穴位。

（2）针具的保管和维修：

1）保管：针具使用完毕以后，必须妥善保管，以防针体污染和锈蚀，避免针尖受损。针具在使用时间较长时，针尖部就会变钝，针刺时则影响进针的速度，易致病人痛苦，直接影响治疗效果，同时，病人也不愿意接受治疗。因而要很好地保管和维修针具。

2）维修：如果针体发生锈蚀，或呈有陈旧性的污物时，要立即用细砂纸包住针体均匀打磨，消除锈痕和污物。如果针尖变钝，要在细磨石或油磨石上认真磨好。必须四个平面相等地磨，以防针尖偏斜、针锋变钝。钢针磨好后，锐利标准是可用针刃轻轻地刮削皮肤上的汗毛，以毫不费力就能削掉为宜。

2. 小宽针针刺的治疗要领

医生具有熟练的操作技术，灵活的针刺手法，其疗效就显著；反之，虽多次针刺仍然无效或疗效甚微。因此，必须认真地掌握具体操作要领，锻炼十分娴熟的针刺手法，努力做到进针时无痛或微痛，以提高治疗效果。

总的要领是：选穴准确，手势端正，稳准施压，动作灵巧，猛刺速拔。

（1）持针方法及进针方向：小宽针针具是 6 种型号的剑形针，在持针方法上，与针灸常用的毫针有所不同，常用的方法是“五指半握并刺法”。医者用右手拇指和食指捏住针体，留出要刺入皮肤的针体长度，小指根部顶住针柄，以中指和无名指扶住针体以刺入。

小宽针的进针方向，不论是浅刺还是深刺，一般都用垂直刺入的方法，也就是针尖与皮肤成 90°直角，直接刺入穴位中。除极个别的穴位外，均不能斜刺或沿皮刺。

（2）针刺的练习方法：为了熟练使用小宽针，必须认真刻苦地练习进针速度、方向及腕力，小宽针练针与毫针不同，主要练习项目是针刺角度。一般是用纱布或棉布缝制一个约 15cm 见方的袋子，装入细沙，或用海绵状物充填结实。练针时，一定要掌握使针体与皮肤成 90°垂直方向，不能斜刺。同时要练习腕力，做到进针有力，运腕自如，猛刺速拔。

（3）针刺手法及操作程序：小宽针针刺综合疗法，一般需要术者一人进行针刺操作，助手一人帮助传递敷料、拔火罐、按摩等。

1）定位：《针灸大成》记载：“揣而寻之，凡点穴，以手揣摸其处。”这是以手揣而寻找穴位的正确方法。一般多用拇指按压，根据病人感觉反映情况及医者拇指的手感，探索正确的穴位或治疗部位。

2）操作过程：小宽针的进针部位皮肤要用碘酒、酒精消毒，操作者要戴消毒手套。术者以右手持钢针，左手拇指按准穴位，两手紧密配合，将钢针垂直刺人预定穴位。

术者针刺完毕，助手根据针刺部位的具体情况，选择大小型号适宜的火罐，行闪火法将火罐扣在针刺的穴位上，约停 1min，拔出淤血，每个穴位出血量为 1 ~2ml 即可起罐。

起罐后，术者用消毒纱布块按摩针刺穴位。按摩完毕，针刺处应用碘酒棉球消毒，贴以创可贴，并嘱病人于 24h 后将创可贴取下。

在整个针刺治疗过程中，要做到姿势适当，手法灵巧，取穴准确，选针适宜，深浅合适，针刺迅速，拔罐及时，按摩温柔轻巧。同时，术者和助手在治疗过程中，应当相互配合，做到有条不紊，忙而不乱。

（4）取穴原则：在明确疾病诊断的基础上，选好主穴和配穴，这在决定疗效上也是十分重要的一环。

选穴时，要分清主次关系，一般取穴原则为以上带下、以主带次、远近结合、急则治标、缓则治本或标本兼治。

如坐骨神经痛的病例，临床上 95% 以上都由于腰臀部各种病变所引起，但是腰部临床症状不十分突出，疼痛往往不十分明显，其主要疼痛部位则表现在臀部、腘窝和小腿外侧。尽管如此，其主要矛盾多是由于腰骶脊髓或神经根和马尾神经丛病变，受累受压而致。因此，在治疗上要在腰、骶部位下功夫，选择适当穴位针治，而不是主要针治下肢穴位；绝不可以放弃治本而治其标。

又如颈椎综合征的病人，在初期往往仅表现在上肢或肩臂部发凉、肌肉僵硬或疼痛麻木，有时放射到手指末梢。严重者有功能受限，手不能持筷、握笔或丧失劳动能力，而颈部疼痛或颈部转动不利的症状不明显。但是在治疗取穴时，同样要采取以上带下的原则，抓住颈部这个根本矛盾去治疗。只要取穴准确，治疗得当，疼痛即可缓解。

再如局部病变的处理，应着眼于局部治疗，这就是“远近结合”和“急则治标”。这一类疾病多采取就近取穴。如急性腰、膝、踝等处的扭伤，由于体位不当或由暴力所致的局部肌肉、肌腱挫伤，造成局部软组织血肿，压迫神经引起疼痛，以局部处理即可收到良好效果。

总之，抓住主要矛盾，在临床治疗上应可以提高疗效，收到“针到病除”的满意效果。因此，掌握好取穴原则是十分重要的。

（5）注意事项：

1）针刺前必须严格消毒针具及穴位，以防发生感染。

2）病人体位一定要舒适，不可偏斜歪扭，防止取穴不准确，影响疗效。

3）取穴时左手拇指要平压压紧，不能将穴位局部的皮肤拉向一侧，或压而不紧而引起疼痛。

4）针刺中一定要使针尖与皮肤保持 90° 直角刺入，不可斜刺。斜刺时针孔过大，既达不到预定深度，又偏离了穴位，降低了治疗效果。

5）针刺治疗时，取穴要避开大的血管和神经，一定要沿主要神经干和动静脉血管走行方向进针，不可横刺和斜刺，避免误伤神经和血管，引起不良后果。

6）针眼处贴敷的创可贴，并嘱病人于针后24h取下，以防贴敷时间过久，引起局部皮肤过敏。

7）针刺各种疾病每次一般选用2～6个穴位，间隔7～15d治疗1次。使用划割法治疗的骨膜炎、跟骨刺等，须间隔20天治疗1次。3次为1个疗程。每个疗程结束后，需休息1～2个月，症状完全消失，就不再治疗。如仍有不适感觉，可再行第二个疗程的治疗。总之，要根据病情轻重、体质强弱、针刺穴位多少而定。

3. 小宽针针刺的常用手法

针刺疗法就是应用针具刺穴位，施行一定的手法，使之得气，调理气血，达到治疗疾病的目的。小宽针针刺综合疗法与传统的毫针疗法相比，在治疗手法上有所不同。在临床实践中也已经证明了一定的手法对于疾病的疗效有密切的关系，所以应用小宽针治疗疾病，必须掌握娴熟的手法，才能收到更为明显的疗效。小宽针针刺综合疗法的具体操作方法简介如下。

（1）常用的4种针刺手法：

1）速刺法：速刺法主要用于针刺躯干、腰背、四肢的常用穴位。进针深度要视病人胖瘦及病变部位，以及轻、中、重的不同压痛点，因人因病而异，灵活应用，一般进针深度为3～5cm。此是小宽针针刺综合疗法中广泛使用的主要方法。

具体操作：在选准的穴（部）位上，用腕力将小宽针预先定好的尺度直接垂直刺入，不捻转，不留针，猛刺速拔的一种方法。例如针刺天宗腰背部俞穴及肢体上的穴位时均采用此法。

2）点刺法：点刺法主要适用于穴位处肌肉组织浅薄的头部及四肢末梢上的穴位。一般进针较浅（不超过0.5cm），用于不易拔火罐的穴（部）位。

点刺就是在选定的穴位上，医者手持小宽针垂直将针尖点刺，不留针，轻点后即迅速出针的一种方法，也叫浅刺法。在针刺头顶部的前顶、百会、四神聪、后顶穴，以及四肢末梢上的四缝、八邪、十宣等穴位时均可采用这种方法。

3）划割法：划割法主要适用于治疗局限性突起物等疾病。

具体操作：选准穴位，左手拇指按压穴位中心处，右手持针迅速将针刺入预选定的部位，达一定深度后并来回划割一下，划动度平均1cm左右，以达到划破局部病灶为目的，动作要轻巧灵活。注意，划割度不宜过大，过大则容易引起局部血肿加剧疼痛；也不可过小，过小则不易划破局部病灶，达不到治疗目的，收不到预期效果。应用这种方法必须做到“胆愈大而心愈细”，应当反复实践，真正掌握针治时恰到好处，方可提高疗效。

4）两步进针法：两步进针法主要适用于肌肉组织较丰满，进针较深的穴（部）位（一般超过6cm以上）。这种方法分为两步。

第一步是采用速刺法，迅速将针刺入预定穴位3cm左右，再更换手法进行第二步针刺法。

第二步是在左手拇指按压速刺的同时，继而更换捏拿缓进继刺手法，右手速刺进针至3cm左右时进针暂停，不要晃动，按压穴位的左手拇指抬起，变为左手拇指和食指捏住穴位两侧的皮肤，做一捏一松、一收一放的动作。使局部组织充分舒张，神经、肌肉高度松弛，只有这样才能减少抗阻力，为病人减少进针时的疼痛。在左手做收、放、捏、拿动作的同时，右手持针稳准缓慢垂直进针，直到预定深度后，迅速出针。如进针时遇有较大阻力，则左手收、放、捏、拿动作加大活动幅度，右手再缓慢进针，双手协调共同完成这一动作。例如，治疗颈椎病时针刺颈灵，治疗肩周炎时针刺肩前、抬肩，治疗坐骨神经痛时针刺环跳、委中等穴位，均采用两步进针法。在针刺环跳穴时对于肥胖体形的病人有时可将I号针针体全部刺入。

以上4种方法在治疗中有时是互相交替使用的，如针刺坐骨神经痛病症，先用速刺法针刺腰部俞穴，再用两步进针法针刺环跳、委中穴；治颈椎病症时先用两步进针法针刺颈灵，再用速刺法针刺大杼、天宗穴。各种方法都不是孤立的，在治疗同一疾病中，有时可采用两种或三种方法，选择和使用手法，要根据病人体质、疾病的性质、针刺穴（部）位而定。

（2）常用穴位的针刺手法：使用何种手法治疗某种疾病，通过大量临床实践，有其明确的规律性。现将具体操作方法举例如下：

1）头部穴位：病人取端坐位，针刺太阳、百会、前顶、四神聪、后顶穴均用点刺法。除太阳穴外，其余各穴一律不拔火罐，需用消毒纱布块挤压穴位，使之出血少许，并以2%碘酊棉球消毒针孔，不贴创可贴。

2）颈部：用两步进针法针刺颈灵穴。

3）肩部、臂部、肘部、腕部：用速刺法针刺天宗穴、曲池穴，用两步进针法针刺肩前、抬肩穴，用划割法治疗肱骨外上髁炎症，用速刺法针刺阳池、阳溪等穴。如腕部腱鞘的囊肿，一般均采用速刺法。

4）腰、背、腹部：在腰、背、腹部的穴位一般均采用速刺法。

5）胸部：胸部穴位均采用点刺和划割法。如针刺治疗肋骨骨膜炎、肋间神经痛等须采用划割法。

6）臀、腘窝、小腿、踝部：臀部、腘窝穴位均采用两步进针法。小腿踝部穴位均采取速刺法。治疗跟骨骨刺时，须用划割法治疗。

7）四肢末梢：末梢穴位均采用点刺法，不拔火罐，以消毒纱布块挤压出血少许。视针刺部位可用气罐吸附拔出淤血。

4. 小宽针与毫针的区别

如前所述，小宽针针具是在古代九针的基础上发展创新的。这种疗法将针刺、拔火罐、按摩法结合，集三者优点为一体，因而与毫针疗法也是有所区别的。

（1）针具不同：毫针是大家熟悉的针具。小宽针是6种不同型号的剑形针，与毫针相比，具有针体大、针锋锐利、进针较深等特点，即使与毫针针刺同一穴位，其针刺的刺激程度也比毫针针感强、持续作用时间长、范围广、奏效快。

（2）手法不同：毫针疗法进针角度可分为直刺、斜刺和平刺3种，手法上强调“补”与“泻”，同时有留针、捻转行针等方法。而小宽针不论是针刺什么穴位，只有一种进针角度，即垂直刺入。同时，不留针、不行针，分为“速刺”、“点刺”、“划割”、“两步进针”4种常用的手法，亦没有补泻治疗的界限。不但寒证可针治，而且热证亦可针治，这在临床上已经得到了实践的证明。

（3）选穴原则不同：选用穴位治疗疾病，都是在中医针灸理论指导下，循经取穴，辨证施治。但是在选择具体穴位小宽针有两个明显的特点：一是“远病近取，以上带下，以主带次”。例如颈椎病病人的臂丛神经压迫症状，其自述肩臂酸沉、前臂手指麻木、握力下降、持物困难等，表现为远端症状，但在治疗上取穴颈灵、大杼等近端穴位而治之。又如坐骨神经痛病人往往主诉下肢疼痛重，有时感麻木，小腿后外侧、足踝、足背、足趾酸胀麻木等，在治疗上，多采取以上带下，在腰部可探查到明显的压痛点或阳性反应物作为针治的穴位，一般不取远端的穴位。二是“就病取穴”，在病变的局部范围内取穴针刺。如急性扭伤、红肿青紫，多局部针刺取速效。又如风湿、类风湿等病，虽系全身疾病，但因关节部表现为红肿热痛，一般就在病变、红肿、畸形的关节附近就近取穴针刺，亦收疗效。这就是小宽针针刺取穴的特点。同时，小宽针治疗取穴较少，一般选穴 2~3 个或 4~5 个，较少应用同时针刺较多穴位的方法。

（4）治疗时间不同：毫针疗法，一般需连续针治，每日 1 次或间隔 1d 针治 1 次。小宽针则根据病情不同，以及体质强弱、病程长短的不同，采取 7~15d 治疗 1 次，3 次为 1 个疗程。1 个疗程结束后休息 1 个月，以后再视病情决定。这样刺激穴位后激发体内的抗病能力，主要依靠体内的正气，使之在病邪的相搏中逐渐旺盛，最终祛除病邪达到调营卫、行气血、平衡阴阳的目的。同时还具有见效快、疗效高、经济安全、简便易行的特点。

5. 禁忌证　小宽针针刺综合疗法的适应证虽然很多，临床应用也很广泛，但也不是一针治万病。《灵枢经络》篇说：“凡刺之禁……已渴勿刺，大惊大恐，必定其气乃刺之，乘车来者，引而休之，如行十里顷乃刺之。”这是古人的医疗实践经验总结，我们应当参考，在临床工作中灵活掌握。小宽针的禁忌证是：

（1）孕妇及严重心脏病病人禁忌。

（2）血小板减少至 $8\times10^4/mm^3$ 以下者禁忌。

（3）久病体弱者慎刺。

（4）长期服用激素者慎刺。

第十五节　软组织松解术

宣蛰人教授于20世纪60年代提出的“软组织松解术”，为一些原来无法治愈的丧失生活和工作能力的严重的颈腰肢痛病人，带来了康复的曙光，并且揭示了软组织病变才是引起颈腰肢痛的主要原因。通过作者对千余例手术的临床随访观察发现：对椎管内、外软组织病变引起的严重颈腰肢痛，软组织松解术的治疗效果是肯定的，并且基本上不发生手术并发症和后遗症。

一、颈背腰臀部软组织松解术

1. 指征及禁忌证

（1）各种非手术治疗久治无效，病程在半年以上者。

（2）在颈背腰臀部及四肢的软组织上必须要有明显压痛点。如果病人的颈腰肢痛症状很重而在颈背腰臀部及其他部位的软组织上未寻到压痛点或仅有轻压痛，就依病人主诉疼痛部位盲目地施行软组织松解术，手术疗效必差。必须在软组织上寻找到明显压痛点，然后进行相应的软组织松解术，才会收到满意的疗效。以压痛点的分布范围决定软组织松解术的部位和范围。一侧有病变，就做一侧软组织松解术；两侧软组织有压痛，两侧可以同时做，或先做重的一侧。

（3）病情严重，痛苦甚大，影响生活及工作，非手术治疗无效，虽然病程较短，也可考虑手术。

（4）病人虽经非手术治疗有短暂缓解或减轻，但病人经多次反复突发加重，对非手术治疗能否彻底治愈已失去信心而再三要求手术者。

（5）有出血倾向病人、发热病人及有特异性及非特异性炎症存在的病人，忌行软组织松解术。

2. 术前准备

（1）住院后，血、尿、粪三大常规检查是必需的，心电图、肝功能、胸部X线、出血及凝血时间、凝血酶原时间等检查也是十分必要的。

（2）术前病人应练习卧床姿势下大小便1周以上，将可使病人避免术后排便、导尿之痛苦。

（3）青霉素及普鲁卡因过敏试验，以利术中、后的用药选择。

（4）手术当日晨开始禁食并做清洁灌肠，会给病人术后带来许多好处，至少可以避免病人在手术创口疼痛尚未消除前就排大便而增加病人的创口疼痛。

（5）手术前晚的充足睡眠，将使病人能以良好的精神状态去接受手术。根据麻醉的需要，术前用药当然也是必需的，这将大大提高麻醉的安全性和增加麻醉的效果。

3. 手术操作原则

（1）麻醉：根据手术施行的部位而选用全麻、持续高位硬膜外阻滞或持续腰硬膜外阻滞麻醉。四肢可采用静脉局部麻醉。病变局限、手术范围小的病人，可采用局部浸润麻醉。

（2）操作原则：手术必须严格执行无菌操作原则。其操作过程同普外科或骨科手术。

（3）选择切口：根据软组织病变部位选择手术切口。常用软组织松解术的切口如图4－5所示。

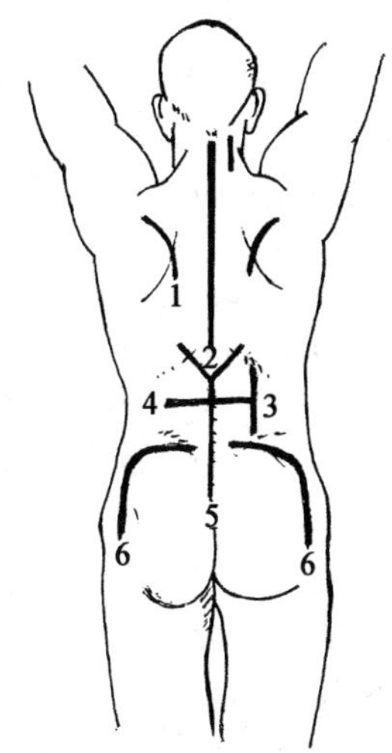

图4－5　软组织松解术手术切口

1. 肩胛骨软组织松解术　2. 颈椎与胸椎棘突切痕松解术　3. 一侧腰部软组织松解术　4. 双侧腰 $L_{2\sim4}$ 横突、椎板软组织松解术　5. 双侧腰部软组织松解术　6. 一侧臀部软组织松解术

（4）电凝装置：手术室如有电凝装置，则切开皮肤后就可用电刀进行操作。这样可以大大减少手术中的出血量并加快手术操作的进程。

（5）操作要点：由于软组织病变大多发生在骨附丽区，所以一些手术操作也主要在骨面上进行。软组织松解术包括切痕、切开、切断、分离、剥离和游离等6种操作内容。切断后的软组织一般不再做缝合。所谓切痕松解，就是指用尖刀在病变软组织附着的骨面上，反复地做较小的切刻，一点一点地将拉紧的软组织从附着的骨面上切下来，使腱性组织尽可能少地留在骨骼上，如股内收肌的切痕松解术等。手术要彻底。彻底包括两个内容：

1）所有的压痛点（包括压痛轻的压痛点）所显示的病变部位都要做到，不要遗留。如病变范围很大，涉及颈、背、腰、臀等许多部位，则要分几次进行手术。如果是一侧病变，一般颈背可为一组，同时进行软组织松解术；另外，腰臀部可为一组同时进行，臀部和股内收肌松解术也可为一组同时进行，股内收肌和膝部软组织为一组同时进行。具体分组搭配还要根据病人身体条件、手术准备情况等各种因素综合考虑后决定。如果是双侧病变，则可依颈、背、腰、臀、肢解剖部位分组，每次做一组；也可先做两侧病变的一侧，按上述一侧病变的分组进行软组织松解术。不论是一侧病变还是两侧病变，一般是先选择软组织病变最重的部位进行手术。

2）病变组织的松解要彻底。把肌腱、神经和筋膜面上的所有粘连组织要充分分离；要充分游离病变组织中的重要的肌腱、神经（如坐骨神经、臀上神经、臀下神经、尺神经、正中神经等），使之有一定移动度；切开失去韧性并增厚的筋膜；用骨膜剥离子把挛缩的肌肉从骨附丽区剥离下来；剥离有困难者，也可用尖刀紧贴骨面把挛缩的肌肉从附丽区切断；在松解术过程中所遇皮神经可予切断。

（6）术终操作：软组织松解术在术终时一定要放置引流管。切口小的放置橡皮引流片就可，松解范围大的要放置 1 ~ 2 根引流管，术后做负压引流。这样就可避免术后血肿形成和预防感染。

（7）软组织松解术后的活动功能障碍：根据软组织松解术的部位和内容的不同，有些术后短期可能会出现活动功能的障碍，如臀部软组织松解术后可能会出现鸭步。这些活动障碍经过病人的锻炼，按照补偿调节机制会建立新的平衡，使这些被松解的软组织在最佳状态重新黏着长牢。因此，个别软组织松解术后产生的功能障碍是短暂的，通过锻炼均可得到恢复。因此，松解术后永远消失的只是病人的颈腰肢痛症状。

（8）术后处理：小的软组织松解术后一般不用止痛剂和抗生素，或仅口服抗生素 3d 预防感染。大范围的软组织松解术要静脉滴注抗生素和凝血剂，如六氨基己酸、维生素 K_1、止血敏等 3d，肌内注射抗生素 1 周。大多病人除术后当晚使用止痛剂外，很少再用止痛剂。术后 3d 后几乎无病人再用止痛剂。

(9) 锻炼：术后鼓励病人早日恢复活动和做功能锻炼。

有报道采用肩背部软组织松解术治疗根性颈椎病获得显著效果。详见“第四篇第二章第八节”。

二、踝部软组织松解术

足踝部疼痛的病因很多，但因踝部软组织病变引起者占绝大多数。根据我院的统计，大约4/5的踝部疼痛是由软组织病变所引起。这些病痛绝大多数经温针、按摩手法、理疗、中药煎洗及病变部位局部注射等非手术治疗可获得很好疗效，仅少数久治不愈的严重病人才需手术治疗。

踝部软组织病变多发生在踝前部、跗骨窦部，外踝部、内踝部及跟腱跟骨附着区。踝部不同部位软组织发生病变，可产生不同的症状，而采取不同部位的软组织松解术。

1. 症状

(1) 病变发生在踝前部者，可引起足踝前侧酸胀，无力和疼痛，疼痛可向足背前侧放射，足的背伸跖屈活动可使疼痛加重，病人站立、行走均可引起疼痛，稍远行疼痛加重，患足不能单独站立。病重者不能负荷自身体重而跛行，或需扶单拐才能勉强行走。这些病人均在足内外踝之间的前方找到明显压痛点。压痛点位于足背动脉外侧者是趾长伸肌腱鞘病变所引起；压痛点位于动脉内侧者是踇长伸肌腱鞘病变所引起；压痛点位于该肌内侧者为胫前肌腱鞘病变所引起。

(2) 跗骨窦口有明显压痛者，是跗骨窦发生病变所引起。跗骨窦是由距跟骨沟相对而构成的由内后斜向前外侧的窦管，其中含有距跟韧带、脂肪垫、滑囊等组织，窦口位于外踝的前下方。跗骨窦发生病变的临床特点为踝内翻扭伤后继发跗骨窦处疼痛，疼痛可向足趾放射，常伴有下肢感觉异常如小腿发凉、发紧、沉困、乏力等，有的病人有小腿不自主发抖、跛行等症状。本病迁延日久，逐渐可发生痉挛性平足。

(3) 内踝部软组织病变可在内踝下方或后方寻及压痛点，除引起内踝部疼痛外，也可引起足跟内侧疼痛，有的病人还可引起前足内侧痛、麻困等。足外翻时疼痛增重。有的病人跛行，走路稍远局部肿胀与疼痛增重。内踝后侧由前向后的排列为胫后肌腱、趾长屈肌腱、胫后血管、胫后神经及踇长屈肌的腱鞘发生病变就可产生相应部位的压痛。

(4) 外踝处软组织病变可在外踝下方或后方寻及压痛点，除引起外踝部疼痛外，也可引起足跟外侧疼痛和前足外侧、足背、足底与第二至五趾疼痛麻木等症状。足内翻可使疼痛症状加重。有的病人影响行走活动。外踝部病变多有腓骨长肌、腓骨短肌腱鞘病变所引起。

(5) 跟腱跟骨附丽区病变常在跟腱附丽区的两侧及明显压痛点，触摸时感到患处跟腱较粗硬或呈梭状。病人开始诉踝后侧酸胀、不适及轻微疼痛，跑跳等活动后疼痛加重，休息后减轻。随着病情发展变为持续性疼痛，刚开始活动时疼痛更明显。病人的提踵和后蹬动作受限或不能行走，只能跛行，走路时常出现脚底全部着地或脚跟着地。

2. 手术方法

(1) 踝前部软组织松解术：静脉局部麻醉，踝前部纵切口，避开斜过切口的腓浅神经，切开筋膜和上份十字韧带，松解肌腱周围粘连，上下纵形切开增厚的腱鞘 4 ~ 6cm，注意保护足背动脉，向两侧牵开肌肉、动脉及神经，暴露前部踝关节，纵形切开关节囊，切除堆积其中的炎性脂肪结缔组织，松止血带后仔细止血。切口内置橡皮引流片，缝合皮下及皮肤，压迫包扎。

(2) 跗骨窦软组织松解术：麻醉同上，皮肤切口自足舟骨外侧趾长伸肌腱处开始，斜向下后经跗骨窦口绕至外踝下方腓骨肌腱处，与皮肤切口一致切断小腿十字韧带，再将趾短伸肌的起点切断并将其向远侧牵引显露跗骨窦口将窦内脂肪垫、韧带、滑囊全部切除。切口内置橡皮片引流，缝合皮下及皮肤，压迫包扎。

(3) 内踝部软组织松解术：于内踝后一横指并向上、下方各一横指围绕内踝做一弧形切口。适度剥离皮下组织，用弯止血钳挑起腱鞘，沿肌腱方向将部分分裂韧带、有触痛的胫后肌或趾长屈肌、踇长屈肌腱鞘切开，内踝后方的部分小腿筋膜也一点点切开，仔细止血，若分裂韧带已完全切断，应常规缝合 1 ~ 2 针，否则可不予缝合，关闭切口。

(4) 外踝部软组织松解术：手术方法与内踝部相似，唯其中松解的为腓骨长、短肌腱，复盖肌腱的韧带为上、下支持韧带。

(5) 跟腱跟骨附丽区切痕松解术：局麻，病人俯卧，跟腱跟骨附丽区做纵形切口，根据术前检查做跟腱附丽区内侧或外侧的部分切痕松解。必要时也可沿跟腱骨附丽区用尖刀横形做浅层切痕松解。置橡皮引流片，缝合皮下及皮肤，术后不用外固定。

上述5种手术中放置引流片者，均于24~48h拔除。

第十六节　治疗方法的选择技巧

上面介绍了各种颈腰肢痛的治疗方法，在“注射疗法”中还详细介绍椎管外软组织病变部位的局部注射疗法。椎管内软组织病变的硬脊膜外注射疗法及各种神经干（包括脑神经）注射疗法等，将在下面的章节详细讲述。

对每一个病人，企图用一两种治疗方法来解除所有的软组织病痛是不可能的。要根据病情和诊断，以及病人的具体情况来选择治疗方法。

一、药物治疗

口服的西药或中成药，外用的热熨剂、膏药等，因携带和使用方便，如无特殊禁忌，对每一位病人均可作为其他治疗方法的辅助措施而普遍采用，以提高总体治疗效果。在用其他治疗方法还没完全取得巩固的疗效之前，使用这些药物可缓解其他治疗方法在治疗间隔期间产生的病痛。

二、安慰治疗

疼痛是病人主诉的一种症状，常会掺杂一些社会的、精神心理方面的因素。如果察觉病人的确存在着这些方面的因素，医务人员就要做好病人的思想工作和尽可能给予一些必要的帮助和关心，常可收到药物达不到的效果；对有精神心理障碍者适当应用些镇静剂、安慰剂及配合应用一些控制焦虑的“多虑平”等药物，也是十分必需的。

三、急者治其表

如病情十分严重，且椎管外软组织的病变范围又十分广泛，则“急者治其表”。如无明显禁忌的话，可在短期内选用糖皮质激素加

10%葡萄糖液静脉滴注，以迅速缓解病人的严重病痛，减轻病人的紧张情绪。一般静脉滴注 3d，最长不要超过 1 周。切忌期望通过长期使用口服糖皮质激素来达到解除病人病痛的目的。长期应用糖皮质激素不仅必然会带来一些应用激素的副作用和并发症，并易形成对激素的依赖性。骤然断药或减药过快，会引起症状的复发或使原已减轻的症状又加重、加剧。因此，糖皮质激素的短期、快速给药只是一种应急的治表措施。症状稍有减轻后或在静脉滴注给药的同时，就要接续给予其他有效的治疗措施。使停止静脉给予糖皮质激素的病人的症状能进一步得到改善，病情逐日好转。

如果病人症状十分严重，椎管外软组织病变范围又十分广泛，且使用激素有禁忌的话，可在使用镇静剂加止痛剂复合治疗的同时，对症服用中药，每日并配合适当的理疗、按摩，大多数病人也会取得良好效果。

四、手法治疗

如果病人是由中医讲的“骨错缝、筋离槽”所引起的颈腰肢痛，如颈椎小关节紊乱症、肋椎关节紊乱症、腰椎小关节紊乱症、骶髂关节紊乱症、腰肌紊乱症、掌腕关节紊乱症、早期腰椎间盘突出症等，手法整复是绝对的首选治疗方法。此法常使病人的剧烈病痛通过一次手法整复就能获得明显效果。手法后如果能给予病人做一次卧位下的理疗，既可巩固疗效，又使病人在治疗后得到了短暂的休息。

五、局部注射疗法

如果病人的病痛确切，又没有社会和精神方面因素的影响，并且病程长、痛苦大，病人又因工作、生活等各方面的原因想在较短时间里求得疗效时，可行局部注射疗法。

局部注射疗法的确切全名叫病变部位局部注射疗法，是把有效的治疗性药物直接注射到有病的部位的一种治疗方法。因此，治疗前必须详细检查，以确定病变的确切部位。治疗后由于药物集中在病变部位，故局部浓度很大，具有药物发挥作用快、疗效高、全身副作用小等特点，使长期遭受疼痛煎熬的病人，常经一次治疗就可疼痛明显减轻。但有的病人在第一次接受这种治疗时，会把它误认为是“封闭”，又怕注射的

"疼痛"而拒绝治疗。局部注射疗法和"封闭"的不同，已在第一篇第五章作了介绍。至于注射的"疼痛"，一般都是可忍性疼痛，绝不是想象的那么可怕；并且这种疼痛和长期病痛相比，是短暂痛，而且第二次治疗时的"注射痛"将会比第一次轻得多。由于注射治疗的"优良疗效"，病人不会产生第一次治疗时的"紧张情绪"，大多病人会主动前来接受第二次治疗。

1. 椎管外软组织病变 首选的治疗措施就是病变部位的局部注射疗法。如果该方法的疗效不能持久、经常反复发作者，病变范围又较局限时，病变部位的小针刀治疗将是合适的选择。

2. 椎管内软组织病变 首选的治疗措施就是病变节段的椎管内注射疗法。对一些急需取得疗效的病人，病变部位的椎管内注射疗法是首选的最佳措施。治疗方法不仅疗效确切、收效快，并且治疗间隔期也长。病人无须天天到医院治疗，5~7d 治疗 1 次即可。

六、不同病人的治疗选择

(1) 如果遇到既有病痛又惧怕采用注射疗法的病人，若有时间来医院接受治疗，则应选用合适的理疗措施（如电脑中频），如椎管外软组织病变引起者再配合按摩治疗，椎管内软组织病变引起者再配合牵引、手法治疗；如果病人没有时间天天来医院接受治疗，那么在口服药物的同时，坚持使用热熨剂和其他一些外用药是必要的。根据病人病情，教病人一些相应的锻炼方法，会有助于病痛的恢复。

(2) 如病人虽有病痛，但症状并不重，只是在劳累或久坐后才出现症状加重的现象时，可单纯选用理疗或按摩治疗，并根据其工作性质教会一些相应的预防方法，就可避免症状的复发或加重。

(3) 如病人症状并不重，但为了明确诊断以减轻其精神上的忧虑，医务人员要热情接待并认真听其病史，详细为其检查，使病人信任医生，再耐心向其解释病情诊断的依据，克服病人对自己疾病的疑虑。由于这些病人并不是一点病痛也不存在，因此对症用一些口服消炎止痛剂和外用药也是必要的。

七、松解术

椎管内或椎管外软组织病变引起的颈腰肢痛，经过各种非手术治疗方法系统治疗而久治无效的严重病人，施行相应的椎管内或椎管外软组织松解术，不仅能有效地消除病人的严重病痛，并几乎不会给病人留下永久的后遗症或并发症。

八、颈腰肢痛的四阶梯治疗方案

根据病人的病情轻重、经济条件和有无时间多次到医院接受治疗等情况，再根据给病人从简单至复杂的治疗原则（先用简单的治疗方法），以及病人治疗花费从少至多的方针（先选用花费少的治疗方法），我们把颈腰肢痛的治疗方案分成四个阶梯（The 4 – Step Ladder therapeutic of Cervicolumbodynia &Limodynia）：

第一阶梯治疗方案：治疗手段较单一，方法较简单，病人花费较少，但需要治疗的时间相对较长些。第一阶梯的治疗方法有中西药物的口服或外用、理疗、按摩、牵引、针灸、拔罐等单一性治疗手段。

第二阶梯治疗方案：第一阶梯治疗方法无效时可改用第二阶梯治疗方法。本阶梯治疗方法为以上治疗方法 2 ~ 3 种的联合应用，以提高单一治疗方法的效果；如适应证符合时，也可采用病变部位局部注射疗法或小针刀治疗等。

第三阶梯治疗方案：病情较重者可直接采用第三阶梯治疗方法，以上治疗无效时也可选用第三阶梯治疗方案。本阶段的治疗方法一般较上两阶段的方法复杂些，费用也相对高些。这阶段的治疗方法包括有：颈、腰椎管内介入注射疗法，颈、腰椎间孔注射疗法，颈星状神经节注射疗法，臂丛注射疗法，腰交感神经注射疗法及周围神经注射疗法等。

第四阶梯治疗方法方案：以上三个阶段治疗无效或病情严重者，可选用第四阶梯治疗方案，病人的花费也相对更高些。这阶段的治疗方法有：三维牵引床的应用、胶原酶介入注射疗法、治疗颈腰椎间盘突出症的微创手术（包括关节镜手术），以及各种椎管内、外软组织松解术等。大多病人通过以上四个阶梯的治疗，都能达最终消除痛苦的目的。

颈腰肢痛的四个阶梯治疗方法符合我国国情，也允许病人根据自己的具体情况选择治疗方法，增加医患间的透明度。

治疗颈腰肢痛的原则：

(1) 能口服或外用中、西药或按摩手法治疗来改善病人痛苦的，就尽量用药物或按摩来解决问题。尤其我们国家又有“中药”这个宝库，我们要努力去发掘和研究，能把大多病痛真正解决在一个阶段。

(2) 对非急性、严重病人能采用注射疗法控制病情发展、消除病痛的，就尽量不要用开刀的方法。

(3) 能用小手术解决问题、控制病情和改善病痛的，就不选用创伤大、花费高的大手术。

(4) 对各种非手术治疗无效、病情严重、影响生活质量的，要及时采用有效的手术治疗。

对肿瘤、特异性或非特异性炎症引起的病痛，如果能通过手术进行治疗时，要尽早手术，以免病情蔓延、扩大。

总的治疗原则是：治疗方法的选择，要从简单的到复杂的，从不开刀的到开刀的，从小的到大的，从花费少的到花费多的。

第十七节　椎管外软组织病变的预防

大多数人在患病的时候才会真正认识到防病的重要。预防，的确可以大大减少颈腰肢痛的发病率。但是，由于颈腰肢痛是与活动有关的疾病，要真正做到“避免诱发因素”是有一定困难的。不过人毕竟是一个经过长期进化的机体，本身有着很强的防御疾病的能力，并不是每一个致病因素都能导致疾病发生。因此，避免形成发病因素的条件和避免发病因素的存在，颈腰肢痛也并不是不可预防的。

由于椎管外软组织病变大多是由于工作和日常生活中姿势不当所造成，因此，保持正确的姿势是预防颈腰肢痛的重要措施。我国谚语“站如松，坐如钟，卧如弓”，形象地概括了正确姿势的重要。下面介绍几种经常用的正确姿势，以供效仿。

1. 站立姿势　正确的站立姿势是上身稍向前弯，两膝或单膝微屈，身体的重心落在脚后跟上。采用这种姿势就可以减轻腰部承受的负担。如果两手提物站立等候别人的到来时，稍微屈膝站立可明显减少腰部的负担，从而减少腰痛的发生。有人经实验指出，两手提20kg的东西直腿站立与屈膝站立相比，后者对腰椎间盘所受压力可比前者减小40%。

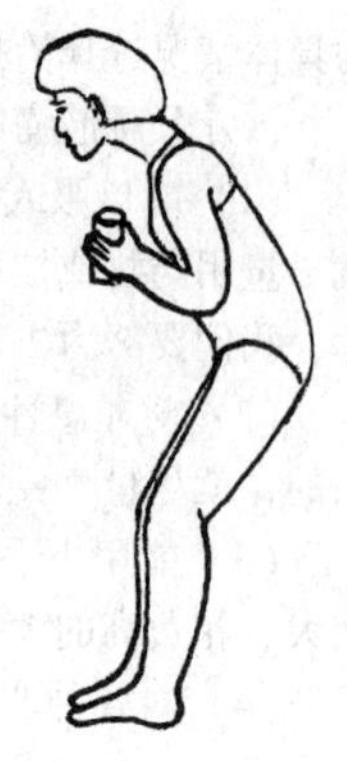
图4-6 洗脸、洗物姿势

2. 洗脸姿势 洗脸向前弯腰时会突然发生腰痛，过去有腰痛病史的人更容易发生这种现象，因此，洗脸时要注意采用正确姿势。应该先稍微屈膝下蹲，然后再向前弯腰，而更重要的是脸盆的位置不宜放得太低（图4-6）。

3. 长期站立姿势 站立的工作常需弯腰操作，如果挺着膝关节向前弯腰，由于腰部弯曲度增大而必然增大腰肌负担，时间久了就会引起腰痛。所以，站立时最好少做腰前屈的活动。此时若采用轻度屈膝就会感到比较舒服，但长时间固定于这种姿势，也会感到下肢僵硬、疼痛等不适。因此，从事长时间站立工作的人应准备个矮凳子，工作时将双脚交替踩在上面（图4-7），就可减轻腰部的弯曲度，腰部所承受的负担也随之减小。另外，操作台的高度也要适宜。

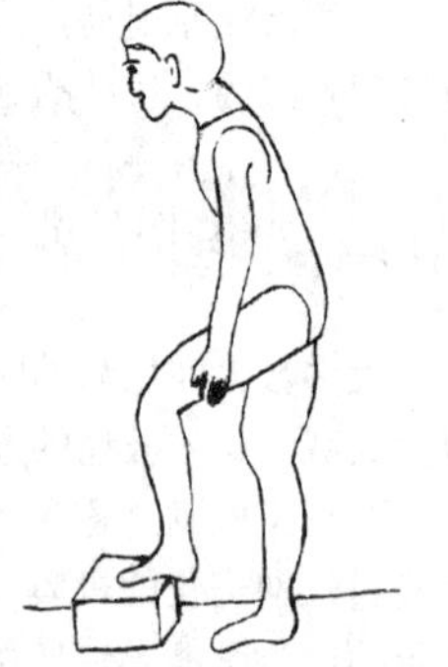
图4-7 长时间站立工作

4. 坐位姿势 很多人认为坐位姿势可使腰部感到松弛、舒适，其实不然。测定腰椎间盘所承受的压力可以发现：躺着时压力最小，其次是站着，当坐位并前屈20°时所受的压力最大。随着体位改变，椎间盘内承受压力不同。体重70kg的人，直立时，腰前凸增加，重力线靠近髓核，内压为100kg；直坐时腰曲变平，间盘内压为140kg；坐位并向前倾20°，腰椎后凸，间盘内压上升至190kg；侧卧位下降至70kg，仰卧位为20kg。弯腰从地上举起50kg重物时，$L_{4、5}$间盘内压可增至750kg，15倍于重物。因此，对大多数腰痛病人来说，站着比坐着舒服，躺着最舒服。若要减轻坐位时腰部的负担，应在桌下放一个东西将脚垫高一点，采取使膝关节稍高于髋关节的那种姿势（图4-8）。这样，腰部便微向前屈，可以避免腰部后伸，也就不易引起腰肌的疲劳，对椎间盘的压力便自然减轻了。由此可见，椅子不宜选择太高，但在只有高椅子的情况下，倘若是跷着二郎腿就坐（虽有失雅观），对预防腰痛倒是有益的。也可两小腿交叉，坐时绝不可把双腿伸出。

此外，椅子靠背高度若仅达腰部，会使腰后伸而增加腰部的负担。因此，最好采用能靠到肩胛骨下面的那种椅子。要是椅子有搁手腕的扶手，那就更好了。

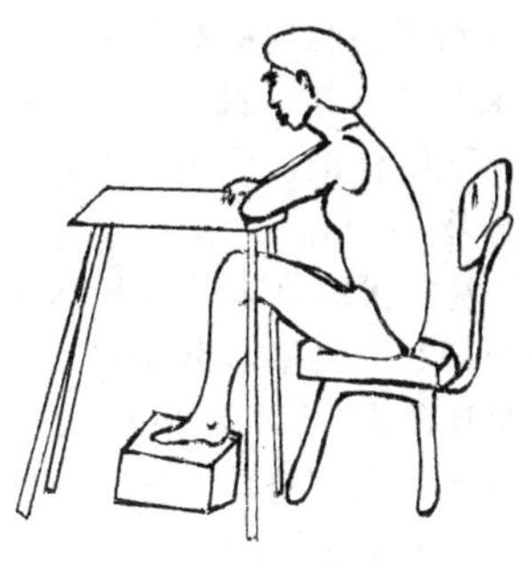

图4－8　减轻腰负担的坐位姿势

一般认为，当朝着桌子坐的时候，如果身体稍微前弯将肘部搁于桌子上，就可减轻腰部的负担。

坐长途车时，背后放上一个枕头使坐时身体前倾，可起到髋膝过屈的作用；只要有可能，坐着的时候，应把双膝放在髋部水平面以上。

但是，尽管采取了良好的坐位姿势，若是长久地坐着，还会影响腰、臀部的血循环，久之仍可发生劳损性腰痛。因此，坐久后离开凳子活动一下是必要的。从坐位站起时，应逐渐移向椅子座位前面，背部保持伸直，不要拱着腰后站立起来。假如有必要，可以用自己的手帮忙站起来。这样就可避免有时因站立姿势不当而诱发急性腰痛发作。

5. 卧位姿势　因卧床而发生的腰痛称为“寝腰痛”，多由睡眠姿势不良所引起的，因此也要注意睡眠时卧床的姿势。

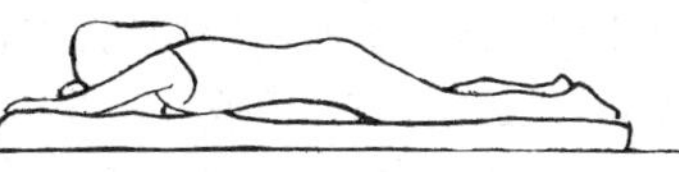

图4－9　俯卧位姿势

习惯俯卧睡觉的人，应在小腹下面垫入布团、枕头之类的东西（图4－9）；仰卧者在腰下或膝下垫一薄枕，可以减轻腰部后伸，避免腰痛（图4－10）。

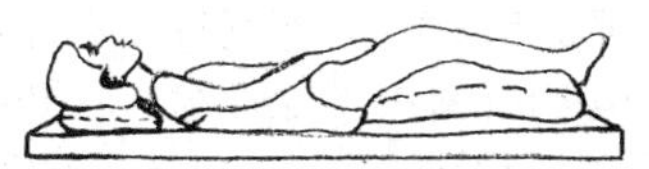

图4－10　仰卧位姿势

睡觉时最好的姿势就是屈髋屈膝、卷曲侧卧（图4－11），这样可以消除腰的后伸，全身的肌肉、韧带便可以得到完全放松。而临分娩的孕妇和腹部凸出的肥胖人，如果睡的床能使上身倾斜、髋关节轻度屈曲使下肢稍微呈水平状态，就会比较舒服。

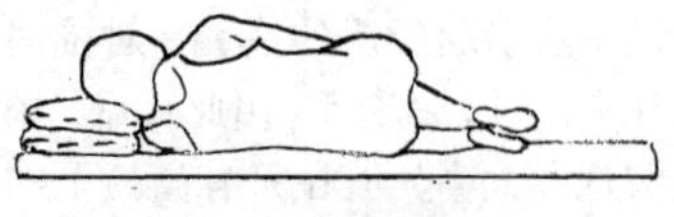
图 4－11　侧卧位姿势

注意了睡眠姿势，却不注意床与被褥，仍会引起腰痛。若是睡在软绵绵的褥垫和床铺上就会使身体下陷，尤其是人体最重的骨盆部分陷的最深。这样一来，部分腰部组织就处于紧张状态，最终因疲劳而发生腰痛（图4－12）。因此，腰腿疼痛病人最好不要睡软垫弹簧床，要睡厚垫硬板床。

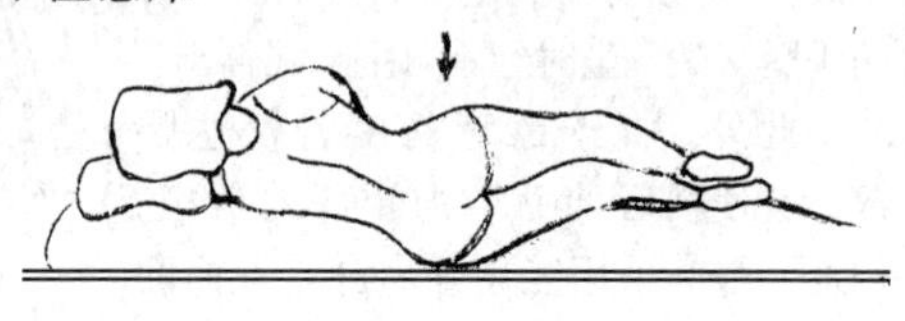
图 4－12　睡软床垫易致腰部疲劳

6. 搬拿东西的姿势　首先不要搬拿自己力所不及的重物，以免损伤腰肌引起腰痛。当有腰背痛症状时，最好不要搬拿、提举任何超过 8kg 的重物，并且在 6 个月内避免提举任何超过 24kg 的重物。此外，搬拿姿势也十分重要。当搬拿重物时，首先应当充分屈膝弯腰使重心下移，然后再把重物搬起，这样就能减轻腰部负荷（图 4 －13）。决不要在离身体 0.5m 以上的地方，搬举超过 8kg 的物品。当所要搬拿的东西距身体太远时，应尽量把物品移近身体，采取稍微屈膝和上身弯曲的姿势；绝不要弯着腰、伸直膝髋直接从地上提起任何重物。因为这样很容易造成腰部软组织损伤。当直膝弯腰，腰椎由屈曲位突然伸直，虽然臀大肌等其他部位的肌肉也会收缩，但伸腰时竖脊肌必须首先要用较大的力量收缩，以伸展腰以上的躯干而将重物搬起来。而这一力量主要来源于竖脊肌的附丽部位，所以直膝弯腰姿势下搬起重物，极易引起该部位的损伤。在屈膝屈髋直腰抓起重物时，竖脊肌用力就要少些，而增大了臀部肌肉和股四头肌的收缩力量，这两块肌肉的力量较腰部竖脊肌强大，如此协同的动作，就可大大减少竖脊肌的损伤。

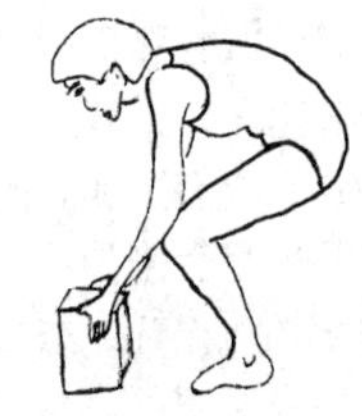
图 4－13　拿东西的姿势

7. 背东西的姿势 背东西时，髋关节和膝关节轻度屈曲，脊背成为弓状，就不易发生腰痛（图 4-14）。

8. 拿锹的姿势 稍微屈膝，两脚前后分开，不要让腰后伸；同时双手轮流替换着持拿铁锹，不时地改变身体的重心（图 4-15）。不过，假使一直保持着这样的前屈姿势，也同样容易引起腰部组织的疲劳，故有必要间断性地做一些腰后伸的动作。

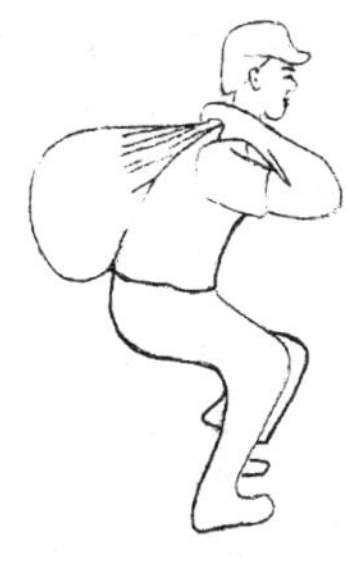

图 4-14 背东西的姿势

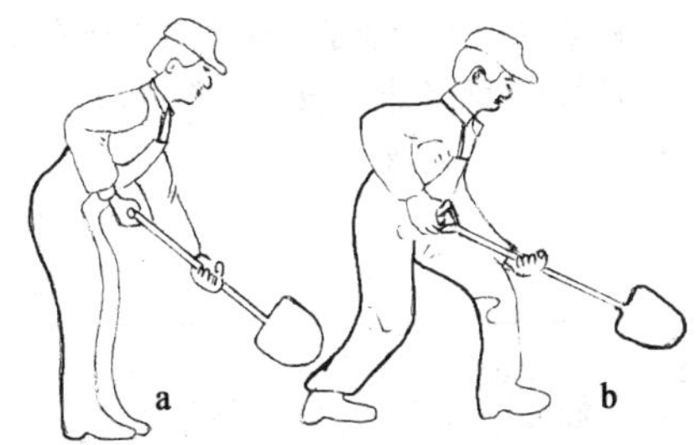

图 4-15 拿铁锹工作的姿势

a. 不良姿势 b. 正确姿势

9. 蹲着干活的姿势 蹲着干活的时候要注意把臀部尽量降低些。若是体态过于肥胖不能充分降低臀部时，可以坐在地上或矮凳子上操作，但要注意，在肌肉尚未疲劳之前就得变换体位或休息。

10. 驾驶汽车的姿势 汽车司机患腰痛者不少，调查后发现他们大都是把坐垫往后挪而使身体成为半躺着的姿势。这样姿势看来似乎很舒服，但是膝关节伸展之后即处于比髋关节低的位置，因而使腰部成为后伸状态（图 4-16a），故易引起腰痛。所以，职业司机应把坐垫向前挪，以不影响操纵方向盘为度。这样，膝关节屈曲时超过髋关节的高

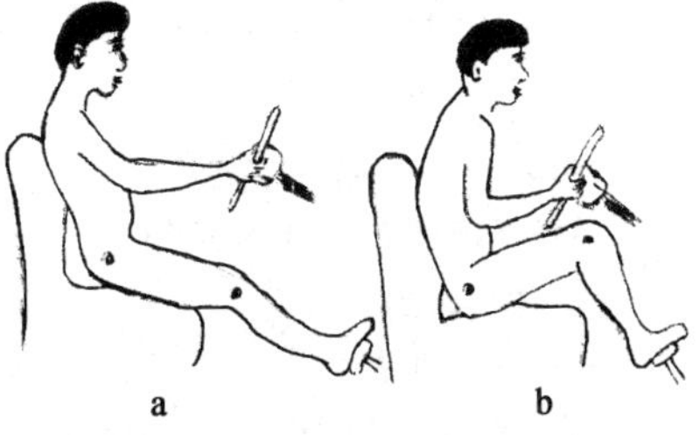

图 4-16 驾驶汽车的姿势

a. 不良姿势 b. 正确姿势

的高度，不易引起腰痛（图 4－16b）。当然，连续开车 1h 以上者，最好在中途能走出驾驶室稍稍活动一下，避免因长期固定于一种姿势而引起的腰痛。

11. 修理汽车时的姿势 为了整修车辆而钻到车底下作业时，如果始终绷直着腿（图 4－17a），就会使腰的后伸加大，久之便发生腰肌疲劳现象，故在作业中应把膝屈起来（图4－17b）。

12. 在高处作业时的姿势 在高处作业时，也要使一边的髋关节和膝关节屈曲，那样才能减少腰部的后伸，从而也就不易引起腰痛（图 4－18）。

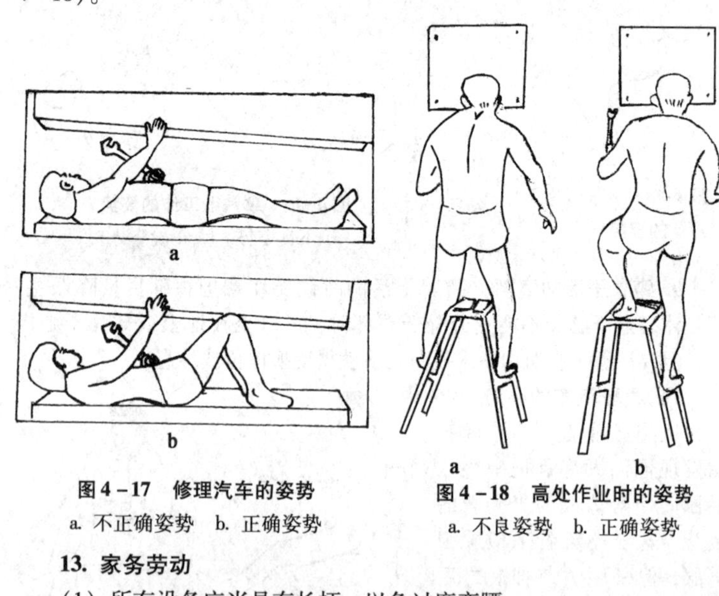

a b

图 4－17 修理汽车的姿势

a. 不正确姿势 b. 正确姿势

a b

图 4－18 高处作业时的姿势

a. 不良姿势 b. 正确姿势

13. 家务劳动

（1）所有设备应当具有长柄，以免过度弯腰。

（2）尽量不要伸手到高橱内取东西。

（3）重新安排你的厨房，常使用物件都放在橱柜内适当高度的架子上，不能过高，也不能过低。

（4）当你必须要站立一个较长时间如熨烫衣服或站在水池前洗衣、洗菜时，要把一只脚放在约 20cm 高的小木凳上。在取任何高于头部水平的物体时，也可用这小木凳做脚垫。

（5）当取低于腰部水平以下的橱柜下部物件时，要先屈曲髋膝，蹲下来再取，决不可伸直膝弯腰去取。

（6）当你腰痛时，把衣被拖到床边靠近你身体的地方，再把衣被拿在手上或放在膝盖上叠。

第十八节　椎管外软组织病变的锻炼

积极锻炼才是真正预防和减少颈腰肢痛发生的主动措施。

一、锻炼对椎管外软组织病变的作用

（1）适当锻炼可以减慢软组织的退变和老化。

（2）适当锻炼可以增加软组织的韧性，增强肌肉的强度，大大提高抵御引起颈腰肢痛的各种因素对机体的侵袭。例如，平时不常打网球的人一时兴起，连续打了较长时间的网球。次日右肘剧痛，连持物、拧手巾等动作都受到影响。而一个经常打网球的运动员，由于其伸腕肌平日的锻炼，其韧性和强度大大提高，1h 的网球运动，对他来讲就不会因“过度活动”引起伸腕肌的病变而产生症状。

（3）可改善软组织病变部位的血液循环，有利于病变的恢复。锻炼可以改善病变软组织的血液循环，有利于病变的恢复。一般病人，有的只要坚持锻炼，不需要其他治疗也能自愈。在疼痛的急性期过去，颈腰肢痛症状尚存时就可开始锻炼。

（4）锻炼可松解软组织病变部位的粘连。慢性颈腰肢痛病人病变组织周围常已形成广泛的粘连，如“肩周炎”发展到“冻结肩”，锻炼既可改善病变部位血液循环，又可松解病变组织周围的粘连。因此，有利于慢性颈腰肢痛病人的病变恢复和症状的改善。

（5）锻炼有利于病变软组织的功能康复。椎管外软组织病变由于疼痛和粘连形成，常合并存在活动功能的障碍，适当的锻炼活动可加快病人的康复进程，有利于病变组织的功能恢复。

二、锻炼方法

不同部位的软组织病变要采用不同的锻炼方法。如果软组织没有病变存在，通过这些动作的实施，也可使相关的软组织得到锻炼而预防这些部位软组织病变的发生。

1. 颈背痛 颈背痛病人最简单的锻炼方法就是做头颈部的前屈、后伸、左旋、右旋、左右侧弯和头的左右旋转活动。活动不求速度，讲究认真。头前屈时，务必使下巴抵触胸骨柄；做头后伸活动时，可使躯干上部稍后仰，以使脸和天花板平行；做左旋、右旋活动时，眼要看到同侧肩；做头的左右侧弯和头的旋转活动时，活动度要到最大限度。所有锻炼动作要连贯、有节奏。每次进行 2～3min，每日早晚各做 1 次。对伴有上背部疼痛的病人，除以上锻炼外，还要做向上耸肩的锻炼和在向上耸肩的同时做向前、向后的旋肩的锻炼。除以上锻炼方法外，再加下面将谈到的仰头抬臂、拮抗平衡等锻炼方法，就会进一步提高对颈椎病、颈项肩背痛的防治效果。

（2）屈肘抬臂：两手手指互相交叉屈肘，双手指交叉的手背置颌下为预备姿势，然后手背靠着下颌不动，两屈肘尽力向上抬起，使腋下及背部的肌肉得到锻炼。

（3）双手托顶：站立或坐位，两手手指交叉相插反转，掌心向上，尽量向上伸直两上肢顶举，同时头部后仰，直视手背，使经常低头垂臂的工作姿势得以舒展平衡。

（4）单手托顶：站立位，两手手腕尽量背屈，一手向上挺举托天，另一手向下伸压地，使两上肢在腕背屈位形成上下对抗性伸展，同时头颈转向手压地的一侧。两手交替缓慢进行。

（5）双手提颈：先将一掌置枕项部，拇指置一侧的风池穴处，另一掌压在另一手背上，拇指置另一侧的风池穴上，两掌及两拇指同时将颈后肌挤压并做提肌动作，挤提和放松反复进行，并上下移动。在颈项部软组织病变部位上手法可稍重些，时间也可长些，以提高疗效。

2. 肩臂痛 肩臂痛病人要做肩关节的外展、内收、前屈、后伸及上举活动的锻炼。在疼痛可忍的情况下，尽量增大活动的度数与范围。也可做肩关节的划圈活动，从小圈划到大圈。还可斜放一毛巾在背部，左右手各持毛巾一头，做洗浴时的擦背动作。以上各种锻炼活动的动作要连贯而有节奏。每次进行 2 ~ 5min，每日早晚各 1 次。

3. 腰痛 腰痛病人要做腰背肌的锻炼。如果病人腰痛尚未完全消退，可先在卧位时进行锻炼，动作要轻，最好先自躯干的上部和四肢远端开始锻炼，逐渐达腰部。腰背肌的锻炼原则是：持之以恒，循序渐进，每日 3 次，每次做 5 ~ 10 个动作。动作的次数可根据情况适当增减，不可过度疲劳。

（1）开始锻炼可在医生辅导下进行。病人仰卧位，医生一手托捏病人双足根部抬起病人的双下肢，膝关节维持屈曲位；然后医生通过把捏住的双足跟用力缓慢地将膝部推向肩部。屈曲膝关节的程度达到病人感觉不适为止（图 4 – 19）。大多数病人在被动推动膝关节屈曲达肩过程中的不适程度会逐渐增加。在操作的结尾，可令病人尽量屈曲双膝下降并以足跟先着床面。

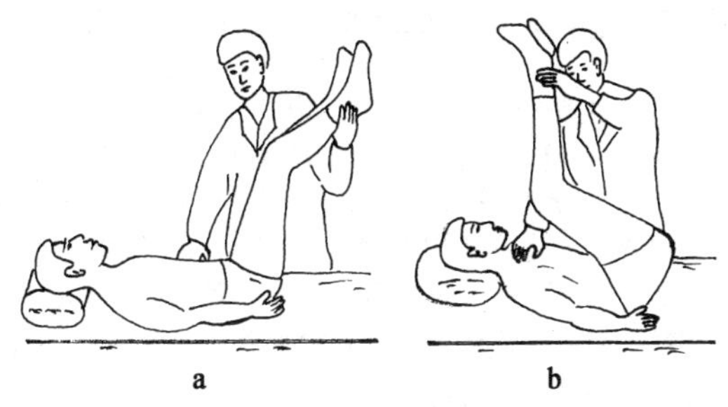

图 4 – 19　腰屈曲性辅助锻炼法

a. 医生抬起病人双腿，膝关节维持屈曲位　b. 捏住足跟部将膝推向肩部

（2）当腰痛症状进一步减轻后，可令病人自己做屈腰锻炼：在颈部放一薄枕，使颈微屈，以减轻病人做下肢上踢锻炼时对胸锁乳突肌的牵张。令病人 90°屈曲双髋、膝关节，双足向头顶移动，即在两下肢离开床面时，双膝保持微屈状，病人试行把双足缓慢向头部踢，臀部也应借腹肌的力量缓慢抬离床面（图 4 – 20）；然后缓慢地放下双腿，在保持双膝微屈状态下回复到踢足时原来位置，但不要把双足触及床面，最后在这位置上缓慢向头部踢足。重复 5 次后，病人可在屈髋屈膝 90°的位置上放下双脚至床面。注意，放时要使双脚的足跟先放在床面上而不

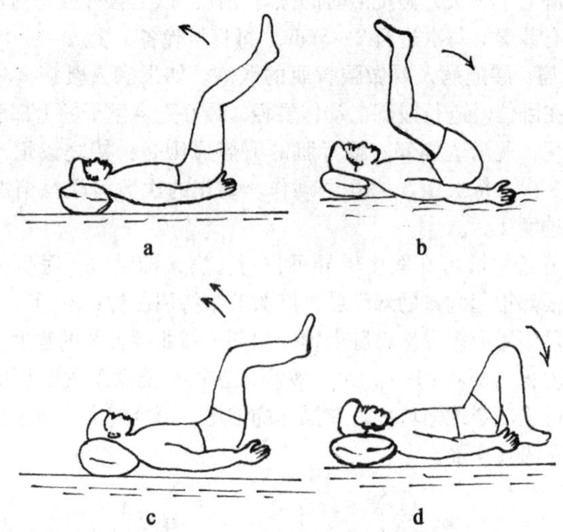

图 4－20　病人自己做屈腰锻炼

a. 颈部放一薄枕，颈微屈，屈双髋、双膝，双足向头部踢　b. 向头部踢时，臀部缓慢抬离床面，然后缓慢放下双腿　c. 双足不要触及床面，在保持双膝微屈情况下，再向头部踢足　d. 重复向头部踢足 5 次，在屈膝屈髋 90°位置上放下双脚至床面（必须足跟先触及床面）

能伸直髋膝放下两下肢，避免因此对脊柱施加一个过伸张力而加重疼痛。如此锻炼，每日 3 回，每回 10 次。

（3）椎管外软组织病变引起急性腰痛病人的腰背肌处于紧张挛缩状态，腰后伸的程度增大，给腰椎施加的压力就加大。因此，要消除腰痛就必须解除腰背肌的紧张挛缩，就是要伸展痉挛的肌肉。采取下列锻炼方法，可使腰背肌的紧张获得改善。①对不能下床活动的腰痛病人，令其仰卧位，屈膝屈髋，使双膝尽量靠近胸部，并用两上肢抱膝维持此姿势 5min。因腰痛症状不能平卧的病人，可采用侧卧抱膝法维持此姿势 5min。②腰痛症状不十分严重可下床的急性病人，可采用下蹲抱膝跳跃的姿势并维持此姿势 5min。

（4）无腰痛症状时，锻炼可以预防腰痛、增强腰背肌的韧性和强度。此时的锻炼可分站立位锻炼和卧位锻炼。站立位锻炼方法就是做腰的前屈、后伸、左右侧弯和腰部的左旋右旋，以及腰向左、右的旋转活动。动作要求连贯、有节奏，不求速度，只求认真；各种动作要求至最大限度。每次做2～5min，每日做2次。

于站立位姿势下还可进行伸腰运动锻炼：双腿直立，两脚分开约距半步；两手手指相互插入指缝间，手掌向外，双臂从胸前向上举，并尽力向后伸成伸懒腰姿势。也可向前或左、右侧弯，各做6～7次。

下面介绍俯卧位和仰卧位腰背肌锻炼法。

1）俯卧撑运动法：人俯卧于地上或床上，手掌及脚尖着地，身体和下肢挺直，靠肘部伸直使身体抬起。尔后屈肘俯下，如此反复进行。

2）俯卧位背伸肌锻炼法：又称飞燕点水，分三步进行（图3－66）：①上肢往后抬起，头颈与背部尽力后伸。②下肢伸直，尽力向后抬起。③将前两步同时做，使全身跷起，仅腹部着床呈一弓形。

3）仰卧位背伸肌锻炼法：分三步做（图3－66）。①五点支撑法，即人仰卧于平板床上，用头、双肘及双足跟撑起全身，尽量使背部腾空，胸腹部向上挺。②三点支撑法，即把胳膊放在胸前，把头及足跟撑在床上，全身腾空。③拱桥支撑法，即把双手及脚撑在床上，全身腾空，胸俯挺起像一座拱桥。

4. 腹肌锻炼 腰背肌和腹肌对脊柱的“中流砥柱”功能起着保证作用，在对抗负重和伸展应力方面，对脊柱起着保护作用。腹肌可把负荷向上转向横膈，向下压向盆底以减轻脊柱的负担。因此，增强腹肌力量可减轻腰背肌的负担，对预防腰痛有着重要意义。

腹肌锻炼主要指仰卧起坐运动：仰卧位，双手抱枕部（后脑勺），身子挺直，用腹肌力量坐起后再躺下。注意，下肢要始终伸直贴地，不能悬空。开始锻炼时，如果腹肌力弱不能坐起，可将双手向前平伸（图4－21），完成动作。

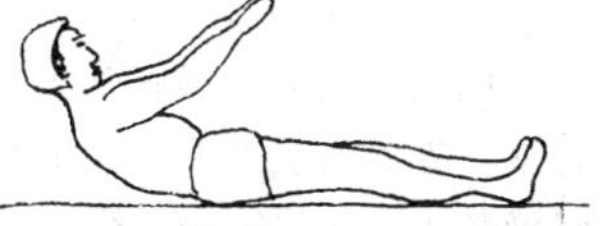

图4－21 仰卧起坐腹肌锻炼法

腰痛较重的病人，锻炼腹肌时可以平躺床上，屈髋、屈膝，然后把脚后跟离开床板并逐渐抬小腿（图4－22），使下肢与床面成40°左右角（因为抬腿30°以上时腹肌才起作用）。这样保持5s左右，再慢慢地恢复到原位。进行锻炼时，两手自然地放在床上或胸部。

对严重腰痛病人或老弱妇等来说，更简单的腹肌锻炼方法就是坐位腹式深呼吸。这是随时随地都能进行锻炼的一种好办法，每日 3 次，每次时间不限。

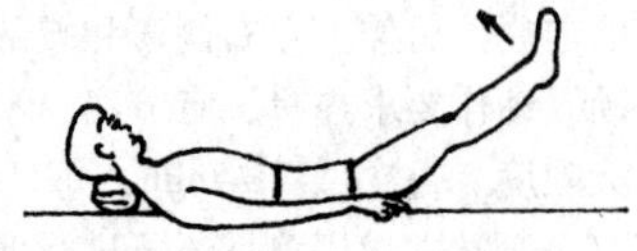

图 4-22　腰痛较重病人的腹肌锻炼法

5. 脊柱侧弯的锻炼　本法可以矫正功能性脊柱侧弯。病人侧立于墙边，一手扶墙，两足离墙稍远一些，腰椎的凸侧在墙的这一边。使身躯向墙摆动，这样远离墙的椎旁组织得到伸展，部分臀腿部肌肉也可得到伸展。

6. 大腿肌锻炼　一个人如长久地坐在椅子上，从臀到膝部的肌肉就会挛缩，而当人站立时，腰的后伸就会增大，从而造成腰痛。因此，必须通过锻炼来伸展这些挛缩的肌肉。方法是：在床上伸展双腿而坐，使上半身向前弯曲（图 3-67a）。如果两腿同时伸展感到疼痛时，可使一侧下肢屈曲靠近身体，另一侧下肢伸展，弯腰用手指触摸伸展腿的脚趾（图 3-67b）。如此交替进行。也可采用伸膝站立向前弯腰，让两手尽量去触及地面的方法来伸展腰、臀及下肢后面的软组织。

7. 股四头肌的锻炼　股四头肌是下肢最大的一块肌肉，是保护膝关节的最重要肌肉之一，也是因腰腿痛而最容易萎缩的肌肉，且消瘦速度很快，甚至可使这块厚实肌肉变成纸一样的薄。尤其在膝关节疾病时，它可明显萎缩，萎缩到一定程度就可影响到膝关节的伸屈活动，严重时发生步行障碍。因此，早期进行股四头肌锻炼十分重要。最简单的锻炼方法是股四头肌的“等长收缩”。方法是伸直膝关节，持续自动收缩股四头肌片刻，然后放松；收缩时务必以股四头肌内侧头坚强隆起为标准。如此反复弛缩，每弛每缩可保持 20～30s，每回弛缩 10～20 次，早晚各 1 次。要定期操练，持之以恒。必须指出，步行、跑步并不意味着是最佳的股四头肌锻炼。在锻炼股四头肌之前，多走路或跑步反使疼痛加重。也就是说，股四头肌“等长收缩”锻炼是“培养”，走路或跑步是“使用”；应培养好后再使用，就会“水到渠成”。

第二章　椎管内软组织病变引致的颈腰肢痛的治疗

第一节　病变部位注射疗法

一、高位硬脊膜外腔注射疗法

1. 适应证　高位颈椎病、椎动脉痉挛、椎－基底动脉供血不全、枕下痛等。

2. 禁忌证　颅内病变，颅内压增高等。

3. 操作方法　头前屈俯卧位。乳突下、后各1cm处为穿刺点，用5号细针进针，徐徐向 $C_{1\sim2}$ 间隙后部推进，待针将达椎间隙之前，进针要十分缓慢。要一边缓慢推进，一边持续轻推针管内的针栓，待突感压力减低或有一突破感时，要立即停止穿刺针的推进，回吸针筒无回血或脑脊液，试推入少量空气或注入配制的合剂0.3～0.5ml无阻力，则显示穿刺正确，即可慢慢推注常规配伍的合剂10ml。

二、颈、腰部硬脊膜外腔注射疗法

硬脊膜外腔穿刺注射疗法是一种技术要求很高、无菌操作要求很严格的治疗手段。由于硬脊膜外腔间隙很小，胸部硬脊膜外后方间隙为2～4mm，腰部稍宽，尤以 L_2 最宽（约为6mm）。并且此腔隙还是一个潜在性腔隙，穿刺速度稍快、穿刺针的针尖太锐利，就会在不知不觉中通过了硬脊膜外腔隙。因此，穿刺中稍不注意就会刺破硬膜囊而流出脑脊液，造成穿刺失败。反复发作、病程长的病人，或已做过椎管手术又复发的病人，因粘连、硬脊膜和蛛网膜的解剖层次已不清楚，进入硬脊膜外腔的指标已不明确，就更易造成穿刺的失败。如果怕穿刺过深而进针过浅，在没有真正达到硬脊膜外腔时就注药，疗效就会受到很大影响，甚至无效。所以，应用硬脊膜外腔注射疗法必须经过严格培训，否则后患无穷，有时会给病人带来很大危害，甚至危及病人生命。

1. 适应证 颈、腰骶神经根病变引起的颈、背、腰、臀部和骶尾部疼痛，上、下肢疼痛，脊髓型颈椎病，颈、腰髓核突出症，颈、腰椎管狭窄症，上、下肢血管神经紊乱症，一些脊髓病变、性功能紊乱症等。

2. 实用解剖 硬脊膜上达枕骨大孔，在枕骨大孔处与枕骨上骨膜融合，因此，硬膜外腔在枕骨大孔处即闭合，并不通入颅内，因而注入硬膜外腔的药液无直接进入颅内的可能。由于脊髓分出的一切神经皆经过硬脊膜腔，硬脊膜包裹着脊髓，也包裹着神经根，且沿神经根达椎间孔。因此，将药液注入硬脊膜外腔，对脊神经也能起作用。通常，硬脊膜终于椎间孔，但也有少数病人硬脊膜仍沿神经根超出椎间孔外数厘米，在做椎旁或椎间孔注射时，也能穿破此沿神经根伸出的硬脊膜而进入蛛网膜下腔，流出脑脊液。在椎间孔内有脊神经根，有时还有脊神经根节存在。椎间孔内的神经鞘膜远较椎管腔内的神经鞘膜薄，更易于药液的渗入。硬脊膜终止于 S_1 下 1/4 处，相当于髂后上棘连线水平。硬脊膜外腔的容积约 100ml。

有人认为，硬脊膜分两层，内层包围脊髓，外层附着于黄韧带并融合在一起。硬脊膜外腔即介于此二层硬脊膜之间。硬脊膜外腔内有疏松脂肪、结缔组织填充其间，对于药液在硬脊膜外腔的分布具有限制作用。尤其在腰部，硬脊膜外腔中的结缔组织较为致密，限制药液向四方流散的作用更为明显，更易使药液集中在穿刺阶段，使局部药物浓度较大，充分发挥药物的最大治疗效果。因此，利用颈、腰部硬脊膜外腔注射治疗颈、腰髓核突出症，颈、腰椎管狭窄症，一些脊髓病变等疾病，有用药量小、疗效高、起效快、全身副作用小等许多优点。

3. 操作 病人侧卧位，患侧在下，以利药物集聚于病变节段的患侧。令病人尽量屈曲腰膝并双手抱膝，以使腰部突隆，扩大棘间隙，有利于穿刺。

（1）穿刺部位：穿刺部位最好选在病变节段。为避免在短期内多次穿刺同一节段而造成棘间组织的损害。穿刺部位可酌情向上或向下移动一个节段交替穿刺注射。为了确保治疗效果，穿刺部位不能超过病变节段的上下一个节段。

（2）消毒进针：常规消毒皮肤后，术者带上消毒手套，铺消毒洞巾。穿刺部位局部麻药浸润后，用7号带芯腰穿刺针与皮肤呈80°~90°针尖稍向头侧穿刺进针，针进入皮肤、皮下组织，并达棘间韧带部位时，拔出穿刺针的针芯，接上抽有3ml空气的5ml注射器。左手背靠牢病人腰部，以利左手手指能更好地固定针尾，避免进针速度过快造成穿刺过深。右手持5ml注射器，推注射器内栓以挤压注射器内的空气，同时给予一定力度缓慢地向前推进穿刺针。这时，右手给穿刺针的是向深部进针的力，左手给予的是适当的反作用力，以避免突然失手及进针过快、过深而造成的穿刺失败。穿刺针抵触黄韧带和硬脊膜外层时（通常这两层结构融合在一起）会遇到一定阻力，一旦突破，常会产生较明显的减阻落空感。与此同时，可见注射器内被挤压的空气突然减阻被吸入硬脊膜外腔隙。再试抽3~4ml生理盐水注入，体验确无阻力且无皮下窜动感，回抽无脑脊液及血液时，就可快速推入治疗药液。

如果穿刺部位是在病变节段上一节段则针斜面朝下为佳，这样在快速推药时，药液可克服硬脊硬外结缔组织的阻力，使药液能较多地向病变节段流动。同理，如果穿刺部位是在病变节段的下一阶段，则针斜面朝上为佳。

（3）注药：注药容量一般为20ml。要求推药时要有一定速度，给予一定力度，达到借助于药液的容积和注入时的压力而松解硬脊膜外腔和神经根周围粘连的目的。门诊病人和可走动的住院病人，均可在门诊治疗室开展硬脊外腔注射疗法。大多数病人在接受治疗后即感症状减轻或显著减轻，腰和下肢轻松。所有治疗病人注药治疗后都无须再卧床休息观察，病人可自己步行回去。

对颈、胸部椎管内的病变，基本上也是按以上介绍的操作原则，选择病变节段或相邻的上、下节段进行硬脊膜外腔的穿刺注射，由于颈、胸段蛛网膜下腔主要容纳的是脊髓，而L_1以下容纳的是马尾神经，又由于马尾神经是漂浮于脑脊液中，因此，治疗者在腰部穿刺时即便操作欠熟练或操作有疏忽，使进针过深而误入蛛网膜下腔，流出了脑脊液，但因飘浮在脑脊液中的马尾神经有回旋躲避的余地，所以也不会造成马尾神经的损伤。当然，也有个别操作粗暴、反复穿刺而损伤马尾神经的报道。因此，大多数腰部穿刺失败者出现穿刺太深，流出了脑脊液，应立刻停止继续治疗，并令病人平卧休息，3d 后可再重新做硬脊膜外腔穿刺注药。穿刺失败后，一些病人可能会出现头痛症状，坐、立位头痛症状重，平卧休息可使症状减轻，4～16h 后会自行消失。头痛症状重的可服用去痛片对症处理。极少数头痛症状严重并伴恶心呕吐者，静脉滴注500～1 000ml林格液及维生素 $B_6$100～200mg 即可减轻症状。对颈、胸段的硬脊膜外腔的穿刺，任何操作过失使穿刺针误入蛛网膜下腔，由于实体的脊髓无回旋躲避的余地，因此都有可能会损伤脊髓，给病人造成长期或永久性的伤害。所以，在腰部硬脊膜穿刺操作十分熟练情况下，还应谨慎操作颈、胸部硬脊膜外腔的注射治疗。由于胸椎的解剖特点，在胸段做硬脊膜外腔穿刺时，穿刺进针的倾斜度要更大些才能顺利通过胸椎间隙进入硬脊膜外腔。

4. 硬脊膜外注入的药液配伍

（1）适当浓度的局麻液：治疗药液中配用一定浓度的局麻药，有很好的作用。①增大容量，以利药物充分弥散达到所有病变组织周围，并利用容量松解粘连。愈来愈多的事实证明，粘连物是病灶产生症状的重要因素。例如，在椎管内手术时，用止血钳弹拨病变侧神经根，产生的是向下肢放射性的疼痛症状；当手术仔细剔除神经根周围的粘连物之后，则产生的是向下肢放射性的麻木症状。因此，在有些对局麻药过敏的病例，单纯用生理盐水来代替局麻药也会收到很好效果。②减轻椎管内痛觉感受器对疼痛的传导。③适当浓度的局麻剂可扩张病变组织的血管，改善病灶的血液循环，有利于病变的恢复。局麻剂的浓度对神经麻痹的程度起着决定性作用。阻断交感神经所需麻醉剂的浓度最小，感觉神经次之，运动神经所需麻醉剂浓度最大。普鲁卡因或利多卡因的浓度大于0.8%～1%就会对运动神经产生明显阻断作用，超过0.5%浓度就会对感觉神经产生明显阻断作用，而0.2%浓度仅达到对交感神经的麻痹作用。因此，在手术时，局麻药用于局麻或硬脊膜外腔、骶管麻醉时，其浓度要超过0.5%。而在用于非手术的注射疗法时，为了避免产生运动和感觉神经的麻痹作用，充分发挥此时使用局麻药的优点，主张以采用0.25%～0.3%浓度为佳。

（2）使用一定量的神经营养药物：维生素 B_1、维生素 B_{12} 等，可选其一种用，也可两种都选用。使用剂量，维生素 B_1 为 50～100mg、维

生素 B_{12}为 250～500μg。

（3）激素：对没有高血压、糖尿病等激素使用禁忌的病人，硬脊膜外腔注药中适量加用地塞米松或醋酸确炎舒松 A 25mg（半支），对提高治疗效果有很大助益。目前，化学因子致痛学说是引起疼痛的较为公认观点。无菌性炎症是软组织病痛和椎管内病变引起疼痛的公认观点。因此，注射药物中适量加用糖皮质激素，就会大大提高治疗效果。原因就是这些药物对软化粘连、消除无菌性炎症的强大作用。过去常用的强的松龙、醋酸氢化可的松等药物，因治疗后病人会出现短暂症状加重的反跳痛现象，并且发生率较高，故已被淘汰。

（4）扩张血管药：在注射药液中配有东莨菪碱 0.3mg，对扩张病灶处血管、改善微循环有一定益处，这仅对注射液中不宜配用局麻药者适合；对药液中已配有局麻剂者，就无须再用此药。青光眼、前列腺肥大者，慎用东莨菪碱。

综上所述，常用的硬脊膜外腔注射用药液成分为：0.25% 普鲁卡因或利多卡因液 15～20ml、维生素 $B_1$50～100mg、确炎舒松 A 25mg。对不宜用激素病人，用维生素 B_{12}500μg 或骨宁（骨肽）1 支（2ml）来代替确炎舒松 A，效果也较好。对局麻药采用普鲁卡因者，要在治疗前先做普鲁卡因过敏试验。

硬脊膜外腔注射每 5～7d 1 次，对治疗适合，且穿刺给药正确者，一般 1 次治疗就可见效，5 次为 1 个疗程。硬脊膜外腔注射疗法治疗腰椎间盘突出症、腰椎管狭窄症等椎管内病变，疗效高，收效快。但必须要认识到，这是一种技术含量高、严格无菌操作的治疗手段，要防止穿刺失误和椎管内感染而给病人带来的严重后果。

颈部硬脊膜外腔注射疗法和腰部硬脊膜外腔注射疗法操作相同。

三、骶管注射疗法

1. 适应证 腰骶神经病变引起的骶尾部疼痛，L_5、S_1 髓核突出症，L_5、S_1 椎管狭窄症，下肢血管神经紊乱症，性功能紊乱症等。

2. 实用解剖 硬脊膜囊终止于 S_1 下 1/4，因此，S_1 以下的椎管又称为骶管。由于上述解剖特点，故进行骶管穿刺用药时，只要注意穿刺成功后，穿刺针沿着骶管纵轴不要穿入过深就不会有穿入蛛网膜下腔而流出脑脊液之忧。所以，操作较硬脊膜外穿刺简便，技术要求也不是很高，有利于在基层医疗单位推广应用。S_1 椎下 1/4 处，相当于髂后上棘连线水平，做骶管注射时，不应超过此一平面，否则仍有穿破硬脊膜的可能。但是，事实上只有 45% 病人与此符合，其余人则是不同程度的高于或低于这一水平。骶管穿刺时要注意这些解剖变化。

骶管注射大多是从骶裂孔进针而进入骶管的。骶裂孔事实上是 S_5 椎体未融合而形成的孔道，它与左右髂后上棘成为一等边三角形。用手触及尾骨尖，沿尾骨中线向上触摸，当触及一“U”形凹陷即为骶裂孔，其两侧方各有一豆状突出物即骶角，距尾骨顶端约 10mm（图 4－23）。

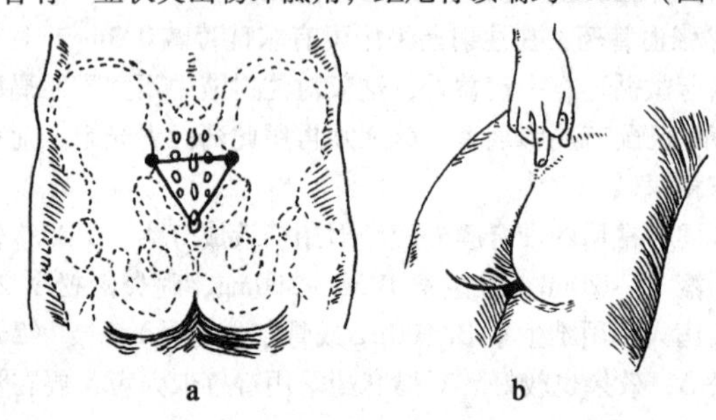

图 4－23　骶裂孔的定位

a. 骶椎穿刺的三角区　b. 骶裂孔的拇指定位法

3. 具体操作

（1）穿刺部位：病人俯卧位，下腹部置枕，使头部及腿部放低并使骶部突出，便于用上法寻找骶裂孔，用甲紫或美蓝涂一标记，并用碘酒固定。常规皮肤消毒后，铺洞巾，在无菌操作下，局麻后用 7 号腰穿针于凹陷处，与皮肤呈 70°～80°穿刺进针（图 4－24）。骶管穿刺所经各层与胸、腰硬脊膜外穿刺完全不同，直接覆盖于骶裂孔的韧带，只是一层坚强薄膜（cathelein 膜）。此薄膜有时钙化。穿刺针穿过皮肤及皮下组织后便抵触此膜。此时所遇阻力较大，一旦刺破，减压甚为明显，因此有明显的落空感。为进一步判定是否确在骶管，可注入 5～10ml 空气，体验有无阻力，同时在注空气时一手轻压骶部皮肤，以感觉有无皮下空气窜动。此后，穿刺针与皮肤呈 20°，水平进针2～3cm，回抽无血液及脑脊液，且注液无阻力后，即可注混合药液。

（2）注药：硬脊膜外腔容积约100ml，其中骶腔占25～30ml，因此必须用超过30ml的治疗液才能达到L_5、S_1间隙，起到治疗作用。可仍用硬脊外腔注射疗法的配伍用药进行推注，唯0.25%利多卡因的剂量增大至30～40ml。大多数病人在治疗后即可感腰部和下肢轻松，症状减轻。所有病人治疗后均无须再卧床休息观察。治疗后病人自己步行回家或返回病房。

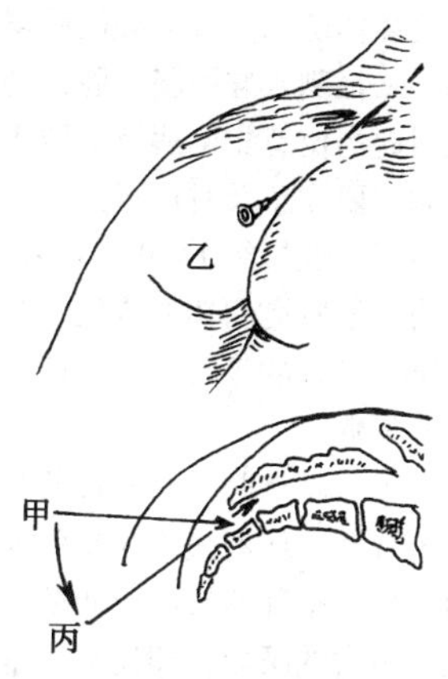

图4-24　骶管注射的操作

（穿刺针进入骶管后的角度改变：甲为穿刺时角度，乙为入椎管后，丙为推进若干距离后进行注射）

另外，可在骶管内滴注给药，药液随着滴注而在硬膜外腔中不断的弥散、吸收，可以避免硬脊膜腔压力骤增而引起颈项头痛和腰骶部酸胀感。一般滴注速度为20～50滴/min。滴速快会引起硬膜外腔压力升高，可致颈项头痛。用以滴注的治疗液配伍，众家不一。一般为生理盐水100ml，利多卡因40～100mg，地塞米松10mg（或确炎舒松A 25mg），维生素B_{12} 500μg，维生素$B_1$50～100mg，5%碳酸氢钠（$NaHCO_3$）10ml，有的还在滴注药内加入利美达松40mg和东莨菪碱0.3mg；后者青光眼、前列腺肥大者禁用。

（3）其他方法：骶管注射也可采用侧卧位穿刺法，此时要使病人患侧在下并尽量向后弯曲腰背部，以利于穿刺。有人把骶管注药分为单次冲击法与连续冲击法两种。单次按1.2～1.5ml/kg体重生理盐水加入上药物分次注入骶管，每次10ml左右，以病人主诉有腰骶部发胀暂停给药，发胀消失后再给药，给药总时间为15～20min。连续冲击法时，上述药加入250ml生理盐水后骶管滴注给药，滴注速度为20～50滴/min。总时间约为90min。输入速度可根据病人耐受程度调整滴数。每周1次，3～5次为1个疗程。

（4）注意事项：从骶裂孔穿刺，虽然距上侧硬膜囊终端尚有5～

6cm 距离，一般不会损及硬膜囊，但由于硬膜囊终端位置常因人而异，加之操作疏忽，故刺破硬膜误入蛛网膜下腔的情况仍不少见，应引起警惕！一旦刺入蛛网膜下腔，剂量已超过蛛网膜下腔用药量的 4～10 倍，会引起高位感觉麻痹及下肢运动功能的丧失，严重者呼吸功能也会受到抑制，要注意及时进行人工呼吸；个别人还会出现短暂的意识丧失。上述情况一般持续 1～4h，随着药物的分解、代谢，呼吸功能障碍、感觉麻痹、下肢运动功能丧失等会相继恢复正常。因此，要注意在这段时间内维持良好的呼吸功能，调整好血压变化，病人多不会产生任何后遗症或并发症。

硬脊膜外腔内有疏松的脂肪结缔组织填充其间，限制药液在硬脊膜外的分布，使药液能较集中地聚集在病变节段而发挥最大的治疗效果。由于位于腰部的硬膜外脂肪、结缔组织较致密，对由骶管向上扩散的药液以很大的阻力，即使显著地增大用药量，结果药液往往经 L_5、S_1 椎间孔或穿刺孔流出而不能继续向上扩散。所以，利用骶管注射治疗 L_5、S_1 水平以上的腰椎管狭窄症、腰椎间盘突出症的疗效，远不及病变节段的腰硬脊膜外腔注射。

第二节　自重倒悬牵引疗法

自重倒悬牵引疗法（reverse hanging traction therapy）是作者 1981 年开始研制的一种独特的牵引方法。它是利用病人自身体重来进行牵引的一种治疗方法。治疗时，病人仰卧或俯卧于牵引床上，固定病人的足踝部于床尾固定吊架上，调整牵引床的倾斜角度，使病人头朝下，逐渐升高床尾，可获得小于体重直至近乎体重的不同牵引力。1983 年 1 月，自重倒悬牵引疗法正式应用于腰腿痛病人的治疗上，取得了满意效果。

一、自重倒悬牵引床的结构

早在 1337 年，我国危亦林曾提出利用身体的重量做牵引以整复髋关节脱位（图 4-25），即“用软绵绳从脚倒吊起，用手整骨节，从上坠下，身直骨便自归巢”。(《世医得救方》）此外，危氏还提出不用手法而单用悬吊过伸复位法治疗脊柱骨折复位。根据以上机制，为了减少病人倒悬时的恐惧心理，增加倒悬牵引疗法的效果，在1982年研制成功自重倒悬牵引床。在临床使用前，先对志愿者进行了倒悬情况下血压、心电图变化及X线侧位片等观察。

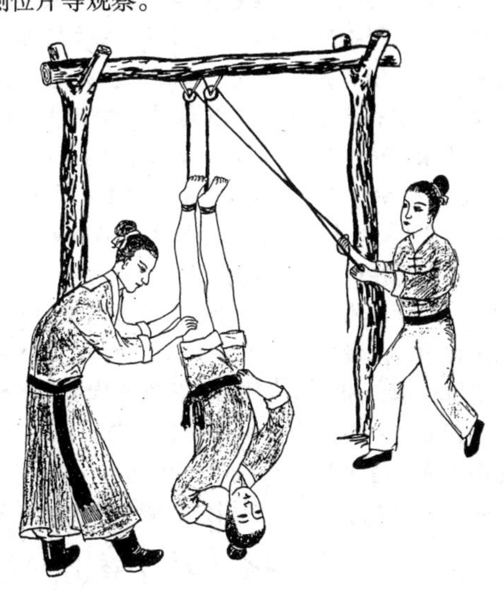

图4－25 危氏悬吊法（1337年）

自重倒悬牵引床（图3－61）的床面宽74cm、长192cm，并用塑料装饰板贴敷床面，使床面光滑洁净，以减少牵引时人体与床面的摩擦力，因而能最大限度地利用病人自身重量进行牵引。床尾装置牵引吊架。牵引吊架呈倒“U”形，由直径2cm的不锈钢管构成。吊架两臂高约20cm，牢固地固定在牵引床尾端，吊架宽度比床面宽度略小，约60cm。在牵引吊架上缠捆2个牢靠的牛皮踝套以固定病人的足踝部，以便进行倒悬牵引。牵引床的电动机械部分采用涡轮变速螺母传动结构。床位有直立、停止、水平3个按钮，使床面可在水平到直立的90°范围内任意调节。此按钮不仅医务人员可根据需要进行调节，牵引中的病人也可十分方便地按照自己的意愿进行操作。此外，床下装有床位量角器，可显示床面与水平面夹角的度数。

二、自重倒悬牵引床的临床应用

首先要向病人谈清楚采用自重倒悬牵引的基本道理，争取病人的合作，解除病人的恐惧心理。然后根据病人牵引前的检查，以病人腰活动主要受限的方向来确定是采用仰卧位或是俯卧位。如果病人主要是腰后伸受限，则采取俯卧位；如果是腰前屈受限，则采取仰卧位。确定了病人平卧姿势后，双足踝部套上踝套。为了确保踝套牢固可靠，要求踝套需有二道缠捆保险装置。内层（第一道）采用尼龙扣锁牢，外层（第二道）采用牛皮带扣拉紧扣牢。此外，固定踝套的绳索也必须牢靠，以免牵引过程中产生意外。令病人上举两上臂，两手置头枕部，开始倒悬牵引。按压床旁“直立”按钮，使床尾端逐渐升高，病人逐渐头朝下倒置。注意床下的床位量角器，当指针达60°时，揿按“停机”按钮，使床停止于60°夹角3～5min，以使病人有适应阶段。之后再按压“直立”按钮，使床尾继续升高，达90°后床会自动停止。倒悬3～5min后，在90°持续牵引状态下令病人主动做牵引前腰受限方位的前屈或后伸活动，并做侧弯及腰左右扭转的活动各5～10次。在开始的一二次活动时，可能还稍有痛感，继续下去痛感就会减轻或消失。在病人倒悬牵引过程中，术者始终在床旁予以保护。在病人做主动活动时，术者可适当给以辅助，加大病人的活动幅度而增加倒悬牵引效果。最后在病人胸下（俯卧位）或腰下（仰卧位）垫枕，揿按床位“水平”按钮，使床逐渐下降，待达60°时，揿按“停机”按钮，使床停止于60°夹角3～5min，使病人逐渐减少牵引力，避免骤然减牵造成疼痛增重。

三、自重倒悬牵引疗法牵引力大小的计算

自重倒悬牵引疗法的牵引力大小与被牵引人的体重及床面倾斜的角度有关。体重愈大、倒悬牵引床位的倾斜度越接近90°，牵引力就愈大。于90°时，约等于体重（图4－26）。假设牵引床与水平面的夹角为α，被牵引者的体重为W，倒悬牵引力为F，那么倒悬引力$F=W\sin\alpha$。当$\alpha=30°$，$F=W\sin30°=W/2$，故30°

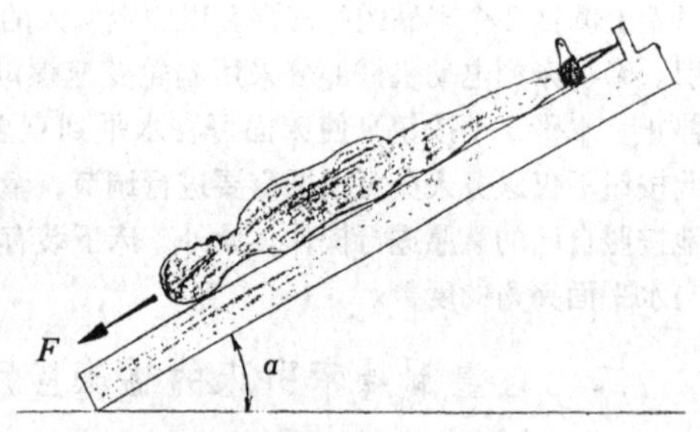

图4－26　自重倒悬牵引力大小的计算

（床与水平面夹角为α，牵引者体重为W，则牵引力$F=W\sin\alpha$）

时的牵引力 F 为体重的一半。

必须说明的是，在此公式中忽略了身体与床面之间的摩擦力。如果床面不光滑则摩擦力就增大，此时的牵引力 $F = W\sin\alpha - \mu W\cos\alpha$，式中 μ 为摩擦力系数。

以上公式中 F 是足踝部所受力的大小，而腰部所受的牵引力要小于足踝部，相当于足踝部牵引力的 2/3。所以腰部牵引力 $F = \frac{2}{3}W\sin\alpha$。在垂直位倒悬时，腰部可获得约 2/3 体重的牵引力。

四、自重倒悬牵引疗法的适应证和禁忌证

1. 适应证 通过临床观察研究，发现自重倒悬牵引疗法对颈背腰臀腿部软组织劳损性病变引起的颈腰腿痛有很好疗效，对早期腰椎间盘突出症、腰椎小关节紊乱症、骶髂关节紊乱症、胭绳肌综合征、股内收肌综合征等也有一定疗效。自重倒悬牵引疗法的主要适应证是病程较短和腰活动明显受限的严重腰腿痛病人。通过观察，发现倒悬牵引对同时合并有痔疮、大隐静脉曲张等疾病的病人，也有一定疗效，此外，还可使运动员迅速恢复体力和脑力的疲劳。

在临床应用前和应用初期，对 100 例志愿者（健康人 70 例和腰腿痛病人 30 例）进行了在倒悬牵引前、中、后心电图和血压变化的观察。通过观察，发现除个别有心脏病既往史者倒悬后出现心房早搏、T 波平坦外，多数者于倒悬牵引时心电图波形均未出现明显变化。心率方面，约半数无明显变化；约 3/10 倒悬后心率有所减慢，约 2/10 倒悬后有所增快。血压方面，15% 在倒悬后收缩压有所下降，75% 收缩压有所上升；20% 舒张压有所下降，68% 舒张压有所升高。倒悬后心率与血压方面的变化，绝大多数在牵引床恢复水平位置后均能恢复至牵引前数值。

2. 禁忌证 倒悬牵引疗法，体弱、年老者慎用，严重心肺功能障碍及高血压病人、孕妇等忌用。

五、自重倒悬牵引疗法的疗效

自重倒悬牵引疗法对颈腰背部软组织劳损性病变、早期腰椎间盘突出症、腰椎小关节紊乱症、骶髂关节紊乱症、胭绳肌综合征、股内收肌

综合征等引起的颈腰肢痛均有一定的疗效。大多数病人经倒悬牵引治疗2~3次后症状明显减轻或消失，腰活动幅度显著增大或恢复正常。每天治疗1次，总治疗次数不超过3次者占91.09%。自重倒悬牵引疗法于一些病人常可收到意想不到的满意效果：牵引前剧烈疼痛、腰活动明显受限者，一次牵引后疼痛消失，可自己走回家。

治疗效果分为痊愈、显效、减轻和无效四类。经自重倒悬牵引后，疼痛消失、腰活动幅度恢复正常者为痊愈；疼痛程度明显减轻、腰活动幅度显著改善或基本恢复正常者为显效；疼痛症状及腰活动幅度有所改善者为减轻；治疗前后症状、体征无变化者为无效。通过观察，自重倒悬牵引疗法治疗颈腰肢痛的总的疗效：痊愈占65.35%，显效占15.84%，减轻占12.87%，无效占5.94%。因此，应用倒悬牵引疗法总的效果明显率（痊愈+显效）为81.19%，总的有效率（痊愈+显效+减轻）为94.06%。由此可见，倒悬牵引疗法是治疗颈腰肢痛的值得推荐的一种简便有效的方法。

六、自重倒悬牵引疗法的副作用

个别有高血压病史者，倒悬后出现脸胀、憋气及出汗等反应，恢复水平后副作用迅速消失；还有个别病人倒悬牵引时出现“胸口痛”；还有极少数病人牵引后疼痛症状反而增重，一天半后疼痛明显减轻，腰活动幅度也显著增大；另有少数病人倒悬后出现了头脸胀、恶心、脸热、鼻塞等不同反应。以上这些反应于停止倒悬牵引10min~2h消失。倒悬牵引后没有发现有严重的副作用。

七、自重倒悬牵引治疗颈腰肢痛的机制

(1) 利用自身体重对腰腿痛病人进行牵引，以垂直倒悬时的牵引力为最大。在静止直立悬吊状态下，固定胸部的非倒悬牵引，对腰部可获得大约1/2体重的牵引力；而固定足踝的倒悬牵引，对腰部可获得大约2/3体重的牵引力，并且可以根据病情通过改变床的角度而获得不同的牵引力。

(2) 人不论站立或坐位时，因地心引力的缘故，腰椎始终承受着一定的向下压力，因此，腰椎（尤其下腰椎）容易发生劳损性病变和

退化性病变。自重倒悬牵引疗法可以抵消脊柱经常承受的这种向下的压力，有利于腰椎劳损性病变的恢复和减缓腰椎退化的进程。倒悬比单纯平卧休息更易于消除疲劳，使劳损性病变修复得更快更好。

(3) 自重倒悬牵引疗法可以调整全身肌肉（尤其腰腿部肌肉）的紧张与松弛的平衡。大家知道，人体运动系组织大多呈对称性，正常时，两侧运动系组织相互制约而处于平衡状态。一旦这种平衡失调，就产生病痛。倒悬牵引有利于运动系组织失衡的恢复。因此，一些颈背腰腿部软组织劳损可以通过倒悬牵引使颈背腰腿痛的症状得以改善。

(4) 通过对病人倒悬牵引 5min 后拍摄的腰椎侧位片的观察发现，牵引后比牵引前腰椎间隙增宽 0. 5 ~ 2. 5mm。说明利用自身体重倒悬牵引是能有效增宽椎间隙的。一些病人在倒悬牵引过程中可明显感觉到腰部拉松的舒适感。在持续倒悬牵引情况下，通过腰部主动或被动活动，有利于椎管内外软组织粘连的松解和骶髂关节紊乱、腰椎小关节紊乱、滑膜嵌顿的纠正复位；对腰椎间盘突出症病人，也有利于突出髓核和脊神经位置关系的改变，从而减轻了这些病变所引起的腰腿痛症状。

(5) 长时间站立或剧烈运动，势必导致肌力不足和脑血流量降低、脑供血不足；同样，用脑过度（如写作、棋类运动员等），由于脑血管长时间处于持续收缩状态，也会造成大脑供血不足而产生头昏、脑胀、目眩等一系列疲劳症状。此时若采取倒悬疗法，就会迅速有效地改善大脑血流量，有助于大脑充分供血，从而消除大脑的疲劳和恢复正常的体力。同时，由于倒悬疗法能充分调节全身肌肉的紧张与松弛的不平衡，使肌体得到合理的调整，因此，自重倒悬牵引疗法也是消除疲劳和恢复体力、预防腰腿痛发生的有效方法之一。

第三节　三维正脊疗法

腰椎间盘突出症、颈椎病、胸腰椎后关节紊乱症、继发性腰椎管狭窄症等脊柱软组织损伤类疾病，是临床常见病，其病因病理尚未完全阐明。目前治疗方法虽多，但继续探明其病因，寻找见效快、疗效高、无痛苦、无毒副作用、治疗时间短、花费相对少的治疗设备及方法，仍是医学界同仁奋斗之目标。笔者通过临床实践提出了“椎间病”假说，发明了由微机控制，可将三维动作向量精确量化的医疗器械——三维正脊治疗仪，总结出了快速、安全、无痛苦治疗脊柱软组织损伤类疾病的三维正脊疗法，用于临床，疗效满意。

一、椎间病概念

人的脊柱由颈椎、胸椎、腰椎和骶尾骨构成，靠椎间盘、椎间关节、韧带、肌肉、筋膜等软组织紧密相连，脊髓和马尾神经位于椎管内，脊神经和供椎管内正常营养的血管从椎间孔出入。椎间盘位于两椎体间，髓核为胶冻状流体，由上下软骨板和周围纤维环包绕，处于封闭状态，髓核内的黏多糖具有强吸水性，可从周围吸收水分，使之体积增大，并向周围扩张而使纤维环被张紧。当纤维环的弹性回缩力与髓核向周围扩张的压力相当时，椎骨间处于由弹性拮抗引起的相对稳定状态——压不易缩短，拉不易延长。这对外来的各种冲击力有缓冲作用，对椎管内的脊髓、神经和椎体前的大血管起到了良好的保护作用，使椎间孔能保持应有的容积。由于髓核正压力的存在，它还可起到椎间万向关节的作用，在脊柱周围肌肉的作用下，可使脊柱在生理许可范围内做前屈、后伸、左右侧屈、左右旋转等三维方向的运动，以适应各种工作、学习和生活的需要。但这种承载能力和运动是有一定限度的，当脊柱超负载（尤其是偏载）或超限度运动时，就会造成损伤，引起椎间三维方向的病理性位移、小关节紊乱，出现椎间软组织的扭转、挫伤、撕裂、紧张、水肿、粘连，以至椎间盘纤维环破裂、髓核脱出，影响椎间软组织的正常代谢及功能，出现相应的症状和体征。当影响到肌肉、韧带、筋膜、肌膜、关节囊时，会出现局部的疼痛及功能障碍；当累及到血管时，则影响血供范围内相应组织的代谢，出现缺血或淤血症状；当影响到运动神经时，可出现该神经管理的相应肌肉的肌力下降、肌肉萎缩；当影响到感觉神经时，可出现相应管理区域的感觉减退、疼痛或麻木；当累及到植物神经时，可出现植物神经功能紊乱，引起内脏或血管、腺体功能紊乱；当影响到脊髓时，则出现受损伤部分所管理区域的相应症状。无论这些病症发生在颈段、胸段还是腰段，都是因脊柱椎间软组织损伤引起的。因此，应将其归为脊柱椎间软组织损伤类疾病，总称为椎间病。发生在哪一椎间即称“某某椎间病”，如 $C_{4\sim5}$ 椎间病、$C_7 \sim T_1$ 椎间病、$L_{4\sim5}$椎间病、$L_5 \sim S_1$ 椎间病等，这样既定位明确，又说出了该病的实质。它包括了目前所称的颈、腰椎间盘突出症，颈椎病，胸、腰椎后关节紊乱症，获得性腰椎管狭窄症，腰肌劳损和脊柱相关疾病等。

二、对腰椎间盘突出症的再认识

腰椎间盘突出症又称腰椎间盘纤维环破裂症或腰椎间盘髓核突出症，是以腰痛伴有沿坐骨神经的串痛麻木为主要症状的脊柱腰段软组织损伤性疾病。对其病因尚无定论，对其病理众说纷纭。教科书上和多数学者认为它是椎间盘在退变的基础上，纤维环破裂后髓核突出压迫神经根造成了腰腿痛，作者的观点有所不同。

1. 腰椎间盘突出症认识　绝大多数腰椎间盘突出症不是由突出的髓核压迫神经根引起的，理由如下：

（1）存在无症状的椎间盘髓核突出。

（2）存在无髓核突出但有腰椎间盘突出症的典型症状的病人。

（3）有些病人有多节椎间盘突出，但引起症状和体征的多数为其中一节，而且并不一定是突出最严重的一节。

（4）有的腰椎间盘突出症病人经正骨推拿等治疗后，症状和体征均已消除，但 CT 或 MRI 证明突出物仍然存在，从影像上看神经根仍有受压。

（5）曾发现少数病人椎间盘髓核突出是在健侧而不是患侧。

（6）经临床统计表明，80% ~90% 的腰椎间盘突出症病人可经非手术疗法治愈，而非手术疗法并不能将突出髓核消除。

（7）突出物对神经根的压迫是持续性的，无论在何种体位都存在，但大多数病人只在活动时，特别是在脊柱软组织紧张或受牵拉时出现疼痛或麻木，而在卧位或适当位置时并无疼痛与麻木。

（8）宣蛰人教授曾做过只松解软组织不切除突出物治疗腰突症的手术，并获得成功，同时在手术中进行对神经根压迫的实验，出现的是相应神经支配区触电样麻胀感，而非腰椎间盘突出症平时的痛麻胀感。

2. 腰椎间盘突出症长期不愈因素　腰段椎骨间病理性位移、椎间力的平衡状态改变、椎间软组织损伤及机化粘连、相应神经根张力增加，是腰椎间盘突出症长期不愈的主要因素。理由是：

（1）临床体征和影像学检查显示，腰椎间盘突出症病人的脊柱生理曲度被破坏，如出现平直、反张、旋转、侧凸或前凸增加，椎间隙变窄或增宽，前后左右间隙不等宽等。这种脊柱三维的变化与中医所称的“骨错缝”相同。它可导致病变椎间受力不均，影响的不仅仅是椎间盘，同时还累及脊柱的肌肉、韧带、筋膜、硬脊膜、神经、血管和小关节。它是椎旁肌痉挛、黄韧带增厚、相邻椎骨骨质增生和小关节增生及关节囊肥厚的直接原因。

（2）手术中发现，有顽固性腰腿痛的病人，其相应神经根与周围软组织均有明显粘连，张力增高。

（3）骶髂关节错位的病人可出现与腰椎间盘突出症相同的沿坐骨神经的放射痛，错位纠正后，放射痛可立即消失。

3. 腰椎间盘突出症病因　腰段脊柱超负荷偏载或超限度活动是腰椎间盘突出症的根本病因。脊柱的活动范围和其承载能力是有一定限度的，当超过了限度就会造成脊柱软组织损伤。在长期临床实践观察中发现，患腰椎间盘突出症者都有外伤或积累性劳损或长期以不良姿势工作的经历。检查中可发现，椎间肌肉、韧带等软组织的损伤表现，如椎旁的压痛、结节、痉挛等。脊柱的退行性变是人人都发生的生理变化过程，将其列为病因似乎不妥。

4. 辨证看待椎间盘髓核突出　由于椎间盘髓核内为正压力，在各种超负荷压力和扭转的作用下所出现的纤维环破裂多为从内层向外层逐渐断裂，当髓核突破纤维环外层而脱出时，一则损伤了纤维环，会出现创伤反应，引起疼痛和P物质释放；二则髓核由于无血液供应，血液中的免疫细胞不认识这种物质，一旦突出，会作为异体蛋白对待，出现排异反应（即自身免疫反应），出现无菌性炎症。这些损伤和炎症会刺激位于其附近的痛觉神经引起腰痛和相应神经管理区域的疼痛。同时，还会使脊柱出现保护性特殊姿势，即减少对损伤部位的再损伤和促进局部修复的体位，使纤维环的破坏处收缩，出现闭锁反应（或称自锁反应），尽量减少髓核的脱出。在初次纤维环破裂髓核突出时，由于突出物为流体状态，且突出物并不一定很多，再者椎管容积比位于其内的马尾神经的体积大得多，有相当大的空间，因此对神经根影响不大或只对神经根有一定影响，至多是接触，而不会造成引起疼痛的压迫。这时，如及时卧床休息并给予适当治疗，则无菌性炎症会逐渐消失，突出物被机化封闭，体积也有所缩小；若未造成神经根与突出物或其周围软组织的粘连，则椎间盘突出物虽然仍会存在，但病人的症状和体征会逐渐消失。这就是常见到的有椎间盘突出而无症状的现象。这时，机化的突出物在某种程度上起到了积极的作用，即防止继续突出的作用。若突出物在机化时有与神经根的粘连，则可能出现受累神经根的代谢障碍及功能障碍，出现相应神经管理区域的症状和体征。当松解了粘连或经自身调整，使受累神经又恢复了其正常代谢及生理功能，则症状和体征又会消失。

由于在椎间盘髓核突出的同时还有相应的椎间软组织的损伤及椎间相对位置的三维改变，其已成为脊柱的薄弱环节，一旦再有超负荷偏载或超限度活动，就会造成再损伤，这时髓核还是从内向外突出，将原已突出机化的瘢痕组织向外推移，则再出现前述症状和体征，并可压迫神经根。当炎症过后，若神经根只是单面受压或造成弯曲，但无代谢及功能障碍时，则无症状出现。如此反复发作，突出物就会越来越大，当马尾神经被挤得无退路时，就成了真正的压迫，就会出现相应神经管理区的症状和体征，如鞍区麻痹、大小便失控、一侧或双侧下肢的麻木或瘫痪，这时用一般非手术方法就不容易治愈了，手术就成了最终选择。

5. 保护代偿性反应 骨质增生及黄韧带肥厚是机体为适应内外环境的变化而出现的保护性代偿反应。

无论从临床检查、影像观察，还是尸体解剖，都可发现有腰椎间盘突出症的病人几乎全部都失去了自然的脊柱生理曲度，存在病变椎间三维方向的改变，即椎骨间受力不均。这种受力不均不仅不利于破裂纤维环的修复，同时还影响椎骨及附着在椎骨上的韧带、肌肉等，还能影响位于其间的神经、血管等组织。

当椎间发生三维改变时，必有一部分椎间软组织由自然状态变为紧张状态，其附着的椎骨部位的拉应力就会加大，在张应力的作用下（根据 Henter Warkman 定律）就会产生骨质增生。增生的机制有不同说法，其中之一认为：椎骨也有压电效应，当椎骨受到异常牵拉时，受力变形的部分可产生负电荷，吸引带有正电荷的离子附着。钙离子（Ca^{2+}）是体液中最活跃的带有正电荷的离子，很容易附着在带有负电荷的地方，当正负电荷相互平衡时，就形成了骨质增生。同时，因三维改变而引起的软组织紧张也得到了缓解，达到新的代偿下的相对平衡状态，这时若未引起软组织的代谢功能障碍，则会使疼痛等症状消失，但其活动范围仍不能达到正常生理范围。

椎骨间的三维改变还可使黄韧带等受到异常牵张，机体为保持自身的相对稳定，就会使牵张的韧带增厚及变硬（钙化），以适应这种改变后的环境。

同样，椎骨间的三维改变也会使附着于其上的肌肉受到异常牵拉，受牵拉的肌肉会产生牵张反射，使该肌肉收缩而使其血供减少、疲劳，早期为肌痉挛，继之可出现挛缩、机化，甚至钙化。因此，对该病的治疗越早越好，时间久了就不容易彻底治愈。

综上所述，椎间盘髓核突出并不一定压迫神经，压迫神经也不一定引起症状，在椎间盘突出的同时，椎间三维改变引起的软组织疼痛症状更为重要和明显，真正由椎间盘突出压迫神经根引起的症状并不占多数，因此，称其为腰椎间盘突出症不大合适，它实质上就是腰椎间病。

三、椎间病的手法治疗

在人类与疾病斗争的长期实践中，各民族都创造了自己传统的医学手法，并不断发展完善至今，对一些常见伤病有明显疗效。有着悠久历史的中国手法医学在认识和治疗脊柱椎间病方面有着独到的见解和切实有效的方法。

中医认为：上述椎间病的本质是筋伤，病理表现为骨错缝和筋出槽。所谓“骨错缝”，就是椎骨间相互位置关系失去了正常状态，轻者为错缝，重者为错位。在“骨错缝”的同时，椎间软组织即中医所称的“筋”偏离了正常状态下应有的位置，即筋出槽；在筋出槽的同时，还伴有筋伤的多种形式，如筋断、筋歪、筋转、筋结等。治疗的原则是使错缝之椎骨回位，使出槽之筋还原，使之回归自然状态，达到滑利关节、舒筋活血之目的，疼痛自然消失。

通观中医治疗脊柱“筋伤”的手法虽有数十种之多，但归纳起来，真正起关键作用的不外乎牵拉、旋转、屈伸、顶推、按压，治疗诀窍在于定位、定向、定量明确，在病人无抵抗时施用突加荷载。所谓“突加荷载”，就是人们常说的巧劲、寸劲和瞬间爆发力。这些手法如使用得当，对于早期和较轻的脊柱筋伤往往有手到病除的功效，深受病人推崇。对于病程长、病情较重的病人，一人治疗则显得力不从心，疗效甚微，若多人牵引下治疗可提高疗效，但因力度不好掌握也容易造成伤害。

医学手法治疗伤病，自古以来都是靠医者凭经验用力施术，各种动作的力度和幅度无法量化；太小不起作用，过大就会造成损伤，甚至出现事故。而且，每次只能施加一二个方向的力，无法实现三维方向的协调动作。要掌握好手法治病的技巧，需要较长时间的学习，并且要付出相当大的体力消耗，不易普及。

四、中医正脊手法的现代化

研制一种用机械力取代人力，将各动作精确量化，能进行三维方向协调动作的高科技治疗仪器，就可找到既安全又有效的最佳治疗数据，实现医学手法的现代化。作者发明的三维正脊仪（中国专利号：97182091.0，95112202.9，90210642.2；国际专利号：PCT/CN 97/00038）和三维正脊疗法解决了这一问题。

1. 三维正脊仪 三维正脊仪（图4－27）由头胸床板及使头胸床板沿其横轴（*X*轴）向头端移动一定距离的快速牵引装置（牵引力3 000～4 800N，移动距离20～70mm可调）、臀腿板及使臀腿板沿其纵轴（*Y*轴）形成一定角度（上15°至下25°可调），并沿其横轴（*X*轴）旋转一定角度（左、右各5°～25°角可调）的动力装置和慢牵引装置以及捆绑固定装置等构成，由微机控制。

2. 三维正脊疗法

（1）定义：三维正脊疗法是运用三维向量技术，将突加载荷作用于病变椎间，纠正其三维改变及松解椎间软组织紧张关系，使之趋向自然状态以治疗椎间病的力学疗法。

（2）适应证：椎间病，包括腰椎间盘突出症、胸腰椎后关节紊乱症、继发性腰椎管狭窄症、脊柱相关疾病等。

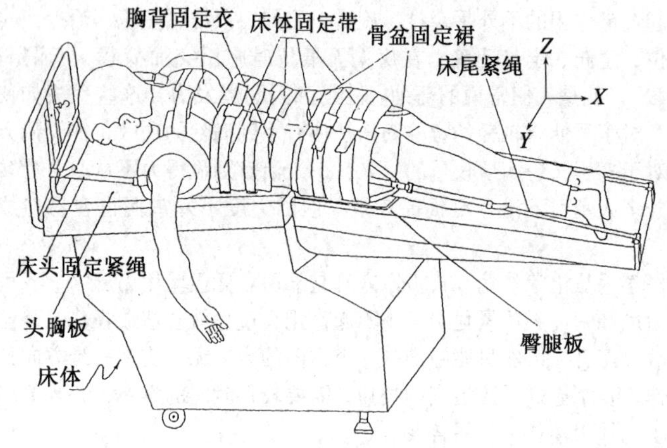

图 4－27　三维正脊治疗仪

（3）禁忌证：伴有脊柱结核、肿瘤者，严重内脏疾患、体质严重虚弱者，孕妇，有出血倾向者，化脓性脊柱炎、病变椎间融合或有骨桥形成者，脆骨病、下肢瘫痪者，大小便失控者。

（4）治疗方法：治疗腰椎间盘突出症时，病人俯卧床上，使病变椎间位于两床板交界处，胸背部固定于头胸板上，骨盆固定于臀腿板上，前后紧绳，将胸背固定带和骨盆固定带拉紧。事前根据病人身高、体重、性别、年龄、病变部位及病变程度确定数据，将牵引距离、成角方向、成角度数和旋转方向、旋转度数等数据输入电脑，由电脑控制自动完成各种动作。在瞬间定距离快速成角牵引与在一定成角状态下定方向、定角度旋转同步进行的同时，医者再配合手法对病变椎间施加顶推或按压的力，在 1/3s 的时间内即可完成纠正脊柱椎间三维改变的一次关键性治疗。治疗中，病人无痛苦。

（5）术后处理：三维正脊后令病人绝对卧床 6h，3d 内相对卧床，同时给予消炎镇痛、活血化淤、防止水肿和粘连的药物辅助治疗。85% 以上病人一次见效，一次不愈者可再次正脊。

（6）疗效观察：据解放军总医院、北京电力医院、山东电力中心医院临床应用观察，治疗腰椎间盘突出症病人 3 000 多例，无一例出现意外，总有效率 96% 以上，一次治愈率在 50% 以上。

(7) 科学实验：为了验证其安全性，发明人与清华大学有关力学专家，运用C型臂X光摄影机及动力检测仪器，在北京电力医院进行了科学实验，实验显示：治疗中的瞬间，无病变的椎间只能增宽0.2～0.3mm，不会造成损伤，而间隙变窄的病变椎间则可增宽1.7mm，有明显的治疗作用，其作用于人体的力度、屈曲角度、旋转角度等均在安全范围内，安全可靠。

(8) 专家鉴定：卫生部科技发展中心组织专家对发明成果进行了鉴定，一致认为："三维正脊仪和三维正脊疗法属国际首创。将现代高科技与传统医学手法相结合，不仅是中医治疗学向现代化发展的一项创新，也是医学界骨科专业非手术疗法中具有较高应用价值的新技术，新方法。临床观察表明，使用该仪器治疗腰椎间盘突出症无侵入性，疗效好，安全可靠，治疗时间短，是一种较为理想的非手术治疗腰椎间盘突出症的方法，有很大的临床应用价值。"

五、三维正脊疗法的作用机制

既然椎间病是由于力损伤造成的椎间三维方向的位移和椎间软组织正常受力的改变（包括神经根和周围的粘连或受压，肌痉挛或挛缩，韧带、关节等张力增加及血管受牵拉、挤压等），那么，治疗就应针对纠正椎间三维改变和松解紧张的软组织进行，使之恢复正常的受力状态。首选的方法应是力学疗法。本三维正脊疗法正是如此。

椎间软组织属弹性组织，当受到不同的应力时，就会产生不同的应变。作用于病变椎间的力，主要有牵张应力、扭转应力和剪切力，它们是通过三维正脊治疗时瞬间的成角牵引、旋转和手法顶、推、按压而实现的。

1. 定距离快速纵向牵引 三维正脊疗法中的纵向牵引采用的是定距离快速牵引，距离是根据病人身高、体重、性别、年龄、病变部位和病变程度决定的，可精确量化在毫米级（误差不超过1mm），原则是确定在既安全又有效的范围内，每一下牵引的时间均控制在0.3s之内。这是任何人工手法都无法做到的。

纵向牵引的作用包括：

(1) 使偏离中心轴线的椎体往轴向靠拢，纠正椎体的轴向偏移。

这个作用是纵向牵张力使椎间软组织产生轴向伸长，牵拉椎体所产生的。

（2）解除肌痉挛，松解椎间软组织，缓解神经根的张力和改善血运。当椎间肌肉受到突然快速的牵拉时，可使之被瞬间牵开，解除肌痉挛，位于其周围血管的不正常受压也会减轻，有利于改善血运。当纵向牵引力使椎间软组织受牵拉时，被牵拉的纤维或神经会随着轴向伸长而使其横截面积相应减小，若此纤维或神经与周围有粘连时，会使粘连松解；伸长形变越大，其松解力越大。当松解力超过粘连附着力时，粘连即可被松开。但椎间的伸长是有限度的，当达到极限仍不能松解时，一般牵引就无效了。松解力的大小除与伸长距离有关外，还与牵引速度有关。慢速牵引一般只有形变产生的松解力，而快速牵引时，其纤维还会发生波动（或称颤动）。这种动力效应，特别是垂直于轴向的横波，可大大促进粘连的松解。因此，同样的伸长距离，采用慢速牵引不能松解的，快速牵引往往可以松解。

（3）协助纠正后关节错缝（位）。快速牵引时，由于椎间软组织的被拉伸，椎间隙加大，后关节随之被牵拉使间隙也加大，轻度错缝即可被纠正；若是重的错位，与旋转相配合也可得到纠正。

（4）改变椎间盘突出物的位置关系。定距离快速牵引使椎间隙突然增加，使椎间盘内突然变为负压力，对突出物具有明显的吸吮作用，突然拉紧的后纵韧带对突出物亦有明显的向椎间推挤的作用。这些作用均可使椎间盘突出物出现位移。经临床应用该疗法的前后做 CT 对比发现，在椎间盘突出的早期，突出物为流体者，可使突出物部分还纳，幼稚型突出者还可使突出消失。但对于突出时间较久，水分已被吸收，突出物已纤维化或钙化者，无法还纳，但使一部分位置发生了变化，有的周围软组织间隙会有所改变，可增大椎间孔、黄间隙及侧隐窝容积。

2. 定方向定角度旋转的作用

（1）纠正椎骨的旋转位移和后关节紊乱。椎间病病人中，大多数存在着椎骨间的旋转错位和后关节紊乱，在牵引力的作用下同时施行定角度旋转，可有效地纠正旋转错位，纠正后关节紊乱，使之恢复生理状态。

（2）加强对神经、肌肉等软组织的松解作用。三维正脊仪的旋转轴位于床板之下，病人俯卧固定于正脊仪的床板上，病变椎骨间与旋转轴心有一定距离，当臀腿板旋转时，病变椎间不仅承受扭矩，也受到了一个切向力，使椎间软组织在纵向牵引伸长的基础上又沿垂直于纵轴的方向受剪，使椎间在瞬间几乎同时受到牵位、扭转和剪切，这种快速复合力极易松解粘连，而病人却几乎无痛苦。由于这种旋转是选定在生理活动可承受的安全范围内，因此不会造成伤害，能解除用直线牵引无法解除的粘连。由于这种旋转可双向交替进行，故其松解作用更明显。

（3）旋转力和切向力还可使突出的椎间盘发生轻度位移，解除其与周围神经根或血管的紧张关系，使病情改善。

3. 成角的作用

（1）臀腿板向下摆动使背侧成角，可使病变椎间隙张开，有利于突出物的还纳；可使后纵韧带张紧，协同牵引力向椎间隙推挤突出物。

（2）背侧成角时，后关节内的上下关节突重叠减少，关节间隙增大，有利于旋转。

（3）背侧成角时，背侧紧张，牵拉时主要作用力作用在背侧的肌肉、韧带、后关节和椎体后缘等病变部位，腹侧相对较松，牵拉时可减轻对内脏神经的挤压和牵拉，病人无痛苦。

（4）当臀腿板向上摆动使腹侧成角时，后关节内的上下关节突重叠，间隙变小、锁紧，不宜大角度旋转；其牵引力主要作用于椎体前部，适宜于治疗脊柱压缩性骨折（早期），也适用于对内脏神经的调节。

4. 辅助手法的作用　进行三维正脊治疗时，除上述动作在瞬间同时完成外，同时还要配合医生的辅助手法，主要手法是作用在病变部位的顶推和按压。

当脊柱腰段有侧凸时，应配合侧方顶推手法。方法是用掌根（或掌尺侧）抵住病变椎间（或靠近病变处的上位椎旁），在臀腿板向患侧旋转时向垂直于纵轴的方向用力顶推，其作用之一是该顶推力可纠正侧凸，使之回归自然位置；作用之二是使臀腿板旋转时所产生的旋转力较少向上体传导，使之主要作用于病变椎间。若脊柱后凸时，应采用垂直按压的辅助手法，即在三维正脊仪协同动作的同时按压后凸的棘突，其主要作用是纠正后凸畸形和使旋转力主要作用在病变椎间。

综合上述多种力的作用，即可纠正病变椎间三维方向改变，松解病变椎间的软组织粘连，使之恢复自然状态，病痛自然会消失。

该疗法属物理疗法中的力学疗法，较一般牵引和手法治疗见效快，疗效高，无痛苦，安全可靠。

六、三维正脊疗法的实质

三维正脊疗法实质上是一种闭合性力学脊柱骨关节矫正术和闭合性力学软组织松解术。在治疗中，对于单纯性小关节紊乱，矫正后立即可感舒适、疼痛消失，椎间无明显损伤。对于骨错缝、筋出槽又有椎间软组织粘连的病人，松解粘连本身就是一种创伤，需要卧床休息，以利修复。因此，三维正脊疗法应属于微创伤、修复性的力学疗法。

第四节　治疗腰椎间盘突出症的按摩手法

由于腰椎间盘突出症病人的症状、体征，每个病人的表现不尽相同，因此，对每一个已诊断清楚的“腰椎间盘突出症”病人，在施行治疗手法之前，仍要进一步了解病情和进行必要的体检。根据每个病人的不同临床表现，辨证选用按摩治疗手法。这样才有可能取得按摩手法的最佳治疗效果。因此，对腰椎间盘突出的按摩手法，分为“常规手法”和“辨证选用手法”两部分介绍。

一、常规手法

1. 大面积按揉手法　病人俯卧于平板床上，术者大面积按揉腰骶部，以放松腰骶部软组织的紧张或痉挛。先用双手按揉，后用单手按揉、单拳按揉，再在压痛点上行掌压指按揉，以松弛深部软组织的紧张或痉挛。最后双手从上至下抠拿两侧骶棘肌3遍。

2. 晃腰放松法　病人俯卧于平板床上，胸下及大腿根部垫枕。术者双手掌重叠置放于髓核突出节段的腰椎间隙部位上，有节律并力度均匀地向下向左右两侧用力推晃脊柱20~30次，使稳定脊柱（尤其病变节段）的肌肉、韧带得到松弛。

3. 颤压手法　病人俯卧于平板床上，胸下及大腿根部垫枕。术者放在病变节段腰椎上的双手，有节律、力度均匀地向下颤压脊柱 3min，下压的节律每分钟40～60 次。在持续牵引状态下行颤压手法，效果更好。可采用机械方法持续牵引，也可采用布带绕过病人两腋下（腋下垫海绵或棉卷以保护腋动脉）固定于床头上，由两助手握住病人二侧足踝部向下持续牵引。

4. 侧扳手法 病人俯卧位，术者先站在患侧，一手掌骨于脊柱病变椎间隙的患侧，另一手托握患侧的股部，向上和向术者方向，猛力后伸和外展下肢 3 次，同时置脊柱上的手也向健侧猛力推按 3 次。然后术者站在病人健侧，在健侧再行相同手法。

5. 斜扳手法 病人俯卧位，在患侧下肢持续牵引下进行斜扳手法。术者站于患侧，一手掌置于髓核突出节段的椎间隙，另一手掌托拿对侧（健侧）下肢的股部，将健侧下肢向上向术者方向牵拉旋转。为防止病人上身也随之向术者方向旋转，此时一助手向下推按健侧肩部，以固定上半身。在术者斜扳健侧下肢至最大限度时，牵引患侧下肢的助手瞬间用一抖动力，以加强向下的牵引力，这时术者置椎旁的手下有一种软组织内陷感，该手即刻用力向下向健侧猛力推动脊柱，感到手下似有东西向深部和健侧被推移的感觉。同时，术者把托抬健侧股部的手，向上向术者自己方向猛力再牵拉一下。这 3 种手法，即助手瞬间增大向下牵引患肢力度的手法、术者在脊柱旁的手向下向健侧推动的手法和把健侧下肢向术者方向顿拉的旋转手法，几乎是在瞬间同时完成的。配合的好，效果就好，常在手法结束之时听到“喀哒”的声音。

6. 旋腰手法 病人采取患侧在上的侧卧位，屈曲患侧髋膝，伸直下方的健侧下肢。令病人尽量屈腰，以张开腰椎关节突关节，并令病人的脸尽量朝上。术者站于病人面前，一手（或时）向后推肩，使病人脸进一步朝上，另一手（或肘）同时向前下压髋部。先缓缓用力像拧麻花一样向相反方向扭转腰至最大限度。这时令病人咳嗽，在咳嗽的同时，术者上、下之手（或肘）再猛力反向扭转一下腰部。常可听到“喀哒”声。然后令病人健侧在上侧卧位，在对侧再施相同的手法操作。

7. 坐位旋腰手法 病人坐位，助手面对病人，弯腰双手按压住病人的双侧股膝，以固定骨盆不动。术者站在病人背后，一手从病人的患侧腋下伸出，扳住病人的对侧颈部；另一手置病人健侧肩胛骨部位。令病人上半身向患侧旋转至最大位置时，术者伸入腋下之手臂猛力向上提拉患侧之肩部，同时置肩胛骨之手向前推健侧之背，以增大病人腰部的旋转幅度，常在手法末听到“喀哒”声。

然后在健侧再做相同手法。一般是先做患侧，再做健侧。

8. 背晃手法 术者与病人背对背，背起病人，使病人双足离地后摇晃其腰部5次后，术者再用自己的臀部顶推病人病变部位的腰部，详见第三篇第一章第六节（腰椎小关节紊乱征）的保定手法治疗介绍。

以上介绍的常规手法，并不是每一个病人每次都要全部采用。可以根据情况，每次选择几个轮流实施。

二、辨证采用的手法

1. 腰后伸痛重、受限的手法

（1）下肢后伸手法：病人侧卧，术者在病人背后站立，一手向前推病人腰骶部，另一手抓握住在上面的下肢足踝部，用力向后拽，反复5次。然后病人换个方向侧卧，也采用同样手法治疗。

（2）胸腰部下压手法：病人肘膝跪位，令做腹部下沉抬起的动作。术者在病人背后站立，一手掌轻置于病人胸腰段的背部，并随病人腹部的抬起下沉而起伏。在病人重复此动作数次后，于病人腹部下沉动作末，术者用手掌突然连续而快速的向下按压病人的胸腹段3次。之后，该掌仍放在原位不动。术者运用丹田之气向该掌施内力，静置2～3min后，病人就感此部位有一股热流传向全身。

（3）俯卧拉肩伸腿法：病人俯卧位，术者站在病人患侧，一手掌置于腰椎病变节段之患侧，另一手托握住对侧股部，向上、向术者自己方向拉伸下肢，至最大限度时，两手相对交叉再用顿力3次，进一步增大腰的旋转幅度。之后，术者换一手置患侧腰部，另一手向后拉对侧肩至最大限度时，两手相对交叉再用顿力3次。

此后，术者一手掌置病变节段的健侧，另一手托抬患侧股部，在对侧进行相同的手法。

（4）颤压手法：加强常规手法中3（颤压手法）的操作力度，并延长手法操作时间至5min。

2. 直腿抬举痛重、受限（直腿抬举试验阳性）的手法

（1）病人仰卧位，双手抓握患侧下肢踝关节并持续向下牵引3min后，有节律的向下顿拉3～5次。

（2）术者一手托扶患侧小腿，抬高后再放下；再抬高再放下。要求下肢抬高的度数一次比一次高。抬高至45°后，另一手要压住患侧的髂前上嵴部位，避免髋部随着下肢抬高而抬起。这样继续抬高下肢至病人疼痛不能忍受为度，并维持此位置1～3min后放平下肢。

（3）术者站在病人患侧的足端，抬高患侧下肢至可忍的最大限度后，下肢支靠在术者的肩前部，术者双手抓握住病人的前足跖面，做患足向左、中、右方向猛力背屈手法各3次后放平下肢。

（4）术者双手抓握住患侧下肢的足踝部，做屈膝并猛向斜上方踢腿手法3～5次。

3. 臀部软组织有明显压痛，臀肌痉挛或挛缩的手法　这种病人，直腿抬高试验必然阳性，这是由腰椎间盘突出症合并的臀部软组织病变所引起。需在病人仰卧位施行以下手法：

（1）屈患侧下肢髋、膝，术者用力向腹部压膝，并维持1～2min。

（2）向对（健）侧方向压膝，并维持1～2min。

（3）在屈髋状态下，向内外旋转膝关节各3～5次。

（4）术者双手握踝，屈膝后用力向外上45°方向伸膝顿拉3～5次。

（5）病人俯卧位，术者握拳，拇指尖微露，在臀部压痛点上各持续点压30s～1min。

4. 病人术前有弯腰受限、痛重症状的手法

（1）病人坐在床上，术者面对病人而立，令病人的双足跖面紧紧地抵触着术者的腹部，术者双手拉住病人前伸的双手，令病人尽量主动做前屈后伸动作数次后，在病人主动做前屈动作末，术者的双手猛力连续快速的向自己方向拉病人双手3次，以进一步增大病人前屈的幅度。

（2）病人坐在床上，术者在病人背后站立，双手轻置病人的肩背部上。令病人自己尽量做前屈后伸动作，在病人主动前屈动作达最大限度时，术者双手猛力向前推肩，以进一步增大病人的前屈度数。以后双手摇肩3～5次，使腰向左右旋3～5次。最后猛力再向左前旋及右前旋方向各推3～5次。

（3）病人俯卧于高枕（20～30cm高枕垫于胸腰段的腹侧）上，二助手一上一下同时下压上背部及臀部15次。

5. 纠正侧弯手法 病人术前有腰椎侧弯症状，需施行纠正侧弯手法。有侧弯者，在检查时可发现病人有一侧下肢长，一侧下肢短的现象。因此，在施行手法前必须在仰卧或俯卧位，检查出哪一侧下肢长，哪一侧短。

（1）仰卧位纠正法：令病人屈曲长的一侧下肢髋膝，术者双手置病人的屈曲的膝关节上，术者之胸、手同时下压膝的同时，令病人尽力去试图伸直自己的屈曲的髋、膝5~10次。

（2）长腿在上的侧卧纠正法：病人侧卧于床边缘上，长腿在上，令病人屈曲双侧髋、膝。这时屈曲的双膝恰伸出床缘外。术者侧立于床边上并屈曲靠床的膝关节，使病人外露于床缘的双膝置于术者的膝关节上并以术者膝为支点，术者双手下压病人的膝关节外端，同时令病人在下的（短腿）膝尽力向上抬举以对抗术者的下压。这样持续1min后稍休息，再次对抗，共3次。

（3）短腿在上的侧卧纠正法：同上操作，唯因短腿在上，术者用力是从下往上抬起在下的屈曲的长腿膝关节远端，同时令在上的短腿膝关节尽量向下用力以对抗术者的上抬，这样持续1min后休息，再次对抗，共3次。

根据经验，在施行以上常规手法和辨证手法的治疗过程中，如已表现出明显疗效，则宜停止再选用上面介绍的各种其他特定手法继续进行治疗，以免出现抵消疗效的情况。但此时应继续采用按揉、理顺、抹摩、轻拍等放松手法，以巩固疗效，圆满结束手法治疗。

第五节　化学溶核术

一、定义

化学溶核术（chemonucleolysis）是将化学溶核药物直接注入病变椎间的髓核内或注入病变节段硬脊膜外腔髓核突出周围的一种治疗方法，是治疗早期、单纯性椎间盘突出症的一种非手术治疗手段。

木瓜凝乳蛋白酶（chymopappin，简称木瓜酶）是一种蛋白水解酶，1941 年 Jansen 和 Balls 首先分离提取出此酶。1964 年 Lyman Smith 第一次报告 10 例用木瓜凝乳蛋白酶注入到腰椎间盘内，溶解病变的髓核组织，治疗腰椎间盘突出症。Lyman Smith 并将这一疗法命名为“化学溶核术”。Lyman Smith 的报告开创了使用化学制剂溶核的先河，掀起了使用化学溶核术的高潮。以后欧美、加拿大等国纷纷加以研究和应用。

二、溶核酶的化学性质

1. 木瓜凝乳蛋白酶　是一种溶蛋白酶，此酶能迅速减少髓核中的水溶性蛋白质的分子质量和黏稠度，主要作用于髓核中连接长链黏多糖的非胶原蛋白质，使黏液蛋白发生去聚合作用，而对纤维环不发生作用。木瓜凝乳蛋白酶 2mg 溶解于 0. 5ml 液体中注入椎间的髓核内，使髓核消化溶解，而对前纵韧带、后纵韧带、黄韧带、硬脊膜无明显影响。在试管中这种酶 1mg 能在 1h 内水解 1g 人湿髓核。术后要卧床，避免坐位和行走。木瓜酶的毒性高，可降低凝血机制，造成出血。如误入硬膜内剂量仅 0. 025mg/kg，15min 内可发生中毒症状，如下肢瘫痪，呼吸衰竭而致死，尸解可见蛛网膜下腔有严重出血。国内采用化学溶核术后造成下肢中、短期瘫痪者屡有报道，因此在确切熟练掌握该项疗法的操作技术之前，不应仓促对病人采用该项治疗措施。

2. 胶原酶（collagenase）　目前国内使用的化学溶核制剂为胶原酶，其毒性小，安全性大大优于木瓜酶。现代研究发现，木瓜酶的作用底物是髓核中的蛋白黏多糖；而椎间盘的主要成分是胶原纤维。髓核为高度含水组织，胶原纤维占 25%；突出纤维环后水分下降，胶原含量上升，可高达 60%。胶原酶则是一种主要溶解胶原蛋白的酶，它能有效地溶解髓核和纤维环中的Ⅰ、Ⅱ型胶原。胶原酶的作用底物是胶原纤维，能在正常的生理环境和酸碱度下分解胶原纤维，使其降解为相关的氨基酸并被血浆中和、吸收。

胶原酶在自然界中广泛存在，许多微生物都能产生胶原酶。目前各国生产的胶原酶主要是从溶组织梭状芽孢杆菌中提取出的。1916 年法国巴斯德研究所的学者们就发现了胶原酶。美国学者 Sussman 于 1969 年首次使用胶原酶来治疗腰椎间盘突出症。美国政府于 1981 年批准了胶原酶的Ⅲ期临床应用。我国上海医药工业研究院从 1972 年开始进行胶原酶的研究，并于 1975 年首先由上海市徐汇区中心医院朱克闻、董宏谋应用于临床。目前国内使用的胶原酶注射液是由辽宁省鞍山第二制药厂独家生产的冻干制品。所使用的菌株是 SIP1. 7 的诱变菌，酶活性稳定在 250u/ml，分子质量约 80kD；作用于底物的有效时间为 18 ~ 24h，对胶原纤维的溶解度为 65% ~ 90%。半数致死量为 7 000 ~ 9 000u/kg。治疗后产生的并发症木瓜酶为 2% ~ 3%，而胶原酶为 0. 2% ~ 0. 5%。因此，只要适应证选择的得当，胶原酶溶核术是一种治疗早期椎间盘突出症的安全性较大、疗效较好的非手术治疗方法。

3. 胶原酶的用量 胶原酶能特异性地降解胶原。人体有效剂量为 300 ~ 600u/椎间盘，椎间孔硬脊膜外腔前间隙剂量为 1 200u。如果有两个节段病变，则一次注射胶原酶的总量不变。可把 1 200u 分两处注射。胶原酶的用量过少，会使髓核溶解不完全，呈胶冻样状态，影响吸收，减低疗效。胶原酶的用量过多、浓度过大（用于溶解胶原酶的生理盐水用量过少），会使一些原对胶原酶不敏感的组织产生损害，如会使盘状软骨溶解破坏变成环状软骨，受压后易断裂挤出，压迫神经根产生症状。因此，胶原酶用量不应盲目减少或增大，要因病变性质、穿刺部位的不同而调整；也要因人而异，如个高肥胖者用量可适当大些，矮个瘦小者用量适当小些。毒性试验表明：胶原酶在椎间盘内、腹腔内、脊柱旁及硬膜外注射有很大安全性，而鞘内注射安全范围较低。因此定位必须要准，一定要注入硬膜外腔，否则将引起严重并发症。

4. 使用胶原酶的注意事项 大多数酶类药物是由蛋白质的性质所决定，其发挥治疗效果的条件一般是在 pH 值中性、常温和常压条件下进行。任何能改变蛋白质性质的物理、化学条件，都能使酶的活性部分或全部丧失。因此，在临床应用胶原酶治疗时要注意以下问题：

（1）胶原酶不能随意配使应用。有的同道为了增加疗效、减少副作用，常使用维生素 B_{12}、曲安缩松、康宁克通或利多卡因等与胶原酶相配伍，但忽视了酶的最适 pH 值和沉淀剂对酶的影响。如维生素 B_{12} 针剂的 pH 值为 2. 8，而胶原酶的最适 pH 值为 6. 5 ~ 7. 2。在 pH 值为 3. 0 时胶原酶的活性几乎丧失殆尽。

目前的混悬型糖类皮质激素中，大多都含有赋形剂聚乙二醇

（PEG）。PEG 是水溶性的非离子型聚合物，是蛋白质的沉淀剂，因此用它们与胶原酶相伍，对胶原酶作用的影响就可想而知了。

再说利多卡因，因其盐酸溶液中的氢离子可与蛋白质的离子竞争溶液中的水分子，从而降低了蛋白质分子的水合程度，使失去水化层的蛋白质分子易于积聚沉淀，从而产生盐析现象影响蛋白质的活性。所以，用利多卡因作为胶原酶的配伍用药，也会大大降低胶原酶的溶核作用。

（2）胶原酶不能随意使用溶剂。胶原酶的溶剂为 0.9% 的生理盐水。有的同道为了解决神经根受压水肿的问题，改用高渗糖或盐溶液作为胶原酶的溶剂，结果由于改变了胶原酶的相对密度和渗透压，导致病人疼痛加重。还有的同道为了加速或加强胶原酶的扩散与渗透，用透明质酸酶溶液做溶剂，结果造成了神经损伤。上面已提到，有人以利多卡因为溶剂来解除胶原酶注射后的腰痛反应，结果造成治疗无效而手术，术中发现突出物没有任何溶解的迹象。

（3）不能违反胶原酶的用药条件。胶原酶的水溶液在常温下极不稳定，因此将其制成冻干制剂。据测定，胶原酶冻干制剂一旦配制成水溶液后，在常温下放置 2h，其活性降低 75%，所以只能在穿刺针成功后再配制。有人为了省时间，将药物提前配制，一旦穿刺失败，弃之可惜，便放入冰箱中留待下次再用，其结果可想而知。

（4）不能将胶原酶注射到离突出物较远的地方。无论采取什么穿刺途径和注射方法，必须安全地“药达病处”才是这种治疗的最基本的要求和目的。那种认为只要能将胶原酶注射到某一节段或突出物的附近，依靠酶的弥散和渗透来发挥溶解作用的认识，只是一种主观臆想，同时也违背了酶促反应动力学的基本原理。大家知道，由酶所催化的反应称酶促反应，受酶催化作用的物质称底物。当底物浓度远远大于酶浓度时，酶促反应速度随酶浓度的增加而增加，在一定时间内，由 2 个酶分子所催化底物转化的量是 1 个酶分子的 2 倍。这就是酶促反应动力学原理。

三、适应证与禁忌证

化学溶核术对髓核突出症的治疗适应证，基本上同单纯性髓核突出症的手术指征。本疗法不适用于腰椎管狭窄症的治疗。在临床上因腰椎管狭窄症的症状、体征与腰髓核突出症有诸多相似性，所以常不易鉴别而误诊。本书已在第三篇第二章第二节重点讨论了腰髓核突出症与腰椎管狭窄症的鉴别方法，故不再在这里重复。通过作者长期的临床研究，并经 MRI 和手术证实，约 69.27% 的腰髓核突出症病人合并有腰椎管的中央型或根管型狭窄，而 71.12% 的腰椎管狭窄症病人合并有不同程度的髓核突出，真正单纯的腰髓核突出症患者仅占 23.98%。这些病人才适合采用化学溶核术。有报道，化学溶核术适用于单纯旁侧型髓核突出症，且突出范围小于 1cm 者。对突出大于 1cm 或中央型突出者要慎重。因此选用本疗法要慎重，掌握好适应证是提高化学溶核术疗效的重要的首先面临的问题。只要掌握好适应证，本疗法可获得 60% ~90% 的有效率。

1. 胶原酶溶核术的适应证

（1）单侧颈腰痛，并有明显的神经根受压症状者。

（2）符合手术指征者，可考虑先行胶原酶溶核治疗。

（3）经 3 个月的其他非手术治疗无效者。

2. 胶原酶溶核术的禁忌证

（1）过敏体质。

（2）颈部有脊髓受压体征，腰部有马尾受压症状者。

（3）代谢性疾病。

（4）疑有椎间隙感染者。

（5）有精神心理障碍者。

（6）椎管狭窄症者。

（7）非椎间盘源性颈腰肢痛者。

（8）孕妇和 14 周岁以下的儿童。

（9）突出物游离于椎管内者。

（10）突出物已钙化或骨化者。

四、溶核术的术前准备

（1）病人术前需做心电图、血常规检查。由于少数胶原酶敏感者或胶原酶用量偏大时会引起血管充血和点状出血，所以术前做血液的出、凝血时间及凝血酶原时间检查是十分必需的。

（2）签订胶原酶溶核治疗术的志愿书。与病人及其家属术前谈清治疗中可能发生的不良反应、各种危险及可能出现的3种不同的治疗效果，并办理签字同意手续。

（3）术前晚服用息斯敏、安定等抗敏、镇静剂。

（4）施盘内注射术病人需当日晨清洁灌肠或术前晚服用缓泻剂（如番泻叶3g泡饮等）。

（5）术前4～6h禁食、水。

（6）术前行碘过敏试验，并于术前半小时静脉注射50%葡萄糖液加地塞米松5～10mg。

（7）施术前必需建立1～2个静脉通道，以备术中给药和抢救用。

五、溶核术的具体操作

1. 胶原酶骶管疗法（图4－24） 本疗法和第四篇第二章第一节之三的“骶管注射疗法”大致相同。唯7号针改成18号斜面穿刺针（不可用勺状针），斜面缺口对着骶骨前壁，由局麻皮丘处，以针干先与皮肤呈70°～80°刺入，刺破坚强卡在兰（cathelein）膜时会有明显的落空感，以后穿刺针尾向尾部倾斜与皮肤呈20°角向上刺入，深度为3～6cm；进针深度不应超过髂后上嵴连线平面（硬膜囊末端水平）。然后针蒂接注射器，回吸无脑脊液及血，注射空气无阻力，即证明确在骶管中。用内置钢丝的连续硬膜外导管（钢丝尖必须与导管尖端一致，不能超过导管尖）插入穿刺针芯，计算好进针点至要达到点的距离，固定好穿刺针，继续向上推送导管。导管是沿椎体后缘和硬脊膜前间隙向上进行的，因此导管内钢丝不会与硬脊膜成直角而刺破硬脊膜的。如确实是在硬膜囊前间隙，置管时不应有阻力；若遇阻力不能向上放置时，可退出导管少许，调整针尾角度继续置管。导管达L_5、S_1处的距离为12～14cm；达$L_{4,5}$处为16～18cm。X线透视若位置正确，拔出钢丝，退出穿刺针，再从留置的导管中回吸无脑脊液及血，注入空气无阻力，就可准备注药。先注入2%利多卡因2～4ml，观察15min，如麻醉平面达脐，示可能误入蛛网膜下腔，应放弃治疗；如无此现象，可将1 200～2 400u胶原酶溶解于5ml生理盐水从导管中注入，推注的速度要特别慢，如同静脉滴注的速度。

2. 胶原酶椎间盘盘内注射疗法 体位取俯卧位或患侧在上的侧卧位。俯卧者需于腹下垫枕，以增大穿刺部位的椎间隙；侧卧位者应双手抱膝，并使腰尽量向后凸隆，以增加穿刺部位的椎间隙。穿刺操作均在局麻和 X 线视屏控制下进行。

具体操作可分盘内注射、椎间孔部位的硬膜外前间隙注射和硬膜外后外侧间隙注射 3 种。

若是腰椎间盘膨出、纤维环无破裂或纤维环虽有小破口，但髓核尚无突破后纵韧带者，可采用椎间盘盘内注射疗法。18 号有芯穿刺针在病变间隙距脊柱中线 8 ~ 12cm ，与躯干矢状面呈 50° ~ 60°进针，当针尖触及纤维环时有触沙砾样感觉，X 线视屏正位针尖位于患侧椎弓根内侧，侧位在椎间隙中央偏后，核对无误后缓慢注入溶有 600u 胶原酶的 2 ~ 4ml 生理盐水。注药 15min 后再将穿刺针拔出，以防药液沿着穿刺途径反流。注药后如有过敏现象出现，予以对症处理。注药后椎间盘盘内压增高，约有一半病人出现持续性腰痛（18h ~ 12d 不等，平均 76h），应予对症处理。术后病人应卧床观察 1 ~ 2d 出院，并继续卧床 1 周。术后应用抗生素 2 ~ 3d。1 周后可离床活动并循序进行腰背肌锻炼。Sussnam 指出：如果盘内注射的胶原酶渗漏并与硬脊膜接触，并不会造成损害。脊神经根对胶原酶也不敏感。

3. 木瓜凝乳蛋白酶腰椎间盘内注射疗法 金今等 1998 年报道 48 例应用韩国生产的木瓜凝乳蛋白酶治疗腰椎间盘突出症，取得了 89% 的优良率。

术前要仔细观看腰椎正侧位片，必要时做脊髓造影、CT、椎间盘造影或 CTM（脊髓造影 + CT）以确定腰椎间盘突出的部位和类型。术前 1d 口服阿托品 0. 3mg、苯海拉明 25mg、雷尼替丁 0. 15g，均每日 3 次，安定 5mg 于术前晚 1 次服用，术前肌内注射哌替啶 50mg，术前 1h 静脉用抗生素西力欣 1. 5g，术前 1d 或术中注射木瓜凝乳蛋白酶前做皮肤过敏试验，皮试阴性者方可注射木瓜凝乳蛋白酶。皮试液的配制：木瓜凝乳蛋白酶 1 000u 溶于 2ml 生理盐水中，然后取该液 0. 2ml 加生理盐水 0. 8ml，最后取后液 0. 2ml 再加生理盐水 0. 8ml，共 1ml，这就是皮试液。

皮肤过敏试验方法：用 1ml 注射针抽取 0. 1ml 皮试液于前臂上 1/3 处做皮内注射，观察 5min，如皮丘无红肿，全身无异常反应，视为皮试阴性。必要时可用生理盐水 0. 1ml 于对侧皮内注射作为对照。具体操作方法：

（1）准备：患者俯卧位或侧卧位均可，1%利多卡因局部浸润麻醉。术中注意行心电监护和开通两条静脉输液通道。

（2）注射方法：理想的穿刺途径是从间盘中心与小关节外侧中点进入，皮肤进针点为后背中线向患侧旁开 8~10cm，穿刺针与间盘矢状中线的夹角为 45°~60°。经皮下、深筋膜、骶棘肌、上下横突间的腰方肌、腰大肌，于神经根的后方至纤维环的后外侧。若夹角过大，旁开距离过远，以至超过骶棘肌外缘，穿刺针可能伤及腹腔器官；夹角过小，旁开距离过近，则易从间盘外缘平行穿过或易伤及神经根。穿刺 L_5~S_1 间盘时，仅旁开 6~8cm，针尾需向头侧倾斜，避开髂骨翼的遮挡。视屏 X 线透视下确定穿刺成功后注射造影剂 Iopamiro 1ml 做椎间盘造影，观察穿刺针的位置及有无造影剂渗漏。证实确无造影剂渗漏并观察 5min，无不良反应后，即可注射木瓜凝乳蛋白酶溶液。

将木瓜凝乳蛋白酶 4 000u 以溶媒 2ml 溶解后，30min 内注射完毕。48 例患者，56 个间盘，平均注射量 3 000u（2 000~4 000u）。注射量最多者，3 个间盘共注射木瓜凝乳蛋白酶 7 600u。

术后口服抗生素头孢拉啶 500mg/d 及地塞米松 0. 75mg/d，共 3d，术后患者即可进食，第二天可下地行走。

4. 病变相应椎间孔的硬膜外前间隙胶原酶注射疗法 病人的症状若是突破纤维环和后纵韧带的髓核突出所引起，可在视屏 X 线机控制下行病变间隙的椎间孔穿刺，在硬膜外前间隙注射胶原酶。穿刺定点取脊柱后外侧、棘突旁开 6~7cm，如为 L_5~S_1 间隙则取棘突与髂后上嵴连线外侧 1cm。在 X 线视屏的监控下，使针身与腰骶部呈45°~60°夹角下进入，慢慢沿横突上方滑入椎间孔。过快或粗暴操作有损伤脊神经的可能。估计针尖抵达椎间孔后，通过 X 线视屏确定可靠部位，然后注入造影剂，确定针尖确切位于硬脊膜外腔或髓核突出的部位。若是在硬脊膜外腔，造影剂呈线状显影；若针刺入髓核则有弹性感。但到目前为止，仍不能真正准确判断注射部位。若能将药物直接注入髓核内则效果应是最好的；若能将药液注入病变部位硬膜外腔间隙腔中，效果也应是满意的。因胶原酶有选择性溶解胶原作用，注入硬脊膜外腔中的通过弥散及渗透也可对髓核起到治疗作用。确定部位后将 1 200u 胶原酶溶于 4～5ml 生理盐水中一次经椎间孔注入硬脊膜外腔。若 2 个间隙均有明显突出者可将 5ml 药液分注 2 个间隙。若同时还有纤维环无破裂口的椎间盘膨出者，可采用上述方法再将 2ml 药液注入椎间盘内。术后处理同椎间盘盘内穿刺注药。术后采用患侧在下的侧卧位休息 6h，以利药液集中在病侧更好发挥溶核作用；若是中央型突出则采用俯卧位休息。约 20% 病人注射后疼痛更重，时间也较长。这是因为胶原酶分解胶原时使髓核内膨胀压增加，引起压迫脊神经根加重，从而疼痛加剧。对此使用止痛剂对症处理即可。

5. 胶原酶病变相应节段硬脊膜后外侧间隙穿刺疗法　有报道，对脱离椎间盘而游离于椎管内的髓核脱出症病人，采用 7～9 号针硬脊膜后外侧间隙穿刺注药也会收到很好效果，但穿刺针最好在硬脊膜外后间隙偏患侧一方为好，注药时病人有向患侧下肢的放射性麻痛感为佳。注入药液的容量要稍大些，即将 1 200u 的胶原酶溶解于 6～8ml 生理盐水中注射到游离髓核产生病变阶段的硬脊膜外腔后外侧间隙。为避免胶原酶误注入蛛网膜下腔产生严重后果，穿刺针务必确切保证在硬脊膜外腔方可注药。为判断穿刺针是否确切在硬脊膜外腔，可在注入胶原酶之前先注入 2% 利多卡因 3～5ml，观察 5min 以上。如果误入蛛网膜下腔，则会出现短暂高位麻痹平面，个别病人会出现呼吸抑制，血压下降等现象，此时需密切观察病情及时吸氧、适当静脉输入 10% 葡萄糖液等，呼吸及血压会很快恢复至正常。应间隔 3～5d 后再重新穿刺注药。切不可等病人恢复后当时就立即再重新穿刺治疗。此时即便穿刺针准确在硬膜外腔，药液仍有可能循原穿刺孔渗入蛛网膜外腔而产生意外。

汪国斌等认为，硬脊膜外腔后正中间隙注药是治疗多节段椎间盘突出症的一种有效治疗方法。他们认为腰后正中硬膜外腔是一个密闭的负压腔隙、腔内充盈脂肪、结缔组织和静脉丛，不影响药物向两侧及上下节段扩散。有人通过动物实验证明，病变的椎间盘释放大量钙离子，能选择性与胶原酶结合，起到溶核作用。汪国斌等采用两种方法对比观察，一是采用腰侧方进入，在 X 线视屏定位监控下，用特别穿刺针穿刺，成功后先注入水溶性造影剂，观察确认针尖位于椎间孔的硬膜外及髓核突出的部位，再注射溶核药。二是经腰后正中硬脊膜外腔穿刺，用普通硬膜外穿刺针穿刺，不需要在X线下进行，穿刺成功后给溶核剂。两种方法作者各观察10例，效果无明显差异（$P>0.05$）。前者要求一定设备、操作复杂、费用大；后者不需造影和视屏监控，且操作简便、易掌握、费用少。该治疗的穿刺方法在本书的“腰硬膜外腔注射疗法”中已有介绍。穿刺过程中如遇伤及硬脊膜流出脑脊液或伤及硬脊膜外血管流出血液，则停止治疗1周。如穿刺针确定在硬脊膜外腔时，将1 200u的胶原酶溶于生理盐水4～5ml内，一次性注入。

6. 胶原酶溶核术治疗颈椎间盘突出症的方法与效果 目前，用胶原酶溶核术治疗颈椎间盘突出症还处于初始阶段。依据胶原酶不但溶解髓核中的胶原纤维蛋白，还能溶解纤维环内的胶原纤维蛋白的药理作用，国内学者主张将胶原酶注入硬膜外侧腔，接近椎间盘突出的部位，使突出于硬膜腔内的椎间盘溶解，从而根治颈椎间盘突出症。其方法是：持16号或18号硬膜外穿刺针，选择病人颈部病变椎间隙；病人取侧卧位，行后正中入路硬膜外腔后间隙穿刺，穿刺成功并指征明显后，硬膜外针的勺状面对向患侧，置入硬膜外导管2cm以内。再换俯卧位，从硬膜外导管内注入1%利多卡因3ml，5min后，测试颈椎间盘突出症临床症状是否减轻，麻醉范围在何处，以判定硬膜外导管位置所在。如不能判定导管位置，亦可从硬膜外管内注入显影剂碘曲伦（伊索显）2～3ml，行X线检查，证实硬膜外导管尖端在硬膜侧腔病变颈椎间盘突出处，且无“全脊麻”及其他不良反应后，硬膜管内注入1%利多卡因、地塞米松5mg组成的混合液3ml，行脱敏治疗。2h后回病房，取健侧垫枕的俯卧位，从留置的硬膜外导管内注入0.9%生理盐水稀释的胶原酶1 200u混合液5ml，注射完毕，严密观察病人病情，绝对卧床8h方可适当活动，根据病情，决定是否予以抗生素治疗，甘露醇输注降颅内压治疗及止痛药等治疗。术后使用颈围1～2个月。有报告治疗的优良率可高达93.5%。

另有报道21例经各种非手术治疗无效的颈椎间盘突出症病人，在B超探测病变的椎间盘部位下，选择气管与胸锁乳突肌之间进针点，常规消毒皮肤后铺洞巾，用戴消毒手套的左手拇指在气管外侧的进针点上深压至病变的椎间盘部位，这样拇指就自然地把颈动脉、胸锁乳突肌推向了外侧，而把气管推向了对侧。此后，戴消毒手套的右手置9～12号专用穿刺针在深压的左手拇指尖处刺入皮肤直抵病变的椎间盘前外侧(在此穿刺前先用细针在局部做麻醉浸润)。B 超扫描确定穿刺部位正确后，左手拇指松开深压而穿刺针继续向病变的椎间盘内推进，待 B 超扫描看到穿刺针前端到达突出椎间盘中心，缓慢注入胶原酶 100~200u，B 超扫描针尖处可见云雾状扩散影，拔出穿刺针，平卧或侧卧 24h，卧床休息 7~10d，结果：4 周后评定治疗效果，临床治愈 9 例，显效 6 例，有效 5 例，无效 1 例。3 个月后影像学复查 11 例，9 例颈椎间盘突出影像有不同程度的减轻。

六、术后处理

1. 术后一般性处理

（1）患侧卧床休息 10~30min 后回病房或门诊观察 2h，回家患侧侧卧位 12h（因胶原酶的有效作用时间为 18~12h，故患侧卧位时间不能少于 6h）以后再卧床休息 1 周，半月后门诊复查。

（2）术后可使用腰围固定 2~3 个月。

（3）口服抗生素 3d。

2. 术后特殊并发症处理

（1）少数病人术后出现患侧下肢一过性疼通加重，一般 1~2d 缓解，此为注药后髓核溶解前膨胀所致。可应用小量激素及脱水药以缓解疼痛。

（2）少数盘内注射的病人术后可出现尿潴留和肠麻痹症状，为盘内压增高刺激椎-窦神经引起的植物神经紊乱所致。为预防此反应，可在治疗前予以清洁灌肠。

（3）若施术后病人术前的症状不减轻，对症处理无效且逐日加重，应立即手术。

有的作者认为，化学溶核术后再发，第二次注射仍可获得较高的效果。而有的作者则认为，胶原酶治疗后 2 个月仍不显疗效，再采用胶原酶治疗，其疗效不会有改变，而重复治疗反而会带来一些不必要的不良反应。化学溶核术对钙化、骨化性髓核突出无效。对椎间盘退行性变的膨出或骺软骨板破裂突出的压迫也无效。因此，施术前要通过 CT 或 MRI 明确突出物的性质，才能提高治疗效果。

第六节　经皮穿刺腰间盘切除术

经皮穿刺腰间盘切除术（percutaneus lumbar discetomy，简称 PLD），是近 20 余年发展起来的一种治疗早期单纯性腰椎间盘突出症的新的治疗技术。其适应证和化学溶核术相同。其特点是创伤小，不影响脊柱稳定性，术后可早期下床活动。成功率为 70% ~80% 。1975 年 Hijikata 首先报道了经皮髓核切除术使腰椎间盘突出症引起的腰腿痛症状得以缓解。之后，美国、日本等一些国家开始应用。我国从 20 世纪 90 年代逐渐认识并采用。

由于 PLD 操作过程中所切除的组织不仅有髓核组织，而且也有纤维环组织，况且单纯纤维环侧方切除开窗也能达到减压、缓解疼痛的作用，故“经皮髓核切除术”名称不够十分确切，因此，“经皮穿刺腰椎间盘切除术”逐渐被人们所采用。Hijikata 认为，本疗法获得效果的机制是：

（1）经皮后外侧入路进入椎间盘在纤维环上钻孔、开窗，摘除了部分髓核，有效地降低了椎间盘盘内压力，从而缓解了对神经根及椎间盘周围痛觉感受器的刺激。由于椎间盘侧后方开孔的长期存在，对椎间盘可起到持续减压的作用。

（2）手术虽未涉及压迫神经根的髓核突出部分，但是髓核部分切除、减压能减少髓核突出物总量，减轻或消除突出物对神经根的持续性压迫因而能使症状得到改善。

PLD 必须在精确的定位诊断基础上，严格地选择适应证，正确地应用操作技术，才能取得良好的效果。

一、适应证

（1）单纯性腰椎间盘突出症病人经系统非手术治疗无效者。

（2）病情较重，不宜行非手术治疗或病人因工作、学习的需要希望短期获效者。

（3）有手术指征，但因内科病不能承受传统手术者。

（4）患腰椎间盘突出症的时间在 3 周之内的 45 岁以下的病人。

（5）虽有腰椎间盘突出，但不合并存在中央椎管及侧隐窝狭窄者。

(6) 术前证实不是髓核脱出而游离于椎管内的病人。

(7) 合并有椎旁及椎间隙感染者，不宜实行本法治疗。

二、手术前准备

(1) 备皮，如腰部常规剃毛、消毒、无菌巾包扎。

(2) 术前1d开始注射抗生素。

(3) 术前2h口服镇静剂或术前1h肌内注射鲁米那钠0.1～0.15g。

(4) 对敏感及精神紧张的病人，术前肌内注射哌替啶50～75mg。

(5) 术前1d做碘过敏试验（不准备在术中造影者无须做）。

(6) 术前禁食。

(7) 手术前晚服用番泻叶浸液（15～30g）以清洁肠道，也可术前当日晨清洁灌肠，便于术中B超或X线监视和有利于术后护理。

三、具体操作

1. PLD 采用国产电动式椎间盘髓核切除器在C臂X线视屏下进行操作。术中使用的相关器械及穿刺途径见图4－28和图4－29。

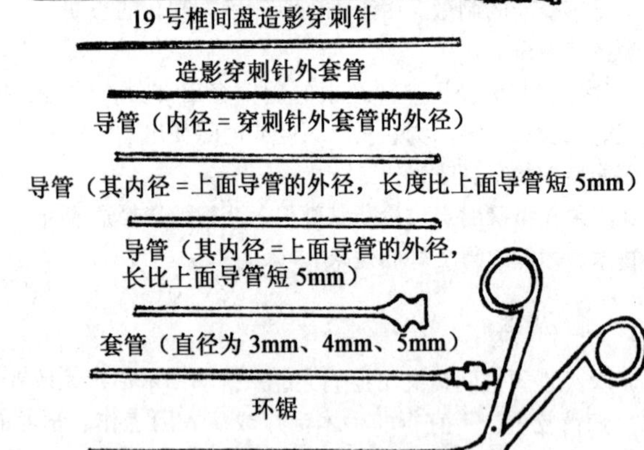

图4－28 经皮穿刺腰椎间盘切除术标准器械

病人俯卧于可透过 X 线的手术床上，调整手术床使腰部呈弓形屈曲，便于椎间隙定位及穿刺。也可取侧卧位，患侧在上，使腰尽量向后凸隆。皮肤常规消毒、铺巾。参考术前 CT 定位，决定穿刺点及进针角度。将穿刺针或脊髓针先横置于相应的下腰部棘突间，应用 C 臂 X 线机透视，确定手术间隙，并于体表用甲紫做出标记。$L_{3、4}$及 $L_{4、5}$ 椎间隙正中旁8～12cm（图4－30～图 4－32），与人体矢状面呈 30°～45°进针。由于解剖特点，L_5、S_1 椎间盘侧后方进路较困难，可在进针点髂骨相应点钻直径1cm的骨窗后，再进行下一步操作；也可缩短进针点距正中线的距离，从距正中旁 6～8cm 处进针，与人体矢状面呈 20°～40°（比 $L_{4、5}$略小）向尾侧刺入，深度为 8～11cm。当刺

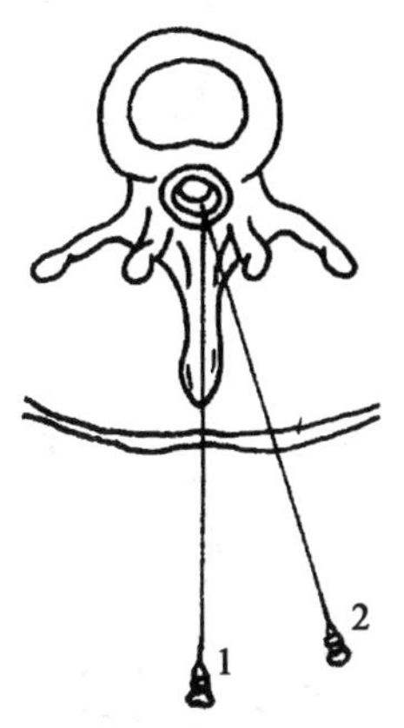

图 4－29　正方（1）及侧方（2）穿刺

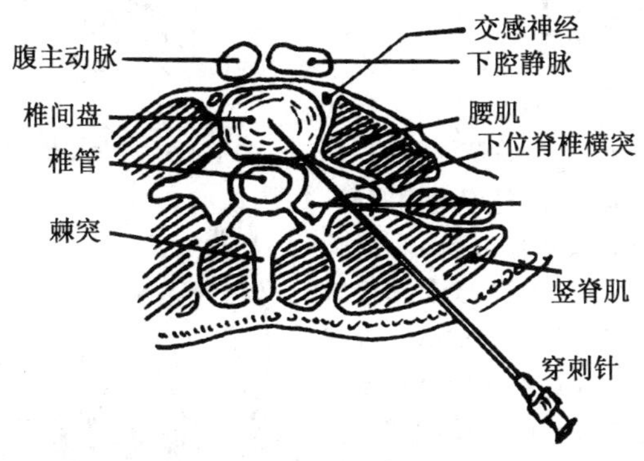

图 4－30　手术径路之解剖

入 6～8cm 时就可触及到椎间盘或椎体的后侧面。如触及椎间盘表面，则有刺激橡皮的感觉，可再向深推进 2～3cm，达髓核中心稍后的位置。因此，穿刺针尖应指向椎间隙后 1/3 处（图 4－33），并应尽量偏后，以便靠近突出处。穿刺点皮肤及纤维环外采用 1% 利多卡因10～15ml

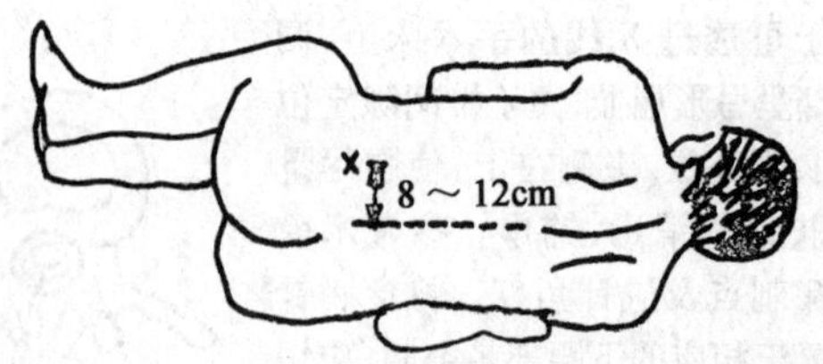

图 4－31　侧位穿刺部位定位法

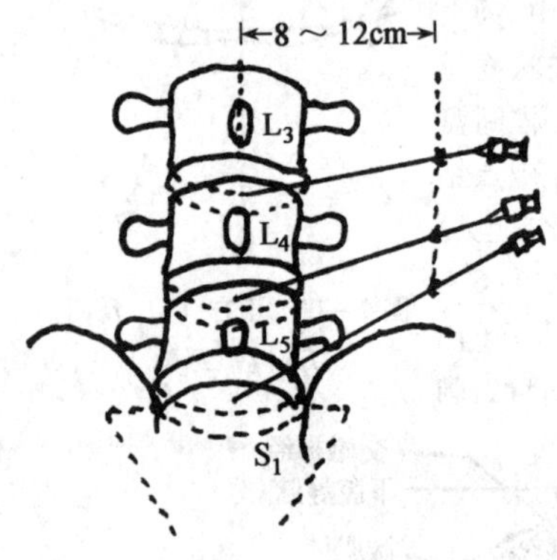

图 4－32　正位定位、穿刺示意

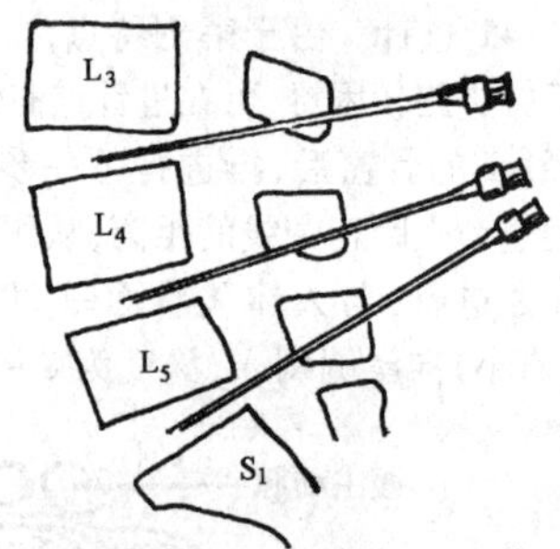

图 4－33　侧位定位、穿刺示意

（加适量肾上腺素）局部浸润麻醉，尖刀切开穿刺点皮肤 0.5cm，将长 25cm、直径 1.2mm 带芯无针座套管针从穿刺点以旋转方式进入，经腰部肌群和横突间达椎间隙神经根下方的三角工作区（图4－34、图 4－35）。该三角区斜边为脊神经根，底边是下一椎体的上缘，另一边是关节突。当针进至纤维环时手有涩韧感，进入椎间盘内时有较明显的减压落空感。用 C 臂 X 线视屏确认进针位置；如进针过程中出现神经根

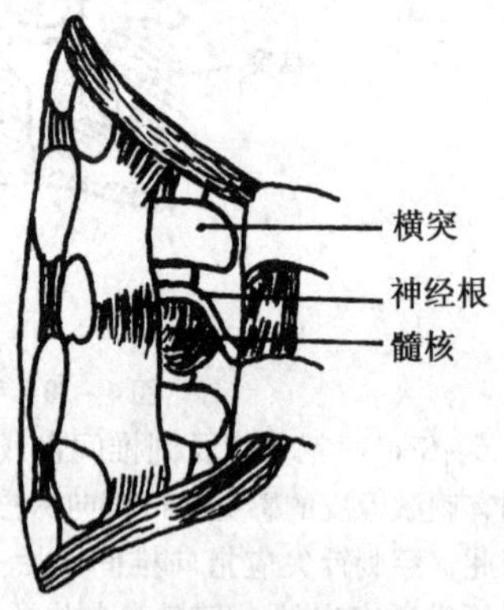

图 4－34　横突间髓核摘除术

刺激症状，则应立即停止进针，将针尖部分退出，调整角度重新穿刺。套管由细到粗依次放入，直至将直径 5.6cm 的工作套管放入纤维环边缘 0.5cm 处固定，其他扩张套管全部退出。沿工作套管置入环锯切割纤维环后，再用直髓核钳和转向髓核钳反复钳或夹碎髓核 30 次左右。最后用自控髓核切吸仪切割抽吸约 30min。经常调整切割仪前端侧孔的位置、深度、方向，尽可能切吸足够量的髓核。操作将结束时，冲洗、吸干净椎间盘及外筒中的残屑，可减轻术后疼痛等创伤性反应，对术后恢复有益。当无髓核组织吸出时，负压下取出切割仪及工作套管，包扎伤口，术毕。取出的组织常规送病理检查。

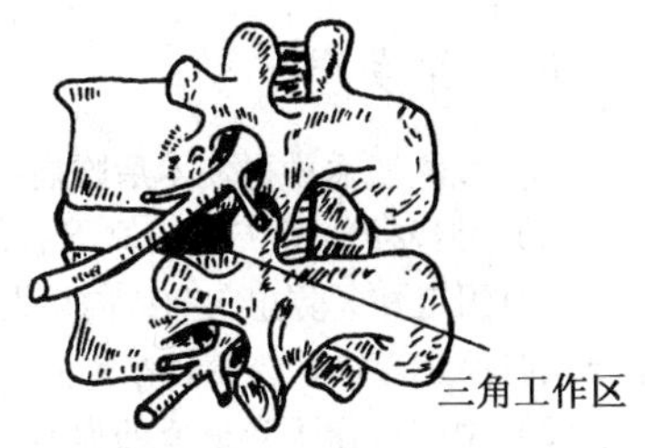

图 4－35　三角工作区示意

2. AMD　使用带椎间盘镜装置的经皮腰椎间盘切除术（arthroscopic microdiscectomy system，简称 AMD）的基本操作步骤与上述大致相同，只是在术中可不断用 0.9% 生理盐水持续冲洗，并随时可用椎间盘镜观察椎间盘的开窗及减压孔情况，了解切除范围和深度，可以看到突入套管内的椎间盘组织并注意在视野边缘有无神经根。椎间盘镜可以纵深 2cm 左右观察“减压洞”的底部，决定是否需要补充切取。AMD 术中使用的是带有深度标记的通用套管和带有深度标记的环锯切削刀及刨削刀进行纤维环的切除与扩大，以修整减压孔。最后用含有庆大霉素 16 万 u 的生理盐水 1 000ml 再次冲吸减压洞穴内部，退出套管，小切口处缝合皮肤（1 针）或不缝合，敷以酒精纱布及无菌敷料。

四、术后处理

（1）术后平卧 3d，3d 后可自由下地活动。

（2）观察直腿抬高的改变和下肢肌力、感觉的变化。

（3）注意腰部及髋部软组织有无血肿发生。

（4）口服或肌内注射抗生素。

（5）早期腰背肌锻炼。

（6）1 个月内避免负重。

五、并发症

（1）腰大肌血肿可使术后腰痛明显，采用止血剂及对症处理。

（2）神经损伤可产生一侧下肢的不全性麻痹。因此，在手术中套管一定要固定好，防止向前或向后滑动；操作中若下肢有麻痛感时，一定要及时停止操作，改变操作方向后再重新操作。

（3）由于操作不当造成的血管损伤，要及时采取止血措施或手术直视下止血。

（4）由于无菌操作的不当，造成椎间隙或手术野中的感染，要及时以静脉途径给予有效抗生素，控制感染。

（5）操作粗暴造成的肠管损伤，要及时进行手术修补。

六、采用 PLD 或 AMD 的注意事项

（1）一般进入椎间盘 3cm 是安全的。通过减压洞用髓核钳夹取髓核组织是不痛的；若产生麻痛感，必须立即停止操作，了解原因后重新调整方向再行摘除。

（2）病灶椎间盘纤维环切割部位以尽可能接近突出部位效果为佳，故应特别注意进针角度，为避免神经根损伤，针头应指向椎间隙偏下、偏后处。

（3）术中多切取些纤维环及髓核组织，使减压充分，缓解症状则会更明显。但为保安全，也不可片面追求取出量。一般认为，髓核切取量以 2～2.5g 为宜。

PLD 或 AMD 不可能代替其他非手术治疗，也不可能完全取代常规的手术疗法。PLD 和 AMD 与常规进行的腰椎间盘突出症的手术是不同的；常规手术中，摘除突出的髓核只是手术的一个内容，更重要的是要仔细剔除硬膜囊及神经根周围的纤维粘连组织和在保持脊柱稳定性情况下切除造成椎管或根管狭窄的一切因素，使神经根和硬膜囊在椎管内有一定的移动度。这些，PLD 或 AMD 是做不到的。就单纯髓核摘除而言，常规手术是从直接压迫神经根的部位摘除髓核，疗效确切可靠；而 PLD 或 AMD 是从突出髓核的前部摘除部分髓核和纤维环组织，通过减少髓核总容量和椎间盘减压来减轻突出髓核对被压迫神经根或硬膜囊的压

力，达到减轻病人症状的目的。在常规手术中，常发现压迫神经根的突出髓核有时与周围粘连甚紧，或部分钙化、骨化，或被纤维环及后纵韧带裂口嵌夹很紧，直视手术时尚须用一定力度才能摘除压迫在神经上突出的髓核组织。对这些病人，PLD 或 AMD 从前侧摘除部分髓核组织是无法实现以减少髓核总量而达到减压目标的。因此，PLD 或 AMD 对病程超过 2~3 周的病人要慎用，因他们被突出髓核压迫的神经根或硬膜囊周围大多都有纤维粘连形成。此外，PLD 或 AMD 对髓核脱出游离于椎管内而压迫神经的病人，更是力不从心。

第七节　腰椎管内软组织松解术

采用腰椎管内软组织松解术（lumbar intraspinal soft-tissue lysis，简称 LISL）治疗腰椎间盘突出症和腰椎管狭窄症，可取得十分满意效果，且长期随访疗效巩固，无产生滑脱等脊柱不稳症状。

一、适应证

（1）腰椎间盘突出症或腰椎管狭窄症诊断明确，经系统正规非手术治疗 3~6 个月无效者。

（2）虽然非手术治疗有效，但疗效不能持久，反复发作且症状严重、不能走站而影响生活者。

（3）有明显脊髓和马尾受压征象、神经功能障碍与括约肌功能障碍者，以及进行性肌萎缩者。

（4）有截瘫症状者。

（5）急性突发性腰椎间盘突出症，即疼痛剧烈无法缓解并持续加重者。

二、手术操作

1. 手术内容　LISL 是在长期临床工作认识经验的基础上形成的，手术彻底，疗效高，无术后并发症。其内容包括有：病变节段椎板的次全切除、增厚黄韧带的切除、硬脊膜外脂肪纤维组织的剔除、上关节突内侧部分或大部切除、脊神经根周围的血管纤维束带和粘连组织的松解、增厚神经根袖切除，如有髓核突出者，还应包括突出髓核的摘除（图4－36、图4－37)。椎板次全切除是指病变侧椎板切除至关节突内侧而另侧部分切除，棘突随之一并切除。这样有利于病变段椎管内的全面、彻底处理，有利各组织清楚显露和避免损伤神经，完善止血。

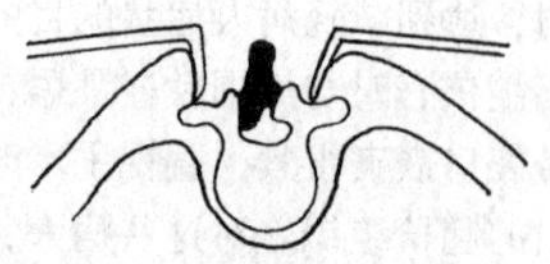

图4－36　椎管内软组织松解术松解范围示意

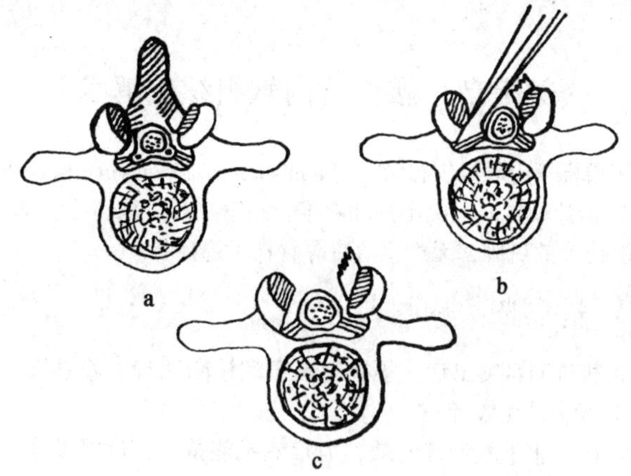

图4－37　LISL手术操作示意

a. 椎板次全切　b. 切除一侧上关节突突入椎管的内份

c. 椎管内软组织松解术完成

通过手术观察发现，大多腰椎管狭窄病人虽在术前只有一侧病痛，但术中发现椎管内各组织的病理变化并不只局限于病变的一侧，病变间隙的黄韧带肥厚、硬脊膜外脂肪中纤维间质增多等改变是病变间隙全椎管的改变，且也常见健侧神经根周围也有粘连、黄韧带变厚、钙化等变化，只是健侧还未引起症状而已。因此，椎板次全切除不仅有利于椎管内软组织的彻底松解，也有利于侧隐窝扩大和对侧神经根的探查，对提高手术疗效、减少术后复发十分必要。

由于手术名称是椎管内软组织松解术，重点是处理椎管内病变的软组织。因此，对一些椎体骨赘和突出髓核钙化粘连、手术确有困难者，不主张强行切除，这样不仅可以避免出血和损伤神经，并且通过长期随访证实只要椎管内软组织松解得彻底，手术疗效一样优异。

脊神经良好松解的标准是：神经根没有血管束带捆绷，神经根不被周围粘连牵扯，神经根在通道中能自如向内移动 10mm，向外移动 5mm。

中央椎管良好松解的标准是：硬膜囊外脂肪纤维组织剔除干净，无血管束带捆绷约束，硬膜囊能自如推动，硬膜搏动好，8 号橡胶管上下插入通畅。

曾绍荣等报道，硬膜囊搏动良好或用硅胶管试验上下椎管通畅，可视为中央椎管无狭窄，而不能视作根管无狭窄而无须做减压的标志。

手术中要注意勿把在侧隐窝中梭形的异位腰骶神经根节当做神经纤维瘤或神经鞘瘤切除或行活检。正常腰骶神经根节位于侧隐窝之外，其中横径平均为 5.78mm，最大为 7.86mm，异位的腰骶神经根节要比正常大；有时为正常的 2 倍，呈梭形，表面有怒张的静脉。切开可见迂曲的神经纤维。因此，手术尽量在直视下看清各组织解剖关系，并了解组织性质后才能钳、夹、剪、切，以免损伤神经和血管。

2. LISL 中小关节切除问题 上关节突内上份是致神经根卡压主要因素，所以小关节增生肥大伸入椎管多少就切除多少，不能姑息，但必须注意的是对小关节肥大所致的侧隐窝狭窄，切除的只是小关节的致压部分，不要单纯为了彻底而全切。有作者报道，上关节突切除不超过 1/3，对脊柱稳定性影响不大。因此认为只要能保留小关节 3mm 接触面就不会影响功能。

3. LISL 的松解范围 JEFFREY 等研究表明：退变性改变和狭窄常发生在多个腰椎，因此对单一节段手术常会是效果不佳。有的病人经手术后一段时间，原来并不十分狭窄的间隙又会发生狭窄症状。手术必须注意纵横两个方向的松解。横向是必须注意病变节段全椎管的彻底松解减压；纵向是指病变节段上下两个间隙的松解。作者对 246 例 LISL 手术的分析发现，其中有 57 例病变范围超过一个间隙，而在两个间隙的同侧或对侧存在髓核突出。因此，对腰椎管狭窄病人一般要行 2 ~ 3 节段的减压松解。为此，手术时应争取尽可能地消除一切可发现的狭窄因素，消除今后会引起症状的隐患，术后才不会因所谓“粘连”等原因而产生症状复发，这样才能取得远期疗效。

4. 骨融合问题 1993 年，李廷林、李承球在《退变性腰管狭窄的手术治疗》的报道指出：双侧上关节突内侧缘切除不超过 1/3，对脊柱稳定性影响不大，无须植骨；王福全等报道 80 例退变性腰椎管狭窄症行全椎板切除或椎板扩大切除术（切除上关节突内份），5 年随访满意率为 89%；其中 24 例行 X 线复查无一例出现滑脱或原滑脱加重征象，也未见减压不稳引起的牵引性骨刺形成。因此，大多数学者认为术前无明显节段不稳，无须减压融合。在 1993 年国际腰椎研究会（ISSLS）上，GROB 报道了选择腰椎管狭窄无明显腰椎不稳病例，用 3 种术式（单纯减压、减压后选最狭窄段做融合术和减压后的节段全部融合）各做 15 例，术后平均随访 27. 5 个月，症状、体征、X 线比较三组无明显差异。方振东等报道 24 例腰椎退变滑脱症手术，指出：退变性腰椎滑脱症一般无须做脊柱融合术。对年龄轻或滑脱程度较重者，减压后影响稳定性者可做脊柱内固定或植骨融合术。1977 年 Ver Biest 报道 147 次全椎板切除手术，除 1 例双侧关节突切除并摘除了椎间盘，术后发生滑椎须做融合术外，其余皆无不稳，也无须做融合术。Grabias 分析 6 000 例广泛椎板切除和小关节部分切除，只有 2% 须做融合以治疗不稳，并指出 30 岁以前易发生不稳，老年人由于退变代偿结果，稳定性增加，能较好耐受广泛椎板切除。作者对腰椎管狭窄 187 例，均未做骨融合，术后长期随访无 1 例产生腰椎滑脱和其他脊柱不稳征象。从生物力学科学角度看，限制脊柱任何部位的活动，都会增加其他部分的活动幅度而影响脊柱的稳定性。因此，作者不主张做植骨融合。

三、术后处理

术后 36 ~ 48h 拔除引流管，卧床 3 ~ 4 周，之后腰围保护下开始行走活动。活动量由小至大逐渐进行。3 个月内避免久坐，1 年内不能负重。

四、疗效

手术疗效很大程度上取决椎管内软组织松解的彻底性。当术中未发现有符合病人症状与影像检查的阳性发现时，一定要耐心地继续探查寻找，切勿草率收兵。手术的成败，此时取决于再坚持之中。

作者对 187 例腰椎管狭窄病人采用 LISL 手术。手术后随访 0.5~16 年，平均随访 4 年，发现手术远期满意率较近期更佳，这是与一般报道所不同的。分析远期疗效增高原因：①LISL 手术较彻底，消除了各种再狭窄的复发因素。②手术创伤的恢复，术后病人精神心理和体力的康复需要一定的适应过程。③虽然 LISL 手术后病人大多症状明显减轻，但症状的完全消失仍需要一定的时间，这是因为随着手术松解减压，局部受压症状的消除和局部血液循环的改善，原来卡压所产生的神经周围炎症需要一定时间逐渐恢复。④手术后肌力恢复和脊柱两侧力平衡的再建立和调整，也是逐渐的。因此，术后残存的一些轻度症状，经过一段时间的自我调整和锻炼后逐渐自行消除。

第八节　肩背部软组织松解术治疗根性颈椎病

除作者本人外，尚有南京军区 86 医院邵宣、解放军 149 医院于达根等报道，施行肩背部软组织松解术，可安全、满意地治愈颈痛、上肢放射痛以及反射、肌力及感觉的改变；部分同时有肌肉萎缩等典型神经受压的根型颈椎病病人，手术前的 X 线、CT 或 MRI 等检查也都有根型颈椎病的影像学变化存在，而且在术前均有明显的肩背部疼痛和压痛。施行病变部位局部注射疗法有效，但疗效不能持久和巩固或治愈后容易复发加重。经肩背部软组织松解术后多数病人症状立即明显减轻，麻木感、放射痛等消失。此手术疗效持久，不易复发，无明显并发症发现，手术安全、疗效高。

一、手术方法

单侧松解术取健侧卧位，手术侧在上，双侧松解术时取俯卧位。切口起自肩峰后下方 3cm 处的肩胛岗，沿肩胛岗向内至肩胛骨脊柱缘，再沿肩胛骨脊柱缘下行 5cm。在深浅筋膜之间进行分离，使形成一个三角形的皮瓣；沿肩胛冈切开骨膜，骨膜下剥离斜方肌下部纤维在肩胛冈下部的止点及岗下肌在冈下窝的起点。剥离时要注意勿损伤贴着肩峰根部下行的供应冈下肌的肩胛上神经。用手指伸入冈下窝剥离冈下肌，向外探及肩胛骨腋缘，在手指保护下用骨膜剥离子剥离大圆肌及小圆肌在肩胛骨腋缘的起点，用热盐水纱垫填塞剥离了的冈下区。沿肩胛冈上缘剥离斜方肌中纤维在肩胛冈及冈上窝的止点，然后紧贴肩胛内上角剥离提肩胛肌的止点，注意勿过分向外剥离，以免损伤行走于肩胛横韧带上、下的肩胛上血管及肩胛上神经。最后沿肩胛骨脊柱缘向下剥离大、小菱形肌的止点，此时松解已完成。取出填塞在冈下窝的盐水纱布，所有明显的出血点均用电凝止血，骨面的出血处用骨蜡止血。在肩胛外下方作一皮肤小口，引入负压引流管至冈下窝处。缝合皮下及皮肤，所有剥离的肌肉均不缝合。

二、术后处理

术后保持负压引流管通畅，待无引流液时再拔除引流管。术后 2d 可从床上坐起并开始练习肩部活动，逐步扩大肩部活动范围直至完全正常，一般需 2~4 周。

所有病人切口均一期愈合。极少数病人发生皮下积液均经穿吸痊愈。分析其原因，一为术后加压包扎不够，二为负压引流管被血块堵塞而过早拔除了引流管。

第九节　防治腰椎间盘突出症的柳氏锻炼法

腰腿痛麻症状，很大一部分是由腰椎间盘突出症引起的。经常采用柳氏锻炼法有利于预防腰椎间盘突出症的发生；对已经发生腰椎间盘突出的病人，柳氏锻炼法可作为治疗手段之一或作为其他治疗的辅助治疗方法。

一、原理

椎骨分为前部的椎体和后部被骨质包围的椎孔，椎孔连成的椎管。

椎管内，正中是脊髓，两侧是神经根。颈部有 7 个椎骨，胸部有 12 个椎骨，腰部有 5 个，共有椎骨 24 个。除 $C_{1、2}$椎外，相邻椎体之间均有椎间盘结构，因此共有椎间盘 23 个。椎间盘可以防止椎体间直接的骨摩擦，同时是人体避震、吸收震荡的主要结构。

椎间盘由周围的纤维环和中央的髓核组成。髓核是柔软的胶状物，能按流体力学定律向四周平均分配由上一个椎体传来的压力，并且在腰前屈时髓核会向后移动，腰后伸时髓核向前移动。30 岁左右，纤维环开始变性，纤维变粗，韧性减低，最后导致纤维破裂，出现许多向心性小裂口和空隙。由于人在生活中做腰前屈动作远多于后伸活动，因此，髓核不断地通过纤维环中的小裂隙向后挤压，裂隙不断增大和向后延长，直至髓核突破纤维环，破入椎管内，压迫了神经根或脊髓，产生了腰椎间盘突出症。

柳氏锻炼法主要是通过人的腰后伸锻炼使髓核向前移动，避免了髓核不断的向后冲击，并使向后移位的髓核逐渐恢复到正常位置，避免髓核向后突破纤维环入椎管内。因此，有预防和治疗腰椎间盘突出症的作用。

二、锻炼法

1. 徒手锻炼法

（1）病重卧床不起，不能主动锻炼者：于仰卧位腰下垫薄枕，腰下枕的高度从一包卫生纸的高度起，逐增加至 5 ~ 8 包的高度。在疼痛能忍受情况下，尽量延长仰卧腰下垫枕时间。其他时间可屈髋屈膝左右交替侧卧位，也可仍仰卧位，双下肢抬高置于叠起的棉被上，以减少腰椎前弯角度。

（2）病重不能下床，但在床上可活动锻炼者：

1）抬腿伸腰运动。仰卧位进行。前 4 拍为左右交替直腿抬举，抬举度数愈大愈好。第一拍抬左腿，第二拍复原，第三拍抬右腿，第四拍复原。后 4 拍为伸腰运动（使腰离开床），第五拍为双手抬举，第六拍为伸腰运动，第七拍腰复平，第八拍为上举双手复原。共做 4 个 8 拍。

2）屈髋抬身运动。仰卧位，第一拍屈双髋双膝，第二拍抬起上半身，第三拍上半身复原，第四拍屈髋屈膝复原。共做 4 个 8 拍。

3）伸腿伸腰运动。俯卧位，双肘屈于床面上。第一拍为直腿后伸运动，第二拍上半身后伸、挺胸抬头（此时只有肘、腹在床面上，后伸使下肢与上半身呈弓状），第三拍双下肢复平，第四拍上半身复平。后四拍为：第五拍上半身及双下肢均向后伸，第六拍上半身及双下肢复平。第七、八拍同第五、六拍。共做4个8拍。

（3）能下床活动者，可行以下锻炼：

1）腰后伸运动。站立，两脚与肩同宽，双手上举，掌心向前，用力使腰后伸并立即恢复直立位，做4拍。然后双足并拢，双手握拳置两侧腰际，仍做腰后伸活动，并立即恢复直立位。但在做腰后伸运动时双拳向前推腰，以增大腰后伸幅度，做4拍。此为8拍，做4个8拍。本锻炼的要点是：在做后伸运动时，上肢、头颈和胸腰部都要同时做向后伸的运动。

2）侧伸运动。站立，双脚并拢，动作同上后4拍姿势。本运动的前4拍腰向左侧后伸，后4拍腰向右侧后伸。向左侧后伸时，左侧腰际的拳向右前推腰；向右侧后伸时，右侧腰际的拳向左前推腰，以增大腰向后侧伸的幅度。共做4个8拍。

3）旋腰后伸运动。站立，双脚与肩同宽，双手上举，掌心向前，先向前、向左、向后旋腰，恢复直立位，共4拍；再向前、向右、向后旋腰，恢复直立位，共4拍。共做4个8拍。旋腰时要尽量向侧方、后方用力旋，效果会更好。

2. 悬吊法 悬吊法能减少或消除椎间盘压力，增强纤维及韧带的韧性，有预防椎间盘突出的作用；对腰椎间盘突出症病人能减轻突出物对神经的压迫和改变突出物及受压神经间关系的作用，因此也有一定的治疗作用。

双手悬吊于门框或单杆上，全身放松，静吊1min左右；若上肢尚有力量，在维持悬吊状态下同时做身体的前后摆动和侧方摆动各2个8拍，效果会更好。

以上徒手锻炼和悬吊锻炼，每日进行2次。

第三章　神经干注射疗法

神经干注射疗法的适应证、禁忌证及用药配伍同病变部位注射疗法。一般间隔5～7d治疗1次。如果注射所用药物不是常规配伍的合剂，则治疗间隔时间依所选药物的不同而有所不同，以文中介绍为准。

第一节　神经系统的基本概念

一、神经系统基本知识

在谈神经干注射疗法之前，必须对神经系统的基本知识有所了解。

人体是由各种组织和器官组成，它们各有自己的特殊结构，各自完成特定功能活动。

这些功能活动是在中枢神经的统一控制和支配下完成的。因此，这些活动并不是彼此孤立和互不关联的，而是在神经系统支配下相互协同、相互制约、相互联系地作为一个完整的人体而活动着。神经系统为了能够控制各组织、器官的统一活动而在人体表面和内部密布着各种感受器，以接受来自体内外的各种刺激（信息）。感受器接受到刺激后就会引起兴奋，这种兴奋就会沿着神经的传入纤维把信息传入到中枢神经系统并进行综合分析，若为感觉方面的，就做出感觉的定性

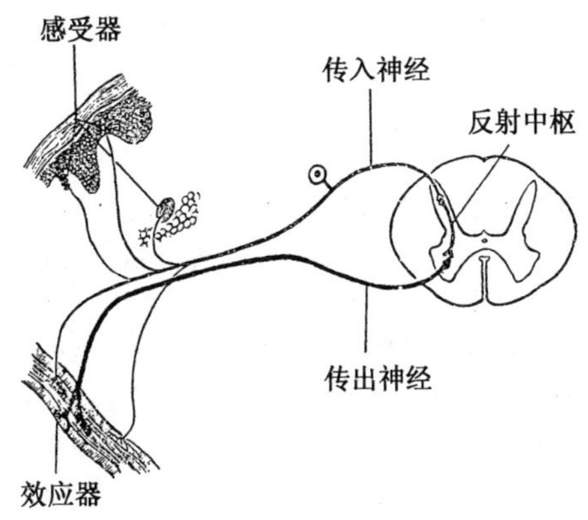

图4－38　反射弧

报告，如痛觉、温觉、红光、白光等。需要某些组织、器官做出活动反应时，便由中枢神经系统下达指令，通过中枢的传出神经纤维传送到人体各有关组织、器官，通过有关组织、器官的某些活动，对感受器接受到的刺激（信息）加以反应。如感受器接受到痛的刺激后，除感受到“痛”的感觉外，又指令某一组肌肉收缩，引起肢体躲避外界痛刺激的反应。这种由遍布全身的感受器接受到的信息通过中枢神经系统的综合分析处理后产生的规律性反应，就叫做反射（图4－38）。这样，由中枢神经系统统一地接受信息，分析处理后又由中枢神经系统统一地控制和调节人体各组织、器官的活动，从而保证人体内部的统一协调和外界环境的适应与改造，使人体和外界既对立又统一，互相联系，互相影响。随着外界环境的改变，人体能产生适应性变化，而且还能通过劳动来改造外界环境，使外界环境更符合人类的需要。

二、神经系统的基本组成

神经系统包括两大部分，即中枢神经系统和周围神经系统。

1. 中枢神经系统 由脑和脊髓组成。脑又分大脑、小脑、间脑、中脑、脑桥和延脑（延髓）6个部分组成。间脑、中脑、脑桥、延脑合称为脑干。

中枢神经系统由灰质和白质组成。白质由大量平行排列的神经纤维聚集而成；灰质由神经元的细胞体、树突和神经纤维构成。在中枢神经系统中还有一些神经核，是由功能基本相同的大量细胞体集中在一起而构成的灰质块。

2. 周围神经系统 从中枢神经系统发出许多神经干（简称神经），总称为周围神经。周围神经可分为三大类。

（1）脑神经：脑神经直接连于脑，共12对，即Ⅰ为嗅神经、Ⅱ为视神经、Ⅲ为动眼神经、Ⅳ为滑车神经、Ⅴ为三叉神经、Ⅵ为展神经、Ⅶ为面神经、Ⅷ为前庭蜗神经、Ⅸ为舌咽神经、Ⅹ为迷走神经、Ⅺ为副神经、Ⅻ为舌下神经。其中属于感觉神经的有嗅神经、视神经、听神经，属于运动神经的有动眼神经、滑车神经、展神经、副神经、舌下神经，属于混合神经的有三叉神经、面神经、舌咽神经、迷走神经（图4－39）。

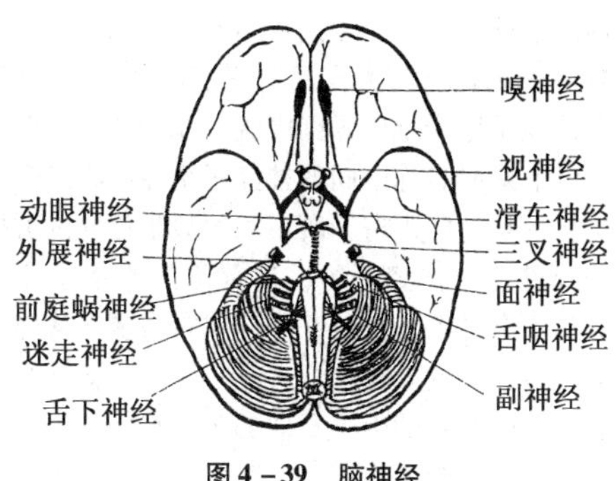

图 4－39 脑神经

（2）脊神经：脊神经从脊髓两侧发出，共 31 对。其中颈脊神经 8 对，胸脊神经 12 对，腰脊神经 5 对，骶脊神经 5 对和尾 1 对。脊髓从两侧发出前后 2 根，前根为运动神经，后根为感觉神经。2 根在椎间孔附近合成脊神经。脊神经出椎间孔立即又分为前后 2 支，每支中均含有运动和感觉 2 种神经纤维。后支分布于颈后、背、腰、臀等部位的皮肤和肌肉中，前支主要分布于躯干屈侧和上下肢的皮肤与肌肉中。除胸脊神经外，脊神经的前支吻合成颈丛、臂丛、腰丛及骶丛，然后由各丛再发出神经至各部位。脊神经的前支还有交通支与交感神经相连。

（3）植物神经：植物神经是指支配内脏、心血管和腺体活动的神经纤维。植物神经分为交感神经和副交感神经。交感神经和副交感神经的纤维常一起分布到同一组织、器官中去，但两者的功能恰相反。例如，交感神经使心跳增快、瞳孔散大，而副交感神经则使心跳减缓、瞳孔缩小等。它们的功能是互相对抗的，但又是互相协调的。植物神经在大脑皮层的控制下调节内脏活动和肌体的新陈代谢，保证了内环境的平衡。

三、神经系统的功能

神经干由连接中枢神经系统的神经纤维构成，有的神经干较粗，由几万、十几万、几十万根神经纤维组成；有的神经干较细，组成的神经纤维数目就较少。在神经干中，有的神经纤维把由感受器接受到的信息传入中枢神经系统，叫做传入神经纤维，又叫感觉神经纤维；有的神经纤维是把中枢神经系统的指令传导到身体有关组织、器官，叫做传出神经纤维。如果是传送到骨骼肌去支配骨骼肌收缩，又叫做运动神经纤维；如果把中枢神经系统指令传导到内脏、血管、平滑肌和腺体，叫做植物神经纤维。以上这些名称不同的神经纤维并没有形态结构上的明显差别，它们的功能都是传导兴奋，所不同的只是传导的方向不同。

有的神经干既有传入神经纤维，又有传出神经纤维，叫做混合神经。有的神经干几乎全是传入神经纤维，就叫做感觉神经。有的神经干以运动神经纤维为主，叫做运动神经。其实，大多运动神经中也有不少来自它所支配的骨骼肌及肌腱中感觉器的传入神经纤维。所以，在针刺运动神经时，也会有酸、麻、胀等感觉。若神经干主要由植物神经纤维组成，就叫做植物神经。不少混合神经、感觉神经和运动神经中就含有植物神经纤维。

感受器多种多样，每一种感受器一般主要只接受一种刺激（信息），例如，在皮肤、黏膜和内脏中有的感受器只接受“热”的刺激（信息），有的专门感受“冷”的刺激，有的只接受“触摸”的信息。还有专门接受“痛”信号的，叫痛觉感受器。眼、耳、鼻、舌中还有分别接受光、声、嗅味的感受器，肌肉、韧带和关节囊中有感受牵拉、张力的感受器等。当这些感受器接受到它所能识别的信息时，就会兴奋并立即把这种兴奋通过与它连接的传入神经纤维传导到中枢神经系统中去。

兴奋传送到中枢神经系统后，一般要通过 3 个神经元的传递，最终传送到大脑皮层进行综合分析处理。如果人处于清醒状态，常可在大脑皮层中产生感觉。另一方面，在兴奋向大脑皮层传递过程中（也包括在大脑皮层中传递时），兴奋又通过几个传出神经元把中枢神经系统的指令由传出神经纤维传离中枢神经系统，再通过神经干把牵带中枢神经指令的兴奋传导到身体的有关组织、器官中去，这样就引起了肌肉的收缩或舒张，或者使腺体分泌或停止分泌，或者引起代谢的变化，从而完成了从感受信息到做出相应反应的全过程，也就是说完成了反射。

第二节　脑神经的注射疗法

由于动眼神经、滑车神经、展神经主要为运动神经，而嗅神经、视神经、听神经的功能主要是和嗅、视、听感觉有关，所以均不在这里叙述。本节主要介绍的是由感觉神经纤维和运动神经纤维组成的混合神经或由单纯感觉神经纤维组成的感觉神经病变所引起疾病的注射疗法。

一、三叉神经注射疗法

三叉神经（trigeminal nerve）为第五对脑神经。三叉神经分为 3 支，第一支眼神经与第二支上颌神经均为感觉神经，第三支下颌神经为混合神经（图 3 – 167）。第一支受累较少见，第二、第三支受累较常见。病程长久者，可累及 2 支。多数为单侧发病，双侧同时发病者较少见。产生三叉神经痛的病因、诊断等详见“第三篇第三章第一节”。

在三叉神经注射疗法中，为使穿刺准确、病变神经能与注入药物充分接触，并且不产生严重并发症，应力求选择具有骨性解剖标志、神经比较固定、其周围无重要组织的部位进行穿刺注射。三叉神经的分支符合上述要求的有眶上孔、眶下孔、后上牙槽孔、翼腭窝、颏孔、下颌孔、卵圆孔等处。治疗时应采取由浅入深、由神经远端逐至近端的注射原则，即尽量先从外周分支进行穿刺注射，无效时再穿刺颅底神经干，最后是采取半月神经节的注射治疗。

1. 根据临床情况选择穿刺部位

（1）当眼神经受累时，在眶上孔区有压痛，疼痛多以眉弓、前额为主，偶于眼眶内上角或眼球疼痛。可穿刺眶上神经注射治疗。紧靠其内侧的额神经和滑车上神经，往往同时得到治疗。

（2）当眼神经受累，压痛点位于眼眉内侧端时，可行滑车上神经穿刺注射治疗。

（3）当上颌神经受累，眶下孔区有压痛时，其触发点及痛区局限于下眼睑、鼻旁、上唇或上颌切牙、尖牙等部位，可穿刺眶下神经及前、中牙槽神经进行注射治疗。

（4）当上颌神经受累，其触发点及痛区局限于上磨牙及其外侧黏膜时，可于上颌粗隆处行后上牙槽神经穿刺注射治疗。

（5）当上颌神经受累疼痛、痛区较广泛或眶下神经等穿刺治疗无效时，可采用上颌神经穿刺注射治疗。

（6）当三叉神经第三支受累疼痛，主要痛区及触发点位于颏部、下唇及其附近黏膜时，可行颏神经穿刺注射药。

（7）当三叉神经第三支痛，主要痛区及触发点位于下磨牙及其附近黏膜或颏孔注射疗法失败者，可于下颌孔处穿刺，行下牙槽神经注射治疗。

（8）当三叉神经第三支受累，主要痛区位于耳屏前、颧弓之上的颞部，病人主要陈述上述部位之偏头痛症状时，可行耳颞神经穿刺注射治疗。

（9）当三叉神经第三支受累，痛区较广泛（包括下颌、颞部或舌部等）或经颏神经及下牙槽神经注射治疗失败者，可于卵圆孔穿刺行下颌神经注射治疗。

（10）当同时患三叉神经第二、第三支疼痛或3个分支全部受累疼痛，并经颅外三叉神经各周围支注射治疗均无效者，可考虑经卵圆孔刺入颅腔内的半月神经节处注药治疗。

（11）如果病变发生在第三支的运动神经纤维，此时病人的咀嚼肌麻痹，可检查到患侧咬肌和颞肌的萎缩，则可直接穿刺咬肌中央注药治疗。

2. 三叉神经疼痛综合征的注射治疗方法

（1）眶上神经（图4－40）：眶上神经穿出眶上切迹（或孔）。穿刺眶上神经时应先确定眶上切迹（或孔）的位置。切迹的宽度多为5～6mm，一般从皮表可以摸到，但骨孔却不易触到，后者常位于眶上缘上1～4mm处，大多比较小。眶上切迹可以用下列方法寻找：①两眉之中间（印堂穴）旁开2.5cm。②两眼正视，黑眼珠之内侧缘（黑白眼珠相交处），向上引线与眶上缘相交处。③将眶上缘分为三等份，在中、内1/3交接处。④按时钟部位计算法，左眼相当于11点处，右眼相当于1点钟处。

用上述方法之一定位后，以拇指指甲按压该处，可触及一切迹，同时病人有酸胀感。也可用棉签或火柴头触压以找到放射性痛点的位置。

对皮肤消毒后，用短细针头穿刺，针尖方向朝后（微朝下），深约1cm。如遇骨孔，可将针头插入少许。当刺中眶上神经时，病人有明显的酸胀感或放射性传感、放射性痛感。注意不要针刺过深，以免损伤视神经。

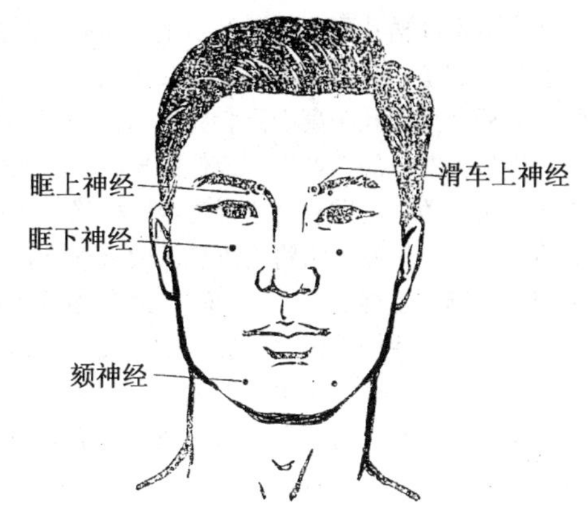

图 4－40　眶上神经、眶下神经、颏神经的表面定位

（2）滑车上神经（图 4－40）：在印堂穴与眶上切迹之间（相当于眉毛内侧端），用拇指指甲按压之有酸胀感，即为进针点，针垂直或斜刺，进针深约 1cm，刺中神经有明显的酸胀感。

（3）眶下神经（图 4－40）：眶下孔位于上颌骨的前面，是眶下管的外口，其内口在眶底面与眶下沟相接，眶下神经即通过此管及眶下孔而达表面。眶下孔多呈半月形，凸边朝外上方，少数呈圆形凹，即犬牙窝，一般从皮表可摸到。眶下孔可用以下方法来定位：①在前正中线将鼻子分为三等份，于中、下 1/3 交接处旁开 2.5～3cm。②鼻尖与外眼角连线的中点。③在瞳孔垂直线下，眶下缘下 0.5～0.8cm。④用手指仔细触摸眶下缘，相当于眶下缘中点稍偏内侧，可触及一小结节，在此结节下 0.5～0.8cm 处。⑤眶上切迹与上颌第二前磨牙连线上，眶下缘下 0.5～0.8cm。⑥眼内角外 1cm 处向同侧口角连一线，再自眼外角到上唇中点连另一线，两线交点处即为眶下孔位置。

用上述方法之一定位后，用手指按压该处，可感觉到有一凹陷，稍重压之，有酸胀感，即为进针点，针头应由眶下孔以 40°～50°角向上后方并微微偏向外侧穿刺进针，深度为 1～1.5cm。刺中眶下神经时，局部有酸胀或触电感，有时放射至上颌牙齿。

（4）后上牙槽神经：上颌骨的后侧即颞下面的最突出部分是上颌

结节，后上牙槽孔即位于此结节上。该孔是后上牙槽神经进入上颌骨而达磨牙的通道，其数目不定，大多数为单孔，少数为二三个，个别也可阙如。后上牙槽孔距离上颌骨颧突与齿槽嵴的交角为2～2.5cm。

操作方法：病人取坐位或仰卧位，头转向健侧。穿刺点在颧骨下缘与牙槽嵴成角处，即相当于经过眼眶外缘的垂线与颧骨下缘相交点。局部消毒后，先用左手指将附近皮肤向下前方拉紧，以利于以后操作时针尖朝内侧倾斜，继之以4～5cm长针自穿刺点稍向后、上、内方刺入，直达牙槽嵴的后侧骨面，然后紧贴骨面缓慢深入2～2.5cm即达后上牙槽孔附近，一般很少发生传电感。

也可经口腔入路，即由第二至第三磨牙间隙上的黏膜皱襞处以45°角向后上方刺入，并紧贴骨面深入至2.5～3cm即达上颌结节。此法较易感染。

（5）上颌神经：上颌神经主干由圆孔穿出颅腔而至翼腭窝并在此处开始分支。由于圆孔穿刺十分困难且易发生严重并发症，故上颌神经穿刺通常是在翼腭窝处进行。

翼腭窝（图4－41）位于颅底下面、眼眶之后、颞下窝的内侧，有上颌神经、蝶腭神经节、上颌内动静脉及脂肪纤维组织充填其间。此窝

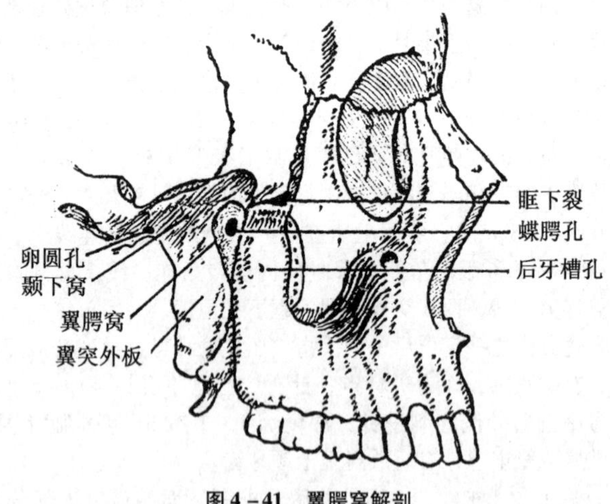

图4－41 翼腭窝解剖

是一个宽0.3～0.4cm、深约1cm的裂隙，呈漏斗状，尖朝下。翼腭窝的下端则缩小成翼腭管，向下经腭大孔和腭小孔通口腔。上颌神经即位于翼腭窝的上部深处，蝶腭神经节在神经干下方约2cm处。

穿刺翼腭窝的各种途径中，比较安全而常用的主要有2种：一是经翼腭窝外侧的翼颌裂，另一是由口腔的腭大孔经翼腭管途径。

1）侧入法：病人取坐位或仰卧位，头转向健侧。穿刺点位于下颌切迹中间、颧弓下缘中点下1cm处，外耳门前方3cm或眼眶外缘至外耳道间连线的中点下方（图4－42）。以22号8cm长穿刺针自该点垂直刺入。针刺方向为向前上，与冠状面呈25°，与矢状面呈115°，即穿刺针针尖对着对侧眼球。上颌神经与面颊皮肤距离约5.5cm，针沿上述方向徐徐刺入，当刺中上颌神经时，其分布区（上唇、鼻、上牙等）有发麻或疼痛感。

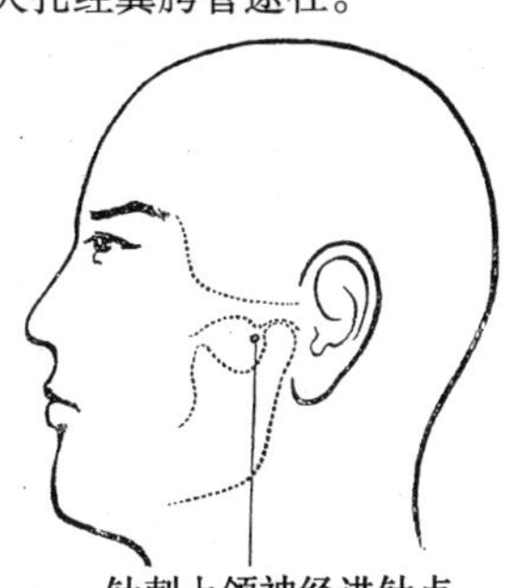

图4－42　针刺上颌神经定位

在穿刺过程中应该注意以下几点：①如针在5cm处遇有骨质，可能是刺中翼突，表明方向过分向后下，可将针退至皮下，再略朝前上方刺入。②如针刺深度在5cm以下遇到骨质，可能为刺中上颌骨后壁，表明针尖过分向前，可将针尖稍朝后，即减少与冠状面所成的角度，如从25°减为20°。③如针刺深度超过5cm仍未遇骨质，这种情况可能是针已刺入翼上颌裂，此时将针再推进0.5cm即能刺中上颌神经；或针尖过于朝后，可适当地调整向前。④如果眼球感到疼痛，示针进入过深，误入眶裂，应立即拔针，改方向重刺。⑤翼腭窝除有神经外，又有上颌动脉和静脉，穿刺时切忌捣针，以免损伤血管。

2）前侧入法：病人取坐位或仰卧位。穿刺点取颧骨体下缘最低点，即相当于经眼眶外缘的垂线与颧骨下缘相交处。以22号8cm长针自该点皮肤向后、上、内方刺入。穿刺的角度颇为重要，为使针尖经翼颌裂的中间进入，以免因过高而误入眶上裂乃至刺伤视神经，或因过低而疗效不佳。由侧面看，针头宜对着颧弓下缘中点的方向前进，并且应紧贴上颌骨的骨面逐渐向内方深入（图4－43）。进针约2cm，先达上颌结节，然后继续沿骨面推进，至4cm后可突然感到落空而滑入翼腭窝。有时，也因进针角度偏外而触至翼突外板基底部受阻，这时需退针少许，并使针尖稍偏内侧重新刺入，直至滑过翼突前缘。然后再深入0.5cm即可刺中神经而出现触电感。此处至皮肤的距离一般不超过5cm。

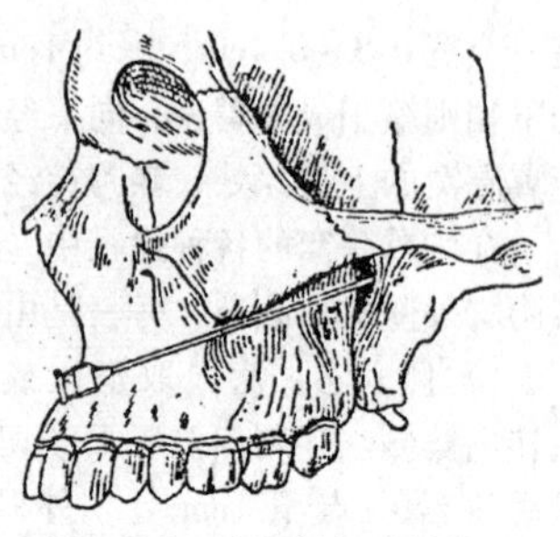
图4-43　上颌神经注射前侧入法

针刺翼腭神经节的皮肤穿刺部位，针灸大夫叫“治鼻穴”。除用于治疗三叉神经痛外，主要用于治疗过敏性鼻炎、慢性鼻炎，可取得很好疗效。取穴于颧弓下缘的最高点。针刺方向与额状面呈14°、矢状面呈76°，与水面呈15°，翼腭神经节约位于49.8mm的深处。也有医师取穴于“下关”穴的前方2～3mm处，针斜向对侧内眼角方向5～6cm，当刺中翼腭神经节时，患侧面部的鼻部、眼周、口唇处会出现明显的电麻感、电击感或泼水感、酸胀感，鼻通气会马上改善。下关穴位于耳前、颧弓与下颌切迹所形成的凹陷中。

3）经口腔腭大孔刺入法：病者取坐位，头向后仰，张大口。穿刺点在腭大孔的稍前方。此孔位于最后一个磨牙（第二或第三）的内侧硬腭上。如自该磨牙舌面向腭正中缝虚拟一垂线，其中、外1/3交界处即为腭大孔（图4-44）。倘若上磨牙已脱落，则可借硬腭的后缘确定腭大孔的前后位置；该孔应在硬腭后缘的前方0.5cm处。

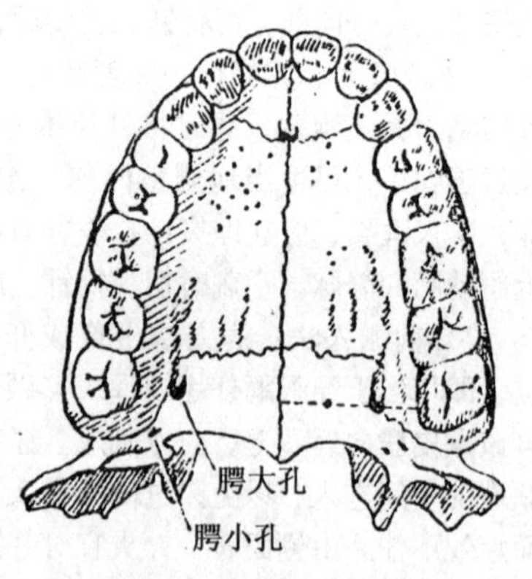

图4-44　腭大孔解剖

口腔黏膜消毒和局麻后，用长细针头（事先在距离针尖4cm处弯成约135°的钝角）自腭大孔的稍前方由前下向后上方刺入，若遇骨面受阻，则须在附近刺探，直至针尖经腭大孔滑入翼腭管内。在继续进针的过程中，当针尖轻触管壁有阻力感时，可验证穿刺针确在翼腭管内前进；缓缓深入2.5～3cm（不可超过3cm），应有触电感出现，即表现已达翼腭窝并刺中上颌神经，注入配伍好的合剂5ml。

应用本穿刺法有发生术后感染的危险，所以宜在术后应用2～3d抗生素及用稀释的甲硝唑液进食后漱口，以预防感染。

（6）颏神经：颏神经穿颏孔而出，可在颏孔处穿刺颏神经（图4－45）。颏孔直径为0.2～0.4cm，一般呈椭圆形或圆形，孔口开向后上方，距颏联合约2.5cm，在皮表上相当于咬肌前缘和颏正中线之间的中点。颏孔定位方法有：①在下颌骨体的上下缘之间，距前正中线2.5～3cm。②在下颌骨体的上下缘之间，正对第二前磨牙或在第一、第二前磨牙中间。③口角下一横指处。④从下颌骨颏结节至下颌角连线，分成三等份，其前、中1/3交接处，在下颌骨体上下缘间。

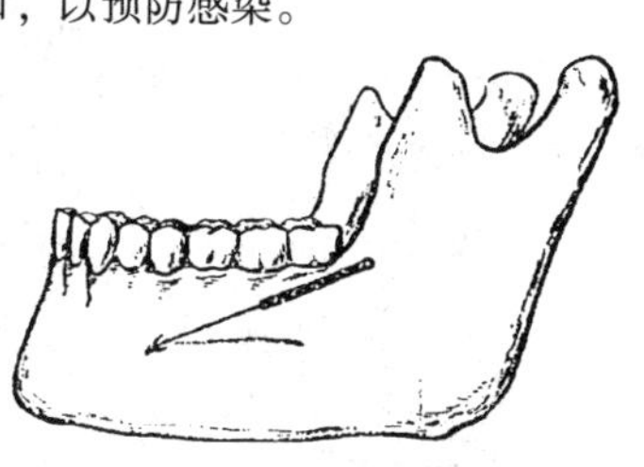

图4－45　针刺颏神经示意

以上为成人颏孔的位置。颏孔的位置常因年龄而异，七八岁的儿童，颏孔较成人的略靠下，正对第一磨牙的下面；已经脱牙、下颌骨萎缩的老人，颏孔多半靠下颌体的上缘。

定好颏孔位置后，在孔的后上方0.5cm处以45°向前下方斜刺，深约1.5cm，遇有下唇、下颌切牙、尖牙触电感，则为刺中颏神经。注入配伍好的合剂5ml。

（7）下牙槽神经：下牙槽神经为下颌神经的最大分支，其自下颌神经分出后先随翼外肌下降，其后于蝶下颌韧带及下颌支之间伴随下牙槽动静脉由下颌孔而进入下颌管，最终经下颌管出颏孔而为颏神经。下颌孔位（图4－46）于下颌支的内侧面中央稍偏后处，约距下颌支前缘1.5cm、后缘1.3cm、下缘3cm，相当于下磨牙嚼面水平。如为脱牙者，则在牙槽缘之上约1cm水平。该孔呈漏斗状，孔口开向上后方，其前内侧常为锐利的骨突（即小舌）所遮盖，因此由前方穿刺下颌孔几乎不可能。实际上只能在其上方1cm处穿刺下牙槽神经。

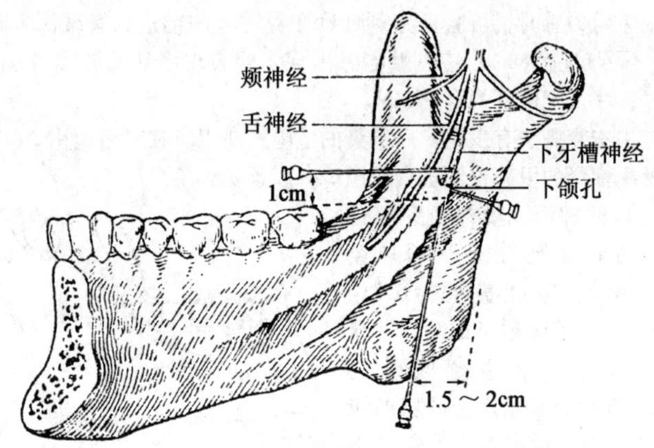

图4－46　下颌骨内侧面示下颌孔解剖及3种穿刺途径

有两种穿刺下颌孔的途径。

1）口外进入法：病人取坐位或仰卧位而肩下垫枕，头向后仰并转向健侧。穿刺点在下颌骨下缘稍下而偏内的下颌角的前方1.5～2cm处。置左手食指紧贴下颌支后缘（右侧穿刺指尖朝上，左侧则朝下），以指示进针方向（图4－47a）。右手持注射器由穿刺点刺入皮肤达下颌骨内侧面，与左手食指平行方向沿骨面向上徐徐深入3.5～4cm至遇有触电感时，表示已至下颌孔。也可从同侧嘴角向外水平线与下颌支后缘延长线的交点（约为下颌支上、中1/3处）为穿刺点，针尖沿下颌支后内侧水平进入1.3～1.5cm就可达下颌孔处，注入10～15ml配伍的合剂。

2）口内进入法：病人取坐位，头后仰并张大口。在磨牙之后可见一尖端朝上、面向前内方向的磨牙后三角。其外斜线为上颌支前缘较锐利，位于第三磨牙外侧；其内斜线则是下颌支另一骨缘，较圆钝，在磨牙之后，由此缘向后即为较平坦的下颌支内侧面。穿刺点取磨牙咬殆面之上1cm的内斜线处；如为脱牙者，则可选上、下牙槽中点水平的内斜线处。此外，为了定位准确，亦可先用左手食指伸入口腔内，摸出内斜线骨缘并置于该处，以指示穿刺部位与方向（图4－47b）。自穿刺

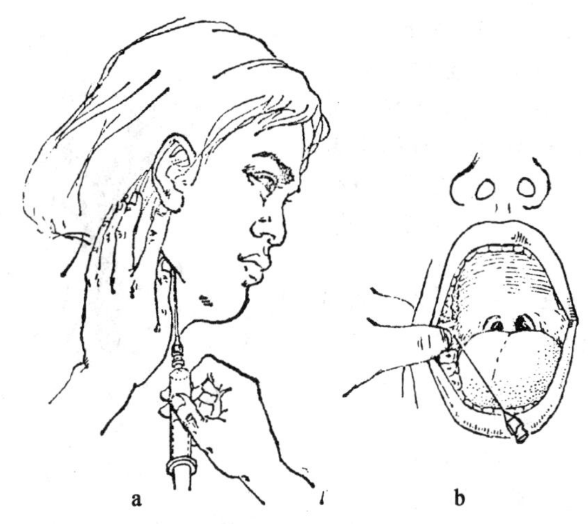

图 4-47　下牙槽神经穿刺法

a. 口外进入法　b. 口内进入法

点黏膜由前内向后外方刺入而直抵骨膜，并紧贴下颌支内侧骨面，与下磨牙咬骀面平行的方向徐徐深入 1.5～2cm，如出现颏部放射痛，即表示已刺中下牙槽神经。注入配伍好的混合液 5ml。由于舌神经与下牙槽神经极为接近，因此，舌神经也往往在用药后会产生麻木等感觉。

在穿刺治疗时偶可发生放射性下颌痉挛，通常无须特殊处理，经一段时间后可自行缓解。

3）口前穿刺法：如病人张口后因舌来回摆动影响穿刺操作，也可采用口前穿刺法。从患侧口前深压，可扪及下颌骨内侧角的骨面，相当同侧眼外角与下颌角骨面连线相交处。皮肤定位并常规消毒后，由此点向口内穿刺抵触下颌角骨面后，向后并紧贴内侧骨面徐徐推进 1.5～2cm，如出现颏部放射痛，示已刺中下牙槽神经，注入配伍好的混合剂 5ml。术后口服抗生素（头孢类加甲硝唑片）3d，以预防感染。

（8）耳颞神经：耳颞神经行走于耳屏之前方、颧弓之上方时，位于颞浅动、静脉之后方（图 4-48）。其排列顺序由前至后为颞浅静脉、颞浅动脉、耳颞神经。穿刺时，先在耳屏前方摸清颞浅动脉的跳痛处，再在其稍后方垂直进针，深约1.5cm。刺中耳颞神经时，耳前、颞部有麻胀感，有时有鼓膜向外鼓胀感。此时注入配伍的合剂5ml。耳颞神经注射疗法可治疗偏头痛外，尚可治疗一部分耳鸣、耳聋者。

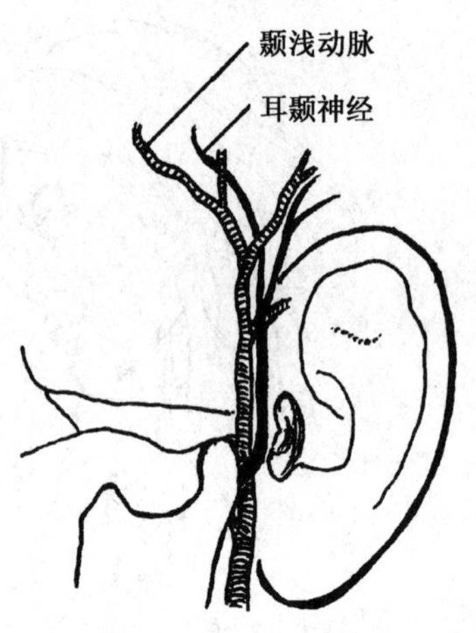

图4－48　耳颞神经位置

(9) 下颌神经：于颅底卵圆孔处进行治疗。卵圆孔位于蝶骨大翼的后部，大多数在蝶骨翼突外板后缘的后侧或后内侧，少数在其后外侧。该孔呈卵圆形，径长6mm左右，宽约3mm，其外口多开向前外方，开向后内方者较少。卵圆孔与皮表颧弓下缘中点的距离约4cm，向前距颧骨结节（颧骨颊面最隆起）约5cm。卵圆孔的后外侧为棘孔，硬脑膜中动脉即经此孔入颅腔，其内侧有咽鼓管及破裂孔，后者为颈内动脉进入颅腔的通道。由此可见，穿刺不慎会有伤及上述重要结构的可能。

卵圆孔的穿刺点一般取颧弓下方、下颌切迹中点（下关穴），即相当于眼眶外缘与外耳道间距离的中点（图4－49）。病人坐位或仰卧位，头转向健侧。以22号6～8cm长的穿刺针自穿刺点垂直刺入，针尖对着对侧的外耳门，进针深度4～4.5cm（切勿超过5cm），即可触及翼突外板根部的骨面而受阻，此深度即相当于从穿刺点至卵圆孔的距离。然后将针退至皮下，使针尖向后（耳侧）呈15°～20°角，并略微向上重新刺入同样的深度或稍深。当刺中下颌神经时，病人有触电感或下唇、下颌牙齿、舌部等处有麻、痛感（图4－50），

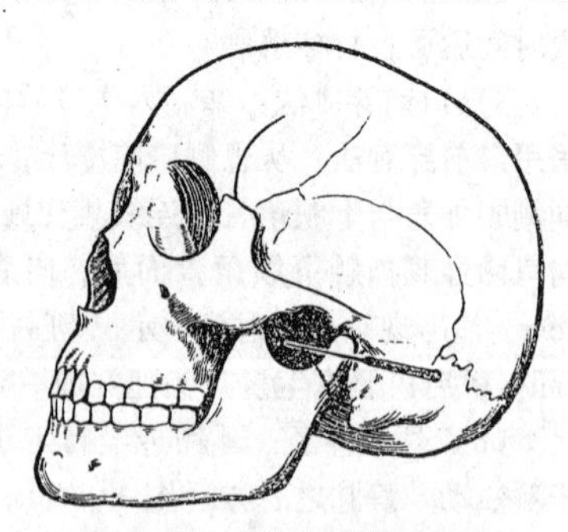
图4－49　针刺下颌神经示意

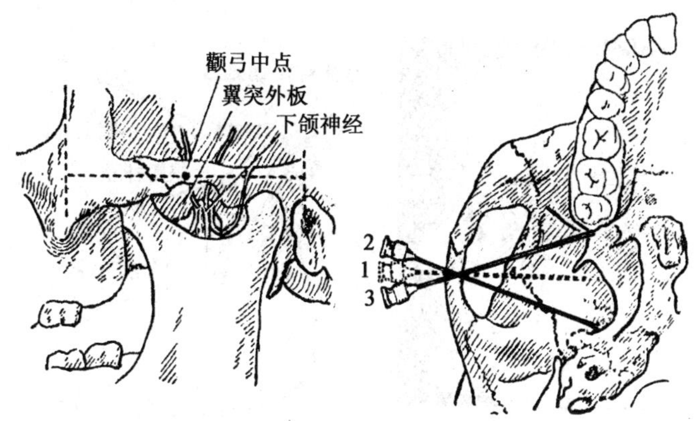

图 4－50　下颌神经注射疗法

1. 垂直进针至翼突外板　2. 穿刺卵圆孔的方向

3. 穿刺翼腭窝的方向

注入配伍的合剂 5～10ml。出现下述情况，需调正穿刺针的穿刺方向：

1）如针刺过深超过 5cm 而仍未触及颅底结构，表明针刺方向太低，这时针尖大多进入咽部，应将针稍偏上方重新刺入。

2）如引起耳深部疼痛，则为针刺方向太后而刺入咽鼓管的缘故，应将针稍偏向前方。

3）如引起耳前方疼痛，则为针刺的方向太向前而触及耳颞神经所致，应将针稍偏后。

曾有折断穿刺针的报道。为预防此种意外产生，应避免采用过短的穿刺针，不要进针过猛；如需改变方向，应退针至皮下或退针过半后方可再深入穿刺。此外，须嘱病人在穿刺时切勿突然张口。

（10）半月神经节（三叉神经节）：半月神经节（图 4－51）位于颅内颞骨岩部尖端，其形状扁平，并呈轻度的弧状，平均直径约 18mm，其凸缘向前外方。其内侧有颈内动脉及海绵窦，穿刺时应避免损伤这些血管。半月神经节分出的下颌神经经卵圆孔出颅骨。卵圆孔就是半月神经节穿刺的最主要目标。只要穿刺针能进入卵圆孔，治疗就能成功，否则就失败。卵圆孔位于颅底部呈由前向后倾斜状态，其长径约 8mm，其短径约 4mm，位于蝶骨大翼后缘，蝶骨大翼为平滑坚实骨质，

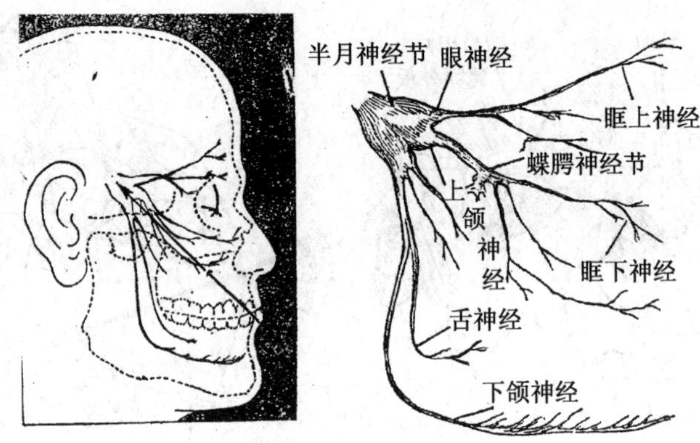

图4－51　半月神经节解剖

穿刺针进入时可借针端感觉加以鉴别。卵圆孔向内距颧骨关节结节约4cm，且与此结节位于同一水平面，并与正视的瞳孔位于同一矢线。因此，穿刺时可凭颧骨关节结节及瞳孔作为导向标志。半月神经节注射治疗系经卵圆孔刺入颅腔内的半月神经节后再行注射药物以治疗三叉神经第三、第二支病变乃至3支全部的病变。

卵圆孔的解剖关系上面已详述，即卵圆孔与颞骨颧突根结节在同一冠状面上，和该结节的基底部（相当于颧弓下缘最高点）在同一水平面上，并与直视的瞳孔处于同一矢状面上。以上的这些关系就是穿刺卵圆孔时所依据的表面标志（图4－52）。

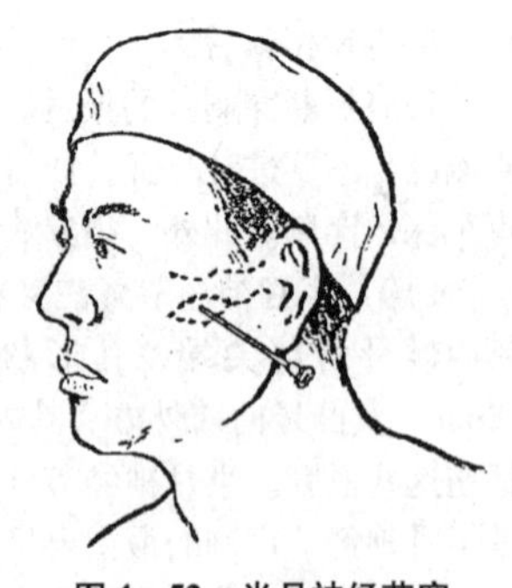

图4－52　半月神经节穿刺的侧入法

操作方法：半月神经节的穿刺方法很多，但最常用的为侧入法和前入法。当其中一种方法遭遇困难时，往往另一种径路却较易成功，故不能认定某一径路一定较另一径路容易。

1）侧入法（Harris法）（图4－52）：病人仰卧，头转向对侧。先嘱病人做张口及闭口动作以利查知颞颌关节所在。其前方可触知颧骨关节结节。侧入法的操作方法大致和下颌神经穿刺类似，但穿刺点较偏下方，即取颧弓下缘中点之下约 1cm 处的下颌切迹上缘。以 22 号 8cm 长穿刺针自该点紧贴下颌切迹上缘做向后 15°~20°、向上 15°~30°角的刺入，推进 4cm 左右即可达卵圆孔附近而出现下颌部放射痛。也可沿垂直方向或稍偏上的方向徐徐刺入皮肤直抵骨阻力示穿刺针已刺达翼突外板，这时穿刺针深度已相当于卵圆孔位置，但针尖位置却位于卵圆孔之前及下约 1cm 处。记下进入的深度，然后针退至皮下，再取较向上、向后及向外的方向刺入，重新推进至所测的深度或稍深。再凭触觉找到卵圆孔，直至病人上牙及耳部有疼痛感，可知穿刺针已达卵圆孔附近。这时沿其骨缘缓缓滑入 0.3~0.5cm 即可达半月神经节。实际上，神经阻滞的范围大小与刺入卵圆孔内的深度有关，深入 0.3cm 就可治疗三叉神经的第二、第三支，如再推进少许则可扩及第一支。推进不能超过 0.5cm，过深会刺破硬脑膜而流出脑脊液。回抽无血及脑脊液，就可注入配伍的合剂 2~3ml；注射时无甚阻力或稍有一定阻力。

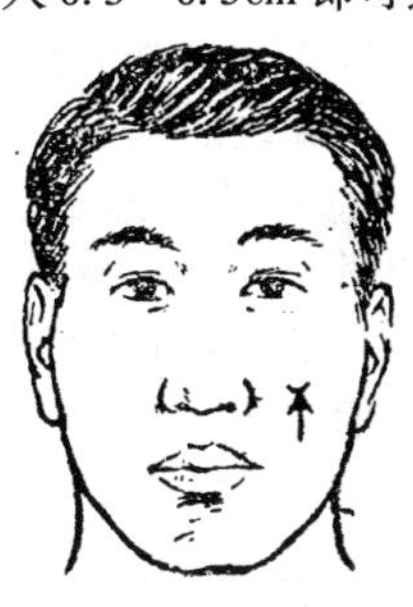

图 4-53　半月神经节穿刺的前入法

2）前入法（Hartel 穿刺法）（图 4-53）：病人取仰卧位或坐位。穿刺点在口角上方及外侧3~4cm 处，即相当于上颌第二磨牙之上接近颧骨下缘垂直向上插入。以 22 号 10cm 长的穿刺针自该点刺入皮肤，并沿下颌支与上颌结节之间向后、上、内方向徐徐进针。进针角度极为重要，由正面看应对准同侧向前直视的瞳孔，从侧面观则朝颞骨颧突根结节稍靠前的方向。大约深入 5cm 即可触及颅底卵圆孔前方较平坦的骨面，这时仍可将穿刺针继续推进，以期穿刺针顺此平滑面而滑入卵圆孔。当病人有下颌疼痛时，表示穿刺针已触及第三支，这时仍须将穿刺针推进 1~1.5cm，以使穿刺针确实进入卵圆孔及神经节内。一般病人穿刺针进入的深度约为 7cm。注射剂量同侧入法。

3. 穿刺可能出现的并发症　穿刺时穿刺部位血肿是较易发生的并发症，但并无严重后果。在穿刺过程中，因穿刺方向不准或进针过深，有可能发生比较严重的合并症。例如，刺破颈内动脉或海绵窦而形成硬膜下血肿；刺破硬脑膜就转变为蛛网膜下腔注射，此时如注射的是酒精，酒精就会流入蛛网膜下腔而导致邻近的脑神经麻痹甚至昏迷或虚脱等。若能熟悉局部解剖，严格按规程操作，上述这些并发症一般可以避免。此外，在术后有时可产生面部疱疹、鼻溃疡、角膜溃疡，甚至导致失明等。因此，一般不主张对三叉神经第一支行注射治疗，倘若须阻滞第一支时，尤其注射酒精后，由于眼睑长期闭合不灵，易使眼内干燥而诱发巩膜炎。因此，治疗后应注意保护角膜（经常涂眼药膏等），预防角膜溃疡发生。

有人认为，在上述两种穿刺方法中，以侧入法的操作较简单，而且引起合并症的机会也较少。近年来有报道采用三叉神经节定位仪导向前入路穿刺较准确且简便。

总之，三叉神经节穿刺治疗较周围支穿刺并无很大的优越性。前者除操作复杂，失败机会多，并有可能发生严重的合并症外，其疗效也并不持久，多数仅持续 1 ~ 2 年，在疼痛复发后仍需反复进行注射治疗。倘若偶尔不慎则可能使病人付出相当大的代价。故此，半月神经节注射治疗只宜于在三叉神经周围支注射治疗失败而有颅内手术禁忌时采用。

4. 三叉神经注射疗法的注射药物选择 由于三叉神经疼痛综合征中的三叉神经病变仍以无菌性炎症为主，所以，在神经穿刺后注射用药仍同“病变部位注射疗法”，配伍使用 0. 25% 利多卡因液、维生素 B_1 或维生素 B_{12}、确炎舒松 A 的混合液。其治疗机制详见病变部位注射疗法的介绍。

为了获得较长的治疗效果，也有使用下列药物作为注射用药的。

（1）亚甲兰：使用亚甲兰注射液破坏神经纤维达到治疗三叉神经痛的目的。穿刺后先注入 0. 75% 布比卡因 1ml，待出现麻木感后再注入亚甲兰液 1 ~ 2ml（亚甲兰每支 1ml，20mg）。

（2）苯酚（phenol）：注射苯酚可治疗三叉神经痛。苯酚又名酚、石炭酸，是灭菌剂、硬化剂，又是止痛剂，有局部麻醉作用，很少发生软组织坏死、纤维化及神经炎。使用 5% ~ 7% 的苯酚液，穿刺成功后注入 0. 5 ~ 3ml，剂量宜小，穿刺务必要准确。

（3）阿霉素：阿霉素是治疗恶性肿瘤常用药，具有很强的细胞毒性。近年来有人发现阿霉素同其他神经毒素一样，作用于周围感觉神经末梢时能借助轴浆流快速逆流至感觉神经元胞体，使感觉神经元发生永久性毁损，用于治疗三叉神经痛、肋间神经痛。将阿霉素粉用生理盐水稀释成1%液，于眶上神经孔（第一支）、眶下神经孔（第二支）、颏孔（第三支）各注射0.2~0.3ml。第二、第三支穿刺达“孔”后，继续深入0.2~0.4cm后再注药。个别病人在应用阿霉素注射治疗三叉神经痛后，需经15~60d才会有明显的治疗作用。作者有1例应用0.3ml阿霉素注射于颏孔，45d以后才出现明显疗效，随访至今已1年4个月，仍无任何复发迹象。

（4）无水酒精：酒精注射法治疗三叉神经疼痛综合征的机制与神经切断术相似，有人称之为“化学切断术”，也即借酒精的化学作用使三叉神经的纤维发生毁损，以阻断其传导从而达到止痛的目的。相比之下，酒精注射的操作较简单、效果也良好，既无开颅手术的危险性和严重并发症，也无长期用药的副作用，并且在疼痛复发时尚可重复实施。因此，它是一种既简便安全又比较有效的治疗三叉神经痛的方法，适用于所有原发性三叉神经痛，尤其年老、体弱或有颅内手术禁忌者。此外，本法对颅内手术后疼痛复发者也有疗效；有时也可用于某些颌面部晚期癌肿病人，以减轻其疼痛症状。

大量的临床实践表明，三叉神经疼痛综合征病人无论有无刺激病灶，只要三叉神经受累支的传导一旦被完全阻断，使来自外周的感觉冲动不能传入至中枢系统，以致病理反射弧受到破坏，则可产生止痛的效果。而且，无论用何种方法或在任何部位阻断其传导，如手术切断或以酒精破坏周围支、半月神经节、感觉根、脊束或核上通路等，所产生的止痛作用大致相仿。它们之间的区别仅在于止痛的有效时间长短不同，如阻断周围支的传导，由于神经再生，可在一定时间后疼痛复发，而阻断感觉根或脊束传导，其止痛的有效期往往较持久。酒精注射的有效期差异较大，多持续1~2年。疼痛复发之前常有患区发痒或抽动等感觉异常。为了延长有效期并预防疼痛复发，可酌情采用以下几种方法：

1）在行酒精注射后，立即或待患区出现感觉异常时，开始应用小剂量苯妥英钠（每日0.1~0.2g），并持续1~2个月，然后每隔4~6个月再重复应用。

2）在行酒精注射后，可每隔4～6个月或在患区出现感觉异常时，进行预防性酒精注射，即于原注射部位注入酒精0.2～0.3ml。

3）每遇上呼吸道感染等诱发因素时，除及时治疗上呼吸道感染等外，宜应用苯妥英钠（0.1g，每日3次）1～2周，以预防疼痛复发。

注射时酒精用量：

1）眶上神经的注射是在穿刺成功后先注入2%利多卡因0.5～1ml，待出现麻醉后再缓慢（1min内）注射95%或无水酒精0.5ml。在注射酒精的同时，宜用左手拇、食指压迫周围软组织以减少酒精扩散，从而使神经阻滞更加充分。注射后有时会出现上眼睑水肿，但无须作特殊处理，数日后可自行消退。

2）滑车神经注射的酒精用量同眶上神经。

3）眶下神经的注射也是在穿刺成功后先注入2%利多卡因0.5～1ml，出现麻木征象后再缓慢注射95%或无水酒精0.5～1ml。

4）后上牙槽神经的注射是于穿刺成功后先注入2%利多卡因2ml，待获得磨牙麻木后再注射95%或无水酒精1ml。

5）上颌神经注射疗法是在穿刺成功后先注入2%利多卡因1ml，待上颌部麻木而且无眼肌麻痹时，再注射95%或无水酒精0.5～1ml。

6）颏神经酒精注射疗法是在穿刺成功后先注入2%利多卡因1ml，待下唇和颏部麻木后，一面用左手指紧压颏孔表面软组织，一面缓慢注射95%或无水酒精0.5～1ml。要防止酒精倒流至孔外而发生下唇麻痹。

7）耳颞神经通常不用酒精注射。

8）下牙槽神经注射是待穿刺成功后先注入2%利多卡因1～2ml，待下颌麻木后再注射无水酒精1ml。

9）下颌神经注射是穿刺成功后先注入2%利多卡因1～2ml，待下颌麻木后再缓慢注入无水酒精1～1.5ml。

10）半月神经节注射是待穿刺成功后先注入2%利多卡因0.5ml，同侧面部会很快麻木。经检查感觉丧失的范围符合要求，宜稍停10～20min，待麻药吸收后再缓慢注射（1min内）无水酒精0.5～1ml。

酒精注射治疗后，倘若穿刺准确，则一般收效迅速，可立即或于当日解除疼痛，一些病例有时也可延迟3d至1周甚至2周后才见效。因此，不要轻易认为穿刺治疗失败而重新再注射。如果观察数日至两周痛区尚未出现明显麻木时，方可重新注射。

酒精注射的注意点：高浓度的酒精是神经组织的侵蚀剂，能使神经组织呈退化和纤维化毁损，故酒精的神经注射仅限于用其他治疗方法治疗无效的严重的神经痛病人。注射酒精时应该严格地执行神经内注射，使用酒精和神经组织直接接触而不波及到附近组织，以免造成无谓的损伤。因此，采用神经酒精注射疗法时必须注意到以下几点：①针尖的位置不确切，未达到治疗的神经组织。②半月神经节因技术操作不熟练或因解剖上的关系接近有困难，甚至无法接近。③有发生酒精化学性神经炎的危险，以致治疗后持续的灼痛历时甚久方始消失。④神经毁损得不够彻底或不够完全，或毁损的区域范围太小，以致仍有余痛。⑤酒精神经注射后疼痛复发的机会颇多，效果或仅维持 2 ~ 3 个月，或 5 ~ 6 个月不等。

酒精神经注射的操作原则：①治疗前诊断须明确，有疑问时应先用局麻药注射，然后再决定是否用酒精注射。②针尖到达的位置须准确，否则宁可作罢。③必须做神经节内或神经组织内注射。④如要用局麻药以证明针尖的位置是否满意，则药液的容量宜小，仅 3 ~ 4ml，并静待 5 ~ 15min 后再注入酒精，这样酒精是在局麻药作用最高的时候注入，注射时的痛感就会明显减轻；同时，酒精的浓度也不会因局麻药的使用而过度稀释，以致使神经的毁损不完全，甚至发生酒精性神经炎。临床上有以苯醇（benzyl alcohol）或 4% ~ 6% 酚代替酒精用以侵蚀神经组织，其作用更强且持久，局部刺激也较酒精小，且对神经节有特殊的选择性。

（5）甘油：1981 年，Hakanson 首先报告了经皮穿刺半月神经节注射甘油治疗三叉神经痛，取得疗效。之后又陆续有取得很好效果的报道。

1）操作方法：坐位穿刺半月神经节成功后，先注入 0.05ml 甘油试验剂量。如眼支病变，则头前屈 40°；如上颌支区域疼痛，则头前屈 25°；如治疗下颌支区域疼痛，则头须与身体垂直。试验剂注射后检查面部感觉，一般在注药 1 ~ 5min 后开始出现面部的感觉异常或疼痛。用调整头的前屈度数来达到感觉异常区和原疼痛部位一致的目的。为了获得穿刺定位的准确性，有报道说，在 X 线视屏下将穿刺针缓慢刺入卵圆孔，于穿刺成功后先注射少量造影剂（碘葡酰胺300mg/ml）或注射甘油试验剂量时混入少些造影剂，用C臂X机摄片定位。

为减少副作用和合并症，应采取小量、分次注射。开始量0.05ml，以后每间隔5min再注射1次，并不断检查面部的感觉异常区。当发现面病变区感觉已丧失或注射总量已达最大参考量时，停止注射，拔针、并保持原头位1h。

甘油注射的最大参考量，Arias认为：眼支为0.1ml，眼支和上颌支为0.25ml，上颌支和下颌支为0.3ml，三支同时治疗的参考量为0.4ml。一般来讲，治疗的总剂量不宜超过0.5ml。

有人认为，在治疗下颌支区域疼痛时，可开始就注入甘油0.1～0.15ml。若在数秒后出现下颌支分布区有刺痛或烧灼感，表示治疗成功。这些刺痛感3～5min后会逐渐减弱和消失。

2）治疗机制：甘油对有髓鞘的神经纤维有脱髓鞘作用，并可使轴突溶解，对无髓鞘的神经纤维有崩解和分解作用。因此，甘油对有髓鞘或无髓鞘的神经纤维均有破坏作用。但有报道，随着时间的延长和神经纤维的再生，甘油注射有一定的复发率，复发后可重复注射。

3）合并症：①面部麻木是甘油注射的常见合并症，并伴有痛觉的减弱或消失，发生率占60%～94%。这些合并症大多仅限于治疗的三叉神经分布区。②角膜反射的异常多发生于治疗眼支分布区病变后，但只有少数产生角膜反射的完全消失。角膜反射的异常，在2～3个月可逐渐消失。

二、面神经注射疗法

面神经注射疗法包括对面神经麻痹、面神经痛及面肌痉挛的治疗。

面神经（facial nerve）为第七对脑神经，是混合神经，有运动纤维、副交感纤维和味觉纤维。其运动纤维来自脑桥的面神经核，副交感纤维来自桥脑的上涎核，味觉纤维传入膝状神经节后再至孤束核。

1. 解剖 面神经从桥脑延髓沟发出，进内耳门经内耳道入面神经管，出茎乳孔到下颌后窝，穿入腮腺实质，在此分为5个分支（图4－54）布于表情肌。

（1）颞支：走行于腮腺上部，向上、向前支配耳前肌、耳上肌、

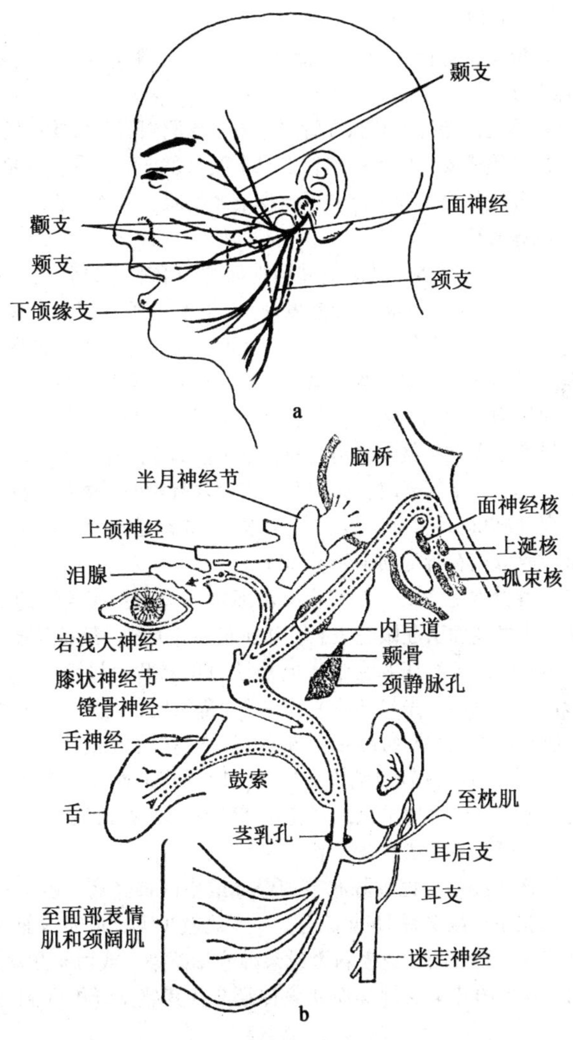

图 4－54 面神经的分支与分布

a. 分支（虚线表示腮腺的位置） b. 分布（仿 Brain）

额肌和眼轮匝肌。

（2）颧支：走行于腮腺导管之上缘，支配眼轮匝肌、鼻孔的肌肉和提上唇的肌肉。

（3）颊支：走行于腮腺导管之下方，支配颊肌和口轮匝肌。

（4）下颌缘支：向下斜向行走于下颌缘，支配下唇、下颌的肌肉。

（5）颈支：自腮腺下缘向下，支配颈阔肌、下唇方肌。

2. 临床表现

（1）面神经麻痹：以单侧周围性面神经麻痹为最常见，病人多有受寒史，往往在清晨起床时突然发现面部已经麻痹，眉毛下垂，额部皱纹变浅或消失，不能皱眉。由于眼轮匝肌麻痹，患侧眼裂较宽，不能闭眼；做闭眼动作时眼球上翻，患侧尤甚，称之 Bell 征；鼻唇沟变浅，嘴角被牵向健侧，病人不能将嘴角后牵，吹不成口哨。

如果病变存在于鼓索发出之前，则舌前 2/3 的味觉丧失。如果神经核或脑干内的纤维损害时，面神经损害会伴有对侧肢体的中枢性麻痹或不全麻痹（Millard – Gubler 交叉症候群）。如果是在面神经根出脑干处有损害，通常伴有听觉损害而引起耳聋。

（2）面神经分支病变时相应支配肌肉的痉挛：面神经的颞支和颧支最易发生病变而引起眼轮匝肌、耳前肌、耳上肌、额肌及鼻孔肌肉的痉挛。因此，面神经病变在临床上常见的是上颜面部肌肉的阵发性痉挛。通常，面肌痉挛先起自一个或一组面部肌肉，而后可延及整个一侧面部的肌肉；阵发中常每隔 4 ~ 5min 便发作一次强烈的痉挛，痉挛连续 20 ~ 30 次后又自行减轻或消失。这种面肌的阵发性痉挛非意志所能控制，与情感和疲劳等似乎也无明显的直接关系。颜面部肌肉阵发性痉挛时发时愈，历久而症状日益严重。

（3）面神经痛：也称膝状节神经痛或中间神经痛。由于本病是由 Hunt 首先报道，故又称 Hunt 综合征。本病较少见，可能因面神经的膝状神经节遭受到无菌性炎症刺激或某种病毒感染，或由于颅底部骨折、动脉瘤、邻近的感染病灶等而使该神经节及其感觉纤维受到影响所引起。

典型的 Hunt 综合征的临床表现为一侧外耳部疼痛，外耳道、耳郭及至鼓膜或舌前部有带状疱疹，以及出现不同程度的周围性面瘫。疼痛主要位于外耳道、耳郭及乳突部，往往较剧烈并呈灼痛性质，严重时可波及半侧面部及鼻咽部。病人常伴有患侧舌前2/3味觉过敏或减退，听力改变及眩晕（听神经受到牵累）症状，偶或有患侧外耳及面部感觉过敏、耳下压痛等。

此外，少数病例可仅表现为一侧耳部剧痛，但无带状疱疹、面瘫及味觉、听力改变等症状，即耳痛型。这种疼痛可与典型的神经痛相似，呈反复发作性出现，起始较急，但疼痛多呈深在的灼痛性质；发作持续时间较长，数十分钟或数小时；痛剧时可由外耳道向同侧面部、舌外缘、咽部及颈枕部放射。检查时常无重要阳性所见，偶尔外耳道或鼓膜有疼痛触发点，轻触可诱发疼痛。

3. 操作

（1）单纯眼轮匝肌阵发性痉挛：如为单纯眼轮匝肌的阵发性痉挛，可仅做面神经眼轮匝肌分支的注射治疗。注射用药的配伍和病变部位注射疗法的相同。

1）VanLint方法：取眼眶下缘水平线和眼眶外侧缘垂线交叉点之外1cm处，即颧骨下缘的中央，做皮内局麻后穿刺针垂直刺入达颧骨的骨膜，而后转向内侧，分别沿眼眶下缘和外侧缘，于骨膜外做药物浸润，注射5ml合剂，注入后局部加压按摩，使药物能渗入神经周围，则效果会更好。

2）Atkinson方法：由于上述VanLint方法会使眼睑有轻重不等的肿胀，故Atkinson建议用2.5cm长的23号穿刺针于眼眶外侧缘垂线与颧骨下缘交点处（或再外移0.4cm）做皮内局麻后，径直刺达颧骨的骨膜后，针干向鼻尖倾斜，使针尖对向耳屏的上缘，沿颧骨弓的骨膜外做浸润注射。同时，另一手的食指按于耳屏前颞浅动脉搏动处，中指则在皮肤外触摸穿刺针以引导其推进方向，药物浸润注射以达颞浅动脉搏动之前为度。注入合剂5ml后，加压按摩眼轮匝肌使之进一步松弛。把合剂中利多卡因的浓度由0.25%提高至2%，则解除眼肌痉挛的效果将会大大提高，且用量可由5ml减少至3ml。为了取得缓解痉挛的持久效果，病人如果愿意选择以轻度的面瘫换取痉挛的侵扰，则可采用酒精注射疗法。先用2%利多卡因3～5ml，滴入肾上腺素液2滴做试探性注射治疗数次，观察阵发性痉挛是否消失和面瘫情况，让病人观察其治疗的结局。如果是其他面神经分支病变而产生的阵发性面肌痉挛，则行相应分支的注射治疗，然后观察其治疗征象，也让病人自己决定是否采用酒精注射。如果病人同意以观察到的面肌轻度瘫痪来换取该肌阵发性痉挛的侵扰，则让病人及其家属在治疗协议书上签字，以免治疗后虽面肌痉挛消失了，留下的面肌瘫痪会成为医疗纠纷的根源。病人签字同意后，则行治疗，在穿刺沿途并经用小量2%利多卡因注射证明穿刺方向与深浅度均合适后，就在穿刺针退出的同时，沿途注入20%～40%酒精与2%利多卡因合剂3～4ml，使该神经支配区的肌痉挛得到持久性的消失且眼睑犹能闭合完全。如果采用茎乳孔穿刺法把这种合剂送到面神经的总干，则治疗后就可能使眼睑难以闭合完全，历久则有导致角膜炎或角膜溃疡的危险。

（2）面神经、眼肌痉挛：有报道用A型肉毒杆菌素代替酒精，于痉挛面肌进行注射，可缓解痉挛症状数月至一年，重复注射可再次获得满意效果，没有严重的全身反应。其作用机制为抑制周围运动神经末梢的神经－肌肉结合点乙酰胆碱的释放而引起肌肉松弛性麻痹，从而缓解肌肉痉挛。肉毒毒素于痉挛肌肉局部注射疗法可治疗多种痉挛性疾病，如眼肌痉挛、面肌痉挛、斜视、痉挛性斜颈等，可选5～10个点共注射肉毒毒素30u（1ng＝30u）。

肉毒毒素是肉毒梭菌在生长繁殖中产生的一种外毒素，属于高分子蛋白的神经毒素，能引起死亡率很高的人和动物肉毒中毒。20世纪70年代末已被开发并逐步试用于临床，以治疗某些神经肌肉疾患。1989年12月，美国FDA批准A型肉毒毒素为新药投产。这是美国FDA批准的可用于注射的第一种微生物毒素，对其有严格的质量要求。1993年10月，我国同类产品问世，并获得卫生部部颁新药证书及试生产文号，使该品的研制、生产和临床应用均赶上了世界先进水平。

1）肉毒毒素的功能：起临床治疗作用的肉毒毒素是具有神经活性的相关部分的分子。肉毒毒素易在40℃以上的高温中被破坏，特别是在碱性条件下。

肉毒毒素作用于周围运动神经末梢的神经－肌肉接合点（即突触处），抑制突触前膜释放神经介质——乙酰胆碱，从而引起肌肉松弛性麻痹。肉毒毒素的肌肉松弛性麻痹作用能持续数月，随着新的神经末梢的发芽和运动终板处的功能连接，神经传导和肌肉活动才得以逐步恢复。

2）肉毒毒素的临床应用：肉毒毒素治疗肌肉活动过强和肌肉失调的研究开始于20余年以前。在猴试验的基础上，1978年美国FDA允许旧金山眼科研究所Scott医生在志愿者用A型肉毒素治疗斜视。以后逐步扩大用于眼睑痉挛、面肌痉挛、痉挛性斜颈等。肉毒毒素在治疗肌肉不随意运动上有很多优点。迄今为止，肉毒毒素注射是治疗灶性肌张力障碍最有效的方法，注入的毒素直接或间接地使活动过强的肌肉得以缓解。

斜视是引入肉毒毒素代替手术的第一个病症。将毒素注射至相关的眼外肌，毒素可引起短暂的去神经作用并使肌肉无力，从而允许眼球恢复至正常位置。肉毒毒素对急性麻痹性斜视、内分泌肌病性斜视效果更为明显。

眼睑痉挛是肉毒毒素治疗的另一适应证。眼睑痉挛病人的眼睑不自主地闭合，并伴有头和颈肌的不自主运动，类似于梅格综合征。本病的发病年龄为50~70岁，且该症可发展到其他肌肉区域。眼轮匝肌注射肉毒毒素的有效率为70%~90%。一般注射量为双侧眼睑8~10个点，共20u。多数病人在注射后2~5d开始好转，缓解期可维持3~5个月。有报道，观察8 000例反复注射7年或更长时间未见明显毒副反应。我国的肉毒毒素制品对双眼特发性眼睑痉挛的完全缓解率为26.3%，明显缓解率为52.6%，部分缓解率占21.2%，即100%有效；药效维持时间平均8.5周。

半侧面肌痉挛表现为一侧面肌阵发性痉挛，常自眼轮匝肌开始，逐渐向下半部面肌扩展，嘴歪眼斜，患侧睑裂变小，常有损于形象，影响社交，并可引起功能性残废运动。精神抑制药物治疗半侧面肌痉挛完全无效，而注射肉毒毒素10~20u，可使90%病人症状消除，药效维持3~4个月；再次注射可使大多数病人症状缓解，持续更长时间。我国对数百例面肌痉挛病人的治疗观察表明：该制品的总有效率达100%，显效率为91.4%，好转率为8.6%；药效维持时间为13.7周。

痉挛性斜颈是由颈肌阵发性不自主收缩引起头向一侧扭转或阵挛性倾斜的一种肌张力障碍。痉挛性收缩能引起姿势变形、头震颤和疼痛。

用肉毒毒素治疗千例以上的斜颈病人，其中50% ~90%症状得到改善。症状缓解程度与毒素用量及注射部位有关，疗效持续1~3个月；重复注射仍有效。在我国制品的第Ⅲ期临床试验期间，曾有人对少量痉挛性斜颈病人进行治疗，亦取得较好的疗效。

喉痉挛是一组因喉部肌张力障碍引起的以窒息、强直发音、声流破裂或发音无力为特征的功能性疾病，其包括内收肌痉挛型和内收肌无力型两类。采用选择性喉神经切除术治疗喉痉挛，疗效极差，甚至可使症状加重。国外有人用A型肉毒毒素治疗98例内收肌痉挛型喉痉挛，显效率为75% ~100%，对手术无效者应用A型肉毒毒素同样有效。

还有一些与不自主肌肉运动有关的疾病，亦可用肉毒毒素治疗，这些疾病包括作家和音乐家的痛性痉挛、手震颤，因脊髓损伤引起的神经源性膀胱、直肠括约肌痉挛，中风后肢体肌肉痉挛，多发性硬化症引起的腿痉挛，脑瘫儿童的痉挛状态，以及抽搐、震颤、磨牙症、迟发性运动障碍综合征等。也有人尝试用小量静脉给药治疗帕金森病的全身性肌张力障碍。据最近文献报道，用肉毒毒素治疗肛裂，效果颇好。国内学者，如北京协和医院神经科和北京同仁医院眼科的专家们正在为扩大肉毒毒素的适应证和相关科室疑难病症用毒素治疗的新探索。

与肉毒毒素局部注射有关的主要副反应有短暂的邻近肌肉肌力减弱、眼睑下垂、下咽困难或不能吞咽、上呼吸道阻塞等。这些副作用出现与否及其程度，取决于注射部位及用药剂量。为此，应对既有临床效果又不向邻近肌肉扩散的毒素最小用量和最少注射位点进行深入研究。预防副反应的方法有：少量多点注射，于毒素注射后适当时间注射相对型的肉毒抗毒素，以防毒素弥散；由于马抗毒素会使某些人产生不良反应，故最好用人源性抗体或特异性球蛋白。

在肉毒毒素的临床应用中还应考虑如下可能，即较大量长期注射肉毒毒素会使病人体内产生相应的抗体。有资料表明，7 000多例使用A型肉毒毒素的病人中，12例出现了抗体，其中有6例注射肉毒毒素300~400ng；1例在30d内反复注射肉毒毒素100ng，并于30d内产生了抗体。抗体的产生影响毒素继续发挥其药理作用。为了使病人数年反复使用毒素，应对抗体形成率和其他免疫情况进行深入研究。一旦发现病人在反复注射A型肉毒毒素后产生了抗毒素，即应改用其他型肉毒毒素作为 A 型肉毒毒素的补充。

Gill 在细菌毒素致死量表中指出，肉毒毒素对灵长类是最强的毒素。A 型肉毒毒素对猴的致死量是 0.5 ~ 0.7ng/kg 体重，人致死量约为 1ng（约 30u）/kg 体重。也有资料指出，0.1 ~ 1μg 或 3 000 ~ 30 000 小白鼠 LD_{50} 能引起人肉毒毒素中毒，甚至死亡。但临床用于治疗眼睑痉挛、面肌痉挛的剂量仅为 25 ~ 50u（1 次），合 1 ~ 2ng；而斜视的治疗量则更小，故安全系数将近1 000，优于其他药物。

（3）乳突前面神经干穿刺注射疗法：面神经干自茎乳孔发出至其分支的一段长约1.5cm，向前向下方斜行，位于下颌窝中。于乳突前、下颌骨支之后，外耳道软骨切迹之下，做局麻药皮内小泡后与皮肤垂直进行穿刺，穿刺针推进1 ~ 1.5cm 即为面神经干所在。也可用下列方法寻找穿刺点：在乳突尖与下颌骨髁状突作一连线（图4 - 55），在此连线中间垂直刺入 1.5 ~ 2cm，当针尖触及面神经干时，可引起耳深部和面部疼痛，有时还会发出面部痉挛。

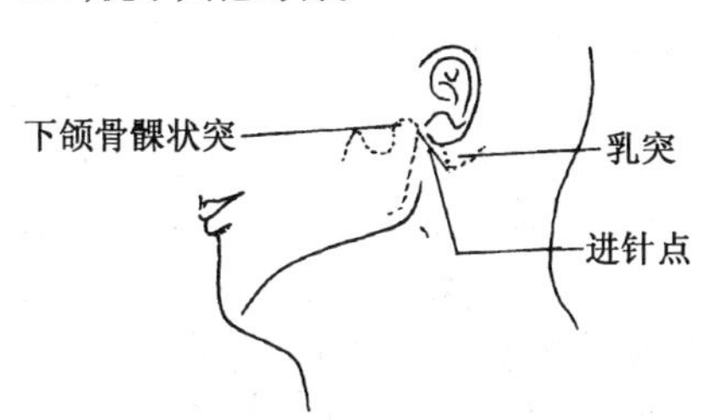

图 4 - 55　乳突前神经干穿刺示意

（4）乳突后面神经干穿刺治疗法：在乳突尖后上方 0.4 ~ 0.8cm 处，沿乳突的内侧面刺入（图4 - 56），针尖向内向前向上，对着眉间（印堂穴），刺入深达 2.5 ~ 3cm 时，针尖可触及茎突的基底部，将针拔出少许，略斜向上方，即可到茎乳

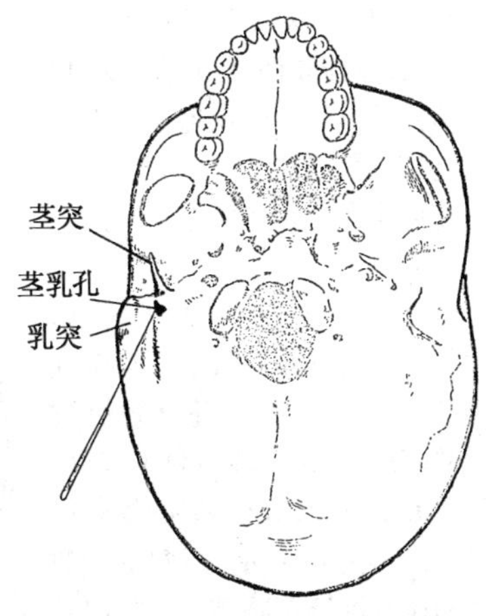

图 4 - 56　乳突后神经干穿刺示意

孔，刺中面神经干。针不宜刺得过深，以免刺伤颈内静脉。

面神经干注射疗法可治疗面神经痛、周围性面神经麻痹、面肌痉挛、耳鸣、耳聋等。

三、舌咽神经注射疗法

舌咽神经（glossopharyngeal nerve）是第九对脑神经，为混合神经，运动纤维起源于脑干的疑核，副交感纤维起源于脑干的下涎核，感觉纤维终于脑干的孤束核。

1. 解剖（图3－169） 舌咽神经由延脑后外侧沟离脑，向前外侧，与迷走神经、副神经同经颈静脉孔出颅，在颈静脉孔附近形成2个神经节，即上神经节和岩神经节。舌咽神经先在颈内动、静脉间下降，然后绕过茎突咽肌下缘，向前弯曲达舌根。舌咽神经运动支分布至茎突咽肌。副交感神经分布于腮腺。感觉支布于喉、软腭、舌后1/3、咽喉、扁桃体、耳咽管及鼓膜。舌咽神经还有一支窦神经，至颈动脉体的特殊感受器以及颈动脉窦以影响呼吸、血压和心脏的搏动。

2. 临床表现 单侧舌咽神经痛的症状与三叉神经痛相似，但其疼痛部位在咽部，常在吞咽时发作。单纯舌咽神经病变较少见，多与迷走神经、副神经同时发生病变。发生病变的原因多为炎症、压迫和外伤。舌咽神经受损后软腭反射消失，轻度吞咽困难，舌后1/3味觉丧失，咽、扁桃体、舌底的感觉丧失。

3. 操作

（1）茎突部位注射法：病人仰卧位，头转向健侧，从下颌角至乳突尖的连线中点穿刺垂直缓慢进针，针深2～2.5cm时即刺中茎突，将针稍改变方向，使针尖沿茎突前缘或后缘再进0.5cm，即刺中舌咽神经和迷走神经，局部酸胀并传导至咽部（图4－57），回抽无血即可注入配伍的合剂5～10ml。如果

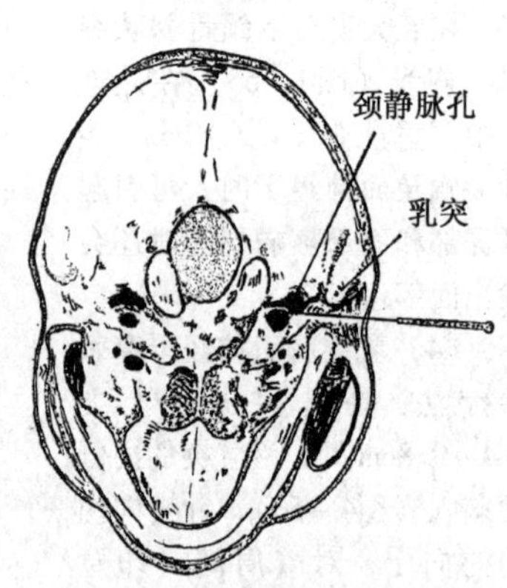

图4－57 舌咽神经、迷走神经穿刺示意

病人疼痛症状重，则可将合剂中的利多卡因浓度由 0.25% 提高至 1%。茎突部位舌咽神经注射疗法除可治疗舌咽神经疼痛综合征外，尚可治疗吞咽神经麻痹、咽炎、扁桃体炎等。

（2）舌根部注射法：可在扁桃体窝、咽部触发点周围及舌表面左右舌根部进行穿刺并注入上述合剂 3～5ml 药液。在舌根部穿刺时，可将针刺入 3cm 深左右。抽无回血就可注药。

（3）颈动脉窦注射法：现知颈动脉窦的传入神经纤维主要为舌咽神经。遇有颈动脉窦反射失常，可做上面介绍的舌咽神经注射法进行穿刺治疗，也可直接做颈动脉窦部位的舌咽神经穿刺注射。步骤为：①摸清 C_4 横突前结节所在。②取长8～10cm 穿刺针通过皮肤直接刺入并使针尖抵触骨性的结节部位。③用左手食指扪及颈总动脉搏动所在。④将穿刺针退出 1cm 左右，使针沿横突前缘推进至搏动点的前方，但不可刺入血管中。⑤回抽无血后注入上述合剂 10ml 至颈总动脉的膜面并按摩数分钟。颈动脉窦的反射功能可能会有短暂抑制。

四、迷走神经注射疗法

迷走神经（vagus nerve）是第十对脑神经，也为混合神经。运动纤维起于脑干的疑核；感觉纤维止于脑干的孤束核，副交感纤维起于脑干的迷走神经背核。

1. 解剖（图 3－170） 迷走神经从延髓后外侧沟离脑，与舌咽神经伴行，由颈静脉孔出颅。在颈静脉孔处有颈静脉神经节，离该孔后又有梭形的结状神经节，此节于颈静孔下方。迷走神经沿颈内动、静脉之间下降，经胸廓上口入胸腔。迷走神经的运动纤维分布于咽肌、软腭肌、喉肌、会厌肌。其副交感纤维分布于气管、支气管的平滑肌和食管、胃、小肠、大肠的结肠左曲以上的平滑肌。其感觉纤维分布于脑膜、外耳道深部、咽、喉、气管、支气管、肺、胃肠道和腹腔其他器官。此外，迷走神经尚有分支，如至胃和胰腺去的分泌纤维，到心脏去的抑制纤维，到血管去的血管运动纤维。

2. 临床表现 迷走神经周围性病变见于原发性神经炎（如酒精、铝中毒等）、肿瘤、外伤及主动脉瘤等。在一侧迷走神经损害时，常见一侧软腭瘫痪，一侧咽喉瘫痪和感觉丧失、声音嘶哑、呼吸和吞咽困难，一侧声带瘫痪。迷走神经麻痹，也可引起心动过速、呼吸缓慢和不规律。

迷走神经遭受刺激性损害时，也可在其感觉分布区内出现疼痛。但由于在解剖上迷走神经和舌咽神经的关系十分密切，二者常常会同时受累。临床上迷走神经病变典型的神经痛是表现在其分支喉上神经痛症状上。

3. 操作

（1）茎突部位注射法（图4－57）：同舌咽神经茎突部位注射法。左右两侧同时注射治疗并无危险。

（2）喉上神经的注射疗法：病人仰卧，上背部垫枕使颈后仰。在颈总动脉内侧，扪及舌骨大角的尖端，以25号2.5cm长针从舌骨大角与甲状软骨上角间隙的喉上神经内支进口处进行穿刺（图4－58）。穿刺针自舌骨大角下缘刺入皮肤，使针尖向前、内、下方缓慢推进约

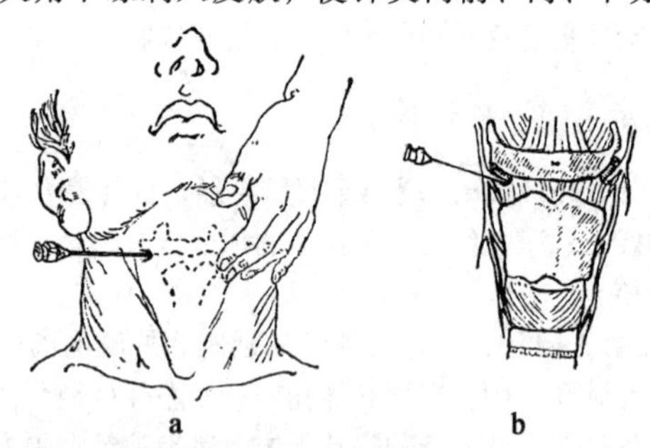

图4－58　喉上神经穿刺法

a. 皮肤穿刺定位　b. 穿刺部位的内部组织的显示

1cm，至舌骨大角与甲状软骨上角间隙中点（此处常有压痛点可作参考）。如出现异常疼痛并放射至耳部，表示已刺中喉上神经内支，否则仍需在附近寻找异感。触及神经后回抽试验无血就可注入常规配伍的合剂2～3ml。为了提高效果，可将合剂中利多卡因的浓度由0.25%提高至1%；如果为了取得较持久效果，也可行无水酒精注射。穿刺针证实已刺中喉上神经内支后，回抽无血，先注入2%利多卡因液1ml，然后

再缓缓注射无水酒精0.5ml。在注射酒精时病人忽有呛咳，示穿刺针的针尖已穿破气管黏膜，为酒精流入呼吸道所致，应将针尖略旋出少许。左右两侧的喉上神经可同时做酒精注射。以上操作的成败关键在于用左手固定喉头，并明确穿刺的标志。

五、副神经注射疗法

副神经（accessory nerve）是第十一对脑神经，为运动神经，其纤维来源有二：其一为起源于脑干的疑核，其次为起源于 $C_{5、6}$ 脊髓前角细胞。

1. 解剖 副神经（图4－59）来自颈髓的纤维，在前后根间从脊髓侧面发出，汇成一个神经总干，经枕骨大孔入颅腔，走向颈静脉孔，从此孔出颅向下行，经颈内静脉的前方或后方，在乳突下3cm处穿过胸锁乳突肌，并发支支配该肌，然后在该肌之后缘中点上1cm处的深面走出，越过颈后三角达斜方肌前缘，穿入斜方肌，支配该肌的运动。

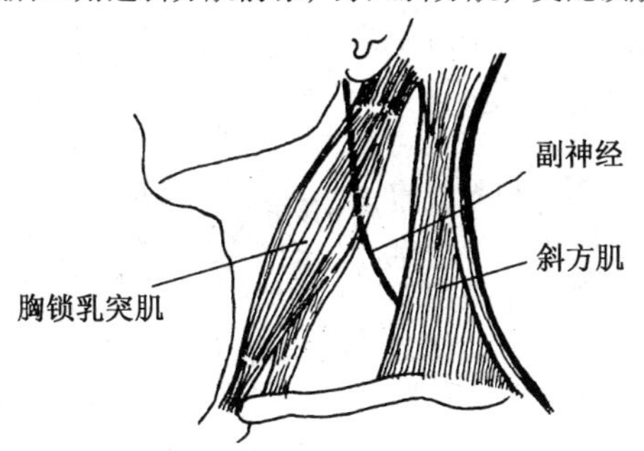

图4－59 副神经位置

表面投影：自乳突尖与下颌角连线之中点和胸锁乳突肌后缘中点上方1cm作一连线，继将线延长至斜方肌附着于锁骨上方5cm处（或斜方肌前缘中、下1/3交界处）。将上述各点连起来即为副神经的投影。

2. 临床表现 当副神经受损害时，头不能转向健侧、胸锁乳突肌和斜方肌萎缩、患侧肩下垂不能上耸、上肢不能举过水平线。

3. 操作进针方法有：

（1）乳突尖直下3cm，胸锁乳突肌前缘处。针尖向内后方，深约

1.5cm，针直进直出，不要捣针（反复提插），以免损伤颈内动、静脉。

（2）胸锁乳突肌后缘中点上1cm处，针向内刺入1.5cm。

（3）胸锁乳突肌后缘，C_2横突的外缘，穿刺针抵触骨性横突即是。

（4）斜方肌前缘中下1/3交界处（即斜方肌附着于锁骨上5cm处）。斜向内刺入深约1.5cm。注意针尖不要向下刺过深，以免刺中胸膜顶和肺尖而产生气胸。

以上4种方法穿刺成功后注入配伍好的合剂5～10ml。

副神经的注射疗法还可治疗斜颈和肩垂症。因头仰视或侧视的时间太长或头扭折过甚而造成的胸锁乳突肌劳损性病变、胸锁乳突肌呈痉挛性收缩，虽经休息和其他方法治疗不见效者，可行副神经的注射治疗，大多可获改善。必要时再行同侧浅颈丛的神经阻滞，胸锁乳突肌和斜方肌将可获得更好的松弛。

六、舌下神经注射疗法

舌下神经（hypoglossal nerve）是第十二对脑神经，为运动神经，纤维来自脑干的舌下神经核。

1. 解剖 舌下神经在延髓橄榄体的内侧离脑，由枕骨的舌下神经管出颅，开始位于迷走神经背外侧，继续下降位于颈内动、静脉间，在舌骨上1cm的高度（图4－60），弓形弯向前外方，跨过枕动脉、颈外动脉继续向前，在舌骨舌肌外面分为数支入舌内，分布于全部舌肌。

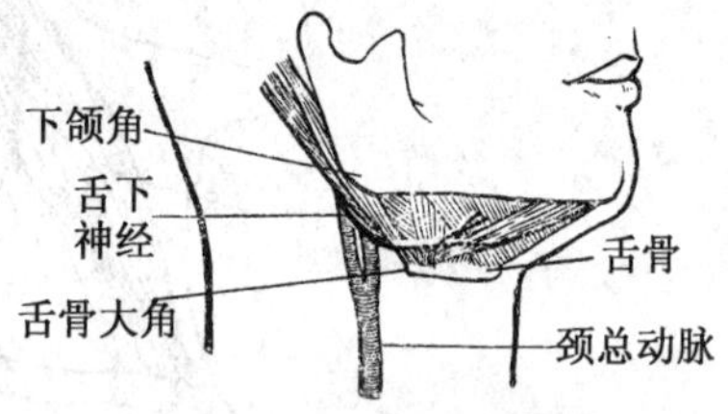

图4－60 舌下神经位置

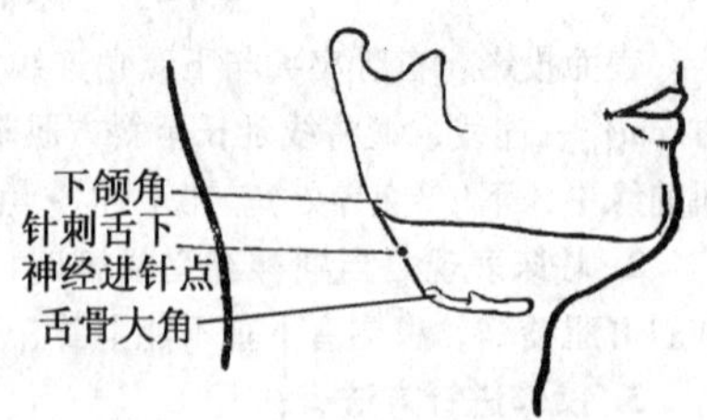

图4－61 舌下神经穿刺定位

2. 病因 颅底和上位颈椎骨折压迫及动脉瘤、结核、梅毒，以及铅、砷、酒精、一氧化碳中毒等，使一侧舌下神经损害，则患侧舌肌瘫痪并萎缩，伸舌时舌尖偏向患侧；当双侧舌下神经受到侵害时，则造成语言障碍，说话别人不易听懂；两侧舌下神经完全瘫痪时，则舌不能运动，不能说话，舌伸不出口外。

3. 操作　在下颌角与舌骨大角连线的中点进针（图 4-61），针尖朝向舌根部，深约 2cm，舌根有麻胀感。穿刺成功后注入配伍的合剂 5ml。舌下神经注射疗法可用于治疗哑症、失语和舌肌麻痹。

第三节　脊神经注射疗法

一、枕大神经注射疗法

枕大神经（greater occipital nerve）（图 3-13）为混合神经，有感觉和运动纤维，是第二颈神经后支的最大一分支（图 3-179）。

1. 解剖　由 C_2 神经之后支纤维构成，通过 $C_{1、2}$之间并紧靠寰枢关节的后外侧出椎管，绕头下斜肌下缘向上斜跨枕下三角并穿过半棘肌和斜方肌及其腱膜达皮下（图 4-62），并支配该肌运动。感觉纤维经过上项线中点之外 2cm 处紧贴枕骨上升，与枕动脉伴行，走在动脉之内侧，最后分布于枕后和顶部的皮肤，司颅后半部皮肤的感觉。

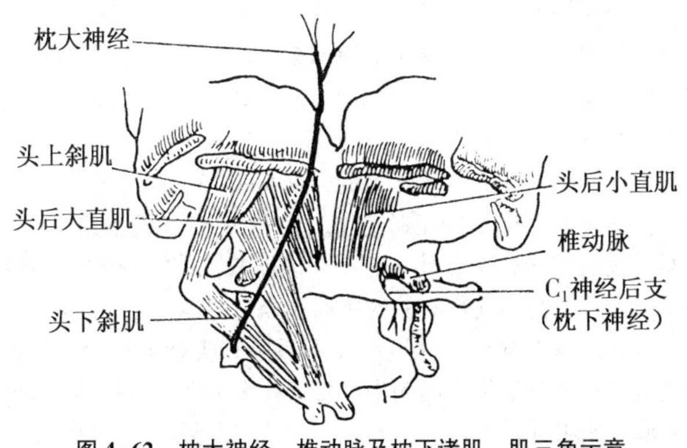

图 4-62　枕大神经、椎动脉及枕下诸肌、肌三角示意

2. 病因 由于以上解剖特点，枕大神经在其行程中既接近寰枢关节，又多次发生曲折而绕穿枕下的肌层和筋膜，因此寰枢关节及枕下肌肉、筋膜的病变就会使该神经遭受刺激或压迫而产生继发性病变而产生症状。因此，枕大神经病变可由外伤、颈椎疾患、上颈部软组织劳损性等引起，也可由传染病如感冒等所引起。

3. 临床表现 最突出的症状是疼痛，多呈针刺或刀割样放射性痛，主要位于一侧的枕下，并向枕上、头顶部放射，甚至可波及前额及眼眶区。疼痛常呈发作性出现，或自发或因旋转头部，尤其是向对侧旋转而被诱发。有时颈部活动、咳嗽、打喷嚏等也可诱发或加剧疼痛。多数病人在疼痛间歇期仍感到患区钝痛或酸痛。此外，在疼痛发作期常伴有颈肌痉挛，多数病人平时也有颈部僵硬感。

4. 检查 可见颈肌紧张乃至强迫头位，如头微后仰并向患侧倾斜，患侧枕大神经出口处（C_2 棘突与乳突连线的中点，相当于风池穴）及顶结节、上颈椎棘突或椎旁等部位可有压痛，并可向头顶及前额部放射。有的在枕部头皮下可扪及痛性小结节。枕大神经支配区皮肤也多有感觉过敏或减退，少数病程较长者甚至可显示脱发现象。

5. 操作

（1）两乳突连线与后正中线相交点（即上项线之中点）旁开1.5～2cm，在上项线下用手指触摸枕动脉搏动，枕大神经位于枕动脉的内侧。此处从内至外的排列为神经、动脉、静脉，即枕动脉内侧为枕大神经，外侧为枕静脉。如枕动脉跳动摸不到，可令病人俯卧，使动脉跳动更为明显。触及动脉搏动后，在其内侧垂直进针，深约2cm，刺中神经时局部有明显酸麻感，并向头顶部放射（图3－13、图3－14、图3－179）。穿刺成功后，注入常规配伍的合剂5ml。5～7d治疗1次。

（2）病人坐位，头部端正微前屈，在 C_2 棘突（枕下第一个突出的棘突）与乳突尖连线的中点处（相当于风池穴），先以拇指尖或棉签深压，以找出向头顶乃至前额有放射感的痛点，并标记之，此点就为进针的穿刺点。在此点上穿刺，针进入皮下后使针尖朝上约45°缓慢推进，当出现放射性痛感时示针尖已刺中或接近枕大神经。若针尖已触到骨质仍无放射痛，则将针退至皮下，向左、右稍加调整再重新进针，直至出现放射痛为止。抽无回血，注入配制的合剂5ml。为取得长期的效果，也可先注入2%利多卡因液2ml，再注入95%酒精1～2ml。

因为椎动脉就在枕大神经稍外方，约在乳突尖与 C_2 棘突连线的中外1/3交界处，故在做枕大神经多次调整方向的穿刺时，勿靠外方，以免损伤椎动脉。

二、颈丛注射疗法

1. 解剖 颈丛（cervical plexus）由 $C_{1\sim4}$ 神经的前支所组成，位于上颈部中斜角肌、提肩胛肌与头颈夹肌之前，胸锁乳突肌之后。该神经丛可分深浅两组。

（1）颈深丛：主要为运动神经及吻合支，支配颈枕部肌肉和膈肌，并与副神经、迷走神经、交感神经及舌下神经之间有吻合支。此外，尚有一部分纤维随舌下神经的脑膜返支至后颅凹的脑膜。颈深丛的注射操作方法即为颈椎间孔注射方法，下面会有详细介绍。颈丛及其毗邻关系如图4－63所示。

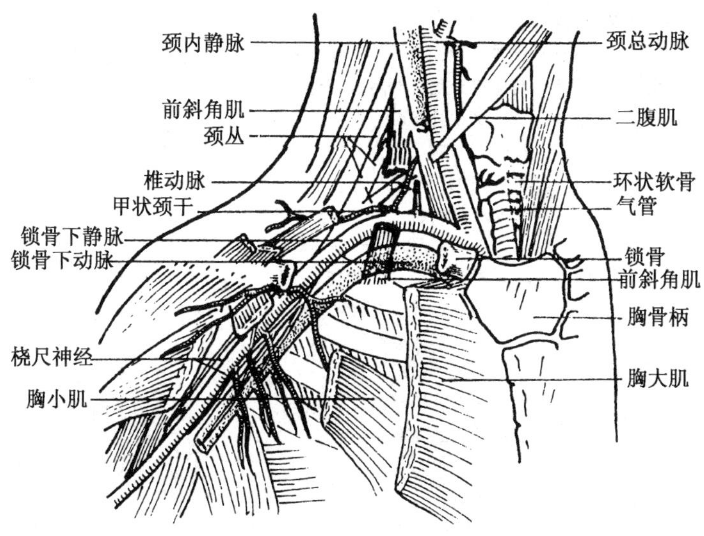

图4－63　颈丛及毗邻

（2）颈浅丛：主要为感觉神经，其发出的神经有5支：枕小神经、耳大神经、颈皮神经、锁骨上神经为皮神经，都在胸锁乳突肌后缘中点出现，分别走向各方（图4-64）；第五支膈神经，为司膈肌运动的神经。这5支神经的穿刺注射方法，也在下面一一介绍。颈丛神经的组成见表4-7。

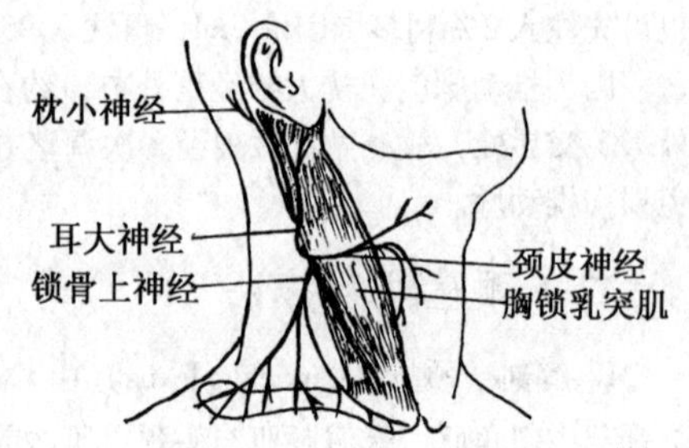

图4-64　颈丛的主要分支

表4-7　颈丛神经的组成

组支	神经分支		脊神经
浅组	1. 升支	枕小神经	C_2
		耳大神经	$C_{2、3}$
	2. 横支	颈皮神经	$C_{2、3}$
	3. 降支	锁骨上神经（前支、中支和下支）	$C_{3、4}$
深组	1. 外支	与副神经吻合而后分布至	
		胸锁乳突肌	C_2
		斜方肌	$C_{3、4}$
		肌肉的运动神经	
		肩胛提肌	$C_{3、4}$
		中斜角肌	$C_{3、4}$
	2. 内支	联系神经纤维（吻合支）	
		与迷走神经吻合	$C_{1、2}$
		与交感神经纤维吻合	$C_{1\sim4}$
		与舌下神经吻合	$C_{1、2}$
		与舌下神经的降支吻合	$C_{2、3}$
		肌肉的运动神经	
		头侧直肌	C_1
		头前直肌	$C_{1、2}$
		头长肌	$C_{1\sim3}$
		颈长肌	$C_{2\sim4}$
		膈肌	$C_{3\sim5}$

2. 操作 病人仰卧，肩背下垫枕以使头后仰。自乳突至锁骨中点作一连线，嘱病人头向对侧旋转，这样所作连线恰相当于胸锁乳突肌后缘。由连线中点处做局麻小泡，穿刺针由此刺入，遇有轻微的阻力时示穿刺针处于胸锁乳突肌筋膜部，也即颈浅丛穿出处，注入配伍的合剂 10～15ml。5～7d 治疗 1 次。也可在胸锁乳突肌的后缘中点，即约距颈外静脉横越胸锁乳突肌后缘的交叉点以上 1～2cm 处进针，然后沿该肌后缘向上下各浸润注射合剂 10ml。

如用 1% 利多卡因代替配伍合剂于双侧颈丛进行注射，皮肤麻木区域（图 4－65）可广达头颅的枕部、乳突区、耳下缘、下颌骨下缘至锁骨的全部前颈区等，而且由锁骨至第四肋间的上前胸部的皮肤知觉也较迟钝。

三、枕小神经注射疗法

枕小神经（lesser occipita nerve）为感觉神经，来自第二颈神经的前支（图 3－179）。

1. 解剖 自胸锁乳突肌后缘中点出现后，沿该肌后缘向上，穿过颈深筋膜和跨过胸锁乳突肌止点到头颅外侧浅筋膜，在此分出耳支、乳突支和枕支，管理耳大神经和枕大神经中间区域的感觉（图4－65）。枕小神经自胸锁乳突肌与斜方肌起点处穿筋膜浅出，受嵌压时，可产生枕后外侧痛。

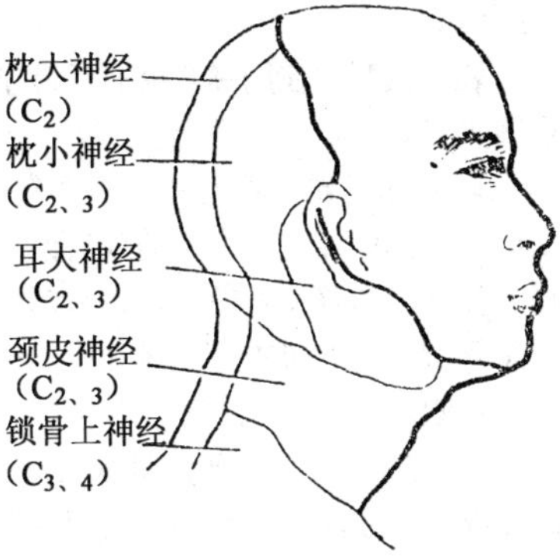

图 4－65 颈丛的皮肤感觉分布区

枕小神经的表面投影：胸锁乳突肌后缘中点为一点，乳突后缘与斜方肌起点之中间为一点，上述两点的连线为枕小神经的表面投影。

2. 临床表现 枕小神经病变引起的症状和枕大神经相似，疼痛部位以耳后、乳突后为主，压痛点常位于乳突后下方的胸锁乳突肌乳突附丽区的后缘（相当于医明穴）。

3. 操作

（1）在胸锁乳突肌后缘的上1/2，用手按压有酸胀感，在此垂直进针，在深约2cm处注入合剂5ml。

（2）上项线上，枕大神经之旁开2cm，乳突后方沿胸锁乳突肌附丽区的后缘处，用配制的合剂5ml做局部浸润注射，5~7d治疗1次。

枕大神经、枕小神经注射疗法可治疗头枕部头痛、失眠、某些精神病及高血压（治疗高血压时，注射的药物中用维生素B_{12}代替确炎舒松）。

四、耳大神经注射疗法

耳大神经（great auricular nerve）为感觉神经，来自第二、第三颈神经（图3-179）。

1. 解剖 耳大神经在胸锁乳突肌后缘中点、枕小神经的下缘出现，斜跨胸锁乳突肌的外面向上，穿深筋膜，继续上升，在颈阔肌的深部与颈外静脉平行而在其后方，分支到腮腺、耳郭下部两面和乳突的皮肤（图4-59）。

表面投影：在胸锁乳突肌后缘中点垂直上升至耳垂，为耳大神经的表面投影。

2. 临床表现 耳大神经病变在临床上比较少见，其主要症状为阵发性由一侧的枕下向耳部的放射性疼痛。疼痛常于夜间或转动颈部时发作，往往以耳垂及耳轮较重，呈刺痛性质，并可伴有烧灼感。检查时常于患侧胸锁乳突肌中段后缘处有压痛，耳郭前后面、耳后及腮腺区皮肤感觉过敏。

3. 操作 在胸锁乳突肌后缘进针，直刺1~2cm，局部酸胀或向头侧传导时，注药合剂5~10ml。5~7d治疗1次。

耳大神经注射疗法常用于治疗耳大神经病变引起的疼痛症状，也可治疗失眠、神经衰弱、耳鸣、重听、精神病等。

五、颈皮神经注射疗法

颈皮神经（cutaneous colli nerve）为感觉神经，来自第二、第三颈神经。

1. 解剖　在胸锁乳突肌后缘耳大神经出现点的下方显现，跨越胸锁乳突肌的表面向前，在胸锁乳突肌的前缘分为上下2支，分布于颈前皮肤（图4－64）。

表面投影：自胸锁乳突后缘中点下1cm处向前作一与地平面平行的线，即为颈皮神经的表面投影。

2. 临床表现　颈皮神经常与下面即将谈到的锁骨上神经病变引起的疼痛、枕神经痛或臂神经痛合并发生，疼痛位于颈前及锁骨区，在胸锁乳突肌中、下段后缘处有压痛。

3. 操作　在胸锁乳突肌的中央垂直刺入1cm，有针感向颈前放射时注入配伍的合剂5～10ml。

颈皮神经注射疗法不仅可治疗因颈皮神经病变引起的颈前及锁骨区的疼痛，也可治疗咳嗽、哮喘及声音嘶哑等。

六、锁骨上神经注射疗法

锁骨上神经（supraclavicular nerves）为感觉神经，来自第三、第四颈神经（图3－179）。

1. 解剖　锁骨上神经的总干出现于胸锁乳突肌后缘中点稍下方（图4－64），向下行于颈后三角内，位于颈阔肌与深筋膜之深面，分成前、中、后3支，各支在锁骨稍上方穿深筋膜。前支斜过胸锁乳突肌胸骨头，分布于皮肤，直至正中线，且发出一二分支至胸锁关节。中支经过锁骨分布于胸大肌和三角肌浅面的皮肤。后支经过肩峰布于肩后上部皮肤。

表面投影：胸锁乳突肌后缘中点下1cm处，与锁骨中点、胸锁乳突肌锁骨头起点的外侧缘、斜方肌前缘附着于锁骨处各作一连线，即为锁骨上神经三支的表面投影。

2. 临床表现　锁骨上神经病变可引起颈项痛、胸壁上部疼痛和肩上部疼痛。

3. 操作　针刺锁骨上神经总干，可在胸锁乳突肌后缘中点下1cm处垂直进针，深约1cm，注入配伍的合剂10ml。若分别穿刺其三分支，方法如下。

（1）穿刺前支：在锁骨内1/3处，针由外向内，在锁骨表面上横刺，针深 1cm 左右，遇有局部酸胀感时注入配伍的合剂 5ml。为了防止损伤胸膜和肺，穿刺针一定要在锁骨浅面横刺。

（2）穿刺中支：在锁骨中 1/3 处进针，针在锁骨浅面横刺，深约 1cm，同样应注意防止损伤胸膜和肺。

（3）穿刺后支：在锁骨外 1/3 处进针，针在锁骨浅面横刺，深约 1cm，遇有局部酸胀感时注入配伍的合剂 5ml。5 ~ 7d 治疗 1 次。

锁骨上神经注射疗法用以治疗颈项痛、胸壁上部和肩上部的疼痛。

七、膈神经注射疗法

膈神经（phrenic nerve）为混合神经，有运动纤维和感觉纤维。主

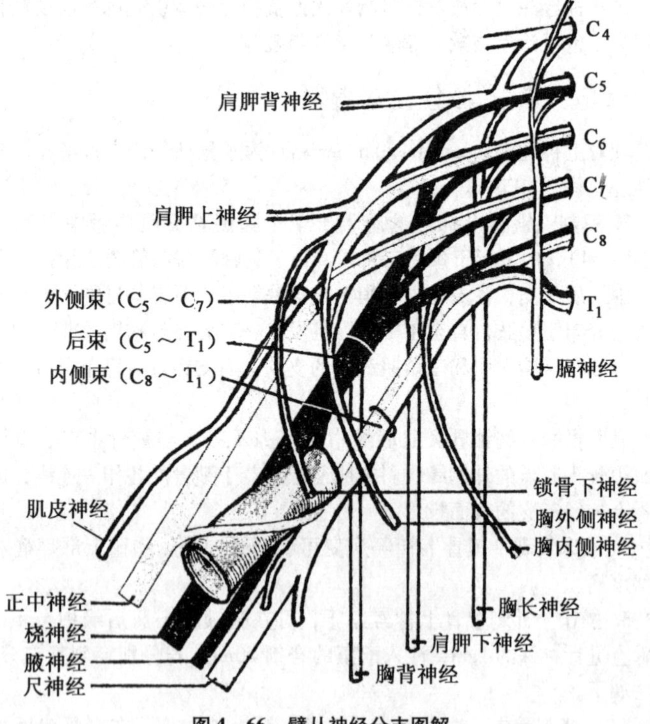

图 4 -66　臂丛神经分支图解

要来自 C_4 神经的前支，同时有 $C_{3、5}$ 颈神经前支的参加（图 3－179、图 4－66）。

1. 解剖（图 3－179）

膈神经（图 4－67）在颈部由前斜角肌上端的外缘经该肌前面一直降到下端的内缘，然后经锁骨下动、静脉间入胸腔，支配膈的运动。膈神经还有感觉支分布于胸膜、心包膜、膈和膈下面（肝上面）的腹膜。

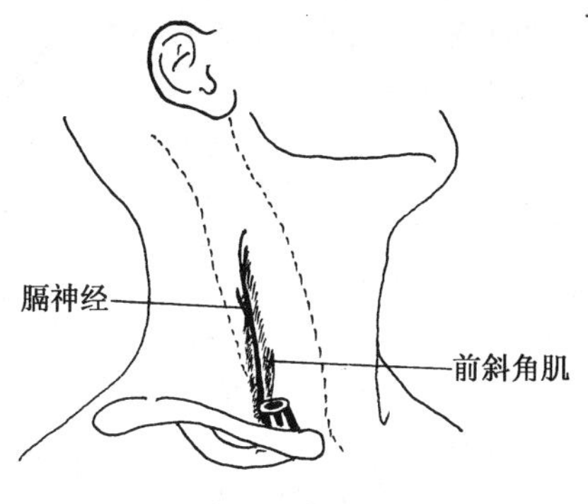

图 4－67　膈神经位置

表面投影：自胸锁乳突肌中央点（平甲状软骨上角高度，胸锁乳突肌前后缘的中间）至胸锁乳突肌胸骨头起点之外侧缘连线，即为膈神经的表面投影。

2. 临床表现　膈神经痛多发生于左侧，主要表现为膈区、颈深部及肩部疼痛，有的表现为肝区疼痛。常伴发呃逆，有时极为顽固。

膈神经麻痹引起膈运动丧失、呼吸受影响，两侧膈神经麻痹时，呼吸抑制症状更明显。

3. 操作

（1）Ipparranquirre 穿刺法：病人仰卧位，肩背下垫枕，头略向对侧扭转 10°～15°角，从上述投影中由前向后刺入，进针 2～3cm 就达胸锁乳突肌下、前斜角肌膜之上的部位，注入合剂 10ml。为避免损伤锁骨下动、静脉，穿刺点应选择锁骨上 2cm 以上。

（2）Moore 法：对称锁骨上穿刺法，即于胸锁乳突肌和前斜角肌的肌间沟内注药的方法，系 Ipparranquirre 方法的改良法。病人仰卧位，头转向对侧。穿刺点为胸锁乳突肌锁骨头外侧缘并距锁骨上2.5～3cm 处。在穿刺前，术者先用左手拇、食指分别按于胸锁乳突肌的内外两侧，然后连同该肌下的血管（颈总动脉）一起向前捏提起来（图 4－68）。以眼科球后针头自穿刺点刺入皮肤，并沿胸锁乳突肌的下面向内后方深入2.5～3cm，回抽试验无血、气，即可注入配伍的合剂 10ml。5

~7d 治疗 1 次。用此方法注射，药液能沿着前斜角肌的膜面很好地弥散，且误伤血管的机会也大大减少。

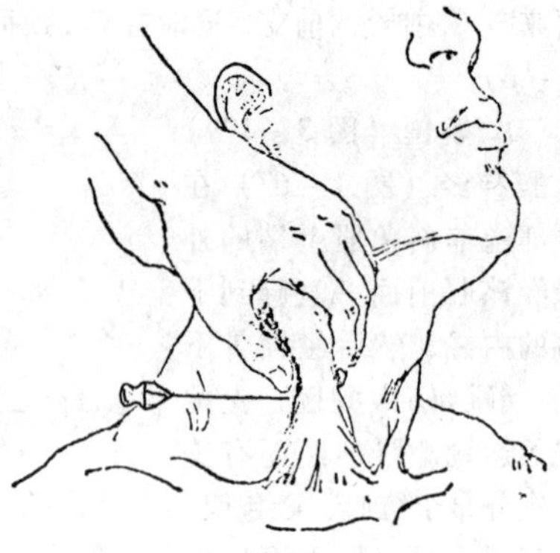

图 4-68 膈神经注射（Moore 法）

（3）其他：由于膈神经来自 $C_{3\sim5}$ 脊神经，因此也可从胸锁乳突肌后缘中点下 1~2cm 处穿刺进针，将穿刺针推抵颈椎横突沟处后注药。$C_{3\sim5}$ 脊神经注射疗法，下面详细介绍。

以上膈神经注射疗法可以治疗膈神经病变引起的膈神经相关部位的疼痛，可以治疗膈神经受刺激时引起的干咳和顽固性呃逆，也可治疗膈神经麻痹引起的呼吸抑制。在急救时，也可通过以上穿刺方法，用针灸针刺激膈神经以抢救呼吸停止。

八、颈脊神经根注射疗法

颈脊神经根（cervical spinal nerve roots）注射疗法，也称颈椎间孔注射疗法或颈横突沟处注射疗法。头枕部疼痛、颈项痛及膈神经疼痛综合征等，依据其疼痛区选择 $C_{2\sim4}$ 脊神经根进行注射治疗。肩背臂疼痛也可依据其脊神经分布区来选择 $C_{5\sim8}$ 脊神经根进行注射治疗。根据作者长期临床经验，依据病人主诉的主要痛麻部位，也可作为选择脊神经根注射的定位参考依据。如果病人主诉其主要疼痛部位在肩部，则应选择 C_5 脊神经根进行注射治疗；如果病人主诉其主要疼痛部位在肘部，则应选择 C_6 脊神经根作为穿刺注射的目标。作者由此编成一定位口诀：五肩、六肘、七腕、八指。前面的数字代表应选择的穿刺注射的颈脊神经根部位，后面的字表示病人主诉的主要疼痛部位。由此口诀可知：如果病人以腕部疼痛为主要症状，则应选择 C_7 脊神经根作为穿刺、注射治疗的目标；如果病人以手指疼痛为主要症状，则应选择 C_8 脊神经根作为穿刺、注射治疗的目标。就病人的手部症状来说，还可参考病人主诉的手指麻木、疼痛症状来确定颈脊神经根穿刺注射部位。其口诀为：

六拇、七中、八环小。前面的数字代表应选择的穿刺注射的颈脊神经根部位，后面的字表示病人主诉的主要麻痛的手指。如果病人主诉右侧拇、食指麻痛，则应选择右侧 C_6 脊神经根作为穿刺注射治疗的目标；如果病人的痛麻症状主要发生在左侧食指和中指上，则应选择左侧 C_7 脊神经根作为穿刺注射治疗的目标。同样，如果是环指、小指痛麻，则应选择 C_8 神经根进行注射治疗。

颈脊神经根注射疗法的操作：病人仰卧位，肩背上部垫枕，使颈椎有约30°角的反弓，这样使颈椎的横突间隙在前缘可获满意的增大。同时，要令病人头向对侧扭转30°～45°角。这点也很重要，通过扭转可使颈椎的横突超胸锁乳突肌外侧缘之外，且使横突前结节更趋表浅，术者更易在体表扪及定位。

自乳突尖至锁骨中点作一连线，这样病人在上述的头向对侧扭转并向后仰的体位上，所作的连线正相当于胸锁乳突肌后缘，各颈椎的横突结节均落在此线上（图4－69）。大多颈椎的横突结节均可在胸锁乳突肌后缘处自体表清楚扪及。乳突尖下1.5cm相当于 C_2 横突结节（为 C_2 颈神经所在）；胸锁乳突肌后缘中点、颈外静脉与胸锁乳突肌交叉水平相当于 C_4 横突结节（C_4 颈神经所在）；$C_{2、4}$ 横突结节中间为 C_3 横突结节（C_3 脊神经所在）；紧靠锁骨上方的横突为 C_6 横突；C_4 与 C_6 之间的横突结节为 C_5 横突结节（C_5 脊神经所在）。一般来讲，上下两个横突结节距离约1.6cm。如果不是颈部短胖或瘦长的病人，术者五指并拢，中指尖置于胸锁乳突肌后缘中点的 C_4 横突上，上二指尖会分别置于 $C_{2、3}$ 横突上；下面二指的指尖就会在 $C_{5、6}$ 横突上。以此也可帮助定位。

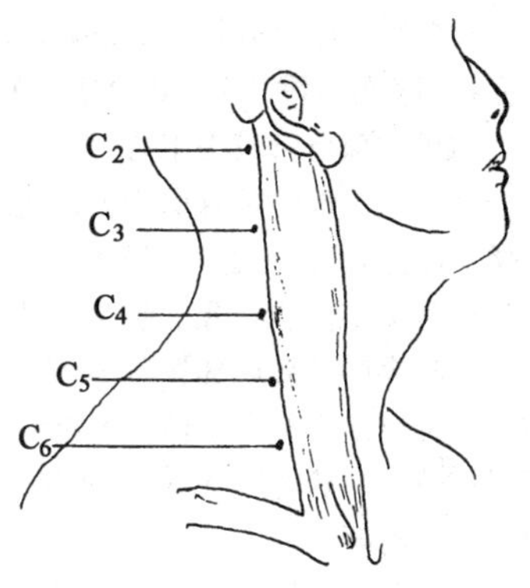

图4－69　颈脊神经定位

根据病情并结合影像学检查的发现，决定所要选择的颈脊神经根的注射部位并根据上述方法确定穿刺部位后，以穿刺点为中心，做较大范围的颈部皮肤消毒。术者左手戴消毒手套，以左手拇指尖在穿刺点上向所选定的横突结节深压。这样既可使穿刺部位的血管等组织向四周推移，避免穿刺过程中对血管的损伤，又可缩短穿刺针达到横突结节的进针距离。取长 6cm 的穿刺针在拇指尖与颈部皮肤呈垂直方向刺入，进针约 3cm 就可抵触骨性的横突前结节，此时就可松开左手拇指对颈部皮肤的按压，使针尖沿骨面稍向下（尾端）、向内滑动约 0.3cm，回抽无血及脑脊液即可注入配伍的合剂 10 ~ 15ml。不一定要有刺中神经根的放射性痛麻感。若刺中神经根，麻痛向上臂外侧放射者，提示刺中的是 C_5 神经根，而麻痛向拇指及食指传射者为 C_6 神经根。因此，也可根据放射性痛麻传导的部位来验证穿刺部位是否正确。

运用脊神经根注射疗法，病人常可在第一次治疗后就获得显著疗效。大多因疼痛而影响睡眠的病人，一次注射治疗后，当晚就可明显缓解症状而安然入眠。5 ~ 7d 治疗 1 次，大多病人治疗3 ~ 5 次就可获痊愈。

由于颈部血管较为丰富，应注意勿使注射的药物误入血管。误入血管会使病人出现短暂意识丧失，此时要注意观察病人的血压和呼吸变化并做出相应处理。大多数病人 5 ~ 20min 后可恢复神智。因此，穿刺中一旦出现损伤血管征象，要立即停止穿刺进程，更不要继续穿刺或注药。拔除穿刺针后局部按压 2 ~ 3min 止血。更严重的则是误入蛛网膜下腔，这种错误常是由于操作者错误地估计颈椎横突过深而穿刺针进入过深所造成的。药物误注入蛛网膜下腔后会出现脊椎麻醉平面过高的征象；必要时要行人工呼吸。

为避免药物误入血管和蛛网膜下腔，在操作时必须注意：①穿刺前要用左手拇指在穿刺部位向横突结节部位深压，穿刺针从深压皮肤的拇指尖前垂直刺入。②穿刺针尖必须要抵触骨性的横突结节，如果进针超过 3cm 尚未触及骨性的横突，应把针退至皮下改变穿刺针方向重新穿刺，切忌进针过深反复深扎。③针尖尽量沿骨性的横突向下（尾端）滑动，不要向上（头端）推进，以免穿刺针进入椎间孔误入蛛网膜下腔或损伤椎动脉。④注药前必须回抽，无血或脑脊液再注射。

九、臂丛注射疗法

臂丛（brachial plexus）为混合神经丛，有感觉纤维和运动纤维构成。由 $C_{5\sim8}$ 颈神经和 T_1 神经的前支组成（图 4 – 70）。有时，C_4 或 T_2 神经的小支也参与臂丛。臂丛位于锁骨上下的颈椎旁至腋窝下界之间的区域内（图 4 – 66）。

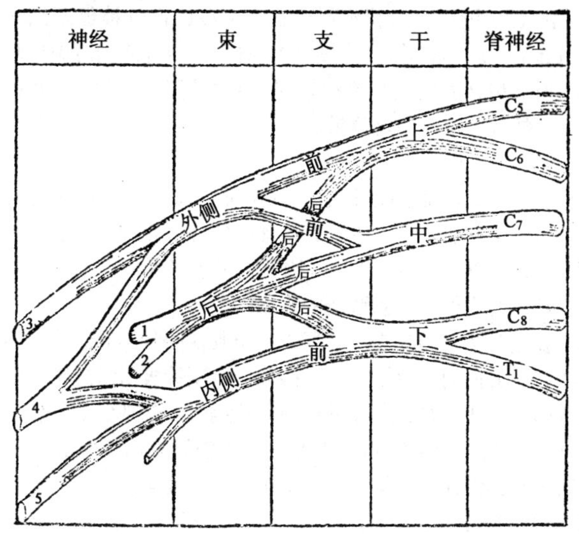

图 4 – 70　臂丛神经图解

1. 桡神经　2. 腋神经　3. 肌皮神经　4. 正中神经　5. 尺神经

1. 解剖　组成臂丛的各脊神经由相应的椎间孔穿出后，经中、前斜角肌间隙向下逐渐集合，并与其内侧的锁骨下动脉一起横越第一肋骨上面而达腋区。在锁骨上窝的斜角肌外缘处，上述各脊神经的前支首先相互合并为 3 个主干：$C_{5、6}$ 神经合成上干，C_7 神经单独成为中干，C_8 神经和 T_1 神经合成下干。至锁骨下，每个干又分为前、后 2 股，并分别在腋动脉的外侧、内侧及后侧成 3 个束：上干与中干的前股组成外侧束；下干的前股单独成为内侧束，上、中、下三干的后股合并成后束。最后，在腋区下部再重新组合而形成上肢的各周围神经：外侧束发出肌皮神经和正中神经的外侧部，内侧束发出尺神经和正中神经的内侧部，后束发出桡神经和腋神经。这些神经支配上肢的运动和感觉，此外，由臂丛尚发出肩胛背神经、肩胛上神经、肩胛下神经、锁骨下神经、胸前神经及胸长神经等分布于肩胛带的肌肉。

表面投影：上肢外展90°，从锁骨中点至肘窝连线，分成四等份，上1/4即为臂丛的表面投影。

2. 适应证 胸廓上口狭窄综合征、上肢的血管神经紊乱症、臂丛神经炎引起的上肢疼痛等。对上肢的血管神经紊乱症同时做患侧的星状神经节注射，将会大大提高治疗效果。对由臂丛神经病变引起上肢麻木、肌肉麻痹等，也有一定效果。

3. 操作

（1）操作时的表面解剖标志：臂丛神经在前、中斜角肌隙和锁骨下动脉并行于第一肋骨上面，紧靠该动脉的外后侧，并一起通过锁骨中点的下方而达腋窝（图3－182）。因此，可借锁骨中点上缘处的动脉搏动点及斜角肌间沟作为穿刺臂丛的表面解剖标志。

同时要注意第一肋骨为一扁平骨，与其他肋骨不同。第一肋骨的扁平面并非前后方向而系上下方向。因此，穿刺针极易滑过第一肋骨而刺破胸膜或肺脏。所以在穿刺过程中为寻找刺中臂丛神经的异感时，有不少病人（约25%）难以获得，千万不要为获异感而反复穿刺寻找，遇此情况时可将药液注射于第一肋骨上也可获得效果。

（2）具体操作方法：

1）锁骨上穿刺法（图4－71a）：病人仰卧位，肩背下垫枕，头转向对侧，并使穿刺注射侧的肩胛尽量下垂，这样锁骨也会随之向下，这样，臂丛在锁骨上的显露就会多些，有利于穿刺成功。

操作者的左手在病人的锁骨中点上方扪及锁骨下动脉的搏动，必要时调整病人的头颈部旋转角度，使该动脉在胸锁乳突肌外侧缘仍能摸到且离开颈外浅静脉的径路。然后，操作者将其向下按，右手持5cm长的穿刺针在锁骨中点上方1～1.5cm处刺入。针尖向后（背侧）、向内（中轴）、向下，并沿搏动点的外后侧针尖对着病人的T_3横突外侧或椎体缓缓刺入，进针1.5～3cm（个别肥硕病人可达4.5cm）就可抵触到第一肋骨的上部骨面。如果同时出现上肢触电感，示刺中臂丛神经，抽吸无气、血就可注入配伍的合剂15ml。有时尚未抵触骨组织，针尖刚感到刺越颈浅筋膜；于胸锁乳肌与前斜角肌之间（针尖犹在颈深筋膜之外）时，就获异感的传射，回抽无气、血，也可注药。如果穿刺操作过程中未获异感就达肋骨面，或所获触电感不能传射到手及肘以下时，注药也会有效。但为获理想效果，还须按下面介绍把部分药物注射到斜角肌间隙及前斜角肌内。

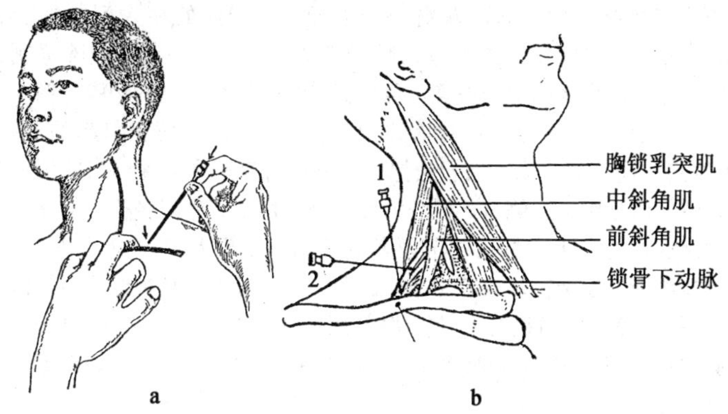

图 4-71　臂丛神经注射疗法的操作

a. 臂丛神经锁骨上穿刺法体表显示　b. 深部组织的显示

1. 锁骨上穿刺　2. 锁骨上加斜角肌间隙穿刺

（左手中指扣住锁骨下动脉的搏动，右手穿刺针对着横突或椎体；颈部深黑线指示着颈外浅静脉所在）

2）锁骨上穿刺加斜角肌间隙、前斜角肌内注射法（图 4-71b）：锁骨上穿刺时未获向手指传射的触电感时，为使臂丛神经注射疗法的疗效更好、更完善，可在斜角肌间隙及前斜角肌内各再分别注入配伍的合剂 10ml。方法和锁骨上穿刺法相同，并且是在锁骨上穿刺成功并注药后继续进行的操作步骤。在胸锁乳突肌锁骨头的外缘处，可隐约摸到一尖端向上的三角形缝隙，此即前、中斜角肌间沟。用左手食指由此间沟可触及下颈椎的横突尖，针尖对着 C_6 横突的方向沿肌间沟缓慢刺入1～1.5cm 就可出现向臂部放射的痛感，回抽无血或脑脊液即可注药。然后，将针退至皮下，使针尖略偏向前刺入前斜角肌内，再注入 10ml 合剂。

以上治疗 5～7d 进行 1 次。一般治疗 4～5 次。

3）腋窝穿刺法：病人仰卧，上臂外展 90°，前臂也呈 90°弯曲（如行军礼之姿势)，在腋窝的肱骨颈平面，胸大肌的止端之下，可清晰触知腋动脉的搏动。以左手固定腋动脉，右手持装有24号长2～4cm穿刺针的注射器，穿刺针先沿腋动脉上方刺入，可感到穿过筋膜的感觉，继之稍改变穿刺方向，即可获得前臂之异感，于此处注入配制的合剂15ml；然后，以同样方式沿腋动脉下方穿刺注药。注药并拔除穿刺针后，在注药的局部稍加压按揉，可以促进药液沿神经干的鞘膜弥散。

4）锁骨下注射疗法：对治疗臂丛上干（$C_{5、6}$）病变引起的肩痛、“冻结肩”有很好效果。有报道把锁骨下注射疗法称为冻结肩的活血疗法。注射治疗后，患侧肩部皮肤温度上升，病人有患肩轻松、舒适、灵活之感。这是由于支配肩关节及其附着肌肉的臂丛神经（主为上干）被阻断，局部血液循环改善之故。因此，把锁骨下臂丛神经注射疗法称为“活血疗法”。肩痛与“冻结肩”用此法治疗，1次就可获得显效。单侧“冻结肩”经1～2次治疗、双侧经4～5次治疗，就可逐渐恢复肩关节功能。

操作方法：病人的体位姿势同锁骨上穿刺注射疗法，以紧贴锁骨的上缘中点为穿刺点，选用头皮针于穿刺点上斜刺皮肤，直抵骨性的锁骨，此时针尖位于锁骨上缘的外侧面。在针尖不离开锁骨骨面的前提下，让针尖缓慢向上推进达锁骨上缘，并围绕锁骨上缘再向锁骨内侧面缓慢向下推进至锁骨内侧面的锁骨下缘，回抽无气、血后，注入配伍的合剂10～15ml。

锁骨下缘注射疗法的要点是针尖在推进过程中始终不离开骨性的锁骨组织，从锁骨的外侧面通过锁骨上缘，围绕锁骨而达到锁骨内侧面的下缘。只要在操作时注意这点，本法是很安全的一种臂丛穿刺注射疗法。

为了安全，在注射治疗后令病人于治疗室平卧观察20～30min，密切观察病人有无呼吸困难、心慌、头昏等症状。

4. 臂丛穿刺的并发症

（1）锁骨下血管被穿刺针穿破时可有血液流出，这时可将穿刺针取出并压迫穿刺部位数分钟后再另做穿刺。

（2）约有75%的病人发生霍纳征，这是由于星状神经节也同时被药物阻滞之故。药液容积愈大，发生的机会也愈多。大多数都于1～2h

内消失。嘱病人闭目休息即可，无须特殊处理。

（3）膈神经同时遭受阻滞的发生率可高达20%～30%。这是由于大量的药液沿前斜角肌的膜面弥散之故。但病人因此出现呼吸浅快或气闷窒息症状的并不多见，因此无须特殊处理。

（4）气胸是较严重的并发症，处理不当时可危及生命。发生率一般在2%～4%，但文献上有记载穿刺时稍不经意就可达20%。穿刺时刺破胸膜即可发生气胸；如果穿刺时刺破肺脏，则更可发生张力性气胸，同时可有咯血表现。大多数病人在臂丛穿刺注射后2～6h方出现气胸症状。气胸引起的症状则依其程度而异：仅有少量空气进入胸膜腔，肺被压缩20%以下时，病人可无任何症状，经休息后即能恢复；如肺被压缩的程度超过20%或肺脏被刺破产生张力性气胸时，则病人有继增的呼吸困难，甚至窒息；严重者皮下和纵隔都发生气肿，病人有气急、发绀、休克等症状。

采用锁骨上径路穿刺时，在穿刺中探索第一肋骨时，如果病人突然发生了呛咳，这是针尖触及胸膜的显示，应立即退出穿刺针；如果穿刺中病人主诉胸前区疼痛，这是针尖触及胸长神经所致，也应立即将穿出针退出少许，以免误伤胸膜而引起意外气胸。如果病人产生了气胸，则应仔细观察病人的呼吸情况；气胸足以形成显著呼吸困难时，应施行胸腔穿刺抽吸排气或行胸腔闭式引流排出胸腔内气体。

十、腋神经注射疗法

腋神经（axillary nerve）为混合神经，有感觉纤维和运动纤维，含有C_5、C_6（也可能有C_7）的纤维（图4－66）。

1. 解剖 腋神经为臂丛后束的一支，初位于桡神经的外侧及腋动脉之后，并在肩胛下肌之前，由肩胛下肌的下缘伴旋肱后动脉绕过肱骨颈向后行走，并穿过由肱三头肌长头、大圆肌、小圆肌及肱骨外科颈所构成的四边孔而至肩后部的三角肌的深面（图4－72），分为前后2支。

（1）前支：伴旋肱后动脉，过肱骨外科颈，经三角肌下到此肌的前缘，分支入该肌，并有皮支分布于该肌的表面皮肤。

（2）后支：入小圆肌及三角肌后部，并延为臂外侧皮神经，分布于三角肌下部表面的皮肤及肱三头肌长头上部表面的皮肤。

表面投影：病人臂外展45°，在肩胛冈中点与三角肌止点连线的中点向外作一水平线，即为腋神经的表面投影。

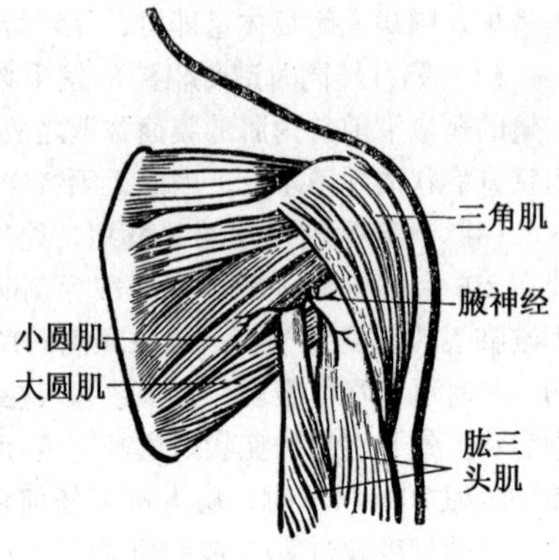

图 4-72　腋神经位置

2. 适应证　主要适用治疗肩关节周围炎或某些原因不明的肩部酸痛、抬肩困难，尤其是肩关节后下部有局限性压痛者。也可用于因腋神经病变所致的三角肌萎缩、上臂不能向外平举、肩部平削和在肩部外侧有小范围感觉障碍的病人。腋神经注射疗法也用于治疗腋神经麻痹的病人。

3. 操作　病人正坐位，患肩外展45°，以肩胛冈中点与三角肌止点之间连线的中点为进针点，针尖由后向前垂直刺入深约3cm，针尖切勿向内侧偏斜，以免刺入胸腔（图4-73）。

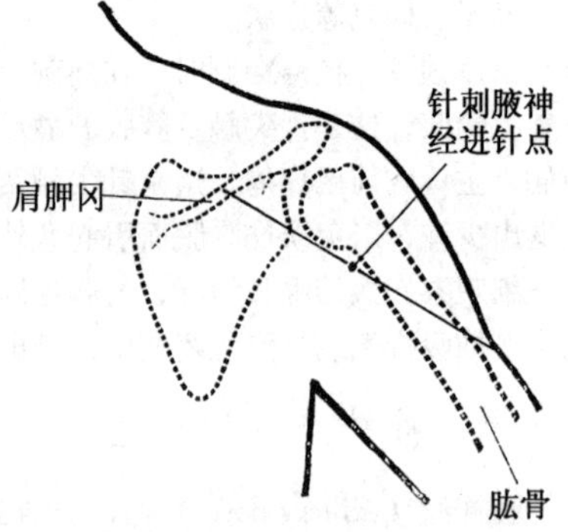

图 4-73　腋神经注射穿刺点

另一方法体位同上，取肩峰的背侧下方约4cm处为穿刺点（图3-21）。此处常有局限性压痛，并可摸到一凹陷，即相当于三角肌后缘、冈下肌和小圆肌外缘及肱三头肌长头外侧缘之间。取22号长6~8cm的穿刺针对着喙突方向从穿刺点刺入，深4~4.5cm即达四边孔附近。如针尖触及肱骨外科颈后内侧受阻，则应退针少许，回抽试验无血即可注射配伍的合剂10~15ml。

十一、肩胛上神经注射疗法

肩胛上神经（suprascapular nerve）为混合神经，有感觉纤维和运动纤维，来自 $C_{5、6}$ 脊神经，间或有 C_4 脊神经纤维加入。

1. 解剖 肩胛上神经自臂丛上干的后面发出，向下外后方向行走，位于斜方肌之下，至肩胛骨的上缘，与肩胛横动脉（即肩胛上动脉）伴行，肩胛上神经在肩胛横韧带之下穿过肩胛切迹而入冈上窝，继续向下经肩胛冈切迹而达冈下窝。其运动纤维司理冈上肌、冈下肌的运动，感觉纤维布于肩关节和肩锁关节（图 3－20、图 3－29）。

2. 操作方法 自肩胛骨的内缘沿肩胛冈至肩峰作一平线，取其中点，紧贴肩胛冈上缘穿刺，垂直进针深 3～4cm 就可抵遇骨性的组织，然后针尖稍向上、向外（约 45°）就可有从骨性组织滑入肩胛切迹的落空感，再推进 3～4mm，有时就可有刺中神经的酸胀感放射至肩关节。若无异感也不必特意寻找刺中肩胛上神经的异感，在此部位注药时，病人常有向肩部传射的酸胀感。在肩胛切迹处注入配伍的合剂 10～15ml。

肩胛上神经注射疗法治疗肩胛上神经卡压综合征引起的肩部疼痛，常可收到明显效果。5～7d 治疗 1 次，一般 4～5 次多可获愈。少数无效病人做肩胛横韧带切断、肩胛切迹扩大术，常可收到满意效果。手术要注意解除包裹神经的结缔组织及瘢痕组织的压迫，同时在暴露肩胛横韧带时注意其浅面可能有静脉网存在。

十二、桡神经注射疗法

桡神经（radial nerve）为混合神经，有感觉纤维和运动纤维。桡神经为臂丛后束的最大分支，含有 $C_{5\sim7}$ 和 T_1 神经的纤维（图 4－66）。

1. 解剖 桡神经从臂丛后束分出后，于腋动脉和肱动脉的后方及肩胛下肌、背阔肌、大圆肌之前下行，与肱深动脉伴行，通过肱三头肌长头与内侧头之间，沿肱骨桡神经沟转至肱骨后，再向下外行，于肱外上髁上方约 10cm 处穿臂外侧肌间隔到臂前部，然后由肱肌与肱桡肌、桡侧腕长伸肌间下行至肱骨外上髁的前方，并在肱桡肌下分出骨间背侧神经深支。延续支此时又叫浅支，在肱桡肌下与桡动脉相伴继续下行，至前臂上 2/3 处，沿旋后肌之前、肱桡肌之后、桡动脉之外侧，经旋前圆肌、指浅屈肌的桡骨头及拇长屈肌之前至前臂下 1/3 处（腕上约 7cm 处），离开桡动脉，经肱桡肌腱下，转至手背穿出筋膜并分成 5 个指支，分布于手背及桡侧三个半手指的背面皮肤（图 4－74、图 3－45、图3－46）。

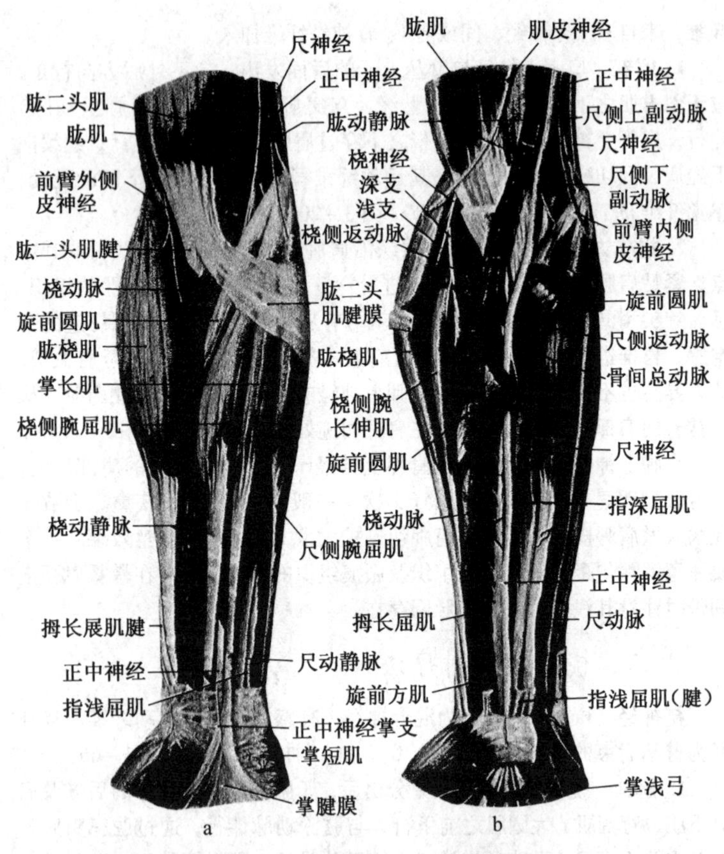

图4-74　前臂的肌肉、血管和神经

a. 前面　b. 外侧面

深支主要为运动神经纤维所构成，主要分布于肌肉、关节，并与尺神经的分支相吻合，主要支配上臂和前臂的全部的伸肌。浅支主要为感觉神经纤维所构成，分布于上臂后面的皮肤、前臂背面的皮肤、手背桡侧面皮肤和第一、第二指背皮肤的一部分，以及第三手指背皮肤桡侧缘的一部分（图3-44、图3-46）。

（1）上臂表面投影：腋后横纹端为一点；自肩峰至肱骨外上髁作一连线，其中、下1/3交接处为一点；肘横纹中、外1/3交接处为一点。以上三点连线即为桡神经在上臂的表面投影。

（2）前臂表面投影：肘横纹中、外1/3交接处为一点；前臂外侧缘（自肱骨外上髁至桡骨茎突）分为三等份，其中、下1/3交接处为一点；第一掌骨底背侧为一点。以上三点连线即为桡神经在前臂的表面投影。

2. 穿刺方法

（1）上臂后正中线中间点穿刺法：垂直进针，直达骨质，深2～3cm，刺中桡神经时有明显胀麻感，并向臂、手的桡侧放射。

（2）桡神经绕过肱骨部位穿刺点的穿刺法：自肩峰至肱骨外上髁连线分三等份，在中、下1/3交接处或肱骨外上髁的外侧面直上8～10cm处垂直进针，深约1.5cm，针感同上。此穿刺点即相当于桡神经绕过肱骨部位，因此穿刺针可于肱骨上觅得异感，注入配伍的合剂5～10ml；如寻不到异感，可将合剂于肱骨表面作扇状浸润，也能达到同样的疗效。

（3）肘部桡神经穿刺法：肱骨内、外髁作一连线，此连线与肱二头肌腱外缘交点，沿肱二头肌腱外侧缘刺入，针将接触肱骨时便可刺中桡神经，针感同上。如异感不易得到时，则可将配制的合剂5～10ml扇状注射于肱外上髁前方，也可取得很好疗效。

（4）腕部穿刺法：桡神经浅支在未达腕部之前，又分为内、外两侧支，但均可于桡骨外侧的侧轴线上进行注射而达到治疗的目的。方法是于距桡骨茎突上2～3cm或4～5cm处做穿刺，注入配伍的合剂3～4ml于桡骨外侧的肌膜下，再把针尖移向桡骨的腹侧面，至桡侧腕屈肌腱的外侧（即桡动脉的内侧），在肌腱与骨膜之间注入合剂3～4ml；最后，再将针尖移向桡骨的背侧，于骨膜和肌膜之间再注入合剂3ml。如此腕部的桡神经穿刺犹如围绕桡骨侧轴线外侧做“U”形扇状浸润。

3. 临床应用 桡神经的运动神经纤维，管理上肢伸展运动，其支配的肌肉（图3－44）有肱三头肌、肘后肌、肱桡肌、桡侧腕长伸肌、桡侧腕短伸肌、旋后肌、指总伸肌、小指固有伸肌、尺侧腕伸肌、拇长展肌、拇短伸肌、拇长伸肌与食指固有伸肌等。除肱桡肌为屈前臂的肌肉外，桡神经所支配的肌肉均为伸肌，肱三头肌为伸肘的肌肉；桡侧腕长、短伸肌，尺侧腕伸肌为伸腕的肌肉；指总伸肌与拇指伸肌和食指、小指固有伸肌均为伸展手指的肌肉。因此，桡神经麻痹以伸展运动障碍为其主要症状，如患肢腕部下垂、无力上举、发生典型的“腕垂”手（wrist－drop），当握拳时垂腕更为明显（图3－45）。

桡神经的穿刺注射疗法可治疗桡神经支配区的疼痛，也可治疗桡神经麻痹。

十三、尺神经注射疗法

尺神经（ulnar nerve）为混合神经，有感觉纤维和运动纤维，含有 $C_{7、8}$ 和 T_1 的神经纤维（图4－66）。

1. 解剖 尺神经自臂丛分出后经肱三头肌的前面及肱动脉内侧下行达臂中部（图4－74）。在臂中部穿过内侧肌间隔的后方，由肱三头肌内侧缘下行至尺骨鹰嘴与肱骨内上髁之间，沿途与尺动脉伴行，经尺侧腕屈肌两头之间至前臂，沿前臂内侧、指深屈肌浅面下行。在前臂尺神经上半为尺侧腕屈肌遮盖，下半较浅，仅位于皮肤及浅筋膜之下，并紧靠尺动脉之内侧，至腕上方5cm处分出一背支经腕横韧带浅层及豆状骨桡侧入手掌，分成深、浅两支。

（1）浅支：又分2支，尺侧分布于小指掌面的尺侧缘，桡侧为第四指掌侧总神经，分布于小指及环指掌面的相对缘。

（2）深支：随尺动脉掌深支入手掌深部，分布于小鱼际肌及掌深部诸肌，包括拇收肌，全部骨间肌和第三、第四蚓状肌。

尺神经在经过前臂时，分出肌支支配尺侧腕屈肌及指深屈肌的尺侧半（图3－31），对于第四指、第五指的末节指关节屈曲均有作用。尺神经还支配小鱼际全部肌肉、大鱼际的拇收肌与拇短屈肌内侧头。除第一、第二蚓状肌外，其他蚓状肌与全部骨间肌均属尺神经支配。尺神经麻痹时，骨间凹陷明显（图3－32），拇指第二节屈曲，第四指和第五指做屈曲状，中指有可能出现同样症状。但各指第一节均呈伸展状态，即爪形手（图3－32、图3－183）。

表面投影：①于上臂部在肱骨内侧缘中点至肱骨内上髁后面（肱骨内上髁与鹰嘴之间）的连线。②于前臂为肱骨内上髁的前面（肘横纹中、内1/3交接处）与豌豆骨的桡侧的连线。

2. 操作

（1）肘部穿刺法：在肱骨内上髁与尺骨鹰嘴之间，用手指压之有麻感，在此处进针，针深约0.5cm，刺中尺神经时有麻胀向前臂、手尺侧的放射感。在操作过程中，病人肘关节微屈曲，角度不宜小于90°，因为有的人肘关节屈曲超过一定限度时，尺神经并不在肱骨内上髁的后面而在其前面了。也可在肘关节伸直时穿刺，此时针尖可自肱内上髁之上刺入，穿过深筋膜入鹰嘴沟。针的推进方向应与尺神经走行方向一致。穿刺成功后注入合剂5ml。

（2）腕部穿刺法：病人手掌心向上放平，由尺骨茎突引一与尺骨长轴垂直的横线。此横线与尺侧屈腕肌腱外缘相交点即为尺神经经过腕部的位置。在此处用22号长8cm的穿刺针垂直刺入，并沿尺侧屈腕肌腱的外缘寻找异感，如无异感，可将穿刺针的针尖略偏向内侧，或将针尖伸入至尺侧腕屈肌腱后膜下尺动脉的内侧试探，在腕部做尺神经穿刺一般无任何困难。一旦寻及异感，即可注入配伍的合剂5～10ml。

本穿刺注射疗法可治疗尺神经瘫痪和尺神经支配区的疼痛。

十四、正中神经注射疗法

正中神经（median nerve）为混合神经，有感觉纤维和运动纤维，含有$C_{5\sim8}$和T_1神经的纤维（图4－66）。

1. 解剖 正中神经起于臂丛的内、外侧束，两束在腋动脉下段的前方或在其外侧结合成正中神经，下行于肱动脉的外侧。在喙肱肌止点处斜行经过肱动脉的前方而达其内侧，继续沿动脉内侧下行至肘窝，经肱二头肌腱之后、肱肌之前到达前臂，穿过旋前圆肌两头之间并跨过尺动脉的前方，行走于指浅屈肌与指深屈肌之间，至腕部的腕横韧带上方5cm处即行走于皮下，此时位于指浅屈肌与桡侧腕屈肌两肌腱之间，掌长肌腱在其内侧。在腕部过腕管达手掌，在掌腱膜下分为3条指掌侧总神经。第一指掌侧总神经又分为3条指掌侧固有神经，分布于拇指掌侧面的两侧缘及食指掌侧面的桡侧缘；第二、第三指掌侧总神经各分为2条指掌侧固有神经，分布于食指、中指、环指掌侧面的相对缘。

表面投影：正中神经在前臂的表面投影为将肘横纹分为三等份，在中、内1/3交接处与腕部掌长肌与桡侧屈肌之间的连线。

2. 操作 在上述投影任何一点均可刺中正中神经，但以下3种穿刺方法，更易刺中该神经。

（1）肘部穿刺法：在肘窝横纹内、中1/3交接处摸到动脉的跳动，在动脉内侧稍用力按压即感到胀感，在此垂直进针深约1.5cm出现胀麻感，即为刺中正中神经，有时针感会向前臂放射。

也可用以下方法定位：病人手掌向上平放，于肱骨外上髁及内上髁之间作一连线，然后再以手指触知肱二头肌的位置。肱二头肌内缘与连线相交点即为肘部正中神经的穿刺点。

（2）前臂中部穿刺法：肘横纹中点与腕横纹中点连线的中点，垂直进针2~3cm，刺中神经时有明显的针感。

（3）腕部正中神经穿刺法：病人手掌向上平放，在腕部触知尺骨茎突，由茎突作一与臂长轴正交的横线，此横线穿过掌长肌腱及桡侧屈腕肌腱之间的交点即为正中神经穿刺点。

也可用以下方法定位：在掌侧横纹上6.7cm（2寸）、掌长肌腱与桡侧腕屈肌腱之间，垂直进针2cm，刺中神经时有明显针感。

用以上穿刺方法穿刺成功后即注入合剂5~10ml。每5~7d治疗1次。

3. 临床表现 上肢的桡神经、正中神经、尺神经都是混合性神经，内含感觉、运动和植物神经3种纤维。因此，在它们发生病变后即可出现相应部位的周围性运动麻痹、感觉障碍及植物神经功能紊乱等症状。引起疼痛症状者却较少见，其临床表现多以运动障碍为主。但正中神经所含植物神经纤维最丰富，故在其发生病变时往往会产生剧烈的灼性疼痛及显著的血管神经紊乱症状和营养障碍。

正中神经发生病变的临床表现，依其病因及损害程度不同而异。正中神经部分病变时，常出现剧烈的上肢灼性疼痛；若正中神经病变发生于腕管内受压，则主要症状为第二、第三及第四手指麻木、刺痛等异常感及鱼际肌群萎缩。正中神经完全麻痹的典型症状为前臂不能旋前，手屈腕和握拳运动无力，拇指、食指不能屈曲也不能过伸，拇指不能做对掌、外展运动；肌萎缩以鱼际肌群萎缩为最明显，拇指呈内收及伸展状，致使手掌平坦，拇指紧靠食指即形成所谓的“猿手”状（图3－183）。这是由于正中神经支配旋前圆肌、旋前方肌和前臂除尺侧腕屈肌及指深屈肌内侧部以外的全部屈肌。此外，还支配手的拇短展肌、拇对掌肌、拇短屈肌浅头及第一、第二蚓状肌。因此，正中神经的功能是使食指和中指屈曲，拇指对掌运动，前臂与手的旋前运动。因尺侧腕屈肌和指深屈肌的尺侧不属正中神经支配而属尺神经支配，因此，在正中神经麻痹时，仍可有腕与第四、第五指的屈曲运动，而以第二、第三指的屈曲障碍为主要症状。此外，正中神经发生病变时尚有桡侧手掌及三个半手指的感觉障碍（图 3 - 39）。

正中神经注射疗法可治疗因正中神经病变引发的上肢剧烈的灼性疼痛和正中神经瘫痪。

十五、肌皮神经注射疗法

肌皮神经（musculocutaneous nerve）为混合神经，有感觉纤维和运动纤维，含有 $C_{5\sim7}$的纤维（图 4 - 66）。

1. 解剖 肌皮神经起于臂丛外侧束，穿过喙肱肌后经肱二头肌与肱肌之间向下、外至臂外侧缘，于肘部肱二头肌腱外侧缘处穿出深筋膜下行至前臂，改名为前臂外侧皮神经，分布于前臂桡侧的皮肤。

肌皮神经发出肌支支配喙肱肌、肱肌、肱二头肌。

表面投影：手下垂，肩锁关节的垂直线与肱骨外科颈水平线的交点为一点，此点至肱二头肌腱之外侧连线就为肌皮神经的表面投影。

2. 临床表现 肌皮神经病变时，喙肱肌、肱肌、肱二头肌萎缩，因而上臂前面平坦、前臂屈曲无力，但可做轻微屈曲，这是因肱桡肌（桡神经支配）仍可发生作用之故。肌皮神经病变可引起前臂外侧面感觉障碍。

3. 穿刺方法 进针点相当于三角肌止点水平线上，在肱二头肌长、短头之间。针深 2.5cm，有麻胀或触电感向前臂外侧放射，示针刺中肌皮神经，即可注入合剂 5 ~ 10ml。每 5 ~ 7d 治疗 1 次。

本注射疗法可治疗肌皮神经瘫痪、屈肘无力。

十六、胸脊神经和腰骶脊神经丛注射疗法

1. 解剖

（1）胸脊神经（thoracispinal nerves）：脊神经出椎间孔后分为前、

后2支。后支的分布区仅限于胸腰背部。

胸脊神经共12对，第一至十一对的前支分支为肋间神经，第十二对脊神经的前支则在末一肋骨之下。胸脊神经主要是分布于胸部和腹部的皮肤和肌肉，与颈、腰、骶脊神经不同点是无神经丛的组成。此外，除第一对外，各胸椎的交感神经节都有白交通支和灰交通支与胸脊神经相连。

第一对胸脊神经的前支较粗大，在第一肋骨颈处，分为大小2支，即上支和下支。上支较大，绕过第一肋骨颈之前加入臂丛神经。下支较小则位于肋间，分布于肋间肌而不再分支。

第二对胸脊神经有典型的肋间神经分布，仅其外侧皮神经比较粗大，常与第一对胸脊神经联合而组成肋间臂神经，穿出肋间外肌和前锯肌经过腋部而分布于臂内侧，甚至远达肘内侧，并有分支达肱骨内上髁。第三对胸脊神经也有典型的肋间神经，仅其外侧皮神经的后支分布远达腋部和臂内侧。故肩部、腋部和臂内侧疼痛，有时除做臂丛神经注射治疗外，尚需做第二和第三胸脊神经的椎旁脊神经或肋间神经注射治疗。

第四、第五、第六胸脊神经的前支为最典型的肋间神经结构（图4－75、图4－76），出椎间孔后在椎板外缘的纵线于肋骨转角的内缘，而后支尚未分出时肋间神经位于胸膜和肋间肌后膜之间、上下两肋间的中央。肋间神经继续绕胸壁而向前，不久即穿过肋间内肌而达肋间内、外肌之间，位于肋骨后下缘的沟内（也即肋下沟内）、肋间血管的下方。在腋后线处，位于肋骨下缘的肌肉层内；于腋中线处，有外侧皮神经分出；于腋前线处则在上、下肋间，但仍在肋间内、外肌之间，并有分支穿过肋间肌而分布于胸膜。肋间神经达胸骨的外侧，越过乳房内动脉之前时，穿过肋间外肌及其筋膜和胸大肌等而达皮下，成为前皮神经分布于胸前的中纵线区。肋间神经均有若干肌肉神经分支分出，分布于邻近的肋间肌、肋下肌、肋长短肌、上后锯肌、胸横肌等。外侧皮神经则自腋中线处穿出肋间外肌和前锯肌而达皮下并再分前后2支。前支向前，司胸大肌区和上部腹外斜肌区的知觉；后支向后，司肩胛和背阔肌区的感觉。

第七、第八、第九、第十、第十一对胸脊神经的前支，在肋缘处是

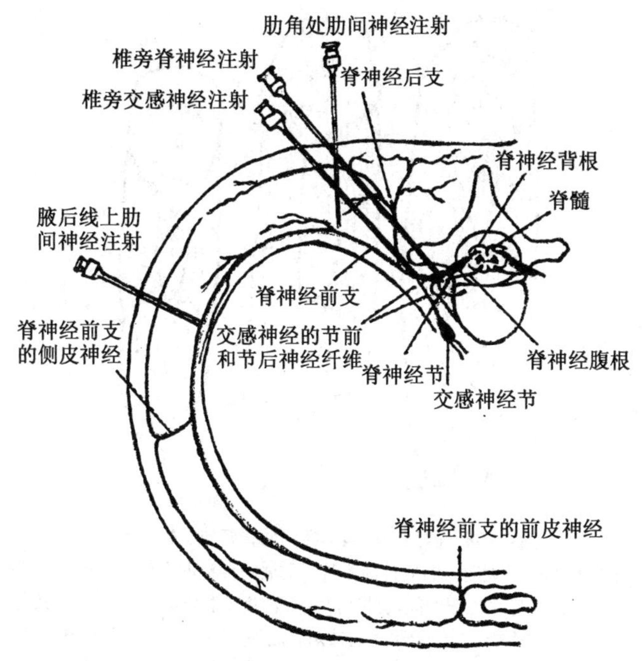

图 4－75　典型胸背神经图解

沿膈肌的起端和腹肌之间越过肋软骨进腹内斜肌和腹横肌之间而达腹直肌的后部，再穿过腹直肌的前后膜面而达皮下，成为前皮神经。这些胸脊神经除于胸部供给肋间诸肌的运动神经纤维外，在腹部还有肌肉神经分支至腹横肌、腹内斜肌、腹外斜肌、腹直肌和下锯肌等。这些胸脊神经的侧皮神经均在未达腋中线之前就已分出，穿出肋间外肌和腹外斜肌，至腹外斜肌和前锯肌、背阔肌之间，再分成前后 2 支。这前后支均斜向下达臀部，司侧腹部皮肤的感觉。第十一对胸脊神经之侧皮神经的分布是越过髂嵴。这些胸脊神经前皮神经分支主要是司腹中纵线区皮肤的感觉，如第七对在腹中纵线感觉平面是剑突，第八、第九对胸脊神经是剑突和脐之间，第十对是在脐处，第十一对脊神经则为脐下寸许。

第十二对胸脊神经出椎间孔后，与肋下动脉同行于末一肋骨的下

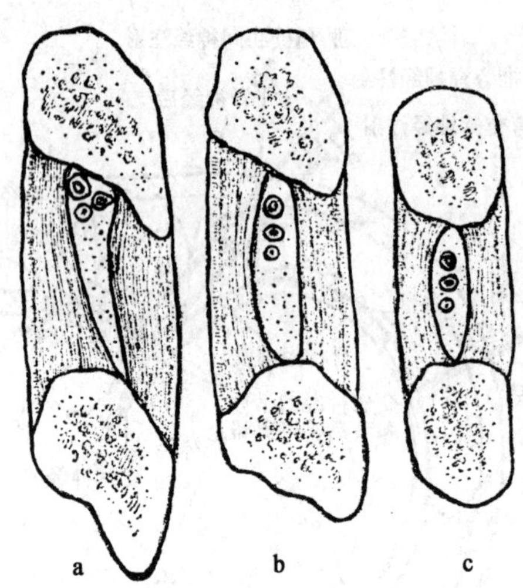

图 4－76　典型的肋间神经和肋骨解剖上的关系

a. 自肋角的外侧处起，肋间神经系位于肋骨下缘的肋下沟内　b. 在腋后线上，肋间神经系位于肋间内外肌之间，而近于肋骨的下缘　c. 在腋前线上，肋间神经系位于肋间内外两肌之间，而适处于肋间的中央

（在肋角处的内侧，肋间神经系位于肌层之下，胸膜之外，肋间的中央，本图中未标明；出腋前线后，肋间神经的主干复位上一肋骨下缘的深部，本图中亦未标明）

缘，经过腰肋弓的外侧而达腹部。第十二对胸脊神经的运动神经纤维，主要是供给腹横肌、腹内斜肌、腹外斜肌、腹直肌和锥状肌等。外侧皮神经则于髂嵴的上方、髂前上棘之后4cm处穿出腹内、外斜肌而达皮下，司理臀前上部和股骨大粗隆区的感觉，并再与髂腹下神经和髂腹股沟神经相吻接。

以上是12对胸脊神经的大致情况，实际上胸脊神经的分布上下错综交接。以第七肋间为例，该处皮肤的感觉不仅和第七肋间神经有关，且第六和第七肋间神经的皮神经也分布至此处。此外，外侧皮神经自肋间神经的分出，并不一定都在腋中线上、下部肋间神经的外侧皮神经分出，是渐向背移。Pitkin 提出，自第三肋的腋中线点起至髂后上棘划一直线，即表示各外侧皮神经自各肋间神经分出的部位所在。

（2）腰骶神经丛（lumbosacral plexus）：解剖很复杂，腰骶和第一尾髓的脊神经组成腰骶丛，有时第十二胸脊神经也有一分支参与（图4－77、表4－8）。腰骶丛分为三组：腰丛、骶丛、阴丛和尾丛。腰丛

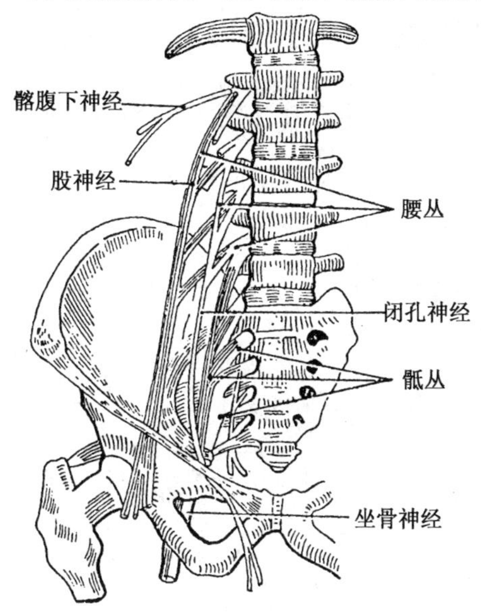

图4－77　腰骶丛神经组成

位于腰椎横突之前、腰大肌的深部、腰方肌的内缘。骶丛（图4－78）位于骨盆后壁、盆腔膜面之后、梨状肌之前，有臀上、下血管贯穿其间。阴丛和尾丛则位于骨盆的下后方。$S_{2\sim4}$脊神经是从骶前孔而来，S_5和 Co_1 脊神经则自相应脊椎的横突前而来。

2. 椎旁脊神经根注射疗法　本方法也称为椎间孔穿刺注射疗法。欲达预定的脊神经根部位，就必须对脊柱的骨性标志和椎间孔的解剖关系有所认识。

（1）测定椎骨棘突的序列：C_7 棘突是颈椎棘突最隆起的一个，低头时则是在项部下方正中线上最突出的一个，能随摇头而左右摇动，而

表 4－8 腰骶丛神经的组成

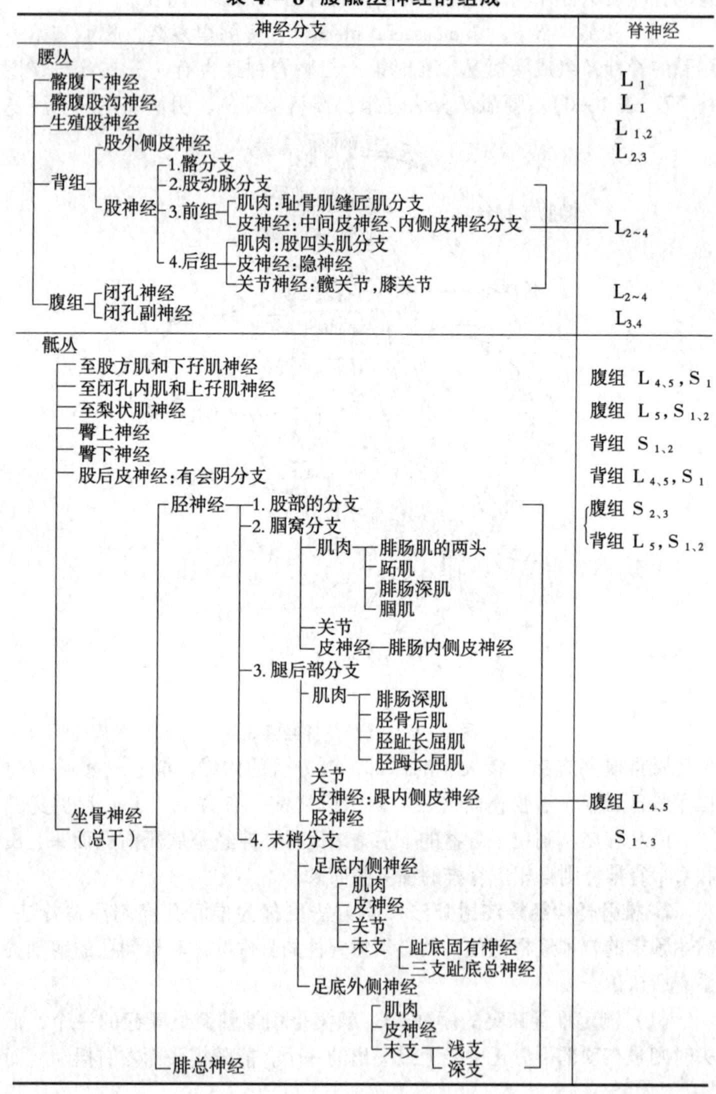

神经分支	脊神经
腰丛	
—髂腹下神经	L_{1}
—髂腹股沟神经	L_{1}
—生殖股神经	$L_{1、2}$
—背组—股外侧皮神经	$L_{2,3}$
—背组—股神经—1.髂分支 —2.股动脉分支 —3.前组—肌肉:耻骨肌缝匠肌分支 —皮神经:中间皮神经、内侧皮神经分支 —4.后组—肌肉:股四头肌分支 —皮神经:隐神经 —关节神经:髋关节,膝关节	$L_{2\sim4}$
—腹组—闭孔神经	$L_{2\sim4}$
—腹组—闭孔副神经	$L_{3、4}$
骶丛	
—至股方肌和下孖肌神经	腹组 $L_{4、5}$,S_{1}
—至闭孔内肌和上孖肌神经	腹组 L_{5},$S_{1、2}$
—至梨状肌神经	背组 $S_{1、2}$
—臀上神经	背组 $L_{4、5}$,S_{1}
—臀下神经	
—股后皮神经:有会阴分支	腹组 $S_{2、3}$ 背组 L_{5},$S_{1、2}$
—坐骨神经(总干)—胫神经—1. 股部的分支 —2. 腘窝分支 —肌肉—腓肠肌的两头; 跖肌; 腓肠深肌; 腘肌 —关节 —皮神经—腓肠内侧皮神经 —3. 腿后部分支 —肌肉—腓肠深肌; 胫骨后肌; 胫趾长屈肌; 胫踇长屈肌 关节 皮神经:跟内侧皮神经 胫神经 —4. 末梢分支 —足底内侧神经—肌肉; 皮神经; 关节; 末支—趾底固有神经; 三支趾底总神经 —足底外侧神经—肌肉; 皮神经; 末支—浅支; 深支 —腓总神经	腹组 $L_{4、5}$ $S_{1\sim3}$

续表

神经分支	脊神经
腓总神经—1. 股部的分支 　　　　　2. 未呈末支前分支 　　　　　　　关节 　　　　　　　皮神经—腓肠外侧皮神经 　　　　　　　　　　　腓总神经吻合支 　　　　　3. 末支—腓深神经=胫前神经 　　　　　　　　　腓浅神经=肌皮神经 　　　　　　　　　　背内侧皮神经 　　　　　　　　　　足背外侧皮神经	背组 $L_{4、5}$ 　　　$S_{1、2}$
阴丛和尾丛	
穿皮神经，即臀上、中、上皮神经和穿骶骨粗隆韧带神经	$S_{2,3}$
阴部神经	$S_{2\sim4}$
内脏神经分支	$S_{2\sim4}$
肌肉神经分支	S_4
肛尾神经	$S_{4,5}$，Co_1

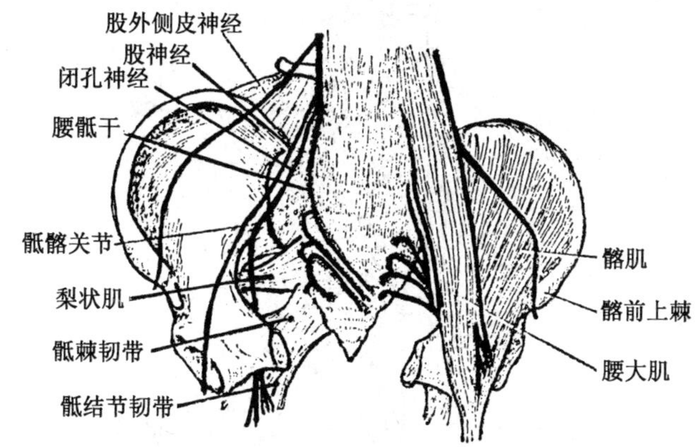

图 4－78　腰骶神经丛与邻近组织的解剖关系

其下方的 T_1 棘突则完全不动。不论病人是坐、卧或是侧卧，都不难判定各脊椎骨的棘突相连的纵线所在。沿第十二肋下缘向内摸至距此纵线5cm处，向纵线作垂直线，两线交叉点即为 T_{12} 之棘突。然后沿纵线向上或下推摸，即可辨识其他椎骨棘突的顺序。两肩平坦下垂的坐位时，双侧肩胛冈内侧端连线与纵线相交点为 T_3 棘突；双侧肩胛骨下角连线

与纵线相交点为 T_7 棘突。两侧髂嵴最高点连线与棘突纵线的交点为 L_4 棘突（或 $L_{4、5}$ 棘间）。双侧髂嵴最宽点（称髂结节，即骨盆最宽处）连线与棘突纵线相交点为 L_5 棘突；髂后上棘连线与棘突纵线相交点以上 4cm 处或 L_4 棘突下约 1.5cm 处也是 L_5 棘突。髂后上棘连线与棘突纵线相交点为 S_2 棘突。髂后下棘连线与棘突纵线相交点为 S_3 棘突。

（2）胸椎棘突和椎间孔的关系（图 4－79）：上部胸椎棘突向下倾斜，故棘突尖的水平线是下胸椎的椎间孔平面。如由 T_5 棘突旁进针穿刺，所治疗的是 T_6 脊神经。由 T_{10} 以下棘突渐呈平坦，故自 T_{10} 起，棘突间隙与椎间孔便在同一平面，如由 T_{11} 棘突旁进针穿刺，所以治疗的也是 T_{11} 脊神经。腰椎的棘突也是接近水平位而无显著的倾斜，故其情况也与 T_{11} 相同。

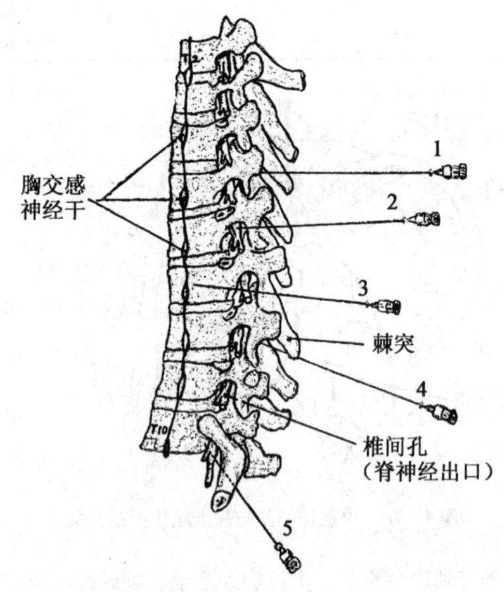

图 4－79　椎间侧位片与胸椎旁交感神经注射

1. 穿刺针抵于横突　2. 椎旁神经注射　3. 椎旁交感神经节注射

4. 穿刺针抵于椎板　5. 针尖误伤背神经或误入椎间孔

（3）穿刺点的选择：椎旁脊神经根注射疗法是将穿刺针由椎骨的横突间隙推进至椎间孔附近注射药物以达到治疗目的。穿刺进针点距棘突纵线愈近，穿刺针远端向外倾斜角度愈小，愈接近与皮肤垂直；反之，穿刺点距纵线愈远，则针倾斜角度愈大。一般穿刺点距棘突纵线3～4cm为佳，并不宜超过该节段横突外缘。

（4）病人的体位：通常做一侧椎旁注射时，病人可侧卧并使腰屈曲，穿刺侧向上；行双侧治疗时，可采用俯卧位，腰下或胸下垫一适当高度的软枕，使腰前屈，椎骨的横突间隙可有适当分离，扩大横突间隙，以利穿刺。但腰过度屈曲，横突间隙反而变窄，不利操作，故治疗时应调整好腰屈曲的度数。

（5）具体操作方法：

1）椎旁胸脊神经根注射疗法：穿刺针自棘突间隙平面于棘突纵线旁穿刺进针，针尖抵达骨性的横突后，以25°角向上或向下倾斜以便进入预定的横突间隙，同时将针干向外倾斜使针尖向椎体的后缘推进；针倾斜的角度视穿刺进针点距纵线的距离而定。在胸椎部位因横突是向背侧翻展翘起，故针尖离椎间孔距离较腰椎稍远，须再插入3～6cm方达椎间孔的附近。在腰椎，因横突平展，故针尖再进入1～4cm已足够。

当针尖由横突平面向椎间孔推进时，针尖的斜面应向内而不可向外，以减少外伤的机会，并可使药液容易向椎间孔流动。如针尖达椎间孔附近且抵触到骨性的椎体时，应退出2～4mm，回抽无血液或脑脊液后，注入配伍的合剂10～15ml。

操作中，针尖切忌进入过深以致误入纵隔引起难忍的胸前区疼痛。此种疼痛约历经1周才能逐行消退。椎旁胸脊神经根注射疗法通常用20～22号长6～8cm穿刺针，椎旁腰脊神经根注射疗法常用20～22号长8～10cm穿刺针，针尖斜面以短为宜。

药物注射后因会影响交感神经的神经纤维，所以有时会引起血压下降。

椎旁胸脊神经根注射疗法有主张自肋骨处穿刺进针，沿肋骨的下缘而推进，待针尖达椎间孔之前的椎体部位时再注入药液。临床上应用椎旁胸脊神经根注射治疗的机会很多，且常同时做 L_1 脊神经根的穿刺注射治疗。

2）腰骶脊神经丛注射疗法：腰脊神经主要组成腰骶丛，不但神经干比较粗大，且上下交错复杂。因此，下肢疼痛采用椎旁脊神经根注射疗法，常需同时做2～3个节段的腰脊神经根的注射治疗才能取得较好的效果。骶丛神经和阴部丛神经注射疗法是将药物注射到骶骨前和腹膜后的一种治疗方法，主要治疗某些骶神经病变引起的疾病（如丛性坐骨神经痛）及会阴部疼痛等。骶丛病变引起的坐骨神经痛，常常超出其一支周围神经的范围，多合并有股神经、闭孔神经或阴部神经等的损害症状。

具体方法（图3－194）：病人取仰卧，两腿分开举起呈膀胱截石位或取肘膝屈位。于患侧肛门后距尾骨尖旁1.5～2cm处，用22号长12～15cm穿刺针刺入。事前宜将左手食指伸入肛门内作指引，以免刺破直肠壁。先摸出骶尾关节所在，使针尖先触及该关节旁的骶骨下缘，继之沿骶骨盆面并与正中矢状面平行徐徐向前进针。由于骶骨盆面下部较平坦而上部略前弯，故自其下缘深入6～7cm后即可直达 S_2 前孔附近而受阻。然后一面缓慢退针，一面注入常规配伍的合剂30～40ml，以治疗 $S_{2\sim5}$ 神经的前支。根据情况，如需治疗 S_1 神经根的前支，则退针至骶骨下缘后，使针尖略向腹侧10°～15°，仍沿骶骨盆面重新刺入，深入9～10cm后即可达 S_1 平面而受阻，再注入合剂10～15ml。间隔5～7d治疗1次，3～5次为1个疗程。

3. 肋间神经注射疗法

（1）穿刺部位的选择：肋间神经（intercostal nerve）可于肋角、腋后线、腋前线、乳线等处或压痛最明显处进行穿刺治疗。如于肋角处做穿刺治疗，则除该节段胸脊神经的后支外，该节段的肋间神经、外侧皮神经及前皮神经均可得到治疗；如于腋后线做穿刺治疗，则肋间神经由该起点及外侧皮神经、前皮神经均可得到治疗；如在腋前线上做穿刺治疗，则仅肋间神经前2/5及前皮神经的分布区疼痛得到治疗。乳线上的穿刺治疗与腋前线上注射大致相同。胸骨中心纵线和腹中心纵线左右各2～3cm区域内的疼痛，因该区域为左右肋间神经的前皮神经末梢交综分布，因此在治疗时应同时做左右两侧肋间神经的注射治疗，才能取得较好的治疗效果。

穿刺时取肋骨下缘的稍上方垂直进针，达肋骨外侧面的骨性组织后沿肋骨表面向肋骨下缘滑入 0.2~0.3cm，当有阻力消失感时，回抽无气、血，即可注入配伍的合剂 5~10ml。

肋间神经注射疗法可用于治疗因感冒、疟疾等传染病引起的原发性肋间神经痛。其特点是疼痛循着某一肋间神经的径路出现。可为一条肋间神经痛，也可为几条肋间神经同时痛，在剧烈运动、喷嚏、咳嗽、深吸气时疼痛加重。检查时可在脊柱两侧、腋线上、胸骨与肋软骨连接处等部位寻及明显压痛点。

十七、腰大肌沟神经注射疗法

1. 解剖 腰大肌沟是位于腰椎水平的一个潜在间隙。它的前面是腰大肌及其筋膜，后面为腰椎横突、横突间韧带和腰方肌等；其内面受到腰椎椎体的限制。这个肌间沟左右各一，腰丛神经和骶丛神经交汇于沟内。在此注入药物能使下肢疼痛解除。

2. 适应证 腰和下肢的疼痛。

3. 体位 病人侧卧，患肢在上，要保持脊柱充分地向后弯曲。

4. 穿刺点的选择 L_4 水平的腰大肌沟常是治疗的穿刺点，找到 L_4 棘突，在该棘突尖直下 3cm 后再向外旁开 3.5cm 处，即为刺穿点。

5. 具体操作

（1）在穿刺点做皮丘，用 22 号长 8cm 的针自皮丘垂直刺入骨质（L_5 横突上缘），记录进针深度，将针回拔 2cm，针尖略向外再次进针到开始深度，针尖越过横突上缘。

（2）穿刺成功后，针尾安装 5ml 注射器，内含空气，继续将针缓慢深入 1~1.5cm，使针尖进入腰方肌，此时轻轻推动注射器针栓，会出现阻力；再将针缓慢深入少许（一般为 0.1~0.5cm），如感到阻力突然消失，说明针尖已进入腰大肌沟。至此，进针深度共为 5~6cm。

（3）向肌间沟注入空气约 20ml，再注入常规配伍的药物 20ml，病人有麻胀感。注药完毕，让病人仍保持原姿势侧卧 5~10min。

（4）对小腿以下的疼痛，注药前应将穿刺针斜面朝向患足，注药速度宜快，使药物大部分流向下方。反之，需要较高平面时，穿刺点可上移一个棘突。

6. 并发症及注意事项

（1）误入蛛网膜下腔。

（2）刺破血管或将药物误注入血管。

（3）小心进针，针不可过深，进针方向须加注意。

（4）注药前必回吸，注药时针头要固定牢靠。

十八、骶神经和尾神经注射疗法

骶神经和尾神经（sacral nerve and coccygeal nerve）为混合神经，有感觉神经纤维和运动神经纤维，含有来自骶、尾髓的神经纤维。

1. 解剖 骶神经有5对，尾神经有1对，均参与骶丛。该丛发出的神经分布于臀部、会阴部和下肢等处。骶神经和尾神经参加骶丛之前，位于骶管内，$S_{1\sim4}$神经的前支穿过骶前孔参加骶丛。其后支穿骶后孔布于骶区的皮肤。S_5神经和尾神经穿骶管裂孔离开骶管。骶后孔位于骶后正中线的两侧，第一对骶后孔距中线约2.5cm，第二、第三对骶后孔距中线约2cm，第四对骶后孔距中线约1.5cm。第一、第二骶后孔间距离约为2.5cm，第二、第三骶后孔间距离约为2cm，第三、第四骶后孔间距离约为1.5cm。第一对骶后孔的直径为1cm，深约2.5cm；第二对骶后孔的直径约为0.8cm，深约2cm；第三对骶后孔的直径约为0.6cm，深约为1.5cm；第四对骶后孔的直径约为0.5cm，深约为1cm。

骶管裂孔位于骶管的下方、骶骨的后下方，长2~2.5cm，宽约1.5cm，垂直刺入深约0.5cm，向上斜刺可进入骶管内。骶管裂孔为三角形，尖朝上，底在下，底的两侧有骶角，骶管裂孔的开口处，有骶尾韧带覆盖，此韧带厚0.1~0.3cm（图4-80）。

2. 骶神经注射疗法 骶尾神经的穿刺注射，可从骶后孔进针，亦可从骶管裂孔进针。

（1）从骶后孔进针：确定骶后孔的位置，有2种方法。

1）第一种方法（图4-80）病人俯卧或侧卧，先找出两髂后上棘，在此棘内下方约1.3cm处，即S_2后孔。S_2后孔向上2.5cm微偏外侧，即S_1后孔；在S_2后孔下2cm微偏内侧，为S_3后孔；在S_3后孔下1.5cm微偏内侧，为S_4后孔。

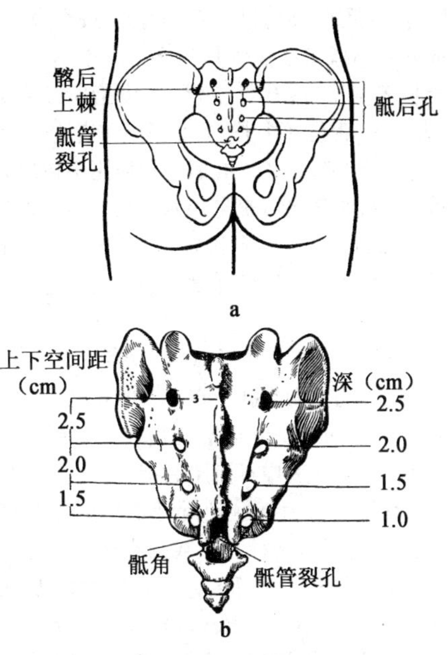

图 4－80　骶骨后面观

a. 骶后孔与髂后上棘的关系　b. 确定骶后孔的第一种方法

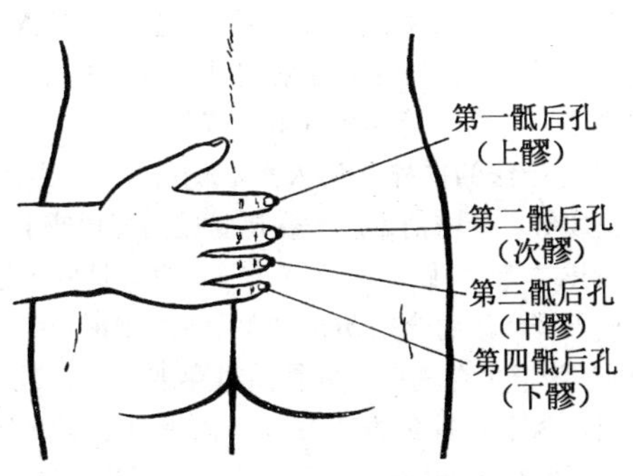

图 4－81　骶骨孔的定位法（手指定位法）

2）第二种方法（图4－81）医生以食指尖按在病人第十八椎（S_1）棘突旁开2.5cm处，小指按在骶骨角的上方，中指与环指相等距离分开按放，食指所按者为S_1后孔（上髎），中指所按者为S_2后孔（次髎），环指所按者为S_3后孔（中髎），小指所按者为S_4后孔（下髎）。

用上述两种方法之一确定骶后孔时，均应用手指用力按压，可触及一凹陷，同时病人有酸胀感则可确定为骶后孔。针垂直刺入，针尖微微偏内，S_1后孔进针2.5cm，S_4后孔进针1cm，$S_{2、3}$后孔进针深度界于上述两孔之间。因个体的差异，针刺深度不能一概而论，以病人感到明显酸胀为度，不宜太深。

（2）从骶管裂孔进针法（图3－194、图4－23、图4－24）：先摸出骶角，两骶角之间即为骶管裂孔所在。有的人骶角不明显，可触摸尾骨尖，在尾骨尖上5～6cm处为骶管裂孔所在。以60°～70°角进针，如针通过皮肤遇韧性阻力，为刺中了骶尾韧带，可稍用力使针尖穿过此韧带，之后又遇到骨性阻力，为抵触到骶骨之感，改为15°～20°，刺入骶管，进针3.5～4cm即可。回抽无血或脑脊液，就可注入配伍的合剂30～50ml。进针深度不宜超过S_2后孔水平，因为S_2后孔水平相当于蛛网膜下腔的终点。每5～7d治疗1次。5次为1个疗程。

骶后孔注射疗法除可治疗腰骶痛和坐骨神经痛外，还可以治疗便秘、尿闭、女性的子宫内膜炎、月经不调、痛经和男性的阳痿、遗精、睾丸炎等。

从骶裂孔穿刺骶神经的注射疗法也可治疗会阴部的疼痛。

骶丛神经的注射疗法是将药物注射到骶骨前和腹膜后的一种治疗方法，具体注射方法见“第三篇第三章第二节”。

3. 尾神经注射疗法的操作 病人采取侧卧位，双膝屈向腹部，也可采取肘膝屈位姿势。严密消毒后，在尾骨成角畸形或退化改变明显的平面（一般为骶尾关节），距中线1.5～2cm的尾骨两旁进针。先由一侧向尾骨背侧皮下浸润注射合剂5ml，然后沿两侧尾骨旁及其前面各浸润注入5～10ml。为避免在进针至尾骨前时穿破直肠，最好事先将左手食指伸入直肠内作为引导针尖方向并利于向尾骨前明显压痛点重点注药。注入常规配伍的合剂20ml。每5～7d治疗1次，3～5次为1个疗程。

十九、阴部神经注射疗法

阴部神经（pudendal nerve）为混合神经，有运动神经纤维和感觉神经纤维。含有$S_{1\sim4}$或$S_{2\sim4}$神经前支的纤维。

1. 解剖 从梨状肌下孔出骨盆，绕坐骨棘后方，经坐骨小孔进入坐骨直肠窝，沿该窝的外侧壁前进达会阴部，分布于会阴部及外生殖器（图4－82）。其分支有：

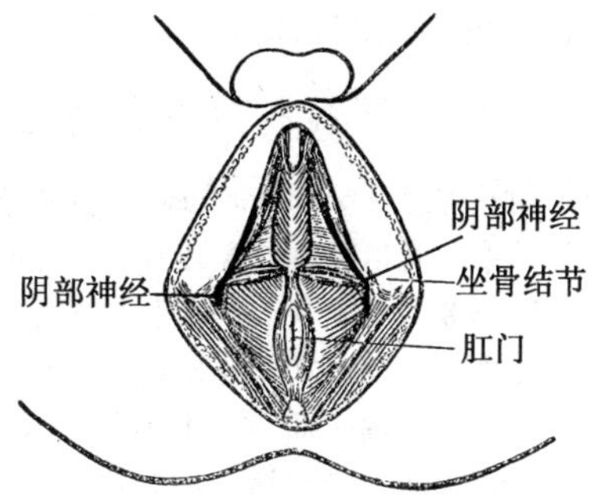

图4－82 阴部神经的位置

（1）肛门神经：分布于肛门外括约肌及其皮肤。

（2）会阴神经：支配会阴诸肌及分布于阴囊或大阴唇皮肤。

（3）阴茎背神经：沿阴茎背动脉外侧前进，过耻骨联合下方达阴茎背或阴蒂背，末端达阴茎头或阴蒂头。

2. 操作方法 病人取截石位，先摸出两侧坐骨结节所在，一般病人并无困难。对肥胖病人，可用下标志定位：坐骨结节、肛门与尾椎的顶端为一等边三角形。在坐骨结节下方的内侧进针（图4－83）。取长10cm穿刺针，针尖朝坐骨棘下方进针约5cm，针尖略偏外侧，注意勿刺入直肠。为避免刺中直肠，可事先用食指插入肛门内作为引导。也可将穿刺针由穿刺点直接向坐骨结节刺入，触及坐骨结节的骨性组织后退出少许，注入合剂5ml。然后再将穿刺针沿坐骨结节的内缘推进2cm，再注入合剂5～10ml。之后再将针尖退至结节处，做25°～30°角转而向前，沿坐骨结节前缘向坐骨棘推进2cm，达坐骨支后再注入配合

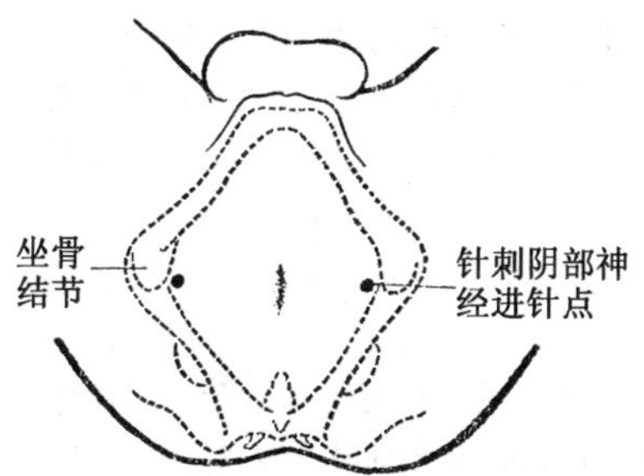

图4－83 阴部神经的定位

的合剂5ml。

阴部神经注射疗法除可用以治疗因阴部神经病变所致的会阴部疼痛外，还可用于治疗脱肛和阳痿。

二十、闭孔神经注射疗法

闭孔神经（obturator nerve）为混合神经，有感觉神经纤维和运动神经纤维。发自腰丛，含有 $L_{2\sim4}$ 神经前支的纤维。

1. 解剖 闭孔神经由腰丛发出后，沿骨盆侧壁下降，抵闭孔上方，穿闭孔进入大腿，立即分为前后2支，其间被短收肌分隔。该神经分布于大腿内侧的内收肌群（耻骨肌、长收肌、短收肌、大收肌、股薄肌）及大腿内侧的皮肤，并有分支到髋、膝关节（图3－90、图4－78）。

2. 操作 在腹股沟韧带内侧、耻骨结节下2cm处进针，直刺至针尖抵触骨质后，沿着耻骨上支下缘向外上方推进，针尖对准髋关节，刺中神经时可出现内收肌的痉挛，即可注入常规配伍的合剂5～10ml。每5～7d治疗1次，5次为1个疗程。

闭孔神经注射疗法可治疗股内收肌病变引起的股内侧疼痛、股内收肌痉挛和大腿内侧皮肤麻木等。对治疗股内收肌综合征有显著效果。

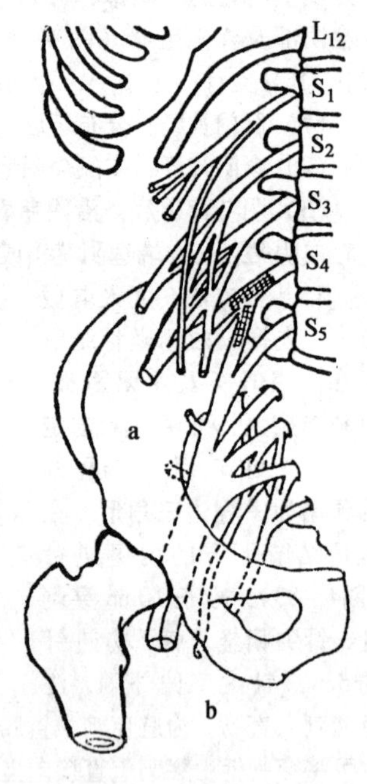

图4－84 L_4 神经根分向股神经及坐骨神经情况

a. 股神经 b. 坐骨神经

二十一、股神经注射疗法

股神经（femoral nerve）为混合神经，有感觉神经纤维和运动神经纤维。发自腰丛，含有 $L_{2\sim4}$ 神经前支的纤维（图4－84）。

1. 解剖 股神经从腰大肌外侧缘

走出，于腰大肌和髂肌之间的沟内下降，行至腹股沟处穿腹股沟韧带之后进入大腿，在韧带下3cm处分前后2支，布于股四头肌、股前面的皮肤，另有关节支至髋、膝关节。股神经的延续终支为隐神经（图3－187）。

表面投影：腹股沟韧带的中点之后恰为股动脉穿过之处，在此处可扪及股动脉之跳动。其内侧为股静脉，其外侧1cm为股神经穿腹股沟韧带处，由此垂直向下5cm即为股神经的表面投影（图4－85）。

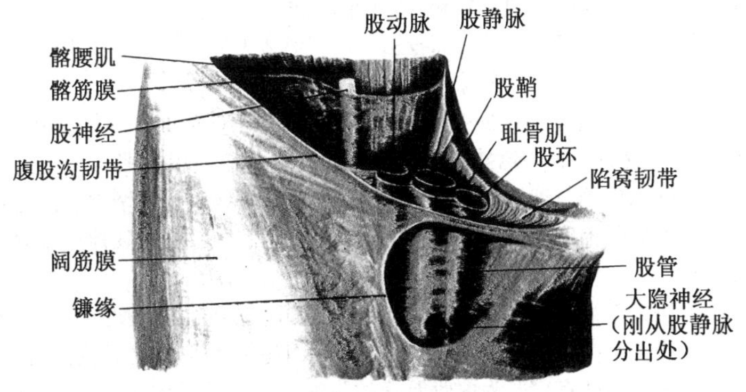

图4－85　股神经的位置

2. 操作　在腹股沟韧带（图4－85）中点外1cm处下方垂直进针深约2cm，针尖不宜向内斜，以免损及股动脉。刺中股神经时局部麻胀并向大腿前面放射，即可注入常规配伍的合剂5～10ml。

股神经外伤在腰肌分支以上，则腰肌麻痹、大腿不能举起、下肢下垂、小腿不能伸直、大腿前面肌肉明显萎缩，病人不能走路；若外伤伤在腰肌分支以下，则大腿可上举但患肢无力，虽可在平地行走，但因股四头肌无力，不能登高和上楼。

股神经注射疗法可治疗股神经损伤、股神经痛综合征及屈髋、伸膝的功能障碍。股神经的中间皮神经和内侧皮神经自股三角的下端分出，如在腹股沟韧带下2～3cm，沿缝匠肌内侧，于脂肪层之下、膜面之上用配伍的合剂5～10ml做浸润注射，则可治疗股前内侧和下部内侧的麻木和疼痛。

二十二、隐神经注射疗法

1. 解剖 隐神经（saphenous nerve）为单纯感觉神经，是股神经延续终支。由股神经在腹股沟韧带下分出后，与股动、静脉沿缝匠肌内缘相伴下行，并在股中、下1/3段内侧面三者一起进入内收肌管，行至半途而穿过收肌管壁到达皮下，沿膝关节内侧和小腿胫骨的内侧缘下降，直抵足内侧，支配小腿内侧和足内侧的皮肤。

膝关节以下隐神经的表面投影：从膝关节内侧至小腿上 2/3 与大隐静脉伴行，恰位于大隐静脉的后方。

2. 操作 以隐神经病变部位的不同而采取不同的穿刺注射部位。

（1）股部：如果隐神经于股内收肌管内受压而引起股下部、膝内侧和小腿前内侧持续性疼痛及酸困感，走路或伸髋时疼痛增重，并且股内收肌管的隐神经出口处有明显压痛，则采用股内收肌管隐神经注射疗法。

方法：于大腿中、下 1/3 段交界的内侧面，用拇指沿股内侧肌与缝匠肌外缘之间向下压至股内侧肌和内收肌间沟，找出具有向小腿内侧传导的异感的压痛点，即为内收肌管的隐神经出口处（图 3－89）。由其稍下方进针，针尖稍朝上向压痛点深处斜刺至筋膜。如出现针感或注入少量药物后有异感时，则注射常规配伍的合剂 5ml；然后继续进针少许，使针尖刚穿过股收肌腱板而入内收肌管内，再注入药物 5ml。因隐神经与血管伴行，故针尖不宜过多改变方向寻找异感，以免刺破血管而发生血肿。每 5d 治疗 1 次，5 次为 1 个疗程。

（2）小腿：如果隐神经是在小腿，因相伴的大隐静脉产生血栓性静脉炎受到刺激而引起的小腿内侧及内踝区较弥散的持续性疼痛，走路、久站后加重，胫骨内缘及腓肠肌有压痛，并可向膝内侧或内踝及足内缘放射，则行内踝上的隐神经注射疗法。

方法：在内踝上 7cm 处直刺，针尖深入 3～4cm 即可遇有向足内侧放射的酸困或疼痛感，即可注入常规配伍的合剂 5ml。每 5d 治疗 1 次，5 次为 1 个疗程。

隐神经注射疗法用于治疗隐神经疼痛综合征引起的各种症状，常可收到很好疗效。

二十三、股外侧皮神经注射疗法

股外侧皮神经（lateral femoral cutaneous nerve）为感觉纤维，来自腰丛，含$L_{2、3}$神经的纤维（图3－90）。

1. 解剖（图3－189、图4－78） 股外侧皮神经离开了腰丛后，沿腰大肌的外侧，于髂肌膜面之下，穿过髂肌斜向而达髂前上棘下方，穿过腹股沟韧带外侧尽端之下，经过缝匠肌的起端而达股外侧，在距髂前上棘约10cm处分为前后2支，司理股外侧皮肤的知觉。

2. 操作

（1）在髂前上棘下、内2cm处，用手指在此按压有酸胀感，在此处垂直刺入约2cm，遇有刺中神经的向大腿外侧放射的触电感时，注入常规配伍的合剂5～10ml。

（2）于髂前上棘处作一垂直线，与腹股韧带的交点就为穿刺点，穿刺针向内、向下约2cm，于皮下用常规配伍的合剂5～10ml做浸润状注射，常可收到很好的效果。

股外侧皮神经注射疗法用以治疗因股外侧皮神经病变引起的股前外侧疼痛、皮肤麻木等，能收到很好的疗效。5～7d治疗1次，5～10次为1个疗程。

二十四、髂腹股沟神经注射疗法

腹股沟处的髂腹下神经、髂腹股沟神经（ilio－inguinal nerve）和生殖股神经，可自L_1甚或L_2做椎旁脊神经注射（图3－90），也可于髂前上棘的内侧沿腹股沟于腹外斜肌膜面之下，用常规配伍的合剂15～20ml做浸润注射。上述的股外侧皮神经则可于髂前上棘向内、向下各2cm处，用常规配伍的合剂15～20ml注射于皮下浅层膜面外。实际上，下肢的皮神经病变，均可采用皮内或皮下浸润注射法进行治疗。

髂腹股沟神经的具体注射操作，详见“第三篇第三章第二节”。

二十五、坐骨神经注射疗法

坐骨神经（ischiadic nerve）为混合神经，有感觉神经纤维和运动神经纤维。来自骶丛，含有 $L_{4、5}$ 和 $S_{1\sim3}$ 前支的纤维。

1. 解剖（图 3－71、图 3－192、图 3－193） 坐骨神经总干和小坐骨神经（即股后皮神经）从梨状肌下缘穿出坐骨大孔后，前面是孖肌、闭孔内肌和股方肌，后面为臀大肌。小坐骨神经（股后皮神经）绕臀大肌的后下缘转而向中纵线浅出分布，因此，小坐骨神经病变常在坐骨结节外缘处扪及压痛点。坐骨神经总干在股骨大转子与坐骨结节中间偏内下行到达臀部，在臀大肌覆盖下降入大腿后方，行至股二头肌长头深面，于腘窝上角处分为胫神经和腓总神经。坐骨神经在走行中的沿途分支支配大腿后面的半腱肌、半膜肌和股二头肌。

2. 操作 病人侧卧，患侧在上；或俯卧位，髋关节向前做 135°角屈曲，使患侧下肢微屈。

（1）Labout 定位穿刺法（图 4－86a）：由股骨大转子的外侧至髂后上棘作一连线，在该连线中点向下作一垂直线，在该垂直线上 3cm 处向内、向下直接刺入，当病人有感觉异常或有触电感向趾端放射时，注入常规配伍的合剂 10ml。本穿刺方法可同时治疗坐骨神经总干与小坐骨神经的病变。

（2）Härtel 定位穿刺法（图 4－86b）：于坐骨结节外缘与髂后上棘作一连线，再经股骨大转子尖作一水平线（通常经过臀中裂上端），两线交叉处即为穿刺点。本穿刺法可治疗梨状肌出口处的坐骨神经总干病变。此点的位置也相当于坐骨结节外缘和髂后上棘连线中点稍偏上或中

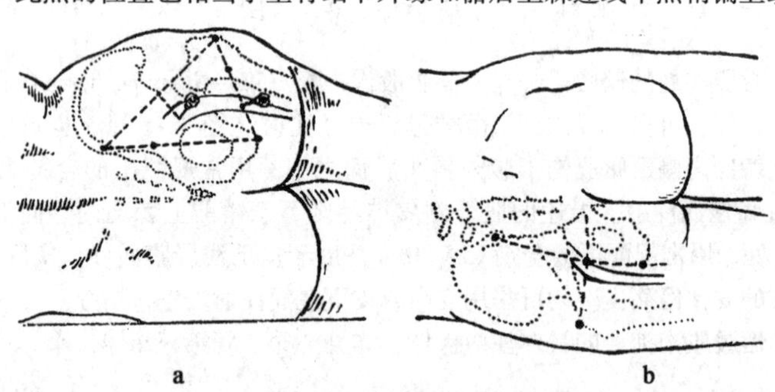

图 4－86 坐骨神经总干注射的定位法

a. Labout 定位法 b. Härtel 定位法

上 1/3 交界处。

（3）分角线穿刺法：由股骨大转子外缘、髂后上棘与坐骨结节外缘三点作一个三角形。于股骨大转子一侧的角作一角平分线，此线终止于髂后上棘和坐骨结节的连线上。此分角线的中点也可作为坐骨神经总干穿刺的表面标志。

（4）坐骨神经总干穿刺法：在股骨大转子和坐骨结节间作一连线，该连线的中、内 1/3 交界处即为坐骨神经总干的穿刺点。粗隆与髂后上棘连线中点和该点连线下半部也为坐骨神经总干径路的表面标志。

（5）臀横纹中点穿刺法：在髋关节僵直固定不能前屈的病人，可使病人俯卧，下肢伸直，于臀横纹中点垂直进针约 4cm，刺中坐骨神经时有酸胀或触电感向大腿后面、小腿、足趾放射即可注入常规配伍的合剂 10～15ml。本穿刺方法对股后皮神经病变的治疗收效较差。

（6）臀皱襞下穿刺法：将臀皱襞下两指距离的股后中纵线上作为穿刺点，刺中坐骨神经后注入合剂 10～15ml。

（7）股二头肌和半腱肌间穿刺法：病人取俯卧位，于股二头肌和半腱肌之间垂直进针，深 4～6cm。当有触电感时，退针少许并回抽无血，即可注入常规配伍的合剂 10～15ml。

（8）膝上坐骨神经干注射疗法：

1）病人俯卧位，下肢伸直，小腿中部以下垫富有弹性的高 8～10cm 的枕头，使膝微屈。

2）在体表测定腘窝外侧股二头肌的止端（也即长头和短头的止端），再于腘窝内侧测定股内收肌与半膜肌、半腱肌腱的止端。

3）腘襞之上 5～7cm 为腘窝的顶端，以此顶端的股二头肌内侧作为穿刺点。穿刺针与皮肤垂直刺人，但可略偏向外侧，以避免损及腘窝中纵线上的腘动、静脉；针尖抵触股骨后侧后拔出少许（5mm 左右），注入常规配伍的合剂 10～15ml。

4）自腘窝处做坐骨神经干的穿刺，忌用穿刺针做多次试探性穿刺，尤其是忌做向内侧倾斜的反复探索。腘窝的皮下组织较松弛，万一形成血肿，局部肿胀和疼痛常很强烈。故宁用较大容积的注射用药，以弥散到达坐骨神经干周围，也勿为寻异感而反复穿刺。因此，在穿刺针推进过程中，当穿过稍有阻力的深筋膜后 1～1.5cm，无论有无异感或触电感，均应停止针尖的前进，回抽无血就可注入常规配伍的合剂10～15ml。因坐骨神经干较粗大，在实际操作中呈现异感的机会很多，穿刺多可满意。每5d治疗1次，5～7次为1个疗程。

以上（1）～（4）穿刺法适用于臀部坐骨神经总干注射疗法，（5）～（8）适用于股后部坐骨神经干注射疗法。臀部的坐骨神经总干注射疗法也包括了小坐骨神经的治疗；股后部的坐骨神经干注射疗法则对股后皮神经（小坐骨神经）的治疗无效。

以上各种穿刺方法，用以治疗干性坐骨神经疼痛常会取得满意疗效。因坐骨神经干较粗大，所以用针尖不难探索到坐骨神经的放射性异感。要注意的是不可伤及坐骨神经，并避免将药物注射于神经鞘膜内。臀部的坐骨神经总干穿刺，一般的病人针尖刺入的深度为6～8cm。该处坐骨神经的周围有一层薄薄的脂肪组织环绕着，当穿刺针经皮肤、皮下、脂肪层、膜面和肌肉等组织后，如忽遇有阻力锐减，就为坐骨神经的所在，不一定要寻到刺中坐骨神经时的放射性异感。此时就可将常规配伍的合剂注射到坐骨神经四周的疏松脂肪组织中去，药液会随着坐骨神经的径路弥散，并渗入神经组织，使坐骨神经的病变得到治疗。采用臀部穿刺的坐骨神经总干注射疗法时，在向坐骨神经周围注药之后，也可再用常规配伍的合剂10ml向其内上方及外方浸润注射，以达到同时治疗梨状肌病变的目的，则治疗效果会更好。

二十六、胫神经注射疗法

胫神经（tibial nerve）为混合神经，有感觉神经纤维和运动神经纤维，是坐骨神经的分支之一（图3－192）。

1. 解剖（图3－192） 胫神经在腘窝上角处由坐骨神经发出，沿腘窝中间下降至腓肠肌内、外侧头之间，继走行于比目鱼肌深面，到内踝后方分为足底内侧神经和足底外侧神经。

表面投影：腘窝上角、腘窝下角、小腿后正中线上1/3与中1/3交接处（承山穴）、跟腱与内踝中间（太溪穴），以上四点之连线即为胫总神经的表面投影。

2. 穿刺方法

（1）腘横纹中点，垂直进针，深约2cm。

（2）于腿后侧的中纵线上、腓肠肌两头之间，腓肠深肌弓处垂直刺入（针尖略偏向外侧，以免损及血管）。针尖经过深厚的肌层，穿过坚韧具有一定阻力的小腿深筋膜，并触抵骨面后旋出少许（退出该深筋膜外）即为胫神经所在，注入合剂10ml。

（3）小腿后正中线上、中1/3交接处（承山穴），垂直进针约3cm。

（4）跟腱与内踝中间（太溪穴），垂直进针约1.5cm。

用以上方法进针刺中胫神经时，当麻胀感沿神经的径路传射至足底时，即可注入常规配伍的合剂5～10ml。每5～7d治疗1次，5次为1个疗程。

胫神经病变时可发生小腿后侧及足底疼痛，并可产生足和趾屈肌（跖屈）的麻痹，使足跖内侧的肌肉麻痹，跟腱反射消失。小腿后侧、足底、趾的跖面和趾末节的背侧等部位发生感觉障碍。胫神经注射疗法可使以上症状得到缓解或获得显著效果。

二十七、腓总神经注射疗法

腓总神经（commun peroneal nerve）为混合神经，有感觉神经纤维和运动神经纤维，是坐骨神经的分支之一（图3－193）。

1. 解剖 在腘窝上角自坐骨神经分出，沿腘窝外上壁（即股二头肌的内侧缘）下降，绕腓骨颈后到它的前面分为腓浅神经和腓深神经（图3－106）。

表面投影：从腘窝上角经股二头肌内侧缘至腓骨小头后下方作一连线，为腓总神经的表面投影。

2. 穿刺方法 在腓骨小头后下方可触及腓总神经，呈索状有滑动和麻胀感。针由此处刺入，深0.5～1cm，刺中神经时有触电感并向小腿外侧和足背放射，即可注入常规配伍的合剂5～10ml。每5d治疗1次，5～10次为1个疗程。

腓总神经注射疗法可治疗小腿外侧和足背的疼痛、麻木。腓总神经损伤可产生足下垂并微向内转，形成马蹄内翻畸形足。

二十八、腓深神经注射疗法

腓深神经（deep peroneal nerve）为混合神经，有感觉神经纤维和运动神经纤维，是腓总神经的分支之一（图3－192）。

1. 解剖 在腓骨颈前由腓总神经分出腓深神经后，穿腓骨长肌和趾长屈肌到小腿前肌群深面伴胫前血管下行到足背。沿途发肌支支配小腿前肌群和足背肌肉。皮支仅布于踇趾和第二趾背面的相对缘（图3－106）。

2. 操作 在胫骨粗隆下5cm、胫骨前嵴外2cm处进垂直进针，抵触骨组织后沿该骨面外缘、后缘推进滑过约1cm，针入皮内总深约3cm，刺中神经时有局部酸胀麻感并向脚或向大腿传射，膝关节发软，即可注入常规配伍的合剂5～10ml。每5d治疗1次，5～10次为1个疗程。

腓深神经注射疗法可治疗小腿胫前的疼痛和腓深神经瘫痪等。

二十九、腓浅神经注射疗法

腓浅神经（superficial peroneal nerve）为混合神经，有感觉神经纤维和运动神经纤维，是腓总神经的分支之一。

1. 解剖 在腓骨颈前由腓总神经分出后，经腓骨长、短肌之间下降，发肌支支配这两块肌肉，走到小腿中、下1/3交界（即外踝上8～10cm）处，穿深筋膜到皮下，继续下行，分布于足背与趾背的皮肤。但第一、第二趾背面的相对缘则由腓深神经的分布所支配。

筋膜因损伤或劳损等原因发生病变时，筋膜肿胀且韧性变低，对穿出该筋膜的腓浅神经会产生刺激或压迫而产生踝部或足背部的疼痛或麻木。在腓浅神经穿出筋膜的部位可寻及明显压痛点。

2. 操作

（1）腓浅神经穿刺方法：在腓骨中、下1/3（外踝尖上约10cm）处垂直进针约2cm，可获得向外踝、足背传射的酸麻感，即可注入常规配伍的合剂5～10ml。每5d治疗1次，5～7次为1个疗程。

本注射疗法可治疗因各种原因造成的腓浅神经病变以及由此产生的患侧外踝部、足背部的疼痛和腓骨长、短肌的萎缩等症状。

（2）腓深神经和腓浅神经同时治疗的穿刺方法：在胫骨前缘外侧，小腿背面上下左右之中点为穿刺点，针尖刺入皮肤后向外倾斜45°，对向腓骨的前面侧缘，沿肌肉间隙注入常规配伍的合剂20ml。在触及腓骨的前内侧后，再顺该骨的前侧面继续进针至皮下，此时穿刺针一边注入合剂，一边缓缓拔出，从腓骨前内侧至皮下共再注入合剂 10～15ml。

三十、踝部神经的注射疗法

1. 解剖 踝部神经（mallaolaris）包括踝部以下有关的 5 根神经，即胫前神经（腓深神经）、胫后神经（胫神经末支）、肌皮神经（腓浅神经）、隐神经和腓肠皮神经。就痛觉而言，胫前神经分布于踝关节，足背靠近第一趾后寸许三角区、第一趾背面和第二趾背面内侧。胫后神经的关节神经分支，分布于踝关节、跗骨和跖关节等，并于足跟前方内侧分为足底内侧神经和外侧神经 2 支，分布远达各趾端。肌皮神经则司理脚背和各趾背面皮肤和膜面的知觉。隐神经则与踝部内侧和脚后部内侧的知觉有关。腓肠皮神经则司踝部外侧和脚背外侧的知觉，与肌皮神经吻合，并广达第五趾与第四趾背面，以及中趾的背外侧。

2. 操作

（1）踝上胫后神经注射：有 2 种方法。一是穿刺针自跟腱的内侧垂直插入，略向外偏，以避免损及胫后动脉；当针尖触及骨膜后，退出少许，注射常规配伍的合剂 5ml。另一是自跟腱的内侧前 2cm 处做皮内小泡，穿刺针向中斜入，触及胫骨后侧骨膜后退出少许，注射合剂 5ml。在踝关节平面胫后神经与胫后动、静脉很贴近，应避免注入血管内。

（2）踝上胫前神经注射法：穿刺针尖系胫骨内侧前骨骺线处，沿踇（趾）长伸肌的内侧插入，触及骨膜，再将针干向脚背倾斜，使其与皮肤呈 10°～15°角，向上、向内再推进 1cm，然后注射常规配伍的合剂 5ml。

（3）肌皮神经注射法：可于踝关节上 9～10cm 处，自胫骨前缘和腓骨外侧间的中点做皮内小泡，穿刺针向外斜插入，穿过膜面，触及腓骨的外侧面，继沿腓骨的外侧面推进少许，然后一边缓缓拔出，一边注入常规配伍的合剂 5～10ml。如于踝关节上 4～5cm 处做肌皮神经穿刺，技术上与上述完全相同，应当注意的是肌皮神经于该处已分支为足背内侧和外侧皮神经 2 支，除非药液于腓骨外侧面之前散布达到相当的范围，否则止痛常不能满意。

（4）腓肠皮神经注射疗法：于足外缘和小趾疼痛时采用。自跟腱的外侧刺入，于膜面处注入合剂 5ml。再斜向上、向外推进不足 2cm，复注入合剂 5ml，则腓肠皮神经的病变得以治疗，疼痛多可缓解。

(5) 隐神经注射疗法：在踝上部位能借药物的皮下浸润注射得以治疗。

第四节 植物神经注射疗法

最典型的植物神经痛就是灼性神经痛，常发生于含有丰富植物神经纤维的正中神经或坐骨神经-胫神经不完全损伤之后。一般认为与交感神经损伤有关，施行椎旁交感神经注射或切除术常有疗效是一有力证据。另一突出的证据是指（趾）端血管球瘤所致的交感神经痛，其瘤体极小，却能引起难以忍受的广泛灼痛。对这些植物神经痛，大多施行注射疗法常可收到一定的疗效。对植物神经的注射，因不涉及感觉和运动神经，故注射合剂中所用的利多卡因浓度可提高至 0.5%～1%，以进一步增加治疗效果。

一、颈交感神经注射疗法

颈交感神经的性质为交感神经，纤维发自胸上部的侧角细胞。颈交感神经与第一、第二胸神经同出脊髓，然后由该神经分出作为白交通支入第一、第二胸交感节，再循颈交感干上升，随血管分布于脸、眼眶的不随意肌、瞳孔开大肌。有的交感神经纤维成为心加速神经纤维，涎腺分泌纤维，头颈上肢的血管舒缩纤维，颅顶盖、面、颈的竖毛纤维等。

1. 解剖（图 3-203） 颈交感神经干与胸交感神经干相延续，由颈上、中、下 3 个交感神经节及它们之间的纤维共同组成，并位于颈椎横突结节前的椎前筋膜内，头长肌与颈长肌的腹侧。

(1) 颈上神经节：由 C_1～C_4 交感神经节合并而成，梭形，长2.5～3cm，位于 $C_{2,3}$ 横突和头长肌之腹侧，其腹侧为颈内动脉，腹外侧有迷走神经。颈上神经节不易穿刺且危险，故不宜行穿刺注射治疗。

(2) 颈中神经节：位于 C_6 高度，小而位置不规则，是颈部 3 个交感神经节中最小的，有时没有。没有单独穿刺注药治疗的必要。

（3）颈下神经节：在 C_7 横突与第一肋骨颈（第一肋骨起点处）之间。起自 C_7 椎体旁横突前，至第一肋骨间的椎体旁止，位于椎动脉后。此节与 T_1 交感神经节非常接近，有时融合为一个呈放射状星形神经节，故称颈星状交感神经节，简称星状节。本节实际上详述的是星状神经节的注射疗法。

2. 星状神经注射疗法的适应证 星状神经节（图 4－87）为 $C_{7、8}$ 交感神经节与 T_1 交感神经节融合而成的哑铃状神经节，位于 C_7 与 T_1 椎体的前外侧，相当于喉环状软骨的平面。其分支为灰色交通支、心脏下神经支，以及引向头部及上肢血管去的交感神经。灰交通支通往 $C_{7、8}$ 神经。心脏下神经支经锁骨下静脉后侧与心脏神经丛相连，到血管的分支形成神经丛分布于锁骨下动脉及其分支，到椎动脉的神经丛则沿基底动脉、后脑动脉、小脑动脉分布于颅内。

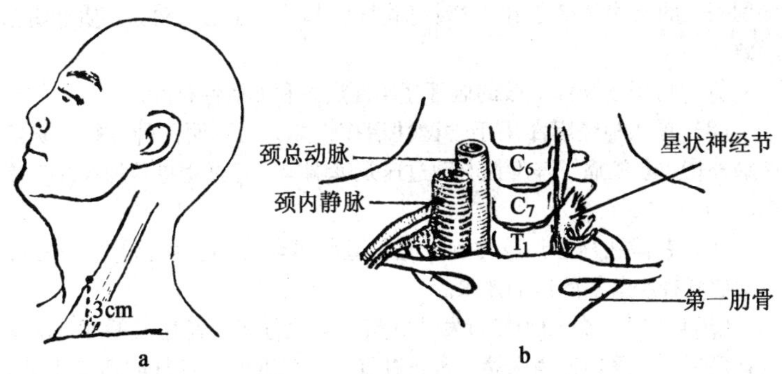

图 4－87 星状神经节的位置

a. 星状神经穿刺的穴位 b. 星状神经节的位置

星状神经节注射疗法（stellate ganglion injection，SGI），也称星状神经节阻滞（stellate ganglion block，SGB），在临床上应用范围很广，主要用于：

（1）治疗椎动脉型或伴有颈性心绞痛的交感神经型颈椎病。

（2）用于颈总动脉及颅内血管痉挛、栓塞或血栓形成的治疗。星状神经节注射疗法对急性脑血管栓塞的早期，可促使中枢神经病变范围缩小而局限。但脑出血为禁忌。

（3）可治疗神经性头痛。

（4）可以阻滞上肢或头部的交感神经。这种阻滞在解剖上看来并不十分完全，但在功能上却十分有效。星状神经节阻滞后，上肢的血液循环显著增加，于雷诺综合征（Raynaud 病）、急性血管栓塞、血栓性静脉炎、静脉血栓形成等治疗上，可立见症状减轻或消失。上肢骨折复位后使用止血带后及乳腺癌根治术后的上肢循环障碍，应用星状神经阻滞也可收到很好效果。对头部和上肢的坏疽和冻伤等疗效也很可靠。此外，对头部或上肢汗液分泌奇多症，也可采用星状神经节注射疗法进行治疗。在某些情况下，还可增加脑部的血液循环。

（5）可治疗头部或上肢灼性痛（causalgia）、断肢痛或残肢痛。

（6）用于鉴别诊断。星状神经注射疗法可以帮助判断病人的征象是否与交感神经有直接关系或是由周围交感神经的功能亢进所致，如应鉴别病人的某些症状是由上肢动脉痉挛引起的，还是由动脉器质性闭塞所致。

（7）可用于脑和上肢的血管痉挛性疾患和抽搐性神经痛。

（8）星状神经阻滞用于尝试性治疗，如原因不明的神经痛、陈旧性脑外伤、心绞痛、阵发性心动过速及哮喘等，可试用星状神经注射疗法。

（9）在星状神经切除之前，先做星状神经节的注射治疗，可预先测知星状神经节切除后的效果。

（10）用于治疗面神经特发性麻痹，可改善面神经血液循环，解除血管痉挛，消除神经鞘水肿，防止继发性神经变性。每日或间日注射 1 次，1~20 次为 1 个疗程。有报道，一周内治疗，100% 有效。

（11）近日发现，星状神经注射的作用还涉及自主神经、内分泌系统及免疫系统，如对这些系统的功能有调节作用，即星状神经注射有助于机体内环境的稳定。对抑郁症病人，能使失调的机体内环境趋于正常，稳定情绪，改善烦躁、忧虑、失眠等精神症状，以及改善自主神经系统的症状如头痛、头晕、心悸、胸闷、气短、四肢发麻、恶心呕吐、食欲不振等，对伴有躯体疼痛等症状的病人也能取得较好的效果。

有人认为，星状神经注射有中枢和外周两方面作用。

1）中枢作用是通过调节下丘脑神经中枢，改善神经内分泌功能，促使脑生物胺神经递质的含量正常，从而改善抑郁症状。抑郁症病人神经内分泌功能的变化可能与间脑、下丘脑生物胺 NE 功能障碍有关。通过星状神经节注射，可调节下丘脑－垂体－肾上腺轴（HPA）及下丘脑－垂体－甲状腺轴（HPT）和脑内神经递质的含量。确切机理还待进一步研究。

2）星状神经节注射的外周作用是由于注射部位的节前和节后纤维的功能受到抑制，分布区内的交感神经纤维支配的心血管运动，腺体分泌，肌肉紧张，支气管收缩及痛觉传导也受到抑制。外周作用常用于治疗头、颈、上肢、肩、心脏和肺部的一些疾病，也广泛用于自主神经功能失调疾病的治疗。

根据以上机理，临床常应用星状神经节注射来治疗隐匿性抑郁症、神经衰弱、心因性抑郁症、更年期综合征及不定陈述综合征等，能解除情绪激动、焦虑、恐惧、失眠的精神症状，改善如心悸、胸闷、气短、烦躁、头疼、头晕、周身疲乏无力、食欲不振等自主神经系统症状。对抑郁症状伴躯体疼痛的病人，可加压痛点局部注射或根据病变部位选择不同的周围神经注射，阻断疼痛感觉通路，解除痛的恶性循环，并能改善局部的血液循环，起到抗炎、消除水肿作用。

3. 星状神经节注射疗法的操作 星状神经节的穿刺方法有 3 种，即前入穿刺法（图 4－88）、前侧入穿刺法和后入穿刺法。

前入穿刺法使用最广，表面标志和深部解剖关系明确，穿刺的途径也最短而便捷。前侧入穿刺法目前仅应用于上肢的疾患，穿刺的途径虽较远些，但仍有深部的骨骼关系可依。后入穿刺法的穿刺途径不仅远，且有发生气胸、血胸、血肿等的危险，失败机会又多，故除极少数病人（如心前痛需同时做星状神经注射和$T_{2\sim4}$椎旁交感神经节注射治疗）偶尔采用外，临床上已很少应用。

（1）前入穿刺法（图 4－88）：病人取正坐、头后仰位，或仰卧位且肩背下垫一薄枕使头略后仰。头部向拟阻滞的对侧转 45°。先触知环状软骨所在并标记，常规皮肤消毒后，术者左手（戴消毒手套）拇指于环状软骨外侧（穿刺侧）向深部压下，或取胸锁乳突肌前缘，胸锁关节上 2～3cm，气管、食管外侧，相当于 C_6 横突平面处深压，向深部压下能使颈部皮肤和颈椎贴近并在整个穿刺过程中一直保持这种深压状

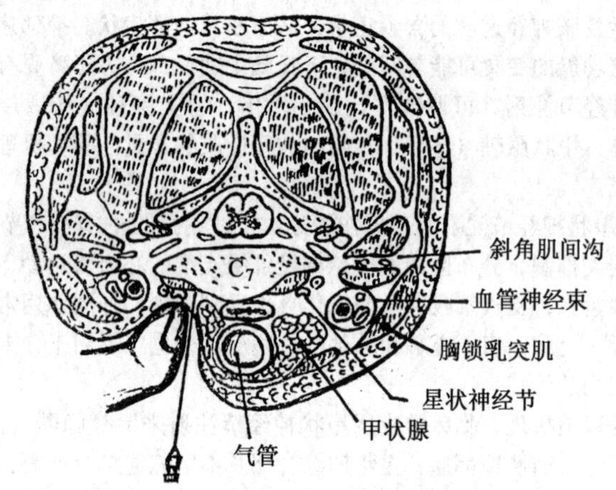

图 4－88　星状神经节前入注射疗法的操作

态；使气管及食管推向内侧，使颈总动脉推向外侧，并大大减少了穿刺针的穿刺距离。在左手拇指尖前做一皮肤小丘，再以 22 号长 10cm 的穿刺针经皮肤小丘垂直刺入，直待刺达椎体遇有骨性阻力时，再将穿刺针稍退出 3～5mm，回抽无气、血及脑脊液时即可注入含有 0.5%～1%利多卡因 10～15ml、维生素 B_1 液 25～50mg、确炎舒松 A 12.5mg 的合剂。每 2～3d 治疗 1 次，5 次为 1 个疗程。

（2）前侧入穿刺法：病人取仰卧位，头部略向对侧旋转。于锁骨中点上方 3cm 和胸锁乳突肌后缘处（相当于颈外静脉与该肌后缘交叉点下方）做一局麻皮丘。用 22 号长 6～8cm 的针自该处刺入并对着 C_7 横突徐徐推进（如皮肤常规消毒后，术者用戴消毒手套的左手拇指预先在穿刺部位向 C_7 横突方向深压，使皮肤贴近颈椎，并在整个穿刺过程中一直保持其深压状态，以大大提高穿刺的安全性并缩短穿刺距离），达横突遇骨性阻力后，将针尾向后并向头端略倾斜，使针尖沿该横突前侧通过而转向前下方继续深入约 1cm，或达 C_7 椎体外侧面受阻后再退针少许，如回抽无气、血和脑脊液时即可注入含有 0.5%～1%利多卡因 10～15ml、维生素 B_1 液 25～50mg、确炎舒松 A 12.5mg 的合剂。每2～3d 治疗 1 次，5 次为 1 个疗程。

（3）后入穿刺法：穿刺针自 C_7、T_1 或 $T_{1、2}$ 的后侧横突间隙刺入，操作步骤与胸或腰椎椎旁交感神经节穿刺法相同。后入穿刺法产生霍纳征的征象需要较长的潜伏期，征象也不如前入法或前侧入法显著，可能是因后入法针尖越过椎间孔少许即止，未敢深入，致距离星状神经节较远之故。

在临床上，通常不同时进行两侧的星状神经节注射治疗。若需左右两侧同时治疗者，宜先治疗一侧，隔 6～8h 后方可进行另一侧治疗。两侧同时采用星状神经节注射治疗，有心脏骤停的危险；文献上已有多例因此致死的报道，不可再蹈覆辙。

星状神经节注射疗法的操作中，穿刺成功的指征是注药 3～5min 后出现霍纳综合征的诸征象群，5～10min 达最高峰，2～3h 后逐渐减退，4～6h 后完全消失。有征象时病人必须卧床休息。霍纳综合征常在注药的一侧出现：①鼻腔黏膜充血，呼吸时鼻腔呈现程度不等的鼻塞，也即气体通过鼻腔时有不很通畅的情况。②眼结膜充血，治疗的一侧面色潮红、耳郭发红。③上眼睑下垂，于眼睑半张半合时更为显著，眼窝也可显示微内陷之感。④瞳孔缩小（应在暗的光线下检查），但对光反射和视调反射仍健在。⑤汗液的分泌减少，额际和颜面区的皮肤转呈干燥，皮肤表面的温度也上升。有时病人有头晕症状，是因颅内血管扩张、颅内压暂时性升高所致。

4. 星状神经节注射疗法操作时可能出现的危险和意外

（1）穿刺针推进太近中纵线而贴近气管外壁面，或药液的容积过大弥散到该膜时，喉返神经可能遭受阻滞，以致患者立感声嘶、失声，甚至下咽困难，严重时病人有窒息现象。

（2）穿刺针如向下倾斜太深，有引起气胸的危险。因此，应缓慢进针，当针尖触及胸膜、病人出现刺激性咳嗽时，应立即把针尖退出。操作时，应在病人吸气时刺入，并要注意穿刺方向，注药前必须先行抽吸。

（3）当针尖距离椎体的侧缘过远而刺入过深，可能使臂丛神经下干被阻滞，而霍纳征反属阴性。

（4）针尖万一刺入血管，血肿常很大且很痛。

（5）穿刺不当也可有误伤膈神经的可能。

（6）如迷走神经遭受阻滞，则心脏方面的扰乱可能很强烈，并可出现腹胀等情况。故操作中必须仔细谨慎，并且在注射前应先抽吸以观察有无血或脑脊液。

二、胸椎旁交感神经注射疗法

椎旁交感神经节注射疗法的操作技术与椎旁脊神经注射疗法的操作大同小异，只是将针尖推进到椎体的外侧缘或前侧缘，而非椎间孔的邻近而已。胸椎部位的交感神经节和束，乃位于椎体的外侧缘；而腰椎部位的交感神经节和束，则偏于椎体的前侧；较之胸椎，其部位略向前移。因此，两者穿刺时要注意其区别。

1. 解剖（图4－79） 胸部共有交感神经节12对，T_1 交感神经节多数已与星状神经节相融合。$T_{2\sim9}$ 交感神经节多位于肋骨头部，$T_{10\sim12}$ 则位于椎体前外侧。神经节之间以交感神经互相连接而形成交感神经链，每节有灰白交通支与脊神经相连。

2. 操作（图4－79）

（1）骨性定位标志完全与胸椎旁脊神经根注射疗法相同，胸椎棘突间隙的平面是下一胸椎横突间隙的所在。

（2）穿刺进针点较胸椎旁脊神经根注射疗法距正中纵线稍近，一般为3cm。

（3）穿刺针由进针点垂直刺入皮肤，针尖抵触横突后用扪诊法紧靠横突上缘徐徐进针，仍垂直再推进4～5cm又遇骨质的阻力，表示已达胸椎体外侧，即胸交感神经节附近。

（4）当针尖已越过横突并进入4～5cm时，如尚未遇及骨性阻力，不可贸然再向前推进，否则有误入纵隔或有穿破胸膜的危险。在穿刺过程中，此时应会有突然减压之感，表示针尖已误入胸腔。

（5）针尖越过横突4～5cm尚未遇到骨性阻力时表明穿刺针的穿刺方向过分偏外，应将针尖退出少许或退至横突处，调整针尖方向，使其向内侧（中纵线）偏斜少许后再重新徐徐推进。针尖必须再次抵触骨性组织才表示已到相应胸椎的椎体外侧面，回抽无血、无气即可注入常规配伍的合剂10～15ml（其中利多卡因浓度需由0.25%提高至0.5%～1%为佳）。每2～3d注射1次，5次为1个疗程。

（6）一般来说，胸椎旁交感神经节注射较椎旁脊神经根注射为易，但意外气胸的危险也比后者为多。因此在操作时务必引起注意。为了提高胸交感神经注射疗法的效果，也可同时采用这 2 种注射方法。

胸交感神经节注射疗法常用于胸部或上肢血管神经疾患的诊断与治疗。临床上施行胸交感神经节注射疗法的机会不多，于某种心前区痛或心绞痛时，有时须同做左星状神经节和左 $T_{2、3、4}$ 交感神经节注射治疗。又如某些哮喘症，如做左右两侧 $T_{2\sim6}$ 交感神经节注射，可使病症有所减轻，病程缩短；至于肺梗死、肺静脉栓塞、冠状血管栓塞和心肌梗死等，施行胸交感神经节注射治疗，对病情和病程均无明显效果，使用时要慎重。

三、腰椎交感神经节注射疗法

1. 解剖（图 4－89） 腰交感神经节有 4～5 对，但主要为第二、

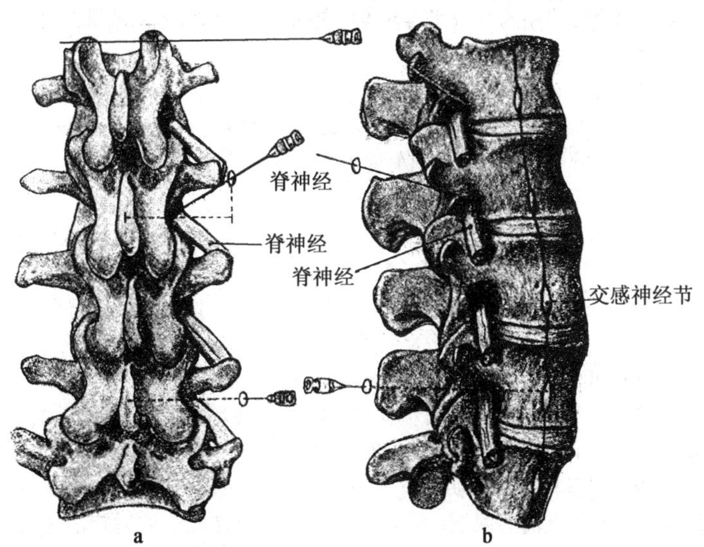

图 4－89 腰椎交感神经与注射疗法

a. 正面 b. 侧面

第三对，位于腰椎的椎体前外侧，下腔静脉（右侧）、腹主动脉（左侧）的后面。其纤维分布于腹主动脉、髂总动脉及沿内外髂动脉散布。腰交感神经节的节前纤维主要来自 $L_{1、2}$ 脊神经根，在 L_2（或 L_3）以下的各交感神经节与相应的脊神经之间并无白交通支相连。这些交感神经节的节前纤维均经 L_2 神经节向下传来，而其节后纤维也大多由上 2 对神经节，尤其是 L_2 神经节发出，然后经灰交通支加入各脊神经分布于下肢，并经脏支至腹主动脉、髂动脉及盆腔器官等。因此，为治疗某些下肢疾病，主要须治疗或切除 L_2 及 L_1 或 L_3 椎旁交感神经节。

2. 适应证 腰椎旁交感神经节注射疗法的应用范围很广，其主要的适应证为：

（1）在行腰交感神经节的切除术之前，先行腰交感神经节注射疗法，可以预测腰交感神经节切除后的疗效。临床上也有少数病例，腰交感神经节注射疗法效果不明显，但行腰交感神经节切除术却收到显著的效果。这是因为用药物治疗远不如腰交感神经节切除术的效果彻底而持久之故。

（2）下肢的灼性神经痛。

（3）下肢的血管疾患，如 Raynaud 病、急性血管栓塞、血栓性静脉炎、静脉血栓形成等症，均有暂时的或永久的疗效。

（4）下肢慢性溃疡、静脉淤滞症。

（5）对先天性巨结肠症（Hirschsprung 症）的诊断与治疗均有一定价值。

（6）手术后下肢血液循环不良者多治疗 1～2 次就可获得明显效果。

（7）可作为神经痛和灼性神经痛的鉴别诊断。

（8）使下肢的坏疽范围缩小并能抑制肢端坏疽向上蔓延扩大，使坏疽早日显示明显的分界线，以便手术。

（9）对各种原因不明的下肢关节痛、神经痛、肌肉痛，以及行动时肌肉关节僵直而有限制时，均可采用腰交感神经节注射疗法进行治疗。

（10）慢性和急性副睾炎、输卵管炎，治疗后可使疼痛减轻、肿胀消退。

（11）严重的冻伤经治疗也常会好转。

（12）下肢血管营养性障碍疾病也可用本疗法进行治疗。

腰交感神经节注射疗法每2～3d治疗1次，5次为1个疗程。总之，于下肢的外围血管系和周围神经系发生病变时，均可采用腰交感神经节注射疗法。

3. 操作（图4－90） 腰交感神经节注射疗法的操作技术与胸部交感神经节注射疗法大致相同，唯椎体位置愈低，椎体的体积也愈大，其横突也愈长。因此，腰交感神经节注射疗法的穿刺进针点比胸椎距棘突的中纵线要稍远些，必须距棘突中纵线4～6cm方能使穿刺针越过横突以达到注药治疗的目的。穿刺进针部位愈低时，皮肤穿刺进针点距棘突的中纵线的距离也相应地增加。

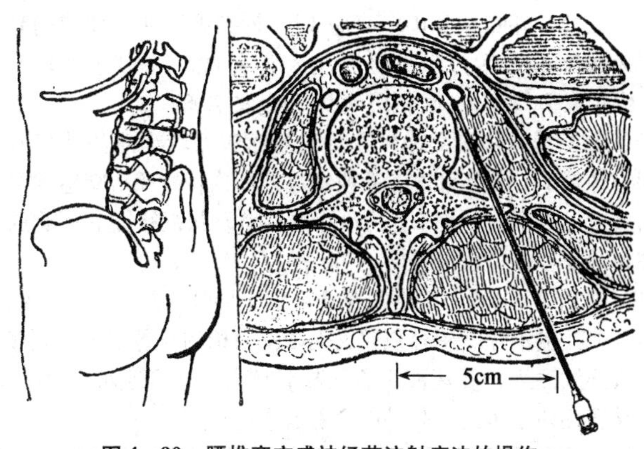

图4－90 腰椎旁交感神经节注射疗法的操作

临床操作时，若穿刺针未触及横突而直接从两横突间直接刺入，故不能接近神经节，这是效果不满意甚至失败的根本原因。穿刺时如以横突作为支点以推动穿刺针，则较易接近神经节。因此，腰交感神经节注射疗法的具体操作步骤如下：

（1）病人采取侧卧位，治疗侧在上。两腿不必如硬脊膜外注射疗法时过度弯曲，通常髋膝均做90°屈曲以保证横突间隙有显著分开就行。

（2）骨性定位标志与腰椎旁脊神经根注射疗法相同，棘突间隙的平面即相当于同一平面腰椎的横突间隙。

(3) 皮肤的进针点距棘突中纵线略远些，比做腰椎旁脊神经根注射疗法的进针点再向外移1～2cm。一般病人为距中纵线 4～6cm。这是因为上述腰椎的椎体比较粗大，且交感神经节位于椎体的前侧缘之故。但穿刺进针点应在各腰椎的横突尖连线之内，穿刺点不得超过腰大肌侧缘之外。

(4) 取 22 号长 10～20cm 的穿刺针，自穿刺进针点刺入，向正中纵线以 45°角推进，触及横突后用扪诊法紧靠横突上缘或下缘徐徐推进，越过横突向椎体缓缓深入，直至再次有骨性阻力即为椎体。此时须仔细观察穿刺针的角度与进入的深度，以判断针尖的位置是在椎体的外侧缘还是在椎体的前侧缘。如认为还在椎体的外侧缘，则应将穿刺针退至横突处，将 45°角增至 50°～60°，再缓慢推进。如此操作下，针尖深入较上次在椎体外侧缘多 0.5～1cm 时，针尖确属在椎体前侧缘的骨膜外、腰大肌起端之后，于是就可注入含有 0.5%～1% 利多卡因 5～10ml、维生素 B_1 25mg、确炎松 A 12.5mg 的合剂。

(5) 欲取得一侧腰交感神经节注射疗法的较满意的治疗效果，通常须同时选择 $L_{2、3}$ 横突间的交感神经节，其次治疗 $L_{3、4}$ 交感神经节，如下肢的反应已很显著，则 $L_{1、2}$ 的治疗可省略。如欲行左右两侧的交感神经节注射治疗，操作程序相同。

(6) 可自 $L_{1、2}$ 或 $L_{2、3}$ 横突间隙插入细小导管（3F）进行持续性的腰交感神经节注射治疗。用容积较大而浓度较稀的普鲁卡因或利多卡因合剂分次或连续注入，使药液沿着腰椎骨膜外向上下弥散，治疗常较完全，但导管存留于体内过久可能会引起局部疼痛。

(7) 为了提高治疗效果，腰交感神经节注射疗法常同时采用相应节段的腰椎旁脊神经根注射疗法。

(8) 为了取得永久性腰交感神经节注射疗法的效果，用 85%～100% 酒精或 4% 酚做注射，每一交感神经节注射 1～2ml。但效果远不如外科手术切除便捷而安全，故仅用于不能施行手术的病人。

腰椎旁交感神经注射疗法穿刺成功的主要征象，是在同侧下肢出现：①脉搏压力增强，如用摆动测压器测定股和腿动脉的脉搏压力，腰椎旁交感神经注射疗法后脉压可增加 0.4～0.53kPa，甚至 0.67～0.8kPa。②体表温度增高。用表面测温计测定体表温度，可增高 1～

2℃不等。明显时不但病人自己感到下肢发热，用手触摸与对侧或与未治疗前作比较，可感皮肤温度确有升高。③下肢皮下血管扩张，静脉饱满。④皮肤色泽红润。⑤下肢如有灼性痛，治疗后疼痛轻松。⑥皮肤的痛觉、触觉和温度觉与腰交感神经注射治疗则无明显关系，即治疗前后无明显改变。

腰交感神经注射疗法的作用有效时间平均为 4h，但灼性痛的解除或减轻时间长达 18h 以上。

第四章 关节穿刺术及关节注射疗法

一、适应证

1. 诊断性穿刺术 用于协助诊断引起关节疼痛的病因。例如，抽吸关节积液进行化验检查，确定积液的性质；又如，注射空气或造影剂进行造影，以确定诊断和了解病变性质。

2. 治疗性穿刺术 ①确定引起关节疼痛的病因，诊断后用于关节腔内注射药物进行治疗。②关节损伤或关节手术后发生多量积血时，抽出积血，减少粘连，防治感染用。③化脓性关节炎的抽脓、冲洗和注入抗菌药物。

二、操作原则

（1）关节穿刺术点的定位必须准确，并必须注意穿刺针头的针尖只能进入关节腔内，绝不能刺进关节软骨或骨内，以免引起化脓性感染或疼痛加重。

（2）必须在严格无菌操作下进行关节穿刺操作，绝不能将关节囊外的化脓菌带入关节腔内。特别在疑为化脓性关节炎的穿刺时，一定要对关节周围的化脓性炎症或邻近关节的化脓性骨髓炎形成的脓肿加以鉴别，以免人为地造成化脓性关节炎，进一步加重病人的病痛。

（3）抽吸关节积液和注射稠厚的造影剂或治疗性药物（如透明质酸钠等）时，一般用 9~10 号较粗的穿刺针，此时必须先用细针在穿刺点上用 1%利多卡因进行皮丘注射和局部浸润，以减轻诊断或治疗性穿刺过程中的疼痛，一般 5~10ml 足够。

三、关节穿刺的操作

1. 肩关节穿刺法

（1）前侧穿刺法：上臂轻度外展外旋位，在喙突和肱骨小结节间隙（三角肌前缘）垂直向后进针穿刺（图 4-91）。

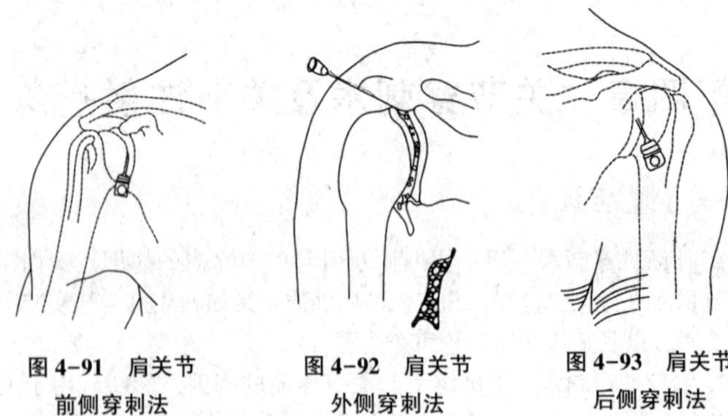

图 4-91 肩关节前侧穿刺法　**图 4-92 肩关节外侧穿刺法**　**图 4-93 肩关节后侧穿刺法**

（2）肩关节外侧穿刺法（肩峰下入路法）：患肩下垂，肩外侧肩峰下垂直刺入（图 4-92）。

（3）后侧穿刺法：上臂外展内旋位，在肩峰下三角和冈下肌间，垂直穿刺进针（图 4-93）。

2. 肘关节穿刺法

（1）后侧穿刺法：肘关节屈曲 90°，在肘关节后侧尺骨鹰嘴突尖端和肱骨外上髁间隙，靠近鹰嘴进行穿刺（图 4-94a）。

（2）外侧穿刺法：肘关节屈曲 90°，在桡骨小头和肱骨小头间隙，靠近尺骨鹰嘴进针穿刺（图 4-94b）。

3. 腕关节穿刺法　以腕关节桡骨侧穿刺为例。在腕关节背侧，拇长伸肌腱和食指固有伸肌腱之间进针穿刺（图 4-95）。

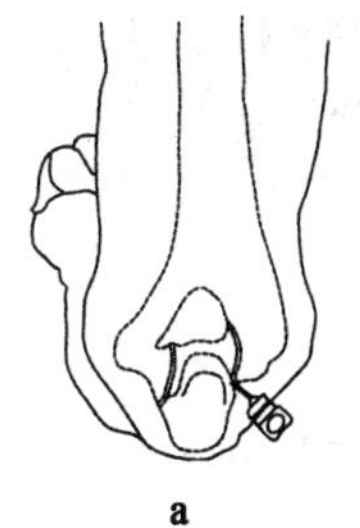

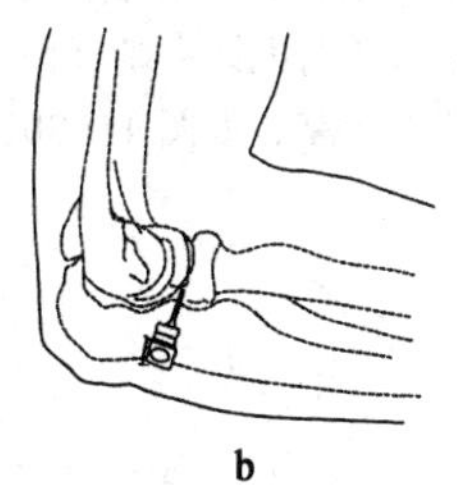

图 4－94　肘关节穿刺法

a. 后侧穿刺法　b. 外侧穿刺法

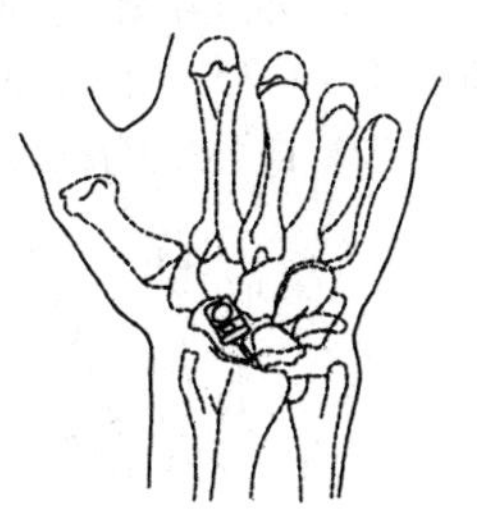

图 4－95　腕关节穿刺法

4. 髋关节穿刺法

（1）前侧穿刺法：前侧穿刺点位于腹股沟韧带中点下方 2cm 左右，在股动脉外侧 1. 5cm 处垂直进针穿刺（图 4－96a）。

（2）外侧穿刺法：外侧穿刺点位于股骨大粗隆顶点前缘，在与大腿呈 45°向内、后、上进针穿刺（图 4－96b）。

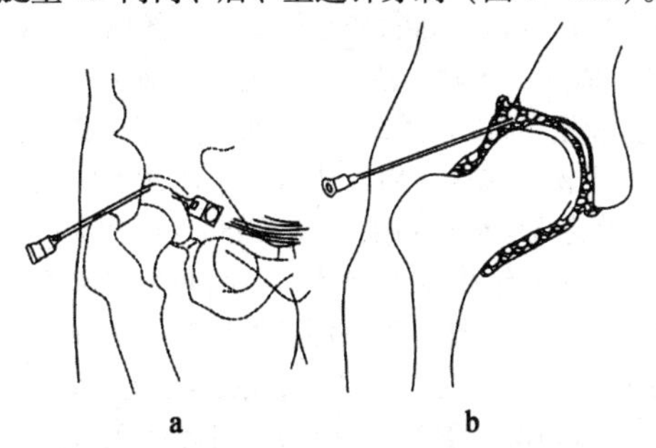

图 4－96　髋关节穿刺法

a. 前侧穿刺法　b. 外侧穿刺法

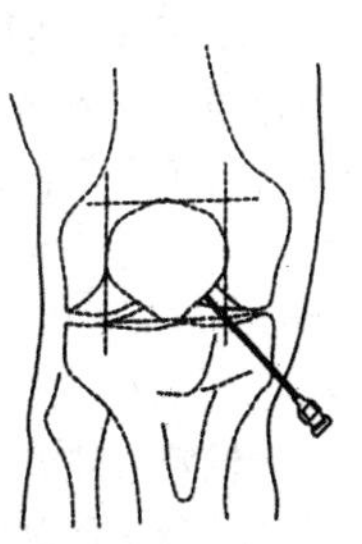

图 4－97　膝关节穿刺法

5. 膝关节穿刺法　在髌骨两侧缘各作一条与肢体相平行的线，再在髌骨上、下缘各作一条与前两线相垂直的线，各线相交的 4 点处均可进针穿刺。穿刺针和髌骨平面成 45°角，针尖刺向髌骨下，即可进入关节腔（图 4－97）。

6. 踝关节穿刺法

（1）外踝穿刺法：使足内翻位，穿刺点位于外踝尖端以上 2.5cm，向前 1.5cm 处，自上外向下内方向进针穿刺（图 4-98a）。

（2）内踝穿刺法：内踝下入路，如图 4-98b 所示。

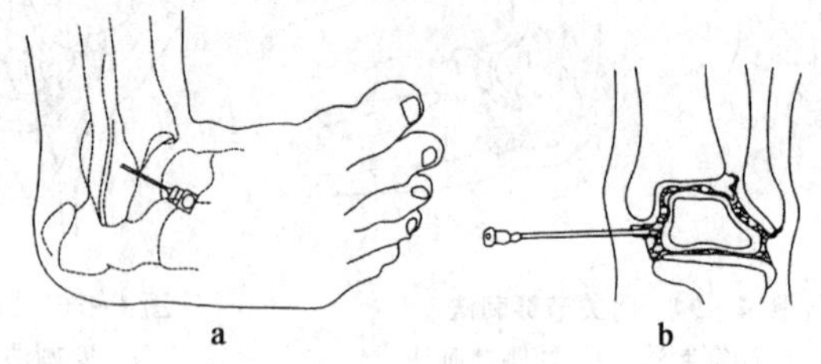

图 4-98 踝关节穿刺法

a. 外踝穿刺法 b. 内踝穿刺法

四、关节腔内注射治疗的常用药物

1. RP 液（Relieved Pain solution） RP 注射液是介入注射的常用混合液，主要组成为 0.25%利多卡因、维生素 B_1 或维生素 B_{12} 注射液、确炎舒松 A 注射液或地塞米松注射液。如病变范围小，局部用量不超过 10ml，几乎无明显的用药禁忌；如病变范围大，总用量超过 10ml，对高血压、糖尿病等激素禁忌病人就要慎用或禁用。此时常用多肽注射液来代替确炎舒松 A 或地塞米松，有报道用正清风痛宁注射液取代硝炎舒松 A，有一定效果。常用关节腔内用药配伍为 0.25%～0.33%利多卡因 10～15ml、维生素 B_1 10mg 或维生素 B_{12} 500μg、地塞米松 1.25～2.5mg。主要用于创伤性关节炎、风湿性或类风湿性关节炎和颞颌关节炎等的治疗。能使关节炎的炎症迅速消退并改善因炎症引起的关节疼痛和功能障碍，使肿胀的关节迅速消肿。RP 液还有预防和治疗关节内粘连的作用。

2. 透明质酸钠注射液（sodium hyaluronate injection） 商品名为海诺特（haipont）、施沛特。透明质酸钠又叫玻璃酸钠，是广泛存在于人体内的生理活性物质，是一个由葡萄糖醛酸和乙酰氨基己糖组成双糖单位聚合而成的一种高分子质量的直链黏多糖。属于非药物类的中性介质。透明质酸钠注射液为无色澄明的黏稠液体。透明质酸钠为关节滑液的主要成分，是软骨基质的成分之一，在关节腔内起润滑作用，可减轻组织之间的摩擦，同时发挥其弹性作用，缓冲应力对关节软骨的作用，发挥应有生理功能。关节腔内高分子质量、高浓度、高黏弹性的透明质酸钠能明显改善关节的炎性反应，增强关节液的黏稠性和润滑功能，保护关节软骨，促进关节软骨的愈合与再生，缓解疼痛，增加关节活动度。一般关节透明质酸钠用量为：颞颌关节用 1ml（10mg），肩关节用 2ml（20mg），髋、膝关节用 2. 5ml（25mg）。主要用于治疗退行性骨关节炎、慢性创伤性关节炎、风湿性或类风湿性关节炎、颞颌关节炎、股骨头无菌性坏死等。

3. 骨肽注射液（ossotide injection） 又名骨宁注射液，是从新生动物长骨中提取的多肽活性物质。其主要成分为有机钙、磷、无机钙、无机盐、微量元素、氨基酸等。本品为微黄色或淡黄色澄明液体。有调节骨代谢、刺激成骨细胞增殖、促进新骨形成，并且有消炎镇痛作用以及调节钙、盐代谢、增加骨钙沉积、防治骨质疏松作用。髋关节注射用于治疗股骨头无菌性坏死。每支 2ml（10mg）。用法：骨肽 2ml+维生素 B_{12}500μg+0. 25%利多卡因 10~15ml（一侧）。髋关节 5~7d 注射 1 次。

4. Arterparon 注射液 是一种糖类物质，具有保护软骨免遭破坏作用，能刺激软骨和关节内滑膜代谢，具有加强软骨营养、促进健康软骨生成的功效。关节内注射后药物直接作用于软骨和骨膜，可减轻滑膜组织水肿，改善软骨的营养状况，有利于软骨修复。

5. 金葡注射液（staphylococcin aureus culture filtrate） 又叫金黄色葡萄球菌滤液注射液，商品名思复胜。主要成分为蛋白质、多肽、18 种氨基酸、血浆蛋白凝固物（游离凝固酶）。为微黄色澄明液体，凝固活性≥400μg，≥2ml/支，2~8℃避光保存。有促进毛细血管生长，促进血肿吸收、机化和加速骨痂形成，促进骨修复的作用。可于新鲜骨折断端直接注射。每 5~7d 注射 1 次，每次 1~2ml（半支至 1 支），10 次为 1 个疗程。本品使用前需做过敏试验，严禁静脉注射。

以上后 2 种药用于髋关节注射，也可治疗股骨头无菌性坏死。

五、术后处理

不论关节造影、关节腔注射治疗或关节抽液后，均应给予适当的制动、固定休息，以利恢复。

第五篇

治疗中各种意外情况的识别与处理

第一章　颈部手法失当致颈段脊髓损伤

一、手法失当原因

颈部手法失当有两个方面：

（1）手术前疾病诊断明确，由手法操作不当所致，如粗暴操作或操作要领尚未完全掌握、技术操作不正规等。

（2）手法操作正规，由于手法前疾病诊断不清所致。如果手法前明确诊断，这类病人多属按摩手法的禁忌范畴之列。例如，严重骨质疏松病人的骨质本身已较脆弱，不能经受外力的扭转。又如，脊柱的一些先天性畸形椎弓峡不连等，本身稳定性已存在危象；脊柱的原发性或转移性肿瘤，骨质已严重破坏；脊柱结核病人，骨质大多已被侵蚀……如果事前不明确诊断，单凭颈部“疼痛”症状就行按摩手法，岂不是火上加油?

以上情况发生在任何部位，都是按摩手法的禁忌。

二、意外的预防

颈椎的旋转复位手法，在治疗某些颈椎骨关节病变或颈部软组织病变方面，确实有卓著的效果，如果掌握不当，也较易引致颈椎的损伤。

因此，为了充分发挥颈椎旋转复位手法的优点，更好地使这种手法治疗病人，更重要的是要确切掌握该手法的操作要领，熟练技术操作，并在手法前认真听取病史、详细检查病人以明确诊断，确实掌握好手法的适应证。

下面谈谈因手法失当引致脊髓损伤的识别和处理。

三、颈脊髓损伤的临床表现

多数是在手法操作过程中突然发生损伤颈段脊髓的征象。因为颈椎旋转复位手法多在颈椎病病人身上实施，故手法失当所致的脊髓损伤的严重程度，取决于治疗时颈椎原来就存在的病变的严重程度和术者操作的粗暴程度及旋转颈椎时超过正常范围度数的大小。

1. 脊髓休克的表现 颈椎手法失当引致的脊髓损伤，开始出现的是脊髓休克状态，又称脊髓震荡。脊髓休克的初期临床表现与脊髓完全性横断相同，因此，在损伤的最早期常不易区别。脊髓的颈膨大在$C_{3\sim7}$，上肢的运动和感觉中枢集中于此。脊髓颈膨大（相当于脊髓节段$C_5\sim T_2$）以上受伤，引起四肢瘫痪；颈膨大以下受伤，则引起两下肢瘫痪（截瘫）。手法失当造成的颈段脊髓损伤又常发生在此范围内。因此，其临床表现为四肢的软瘫和损伤平面以下的不完全性感觉、运动、反射和内脏功能障碍，并在感觉消失的上缘常会有一个痛觉过敏带。C_3以上的损伤是严重的，常因膈肌与肋间肌的瘫痪而引起呼吸停止。脊髓休克状态在有效的对症治疗下，伤后数小时即可开始缓解，2～3周可逐渐恢复。脊髓功能开始恢复的征象常表现为由反射消失到开始出现病理反射，同时逐渐出现肌张力，使肢体的弛缓性麻痹逐渐变为痉挛性麻痹。

2. 脊髓完全横断的表现 脊髓完全横断的病人当脊髓休克消失后，由于皮层抑制作用的消除，使脊髓受伤平面以下出现脊髓反射，常有以下表现。

（1）全反射：受累区域内局部的刺激可激发受累部位发生强烈的抽动，并可有排尿、排便或阴茎勃起现象。

（2）腱反射增强：膝反射、踝反射明显增强。

（3）肌张力增加：即是从原来的弛缓性麻痹转为痉挛性麻痹。

（4）锥体束征：即 Babinski 征、Oppenheim 征、Gordon 征、Chaddock 征阳性（图 5－1a）。

巴宾斯基的反应特征是：跗趾缓慢背屈，其他各趾轻度外展（图 5－1b）。

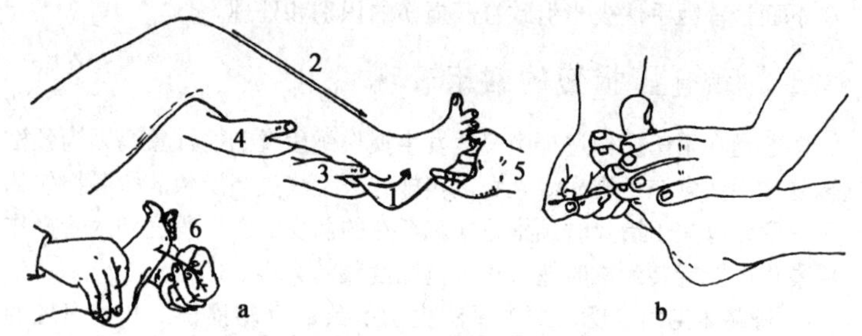

图 5－1 锥体束征阳性的各种检查方法

a：1. 却道克（Chaddock）法 2. 奥本海姆（Oppenheim）法 3. 歇佛尔（Schaeffer）法 4. 戈登（Gordon）法 5. 刚达（Gonda）法 6. 巴宾斯基（Babinski）法

b：札毕罗（Szapiro）法（改良的巴宾斯基法，检查者用左手将病人第二至第五趾跖屈，同时右手持针由后向前划足跖外缘）

巴宾斯基反射的加强试验：①连续轻划足底或足背外缘。②将头转向健侧后再行试验。③划足底的同时掐小腿肌肉或胫骨面。

巴宾斯基反射的类似表现常发生在怕呵痒的正常人，但此时各趾常无外展，且足和足趾不是缓缓背屈而突然背屈。

上肢没有类似的巴宾斯基反射，但深部关节反射的消失往往提示锥体束征阳性。常进行的上肢深部关节反射有麦叶（Mayer）反射和列利（Leri）反射（图 5－2）两种。

上肢司关节的深部感觉传至大脑皮质，再由锥体束传至相应关节的运动肌肉。它们的消失有助鉴定上肢的锥体束征。正常 2 岁以下的婴儿不能引出此反射。少数正常人无此反射。当一侧存在反射，另一侧关节反射消失时，常有诊断意义。

（5）球海绵体反射阳性：做肛门指检并轻捏龟头，如感觉肛门收缩即为阳性。

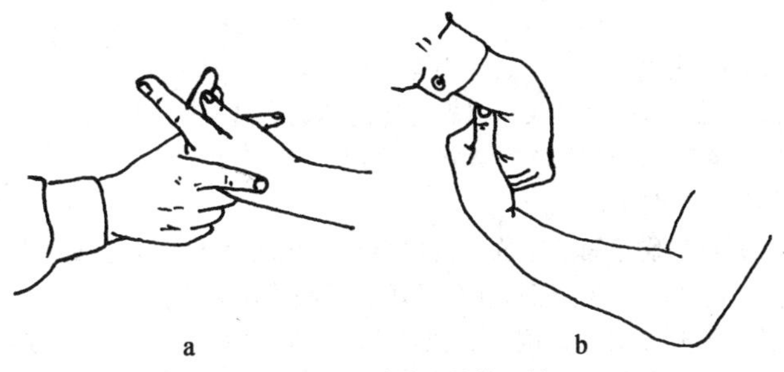

图 5－2　上肢的深关节反射

a. 麦叶（Mayer）反射（前臂和手置旋后位，检查者用力弯曲其中指或环指的基节，引出拇指基节弯曲和末节伸展的反应为阳性）

b. 列利（Leri）反射（肘关节伸直，检查者弯曲其指腕，引出肘屈反应为阳性）

（6）肛门反射阳性：针尖刺肛门皮肤、黏膜交接处，肛门括约肌发生收缩为阳性。

3. 脊髓不完全损伤功能恢复的征象　临床表现视脊髓受伤的水平及部位而定。脊髓不完全损伤的病理可以是脊髓组织遭受不可逆转的损害，以致受伤部位的功能永远不能恢复；也可能是脊髓组织内的出血与水肿，故功能有恢复的可能。

脊髓不完全损伤可以 Brown－Sequard 综合征（图 5－3）作为例子。此为半边脊髓受损，表现为损伤平面以下的同侧身体所有肌肉呈痉挛性麻痹（锥体束损伤），同侧各种肌肉、关节深感觉丧失（楔状束和薄束损伤），对侧身体的痛觉及温觉丧失（脊髓丘脑束损伤）。

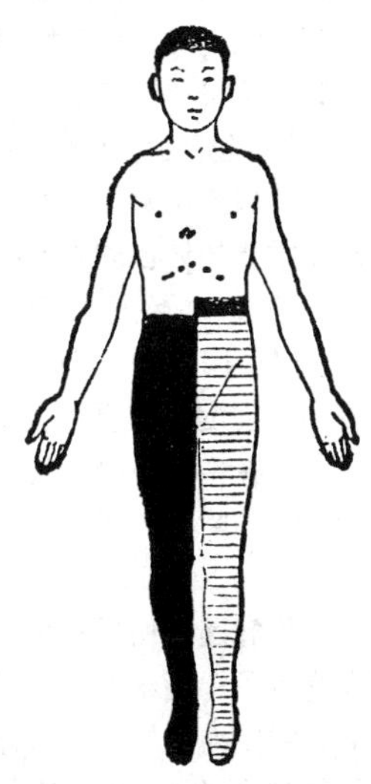

图 5－3　Brown－Sequard 综合征

脊髓不完全损伤有时会被误认为完全性横断，只有在十分仔细地检查运动、感觉和反射后才可辨明。如检查时发现有下列体征之一，即属不完全损伤。

（1）一块肌肉或一个足趾仍有主动运动。

（2）感觉未完全消失，或者一侧的感觉平面较另一侧低。

（3）重压踇趾时病人有疼痛感觉。

（4）仅一侧下肢麻痹。

4. 脊髓受伤平面的定位 根据神经症状的表现并参考X线片上椎骨骨折、脱位的水平，可以正确地决定脊髓受伤的节段。

（1）根据X线片定位：如椎骨骨折、脱位的水平已用X线查明，则能用下法推算脊髓受伤节段的平面：

颈脊髓节段 = 颈椎数 +1；

胸脊髓节段 = 上胸椎（1~6） +2，下胸椎（7~9） +3；

第十胸椎弓位于腰脊髓节段1~2的上方；

第十一胸椎弓位于腰脊髓节段3~4的上方；

第十二胸椎弓位于腰脊髓节段5的上方；

第一腰椎弓位于骶、尾脊髓节段的上方（图5-4）。

（2）根据临床表现定位：根据感觉障碍的水平（图5-5）、运动受累的部位以及正常反射的消失与病理反射的出现，可以确定脊髓受损的水平。重要的体征如表5-1所示。

在积极有效的治疗下，部分无并发症的脊髓损伤者，一般在伤后3~5周脊髓水肿、肿胀等逐渐消失，坏死、软化灶也逐渐修复，临床可有一定程度的恢复。脊髓损伤严重者，临床上出现的恢复时间较晚些，一般在伤后5~8周；脊髓损伤较轻者，可不出现脊髓休克，多在感觉、运动障碍的情况下，保留有某种程度的腱反射和病理反射的存在。

如果脊髓损伤后恢复很慢，而且常表现为持续性的刺激状态时，应考虑尚有颈脊髓压迫因素的存在，如椎骨骨折、移位，髓核突出，脊髓肿瘤，脊髓内、外血肿和脊髓本身的水肿等。休克期愈长，脊髓功能恢复得就愈不好。所以，应及时予以手术解除压迫因素，否则会严重影响脊髓功能的进一步恢复。有人主张在有效的治疗措施下严密观察2周左右，若无明显恢复征象时，应及时手术，即在脊髓损伤的局部早期施行椎板切除减压术，以利脊髓功能的进一步恢复。

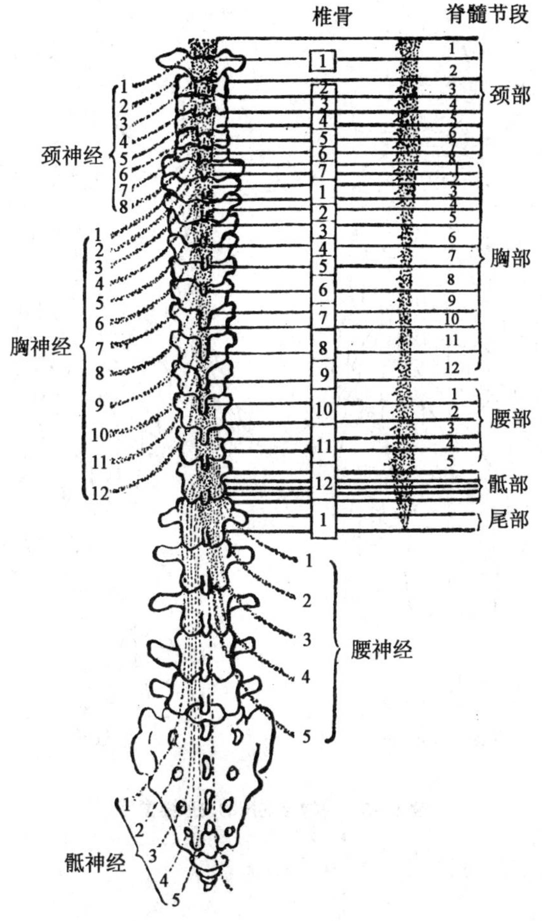

图5-4　椎骨与脊髓节段的关系示意

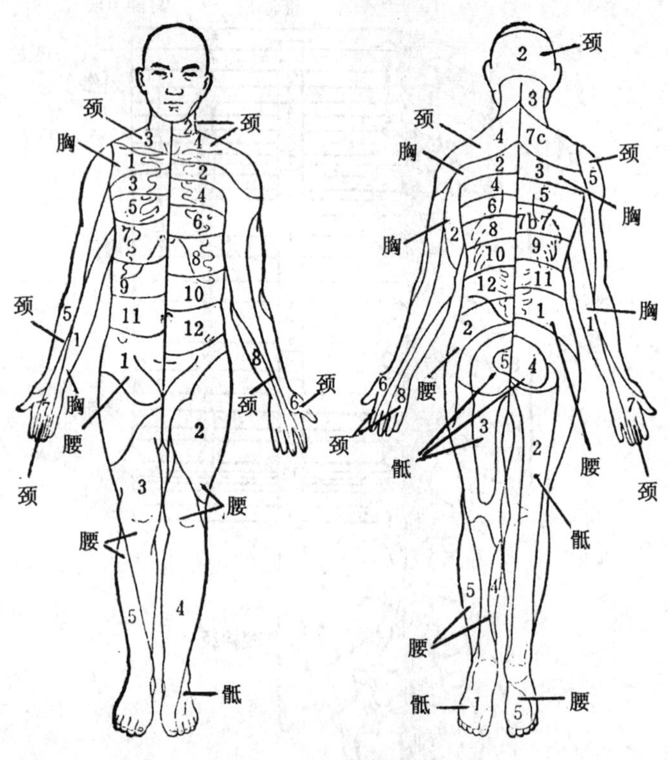

图 5-5　脊神经支配的皮肤感觉区

表 5－1　脊髓损伤的临床定位

脊髓节段	临床表现	附　注
$C_{1\sim4}$	颈肌麻痹，头部主动运动明显限制，四肢麻痹，呼吸麻痹（致死）	膈神经中枢位于 $C_{3\sim5}$
$C_{5、6}$	肋间肌麻痹，吸气借膈肌、斜角肌、胸锁乳突肌及斜方肌的运动；四肢痉挛性麻痹	呈典型姿势（图 5－6） 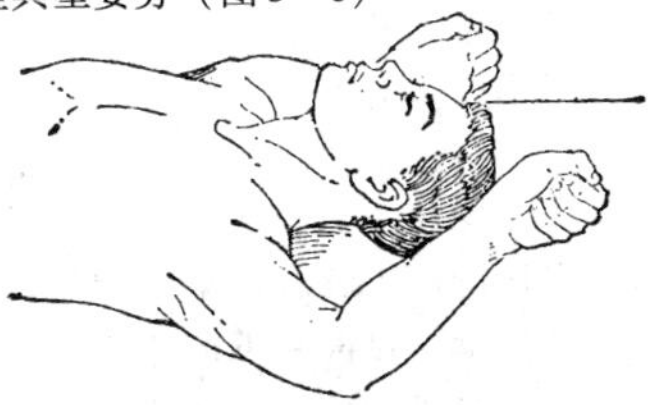 图 5－6　C_6 脊髓节段横断时的姿势
$C_{6、7}$	肋间肌麻痹，吸气借膈肌、斜角肌、胸锁乳突肌及斜方肌的运动；下肢痉挛性麻痹；肱二头肌反射存在，但肱三头肌反射消失	肱二头肌受 $C_{5、6}$ 支配，肱三头肌受 $C_{6、7}$ 支配，呈典型姿势（图 5－7） 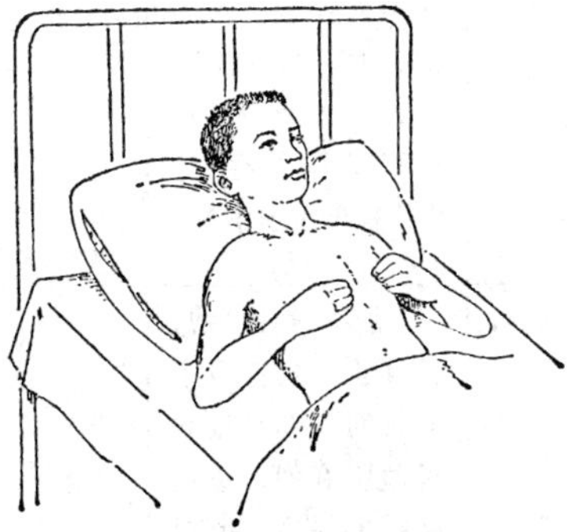 图 5－7　C_7 脊髓节段横断时的姿势

续表

脊髓节段	临床表现	附　注
C_8、T_1	肋间肌麻痹，吸气借膈肌、斜角肌、胸锁乳突肌及斜方肌的运动；上肢运动部分保留，上肢反射存在；下肢痉挛性麻痹，呈现霍纳综合征	
$T_{1\sim7}$	受伤节段的肋间肌麻痹，膈肌运动正常；腹部和下肢痉挛性麻痹；腹壁反射完全消失	上腹壁反射在 $T_{7、8}$受伤时消失；中腹壁反射在 $T_{11、12}$受伤时消失
$T_{9、10}$	下肢痉挛性麻痹；腹直肌上半部正常但下半部麻痹，因此病人在抵抗阻力抬头时，脐被拉向上方（图 5－8）；上腹壁反射存在，但下腹壁反射消失	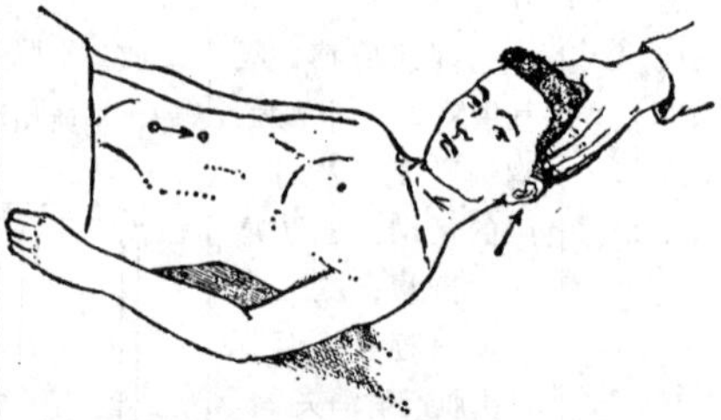 图 5－8　腹直肌下半部麻痹
T_{12}、L_1	下肢痉挛性麻痹；腹直肌正常，但腹斜肌的下部纤维和腹横肌麻痹；腹壁反射仍保留，但提睾反射减退或消失	

续表

脊髓节段	临床表现	附　注
$L_{3、4}$	髋关节屈曲运动无障碍，但髋关节内收肌和股四头肌呈弛缓性麻痹，下肢其余肌肉则呈痉挛性麻痹，下肢反射减退或消失；踝反射亢进	提睾反射在 $L_{1、2}$ 损伤时消失；膝反射在 $L_{2\sim4}$受伤时消失
$S_{1、2}$	髋关节的屈曲、内收，膝关节的伸直、踝关节的背伸运动皆无障碍，但髋关节的其他肌肉和膝关节的屈肌皆无力，腓肠肌和足内小肌呈弛缓性麻痹；膝反射存在而踝反射及跖反射消失	跖反射、踝反射（跟腱反射）在 $S_{1\sim2}$受伤时消失
$S_{3\sim5}$（圆锥）	躯干和四肢的运动及反射正常，大小便潴留；肛门反射和球海绵体反射消失，阳痿；会阴皮肤感觉丧失呈马鞍形	躯干和四肢的神经支配不受 S_2 以下的节段支配，膀胱的上运动神经元是从骶髓（相当于 $S_{3\sim5}$）至大脑皮层；下运动神经元是从骶脊至膀胱；肛门的脊髓中枢位于 $S_{3\sim5}$，球海绵体反射在 $L_5\sim S_5$，受伤时丧失；生殖脊髓中枢（射精－勃起）在 $S_{1、2}$

续表

脊髓节段	临床表现	附　注
马尾共10对神经根，由腰骶神经组成，处于第一腰椎下方的椎管内	临床表现依据受伤的神经根而定：受伤马尾所支配的肌肉呈现弛缓性麻痹，常见的是膝以下的肌肉（胫骨前肌常幸免）和股后肌群以及臀肌的麻痹。膝反射存在，但踝反射和跖反射减退或消失。感觉的障碍与受伤的神经根有关，即上部骶神经和第五腰神经根受伤时，足部及小腿后侧和外侧的感觉丧失；下部骶神经受伤时，产生会阴部鞍形的感觉麻木和痛觉丧失，并向下伸延至臀部和大腿的后方	马尾全部断裂少见，典型的临床表现即为两下肢功能障碍不对称，且无恒定的形式

四、治疗

1. 维持呼吸道通畅　必要时予以吸氧；呼吸功能受影响者，应及时行气管插管，人工呼吸。

2. 移动病人时必须保持脊柱的固定　使头保持在中立位，平日可用吊带做头部持续牵引。必要时应用石膏颈围和海氏架牵引，以确保颈椎损伤部位的稳定，不再因搬动等因素而加重颈脊髓的损伤。使用海氏架牵引的病人可半卧位，对呼吸道、心血管系统疾病的预防有一定的好处，也可预防沉积性肺炎的发生。

3. 置二管 即置胃管与导尿管，可通过胃管补充部分营养和水分。不主张这类病人完全禁食，这样不利于胃肠功能的恢复，更易引起腹胀。可每日从胃管中灌些酸奶等液体饮食，把药片研碎，也可从胃管中灌注。少进或忌进含钠盐多的饮食。如果腹胀，可置肛管排气，必要时可通过胃管进行胃肠减压。通过导尿管记录每日尿量，每日尿常规检查1次。注意定期冲洗导尿管和更换尿管以预防泌尿系统感染。便秘时可通过肛管进行灌肠。

4. 预防褥疮的发生 截瘫病人极易发生褥疮溃疡，故要制订每日的翻身计划并保持皮肤的干燥，必要时在皮肤上撒敷些滑石粉。受压部位经常抹摩轻揉，以维持局部受压皮肤的血液循环，必要时皮肤上涂敷些低浓度酒精，以增加局部皮肤的血液循环。

充气床垫可避免多次挪动病人和翻身时给病人造成的影响与不利。目前尚有一种带有微气孔的充气床垫（接通一空气泵，不断补充气垫内空气），除维持气床垫的膨胀状态外，还可通过微气孔向受压部位皮肤输送微气流以保持皮肤干燥。此外，充气床垫内的气流尚可呈波浪状推进以不断改变床垫和皮肤的接触部位，避免褥疮的发生。

5. 脊髓的休克期（损伤早期）的治疗 要积极治疗脊髓的水肿。脑与脊髓含水分多，组织娇嫩无比，是重要组织集中处，也是人体司令部所在地，较小面积的损伤，影响、波及面就会很大，因此必须早期积极治疗。

（1）休克期要限制钠盐的摄入。

（2）20%甘露醇250ml，每8h静脉滴注1次。

（3）10%（2×10^4u）低分子右旋糖酐500ml静脉滴注，每日1次，能降低血黏度，有助于微循环的改善并有利尿作用，能减轻组织水肿。如果病人有出血倾向则忌用。

（4）速尿每次20mg，8h服用1次。同时注意钾的补入。

（5）地塞米松每日15～30mg，静脉滴注。地塞米松不仅有减轻脊髓水肿的作用，也有促进脊髓损伤的修复作用。

（6）β－七叶皂苷钠（5mg/支）每日20～30mg，静脉滴注。

（7）为了充分发挥药物的脱水作用，也可直接从 $L_{2,3}$ 间隙穿刺，把药物直接送到蛛网膜下腔。注射药物为地塞米松 5~10mg 和胞二磷胆碱半支（100mg），以每分钟 1ml 速度缓慢注射。休克期每 2~3d 行蛛网膜下腔穿刺注药 1 次。

（8）可通过胃管喂饲强力脉痔灵（aescuven forte）300mg（150mg/片），每日 2 次；第二周 150mg，每日 2 次，20d 为 1 个疗程。强力脉痔灵可使静脉回流增加，增强静脉回流量，降低静脉渗透压，有利组织水肿的消退。

6. 利多卡因的应用 利多卡因50~80mg 加 50% 葡萄糖溶液20~40ml 静脉缓注，每日 1 次。也可按利多卡因 2~3mg/kg 体重计算，加 10% 葡萄糖溶液 250ml，1h 静脉滴注，每日 1 次。利多卡因在脊髓损伤中应用的理由：①脊髓损伤后应用利多卡因，对继发性损伤有预防作用。②利多卡因有抑制自由基生成的作用，因而能促进脊髓功能的恢复。③利多卡因可挽救损伤脊髓的细胞离子泵功能的衰竭，阻止钾离子外逸和钙离子内流所引起的再灌注水肿、缺氧。④利多卡因能解除损伤部位脊髓血管和迷路血管的痉挛，改善脊髓损伤部位的血液循环，有利于脊髓损伤的恢复。

7. 止血剂应用 因手法引致的颈脊髓损伤，早期可能会伴有一定的出血，因此在发病后 1~3d 内，有时还需应用适量的止血药物，如静脉滴注 6-氨基已酸、止血敏、维生素 K_1 等；也可不用静脉滴注而选用肌内注射止血敏、维生素 K_3 等。以上药物择一二种即可。

8. 应用神经细胞活化剂神经妥乐平（neurotropin） 2 支（3.6u/支），静脉滴注，以帮助损伤的神经细胞的恢复。

9. 大剂量维生素 C 的应用 研究证明，维生素 C 有清除自由基的作用。脊髓损伤时，每日应用 3~5g 维生素 C，有助于受损脊髓细胞的恢复。

10. 降温 脊髓损伤病人因体温调节功能障碍而产生体温增高。一般采用物理降温方法，如温水或稀酒精全身擦浴、大血管部位置冰袋等；也可用小剂量（半片）消炎痛研为粉末后胃管滴注，以克服麻痹区皮肤不能散热、皮肤干等症状。

11. 减轻腹胀 可采取以下用药：

（1）10%氯化钾30ml，静脉滴注，每日1次。同时还有适当补予钾的作用，以弥补脱水剂排钾带来的缺钾可能。

（2）10%硫酸镁10ml，静脉滴注，每日1次。

（3）门冬氨酸钾镁20ml，静脉滴注，每日1次。

（4）喂饲普瑞博思（10mg/片）10mg，每日3次，以增强肠蠕动、减轻腹胀。

12. 应用有效抗生素 预防肺部感染和因插导尿管产生的泌尿系统感染。一些截瘫病人并不是死于截瘫本身，而是死于并发症。因此，预防并发症的发生至关重要。

13. 脊髓功能恢复期的用药 此时可应用些神经营养药和维生素B_1、维生素B_{12}、甲钴胺等，也可应用能量合剂之类药物如ATP、辅酶A等，还可应用些扩张血管药物如氟桂嗪、维脑路通、复方丹参注射液等。调节神经的谷维素片也可应用。

14. 脑活素（cerebrolysini）的应用 脑活素是氨基酸－肽的水解产物。约85%的氨基酸组分是典型的有机氨基酸，15%组分是由无过敏原性、相对分子质量小于10^4的小分子肽组成。实验和临床观察证明脑活素对脑和脊髓的损伤有保护作用，脑活素能改善脑或脊髓损伤区的缺氧、缺血状态，有利于损伤细胞的恢复。损伤早期，每日缓慢静脉滴注10～30ml，共用10d。康复期可每日肌内注射5ml脑活素，10d为1个疗程。

15. GM－1的应用 GM－1主要分布在神经胞膜，本药具有减轻脑水肿、增加脑和脊髓损伤部位的血液循环、促进轴突生长、改善神经传导、增强抗氧化酶活性、降低脂质过氧化反应、消除自由基对细胞膜的损害。因此，本药有促进损伤神经的修复、再生和功能恢复作用。

本药剂型为每支2ml（20mg）或5ml（100mg）。常用剂量为20～40mg/d，肌内注射或缓慢静脉滴注。中枢神经急性损伤时，开始剂量为100mg/d，10～15d后改用维持量20～40mg/d，或21d后改用40mg/d，肌内注射，维持6周。

16. 其他 如果在以上各种治疗措施下，治疗2周以上脊髓功能仍然恢复缓慢，并常常出现持续性刺激状态，可考虑为颈脊髓压迫因素尚未被解除，应及时施行压迫物清除术和椎板切除减压术以利脊髓功能的进一步恢复。

以上介绍对胸、腰部斜扳手法失当等造成的脊髓损伤，也有一定参考价值。

第二章　胸背部针灸或局部注射后气胸的识别与处理

一、病因

胸膜腔为脏层胸膜与壁层胸膜之间的密闭腔隙。因受肺向心回缩力的作用，胸膜腔呈现负压，低于大气压0.29～0.49kPa。当胸背部施以针灸或病变部位局部注射，因穿刺过深伤及壁层胸膜，则胸膜腔通过针眼与外界相通。胸膜腔的负压使外界空气吸入胸膜腔内而产生气胸(pheumothrax)。由于操作粗暴或反复过深刺，进而伤及脏层胸膜及肺者，则产生的气胸症状更为严重，须及时抢救处理，否则会危及生命。

二、临床表现

气胸的临床表现取决于穿刺损伤的程度及进入胸腔内的气量。少量气胸无明显穿刺气胸的症状。大多气胸病人于治疗20min～2h后产生呼吸困难症状。胸膜损伤程度轻者呼吸困难症状出现得较晚；损伤重者，症状出现得较早。轻者安静时可无症状，但稍一活动就出现胸闷、气短等症状。随着时间的延长，呼吸困难的症状逐渐加重，并出现胸闷、憋气、呼吸不畅、心跳加快、心慌等症状，甚至全身烦躁不安，并且这些症状也随着时间逐渐加重。气胸重者，病人不能平卧并伴发绀。气胸占30%以上时，病人胸廓膨隆，呼吸运动减弱，叩诊呈鼓音，听诊于气胸部位语音震颤及呼吸音均减弱或消失。大量气胸可使心脏、气管向对侧移位，心、肝浊音区消失。

三、诊断

胸部X线透视可进一步确诊。X线可见一条明显的肺胸膜边缘。在边缘内侧见比较阴暗及肺纹影的肺影像，肺被压向肺门区域，萎陷成圆球形阴影。在边缘外侧可见透亮度增加、密度均匀无肺纹理的空气层，气体常聚集于胸腔外侧或肺尖部。气胸延及下部，则肋隔角显示锐利。压缩的肺外缘可见线状的脏层胸膜阴影随呼吸内外移动。嘱病人深呼吸，使萎缩的肺更为缩小，密度增高，与外带积气透亮区呈鲜明对比，从而显示气胸带。如此，可使少量的气胸被显现。

四、治疗

1. 休息 大多数因针灸或病变部位注射疗法造成的气胸，虽有胸闷、气促等症状，但症状均较轻微，肺压缩多在25%以下。一般无须抽气，卧床休息2～4周后气体也会自行吸收。

2. 抽吸 因穿刺针造成的单纯壁层胸膜损伤产生的气胸，也可行胸腔穿刺抽吸，大多数经1次治疗就可消除症状。穿刺针用7号普通注射针头，接以4～5cm长细橡皮管（图5－9a）。病人坐在靠背椅子上或仰卧位，碘酒、酒精常规皮肤消毒后，先做皮肤至深层的局麻浸润，直接用准备好的穿刺针从第二前肋间锁中线或第四前肋间腋间处穿刺进针。穿刺时要紧依下一肋上缘刺入，用力不可过猛。进针时，针尾橡皮管予以折叠避免漏气，一边用拇、食两指捏住折叠的

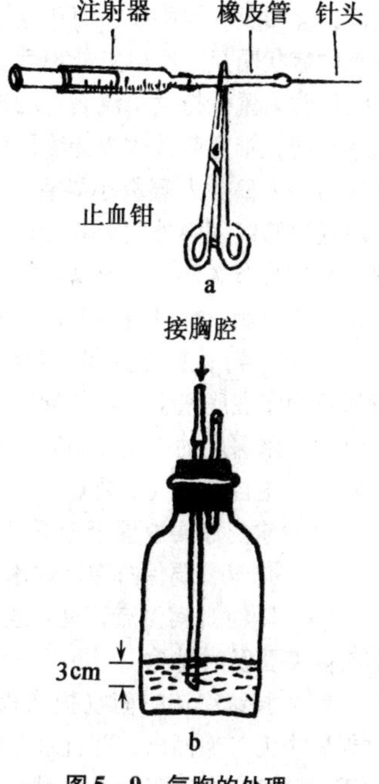

图5－9 气胸的处理

a. 穿刺针 b. 肋间水封瓶引流

橡皮管，一边向前施力穿刺，待刺破胸壁时有落空、减压感。此时针尖已在气胸之胸腔中。助手先用止血钳夹住连接针头的橡皮管中间，待橡皮管另一头接上 20 ~ 50ml 注射器后再松开止血钳，此时胸腔直接与注射器相通。注射器抽吸无阻力，待注射器充满空气后，助手再用止血钳夹住橡管，术者从连接的细橡皮管中拔出注射器，打出注射器内的空气后再套入细橡皮管内；助手松开止血钳，术者再用注射器抽出胸腔内气体。如此反复抽出胸腔内 200 ~ 500ml 空气后，病人症状顿觉改善，则拔出穿刺针，迅速于针眼处覆盖上表面有凡士林油纱布的无菌敷料，用胶布加压固定于胸壁上。整个操作过程中要注意无菌操作；穿刺除常规消毒外，要盖上无菌洞巾；操作时，术者和助手要戴消毒手套。

3. 肋间置管引流 若胸背部治疗时操作粗暴，或反复穿刺且穿刺过深，会损及壁层胸膜，而且也损及脏器胸膜及肺，使病人胸闷、憋气等气胸症状明显，经以上处理后症状不减轻或症状减轻后很快又加重，则须行肋间置管持续引流而自动排出胸腔内气体。具体方法与上述操作基本相同，唯穿刺针改为持续硬膜外腔穿刺针，穿刺成功后退出针芯，迅速沿针内壁插入塑料小导管，塑料小导管留置在胸腔内 3 ~ 4cm 处，之后退出持续硬膜外腔穿刺针。塑料小导管周围覆盖酒精纱布和无菌敷料，并用胶布条环绕塑料细导管一圈后固定于胸壁上。也可用中号腹腔穿刺针作穿刺，穿刺成功后从腹腔穿刺导管中向胸腔内插入消毒细橡皮导尿管（7 号），拔除金属穿刺导管，同上述塑料小导管一样将细橡皮导尿管固定在胸壁上。塑料导管或细橡皮导尿管外端接水封瓶接管，接管远端入水深度约 3cm（图5 –9b）。

水封瓶自动排气的要点：

（1）水封瓶要放置于床下，不要高于胸壁的引流口平面。

（2）排气管要保持在瓶内水面下 3cm，切勿高出水面。

（3）随时观察引流管是否通畅，管内水平面是否随呼吸上下波动。若有阻塞要及时排除。

（4）持续引流时间视损伤程度采用 2 ~ 10d 不等。当病人咳嗽时，水封瓶中无气泡涌出，并且水封瓶液面波动消失，肺呼吸音恢复正常，胸透示肺已完全复张，必要时可夹嵌胸腔引流的塑料小导管或细橡皮导尿管观察 12 ~24h，病人如无不良反应，就可去除固定塑料小导管或细橡皮导尿管的胶布带和敷料，用碘酒和酒精消毒引流管周围的皮肤和靠近胸壁部分的引流管后，拔除引流管并迅速覆盖上表面有凡士林油纱布的无菌敷料，胶布带加压固定。

五、预防

软组织最易发生病变的部位是骨的附丽区，前锯肌、上后锯肌、下后锯肌、胸大肌、胸小肌的起始部，以及髂肋肌、提肋肌、肋间肌等几乎胸背部所有肌肉，都起止于肋骨。因此，在胸背部的各种穿刺治疗，均要以肋骨为骨性标志。治疗时针尖要抵触肋骨后再行调整注药。肋间神经注射也是针尖先抵止相应肋骨面后，再向肋骨下缘滑动，深入2~3mm注药。常见的肋软骨炎针尖更是要抵触胸骨外侧与病变相应的肋软骨面上注药。只要注意了以上操作要领，不仅效果倍增，且可避免产生气胸之忧。在背部近中线处的肋椎关节病变、竖脊肌病变，只要把针尖斜向正中穿刺，就可避免气胸的产生。

第三章　腰硬脊膜外腔穿刺误入蛛网膜下腔的识别与处理

一、病因

腰硬脊膜外腔注射疗法是腰椎管狭窄症、腰椎间盘突出症等疾病的常用的有效治疗方法之一。适量浓度和容积的局麻剂是硬脊膜外腔注入药的主要组成成分之一，它可大大提高硬脊膜外腔注射疗法的效果。脊髓腔内脑脊液容积为25~35ml。在脊髓腔中，从硬脊膜终止部（相当于S_2椎）至S_1脑脊液容量为2~3ml，至L_1为4~6ml，至T_6为6~8ml，至T_4为12~19ml，至C_6为16~25ml，至枕骨大孔处为20~35ml。麻醉剂的容积，直接影响着脊椎麻醉的麻醉水平。含有局麻剂的腰硬脊膜外注射药容积常在20ml以上。由于其容积是一般蛛网膜下腔麻醉用药容积的4～10倍。因此，硬脊膜外腔穿刺一旦失误，将硬脊膜外腔用药误入蛛网膜下腔，就会引起麻痹平面超过 T_2 以上的全脊髓麻醉，可产生恶心、呕吐、皮肤冰冷、出冷汗、脸色苍白或发绀、头晕、血压下降等虚脱症状。若硬脊膜外腔用药中，配伍的局麻剂浓度稍大，还可出现双下肢麻痹、软弱无力，呼吸抑制或微弱，严重者神志丧失。

二、处理

发生异常，医务人员一定要镇定，仔细观察病情变化，果断地采用相应措施及时进行抢救。因为大多硬脊膜外注射用药中配伍的局麻剂浓度是较低的，例如利多卡因的浓度多在0.3%以下，所以即便误入蛛网膜下腔，产生的各种并发症的症状也是较轻的，时间也较短，只要密切观察病情，恰当处理，大多在45min～4h内均可满意恢复。

一旦发生注射剂误入蛛网膜下腔的现象，要立即置病人平卧位，密切注意病人的呼吸、心跳、血压及神志的变化。长时间不恢复者，首先要维持病人的呼吸道通畅，如有呼吸抑制并伴心跳增快等缺氧现象时，要及时给病人吸氧。硬脊膜外注射用药中若配伍的局麻剂浓度较高（如利多卡因浓度超过0.3%，甚至达0.5%以上）时，误入蛛网膜下腔后就会产生较高的脊髓麻痹平面。如果麻痹平面超过 T_2，大部分肋间肌被麻痹，发音也可能受影响，此时病人声微而嘶哑，是需要吸氧的指征。如果麻痹平面超过 C_4，膈肌也被麻痹，病人呼吸微弱或停止，须立即施行口罩氧加压或气管内插管人工呼吸。如身边一时无这些设备，可一人施行口对口人工呼吸，一人速去借调设备；如果无法借到这些设备，也不要慌张，只要轮流坚持给病人做口对口呼吸，也可起到抢救作用。大多数膈肌麻痹会在20min内恢复。因此，此时医务人员一定要镇静！硬脊膜外腔穿刺误入蛛网膜下腔注药后，最主要的工作就是要处理好呼吸。只要呼吸管理好，病人的其他的各种并发症的症状，包括神志丧失等严重症状，都会随着时间而逐渐减轻或消失。

大容积的硬脊膜外腔用药误入蛛网膜下腔后，由于麻痹平面以下血管扩张会产生血压下降；如果麻痹平面超过 T_6，内脏神经也被麻痹，使腹腔血管也扩张，对血压的影响就会更明显；如果麻痹平面超过 T_4，由于心交感神经被麻痹，迷走神经相对兴奋，故心率也会下降（小于每分钟50次）。这时病人多有明显的血压下降现象。如果收缩压降至病人治疗前舒张压水平以下，就需要及时予以纠正。最简便方法就是25%葡萄糖液加麻黄碱25mg静脉注射，大多数病人随着血压的回升，恶心、呕吐、脸色苍白、头晕、出冷汗等症状也随之消失。维持正常血压，有利于脑循环、脑缺氧的改善，因此，也有利于丧失神志病人的神志恢复。如果考虑到硬脊膜外腔用药中配伍的局麻剂浓度较大，出现的脊髓麻痹平面较高，估计对血压的影响会较大，时间也会较长，在上述静脉推注麻黄碱的同时，再肌内注射麻黄碱25mg，可维持较长时间的升高血压作用；也可迅速建立静脉通道，在5%葡萄糖盐水500ml中加入去甲肾上腺素1~2ml（2~10mg）静脉滴注，通过调整滴数可维持血压于一定的水平。

神志丧失是由于呼吸肌麻痹造成的缺氧和脑循环本身受影响造成的脑缺氧所致。因此，只要管理好呼吸、维持好血压，大多神志丧失病人在2~6h内就会恢复。

第四章　局麻药中毒反应的识别与处理

病变部位局部注射疗法，颈、腰硬脊膜外腔注射疗法，骶管注射疗法及其他各种特殊注射疗法等，所注射的药物中均含有局麻药成分，目的是减轻注射时的疼痛感觉，改善病变组织的血液循环，有利于病变的恢复和提高治疗效果。局麻药使用量过大，病人的特异体质，及在操作过程中的失误如局麻药误入血管、硬膜外腔注射误入蛛网膜下腔等，均有产生中毒反应的可能。

一、病因

1. 药物特性　治疗的药物中经常合用的局麻药是普鲁卡因或利多卡因。用以治疗颈腰肢痛的药物中常配伍合用的是它们的0.25%~

0.5%溶液，一般总量是不会超过1～2g，因此，多数情况下是不会产生中毒反应的。由于普鲁卡因有一定的过敏反应发生率，所以选用普鲁卡因时必须对每例都做过敏反应；而使用利多卡因发生过敏者极少，因此用前多无须做过敏试验。利多卡因发挥作用的潜伏期短、疗效持续时间长（约为普鲁卡因的1倍）和很强的弥散作用，因此，治疗药物中选用利多卡因者日趋增多。但利多卡因发生中毒反应者要较普鲁卡因多，尤其使用浓度较高的利多卡因时就较易发生中毒反应。所以，使用2%利多卡因时每次剂量以不超过400mg（20ml）为宜。由于用于治疗颈腰腿痛的药物中常选用的是浓度在0.5%以下的利多卡因，经药物毒性反应实验证实，此浓度的利多卡因的毒性并不比普鲁卡因大。

2. 人体特性 中毒反应是指单位时间内血液中局麻药剂的浓度超过机体的耐受力而引起的各种不同程度的毒性反应。中毒反应的发生一方面决定于所用剂量和浓度；另一方面也取决于机体对局麻药的耐受力，如恶病质、严重感染、水电解质紊乱及维生素缺乏等，均可使机体对局麻药的耐受力显著降低。故治疗前改善病人的一般状况就可提高病人对局麻药的耐受力。但少数特异体质的病人，即便使用很小量的局麻药就可引起严重的中毒反应，发生虚脱、惊厥甚至死亡的特异性反应。曾有仅使用普鲁卡因100～130mg就引起死亡的报道，也有报道使用2%普鲁卡因做一皮肤小丘，数分钟后引起严重发绀、惊厥等特异反应，后经抢救治愈。

二、临床表现

中毒反应的表现，早期为精神状态的变化。根据病人神经类型的不同及剂量的大小，可表现为精神的兴奋、多言或精神的抑制、昏沉、嗜睡等，继之出现神志模糊或消失；有的病人则突然出现头痛或心前区疼痛等不适症状；还有的病人主诉胸闷憋气，但检查病人呼吸交换量并未减少且有增加，其呼吸交换量数倍于正常，甚至出现呼吸交换量愈增加，病人胸闷、憋气症状愈严重的情况；有的病人有寒战感，但体温却高于正常，这是由于周围血管收缩、散热作用失调之故。

局麻药的中毒反应的体征以心率的变化出现较早，多数为心率增加。皮肤色泽的变化也是早期征象之一。皮肤可表现为苍白或发绀，大多同时有出冷汗、血压下降等虚脱现象。

中毒症状的继续加重，就是惊厥的发生。小剂量麻醉剂误入血管会引起的惊厥突然发作、突然消失，无须治疗，1~2min 内自行停止。大剂量麻醉剂被吸收引起的惊厥，发作之前先有上述症状，并在惊厥发生前数十秒内常有面部肌肉等处的局部肌肉抽搐和两眼张大与瞳孔散大的表现。惊厥常呈阵发性发作，每次持续约数分钟，间歇期为数十秒至数分钟。惊厥发生后如未自行消失也未适当治疗，就会出现呼吸衰竭继之产生循环衰竭。利多卡因中毒产生的惊厥，呼吸麻痹较易发生，但持续时间较短暂（1~5min），只要及时对病人行口对口人工呼吸，一般对循环影响并不严重。

三、处理

局麻药中毒反应如果处理不当，由于局麻药的不断吸收，毒性反应持续时间就会较长，可持续 1~3d 之久。病人此时就会发生间歇性惊厥，并进入昏迷状态，最终导致死亡。因此，一旦发生中毒反应，要严密观察病情变化，积极处理，避免病情的进一步发展。主要处理方法有如下几点：

（1）立即停止局麻药的继续使用。

（2）平卧，保持呼吸道畅通，及时吸入纯氧，必要时口对口人工呼吸。频繁发作惊厥、呼吸衰竭病人，行气管插管人工呼吸。

（3）迅速建立静脉通道，补充液体，如输入维生素 C 及维生素 B_6，纠正电介质紊乱。

（4）对惊厥病人，肌内注射或静脉注射安定及鲁米那钠等巴比妥类镇静剂；频繁发作的惊厥，须给予 2.5% 硫喷妥钠缓慢静脉注射，一般注入 2~3ml 惊厥就会停止。一旦惊厥停止，注射就应立即停止；否则，随着惊厥停止，呼吸也会同时停止，难免又要施行人工呼吸或插管。对持续痉挛病人，可缓慢注射硫苯妥钠，停止痉挛后采用冬眠疗法给以维持。估计局麻药中毒反射可能会消失时（使用大量局麻药约 6h 后），可逐渐尝试撤出冬眠状态；若撤除后复又有痉挛发生，可再维持冬眠状态 1~2h。

第五章　腰椎硬脊膜外造影中造影剂误入蛛网膜下腔的识别与处理

腰椎硬脊膜外造影是腰椎管造影的方法之一，在鉴别诊断腰椎间盘突出症、腰椎管狭窄症及椎管内肿瘤和确定病变部位等方面是一种很好的诊断方法，具有操作简单、安全、显影清晰、对比度好，并且比碘水脊髓造影显影范围广，造影剂可以不局限在 L_2 水平以下并且造影剂的选择要求也比脊髓造影低得多。但是，由于技术操作上的失误，造影剂一旦误入蛛网膜下腔，将会引起病人的严重反应，严重者将会引起沉重的后果，甚至死亡。

一、症状

若造影剂直接就注入蛛网膜下腔，造影后即刻就产生症状；若是先误穿蛛网膜下腔，更改部位后再注入造影剂者，依穿刺针粗细造成损伤硬脊膜的针孔大小的不同，造影后 5～30min 逐渐产生症状。

大多数病人开始出现的是手足轻度抽搐，其特点是对称性、间歇性阵发，每次持续 1～5s，间隔时间约 30s。轻者仅为踝阵挛或小腿肌的纤维颤动。2～10min 后病人开始出现烦躁，抽搐进一步加剧，出现牙关紧闭、背腹肌和双下肢出现痉挛性抽搐（角弓反张性抽搐），并伴随口唇青紫、大汗淋漓。有报道因痉挛性抽搐而造成腰椎压缩性骨折、股骨颈骨折、双髋关节中央型脱位并髋臼骨折、失血性休克者。以上反应如无及时制止，痉挛将成持续性，由于呼吸肌的痉挛，缺氧程度进一步加剧，两侧瞳孔开始散大，最终因严重缺氧窒息而造成病人死亡。

二、诊断

（1）多在硬脊膜外注射穿刺中有反复穿刺的过程或穿入硬脊膜外腔的指征不明确就注入造影剂的经过。也有第一次穿刺失败误入蛛网膜下腔，更改穿刺部位获得进入硬脊膜外腔指标后注入造影剂的历程。

（2）注入造影剂后立即摄 X 线片，可获得胸椎、腰椎，甚至全椎管被造影剂充盈的影像。

三、产生症状的原因

观察病人腰硬脊膜外造影片，显示大量造影剂进入蛛网膜下腔内。

因腰硬脊膜外造影所需造影剂量远比腰脊髓造影为大，前者一般须注入 20～25ml，而后者仅须注入造影剂 4～6ml 足够。所以，硬脊膜外造影的造影剂一旦误入蛛网膜下腔，造影剂就会充盈很大范围，即整个腰椎及下部胸椎的椎管腔可被造影剂所充盈，甚者下颈椎和全部胸、腰椎管全部被造影剂充盈。众所周知，脊髓造影的关键就是要注意病人“体位”和穿刺部位的高低，这是因为脊髓圆锥对碘剂十分敏感。造影剂超过圆锥平面就容易产生抽搐等反应，严重者因抽搐可造成四肢骨折，甚至呼吸肌持续性抽搐而发生窒息死亡。此外，脊髓造影和腰硬脊膜外造影不仅在造影剂的“量”需求方面有明显差异，并且在“质”上也有很大差异。脊髓造影对造影剂“质”的要求也远比腰硬膜外造影为高。许多可用于腰硬脊膜外造影的造影剂，而腰脊髓造影则不宜应用，否则产生腰穿后的并发症会明显增高。在采用硬脊膜外造影时，这些应引起足够重视。

四、治疗

1. 卧床休息　怀疑硬脊膜外造影中有造影剂误入蛛网膜下腔可能时，应在造影后立即安置病人于安静环境中半卧位休息，并密切观察病人的病情，如呼吸和血压的变化。外界刺激因素（如高音、强光等）的存在，可诱发症状的产生或使原有症状加重。

2. 吸氧　充分吸氧可减轻病人的缺氧状态。

3. 早期治疗　病人一旦出现下肢和骶尾部的感觉异常如下肢的走蚁感、瘙痒感和麻木感等时，要立即肌内注射安定 10mg，以缓解或减轻抽搐的发生。

4. 症状产生时的治疗

（1）病人出现抽搐、痉挛症状后，要立即静脉注射安定 10mg，同时再肌内注射安定 10mg 或鲁米那钠 1.5～2mg。

（2）如病人抽搐症状得不到控制，在采取上述治疗措施的同时，再加用异丙嗪25～50mg。

（3）如仍控制不住抽搐痉挛，可缓慢静脉推注2.5%硫苯妥钠，推注过程中若抽搐停止，立即停止推注。一般剂量不超过10ml，推注量大时要做好人工呼吸的准备。

（4）如以上治疗不能获持久效果，硫苯妥钠作用减弱后又出现痉挛症状时，则须行人工冬眠治疗。

可根据病情严重程度选择下列冬眠药物，给予一个剂量静脉滴注，使病人处于安静的睡眠状态，以控制痉挛的发生和减少机体对寒冷的反应。

1）复方氯丙嗪：氯丙嗪50mg，异丙嗪50mg，5%葡萄糖溶液200ml，适用于程度较轻的病人。

2）冬眠1号合剂：哌替啶100mg，氯丙嗪50mg，异丙嗪50mg，5%葡萄糖溶液200ml。适用于痉挛程度较重的病人，镇静作用颇强。

3）冬眠2号合剂：哌替啶100mg，异丙嗪50mg，氢化麦角碱（海特琴）0.3～0.6mg，5%葡萄糖溶液200ml。适用于伴有心动过速的病人。

4）冬眠4号合剂：哌替啶50mg，异丙嗪50mg，乙酰丙嗪20mg，5%葡萄糖溶液200ml。此混合剂作用似1号合剂，但作用稍强。

为维持病人镇静作用，可每8～12h酌情给予上述冬眠药物半个剂量，一般每日用2～3个剂量即可。

为了增加控制痉挛疗效并减少缺氧对人体的损害，可于颈部和四肢大血管处置冰袋，控制体温在35℃左右。

人工冬眠有效的标志是：①病人安静、处于睡眠状态。②抽搐得到控制。③体温较恒定，在控制的水平线上下，无骤升或骤降现象。④脉搏较冬眠前减少20～30次/min。⑤尿量增加。⑥一般情况改善。

若在冬眠状态下出现病人的躁动、肌肉小的颤动和寒冷反应时，应及时追加冬眠药物。人工冬眠状态维持24～48h，待造影剂从体内大部排泄后可逐渐撤出冬眠状态。若无其他合并症存在，大多数病人可逐渐恢复神志，安全康复。少数仍有抽搐者可再次进入冬眠状态或视情况采用上述方法处理。

在整个抢救治疗过程中要积极补充液体，维持电解质和酸碱平衡，保持充分的尿量（每小时25ml以上），这是保证康复恢复的重要基础。

五、预防

（1）造影前做碘过敏试验。

（2）造影前肌内注射安定10mg，可减缓和减轻症状的发生。

（3）硬脊膜外造影穿刺部位宜选在骶管进行，此处操作安全系数大，能充分显现出硬脊膜外造影的优越性。当然，有经验者也可选在其他部位进行穿刺，但务必肯定是在硬脊膜外腔方可注入造影剂。若进入硬脊膜外腔的指标不明确，不能确定是否在硬膜外，宁肯重新穿刺，否则均有使造影剂误入蛛网膜下腔的可能，后果不堪设想。

（4）在操作过程中，一旦发现穿刺过深，脑脊液从穿刺针中流出，应即宣告本次造影失败，3~7d后方可再行穿刺，切不可换个穿刺部位再进行穿刺造影，否则造影剂仍有通过穿刺孔渗入蛛网膜下腔的可能。

（5）硬膜外造影宜选用7号穿刺针进行穿刺造影，不宜选用7号以上的粗针穿刺，更不能用置入导管的持续硬膜外的粗穿刺针进行穿刺。因为用粗针穿刺，一旦穿破硬膜进入蛛网膜下腔，组织损伤就远比细穿刺针为大，恢复愈合期也要长的多，腰穿后头痛等并发症也会明显增加。

第六章　硬脊膜外腔注射（椎间隙）感染的识别与处理

腰硬脊膜外腔注射及椎管手术均要注意无菌操作，一旦发生椎间隙感染要会识别，尽早处理，以免炎症蔓延，危及生命。

一、病因

在椎管治疗或手术后3~22d，平均9d，又产生剧烈的持续性腰背痛并向臀部、下肢及腹部放射的痉挛性疼痛，有时伴双下肢阵发性挛痛，夜间症状尤重，有的表现为腹胀。检查有腰肌痉挛、压痛，脊柱活动受限，直腿抬举试验阳性；早期血液的白细胞总数及分类反映不出来，但血沉增快，可达 27 ~ 78mm/h，平均 35mm/h；C – RP（C 反应蛋白）可达 12 ~ 56mg/L，平均 31.6mg/L。以上可作为感染预示和疗效的观察指标。85% ~ 100% 病人的血沉增高，但作者发现 C – RP 和 ESR 较体温、血象更敏感，更有价值。细菌感染时，C – RP 阳性率可达80% ~ 90%，而非细菌感染时则上升不明显。C – RP 是一种非特异性急性时相蛋白，在组织损伤、炎性反应数小时后血清 C – RP 会急剧升高，于 24 ~ 48h 达峰值。由于 C – RP 的半衰期短于 24h，故一旦感染控制，创伤反应平复，血清 C – RP 会下降。因而，C – RP 可作为鉴别是否细菌感染并预示感染和观察疗效的指标。

术后剧烈的痉挛性腰痛和持续性不规则的低热是其特点。如果出现高热，神经症状进一步加重，血白细胞总数及分类增高，可能是硬脊膜外腔脓肿的特征，应积极手术。脓液常局限于几个椎节，但有时也可向上、下纵行扩散很广泛，甚至可穿破椎间韧带而弥散至椎旁软组织内。受累节段的神经根往往损伤较重，以致发生水肿、细胞浸润及灶性坏死。脊髓多无明显的炎性改变，其损害主要由于脓肿或肉芽组织的机械性压迫所造成；但有些也可因脊髓血管内膜炎及血栓形成而致脊髓软化，甚至产生化脓性脊髓炎。与其他部位脓肿不同，硬脊膜外脓肿一般并不形成包膜，而仅靠粘连组织和毗邻的正常硬脊膜外腔相间隔。

二、硬脊膜外形成脓肿的临床表现及诊断

1. 临床表现 大多数起病急，病程发展迅速，但也有呈慢性经过者。早期往往伴有高热、寒战及周围血象白细胞增多等全身脓毒血症表现。病椎局部痛及神经根痛通常十分剧烈，由背向双侧肋间或腹部放射，在活动、咳嗽、用力或深呼吸时明显加重。数日后，甚至于 1 ~ 2d 后即可出现脊髓受压症状，如两下肢无力、麻木及小便潴留，迅即导致受损平面以下的肢体完全截瘫、感觉丧失，并可很快产生褥疮及尿路感染。

2. 检查 体检时常见病变部位的棘突和椎旁压痛显著，偶尔亦见局部软组织肿胀。如病变位于胸段脊髓，常显示两下肢痉挛性瘫痪及传导束型感觉障碍；如病变位置较低或范围广泛、起病急骤者，亦可呈两下肢软瘫及反射消失等。脑脊膜刺激征大多为阳性。

腰椎穿刺做奎氏试验常显示椎管腔梗阻。脑脊液内蛋白含量增高较显著，以致可呈淡黄色脑脊液，但细胞数往往正常或轻度增多。当估计病变位置靠下，如腰椎压痛明显、感觉平面较低等时，则此项检查禁忌而仅行硬脊膜外腔穿刺，以免将感染带入蛛网膜下腔内。经病灶部椎间行硬脊膜外腔穿刺，对确诊本病有决定性意义，通常可抽出脓液。但为了避免刺破硬脊膜，在操作中必须特别小心。当穿刺针达椎板后应拔出针芯，然后徐徐推进，且须边进针边抽吸。

3. 诊断 硬脊膜外脓肿诊断的主要根据如下：

（1）发病前有硬脊膜外腔穿刺史或脊椎手术史。

（2）早期出现剧烈的神经根性痛，并伴有发热等急性感染症状。

（3）迅速而进行性脊髓受压症状。

（4）感染椎骨的棘突和椎旁有显著压痛。

（5）脑膜刺激征阳性。

（6）自病灶部硬脊膜外腔抽出脓液。

腰硬脊膜穿刺引起的感染有引起脑膜炎的危险，如已波及脑膜，可出现脑膜刺激征、颈项硬、巴彬斯基征阳性，此时需在有效抗生素应用下密切观察 ESR 及 C-RP 的变化并密切观察体征改变；若无减轻趋向，应及时手术行椎板减压术。

MRI、CT、ECT、X 线检查对诊断有一定价值。

三、治疗

剧烈疼痛的腰背痛症状及血沉、CR-P 的增高，是早期诊断椎间隙感染的重要依据。

1. 卧床休息 早期腰部制动、严格卧床休息，避免感染穿破硬脊膜而引起脑膜炎是十分必要的。

2. 早期及时大剂量抗生素应用 使用抗生素对控制病情发展是十分必要的。抗生素最好选择能透过脑膜屏障的药物，以预防脑膜炎发生。

（1）磺胺嘧啶：脑脊液浓度可达血液浓度的70%，常用剂量为每日4g，静脉滴注。

（2）甲硝唑：脑脊液浓度可达血液浓度的50%，常用剂量为每日7.5~15mg/kg体重，静脉滴注总剂量一般不超过4g。

（3）氨苄青霉素：在脑膜炎时脑膜通透性明显提高，每次0.5~1g，肌内注射，每日4次。

（4）氯霉素：脑脊液浓度也可达血清浓度的50%。常用剂量为1~2g，静脉滴注，每日2次。注意氯霉素对血细胞影响，定期复查血象。

（5）头孢唑啉（cefazotin）：一些作者发现头孢唑啉可渗透进入椎间盘，并于用药后15~80min达到足够的浓度。

使用抗生素直到临床症状消失后10d左右。在早期应用足量抗生素控制病情的同时，腰部要制动，严格卧床，避免感染穿破硬膜引起脑膜炎。经以上处理后，大多数感染可控制。

3. 手术

（1）椎板减压术：由于确诊椎间隙感染和开始应用有效抗生素较晚，感染无法局限和控制时，要尽早做椎板减压、切开引流，以免脊髓发生不可恢复的损害。

（2）对椎间隙感染并有神经损伤症状、椎体破坏超过50%者，应行病灶清除术或植骨融合。

在以上2种手术中，均应充分吸除脓液并用抗生素液冲洗，禁忌切开硬脊膜，术终切口中留置橡皮管（输液用皮管）引流，以备术后用抗生素冲洗。术后仍需用大量抗生素及磺胺类药物，并须加强护理，注意防治褥疮及尿路感染。

附　　录

附录一　带状疱疹性疼痛

一、急性带状疱疹性疼痛

急性带状疱疹性疼痛是由一种亲神经和亲皮肤的水痘－带状疱疹病毒引起的表现为发作性剧烈疼痛为特征的疾病。疼痛可发生于头颈部、四肢、躯干及臀部等全身任何部位。有人统计，头面部约占15%，颈项部占12%，胸背部占55%，腰臀部占14%，骶尾部占3%，其他部位占1%。发病初期，对于皮肤损害尚未显露之前及约2%的无疱疹病人，以及一侧颈肩部、上肢痛或一侧下肢剧烈麻痛的病人，极易误诊为颈椎病或腰椎间盘突出症。

本病好发于中老年人和免疫力降低者。受风着凉、上呼吸道感染是常见的发病诱因。春、秋季是好发季节。

带状疱疹的发病率为0.2%～1%，50岁以上人群的发病率可达0.5%以上。男性发病率比女性高。男性: 女性为3: 2。

急性期病程为2～6周。

低免疫力的儿童接触了带状疱疹病人后可能产生“水痘”。因此，要避免儿童与带状疱疹病人的直接接触。有时低免疫力的成年人接触了水痘病人，也会产生带状疱疹。

（一）发病机制

带状疱疹病毒呈长方形，大小为210～250μm，通过皮肤的感觉神经末梢或鼻黏膜侵入人体。经过神经轴突的逆行传递侵入神经系统，然后进入脊神经后根的神经节细胞或脑神经的神经节细胞，在其中长期潜伏，呈休眠状态。

急性带状疱疹的发病，常可找到一些诱因，如外伤、手术、预防接种或明显的受风着凉等。有人统计，约79.2%病人可找到发病诱因，其中上呼吸道感染约占52%，恶性肿瘤约占17.7%。当人体免疫机制受损害或免疫功能受抑制时，病毒在神经节内大量生长繁殖，并沿着一个相应的感觉神经纤维或数个邻近感觉神经纤维传到皮肤的末梢神经纤维处，引发病毒感染并产生一个或数个神经节段的特征性疱疹。由于本病主要侵犯感觉神经，故多引起疼痛症状。于少数情况下，有时病毒也会散播到同一水平节段的脊髓前角细胞及运动神经根，从而产生肌无力或相应的皮肤麻痹。

（二）症状与诊断

1. 疼痛　带状疱疹发生前1～4d，首先出现的是受累区域的神经痛，沿着受累神经走行的闪电样疼痛、阵发性撕裂样疼痛以及局部不可忍受的持续性酸困胀痛和阵发性加剧症状，常使人辗转不宁、情绪烦躁、昼夜不能入眠。

虽然疼痛严重，但在自感疼痛的软组织部位却找不到明显的压痛点。

2. 疱疹　开始，沿受累的分布区逐渐出现的是不规则的皮肤红斑，继而出现密集成簇的丘疱疹，粟粒至米粒大小，迅速变成水疱，疱液清澈透明，疱壁紧张。每粒小疱四周皮肤红晕。以后2～6d内新疱疹陆续显现。每个疱疹可沿受累神经走行单个或二三个散在分布；也可七八个或十余、二十余个沿神经走行呈带状排列，或在神经受累区围成口形、三角形或不规则形态簇状聚集。疱疹围成的范围可大可小。疱疹多发生在单侧。就是躯干部位的疱疹也很少越过中线。有时躯干对侧也会见到少数几个皮疹或疱疹；这是由于横过对侧的神经小分支受累所致。

激活蔓延的病毒可从一个或数个邻近的神经节沿相应的感觉神经纤维末梢到皮肤而产生新疱疹。因而病人的疱疹可以同时持续发生在身体的数个部位，在皮肤上产生多个节段分布的水疱。

依机体抵抗力的不同，一般1～6周后疱液由透明变浑浊，并逐渐吸收干涸、结痂、脱落，皮肤上遗留一时性色素沉着或暗红色斑点。疼痛和其他不适感也逐渐消失。而少数病人会进入慢性后遗神经疼痛期。

在急性带状疱疹性疼痛中，无疱型约占1.3%，微疱型约占2%。

作者本人曾染过本病。于左侧前臂内侧上、中、下3处、上臂内侧1处及左上胸部1处、左上背侧相当$T_{3、4}$脊神经部位共7处有簇集的疱疹，其间还有散在的红斑或水疱。带状疱疹引起的左侧上臂内侧闪电般剧痛及左侧上背部的酸胀困痛、间歇性加重的难以形容的不适感和相伴的情绪紧张、精神焦虑，使人终生难忘。为此使作者下定决心，为尽快克服天下这种难忍性病痛而努力。因此，对带状疱疹性疼痛病人，作者有信心在短期内消除病人的疼痛。

3. 受累区域 常出现明显的皮肤感觉异常，如感觉减退、痛觉过敏或超敏等症状。严重者皮肤受累区不能触摸，稍一触摸就会诱发剧痛的发作，因此病人不能穿衣盖被，受累区皮肤终日赤露在外，痛苦异常。有的病人甚至1个小苍蝇落在皮肤上，就能引起剧痛的发作。

4. 功能障碍 本病主要侵犯感觉神经，故多引起疼痛症状。但在少数情况下，有时病毒也会散播到同一水平节段的脊髓前角细胞及运动神经根，从而产生肌无力或相应部位的皮肤麻痹。2001年作者曾遇一位46岁的右肩臂部剧痛十余天的带状疱疹病人。当地医务人员于皮肤病损处涂敷“炉甘石洗剂”治疗。第二天，因寒性刺激降低了局部抵抗力，病毒侵入了运动神经纤维，引发了右肩臂部功能麻痹，右肩不能抬举活动。经局部理疗、针灸、口服抗病毒药和神经营养药月余，才逐渐恢复了右肩臂部的活动功能。

5. 症状 因受累的神经不同而产生的其他不同症状，如当急性带状疱疹累及三叉神经眼支时，疼痛和皮肤损害主要位于一侧眼睛和额部皮肤；当膝状神经节受累，面部神经的运动和感觉神经纤维受侵犯会产生面瘫、耳痛、外耳道疱疹三联症，同时病人听力也下降，称为Ramsay－Hunt综合征；如病毒侵入内脏神经节，可引起相应的胃肠道或泌尿系症状；而骶神经受累时可发生尿潴留等症状。

6. 胸透 带状疱疹发生在胸部的病人，宜行胸部X线透视或摄片检查。有人统计约30%以上病人可发现肺结核、间质性肺炎等肺部病变存在。

7. 其他

（1）部分带状疱疹病人血白细胞总数偏低（5×10^{10}/L以下）但病愈后可自行恢复。

（2）大多带状疱疹病人的血清 IgG 升高（16g/L 以上）。

（3）本病有时需与单纯疱疹相鉴别。单纯疱疹好发于皮肤与黏膜交界处，多见于发热疾病中。易反复发作。

（4）在急性带状疱疹病人中，约 1.3% 病人没有发现有皮肤疱疹；约有 2% 病人只有少数几个散在皮肤红斑或小疱，不仔细寻找则不易被发现。这些称为无疱型或微疱型带状疱疹（zoster sine herpete，ZSH；或 mini－herpes zoster，MHZ）。这些病人很容易被误诊。因为这些病人虽然无疱或仅有 1～2 个小疱，但都具有带状疱疹相同的临床特点，包括剧烈的自发性神经痛和相伴的患区激惹征、浅感觉异常和紧束感等。

有人报告 1 例 60 岁女性病人，左小腿剧痛 10d，多种治疗无效。疼痛呈持续痛伴撕裂样阵痛，夜间难以入眠，常因痛而醒。检查：左下肢无局限性压痛。坐骨神经支配区呈激惹状态，痛觉异常敏感，血清 IgG 17.5g/L，IgA 1.99g/L，IgM 0.5g/L。诊断：坐骨神经受累型带状疱疹。经抗病毒药物治疗，补充 B 族维生素及坐骨神经注射治疗 1 次后疼痛基本控制。10d 内 2 次治疗后症状完全消失。

周×× 男 72 岁，左眼及前额、头顶部持续性疼痛伴闪电样放射痛 1 周，服止痛剂无效。左侧额顶部皮肤高度激惹征。仔细检查，在左侧头顶近发际处发现一簇 5 个小疱，面积约 0.2cm^2。查血 IgG 为 19.8g/L，IgA 为 1.25g/L，IgM 为 1.32g/L。诊断为微疱型带状疱疹（左框上神经受累型）。经左侧眶上神经孔注药治疗 3 次后疼痛消失。

8. 带状疱疹的误诊 带状疱疹常易误诊为颈椎病、腰椎间盘突出症或腰椎狭窄症的原因：带状疱疹性疼痛可发生在机体各个部位，如果发生在一侧颈项部、肩臂部的放射性神经痛，就很容易误诊为颈椎病；发生在一侧腰臀部或腿部病变所引发的一侧下肢的放射性神经痛，就容易误诊为腰椎间盘突出症或腰椎管狭窄症。因为：

（1）带状疱疹性疼痛常是较剧烈的放射痛。疼痛严重而疼痛局部又无明显压痛点可查到，容易使人会往这方面考虑。

（2）大多数带状疱疹病人先有疼痛症状，发病初期并没有疱疹发生；而有约 2% 的带状疱疹病人属无疱型或微疱型，故这些病人更容易被误诊。

（3）对先进的现代影学检查仪器的过分相信、依赖。通过普查发现，正常40岁以上的中老年人，有1/4～1/3颈椎、腰椎的CT或MRI中显示有不同程度的椎间盘膨出或髓核突出的征象。如果接诊医师不认真听取病史和详细检查。一听病人有一侧剧烈的肩臂痛或一侧臀腿痛症状，再看片子上确有“形态学上的改变”，就认为确诊无疑了。即便此时病人在一侧肢体上已有疱疹显现，也会视而不见。

作者曾接治一位77岁左下肢麻木疼痛半个月、影响行走活动、情绪烦躁的病人。MRI片显示$L_{2、3}$及$L_{3、4}$和$L_{4、5}$多阶段腰间盘变性、变性、膨出、突出，以$L_{4、5}$为显。其曾按“腰椎管狭窄症”进行过按摩、牵引、理疗及服中西药等多种治疗无效。也做胶元酶溶核治疗，无效。入院检查双侧膝、跟腱反射正常，拇指背伸肌力稍弱，直腿抬举左侧60°，右侧70°。4字试验左侧（+）。左股外后侧上、中、下3处簇状分布着新、陈旧性疱疹。范围约14cm×6cm，10cm×4cm，6cm×3cm。左足背外侧也散在分布着8个疱疹。

入院后，静脉滴注配合口服抗病毒药（口服甲钴胺及维生素B_1）。于左股外侧皮损处，皮下广泛RP液浸润注射，第一次治疗后病人的左下肢麻木剧痛显著减轻，当晚就能安然入睡。3d后左股外侧及左足背外侧皮损处做皮下RP液广泛浸润治疗1次，次日病人症状完全消失。出院后半年随访，症状无复发。

（三）治疗

1. 抗病毒药物应用 是针对病因的治疗，能不同程度地抑制病毒繁殖，促进皮损愈合并缓解疼痛。及时足量用药用降低后遗神经痛的发生率。

（1）盐酸吗啉胍片（ABOB）：每次1～2片，每日3次口服。是长期广泛使用的廉价的口服抗病毒药，用以防治带状疱疹、流感、腮腺炎、水痘、疱疹性口腔炎等。

（2）阿糖腺苷（vidarbine ara－a）：1ml（200mg）/支，15mg/(kg·d)静脉滴注，10d为1个疗程。

（3）新一代核苷类抗病毒药：①利巴韦林（三氯唑核苷，ribavirin），广谱抗病毒药。100mg/片，400～1 000mg/d，分4次口服；1ml（100mg）/支，500～1 000mg/d，分2次静脉滴注。②阿普洛韦（无环鸟苷，Acylovir，ACV），口服：0.2g/片（胶囊）。0.2～0.4/次，3～5

次/d，7～10d 为 1 个疗程；静脉滴注：0.5g/支，5mg/kg，每 8h 1 次，7～10d 为 1 个疗程；外用：5% 软膏每 3h 1 次局部外涂。③泛昔洛韦，250mg 或 500mg，3 次/d，7d 为 1 个疗程。

（4）“青黛”内服及外用：“青黛”是一种清热解毒的中药，有凉血消斑、清肝泻火、定惊等作用。现代研究“青黛”尚有抗病毒作用。内服：1.5～3g 散剂冲服或用蜂蜜调服，每日 2 次。外用：用醋拌调敷于皮损处或痛处，每日 3～4 次。

（5）聚肌胞（polynosinic poly cytidylicacid，poly I：C）：早期大剂量应用可作为高危病人活动性感染的辅助治疗。本药为一种合成的双链 RNA，具有诱导干扰素的能力，通干扰素作用于正常细胞产生抗病毒蛋白，从而阻止病毒的复制，故有广谱抗病毒作用。1mg 或 2mg（2ml）/支，肌内注射 1～4mg/次，每周 2 次。滴眼剂：0.05%～0.1%，每小时滴 1 次。

2. 止痛剂与镇静剂应用

（1）常用非甾体消炎止痛药（NSAAIDs）：如英太青（双氯芬酸钠缓释胶囊，diclofenac sodivm sustained release cap），50mg/粒，1 粒/次，每日 2 次。

（2）对消化道刺激小的药：如尼美舒利（nimesalide）、莫比克和普威。其剂量均为 50～100mg/次，2 次/d。散利痛 1～2 片，可痛时服用；本药起效快，平均 3～30min。每晚睡前给病人的常规用药为：安定 1 片（2.5mg）、异丙嗪 1～2 片（12.5～25mg）、英太青 1 片（50mg）。服用止痛剂的同时适当加用镇静剂，不仅能加强止痛剂的效果，也可减轻病人的焦急、烦躁情绪并给病人提供一些睡眠时间，以利于疾病的康复。

3. 辅助治疗药 正确应用辅助药物，可明显提高对病情的控制效果。如在抗病毒药基础上，合理应用皮质类固醇激素，可减轻炎症，阻止病毒对神经节和神经纤维的毒害和破坏作用。急性期应用，可减少后遗症神经痛的发病率。常用泼尼松 30mg/d，10d 为 1 个疗程。饭后服用。也可静脉滴注地塞米松 5～10mg/d，7～10d 为 1 个疗程。

带状疱疹的发生和预后，常与免疫功能低下有明显关系。故在治疗时适当应用免疫调节剂是很有必要的。常用的药有左旋咪唑、神经生长因子、胸腺素（胸腺肽）、核苷酸等。

此外，应用一些神经修复药，如维生素 B_1、维生素 B_6、维生素 B_{12}（腺苷 B_{12} 或甲胺）等，也是很有必要的。

若有继发细菌感染，需再配合使用抗生素。

4. RP 液注射疗法 是各种治疗中收效快、效果明显的一种治疗方法。多数可收到立竿见影效果。

（1）带状疱疹“皮损”局部 RP 液皮下广泛浸润注射疗法：带状疱疹“皮损”局部，是指急性疱疹的“疱疹”部位及带状疱疹慢性后遗症神经痛的陈旧性的暗红色“皮疹”部位或皮肤高敏、超敏区域。按照“皮损”面积广泛皮下浸润，无论是时急性带状疱疹，还是慢性后遗症性神经痛，都可有很好的治疗效果；有的当晚疼痛就显著减轻、情绪改善，可安然入眠。经过观察研究，每 5ml RP 液可皮下浸润 4.5 ~ $5cm^2$ 皮损面积。有的第 2 天或第 3 天又有疼痛发作，但疼痛程度及疼痛范围均减小。对此，每间隔 3 ~ 5d，按当时确定的范围再重复治疗 1 次，病人的疼痛常可进一步减轻。有的病人“皮损”部位并不一定是病人的疼痛部位，则不需治疗；我们治疗的是既有“皮损”又有“疼痛”的部位。有时可在“皮肤高敏区”进行皮下浸润治疗。

（2）脊神经（椎间孔）注射疗法：根据带状疱疹的“皮损”部位，无疱型或微疱型可根据病人的疼痛发生部位，来确定同侧脊神经（椎间孔）的注射节段。颈、胸、腰率注射疗法的具体操作方法可见“第四篇第三章第三节”（脊神经注射疗法）。脊神经注射疗法配合皮损局部 RP 液皮下浸润疗法，可以进一步提高疗效，明显缩短住院治疗时间。脊神经注射常用 RP 液剂量为每处 10 ~ 15ml。

（3）颈、腰椎管内 RP 液介入注射疗法：不适合行相应脊神经（椎间孔）注射疗法的病人。根据“皮损”所在位置或疼痛发生部位，可行病侧相应节段的颈、胸、腰椎管内 RP 液介入注射或骶管内 RP 液注射，也常收到很好治疗效果。与皮损部位皮下浸润疗法配合，可进一步提高疗效。颈、腰椎管内介入注射与骶管内介入注射的具体操作方法可参考“第四篇第二章第一节”。颈椎管内介入注射 RP 液常用 15 ~ 20ml；胸、腰椎管内介入注射常用 20ml；骶管内注射常用 25 ~ 30ml。

（4）星状神经节注射疗法：面部、头颈部、上肢、上胸背部（即

T_2 以上）的带状疱疹病人，在采用“皮损”部位 RP 液局部皮下侵润治疗外，配合采用同侧星状神经节注射疗法，可进一步提高治疗效果、缩短治疗时间。具体操作方法见“第四篇第三章第四节”（星状神经疗法）的介绍。星状神经节注射法使用的 RP 液中，利多卡因浓度由原 0.25% 提高到 0.5% ~1%。每次注射 RP 液的剂量为 10 ~15ml。

（5）臂丛神经注射疗法：皮损区或皮肤高敏区或发生疼痛的部位在臂丛神经支配的范围内时，可配合采用臂丛神经注射疗法。其具体操作方法见“第四篇第三章第三节”（脊神经注射疗法）。

（6）注射疗法效果比较：以上介绍的 5 种 RP 液注射疗法，各自均有一定的治疗效果。由于本病主要是病毒侵犯感觉神经纤维（皮肤末梢神经纤维）所致，观察发现，以 RP 液“皮损”局部皮下广泛浸润注射疗法的疗效为最佳且收效也最快，常有立竿见影效果。用另外 4 种注射治疗方法作为辅助，可进一步提高治疗效果，缩短住院时间。

高××，男，73 岁，左侧胸部痛伴阵发性撕裂性剧痛 3 个月余。久治不愈。病人呻吟，呼喊不止。右侧胸背部均不能触摸，不能穿衣盖被，连苍蝇落上都会诱发剧痛而大叫。

检查：右侧胸背部及腋下散在暗红色瘢痕，皮肤对触摸超敏，尤以右侧背部 $T_{4\sim7}$ 脊神经支配区为甚。中午入院，当日下午行右侧右侧 $T_{4\sim7}$ 脊神经 RP 液注射。治疗后疼痛就明显减轻，次日晨疼痛又重，诉疼痛性质与原来不一样且疼痛范围缩小（原左侧胸背部均痛，现在仅为左侧胸痛），但疼痛仍十分严重。再次检查：右侧背部 T_2 脊神经支配皮肤高敏；胸左外侧 $T_2 \sim T_6$ 范畴内皮肤高敏。

入院次日下午行左 $T_{2,3}$ 脊神经注射，同时行胸外侧皮损处约 $25cm^2$ 范围的局部 RP 液皮下浸润。治疗刚结束，病人就诉疼痛症状全部消失，并能穿衣盖被了。由于病人 3 个月来饱受痛苦煎熬，从治疗室回到病房就安然入睡，次日精神状态大为改善，脸上露出了笑容，食欲大振。

入院第 4 天上午查房，病人诉腋窝下方的胸外侧部约 $15cm^2$ 范围内仍有疼痛，但程度较过去大为减轻，疼痛性质和过去不一样。疼痛虽可忍受，但影响睡眠，睡前服用止痛、镇静剂的组合药也只能入睡 2h 左右。查房后，我们又于腋窝区以下的胸外区 $15cm^2$ 内进行了 RP 液皮下浸润注射，同时又加做了右侧臂丛神经注射，注射后右侧胸外侧腋窝区的疼痛消失。

（7）RP 液（relieved pain solution）的配置：RP 液是于病变部位注射治疗中最常使用的混合液。其主要成分为：0.25% ~0.3% 的利多卡因液、维生素 B_1 或/和维生素 B_{12}液，确炎舒松 A 或地塞米松注射液。

如果每次使用量超过 60ml 或治疗次数超过 5 次，且病人有高血压、糖尿病等禁忌证，可把其中的确炎舒松 A 或地塞米松注射液改为骨肽针或骨宁针。

如果每次使用量不超过 10ml，几乎无明显的局部用药禁忌。病人即便有高血压或糖尿病征象存在，也可在慎密观察下使用。

0.25% ~0.3% 利多卡因浓度，可阻断植物神经的传导，因而可使注射局部的病变组织血管舒张，改善局部的血液循环，有利于病变的恢复。由于这种浓度没有对感觉神经和运动神经的阻断作用，因此治疗后病人不会有注射部位皮肤明显的麻痹感，肢体运动也不受到影响，因而治疗后病人可自己步行回病房。

0.25% 利多卡因浓度的配置：市售利多卡因浓度为 2%，要配置 0.25% 浓度，不要每次都计量，只要记住配伍 10ml RP 液要加 1.25ml 的 2% 的利多卡因液就行，以后若要配置 20ml 的液，是 10ml 的 RP 液的 1 倍，则加 2% 利多卡因的量也是 1.25ml 的 1 倍，为 2.5ml；配置 40ml 的 RP 液，则所加 2% 的利多卡因量也为 1.25ml 的 4 倍为 5ml。其他以次类推就行。如要配置 5ml RP 液则添加 2% 利多卡因 0.625ml（1.25ml 的 1/2）就行了。

配置 RP 液时抽药的前后程序：如配伍 20ml 的 RP 液，先抽 2% 利多卡因 2.5ml，然后抽确炎舒松 A 1 ~1.5ml（治疗当时总用量超过 20ml 时有用 1ml）或骨肽注射液 1 支，再抽维生素 $B_1$50 ~100mg 和维生素 B_{12}250 ~500μg（总量超过 20ml 各用半支，即维生素 $B_1$50mg 和维生素 B_{12}250μg，RP 液总用量少于 10ml 则不加维生素 B_1，RP 液只加维生素 B_{12}）。最后抽生理盐水加至 20ml。

（8）用药量：

1）局部浸润：每一浸润单位用药约 5ml，皮下浸润面积为 4.5 ~ 5cm^2。

2）脊神经（椎间孔注射）：每一部位用 RP 液 10～15ml。

3）臂丛神经注射疗法：用 RP 液 15ml。

4）颈椎管内介入注射：每一节段用 RP 液 15～20ml。

5）胸、腰椎管内介入注射：每一节段用 RP 液 20ml。

6）骶管注射：用 RP 液 25～30ml。

二、慢性带状疱疹性神经痛

带状疱疹性急性期过去后疼痛面积不再扩大、疱疹也不再新生，大多疱疹干涸、结痂、脱落，遗留为暗红色的皮肤瘢痕。但阵发性剧痛症状仍存在。保留的这部分慢性神经痛症状时间超过 1 个月以上者称慢性带状疱疹性神经痛（chronic neuralia of herpes zoster）。有的病人这种疼痛症状持续时间可达 1～2 年，少数甚至长达 10 年以上。一般病程 2～5 年。有的病人残存的神经症状，虽然面积较急性期有所缩小，但仍较顽固、剧烈，撕裂样疼痛发作时则寝食不安，生活质量显著受到影响。病人因长期遭受疼痛折磨而失去生活情趣并不愿参与任何社会交往活动。

（一）发病机制

一般认为由急性带状疱疹性疼痛转变为慢性带状疱疹性神经痛的原因，是由于水痘－带状疱疹病毒侵犯神经系统广泛而严重的缘故。多数学者则认为是由于感染一侧的背角萎缩及感觉神经节发生了退性性或囊性病变所致。

（二）发病率

急性带状疱疹性疼痛转变为慢性带状疱疹性神经痛的发生率与年龄成正比。10～19 岁年龄组的的发生率为 1%；20～29 岁组为 3%；30～39 岁组为 8%；40～49 岁组为 11%；50～59 岁组为 18%；60～69 岁为 26%；70～79 岁年龄组为 33%。

疼痛时间超过 1 年者，在 10～49 岁年龄组为 4%～10%；50～79 岁组为 18%～48%。少数病人疼痛可持续 10 年或更长。

（三）临床分型

1. 皮肤激惹触痛型　轻轻触摸原皮损处皮肤，就产生难以忍受的疼痛。表现为“皮肤痛超敏”的特征。

2. 痹痛型　皮肤浅感觉减退而痛觉敏感，触痛明显。

（四）治疗

在药物治疗方面与急性带状疱疹型疼痛不尽相同。本病对许多常用止痛剂效果不佳。因而常用麻醉性止痛药来治疗，并配合使用抗抑郁药、抗惊厥药、激素类药物来治疗。

1. 曲马多（tramadol）　是人工合成的非吗啡新型的安全、强效的中枢神经止痛剂，止痛作用与哌替啶相似，临床止痛效果好而很少有阿片类副作用。胶囊每粒 50mg，每次 50～100mg。针剂每支 50mg 或 100mg，肌内注射或静脉注射。

2. 弱阿片类药　①可待因或双氢可待因（dihydrocodeine）。②盐酸羟考酮（一种半合成的中枢神经止痛药，是吗啡的变构体）。止痛作用与吗啡相当，但成瘾性极小。

3. 抗抑郁药　可增强止痛剂效果，减少弱阿片类止痛剂用量，改善病人的精神情绪的焦虑、紧张。常用药有：

（1）多虑平片（doxepin）：25mg/片，25mg/次，每日 3 次，渐增至 150～300mg/d。

（2）阿米替林片（amitriptyline）：25mg/片，25mg/次，每日 3 次，渐增至每日 4 次，以后可增加剂量至 150～300mg/d。饭后服用可减轻对胃的刺激；晚饭后一次顿服可减少对白天工作的影响。服药后 1～4 周才显出疗效；宜逐渐减量停药。

（3）盐酸氟西汀（开克、百忧解，fluoxetine hydrochloride tablets）：10mg/片或 20mg/胶囊。10～20mg 晨顿服，必要时 3d 后可逐增至 40mg。肝肾功能较差者及老年人适当减量，妊娠及哺乳妇女慎用。常见不良反应有：口干、食欲减退、恶心、失眠、乏力，少数可见焦虑、头痛。

（4）赛乐特（25～75mg/d）等，从小剂量开始。

（5）去甲替林。

（6）马普替林。

（7）Gabapentin：效果显著而不良反应轻。

4. 抗惊厥药　常用卡马西平（200～300mg/d）和苯妥英钠（200～300mg/d）。单独使用效果较差。与抑郁药合用可提高疗效。

5. 局部外用药　用利多卡因、阿司匹林或非甾体抗炎药物（NSAIDs）等类乳剂、膏剂或乳膏等于疼痛局部外用。用醋调拌中药

"青黛"敷以皮损或痛处也可收到一定疗效。

6. 免疫调节剂 常用聚肌胞、核苷酸、左旋多巴等药物。

7. 注射疗法

（1）残存的暗红色瘢痕部位或疼痛区域，或皮肤高敏区，皮下 RP 液浸润注射常可收到很好的治疗效果。

（2）采用疼痛侧相应的颈、胸腰椎间孔（脊神经）注射疗法：根据残存皮损或疼痛发生部位，选用相应的颈、胸、腰、骶管内 RP 液介入疗法，均可进一步提高"皮下浸润注射疗法"的治疗效果。

附录二 抑郁症、躯体形式障碍与慢性疼痛

慢性疼痛可见于多种疾病，如骨与软组织病变：①骨质退化与增生：颈椎病、腰椎病及其他部位的增生性骨关节炎。②肌肉软组织病变：关节炎、滑囊炎、肩周炎、腱鞘炎、肌肉劳损、肌炎等。又如神经与精神疾病：①周围神经病变：各种慢性神经性疼痛。②精神疾病：抑郁症、神经症（焦虑症、躯体形式障碍等）。与抑郁症、躯体形式障碍关系密切的慢性疼痛，其发的原因是多方面的，而且比较复杂。多数学者认为，有生物学因素，也有心理学因素，其个性心理特点在整个发病及病程转归中起到重要的作用。

临床诊断中须认真辨别抑郁症伴发的慢性疼痛或躯体形式障碍以疼痛为主的症状，首先要排除躯体疾病所导致的疼痛以及混合形式存在的病理的优势观念。

为了避免误诊和增强治疗的针对性，我们有必要介绍一下抑郁症的基本症状和躯体形式障碍的常见类型。

一、抑郁症及其临床表现

抑郁症是以持续的情绪低落、兴趣或快感缺乏、精力不足、悲观厌

世，或伴有自主神经功能紊乱、食欲不振、消瘦、失眠、焦虑等躯体障碍为主要表现的精神病症，严重的可出现精神病性症状或自杀。

1. 心境和情感 悲伤、对愉快或不愉快的事件反应迟钝，动机降低，兴趣和/或快乐丧失，情感缺乏、空虚、淡漠、焦虑、紧张、愤怒，易激惹，有沮丧感。

2. 思维—认知 注意力下降，犹豫不决或踌躇，丧失自信或自尊，无价值感，无理由地自责，或有不恰当的罪恶感、无助、悲观、无望、想死和自杀观念。

3. 精神运动活动 ①迟滞：身体活动缓慢，木僵，面部表情贫乏或缺乏表情，人际交流差或缺乏交流。②激越：不安、烦躁、无目的失控行为过多。

4. 躯体表现

（1）基础功能的改变：失眠和/或睡眠过多，食欲和体重的降低或增高，性欲下降。

（2）精力的改变：疲劳、衰弱、精力下降、缺乏活力。

（3）身体感觉：疼痛，压力感，寒冷感，肢体沉重，其他任何含糊、不能区别的感觉。

（4）内脏症状：胃肠道主诉，心血管主诉，其他的身体功能的含糊主诉。

从以上的临床表现可以看出，抑郁症所伴发的躯体疼痛等症状必须是有抑郁症状的背景，而躯体症状只是其中之一，需要注意的是，有些慢性疼痛可导致抑郁情绪的发生。

二、躯体形式障碍及其临床表现

1. 定义 躯体形式障碍是一种以持久地担心或相信各种躯体症状的优势观念为特征的神经症。

2. 表现形式特点

（1）病人因各种检查无异常的躯体不适为主诉，各种仪器及实验室检查阴性结果和医生的解释都不能消除其疑虑。

（2）即使有时身体存在某种疾病，但无法解释所主诉症状的性质、程度，或其痛苦所表现的主观体验（优势观念）。

（3）病人经常伴有焦虑和抑郁情绪。

（4）病人常常否认有心理因素的存在，因此拒绝对心理因素的探讨。

（5）病人常有一定程度寻求注意的行为，并相信自己所患疾病是躯体性的，需要做进一步的检查。

（6）病人往往强迫医生接受他的观点，否则便愤愤不平，另找别的医生和医院。

2. 病因和发病机制 躯体形式障碍的确切病因尚不明确。它虽表现为躯体多方面的不适，但其病理过程与大脑中枢神经递质活动和心理活动均有密切关系。因此，心理动力学理论认为，该组病人往往出于探究自己内在心理而坚持某种躯体性病因。多强调躯体化障碍主要是由心理因素造成的。发病机制探讨大致如下：

（1）人格基础：①孤僻、内向，对外不感兴趣，对身体过分关注。②固执、死板，对任何人和事物缺乏灵活性，任性、偏激。③敏感、多疑，接受暗示。

（2）社会心理因素：①错误的传统观念，如对手淫危害的夸张。②不良的语言暗示，即医源性的影响。

（3）躯体因素：①青春期植物神经不稳定的症状，如心慌、潮热等。②对偶尔的躯体不适产生过分敏感、关注，甚至曲解。

（4）心理认知：有人认为疑病症起源于知觉和认知异常。病人常常夸大正常的感觉，产生与常人相背离的认知思维，对伴有情绪引起的躯体症状作出不恰当的解释。

3. 与慢性疼痛相关的躯体形式障碍

（1）疑病症及其临床表现：

1）疑病症：是指病人以担心或相信患有严重躯体疾病的持久性优势观念为主（疑病观念），致使其反复就医，各种医学检查结果正常及多位医生的解释也不能打消其疑虑。即使病人存在某种躯体疾病，但也不能解释所主诉症状的性质、程度，与病人的痛苦体验缺乏密切的联系，往往有焦虑和抑郁。其特点如下：

A. 常在躯体疾病和精神的诱因作用下发病，表现出对身体健康和疾病过分担心，其严重程度与身体健康状况很不相称。

B. 病人对自己所患某种疾病感到痛苦或苦恼，而非对疾病的后果和继发性家庭、社会效应感到苦恼。

C. 病前性格已具有敏感多疑、对健康过分关心或要求过高的个性特征，对日常出现的某些生理现象和异常感觉（如心跳、出汗等）作出疑病性的解释。

D. 疑病观念非常牢固，缺乏充分根据，但不是妄想。迫切要求检查，证明疾病的存在。

2）症状表现为多方面：

A. 感觉性疑病症，感觉某部位的疼痛并伴有焦虑和抑郁情绪。

B. 意念性疑病症，心境变化不明显，主要为疑病观念。

C. 身体变形疑病症，有人坚信自己身体外表，如鼻子、嘴唇等部位存在严重缺陷，要求施行矫形手术。

D. 对关于疾病的各种读物十分注意，阅读后往往对号入座，加强疑病观念。

E. 反复就医和进行医学检查，但阴性结果和医生的解释是不能打消其疑虑。

F. 起病缓慢，病程持续，症状时轻时重，社会功能受损。

G. 可伴有躯体形式的自主神经功能紊乱。

（2）持续性躯体形式疼痛障碍临床表现：本病是一种不能用生理过程和躯体病变予于合理解释的持续、严重的疼痛病症。情绪冲突和心理社会总是可直接导致疼痛的发生，经反复检查未发现主诉相应的躯体病变。

1）可有相对固定的疼痛部位。

2）局部没有发现形态及功能方面的病变。

3）疼痛的性质常难以形容。

三、治疗

1. 基本原则 躯体形式障碍病人的治疗比较复杂，多采取综合性治疗。

（1）心理治疗：病人常常拒绝接受本身的症状是属于心理疾病的可能性，因此，治疗时必需提高病人对心理治疗的依从性，提高对本身疾病的认知能力。帮助病人探讨分析并解决引起症状的内心冲突，一旦内心冲突解决，症状常常自动消失。

（2）对症治疗：对伴有明显焦虑、抑郁病症状的，应及时给予适当的抗焦虑剂、抗抑郁剂治疗；伴有某些躯体症状时，可给予相应的内科药物治疗。

2. 治疗方法

（1）心理治疗：

1）支持性心理治疗：给予病人合理的解释、指导、疏通，使其了解与疾病症状有关的知识，有效地缓解病人的紧张情绪，增强治疗信心。

2）心理动力学分析治疗：帮助病人探究、回顾并领悟症状内在心理冲突，可有效缓解病人的相关症状。

3）认知治疗：疑病观念明显且有一定性格的病人，给予认知矫正治疗，有远期疗效。

4）森田疗法：让病人了解症状实质并非严重，动员其采取接纳和忍受症状的态度，培养顺其自然的生活方式。可以明显缓解症状，提高生活质量。

（2）药物治疗：病人对健康要求较高、对躯体反应敏感时，宜选用不良反应小的药物，且以小剂量治疗为宜。

（3）抗抑郁药的应用：临床实践中发现，有相当一部分躯体形式障碍和抑郁症共病。因此，选择适当的抗抑郁药物进行治疗，疗效确切。首选丙咪嗪，依次选氯丙咪嗪、阿米替林、马普替林；有的病人可首选百忧解。